Sitzungsberichte
der Heidelberger Akademie der Wissenschaften
Stiftung Heinrich Lanz

Mathematisch-naturwissenschaftliche Klasse

Jahrgang 1926. 8. Abhandlung.

Zur Windefrage

Von

L. Jost und **G. v. Ubisch**

Vorgelegt durch L. Jost in der Sitzung vom 24. Juli 1926

Mit 2 Abbildungen im Text

Berlin und Leipzig 1926

Walter de Gruyter & Co.

vormals G. J. Göschen'sche Verlagshandlung / J. Guttentag, Verlagsbuchhandlung / Georg Reimer / Karl J. Trübner / Veit & Comp.

Zur Windefrage.

Im nächsten Jahr wird ein Jahrhundert verflossen sein seit dem Erscheinen von HUGO MOHLs Arbeit „über den Bau und das Winden der Ranken- und Schlingpflanzen". Trotz vieler und eindringender Arbeit bleiben auch heute noch viele Fragen über das Zustandekommen der Windungen bei den Schlingpflanzen ungelöst; ja man kann wohl sagen, daß grade über die Grundfragen noch durchaus keine Einigkeit erzielt ist, und daß sogar in den letzten Jahren die Gegensätze der Auffassungen wieder härter aufeinanderprallen als zuvor.

Unsere Studien wurden in der Absicht unternommen, gewisse Erfahrungen und Methoden der neueren Reizphysiologie auf die Windepflanzen zu übertragen. Sie wurden im Sommer 1922 begonnen und seitdem stets in der guten Jahreszeit fortgesetzt. Erst als wir einige Resultate bekommen hatten, wurde uns eine Arbeit von ÚLEHLA aus dem Jahre 1920 bekannt, der schon zu ähnlichen Erfahrungen gekommen ist wie wir. So haben wir zunächst kurz über die Ergebnisse seiner Arbeit zu berichten.

ÚLEHLA hat die kreisenden Spitzen von Pharbitissprossen vertikal in Verlängerung der Stütze festgebunden und mehrere Stunden lang auf dem Klinostaten derart rotieren lassen, daß die Stütze und auch die Spitze in die Verlängerung der horizontalen Klinostatenachse fiel. Auf diese Weise wurde erzielt, daß alle Nachwirkungen früherer tropistischer Reize ausklingen mußten.

Wurde nun eine solche „reizlose" Spitze erneut in Horizontallage gebracht, so traten in kurzer Zeit Krümmungen zweierlei Art an ihr auf, nämlich

1. eine Einkrümmung in horizontaler Ebene, entgegengesetzt dem Uhrzeiger, also im Sinne der für Pharbitis üblichen kreisenden Bewegung („Seitenkrümmung"),
2. eine allmähliche Hebung des ganzen so gebildeten Bogens („Aufkrümmung").

Daß es sich dabei wirklich um zwei distinkte Bewegungen handelt, hat ÚLEHLA dadurch bewiesen, daß es ihm gelang, für beide verschiedene Präsentations- und Reaktionszeit, verschiedene Abhängigkeit von der Temperatur und endlich eine verschiedene Lokalisation des Maximaleffektes nachzuweisen.

a) Präsentationszeit. Wurde die Spitze nicht dauernd bis zum Eintritt der geschilderten Krümmungen, sondern nur kurze Zeit horizontal gehalten und dann wieder wie zuvor auf dem Klinostaten rotiert, so traten als Nachwirkungen dieselben Bewegungen ein (nur schwächer) wie bei dauernder Reizung.

Bei 21—23° C erfolgte nach 30″ Reizung noch eine ansehnliche Seitenkrümmung, aber kaum noch eine Hebung. Die Präsentationszeit ist also für die erstere zweifellos kleiner als für die letztere. Die unterste Grenze der Präsentationszeit der Seitenkrümmung zu bestimmen, war Úlehla nicht möglich. Bei hoher Temperatur betrug sie jedenfalls nur ganz wenige Sekunden.

b) Die Reaktionszeit für die Seitenkrümmung wurde bei 21—23° C zu 10—12 Minuten, für die Aufkrümmung zu 15—17 Minuten gefunden.

c) Mit sinkender Temperatur erlosch zuerst die Aufkrümmung, wenn die Seitenkrümmung noch gut ausgebildet wurde.

d) An der Spitze des kreisenden Sprosses überwog mehr die Seitenkrümmung, an der Basis mehr die Aufkrümmung. Ganz kurze, 2 cm lange Spitzen waren also besonders geeignet, die Seitenkrümmung allein zu zeigen, während bei längeren die Aufkrümmung rasch dazu trat.

Für Úlehla ist nun die Aufkrümmung nichts anderes als negativer Geotropismus, die Seitenkrümmung aber Nolls Lateralgeotropismus. Er erblickt also in seinen Beobachtungen eine Bestätigung für die Nollsche Theorie des Kreisens.

Eine Nachprüfung Úlehlas hat uns völlige Bestätigung seiner Befunde ergeben. Wir versuchten aber auch weiter zu kommen, die beiden Bewegungen noch deutlicher zu trennen als das Úlehla möglich war. Wenn Úlehla die Aufkrümmung völlig zum Verschwinden bringen wollte, mußte er ganz kurze Reize anwenden, nach denen dann auch nur sehr geringe Seitenkrümmungen zu erwarten waren. Da nun die Seitenkrümmung eine kürzere Präsentationszeit hat als die Aufkrümmung, schien es wohl möglich, mehrere kurze Einzelreize, die von Ruhepausen unterbrochen waren, so zu summieren, daß dadurch die Einkrümmung mehr gefördert wurde als die Aufkrümmung; so hofften wir die Einkrümmung deutlicher machen zu können. Da die Pflanzen während der „Ruhe"pausen eine rasche Rotation auszuführen hatten, so ergab sich die Versuchsanordnung von selbst so: zuerst Rotation in horizontaler Lage bis zum Verschwinden aller Nachwirkungen, dann Fortsetzung derselben Rotation, die nun aber in bestimmten zeitlichen Abständen und für bestimmte Dauer derart unterbrochen wurde, daß immer die gleiche Flanke intermittierend geotropisch gereizt wurde.

Als Versuchspflanze benutzten auch wir Pharbitis hispida (Ipomoea purpurea), da diese bei Temperaturen über 20 ⁰ am regelmäßigsten kreist und ihre Spitze fast genau horizontal einstellt. Calystegia hat ein zu kurzes horizontales Ende, und Phaseolus fanden wir individuell recht verschieden.

Die Pflanzen, die große Helligkeit brauchen, wurden einzeln im Gewächshaus in kleinen Töpfen gezogen. Wenn sie geeignete Länge für den betreffenden Versuch erreicht hatten, wurden sie mit einer dünnen gläsernen Stütze, die möglichst genau in die Mitte des Topfes gesteckt wurde, versehen und auf dem Topfhalter angebracht; dann wurde durch Gips die Erde mit der Stütze fest verbunden. Die Spitze wurde so befestigt — ebenfalls durch Gips — , daß sie in Verlängerung der Stütze stand, also bei späterer Rotation sich in der Verlängerung der horizontalen Klinostatenachse befand. Eine ganz genaue horizontale Orientierung der Rotationsachse ist unbedingt nötig, denn bei der ungewöhnlich großen geotropischen Empfindlichkeit (Präsentationszeit von wenigen Sekunden) würde sonst unbedingt geotropische Reizung erfolgen. Zur Vermeidung von Zentrifugalkräften ist ferner nötig, die Spitze genau in die Verlängerung der Klinostatenachse zu bringen. Trotz aller solcher Vorsichtsmaßregeln findet man doch immer einzelne Pflanzen, die nach mehrstündiger Rotation gekrümmte Spitzen haben. Sie werden von weiteren Versuchen ausgeschlossen. Andere Pflanzen bleiben aber, auch wenn die Rotation die ganze Nacht über gedauert hat, vollkommen gerade. Mit solchen allein kann weiter gearbeitet werden. Die Rotation wurde bei den ersten Versuchen am Pfefferschen Klinostaten mit der schnellsten Achse — langsame Einstellung — (2—3 Minuten Umdrehungsgeschwindigkeit) ausgeführt. Diese schnelle Rotation ist wegen der Gefahr von Zentrifugalwirkung ungünstig, ist aber wegen der Versuche selbst nicht zu vermeiden, weil die Achse natürlich während eines Versuches nicht gewechselt werden kann, und die langsame Umdrehung keine kurzen Pausen in der Reizung ermöglicht hätte. Der Versuch wurde dann in der Weise angestellt, daß durch ein optisches oder akustisches Signal eine Stelle bei der Rotation gekennzeichnet wurde. Eine oder zwei Stunden vor Beginn des Versuches wurde die Pflanze schon genau beobachtet, indem alle paar Minuten — beim Passieren der durch das Signal gekennzeichneten Lage — auf einer Glasplatte in gleich zu beschreibender Weise ihre Horizontal- und Vertikalprojektion gezeichnet wurde. So konnte kontrolliert werden, ob keinerlei Krümmung eintrat. Erst wenn dieses festgestellt war, wurde der eigentliche Versuch begonnen. Die Rotation wurde im Moment, wo das optische oder akustische Zeichen erfolgte, sistiert, und die Pflanze eine bestimmte Zeitlang geotropisch gereizt. Darauf wurde die Drehung wieder aufgenommen und eine evt. Krümmung während der weiteren Drehung konstatiert. Statt einer einmaligen Reizung konnte auch eine mehrfache, von Rotationen unterbrochene, vorgenommen werden, wobei immer genau an der gleichen Stelle arretiert wurde.

Im zweiten Jahr konnten wir statt des Pfefferschen einen de Bouterschen Klinostaten benutzen, für dessen Anschaffung uns die Gesellschaft der Freunde der Universität Heidelberg die Mittel bewilligt hat.[1]) Wir brauchten das Instrument gewöhnlich ohne die Regulation durch das Sekundenpendel, da wir mit Akkumulatorenstrom arbeiteten. Auch so hatte es vor dem Pfefferschen Klinostaten für uns zwei große Vorzüge: Einmal ist die Gleichmäßigkeit der Umdrehung von kleinen Exzentrizitäten der bewegten Last ganz unabhängig, und dann kann der Topfhalter zunächst auf die vertikale Achse aufgesetzt werden und die Horizontalstellung der Achse erst nach Schluß aller vorbereitenden Arbeiten in kürzester Zeit ausgeführt werden. Die Arretierung kann ganz plötzlich erfolgen; beim Anlaufen wird sofort wieder die richtige Geschwindigkeit erzielt.

Die Registrierung der Versuche geschah durch Aufzeichnung auf eine Glasplatte, die mit einer Netzeinteilung versehen war, so daß man auch bei schneller Drehung leicht die Stelle aufzeichnen konnte, wo sich die Pflanze beim Durchgang durch die markierte Lage befand. 10—20 cm über der Glasplatte war ein Stück schwarzer Karton angebracht, der mit einem feinen Loch versehen war, durch das die Platte anvisiert wurde. Dadurch erhält man stets genau dieselbe Einstellung des Auges zur Glasplatte. Unter 45^{0} zu der Glasplatte befand sich ein Spiegel, der die horizontale Projektion des Sprosses ebenfalls nach oben warf: bei geeigneter Entfernung der Pflanzenspitze von Spiegel und Glasplatte erhält man so beide Projektionen nebeneinander. Das erleichtert die Beobachtung bedeutend. Eine dritte Projektion: die von vorn, war für uns unnötig und wurde daher fortgelassen.

Es wurden nun in den kritischen Zeiten im Abstand weniger Minuten mit Tusche die Konturen der Spitze auf die Platte gezeichnet. Am Schluß des Versuches wurden dann diese Linien auf feines Pauspapier durchgezeichnet und so die Krümmungen festgehalten. Da durch Einschiebung des Spiegels die beiden Projektionen nicht ganz genau in gleicher Größe erfolgten, konnte als Maß der Krümmung nicht die Abweichung der Spitze von der ursprünglichen Lage benutzt werden, vielmehr mußten

---

[1]) Wir benutzen die Gelegenheit, der Gesellschaft unseren besten Dank auszusprechen.

Winkelmessungen erfolgen. Es wurde der Winkel bestimmt, den die gerade gebliebene Spitze mit dem gerade gebliebenen Basalteil bildete.

Die Empfindlichkeit der Pflanzen ist weitgehend von Jahreszeit, Temperatur und Belichtung abhängig. Die einwandfreisten Resultate würde man erhalten, wenn man an ein und derselben Pflanze die verschiedenen Versuche hintereinander anstellen könnte. Doch ist dies nur in den seltensten Fällen möglich, dann nämlich, wenn die ersten Reizungen so gering sind, daß sie im Verlauf einiger Stunden wieder ganz rückgängig werden. Aber auch dann ist die Pflanze nicht mehr die gleiche, da sie beim Wachsen ihre Empfindlichkeit ändert; auch verträgt sie nicht lange die Zimmerluft.

Jede Versuchspflanze trägt eine bestimmte Nummer. Wenn also in den Protokollen eine Nummer mehrfach vorkommt, so bedeutet das, daß mit einer Pflanze mehrere Versuche hintereinander gemacht wurden.

Man kann bei der Entwicklung der Windepflanzen zwei Phasen unterscheiden:

1. die Pflanze steht aufrecht, sie kreist noch nicht,
2. die Pflanze kreist mit mehr oder weniger horizontal gerichteter Spitze oder sie windet, wenn ihr eine Stütze im Wege steht.

I. Untersuchung des geotropischen Verhaltens der ersten Phase.

In dieser ersten Phase verhält sich die Pflanze völlig wie ein typisch negativ geotropischer Stengel. Wird sie also horizontal gelegt, so krümmt sie sich einfach auf, ohne jede Seitenkrümmung. Wird die Pflanze zuerst am Klinostaten rotiert und dann erst horizontal gelegt, so ergibt sich das gleiche Resultat.

Wird statt einer Dauerreizung bis zum Eintritt der Krümmung eine kurze Reizung gewählt oder werden mehrere ganz kurze von Rotationen unterbrochene Reize verwendet, so ergibt sich folgendes: (s. Tab. I)

Die Tabelle berichtet über Versuche mit Gesamtreizung von 15 Sekunden bis zu 15 Minuten. Die kürzesten von 15 und 30 Sekunden sind einmalige Reize, die längeren sind (mit Ausnahme der beiden ersten Versuche) durch Addition mehrerer Reize von 5—30 Sekunden entstanden, wobei das Verhältnis von Einzelreiz zu Ruhe (Rotation) zeitlich zwischen

1 : 2 und 1 : 24 variiert wurde. Überall ergab sich eine reine Aufkrümmung ohne jede Seitenkrümmung.

Man kann also sagen: im ersten Stadium existiert an der Windepflanze nur reiner negativer Geotropismus.

Tabelle I.

Aufrechte, noch nicht kreisende Pflanzen.

1 Nummer	2 Temp.	3 Einzelreizung	4 Pause	5 Gesamtreizung	6 Verhältnis Reiz/Ruhe	7 Lateralkrümmung	8 Aufkrümmung	9 Lateralkr.-Winkel	10 Aufkr.-Winkel
108		dauernd				–	+		90°
178		15′				–	+		60°
152		30″	60″	5′	1 : 2	–	+		83°
153		30″	120″	5′	1 : 4	–	+		80°
154		15″	120″	5′	1 : 8	–	+		30°
154		30″		30″		–	–		
156		15″	120″	2′	1 : 8	–	+		40°
157		15′	180″	2′	1 : 12	+	+	3°	30°
157		15″		15″		–	–		
160	19,5°C	5″	120″	2′	1 : 24	–	+		30°
161	21°C	15″	30″	3′	1 : 2	–	+		30°
162	21°C	15″	30″	3′	1 : 2	–	+		30°
163	warm	5″	30″	2′	1 : 6	–	–		

In dieser Tabelle bedeutet:

Spalte 3 die Dauer des Einzelreizes.

Spalte 4 die Größe der Pause (Rotation) zwischen zwei Einzelreizen.

Spalte 5 die Summe der Dauer aller Einzelreize.

Spalte 6 das Verhältnis von Reizdauer zu Ruhe.

Spalte 7 u. 8: Ein + bedeutet, daß die betr. Krümmung eingetreten, ein –, daß sie nicht eingetreten ist.

Spalte 9 u. 10 gibt als Maß für die Größe der Krümmung den Krümmungswinkel an.

II. Untersuchung des geotropischen Verhaltens in der zweiten Phase.

Kontinuierliche Reizung (Tab. II) wurde von 13—240 Sekunden Dauer durchgeführt. Die erste Seitenkrümmung wurde nach einer Reizung von 15 Sekunden erhalten, eine Aufkrümmung erst nach 90 Sekunden Reizung. Beide Krümmungen beginnen etwa nach

20 Minuten und erreichen nach etwa 30 Minuten ihr Maximum, immerhin tritt das Maximum der Aufkrümmung etwas früher ein als das der Seitenkrümmung.

Tabelle II.

Kreisende Pflanzen. Kontinuierliche Reizung.
April/Mai 1924.

1 Nummer	2 Temp.	3 Gesamtreizung	4 Lateralkrümmung	5 Aufkrümmung	6 Lateralkrümm.-Winkel	7 Aufkrümm.-Winkel
122		13″	—	—		
87	20°C	15″	+	—	3°	
78	16°C	1′	+	—	5°	
88 b	16,5°C	1,5′	+	+	10°	10°
68 a		3′	+	+	40°	40°
68 a		3′	+	+	18°	18°
87	20°C	4′	+	+	30°	26°
122		4′	+	+	30°	18°

Die Versuche, die über Summierung sehr kurzer Reize angestellt wurden, sind in den folgenden Tabellen zusammengestellt:

Tabelle III, 1.

Kreisende Pflanzen. Fraktionierte Reizung.
April/Mai 1924.

1 Nummer	2 Temp.	3 Einzelreizung	4 Pause	5 Gesamtreizung	6 Verhältnis Reiz/Ruhe	7 Lateralkrümmung	8 Aufkrümmung	9 Lateralkr.-Winkel	10 Aufkr.-Winkel
81	18°C	15″	85″	1,5′	1 : 6	+	+	50°	10°
88 a		15″	13″	1,5′	1 : 1	+	—	10°	
80	16°C	15″	65″	2′	1 : 4	+	+	16°	6°
95	warm	15″	15″	2′	1 : 1	+	+	40°	15°
110		15″	12″	2′	1 : 1	+	+	70°	10°
95	warm	10″	24″	3′	1 : 2,4	+	+	50°	10°
122 a		10″	12″	4′	1 : 1,2	+	—	20°	
122 b		15″	5″	4′	3 : 1	+	+	25°	25°
88 c	16,5°C	15″	15″	4′	1 : 1	+	+	10°	5°
88 d		30″	13″	4′	3 : 1	+	+	5°	5°
876	20 °C	30″	14″	4′	2 : 1	+	+	40°	3°
92 c		15″	20″	5′	3 : 4	+	+	30°	20°
92 b	18°C	30″	15″	6′	2 : 1	+	+	30°	20°
122 d		60″	40″	10′	1,5 : 1	+	+	95°	40°

Tabelle III, 2.

April/Mai 1925.

1	2	3	4	5	6	7	8	9	10
Nummer	Temp.	Einzelreizung	Pause	Gesamtreizung	Verhältnis Reiz / Ruhe	Lateralkrümmung	Aufkrümmung	Lateralkr.-Winkel	Aufkr.-Winkel
164	20,5° C	15''	30''	2'	1 : 2	–	–		
164	20,5° C	3'		3'		+	+	70°	10°
163	warm	5''	30''	2'	1 : 6	–	–		
163	warm	10''	30''	2'	1 : 3	–	+		
162		15''	30''	3'	1 : 2	+	+	40°	20°
161	21° C	15''	30''	3'	1 : 2	–	–		
159	20° C	30''	30''	5'	1 : 1	+	+	30°	20°
159		5'		5'		+	+	30°	15°
159		30''	30''	10'	1 : 1	+	+	45°	40°
145		15''	3''	2'	5 : 1	+	–	30°	
146	20° C	15''	15''	4'	1 : 1	+	–	70°	
147		2'		2'		+	+	40°	15°
148	17° C	15''	15''	4'	1 : 1	+	+	50°	20°
148		4'		4'		+	+	70°	40°
149	19,5° C	15''	15''	4'	1 : 1	+	–	20°	
149		4'		4'		+	+	25°	15°

Es wurden zwei Serien von Versuchen ausgeführt in verschiedenen Jahren. Die Ergebnisse sind nicht miteinander vergleichbar, da ganz verschiedene Empfindlichkeit bei den Pflanzen bestand.

Bei der einen Serie (III 2) wurden zunächst in fast allen Versuchen, in denen die Dauer des Einzelreizes kleiner war als die der Ruhepause (Rotation), überhaupt keine Krümmung erhalten; die Gesamtreizung betrug 2—10 Minuten. Erst als Reiz und Ruhe gleich groß gemacht waren, traten stets Seitenkrümmungen auf; freilich dann meistens auch gleich Aufkrümmungen. Aber die Aufkrümmungen bleiben doch stark hinter den Einkrümmungen zurück und unterbleiben in 3 Versuchen völlig. In der anderen Versuchsreihe (III 1) war die Empfindlichkeit viel größer. Hier gelang es, Einzelreize von 10 Sekunden oder mehr Dauer so zu summieren, daß bei einer Gesamtreizzeit von 1,5 Minuten und mehr und bei einem Verhältnis von Reiz zu Ruhe wie 3 : 1 bis 1 : 6 immer der erwartete Effekt eintrat.

Um ein Bild von der Größe der Reaktion zu geben, seien in Fig. 1 und 2 einige Versuche auch graphisch wiedergegeben.

Im Prinzip müßte es möglich sein, mit der von uns angewandten Methode schließlich die Lateralkrümmung allein zur Erscheinung zu bringen und die Aufkrümmung ganz verschwinden zu lassen. Dem stehen aber technische Schwierigkeiten entgegen, die in der weiteren Verkürzung des Einzelreizes liegen.

Überblickt man diese Versuche, so zeigt sich, daß es durch Summierung kleiner Reize in der Tat gelingt, die Seitenkrümmung mehr zu vergrößern als die Aufkrümmung, so daß wir ÚLEHLA bestätigend sagen müssen, daß zwei verschiedene Krümmungen bei der kreisenden Pflanze durch geotropische Reizung erzielt werden. Dabei ist zu betonen, daß die Einkrümmung — also der Lateralgeotropismus — sich in jedem

Figur I.

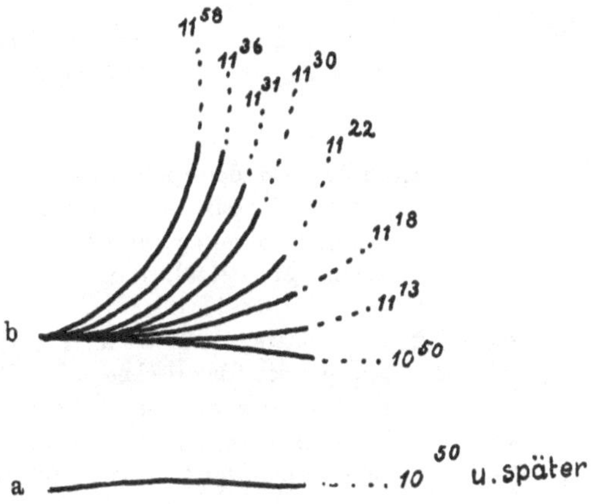

Versuchsnummer 152. (Siehe Tabelle I dritte Reihe). April 1925.

Die noch nicht rotierende Pflanze wurde 2 Stunden am Klinostaten gedreht, dann 10mal je 30″ gereizt, dazwischen je 1 Min. gedreht. Beginn der Reizung 10^{50}. Die Krümmung ist 11^{58} noch nicht ganz abgeschlossen, stößt aber oben an der Glasplatte an, kann also nicht weiter verfolgt werden. Die Aufkrümmung gibt Zeichnung b wieder, die Lateralkrümmung a.

einzelnen Versuch mit großer Geschwindigkeit an der Stelle zeigt, wo sie nach NOLL auftreten muß, also stets an der gereizten Flanke. Würde die Zone maximalen Wachstums autonom den Stengel umkreisen, so müßte doch öfter eine Krümmung in anderem Sinn eintreten. Wichtig ist es, auch zu betonen, daß die Schnelligkeit des Reaktionseintrittes und vor allem die so kurze Präsentationszeit deutlich zeigen, daß die Vorbehandlung auf dem Klinostaten nicht etwa die Sensibilität der Windepflanze vernichtet oder auch nur geschädigt hat.

Während wir also die Ergebnisse ÚLEHLAS voll bestätigen konnten, stellt sich RAWITSCHER (1924) ganz anders zu ihnen. Er hat ÚLEHLAS Publikation erst nach Fertigstellung seiner Arbeit kennen gelernt und meint, die Seitenkrümmungen könnten dadurch vorgetäuscht sein, daß

„eine normale orthotrope geotropische Reaktion durch Torsionen in eine seitliche verwandelt“ worden sei.

Rawitscher selbst hat sich eine Vorstellung von der kreisenden Bewegung gebildet, die ganz weit von der Nollschen abweicht. Das vermehrte Wachstumsbestreben läuft nach ihm (S. 24) „autonom um den Sproß herum“. Er kehrt also zur Darwinschen Auffassung zurück. Seine wichtigsten Beweise für diese Autonomie der kreisenden Bewegung sind

Figur II.

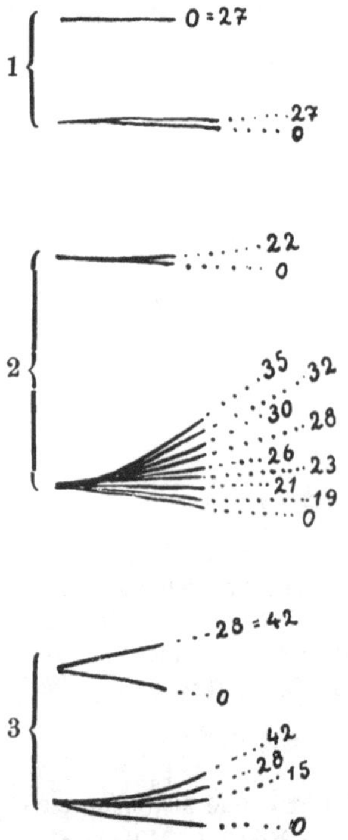

Versuchsnummer 87. (Siehe Tabelle II Reihe 2. und 7. und Tab. III 1, Reihe 4. von unten.)

Die nutierende Pflanze wurde des Nachts am Klinostaten rotiert 9. 4. 1924 bei 20° C. Dann vormittags

1. 15″ gereizt, dann mit 2 Min. 25″ Umdrehungsgeschwindigkeit gedreht: Resultat sehr kleine Lateralkrümmung (unten) von 3°, keine Aufkrümmung (oben).

2. Über Mittag rotiert, dann nachmittags 8mal 30″ gereizt, dazwischen mit 14″ Umdrehungsgeschwindigkeit rotiert. Resultat eine starke Lateralkrümmung (unten) von etwa 40°, und sehr geringe Aufkrümmung (oben) von etwa 3°.

3. Des abends 4 Minuten kontinuierlich gereizt, zeigt Lateralkrümmung von etwa 30° (unten), Aufkrümmung (oben) von etwa 26°. (Die Gesamtempfindlichkeit der Pflanze ist schon merklich herabgesetzt, sonst müßte diese letzte Reizung die stärkste Lateralkrümmung ergeben.)

zweifellos die Baranetzkischen Transversal-Krümmungsversuche, die in zweifacher Weise ausgeführt werden können. a) Wird ein bereits kreisender Sproß eines Linkswinders so horizontal gelegt, daß die voranschreitende Flanke nach oben schaut, und wird eine Aufkrümmung dadurch unmöglich gemacht, daß dem Sproß nur der enge Raum zwischen zwei horizontalen im Abstand von 6 mm aufgestellten Glasplatten zur Verfügung steht, so tritt rasch eine Einkrümmung auf, bei der die stärkste Verlängerung lange Zeit auf derjenigen Flanke bleibt, die bei Beginn des Versuches am stärksten wuchs. b) Wird der Sproß ebenfalls zwischen zwei Glasplatten horizontal gelegt, aber so, daß die vorausgehende

Flanke bei normalem Weitergang der Bewegung sich nach unten wenden müßte, so erfolgt zunächst Geradestreckung des Bogens und dann Einkrümmung nach der entgegengesetzten Seite. Beide Versuche sind bei RAWITSCHER S. 17 abgebildet.

Der erste Eindruck, daß sie eine Bestätigung der NOLLschen Theorie seien, wonach eben immer die rechte Flanke zu stärkstem Wachstum gereizt wird, ist aber nach RAWITSCHER deshalb falsch, weil tatsächlich diese Flanke gar nicht an Ort und Stelle bleibt, vielmehr durch Torsionen immer neue Flanken zur Konvexlinie werden. Diese Torsionen sind im Fall a dauernd antidrom, im Fall b zuerst homodrom (bis zur Gradstreckung), dann antidrom.

In diesen Torsionen sieht RAWITSCHER den Beweis dafür, „daß das Hauptwachstumsbestreben von Flanke zu Flanke wandert, in homodromer Richtung, und daß nicht eine Flanke einen dauernden lateralen Reiz empfängt". (S. 20.)

Somit sind für RAWITSCHER die Windesprosse dorsiventral. „Ein Windesproß verhält sich im Transversalversuch wie ein auf die Flanke gelegter plagiotroper Sproß: Die auf der Seite liegende Oberseite wird wieder nach oben gedreht, und zwar auf dem kürzesten Weg, so daß je nach der Lage der physiologischen Oberseite eine Torsion nach links oder nach rechts ausgeführt wird. Der Unterschied zwischen Windesprossen und plagiotropen Sprossen besteht darin, daß bei ersteren die Dorsiventralität nicht festgelegt ist, sondern um den Sproß herumwandert (in homodromer Richtung). Die Flanke mit dem stärksten Wachstum ist jeweils die physiologische Oberseite; wird sie durch eine Drehung auf die Seite oder nach unten gebracht, so tritt schnellstens die entsprechende Torsion auf. Nun braucht aber jede Torsion zu ihrer Ausführung eine gewisse Zeit und inzwischen wandert das Hauptwachstum in homodromer Richtung zur nächsten Flanke"; damit ist ein neuer Anstoß zur Bildung von Torsionen gegeben usw. „Im beschriebenen Fall können die antidromen Torsionen überhaupt nicht aufhören, solange der Sproß wagrecht liegt, und das verstärkte Wachstum oder, wie wir jetzt sagen können, die Richtung der Dorsiventralität wandert". (RAW. S. 20. 21.)

RAWITSCHER hat in seiner Figur 6a in dreiviertel Stunden eine Torsion von 180° auftreten sehen, in Figur 6b in 6 Stunden (von 10 h—4 h) eine von vielleicht 270° — und in Figur 7 nach fast 24 Stunden etwa 2 Umdrehungen —. Es ist nicht daran zu zweifeln, daß er auch in anderen Fällen solche Torsionen erhalten hat, aber es wäre sehr wünschenswert gewesen, wenn er mitgeteilt hätte, in welchem Ausmaß sie auftraten. Auch in dem Windefilm, den er in Stuttgart vorgeführt hat, und von dem er eine Kopie uns zu senden die Freundlichkeit hatte, treten diese Torsionen sehr schön auf und machen sich nicht nur in der Verlagerung der Tuschemarken, sondern besonders deutlich in der Drehbewegung einiger Blättchen geltend. Allein auch hier sind diese Torsionen doch recht begrenzt.

Im Film 1 (Phaseolus aufsteigend) finden wir nach 2 ½ Stunden ein halbe, nach 5 ½ Stunden eine ganze, und nach 9 Stunden höchstens anderthalb Umdrehungen. Im Film 2, bei Phaseolus „absteigend" ist an der am besten eingekrümmten (zunächst der Uhr) Pflanze überhaupt keine Torsion zu sehen, bei der andern nach 1 Stunde eine viertel bis eine halbe homodrome Torsion. Im Film 3 (Calystegia absteigend) ist zuerst nach 1 h 20 eine homodrome, später eine antidrome Torsion zu sehen, die jedenfalls nicht über dreiviertel Umdrehung hinausgeht.

Rawitschers Versuchspflanze macht nun in etwa 2 Stunden einen Umlauf. — Wenn die Torsion die Folge der autonomen Verlagerung des größten Wachstumsbestrebens wäre, so müßte man also in 24 h etwa 12 Torsionen auftreten sehen. — Billigt man aber der Ausbildung der Torsionen eine gewisse Zeit zu (Rawitscher S. 21), so müßte doch wenigstens irgendeine quantitative Beziehung zwischen Umlaufszeit des normalen Sproßgipfels und der Zahl der Torsionen sich geltend machen. Davon ist keine Rede. Vielmehr fällt auf, daß z. B. in Figur 6a die Torsion von 180° schon in dreiviertel h ausgebildet ist (ähnlich in Figur 7 — ähnlich in einem Film), während der Fortgang der Torsionen äußerst träg erfolgt. Wir haben solche Versuche vielfach nachgemacht und sind dabei zu folgendem Resultat gelangt:

Die Stärke der Torsion ist weitgehend abhängig von der Behinderung durch die überliegende Glasplatte. Wenn man nach 24 Stunden eine Torsion von 1—2 Umläufen (mehr wurde nie erhalten, aber oft weniger) hat und hebt jetzt die Glasplatte auf, so wird immer ein sehr großer Teil der Torsion rückgängig, wenn nicht die ganze. Das beweist, daß sie nicht durch Wachstum fixiert ist, was sie als autonome Bewegung sein müßte.

Was nun die Erklärung dieser Torsion anlangt, so muß zunächst gesagt werden, daß der erste Anfang, und zwar sowohl der antidromen im Fall a, wie der homodromen Torsion im Fall b auch nach der Nollschen Theorie wohl verständlich ist. Im Fall a wird eine Spitze horizontal gelegt, bei der zwar im Moment die Konvexseite maximal wächst, bei der aber die rechte — jetzt nach unten liegende — Flanke maximal lateral geotropisch gereizt wird, während auf der Konkavseite im Momente des Horizontallegens der orthogeotropische Reiz maximal war. Nach einer halben Stunde würde tatsächlich die stärkste Ausdehnung in der jetzt nach unten liegenden Flanke oder noch über diese hinaus bis halbwegs zur Konkavseite fortgeschritten sein. Es dürfte also lediglich Nachwirkung bisheriger Reizung sein, wenn das Verlängerungsbestreben in Richtung nach der Konkavflanke fortschreitet und, durch die Zwangslage veranlaßt, zu einer Torsion führt. Ohne nähere Begründung erhellt, daß diese selbe Nachwirkung im Fall b zu einer homodromen Torsion führen muß, wie sie RAWITSCHER auch beobachtet hat. — Auch an orthogeotropischen Stengeln kann man Torsionen erhalten, wenn man sie geotropisch reizt, aber an der Ausführung der Bewegung durch Glasplatten hemmt. Somit muß man sagen, daß die Deutung der Torsionen durch RAWITSCHER in keiner Weise einleuchtet. Und nur diese Deutung ist neu. Die Torsionen selbst sind oft genug beobachtet worden und sie sind auch — nicht nur in ihren Anfängen — für andere Theorien des Windens verständlich. Schon BARANETZKI hat solche antidrome Torsionen wohl gekannt; er schreibt S. 51: „ich will hier an einen Fall erinnern, wo die antidrome Torsion bei der symmetrischen Nutation der Sprosse entstehen kann. Das muß nämlich jedesmal entstehen, wenn eine symmetrisch nutierende Stengelspitze durch ein in ihrem Weg befindliches Hindernis aufgehalten wird". Kein Zweifel, daß zwei Glasplatten im Abstand von 6 mm ein solches Hindernis bieten! Ähnliche Bemerkungen finden sich auch bei anderen Autoren. Was nun die Erklärung dieser Torsion anlangt, so wollen wir (in Anbetracht der großen Schwierigkeit dieser Fragen) nicht behaupten, wir könnten diese ganz eindeutig und zweifelsfrei geben, aber immerhin werden doch die folgenden Bemerkungen zeigen, daß die Torsionen vom Standpunkt des Lateralgeotropismus mindestens ebenso leicht verständlich sind, wie vom Standpunkt der autonomen revolutiven Nutationen. Wenn — wie eben bemerkt — der Anfang der Torsion als Nachwirkung von Reizen erscheint, die schon wirkten, ehe die Pflanze in die Zwangslage kam, so müssen in dieser nach NOLL neue Flanken lateralgeotropisch und neue Unterseiten orthogeotropisch gereizt werden und sich zu verlängern streben. Wäre der Lateralgeotropismus allein wirksam, so müßte nach dem Ausklingen jener Nachwirkungen schließlich eine bestimmte Flanke dauernde Konvexseite werden. Da aber auch in der Spitze der kreisenden Pflanze Orthogeotropismus zum lateralen hinzutritt, muß immer auch ein Verlängerungsbestreben der physikalischen Unterseite hinzukommen und somit ein Torsionsbestreben resultieren. Wie groß dieses ist, läßt sich nicht allgemein sagen; es muß variieren je nach dem Zwang der Lage. Es ist aber ganz unabhängig von der Geschwindigkeit des freien Kreisens, während bei RAWITSCHERS Auffassung eine solche Beziehung — es soll nochmals betont werden — unbedingt vorhanden sein müßte.

Schließlich sei noch darauf hingewiesen, daß nach Rawitschers Vorstellung unbedingt auch ein in vertikaler Lage durch ein Gewicht festgehaltener Gipfel einer Windepflanze Torsionen ausführen müßte. Es ist uns wohl bekannt, daß Hendricks 1923 in der Tat unter solchen Umständen Torsionen gefunden hat. Bei Pharbitis traten sie aber im Laufe von 2 Tagen durchaus nicht auf; während nach Rawitscher Dutzende von Torsionen sich hätten bilden müssen.

In neuester Zeit ist noch eine Arbeit erschienen, die unsere Kenntnisse über den Windevorgang wesentlich erweitert: Teodoresco (1925) hat für zahlreiche Windepflanzen gezeigt, daß das Winden nicht so einfach „verhinderte kreisende Bewegung" ist, wie man sich das auf Grund von Beobachtungen an Pflanzen vorstellt, die weit ab vom lang überhängenden Gipfel zum erstenmal mit der Stütze in Berührung kommen. Die Tatsache, daß Windungen in viel geringerer Zahl auftreten als revolutive Nutationen erfolgen, ist jedem bekannt, der sich mit Windepflanzen beschäftigt hat, und sie findet wohl zum Teil eine Erklärung in den Beobachtungen Teodorescos, wonach zahlreiche kreisende Nutationen des Gipfels derart verlaufen, daß sie nicht zum Umschlingen des Gipfels führen, sondern alle auf einer Seite der Achse bleiben. Wenn jede revolutive Nutation auch zu einer Umwindung der Stütze führen sollte, dann müßte die Wachstumsintensität der Windestengel sehr viel größer sein, als sie gewöhnlich ist.

Wichtiger als dieses Ergebnis sind die Beobachtungen Teodorescos, daß auch bei vielen Pflanzen horizontale Stützen mit regelmäßigen Windungen umschlungen werden, und daß solche sogar am Klinostaten (bei einer Umdrehung pro Minute) erfolgen. Die Beobachtungen sind durch so viele Darstellungen der Projektionen und photographische Aufnahmen sichergestellt, daß man an ihnen nicht zweifeln kann; nachgeprüft haben wir sie bisher noch nicht. Schwieriger ist es sie zu deuten; kann man doch nicht einmal sicher sagen, ob eine gleichmäßige geotropische Reizung des Gipfels auch bei gut arbeitendem Klinostaten gewährleistet ist. So muß die weitere Aufklärung dieser Klinostatenwindungen der Zukunft überlassen bleiben. Für uns ist wichtig, daß solche Beobachtungen gewisse alte Erfahrungen nicht erschüttern. So bleibt bestehen, daß die jüngsten Windungen auf dem Klinostaten regelmäßig aufgelöst werden. Und die von uns bestätigte Beobachtung Úlehlas, wonach man empfindliche Stengelspitzen so auf dem Klinostaten befestigen kann, daß sie tagelang völlig gerade bleiben, wird auch nicht erschüttert.

Für uns ist zur Zeit noch keine Theorie des Windens völlig befriedigend. Daß die neuerdings von Rawitscher wieder angenommene völlige Autonomie der kreisenden Nutation nicht zutreffend sein kann, haben wir oben ausgeführt. Daß andererseits die Beobachtungen ÚLEHLAS sehr für die NOLLsche Theorie des Lateralgeotropismus sprechen, ist klar. Doch übersehen wir nicht, daß auch diese Schwierigkeiten hat. Vor allem ist es die erste Herstellung des charakteristischen Bogens der Windespitze. Sie erfolgt ja nach allgemeiner Ansicht aktiv, nicht durch Gewichtswirkung der Spitze. NOLL selbst nahm einen Transversalgeotropismus der Spitze an, der durch den Lateralgeotropismus des Bogens in den Orthogeotropismus der Basis übergeht. Aber gerade hier können ÚLEHLA und wir NOLL nicht folgen: wir finden den horizontalen Spitzenteil der Windepflanzen am stärksten lateral geotropisch.

Zusammenfassung der Resultate.

1. Im Anschluß an ÚLEHLA wird gezeigt, daß man die Spitze einer Windepflanze (Pharbitis), nachdem sie in der Verlängerung der vertikalen Stütze fixiert wurde, viele Stunden lang auf dem Klinostaten rotieren lassen kann, ohne daß sie eine Krümmung zeigt.

2. Dabei klingen die alten Reize aus und die Pflanze ist für neue Reize sehr empfindlich. Induktionen von wenigen Sekunden führen zu Krümmungen, die den Beginn der revolutiven Nutation darstellen. In diesen Krümmungen aber stecken zwei Momente: ein orthogeotropisches und ein lateralgeotropisches. ULEHLA hatte diese durch ihre verschiedene Präsentationszeit und Reaktionszeit getrennt. Wir haben mit Erfolg versucht, sehr kurze Reize — durch Perioden von Rotation getrennt — zu summieren, und es gelang so zu zeigen, daß die Impulse für die lateralgeotropischen Seitenkrümmungen zu größeren Krümmungen führen als die für orthogeotropische Aufkrümmung.

3. RAWITSCHER sieht die Ursache der revolutiven Nutation in einem autonomen Wandern der Epinastie. An horizontal gelegten Windesprossen sieht er antidrome Torsionen auftreten, die eine Folge dieses Wanderns der Epinastie sein sollen. Nach unserer Ansicht müßten die Torsionen dann in der gleichen Anzahl auftreten wie normalerweise die Nutationen, also in 24h etwa 12, während RAWITSCHER im Maximum nur 2 Umläufe gewonnen hat. Auch müßten an einer in vertikaler Zwangslage befindlichen Spitze reichliche Torsionen auftreten, was nach unseren Versuchen nicht der Fall ist.

4. Die Beobachtungen von TEODORESCO sind zwar von großem Interesse, aber sie erfordern noch weitere Studien, um richtig gedeutet werden zu können. Jedenfalls werfen sie die bisherigen Vorstellungen über den

Einfluß der Schwerkraft auf die normale kreisende Bewegung nicht um; denn es werden eben an der invers gestellten Pflanze und auf dem Klinostaten tatsächlich die jüngsten Windungen rückgebildet. Wenn dann später neue sich bilden, so sind ihre Werdebedingungen erst zu erforschen.

Literatur.

Baranetzki 1883. Mém. acad. St. Petersburg (7) 3 1 Nr. 8.
Hendricks 1823. Botan. Gaz. 75.
Rawitscher 1924. Zeitschr. für Botanik. 16.
Teodoresco 1925. Annales des sciences naturelles Botanique (10 Ser.) Bd. 7.
Úlehla 1920. Botaniska Notiser.

MIX
Papier | Fördert gute Waldnutzung
FSC® C083411

Kolibri 360 GmbH
Ferdinand-Jühlke-Straße 7
99095 Erfurt, Deutschland
produktsicherheit@kolibri360.de

Lehrbuch

der

Mechanik

von

S. D. Poisson
Mitglied des Instituts, des Längenbüreaus und des französischen Universität, der gelehrten Gesellschaften zu London, Edinburg, der berliner Akademie u. s. w.

Nach der

zweiten sehr vermehrten Ausgabe

übersetzt

von

Moriz A. Stern.

Zweiter Theil.

Berlin 1836.
Verlegt bei G. Reimer.

Inhaltsverzeichnifs

des zweiten Bandes.

Viertes Buch.

Dynamik.

Zweiter Theil.

Erstes Kapitel. Allgemeines Princip der Dynamik. S. 1.

Ausdruck dieses Princips, dessen Entdecker D'Alembert ist, und vermittelst dessen man alle Fragen der Dynamik auf blofse Aufgaben der Statik zurückführt §. 350.

Anderer Ausdruck desselben Princips, dessen Vortheil darin besteht, dafs er unmittelbar auf Gleichungen zwischen den gegebenen Stücken und den Unbekannten einer jeden Aufgabe führt §. 351.

In Folge dieses Princips kann man die Spannungen der physischen Verbindungen eines Systems materieller Punkte und die auf gegebene Oberflächen oder krumme Linien ausgeübten Drucke, im Zustande der Bewegung, nach denselben Regeln, wie im Zustande des Gleichgewichtes, bestimmen. Die auf die bewegten Körper wirkenden Kräfte zerlegen sich in verlorene Kräfte, welche diese Spannungen oder Drucke hervorbringen, und in andere Kräfte, welche verursachen, dafs die Geschwindigkeiten der Körper sich ändern. Beispiele dieser doppelten Wirkung der gegebenen Kräfte §. 352.

Ausdehnung des allgemeinen Princips der Dynamik auf die als bewegende Kräfte betrachteten Stöfse, die während einer sehr kurzen Zeit statt haben und plötzliche Aenderungen der Geschwindigkeit hervorbringen. Einflufs, den die Reibung während der Wirkung dieser Kräfte haben kann §. 353.

Anwendung des allgemeinen Princips auf die Bewegung zweier schwerer Körper, die auf geneigten Ebenen liegen und durch einen unausdehnbaren Faden verbunden sind; Spannung dieses Fadens, Bestimmung der Anfangsgeschwindigkeiten §. 354 u. 355.

Bewegung einer schweren Kette, die auf zwei geneigten Ebenen liegt; in welchem Falle diese Kette im Gleichgewichte bleibt §. 356.

**

Geradlinige Bewegung zweier materieller Punkte, die ihren gegenseitigen Abstofsungen oder Anziehungen unterworfen sind §. 357.

Die Formeln dieser Bewegung lassen sich auf zwei feste Körper ausdehnen, deren sämmtliche Punkte Geschwindigkeiten haben, die mit einer Linie parallel sind. Bewegung der Kugel und Kanone, während die Kugel im Laufe der Kanone ist. Voraussetzungen, auf welche sich das Gesetz der Kraft des Pulvers gründet. Numerische Berechnung der Kraft des Pulvers aus der Geschwindigkeit der Kugel an der Mündung der Kanone; Bemerkung von Lagrange über diese Aufgabe §. 358 u. 359.

Anwendung des D'Alembertschen Princips auf den einfachsten Fall des Stofses der Körper. Physikalische Angaben dieser Frage und nothwendige Voraussetzungen zu ihrer Lösung §. 360.

Stofs zweier weicher oder unelastischer Körper; Erklärung der lebendigen Kraft. Verlust an lebendiger Kraft, der immer bei dem Stofse statt hat §. 361.

Stofs zweier völlig elastischer Körper. Erhaltung der Summe der lebendigen Kräfte; Stofs einer Reihe ruhender Kugeln durch eine Kugel, die in Bewegung ist. Die vorhergehenden Gesetze des Stofses sphärischer weicher oder elastischer Körper werden durch die Erfahrung bestätigt §. 362 u. 363.

Erhaltung der Bewegung des Schwerpunktes bei dem Stofse zweier sphärischer Körper §. 364.

Unvollkommne Theorie des Widerstandes der Mittel, bei welcher dieser Widerstand mit einer Reihe von Stöfsen eines Körpers gegen die Theile der Flüssigkeit, durch welche er geht, verglichen wird. Ausdruck des Widerstandes auf einer ebenen Oberfläche und auf jedem Elemente einer krummen Oberfläche. Berechnung des Widerstandes auf einer Rotationsfläche und besonders auf einer Kugel §. 365 u. 366.

Der Coefficient des Widerstandes in Beziehung auf die Bewegung der Wurfgeschosse in der Luft, der sich aus dieser Theorie ergiebt, stimmt nicht mit der Erfahrung überein. Werth dieses Coefficienten: den man aus der Erfahrung gefunden hat. Worin eigentlich der Widerstand der Flüssigkeiten besteht, er ist bis jetzt, vermittelst der Gesetze der Mechanik (§. 191), nur in dem Falle kleiner Schwingungen eines Pendels bestimmt worden §. 367.

Zweites Kapitel. Bestimmung der Trägheitsmomente und der Hauptaxen S. 42.

Bestimmte Integrale, die in den Gleichungen der Bewegung fester Körper vorkommen, deren Massen, der gröfseren Einfachheit wegen, in unendlich kleine Elemente zerlegt seyn sollen (§. 98). Erklärung des Trägheitsmomentes und der Hauptaxen §. 368.

Berechnung des Trägheitsmomentes eines rechtwinkligen Parallelopipedums, wenn die Axe eine seiner Kanten ist §. 369.

Berechnung des Trägheitsmomentes eines Ellipsoids in Beziehung auf eine der Axen seiner Figur §. 370.

Trägheitsmoment einer Kugel, die aus concentrischen Schichten von verschiedener Dichtigkeit zusammengesetzt ist. §. 371.

Die dreifachen Integrale, von welchen, im Allgemeinen, die Trägheitsmomente abhängen, reducieren sich, im Falle eines Rotationskörpers, auf einfache Integrale. Anwendung auf die Kugel, den Kegel und den Cylinder §. 372 u. 373.

Wenn man das Trägheitsmoment eines beliebigen Körpers in Beziehung auf eine Axe kennt, die durch den Schwerpunkt desselben geht, so kann man hieraus das Trägheitsmoment desselben Körpers, in Beziehung auf eine Axe, die mit der ersten parallel ist, finden §. 374.

Kennt man die Trägheitsmomente in Beziehung auf die drei Hauptaxen, die sich in einem Punkte schneiden, so findet man hieraus das Trägheitsmoment in Beziehung auf eine beliebige Axe, die durch diesen Punkt geht §. 375.

Eigenschaften der Hauptträgheitsmomente, oder derjenigen, die den Hauptaxen entsprechen §. 376.

Ehe das Vorhandenseyn der Hauptaxen bewiesen und ihre Richtung bestimmt wird, erinnert man zuerst an die allgemeinen Formeln der Verwandelung der Coordinaten §. 377.

Die neun Coefficienten, die in diesen Formeln vorkommen, sind Functionen der drei von einander unabhängigen Winkel. Erklärung dieser drei Winkel; bestimmte Richtung, nach welcher sie gezählt werden müssen, und wie sie, bei der Bewegung eines festen Körpers, wachsen konnen. Werthe der neun Coefficienten als Functionen dieser drei Winkel; Methode, diese Werthe zu erhalten §. 378 u. 379.

Man beweist, dafs immer, in jedem Punkte eines beliebigen Körpers, drei rechtwinklige Hauptaxen, die sich schneiden, vorhanden sind, und giebt die zu ihrer Bestimmung geeigneten Formeln §. 380.

Es giebt nur ein System von Hauptaxen, wenn die darauf bezüglichen drei Trägheitsmomente ungleich sind; ihre Anzahl ist unendlich grofs, wenn zwei dieser Momente gleich sind. Sind die auf die drei sich in einem Punkte schneidenden Hauptaxen bezüglichen Trägheitsmomente gleich, so sind alle durch diesen Punkt gehenden geraden Linien Hauptaxen, welchen gleiche Trägheitsmomente entsprechen §. 381.

Bestimmung der besonderen Punkte, welche diese letzte Eigenschaft haben. Anwendung auf das Ellipsoid und das Parallelopipedum §. 382 u. 383.

Drittes Kapitel. Von der Bewegung eines festen Körpers um eine feste Axe S. 59.

I. Gleichförmige Drehungsbewegung ebend.

Erklärung der Winkelgeschwindigkeit, die allen Punkten eines Systems von unveränderlicher Gestalt, das sich um eine feste Axe dreht, gemeinschaftlich ist §. 384.

Bestimmung dieser Geschwindigkeit, wenn die Punkte des Systems gleichzeitig Stöfse erlitten haben, die ihnen, wenn sie frei gewesen wären, gegebene Geschwindigkeiten mitgetheilt hätten §. 385.

Fall, wo das System in einen festen Körper übergeht, der durch einen oder mehrere Körper gestofsen wird, die mit demselben nach dem Stofse verbunden bleiben §. 386.

Wie man die Erschütterung bestimmen kann, die die Axe im Augenblicke des Stofses erleidet; nothwendige Bedingungen, damit die Axe gar keine Erschütterung erleidet, Bestimmung des Mittelpunktes des Stofses §. 387 u. 388.

Drucke, die auf die Axe, während der Umdrehungsbewegung, ausgeübt werden und von den Centrifugalkräften aller Punkte des Körpers herrühren; allgemeine Eigenschaft der Hauptaxen bei der gleichförmigen Umdrehungsbewegung. Besondere Eigenschaft der Hauptaxen, die durch die Schwerpunkte des Körpers gehen §. 389 u. 390.

II. Ungleichförmige Drehungsbewegung S. 71.

Differentialgleichung dieser Bewegung, Differential der Winkelgeschwindigkeit; man leitet aus demselben die beständige von einem Stofse herrührende Geschwindigkeit ab, die schon früher gegeben worden ist §. 391 u. 392.

Berechnung der gesammten Drucke, die, in einem beliebigen Augenblicke, auf die Axe ausgeübt werden §. 393.

Bewegung eines zusammengesetzten Pendels im leeren Raume; Reduction des zusammengesetzten Pendels auf das einfache §. 394 u. 395.

Erklärung des Mittelpunktes der Schwingung, Reciprocität des Mittelpunktes der Schwingung und des Aufhängungspunktes. Eine auf diese Reciprocität gegründete Methode, um die Länge des einfachen Pendels, welches einem gegebenen Pendel entspricht, zu bestimmen. Man zeigt, dafs es für denselben Körper eine unendliche Menge von Axen giebt, um welche die kleinen Schwingungen dieselbe Dauer haben §. 396, 397, 398.

Bewegung eines zusammengesetzten Pendels in einem widerstehenden Mittel; die Länge des einfachen Pendels, das dieselbe Bewegung hat, hängt nicht von dem Widerstande ab §. 399.

Bewegung eines Rades an der Welle und zweier schwerer Körper, von welchen einer an der Welle, der andere am Rade aufgehängt ist, Anwendung auf die Athoodsche Maschine §. 400 u. 401.

Robins Pendel; Anwendung dieses Pendels, um die Anfangsgeschwindigkeiten der Wurfgeschosse zu bestimmen §. 402 u. 403.

Viertes Kapitel. Von der Bewegung eines festen Körpers um eine feste Axe S. 93.

I. Vorläufige Formeln ebend.

Die Umdrehungsbewegung eines Systems von unveränderlicher Gestalt um einen festen Punkt, hat um eine gerade Linie statt, die von einem

Augenblicke zum anderen veränderlich ist und die man die **augenblickliche Umdrehungsaxe** nennt §. 404.

Bestimmung der Richtung dieser Axe, sowohl in Beziehung auf feste Linien im Inneren des Körpers, als auch in Beziehung auf feste Linien im Raume §. 405.

Ausdruck für die Umdrehungsgeschwindigkeit eines Körpers um die augenblickliche Axe. Zerlegung dieser Geschwindigkeit in drei andere um drei rechtwinklige feste oder bewegliche Axen. Die Zusammensetzung und Zerlegung der Umdrehungsgeschwindigkeiten wird nach denselben Regeln ausgeführt, wie die der projectiven Geschwindigkeit §. 406 u. 407.

Seitengeschwindigkeiten der absoluten Geschwindigkeit eines beliebigen Punktes des Körpers, in Beziehung auf drei feste Axen, die im Inneren desselben gezogen sind; Seitenkräfte der beschleunigenden Kraft, in Beziehung auf dieselben Axen §. 408.

Momente der Gröfse der Bewegung aller Punkte des Körpers in einem beliebigen Augenblicke, in Beziehung auf drei Axen, die durch den festen Punkt gehen. Fall, in welchem diese drei geraden Linien Hauptaxen sind, die sich in diesem Punkte schneiden. Zeichen eines jeden dieser Momente, nach dem Sinne der Drehung um die entsprechende Axe, Hauptmoment dieser Gröfsen der Bewegung und Richtung seiner Axe §. 409.

Differentialgleichungen, welche zwischen den drei Winkeln des §. 378, von welchen die Lage des Körpers in jedem Augenblicke abhängt, und den drei Seitengeschwindigkeiten seiner Winkelgeschwindigkeit in Beziehung auf die drei Hauptaxen statt haben §. 410.

Andere Formeln, die in der Folge von Nutzen seyn können §. 411.

II. **Differentialgleichungen der drehenden Bewegung um einen festen Punkt** S. 105.

Diese Gleichungen, deren Anzahl drei ist, erhält man sehr leicht vermittelst der Formeln des §. 408 und des D'Alembert'schen Princips; man reduciert sie auf ihre einfachste Form, wenn man die Seitenkräfte der beschleunigenden Kraft eines beliebigen Punktes des Körpers auf seine drei Hauptaxen bezieht. Die allgemeine Aufgabe der Drehungsbewegung hängt von sechs Gleichungen der ersten Ordnung ab, nemlich von den so eben abgeleiteten und denen des §. 410. Fall, in welchem die Schwere die einzige auf die Punkte des Körpers wirkende Kraft ist §. 412 u. 413.

Wenn dieser Körper von gar keiner bewegenden Kraft getrieben wird, oder wenn von einem schweren Körper die Rede ist, dessen Schwerpunkt der feste Punkt ist, so kann man die sechs Gleichungen der drehenden Bewegung integrieren, und bewirken, dafs die unbekannten Gröfsen von zwei elliptischen Functionen abhängen. Bei dieser durch anfängliche Stöfse erzeugten Bewegung sind die Momente der Gröfsen der Bewegung aller Punkte des Körpers, in Beziehung auf Axen, die durch den festen Punkt gehen, constant. Ihr Hauptmoment und seine Richtung sind unveränderlich und diese Betrachtung erleichtert die Integration der Gleichungen der Aufgabe §. 414, 415, 416, 417.

Vollständige Bestimmung der in den Integralen dieser Gleichungen enthaltenen willkührlichen Constanten, wobei, um einen bestimmten Fall zu betrachten, vorausgesetzt wird, dafs der Körper, im Anfange der Bewegung, durch einen anderen Körper, der mit demselben in Verbindung blieb, gestofsen worden ist §. 418.

Verschiedene allgemeine Eigenschaften der Umdrehungsbewegung eines Körpers, der von keiner bewegenden Kraft getrieben wird §. 419.

Einfachere Bestimmung dieser Bewegung, die jedoch nur eine annähernde ist, wenn sich die augenblickliche Umdrehungsaxe beständig sehr wenig von einer der drei Hauptaxen des Körpers entfernt, die sich in einem festen Punkte schneiden; man findet die Eigenschaft der Hauptaxen wieder, die schon in §. 389 bewiesen worden ist, und zeigt aufserdem, dafs die Bewegung um die Axen des gröfsten und kleinsten Trägheitsmomentes dauernd und nur um die erste Hauptaxe augenblicklich ist. Bestimmung der willkührlichen Constanten im Falle des dauernden Gleichgewichtes §. 420, 421 u. 422.

Die Umdrehungsbewegung, die durch anfängliche Stöfse hervorgebracht wird, wird einfacher, wenn der Körper ein Rotationskörper ist und die Axe seiner Figur durch den festen Punkt geht. Man kann alsdann die Unbekannten ohne Hülfe der elliptischen Functionen bestimmen §. 423.

Anderer Beweis der Dauer der Bewegung um zwei der Hauptaxen §. 424.

III Auflösung eines besonderen Falles der drehenden Bewegung eines schweren Körpers S. 125.

Der bewegte Körper ist ein Rotationskörper, dessen geometrische Axe durch den festen Punkt geht, man nennt den durch diesen Punkt gelegten und auf dieser Linie senkrecht stehenden Schnitt den Aequator, die mit dem Aequator parallele Bewegung ist gleichförmig, den Durchschnitt des Aequators und der horizontalen Ebene, die durch den festen Punkt geht, nennt man die Knotenlinie. Erklärung des aufsteigenden Knotens und Unterscheidung seiner directen Bewegung und seiner rückläufigen Bewegung auf der horizontalen Ebene §. 425 u. 426.

In diesem Falle kann man die sechs Gleichungen der Bewegung integrieren und die unbekannten Gröfsen der Gleichung genau durch elliptische Functionen ausdrücken. Bestimmung der willkührlichen in den Integralen enthaltenen Constanten §. 427 u. 428.

Fall, in welchem sich der Körper auf einen materiellen Punkt reduciert, dessen Abstand vom festen Punkte constant ist, man findet alsdann die auf das einfache Pendel bezüglichen Formeln des §. 205 wieder §. 429.

Hat man die geometrische Axe von der Verticalen entfernt, und wird dem Körper, dem man eine Umdrehungsgeschwindigkeit um diese geneigte gerade Linie mitgetheilt hat, alsdann sich selbst überlassen, so beweist man, dafs die Bewegung des aufsteigenden Knotens direct oder rückläufig ist, je nachdem der Schwerpunkt des Körpers uber oder unter der horizontalen Ebene liegt, die durch den festen Punkt geht, ist die Drehungsgeschwindigkeit Null, so reduciert sich die Bewegung des Körpers auf die des zusammengesetzten Pendels §. 430.

Man wendet die Formeln des vorhergehenden §. auf den Fall an, in welchem die Umdrehungsaxe zuerst sehr wenig von der Verticalen entfernt worden ist, und bestimmt auf diese Weise die Näherungswerthe der Winkel, von welchen die Lage des Körpers in einem beliebigen Augenblicke abhängt §. 431.

Man wendet dieselben Formeln auf den Fall an, in welchem die Neigung des Aequators beinahe unveränderlich bleibt, es mufs alsdann die Umdrehungsgeschwindigkeit sehr schnell seyn, man bestimmt, unter dieser Voraussetzung, die kleinen Aenderungen der Neigung des Aequators und die Bewegung der Knotenlinie, die im Verhältnifs zur Umdrehungsbewegung sehr langsam und beinahe gleichförmig ist, dieser Fall ist der der Bohnenbergerschen Maschine §. 432.

Fünftes Kapitel. Von der Bewegung eines festen völlig freien Körpers S. 138.

Zerlegung dieser Bewegung in zwei andere, in eine Umdrehungsbewegung um einen Punkt des Körpers und in eine fortschreitende Bewegung, die allen Punkten gemeinschaftlich ist. Fall, in welchem die zweite Bewegung eine umlaufende ist und jeder Umlauf in derselben Zeit wie jede Umdrehung vollendet wird. Dieser Fall hat bei der Bewegung der Trabanten statt und besonders bei der Bewegung des Mondes, der daher der Erde beständig dieselbe Seite zukehrt §. 433.

Bestimmung der Geschwindigkeit, welche der Mittelpunkt eines festen Körpers hat, auf welchen man einen oder mehrere bestimmte Stöfse ausübt. Umgekehrt giebt diese Geschwindigkeit die Richtung und Intensität des Stöfses an, sowohl wenn der Körper, der den betrachteten gestofsen hat, mit demselben verbunden bleibt, als auch, wenn er sich nach dem Stofse von demselben getrennt hat §. 434 u. 435.

Wie man die anfängliche Umdrehungsbewegung um einen beliebigen Punkt des Körpers bestimmen könnte, wenn die anfängliche Geschwindigkeit dieses Körpers, der Gröfse und Richtung nach, bekannt wäre. Ist dieser Punkt der Schwerpunkt, so braucht man dies nicht zu wissen, und die anfängliche Umdrehungsbewegung ist dieselbe, als wenn der Schwerpunkt in Ruhe bliebe §. 436.

Bestimmung der augenblicklichen anfänglichen Axe, die durch den Schwerpunkt geht und der Winkelgeschwindigkeit um diese Axe. Fall, in welchem diese Linie eine der drei Hauptaxen ist, die sich im Schwerpunkte schneiden §. 437.

Differentialgleichungen der Bewegung des Schwerpunktes; wenn man die Gleichungen der Umdrehungsbewegung um diesen Punkt bilden kann §. 438.

Diese zwei Systeme von Differentialgleichungen, so wie die zwei entsprechenden Bewegungen, sind in dem Falle eines Körpers, der nur der

Wirkung der Schwere unterworfen ist, von einander unabhängig. Vollständige Bestimmung der Bewegung eines schweren Ellipsoids, das in der Richtung einer Ebene gestofsen wird, die auf einer der drei geometrischen Axen senkrecht steht §. 439.

Dieselbe Unabhängigkeit hat auch bei einer Kugel statt, die aus concentrischen Schichten zusammengesetzt ist und deren Punkte sämmtlich Anziehungen unterworfen sind, die nach festen oder beweglichen Mittelpunkten gerichtet sind; wenn der Körper sich von der Kugelgestalt entfernt, so haben diese Anziehungen Einflufs auf seine Umdrehungsbewegung. Störungen der Bewegung der Erde um ihren Schwerpunkt, die von ihrer Abplattung herrühren und durch die Wirkungen der Sonne und des Mondes hervorgebracht werden. Diese Kräfte, welche die Vorrückung der Nachtgleichen und die Nutation der Erdaxe hervorbringen, haben indessen keinen merklichen Einflufs auf die Richtung dieser Axe im Inneren des Erdkörpers und auf die Dauer seiner Umdrehung um diese im Raume bewegliche Linie §. 440 u. 441.

Die Unveränderlichkeit des Sterntags und des mittleren Tages wird durch die Finsternisse bestätigt, welche die Chaldäer beobachtet haben. Beweis, dafs sich die Dauer des Tages in 2500 Jahren nicht um ein Hunderttheil einer Secunde geändert hat §. 442 u. 443.

Untersuchung der verschiedenen Wirkungen, welche durch die Reibung der Oberfläche eines geworfenen Körpers gegen die Luft, in welcher er sich bewegt, und durch den Widerstand dieser Flüssigkeit hervorgebracht werden können §. 444, 445 u. 446.

Sechstes Kapitel. Von der Bewegung eines festen schweren Körpers auf einer gegebenen Ebene S. 160.

I. Fall, in welchem man die Reibung nicht berücksichtigt ebend.

Man setzt voraus, dafs der Körper die gegebene Ebene in einem einzigen Punkte seiner Oberfläche, während der ganzen Dauer der Bewegung, berührt. Differentialgleichungen der Bewegung des Schwerpunktes und der Umdrehungsbewegung um diesen Punkt §. 447.

Gleichung, die sich aus der Berührung des Körpers mit der gegebenen Ebene, die fest seyn oder eine gegebene Bewegung haben kann, ergiebt. Unterscheidung zwischen dem Falle, in welchem sich der Berührungspunkt an der Oberfläche des Körpers verrückt, und dem Falle, in welchem dieser Punkt beständig das Ende einer Spitze ist, wie bei dem Kreiselspiele § 448.

Fall, in welchem die gegebene Ebene fest und horizontal ist; als Beispiele werden die kleinen Schwingungen eines gleichartigen Ellipsoids oder einer ungleichartigen Kugel gegeben; man erhält zwei erste Integrale der Differentialgleichungen des §. 447, welche für die strenge Auflösung der Aufgabe hinreichend sind, vermittelst der elliptischen Functionen, sobald der Körper ein Rotationskörper ist §. 449 u. 450.

Bewegung eines Rotationskörpers, der in eine Spitze ausläuft, und sich mit seinem Ende auf eine Ebene stützt, deren Schwingungen bekannt sind §. 451.

Wenn der Körper eine Umdrehungsgeschwindigkeit hat, die im Verhältnisse zu den verschiedenen Bewegungen der gegebenen Ebene sehr schnell ist, so bringt man die Differentialgleichungen der Aufgabe, vermittelst der Umwandlung, die Lagrange bei der Libration des Mondes angewandt hat, auf die lineare Form zurück §. 452 u. 453.

Integration dieser linearen Gleichungen; ihre Integrale zeigen, dafs die Schwingungen der Ebene, auf welche sich der Körper stützt, bei der Bewegung der geometrischen Axe abnehmen und unmefsbar werden, wenn die Umdrehung um diese Linie hinlänglich schnell ist. Hierauf gegründetes Mittel, das man in Vorschlag gebracht hat, um auf dem Meere einen künstlichen Horizont zum Behufe astronomischer Beobachtungen zu erhalten §. 454 u. 455.

II. Fall, in welchem man die Reibung berücksichtigt S. 177.

Gesetze der Reibung eines in Bewegung begriffenen Körpers, welche die Erfahrung giebt §. 456.

Bewegung eines Körpers, der auf einer festen horizontalen Ebene gleitet und durch ein gegebenes Gewicht fortgezogen wird §. 457 u. 458.

Integral der Gleichung dieser Bewegung, im Falle, wenn man den Widerstand der Luft vernachlässigt. Bestimmung des Reibungscoefficienten durch zwei verschiedene Mittel. Ist dieser Coefficient bekannt und man neigt die Ebene, so bestimmt man unmittelbar die Bewegung desselben Körpers auf dieser Ebene. §. 459 u. 460.

Folge dieses Satzes, dafs die Reibung von der Ausdehnung der reibenden Fläche unabhängig und dem ganzen Drucke proportional ist. Worin dieses Gesetz der Reibung wirklich besteht. Untersuchung dessen, was sich ereignen würde, wenn der Stoff der reibenden Oberfläche nicht überall derselbe wäre §. 461.

Doppelte Bewegung eines Körpers, welcher auf einer horizontalen Ebene gleitet und sich zugleich um eine verticale Axe dreht §. 462 u. 463.

Angabe der verschiedenen Fälle, welche bei der Bewegung eines festen Körpers, der auf einer Ebene gleitet, vorkommen können. Reibung der ersten und zweiten Art §. 463 bis.

Bewegung einer Kugel, welche über eine horizontale Ebene rollt §. 464.

Siebentes Kapitel. Vom Stofse der Körper von beliebiger Gestalt S. 197.

Worin die Aufgabe des Stofses der Körper, im allgemeinsten Falle, besteht §. 465.

Gleichungen, die das D'Alembert'sche Princip, im Falle zweier Körper, die eine beliebige Gestalt haben können und völlig frei sind, giebt §. 466 u. 467.

Unbestimmtheit der Aufgabe, wenn man die Zusammendrückbarkeit der Körper nicht berücksichtigt. Gleichung, die zu ihrer Lösung erforderlich ist und sich aus dieser Zusammendrückbarkeit ergiebt, wie klein sie auch sey §. 468.

Modification der Formeln des §. 467, welche von dem Grade der Elasticität der Körper herrührt. Die Aufgabe ist in den zwei Fällen, wenn die Körper völlig unelastisch oder völlig elastisch sind, vollständig gelöst §. 469.

Der Stofs der zwei Körper ändert die Geschwindigkeiten ihrer Schwerpunkte, parallel mit der ihre Oberfläche berührenden Ebene, die durch den Berührungspunkt gezogen ist, nicht, auch nicht die Momente ihrer Gröfse der Bewegung, die auf ihre gemeinschaftliche Normale bezogen sind §. 470.

Geht diese Normale durch den Schwerpunkt eines der zwei Körper, so ist seine drehende Bewegung um diesen Punkt vor und nach dem Stofse dieselbe. Fall, in welchem diese Linie durch die zwei Schwerpunkte geht. Fall, in welchem diese Punkte sich aufserdem auf dieser Normalen vor dem Stofse bewegten. §. 471 u. 472.

Stofs zweier elastischer Körper, die gleiche Masse haben, Stofs eines völlig elastischen Körpers gegen einen festen Widerstand, Gleichheit des Einfallswinkels und Reflexionswinkels. Diese Gleichheit hat nicht statt, wenn man die Reibung des Körpers gegen die feste Ebene berücksichtigt §. 473 u. 474.

Man erklärt, wie man die Reibung eines Körpers gegen einen anderen, während der Dauer des Stofses dieser zwei Körper, berücksichtigen kann §. 475.

Einflufs der Reibung und Umdrehung bei dem Stofse einer Kugel gegen eine feste Ebene, wie dies beim Stofse einer Kugel gegen den Erdboden der Fall ist. Untersuchung der verschiedenen Umstände, die hierbei vorkommen können §. 476 u. 477.

Anwendung der allgemeinen Formeln auf ein Beispiel, bei welchem die den beiden Körpern gemeinschaftliche Normale nicht durch ihren Schwerpunkt geht. Berechnung der Gröfse der Bewegung, die jedem mitgetheilt wird, und die Intensität des Stofses mifst §. 478.

Modification der allgemeinen Formeln, in den verschiedenen Fällen, in welchen die sich stofsenden Körper nicht völlig frei sind §. 479.

Ausdehnung dieser Formeln auf den Fall einer beliebigen Anzahl von Körpern, die sich gleichzeitig stofsen. Beispiel einer ruhenden Kugel, die durch zwei andere sich bewegende Kugeln gestofsen wird §. 480 u. 481.

Achtes Kapitel. Beispiele der Bewegung eines biegsamen Körpers S. 227.

I. Schwingung einer biegsamen Saite ebend.

Voraussetzungen, die man über diese Saite macht. Differentialgleichungen ihrer Bewegung §. 482.

Reduction dieser Gleichungen auf die lineare Form im Falle sehr kleiner Schwingungen; die transversalen und longitudinalen Schwingungen bestehen neben einander in derselben Saite und sind von einander unabhängig. Diese zwei Arten von Bewegungen hängen von ähnlichen partiellen Differentialgleichungen der zweiten Ordnung ab §. 483.

Integration dieser Gleichung in geschlossener Form §. 484.

Bestimmung der zwei willkührlichen in diesem Integrale enthaltenen Functionen für die ganze Länge der Saite und alle Werthe der Zeit, aus der anfänglichen Gestalt der transversal schwingenden Saite und die Anfangsgeschwindigkeiten aller dieser Punkte §. 485.

Geometrische Construction der Gestalt dieser Saite in einem beliebigen Augenblicke §. 486.

Gesetze der transversalen Schwingungen, die sich aus dieser Construction ergeben und die durch die Erfahrung bestätigt worden sind, sowohl in Beziehung auf die Spannung der Saite, als in Beziehung auf ihr Gewicht und ihre Länge. Die Höhe des Tons wird durch die in der Einheit der Zeit vollführten Schwingungen gemessen §. 487.

Discontinuität der in der vorhergehenden Construction angewandten Linien. Beschränkende Bedingung hinsichtlich der Discontinuität der krummen Linie, welche die anfängliche Gestalt der Saite darstellt. Diese beschränkende Bedingung besteht während der ganzen Dauer der Bewegung und giebt eine der für die Aufgabe erforderlichen Gleichungen, wenn die Saite aus zwei Theilen von verschiedenen Stoffen besteht §. 488.

Andere Auflösung der Aufgabe der schwingenden Saiten, bei welcher die unbestimmte Coordinate der Saite durch eine Reihe periodischer Gröfsen ausgedrückt wird §. 489.

Besondere Fälle, wenn sich der Ton einer Saite über den Grundton erhebt und einem bestimmten Theile ihrer Länge entspricht; Schwingungsknoten, die in solchen Fällen statt haben §. 490.

Gesetze der longitudinalen Schwingungen einer gespannten Saite § 491.

Sehr einfaches Verhältnifs zwischen ihrer Anzahl und der der transversalen Schwingungen derselben Saite §. 492.

II. Longitudinale Schwingungen eines elastischen Stabes S. 215.

Voraussetzungen in Beziehung auf diesen Stab, seine longitudinale Bewegung hängt von derselben partiellen Differentialgleichung ab, wie die der gespannten Saite und unterscheidet sich von dieser nur durch die auf die Endpunkte des Stabes bezüglichen Bedingungen §. 493 u. 494.

Auflösung der Aufgabe, analog mit der des §. 489, Gesetze der Schwingungen, in den verschiedenen auf die Endpunkte bezüglichen Fälle. Erhöhung des Grundtons in Folge der Schwingungsknoten §. 495.

Fall, in welchem sich der Stab unbegränzt ausdehnt. Fortpflanzung der Schallwellen in einer gleichartigen, cylindrischen oder prismatischen Stange. Bedingungen, damit sich die Schallwelle nicht in zwei andere theilt. Wie die constante Geschwindigkeit dieser Fortpflanzung sich aus dem longitudinalen Tone eines elastischen Stabes von demselben Stoffe wie die Stange ergiebt. §. 496 u. 497.

Fall, wenn die Stange auf einer Seite begränzt ist. Zurückwerfung des Schalles an diesem Ende. Die Gesetze der Fortpflanzung und Reflexion des Schalles in einem mit Luft oder einer beliebigen Gasart oder einer Flüssigkeit angefüllten Canale sind dieselben, wie bei einer festen Stange. Die der Schwingungen der elastischen Stäbe passen auch auf die Töne der Flöten und Orgelpfeifen, abgesehen von den auf das Anblasen bezüglichen Aenderungen §. 498.

III. Longitudinaler Stofs elastischer Stäbe S. 257.

Wie man die Formeln des §. 495 auf den longitudinalen Stofs elastischer Stäbe anwenden kann; dieses Phänomen besteht in der Wirkung der äufsersten Punkte der beiden Stäbe in unmefsbare Abstände. Die Geschwindigkeiten dieser Punkte ändern sich sehr schnell und sind während der Dauer des Stofses unbekannt §. 499.

Bedingungen, damit die beiden Stäbe sich trennen, nachdem sie sich getroffen haben und der Stofs aufhört §. 500 u. 501.

Gleichungen, die allen Punkten beider Stäbe gemeinschaftlich sind, die äufsersten Punkte ausgenommen, in welchen sie sich stofsen §. 501.

Anwendung der Formeln des §. 495 auf den Stofs zweier völlig freier Stäbe. Summation der periodischen Reihen, die sie enthalten. Man beweist, dafs sie den anfänglichen Zustand der beiden Stäbe darstellen § 502 u. 503.

Die beiden Stäbe, die aus demselben Stoffe bestehen und denselben Durchmesser haben, trennen sich blos in dem Falle, wenn sie dieselbe Länge haben. Dauer dieses Stofses. Austausch der ursprünglichen Geschwindigkeiten. Fall, in welchem einer der zwei Stabe aus mehreren Theilen besteht, von welchen sich einer, nach dem Stofse, von den übrigen trennt §. 504.

Stofs eines Stabes, dessen Endpunkt fest ist, durch einen völlig freien Stab. Dieser Stab wird mit einer Geschwindigkeit zuruck geworfen, die der anfänglichen Geschwindigkeit gleich und entgegengesetzt ist, wie auch die Längen beider Stäbe beschaffen seyen. Dauer des Stofses §. 505 u. 506.

IV. Digression über die Integrale der partiellen Differentialgleichungen S. 271.

Die Anzahl der willkührlichen Functionen, welche das vollständige Integral einer partiellen Differentialgleichung enthält, kann kleiner seyn, als die Zahl, welche die Ordnung dieser Gleichung bezeichnet. Sie kann sich mit der Veränderlichen, in Beziehung auf welche die Reihe geordnet ist, ändern. Alle willkührlichen Functionen können verschwinden und durch unendliche Reihen mit willkührlichen Constanten ersetzt werden. In diesem besonderen Falle wird das vollständige Integral durch die Summe einer unbegränzten Anzahl besonderer Integrale ausgedrückt §. 507 u. 508.

Sehr einfache Beispiele dieser verschiedenen Umformungen §. 509 u. 510.

Die in diesem Beispiele vorkommenden Reihen und das Integral der gegebenen Gleichung können in geschlossener Form, vermittelst eines bestimmten Integrals, dargestellt werden §. 511.

Werth eines bestimmten Integrals, das man oft anzuwenden Gelegenheit hat §. 512.

Anwendung dieser allgemeinen Betrachtungen auf die linearen Gleichungen, die sich auf physikalische und mechanische Aufgaben beziehen. Ihre vollständigen Integrale werden, im Allgemeinen, durch Reihen, die Exponentialgröfsen oder Sinus und Cosinus enthalten, deren Exponenten oder Bogen der Zeit proportional sind, ausgedrückt. Durch die Art, auf welche man sie erhält, ist man sicher, dafs diese in Reihen entwickelten Ausdrücke der Unbekannten einer Aufgabe ihre allgemeinste Auflösung enthalten. Es giebt ein einförmiges Verfahren, um, in jedem Falle, die Coefficienten dieser Reihen aus dem anfänglichen Zustande des Systems zu bestimmen. Setzt man, nach dieser Bestimmung in diesen Reihen die Zeit gleich Null, so erhält man besondere Reihen, welche die auf den anfänglichen Zustand bezüglichen willkührlichen Functionen, jedoch nur innerhalb der Ausdehnung des Systems, bezeichnen §. 513, 514, 515 u. 516.

Jede Auflösung einer Aufgabe, bei welcher man nicht a posteriori die Richtigkeit dieser letzteren Reihen verificiert oder a priori die Allgemeinheit des in einer Reihe ausgedrückten Integrals, das man angewendet hat, bewiesen hat, mufs als unzureichend angesehen werden §. 517.

V. Transversale Schwingungen eines elastischen Stabes S. 287.

Andeutung der verschiedenen Arten von Schwingungen, die in einem elastischen Stabe statt haben können, und zwischen welchen die Analyse Verhältnisse nachweist, die durch die Erfahrung bestätigt sind §. 518.

Gleichung der transversalen Bewegung und Bedingungen rücksichtlich der Endpunkte §. 519.

Berechnung des Coefficienten, welchen diese Gleichung, unter den verschiedenen Voraussetzungen über den transversalen Schnitt des Stabes enthält §. 520.

Das Integral dieser Gleichung in einer Reihe ausgedrückt §. 521.

Bestimmung der Coefficienten dieser Reihe aus dem anfänglichen Zustande des Stabes durch das in §. 515 angegebene Verfahren, Formeln des §. 516 in Beziehung auf den anfänglichen Zustand des Stabes, Fall, in welchem er eine fortschreitende oder drehende Bewegung annehmen mufs. §. 522 u. 523.

Beweis, dafs im Falle eines an beiden Enden freien Stabes die Wurzeln der transcendenten Gleichung, welche dazu dient, die Coefficienten zu bestimmen, die in den Werthen der Sinus und Cosinus vorkommen, die das in eine Reihe entwickelte Integral enthält, reel sind §. 524

Bedingung, damit der Stab gleichzeitige Schwingungen macht, die verschiedenen Töne, welche sich im freien Stabe erzeugen können, hängen von den Wurzeln der vorhergehenden Gleichung ab; bei sonst gleichen Umständen ändern sie sich mit der Gestalt des transversalen Schnittes, und ihre Höhe steht im umgekehrten Verhältnisse des Quadrats der Länge. Bestimmung der ihnen entsprechenden Schwingungsknoten §. 525 u. 526.

Gleichzeitige Schwingungen eines Stabes, der an einem Ende eingeklemmt, am anderen frei ist §. 527.

Berechnung der Anzahl der Schwingungen, die dem Grundton und den höheren Tönen, im Falle dieses letzten elastischen Stabes und im Falle eines an beiden Enden freien Stabes, entsprechen §. 528.

Vergleichung der Anzahl der transversalen und longitudinalen Schwingungen eines und desselben Stabes §. 529.

Neuntes Kapitel. Gleichungen und allgemeine Eigenschaften der Bewegung eines Systems von Körpern. S. 306.

I. Allgemeine Gleichungen der Bewegung ebend.

Verbindung des D'Alembert'schen Princips und des Princips der virtuellen Geschwindigkeiten §. 530.

Sie führt auf eine allgemeine Formel, aus welcher man, durch ein einfaches Verfahren, alle Differentialgleichungen der Bewegung eines Systems von materiellen Punkten findet, deren wechselseitige Verbindung durch gegebene Gleichungen ausgedrückt wird. Dieses Verfahren giebt auch die Spannungen der physischen Verbindungen und die Drucke auf die gegebenen Oberflächen und krummen Linien an, die während der Bewegung statt haben §. 531.

Angabe des Gebrauchs der Methode, die sich auf die Variation der willkührlichen Constanten gründet, für die Auflösung der vorhergehenden Gleichungen §. 532.

Fall, in welchem eine der Gleichungen, die die Verbindung der Punkte des Systems ausdrücken, eine Folge einer oder mehrerer der übrigen Gleichungen ist. Beispiel einer Aufgabe, die unbestimmt ist, wenn man die Ausdehnbarkeit der physischen Verbindungen unberücksichtigt läfst, und bestimmt ist, wenn man sie berücksichtigt, wie klein sie auch sey §. 533 u. 534.

Eine Formel, die der des §. 531 analog ist und sich auf die plötzlichen Aenderungen der Geschwindigkeit bezieht §. 535.

Wesentliche Betrachtung, die man bei den Anwendungen dieser Formel berücksichtigen mufs. Wie man in dieser Formel die Wirkung der Reibung während der Dauer der schnellen Veränderungen in Anschlag bringt; es wäre ein Irrthum, wenn man auch die Wirkungen der Molecularkräfte in dieselbe einführen wollte, die schon unentwickelt in denselben enthalten sind §. 536 u. 537.

Differentialgleichungen der fortschreitenden Bewegung eines völlig freien Systems, die sich auf seinen Schwerpunkt beziehen §. 538.

Differentialgleichungen der drehenden Bewegung desselben Systems; sie behalten dieselbe Gestalt, mag nun der Mittelpunkt der Bewegung ein fester Punkt, oder der Schwerpunkt des Systems seyn §. 539 u. 540.

Die Summen der Gröfsen der Bewegung aller Punkte eines freien Systems, nach drei rechtwinkligen Axen, und ihre Momente in Beziehung auf diese Axen, ändern sich nicht, wenn sich die Geschwindigkeit plötzlich ändert. Gleichungen der anfänglichen fortschreitenden und drehenden Bewegung des Systems; wie man sie aus den Gleichungen dieser Bewegungen für einen beliebigen Augenblick ableiten kann §. 541 u. 542.

Man findet, auf andere Weise, die Formeln des §. 408, die sich auf die Umdrehungsgeschwindigkeiten beziehen, wieder; die Aehnlichkeit der Zusammensetzung dieser Geschwindigkeiten und der Zusammensetzung der fortschreitenden Geschwindigkeiten kann auf die Analogie zwischen der Zusammensetzung der Momente und der Kräfte führen §. 543.

II. Allgemeine Gesetze der kleinen Schwingungen S. 329.

Entwickelungen der Coordinaten der Punkte des Systemes in Reihen und der Ausdrücke der an dieselben angebrachten Kräfte §. 544.

Bildung der linearen Differentialgleichungen der zweiten Ordnung, von welchen die Näherungswerthe der unbekannten Gröfse der Aufgabe abhängen, bei welchen Werthen man immer bei Aufgaben dieser Art stehen bleibt; die Anzahl dieser Gleichungen, welche der der unabhängigen Unbekannten gleich ist, kann das Dreifache der Anzahl der Körper betragen. Sind diese Körper eine unendliche Anzahl materieller Punkte, so gehen die Differentialgleichungen in partielle Differentialgleichungen über §. 545.

Allgemeine Integration dieser Differentialgleichungen, daraus entspringende Folgen; Princip der Coexistenz der kleinen Schwingungen §. 546 u. 547.

Fall, in welchem die Schwingungen in einem widerstehenden Mittel statt haben §. 548.

Beispiele der Coexistenz der kleinen Schwingungen; Anwendung des vorhergehenden Princips auf die Bewegung eines schweren Punktes auf einem Ellipsoide §. 549.

Anderer allgemeiner Lehrsatz, der von dem vorhergehenden verschieden ist, und den man das Princip der Uebereinanderlagerung der kleinen Bewegungen nennen kann, zahlreiche Anwendungen dieses Princips §. 550 u. 551.

III. Princip der Erhaltung der Bewegung des Schwerpunktes und der Erhaltung der Flächen S. 346.

Allgemeines Gesetz der Gleichheit der Wirkung und Gegenwirkung §. 552.

Princip der Erhaltung der Bewegung des Schwerpunktes, das sich auf dieses Naturgesetz gründet; verschiedene Folgen dieses Princips §. 553.

Bei der Bewegung eines Systems von Punkten, die nur ihren wechselseitigen Wirkungen unterworfen sind, sind die Momente ihrer Gröfsen der

Bewegung, in Beziehung auf drei Axen, die sich in einem festen Punkte oder im Schwerpunkte des Systems, oder in einem Punkte, der eine geradlinige und gleichförmige Bewegung hat, schneiden, constant. Derselbe Lehrsatz hat auch noch in Beziehung auf einen festen Punkt statt, wenn die bewegten Körper aufserdem durch Kräfte getrieben werden, die nach diesem Punkte gerichtet sind §. 554, 555 u. 556.

Bestimmung des Hauptmomentes dieser Gröfsen der Bewegung und der Richtung seiner Axe §. 557.

Bei der Umdrehungsbewegung der Erde ist dieses Hauptmoment von der Erkaltung der Erdkugel, den vulcanischen Explosionen, den Winden u. s. w. unabhängig; eine sich hieraus ergebende Folgerung in Beziehung auf die Dauer des Tages §. 558.

Anderer Ausdruck der vorhergehenden Lehrsätze, Princip der Erhaltung der Flächen §. 559.

Lehrsatz der unveränderlichen Ebene in seiner ganzen Allgemeinheit §. 560.

Anwendung dieser Ebene und einer unveränderlichen Linie, die mit ihr verbunden ist, im Sonnensysteme §. 561.

Formeln zur Bestimmung dieser Ebene in einem beliebigen Augenblicke, mit Berücksichtigung der fortschreitenden und drehenden Bewegung der Himmelskörper; die von der drehenden Bewegung herrührenden Glieder hängen von der inneren Beschaffenheit dieser Körper ab und bleiben immer unbekannt. Es wird gezeigt, dafs, wenn man den veränderlichen Theil dieser Glieder vernachlässigt, hieraus gar kein Fehler entspringt, den die Beobachtungen jemals bemerkbar machen könnten §. 562.

Formeln der unveränderlichen Ebene, auf den Mittelpunkt der Sonne bezogen §. 563.

IV. Grundsatz der lebendigen Kräfte und der geringsten Wirkung S. 368.

Gleichung und Ausdruck des Grundsatzes der lebendigen Kräfte §. 564.

Unmittelbare Folgen dieses Grundsatzes §. 565.

Berechnung der lebendigen Kräfte, welche von den von festen Mittelpunkten ausgehenden Kräften, von den wechselseitigen Anziehungen und Abstofsungen der Körper des Systems und ihrem Gewichte herrühren §. 566.

Aenderung der lebendigen Kräfte, die von dem Drucke gegen bewegliche Oberflächen und von Reibungen herrühren. In Beziehung auf diese Kräfte hat der Lehrsatz des §. 564 nicht mehr statt; man zeigt, dafs die Reibungen und Widerstände der Mittel immer Verminderungen der lebendigen Kraft hervorbringen, die zuletzt die Bewegung des Systems aufheben, wenn diese Verminderungen nicht durch andere Kräfte ersetzt werden §. 567 u. 568.

Wie man die absolute Kraft des Systems aus der lebendigen Kraft ableitet, die von den Geschwindigkeiten seiner verschiedenen Theile in ihrer Bewegung um den Schwerpunkt herrührt. Anwendung der allgemeinen Gleichung des Princips der lebendigen Kräfte auf das Sonnensystem. Gebrauch dieser Gleichung, um zu erkennen, ob die Wirkung der Kometen einen merklichen Einfluſs auf die Bewegungen der anderen Himmelskörper hat §. 569.

Der auf die Dauer des Gleichgewichtes bezügliche Satz, den man in §. 347 angenommen hat, wird jetzt mit Hülfe des Princips der lebendigen Kräfte bewiesen §. 570.

Gleichung, rücksichtlich der schnellen Aenderungen der Geschwindigkeit, die der Gleichung des Princips der lebendigeu Kräfte analog ist; Nachweisung dieses Satzes in der Anfangsbewegung eines festen Körpers um einen festen Punkt §. 571.

Vermittelst dieser Gleichung beweist man, daſs bei dem Stoſse der unelastischen Körper immer Verlust an lebendiger Kraft, bei Explosionen dagegen, welche die Theile der Körper trennen, Vermehrung derselben statt findet, und daſs sie bei dem Stoſse völlig elastischer Körper unveränderlich ist §. 572.

Allgemeiner Ausdruck des Grundsatzes der kleinsten Wirkung; dieser Grundsatz giebt, im Gegensatze zu den vorhergehenden, gar kein Integral der Differentialgleichungen der Bewegung. Uebersicht der Integrale, welche die Grundsätze der Erhaltung der Bewegung des Schwerpunktes, der Erhaltung der Fläche und der lebendigen Kräfte darbieten §. 573.

Fünftes Buch.

Hydrostatik.

Erstes Kapitel. Allgemeine Begriffe S. 389.

Gegenstand der Hydrostatik, wie man in derselben die Flüssigkeiten betrachtet §. 574.

Unterschied zwischen den tropfbaren und luftförmigen Flüssigkeiten und den Dämpfen §. 575.

Charakteristische Eigenschaft der Flüssigkeiten, die man als etwas aus der Erfahrung Gegebenes annimmt und die als Grundlage der Hydrostatik dient §. 576.

Ausführliche Erklärung dieser Eigenschaft; Erklärung des auf die Einheit der Oberfläche bezogenen Druckes §. 577 u. 578.

Beweis des Princips der virtuellen Geschwindigkeiten bei dem Gleichgewichte einer Flüssigkeit §. 579.

Druck, der durch eine elastische Flüssigkeit ausgeübt wird §. 580.

Zweites Kapitel. Allgemeine Gleichungen des Gleichgewichtes der Flüssigkeiten S. 401.

Bildung der allgemeinen Gleichungen, deren Anzahl drei ist, zwischen dem inneren Drucke und den gegebenen Kräften §. 581 u. 582.

Bedingung, welcher diese Kräfte Genüge leisten müssen, damit das Gleichgewicht möglich sey. Differentialgleichung der freien Oberfläche einer Flüssigkeit §. 583.

Eigenschaft dieser Oberfläche, Erklärung der Oberflächen und Schichten des Gleichgewichtes §. 584.

Gleichung einer gleichartigen Flüssigkeit, die von nach festen Mittelpunkten gerichteten Anziehungen getrieben wird §. 585.

Bedingung rücksichtlich der Gleichgewichtsflächen einer ungleichartigen oder elastischen Flüssigkeit §. 586.

Gesetze der Dichtigkeit und des Druckes bei einer elastichen Flüssigkeit, die im Gleichgewichte ist §. 587.

Fall, in welchem die Kräfte, welche auf die Punkte einer Flüssigkeit wirken, ihre wechselseitigen Wirkungen sind. Unter diese Kräfte darf man nicht die sogenannten Molecularkräfte begreifen, welche den Druck hervorbringen, den man schon in den allgemeinen Gleichungen der Hydrostatik berücksichtigt hat. Diese Gleichungen sind für das Gleichgewicht der Flüssigkeiten nothwendig und hinreichend §. 588.

Beständige Gestalt einer Flüssigkeit, die sich um eine feste Axe dreht, oder Gleichgewicht der Kräfte, die sie bewegen und der von der Umdrehung herrührenden Centrifugalkräfte §. 589.

Gestalt einer schweren Flüssigkeit, die in einem Gefäfse enthalten ist, das sich um eine verticale Axe dreht §. 590.

Die Gestalt eines Rotationsellipsoids leistet dem Gleichgewichte einer gleichartigen Flüssigkeit Genüge, die sich um eine feste Axe dreht und der wechselseitigen Anziehung ihrer Punkte im umgekehrten Verhältnisse des Quadrats des Abstandes unterworfen ist, sobald die Umdrehungsgeschwindigkeit nicht eine gewisse Gränze überschreitet. Diesseits der Gränze giebt es immer zwei Abplattungen des Ellipsoids, welche einer gegebenen Geschwindigkeit entsprechen, jenseits der Gränze ist die elliptische Gestalt unmöglich. Dafs aber die elliptische Gestalt die einzige sey, welche dem Zustande des Gleichgewichtes zukommt, ist nur in dem Falle bewiesen, wenn man die Abplattung sehr klein annimmt §. 591.

Anwendung der Formeln des vorhergehenden §.; Fall, in welchem das Verhältnifs der Centrifugalkraft zur ganzen Anziehung, die am Aequator statt hat, ein sehr kleiner Bruch ist, wie bei der Umdrehung der Erde §. 592.

Wesentlicher Unterschied zwischen den Gleichgewichtsschichten bei einer Flüssigkeit, die der wechselseitigen Wirkung ihrer verschiedenen Punkte unterworfen ist, und einer Flüssigkeit, deren Punkte durch Kräfte getrieben werden, die gegen feste gegebene Mittelpunkte gerichtet sind §. 593.

Gleichgewicht einer Flüssigkeit, deren Punkte sich, ihren wechselseitigen Abständen proportional, anziehen §. 594.

Drittes Kapitel. Vom Gleichgewichte schwerer Flüssigkeiten S. 429.

Gleichgewicht einer gleichartigen Flüssigkeit, die in einem Gefäfse enthalten ist; der Druck auf den Boden des Gefäfses ist von seiner Gestalt unabhängig §. 595.

Gleichgewicht mehrerer Flüssigkeiten, die über einander liegen; Werth des Druckes auf den Boden des Gefäfses §. 596.

Gesetz des Gleichgewichtes der Flüssigkeiten, die in communicierenden Gefäfsen enthalten sind §. 597.

Aufzählung der hauptsächlichsten Anwendungen, deren diese Gesetze fähig sind; Heber, hydraulische Presse, Barometer, Pumpe §. 598.

Druck, den eine Flüssigkeit auf eine geneigte ebene Wand ausübt; der Mittelpunkt des Druckes ist immer tiefer als der Schwerpunkt §. 599.

Beispiele der Bestimmung des Mittelpunktes des Druckes §. 600.

Druck, der auf einen in eine Flüssigkeit getauchten Körper ausgeübt wird; die horizontalen Drucke heben sich auf, Mittelkraft der verticalen Drucke §. 601, 602 u. 603.

Gewichtsverlust eines schweren Körpers, der in einer Flüssigkeit abgewogen wird; Bestimmung der specifischen Schwere, vermittelst der hydrostatischen Wage §. 604.

Druck, den eine Flüssigkeit auf die ganze Oberfläche des Gefäfses, in welchem sie enthalten ist, ausübt; Princip der Reactionsmaschine §. 605.

Viertes Kapitel. Ueber das Gleichgewicht und die Bewegung schwimmender Körper S. 449.

Bedingungen des Gleichgewichtes eines schwimmenden Körpers; geometrische Aufgabe, auf welche sich die Bestimmung der Lagen des Gleichgewichtes eines gleichartigen Körpers reduciert §. 606.

Vollständige Auflösung dieser Aufgabe, im Falle eines dreiseitigen Prisma, das horizontal liegt §. 607 u. 608.

Fall, in welchem die Grundfläche dieses Prisma ein gleichschenkliges Dreieck ist; Fall, in welchem sie ein gleichseitiges Dreieck ist §. 609 u. 610.

Gleichgewicht eines Prisma, eines Cylinders, und eines Rotationskörpers, in einer verticalen Lage; Anwendung der Aräometer §. 611.

Regel des Metacentrums, um sich in einem besonderen Falle von der Dauer des Gleichgewichtes eines schwimmenden Körpers zu überzeugen §. 612.

Anwendung des Princips der lebendigen Kräfte auf die Bewegung eines schwimmenden Körpers von beliebiger Gestalt, der wenig aus einer Gleichgewichtslage entfernt worden ist; allgemeine Bedingung der Dauer dieses Gleichgewichtes §. 613, 614, 615 u. 616.

Bestimmung der kleinen Schwingungen eines schwimmenden Körpers, der in Beziehung auf einen verticalen Schnitt symmetrisch ist, verticale Schwingungen des Schwerpunktes, Schwingungen des Körpers um eine Axe, die durch diesen Punkt geht und auf diesem Schnitte senkrecht steht §. 617 u. 618.

Fünftes Kapitel. Ueber barometrische Höhenmessungen S. 472.

Der barometrische Druck ist dem Gewichte der oberen Luftsäule gleich; seine Verminderung giebt die verticale Höhe, um welche man sich erhoben hat, an § 619.

Masse der Atmosphäre, verglichen mit der der Erde; Gränze der Höhe der Atmosphäre, Abnahme der Temperatur, so wie man sich über die Erde erhebt §. 620.

Manometer; Anwendung, die man von diesem Instrumente machen könnte, um die Intensitäten der Schwere in verschiedenen Breiten zu messen §. 621.

Bei gleicher Temperatur ist die Dichtigkeit einer elastischen Flüssigkeit dem Drucke, den sie erleidet, proportional, dies ist das Mariottesche Gesetz §. 622.

Anwendung dieses Gesetzes auf die Berechnung der Höhe des Wassers in einer Pumpe, wenn sich unter dem Stempel Luft befindet §. 623.

Gleiche und gleichförmige Ausdehnung aller Gasarten durch die Dämpfe, für gleiche Temperaturgrade, die unter einem beständigen Drucke durch das Luftthermometer gemessen werden; Coefficient der Ausdehnung für jeden Grad. Dieser allen elastischen Flüssigkeiten gemeinschaftliche Coefficient ist nicht genau constant, wenn die Temperatur durch ein Quecksilberthermometer gemessen wird. Gleichung, welche den Druck als Function der Dichtigkeit und der Temperatur giebt. Berechnung des Verhältnisses des Druckes zur Dichtigkeit, bei völlig trockener Luft, und bei Luft, die im Maximum der Feuchtigkeit ist, für die Temperatur Null §. 624 u. 625.

Gleichung des Gleichgewichtes einer verticalen Luftsäule, Gesetz des Druckes und der Dichtigkeit, man zeigt, dafs das ganze Gewicht der Säule dem unteren Drucke gleich ist §. 626.

Bewegung eines Ballons, der sich in die Luft erhebt §. 627.

Formel, um die Höhen durch Beobachtung des Barometers zu messen; Der constante Coefficient dieser Formel stimmt mit dem Mittel aus einer grofsen Anzahl von trigonometrisch gemessenen Höhen zusammen §. 628.

Aenderung, die man, nach der Bemerkung des §. 255, in dieser Formel anbringen mufs, wenn man sie zur Berechnung der Höhe eines Ortes anwenden will, der über der Meeresfläche liegt, Beispiel dieser Rechnung §. 629.

Andere Formel, die weniger genau, aber einfacher als die vorhergehende ist, und für die gewöhnlichen Anwendungen hinreicht; wie man statt der Beobachtung des Barometers, die des Grades, bei welchem das Wasser in verschiedenen Höhen siedet, anwenden kann §. 630.

Bemerkungen hinsichtlich der Dichtigkeit und der elastischen Kraft, oder der Spannung der Dämpfe. Formel, welche die Dichtigkeit der feuchten Luft, vermittelst der Spannung des Wasserdampfes, die sie enthält, und die Dichtigkeit der völlig trockenen Luft angiebt §. 631

Vergleichung der wäfsrigen Atmosphäre, die sich bilden würde, wenn unsere Atmosphäre nicht vorhanden wäre, mit der Dampfmenge, die unsere Atmosphäre enthalten kann §. 632.

Sechstes Kapitel. Ueber die elastische Kraft und die Wärme der Gasarten S. 494.

Fall, in welchem man die Aenderungen des Druckes und der Temperatur einer Gasart kennen mufs, welche durch die Aenderungen der Dichtigkeit, ohne dafs sich die Wärmemenge ändert, hervorgebracht werden §. 633.

Bestimmung der specifischen Wärme, sowohl bei beständigem Volumen, als auch bei beständigem Drucke; partielle Differentialgleichung, von welcher die als Function des Druckes und der Dichtigkeit gegebene Wärmemenge abhängt §. 634.

Versuch zur Bestimmung der Wärmezunahme einer Gasart, die einer geringen Verdichtung ohne Wärmeverlust entspricht. Numerische Berechnung dieser Wärmezunahme, die man aus der Geschwindigkeit des Schalles ableiten kann §. 635.

Wie diese Wärmezunahme mit dem Verhältnisse der zwei specifischen Wärmen der Gasart verbunden ist; verschiedene durch die Erfahrung bestimmte Werthe dieses Verhältnisses. Man betrachtet sie als unabhängig von der Temperatur und dem Drucke in der atmosphärischen Luft §. 636 u. 637.

Integration der Gleichung des §. 634, unter der Voraussetzung dieses beständigen Verhältnisses, Gesetze der als Functionen der Dichtigkeit gegebenen Temperatur und Druckes, wenn die Wärmemenge unveränderlich ist §. 638.

Ausdruck der Wärmemenge als Function der Temperatur und der Dichtigkeit, unter der Voraussetzung, dafs die specifische Wärme des Gases von der durch ein Luftthermometer gemessenen Temperatur unabhängig ist. Specifische Wärme als Function des Druckes. Anwendung auf die atmosphärische Luft. Verhältnifs der Wärmemengen, welche dasselbe Volumen Luft, unter verschiedenem Drucke, verliert, dieses Verhältnifs wird durch die Erfahrung bestätigt §. 639.

Anwendung der vorhergehenden Formeln auf den Wasserdampf; Bemerkung rücksichtlich der Dampfmaschinen mit hohem Drucke §. 640 u. 641.

Bewegung des Kolbens in einer Dampfmaschine. Zustand des Dampfes in einem beliebigen Augenblicke. Berechnung der lebendigen Kraft, welche das Sinken oder Steigen des Kolbens hervorbringt, Expansion des Dampfes §. 642.

Die elastische Kraft der Mischung verschiedener Gasarten ist der Summe der elastischen Kräfte dieser Flüssigkeiten gleich. Gleichung, welche die specifische Wärme der Mischung in gegebenen Verhältnissen aus der der gemischten Gasarten bestimmt. Das Verhältnifs der specifischen Wärmen bei beständigem Drucke und Volumen kann nicht von dem Drucke in den gemischten Gasarten unabhängig seyn §. 643 u. 644.

Sechstes Buch.

Hydrodynamik.

Erstes Kapitel. Allgemeine Gleichungen der Bewegung der Flüssigkeiten S. 513.

Gegenstand der Hydrodynamik; Bemerkung rücksichtlich der charakteristischen Eigenschaft der Flüssigkeiten, auf welcher die allgemeinen Gleichungen des Gleichgewichtes der Flüssigkeiten beruhen. Vergleichung zwischen dieser Eigenschaft und dem Mariotteschen Gesetze. In diesem Lehrbuche wird angenommen, dafs diese Eigenschaft im Zustande der Bewegung statt hat § 645.

Ausdruck der Seitengeschwindigkeiten der Geschwindigkeit der Flüssigkeit in einem beliebigen Punkte und in einem beliebigen Augenblicke. Unendlich kleine Zunahmen dieser Seitengeschwindigkeiten für denselben Punkt der Flüssigkeit. Zunahme der Dichtigkeit, und, allgemein, einer beliebigen Function der Zeit, und der drei Coordinaten, die man als Functionen der Zeit betrachtet §. 646.

Differentialgleichungen der Bewegung der Flüssigkeiten, die man aus den Gleichungen des Gleichgewichtes, vermittelst des D'Alembert'schen Princips findet. Gleichung für die freie Oberfläche einer sich bewegenden Flüssigkeit §. 647.

Vierte Gleichung der Bewegung der Flüssigkeiten, ihre Zerlegung in zwei andere, wenn es tropfbare Flüssigkeiten sind, Werth des Druckes als Function der Temperatur und der Dichtigkeit für elastische Flüssigkeiten §. 648 u. 649.

Bei einer sich bewegenden Flüssigkeit, deren Temperatur sich von einem Punkte zum anderen und mit der Zeit ändert, hängt die Vertheilung der Wärme von derselben Gleichung ab, wie bei einem festen ungleichartigen Körper; bei einer elastischen Flüssigkeit mufs diese Gleichung durch eine andere ersetzt werden, deren Bildung angegeben wird §. 650.

Es wird erklärt, weswegen die vierte Gleichung der Bewegung der Flüssigkeiten die Gleichung der Stätigkeit genannt wird. Beispiele der Bewegung, in welchen sie nicht statt hat §. 651.

Bedingungen für die Oberfläche der Flüssigkeiten, die man gewöhnlich zu den Gleichungen ihrer Bewegung, in den verschiedenen Aufgaben der Hydrodynamik, hinzufugt §. 652.

Reduction der Gleichungen der Bewegung der Flüssigkeiten auf eine geringere Zahl und einfachere Form, in einem sehr ausgedehnten Falle §. 653.

Man beweist im Allgemeinen, dafs, wenn die Bedingung, welche, damit diese Reduction möglich seyn soll, erforderlich ist, im Anfange der Bewegung statt hat, sie auch wahrend ihrer ganzen Dauer statt haben wird §. 654.

Bewegung einer Flüssigkeit, die sich, ohne ihre Gestalt zu ändern, um eine feste Axe dreht; man findet aus den allgemeinen Gesetzen der Hydrodynamik die Gleichung der Oberfläche wieder, die man früher (§. 589) aus dem Gleichgewichte der Centrifugalkräfte, welche mit den bewegenden Kräften der Punkte der Flüssigkeit verbunden sind, gefunden hatte §. 655.

Zweites Kapitel. Ueber die Fortpflanzung des Schalles S. 535.

Angabe der Werke, in welchen man die wesentlichsten Resultate findet, die bis jetzt aus den allgemeinen Gleichungen der Bewegung der Flüssigkeiten abgeleitet worden sind §. 656.

Partielle Differentialgleichung, von welcher die Theorie des Schalls abhängt, unter der Voraussetzung des §. 653, welche auf die zwei besonderen zu betrachtenden Fälle paſst §. 657.

Fall, in welchem die Luft in einer cylindrischen Röhre enthalten ist, die Bewegung ist dieselbe, wie nach der Länge eines elastischen Stabes. Wie die verschiedenen Töne eines Blaseinstruments dazu dienen können, das Verhältniſs der specifischen Wärmen, bei beständigem Volumen und unter beständigem Drucke, für die verschiedenen Gasarten, die man in dem Instrumente schwingen läſst, zu bestimmen §. 658.

Fortpflanzung des Schalls in freier Luft, wenn die Bewegung nach allen Richtungen um den Mittelpunkt der Erschütterung ähnlich ist. Geschlossenes Integral der auf diese Bewegung bezüglichen Gleichung; Bestimmung der zwei willkührlichen Functionen, welche es enthält §. 659 u. 660.

Die Geschwindigkeit dieser Fortpflanzung ist dieselbe, wie in einer cylindrischen Röhre; Intensität des Schalls in einem groſsen Abstande vom Orte der Erschütterung; sie hängt, bei sonst gleichen Umständen, von der Dichtigkeit der Luft an dieser Stelle ab. Woraus man, nach Euler, den Unterschied zwischen einer Sylbe und der anderen, die mit derselben Kraft und demselben Tone gesungen werden, ableiten kann §. 661.

Nebeneinanderbestehen der Töne in einer Luftmasse, die zu gleicher Zeit an verschiedenen Stellen erschüttert wird §. 662.

Reflexion des Schalles auf einer festen Ebene, die sich nach allen Richtungen unbegränzt ausdehnt §. 663.

Numerische Angabe der Geschwindigkeit des Schalles in der Luft, Vergleichung des Resultats dieser Rechnung mit dem der Beobachtung §. 664.

Unterschied zwischen der Newton'schen und Laplace'schen Formel für die Geschwindigkeit des Schalles; warum sich der Schall in Dämpfen, die im Maximum der Dichtigkeit sind, fortpflanzt §. 665.

Geschwindigkeit der Fortpflanzung des Schalles im Wasser §. 666.

Drittes Kapitel. Ueber die Bewegung der Flüssigkeiten unter einer besonderen Voraussetzung S. 557.

Es wird erläutert, worin diese Voraussetzung besteht, die nur zu einer genäherten Auflösung führen kann, sie ist unter dem Namen der

Hypothese des Parallelismus der Schichten bekannt. Die Aufgabe wird dadurch auf die Bestimmung zweier Unbekannten, nemlich des Druckes und der Geschwindigkeit jeder Schichte reduciert §. 667.

Formeln, welche diese beiden Unbekannten für einen beliebigen Punkt des Gefäfses angeben, aus welchem die Flüssigkeit durch eine horizontale Oeffnung fliefst, vorausgesetzt, dafs man die Geschwindigkeit kennt, die an dieser Oeffnung statt hat §. 668. u. 669.

Differentialgleichungen, von welchen diese Geschwindigkeit und die Höhe des Niveau der Flüssigkeit über der Oeffnung abhängt §. 670.

Vollständige Auflösung der Aufgabe und Berechnung der Ausflufsmenge in dem Falle, wenn das Niveau der Flüssigkeit auf einer beständigen Höhe erhalten wird §. 671.

Fall, in welchem das Niveau veränderlich ist, Anwendung auf die Bewegung des Wassers, welches durch eine horizontale Oeffnung aus einem Cylinder fliefst §. 672 u. 673.

Besondere Untersuchung des Falles, wenn die Oeffnung sehr klein ist. Lehrsatz in Beziehung auf die Geschwindigkeit der Flüssigkeit an dieser Oeffnung, die horizontal oder geneigt seyn kann §. 674 u. 675.

Die beobachtete Ausflufsmenge ist sehr von derjenigen verschieden, welche sich aus diesem Lehrsatze ergiebt, wenn die Oeffnung in einer dünnen Wand ist. Erklärung dieses Unterschiedes, Zusammenziehung des Wasserstrahls, Zunahme der Ausflufsmenge bei einer Einsatzröhre §. 676.

Bewegung einer elastischen Flüssigkeit, die aus einem Gefäfse durch eine Oeffnung fliefst, unter der Voraussetzung des Parallelismus der Schichten, Schnelligkeit des Ausflusses; Fall, in welchem die Oeffnung sehr klein ist §. 677 u. 678.

Zusatz

rücksichtlich des Gebrauches des Princips der lebendigen Kräfte bei der Berechnung von Maschinen, die in Bewegung sind S. 577.

Gegenstand dieses Zusatzes §. 679.

Erklärung der bewegenden und widerstehenden Kräfte, Differentialgleichung, welche hinreicht, um die Bewegung einer Maschine zu bestimmen. Umbildung dieser Gleichung, in welcher diese zwei Arten von Kräften von einander unterschieden werden §. 680 u. 681.

Gleichung des Princips der lebendigen Kräfte in der Form, in welcher man sie bei der Berechnung der Maschinen, wenn sie in Bewegung sind, anwendet. Erklärung der Gröfse der elementaren, der bewegenden und der widerstehenden Arbeit §. 682.

Gröfse der Arbeit, welche vom Sinken oder Steigen eines Gewichtes herrührt, dynamische Einheit, Maafs einer beliebigen Arbeitsmenge und einer beliebigen lebendigen Kraft, in dynamischen Einheiten ausgedrückt §. 683.

Gleichungen, welche statt haben, wenn eine Maschine vom Zustande der Ruhe ausgeht und in einen dauernden Zustand gekommen ist, Betrachtung der Reibung und anderer Widerstände, allgemeine Wirkung einer Maschine §. 684.

Erklärung und Gebrauch des **Flügels** bei den Maschinen §. 685.

Schädliche Wirkungen der Stöfse und der plötzlichen Aenderungen der Geschwindigkeit bei den Maschinen §. 686.

Die allmäliche Verminderung der lebendigen Kraft, welche von den Reibungen und den Widerständen der Mittel herrührt, kann auch dadurch erzeugt werden, dafs sich ein Theil der Bewegung den Unterlagen der Maschine mittheilt. Beispiel dieser Wirkung. Diese verschiedenen Ursachen heben die lebendige Kraft gänzlich auf und bringen zuletzt die Maschinen in den Zustand der Ruhe zurück, wenn die bewegenden Kräfte nicht mehr wirken §. 687.

Bemerkung rücksichtlich der Arbeit eines Menschen oder eines Thieres, welches sich bewegt und eine Last auf einer horizontalen oder geneigten Fläche trägt oder zieht §. 688.

Unterschiede zwischen den gemeinschaftlichen und besonderen Geschwindigkeiten der verschiedenen Punkte einer sich bewegenden Maschine §. 689.

Verwandlung der allgemeinen Formel des §. 531, in welcher man die verschiedenen Arten von Kräften, welche auf die Punkte eines beliebigen Systems von Kräften wirken, unterscheidet. §. 690.

Anwendung dieser neuen Formel auf den Fall, wenn man nach einander für die Verrückungen dieser Punkte, diejenigen, welche sich aus ihren absoluten Geschwindigkeiten und diejenigen, welche sich aus ihren relativen Geschwindigkeiten ergeben, nimmt. §. 691 u. 692.

Gleichung der lebendigen Kräfte, die von den relativen Geschwindigkeiten der Punkte einer Maschine herrühren. Gleichung, die sich aus der Verbindung der Gleichung der lebendigen Kräfte, die von den absoluten Geschwindigkeiten herrühren, und der Gleichung der lebendigen Kräfte, die von den relativen Geschwindigkeiten herrühren, ergiebt. Andere Gleichung, die man in einem besonderen Falle, aus der vorhergehenden ableiten und als an und für sich einleuchtend ansehen kann. §. 693 u. 694.

Anwendung dieser letzten Gleichung auf den Stofs eines festen Körpers gegen eine Ebene und auf den Druck eines schweren Körpers gegen eine Ebene, die eine gegebene Geschwindigkeit hat §. 695.

Anwendung dieser Gleichung zur Bestimmung des Druckes eines sich bewegenden Wasserstrahls gegen eine ruhende oder sich bewegende Ebene, die gegen seine Richtung geneigt ist, oder darauf senkrecht steht §. 696.

In den Kupfertafeln zum ersten Bande lese man

Taf. II, Fig. 25 rechts $M_{\prime}$ statt M

ebend. Fig. 27 gehört der Buchstabe N in den Durchschnittspunkt der Linie MP und CB.

Fig. 37 setze man den Buchstaben H an den Punkt der Linie MA, von welchem nach M' eine Linie gezogen ist.

Taf. III, Fig. 53 links N' statt N.

Viertes Buch.

Dynamik.

Zweiter Theil.

Erstes Kapitel.

Allgemeines Princip der Dynamik.

350.

Wenn materielle Punkte, die von gegebenen Kräften getrieben werden, auf irgend eine Weise mit einander verbunden sind, so haben sie, in jedem Augenblicke, unendlich kleine Geschwindigkeiten, die von denjenigen verschieden sind, die diese Kräfte ihnen, wenn sie frei wären, mittheilen würden. Sind diese Kräfte bekannt, so sind es diese letzteren Geschwindigkeiten ebenfalls, und die allgemeine Aufgabe der Dynamik besteht darin, aus denselben, der Gröſse und Richtung nach, die Zunahmen der Geschwindigkeit, die wirklich statt haben, abzuleiten. Ihre Auflösung hängt von einem sehr einfachen Grundsatze ab, den man d'Alembert verdankt, und vermittelst dessen man alle Fragen, die sich auf die Bewegung beziehen, auf einfache Fragen des Gleichgewichtes zurückführt, welche letzteren immer durch die im vorhergehenden Buche erläuterten Regeln aufgelöst werden können.

Um dieses Princip bestimmt auszudrücken, sey m die Masse eines der materiellen Punkte, die man betrachtet, und $u\tau$ die Geschwindigkeit, welche die ihn treibende Kraft ihm in der unendlich kleinen Zeit τ mittheilen würde, wenn er frei wäre. Man nenne $q\tau$ die Zunahme der Geschwindigkeit, die während dieses Augenblickes statt haben wird, und deren

Richtung, im Allgemeinen, von der der gegebenen Geschwindigkeit $u\tau$ verschieden seyn wird. Vermittelst der Regel des Parallelogramms der Kräfte, die auch auf die Geschwindigkeiten anwendbar ist (§. 145), zerlege man $u\tau$ in zwei andere Geschwindigkeiten, von welchen die eine $q\tau$ seyn soll, die andere durch $p\tau$ vorgestellt werden möge. Das Maaſs der an den bewegten Punkt angebrachten bewegenden Kraft ist mu, die bewegenden Kräfte, welche die Geschwindigkeiten $q\tau$ und $p\tau$ hervorbringen, werden mq und mp zum Maaſse haben, und wir können die gegebene Kraft mu als die Mittelkraft der Kraft mq, von welcher die wirklich statt findende Zunahme der Geschwindigkeit herrührt, und der Kraft mp, deren Wirkung durch die Verbindung der Punkte des Systems aufgehoben wird, ansehen. Die letztere Kraft nennen wir die verlorene.

Man bezeichne durch dieselben aber accentierten Buchstaben, nemlich m', u', q', p'; m'', u'', q'', p'' u. s. w., die den Gröſsen m, u, q, p analogen Gröſsen, welche den anderen Punkten des Systems entsprechen. Wie auch ihre Anzahl und ihre wechselseitige Verbindung beschaffen sey, so ist es immer einleuchtend, daſs die verlorenen Kräfte mp, $m'p'$, $m''p''$... sich im Gleichgewichte halten müssen. Denn hätte dieses Gleichgewicht nicht statt, so würden diese Kräfte gewisse unendlich kleine Geschwindigkeiten während der Zeit τ hervorbringen, und $q\tau$, $q'\tau'$, $q''\tau''$ u. s. w. wären daher, gegen die Voraussetzung, nicht mehr die Zunahmen der Geschwindigkeit, die wirklich statt haben.

Hierin besteht das Princip d'Alembert's. Statt der Kräfte mp, $m'p'$, $m''p''$ u. s. w. kann man auch in den Gleichungen des Gleichgewichtes des Systems, das man betrachtet, die Gröſsen der Bewegung $mp\tau$, $m'p'\tau$, $m''p''\tau$..., die ihnen proportional sind, betrachten, und man sagt alsdann, daſs die unendlich kleinen Gröſsen der Bewegung, welche alle Punkte des Systems, in Folge ihrer wechselseitigen Verbindung, in jedem Augenblicke verlieren, im Gleichgewichte sind.

351.

Man kann diesen allgemeinen Satz in einen anderen umwandeln, der oft bequemer seyn wird.

Man bemerke nemlich, daſs, weil mu die Mittelkraft von mq und mp ist, auch jede dieser Seitenkräfte, die zweite z. B., die Mittelkraft von mu und der anderen Seitenkraft mq, die in dem ihrer Richtung entgegengesetzten Sinne genommen werden muſs, ist. Ersetzt man daher jede der verlorenen Kräfte mp, $m'p'$, $m''p''$... durch die zwei Kräfte, deren Mittelkraft sie ist, so sieht man, daſs das d'Alembert'sche Princip darauf zurückkommt, daſs immer zwischen den gegebenen Kräften, die auf alle Punkte eines Systems materieller sich bewegender Punkte wirken, und den Kräften, von welchen die unendlich kleinen Zunahmen der Geschwindigkeit, die in jedem Augenblicke statt haben, herrühren, Gleichgewicht statt findet, wenn diese letzteren Kräfte in dem ihren Richtungen entgegengesetzten Sinne genommen werden. Man kann, wenn man will, die ersteren Kräfte durch die Gröſsen der Bewegung $mu\tau$, $m'u'\tau$, $m''u''\tau$..., und die letzteren durch $mq\tau$, $m'q'\tau$, $m''q''\tau$ u. s. w. ersetzen, indem man jeder der Geschwindigkeiten q, q', q''... eine ihrer eignen entgegengesetzte Richtung giebt und den Geschwindigkeiten u, u', u''... ihre Richtungen läſst.

Dieser zweite Ausdruck des Princips hat den Vortheil, daſs er unmittelbar zu Gleichungen zwischen den Unbekannten q, q', q''... und den gegebenen Gröſsen der Aufgabe, nemlich den Geschwindigkeiten u, u', u''... führt. Diese Gleichungen ergeben sich theils aus den Bedingungen des Gleichgewichtes, theils aus den Verbindungen, die in jedem Falle zwischen den Punkten des Systems statt haben; ihre Anzahl ist immer so groſs, wie die der Coordinaten aller dieser Punkte (§. 342), und daher ebenso groſs, wie die der Seitenkräfte der Geschwindigkeiten q, q', q''..., die den Axen dieser Coordinaten parallel sind, so daſs sie, der Gröſse und Richtung nach, die Zunahmen der Geschwindigkeit aller Punkte in jedem Augenblicke angeben, was, wie oben gesagt wurde, die allgemeine Auflosung der Aufgabe der Dynamik ist. Von diesen unendlich kleinen Zunahmenn zu den Geschwindigkeiten und den als Functionen der Zeit ausgedrückten Coordinaten des bewegten Punktes zurück zu gehen, ist eine Frage der Integralrechnung.

352.

Sind die Kräfte mq, $m'q'$, $m''q''$... bestimmt und man nimmt sie in dem ihren Richtungen entgegengesetzten Sinne und setzt sie mit den gegebenen Kräften mu, $m'u'$, $m''u''$... zusammen, so hat man die verlorenen Kräfte mp, $m'p'$, $m''p''$... Von diesen letzten Kräften rühren die Spannungen der Fäden, der elastischen Stäbe und aller physischen Verbindungen, die zwischen verschiedenen Punkten eines Systems statt finden können, her, so wie auch die auf die gegebenen Oberflächen oder krummen Linien, auf welchen die Punkte zu bleiben gezwungen seyn können, ausgeübten Drucke, und nach dem ersten Ausdrucke des d'Alembert'schen Satzes kann man diese Drucke oder Spannungen, im Zustande der Bewegung des Systems, durch die auf die verlorenen Kräfte angewandten Regeln der Statik bestimmen (§. 343).

Während der Bewegung wird daher ein Theil der gegebenen Kraft, die auf jeden beweglichen Punkt wirkt, dazu verwandt, die Bewegung zu ändern und hat keinen Einfluſs auf die Drucke oder Spannungen die vorkommen; der andere Theil, den man als aufgehoben oder verloren ansieht, bringt diese Spannungen oder Drucke hervor und hat keinen Einfluſs auf die Geschwindigkeit. Ist das System zu einem dauernden Zustande gelangt, in welchem alle Punkte, aus denen es besteht, sich gleichförmig bewegen, so ist der erste Theil Null und die ganze Kraft ist aufgehoben, d. h. sie wird dazu verwandt, gegen die festen Widerstände zu drücken und die Spannungen der physischen Verbindungen hervorzubringen, als wenn das System im Gleichgewichte wäre.

Man nehme hiernach an, es bewege sich ein Seil nach seiner Länge und es wirken gegebene Kräfte an seinen beiden Enden nach seinen Verlängerungen. Bleibt diese Bewegung gleichförmig. so sind die beiden Kräfte gleich, und ihr gemeinschaftlicher Werth drückt die Spannung des Seils aus; sind dagegen die beiden Kräfte ungleich, so wird der Ueberschuſs der gröſseren über die geringere dazu verwandt, die Bewegung des Seils zu beschleunigen oder zu verzögern, und das Maaſs seiner Spannung ist der durch die kleinere Kraft aufgehobene Theil der gröſseren, oder der kleineren gleich und entgegengesetzt. Zieht z. B. ein Pferd eine Last auf einem Wege und bleibt die Bewegung des Systems gleichförmig, so ist die Kraft, welche das Pferd dem Wege parallel anwenden mufs, dem nach dieser Richtung zerlegten Gewichte der Last sammt der Reibung der Last gegen den Weg gleich. Diese Kraft bleibt dieselbe, wenn sich der Zustand des Weges und seine Neigung nicht ändern. Ist das Pferd vermittelst mehrerer Seile, die unter sich und mit dem Wege parallel sind, mit der Last verbunden, so ist der ganze Kraftaufwand der Summe der Spannungen aller dieser Seile gleich, und in der Praxis mifst man die an jedem Seile angewandte Kraft durch die Ausdehnung einer nach seiner Länge eingesetzten Feder. Nimmt die Kraft des Thieres zu oder ab, während sich die Neigung und der Zustand des Weges nicht ändern, so wird die Bewegung des Systems schneller oder langsamer, ohne dafs die Spannungen irgend eine Aenderung erleiden. Ist der Weg horizontal, die Reibung unmerklich und die Bewegung gleichförmig, so braucht das Pferd keine Kraft weiter anzuwenden, als diejenige, welche für seinen eigenen Gang nothwendig ist: es übt gar keine Kraft nach der Richtung der an die Last befestigten Seile aus und die Spannungen derselben sind immer Null.

353.

Das d'Alembert'sche Princip hat auch in Beziehung auf endliche Gröfsen der Bewegung statt, welche die auf gewisse Weise mit einander verbundenen Körper verlieren und auf welche man gleichzeitige Stöfse wirken läfst, die nichts Anderes sind als bewegende Kräfte, die mit sehr grofser Intensität und während eines sehr kleinen Zeitraums auf die Körper wirken (§. 126).

Man nehme daher an, es wirke eine Kraft dieser Art auf einen Punkt, dessen Masse m ist, während einer endlichen aber hinlänglich kleinen Zeit, damit der Punkt m und alle anderen Punkte des Systems während dieser Zeit ihre Lage nicht merklich ändern. Man bezeichne diese Zeit durch ε, und durch U die endliche Geschwindigkeit, welche diese Kraft dem Punkte m, wenn er frei wäre, mittheilen würde. Auch sey Q die Geschwindigkeit, welche sie ihm wirklich mittheilt, so dafs er am Ende der Zeit ε von der Geschwindigkeit, die er früher hatte, von der Geschwindigkeit Q und der, die ihm während dieser Zeit durch die bewegenden Kräfte mitgetheilt wurde, die unabhängig von den Stöfsen auf das System wirken können, getrieben wird. Man zerlege die Geschwindigkeit U in zwei andere, von denen die eine gleich Q seyn, die andere durch P bezeichnet werden soll. Man mache ähnliche Voraussetzungen in Beziehung auf die anderen Punkte m', m'',... des Systems, und bezeichne, in Beziehung auf diese Punkte, durch U', Q', P', U'', Q'', P''... die den Gröfsen U, Q, P... analogen Gröfsen. Es wird in dem Systeme, sowohl am Anfange als am Ende der Zeit ε, zwischen den verlorenen Grofsen der Bewegung mP, $m'P'$, $m''P''$... Gleichgewicht vorhanden seyn. Denn man zerlege die Dauer ε der Stöfse in eine unendliche Anzahl unendlich kleiner Zeittheile. Sey τ einer dieser Zeittheile, $m\Pi\tau$, $m'\Pi'\tau'$, $m''\Pi''\tau''$... die unendlich kleinen Theile von mP, $m'P'$, $m''P''$..., die während dieses Zeittheils verloren werden, und $mp\tau$, $m'p'\tau'$, $m''p''\tau''$..., wie früher, die unendlich kleinen Gröfsen der Bewegung, die von den bewegenden Kräften herrühren und in diesem Zeittheile verloren werden. Nach dem Satze des §. 350 ist in dem Systeme zwischen den zwei Gruppen der Gröfsen der Bewegung Gleichgewicht vorhanden; jede der Gleichungen, die sich auf dieses Gleichgewicht beziehen, hat die Gestalt

$$A m\Pi\tau + A'm'\Pi'\tau + A''m''\Pi''\tau + \ldots$$
$$+ Bmp\tau + B'm'p'\tau + B''m''p''\tau + \ldots = o,$$

wenn man durch A, A', A''... B, B', B''... Coefficienten bezeichnet, die von den Lagen der Körper abhängen, und diese Gleichung besteht während der ganzen Dauer ε der Stöfse. Die Summe der Werthe des ersten Theils dieser Gleichung, die allen Zeittheilen dieser Dauer entsprechen, ist daher gleich Null; man kann aber bei dieser Summation die Coefficienten als unveränderlich ansehen, weil, nach der Voraussetzung, die Lagen der Punkte m, m', m''... sich während der Dauer der Stöfse nicht merklich ändern. Aufserdem sind die Summen der Werthe von $m\Pi\tau$, $m'\Pi'\tau$, $m''\Pi''\tau$... die Gröfsen der Bewegung mP, $m'P'$, $m''P''$...; die von $mp\tau$, $m'p'\tau$, $m''p''\tau$... können im Verhältnisse zu den ersten vernachlässigt werden, weil im Allgemeinen die Wirkungen der bewegenden Kräfte, wie es die Gewichte und die nach festen oder beweglichen Mittelpunkten gerichteten Anziehungen sind, während der Dauer der Stöfse, im Verhältnisse zu den Wirkungen dieser anderen Kräfte, unmerklich sind, daher hat man

$$AmP + A'm'P' + A''m''P'' + \ldots = o.$$

Ebenso ist es in Beziehung auf alle Gleichungen des Gleichgewichtes der Bewegung, die alle zwischen den verlorenen Gröfsen der Bewegung $mP, m'P', m''P''\ldots$ statt finden werden, was gezeigt werden sollte.

Da die Coefficienten $A, A', A''\ldots$ während der Dauer der Stöfse unveränderlich sind, so beziehen sich diese Gleichungen ebensowohl auf den Anfang als auf das Ende der Zeit ε. Der gröfseren Bequemlichkeit halber wurde angenommen, dafs diese Dauer bei allen Stöfsen dieselbe sey, was offenbar erlaubt ist, sobald ε die längste Dauer der Stöfse, die man zu gleicher Zeit betrachtet, ist.

Diese Stöfse entstehen, im Allgemeinen, indem bewegliche Körper auf einander oder auf feste Widerstände treffen Auch kann es geschehen, dafs, während der Zeit ε, diese Körper um ein Weniges über einander oder über feste Widerstände weggleiten; alsdann erleiden sie die Reibungen, welche ihnen gewisse Gröfsen der Bewegung entziehen werden, diese Gröfsen darf man aber nicht, wie diejenigen, welche von der Schwere oder den Anziehungen herrühren, vernachlässigen. Denn die Reibung ist eine dem Drucke proportionale Kraft, d. h. eine Kraft, die den Körpern in jedem Augenblicke unendlich kleine Gröfsen der Bewegung entzieht, die derjenigen, welche ihnen der Druck in demselben Augenblicke mittheilen könnte, proportional sind. Hieraus folgt, dafs die Wirkungen der Reibungen, während der Zeit ε, mit den Wirkungen der Stöfse verglichen werden können. Findet daher, während der Dauer der Stöfse, ein Gleiten der Körper statt, so mufs zwischen den durch die Reibung verlorenen Gröfsen der Bewegung und denjenigen, die wir durch $mP, m'P', m''P''\ldots$ bezeichnet haben, Gleichgewicht statt finden.

Man kann, wenn man will, die Geschwindigkeiten $P, P', P''\ldots$ durch ihre Seitenkräfte ersetzen, d. h. durch Geschwindigkeiten, die $Q, Q', Q''\ldots$ gleich und entgegengesetzt sind, und durch die Geschwindigkeiten U, U', U''..., die in ihrer eigenen Richtung genommen werden müssen.

Diese Ausdehnung des allgemeinen Princips der Dynamik auf endliche Gröſsen der Bewegung dient dazu, die Geschwindigkeiten der Körper eines Systems zu bestimmen, sowohl im Anfang der Bewegung, als auch während derselben, wenn sie sich treffen, oder auf feste Widerstände stoſsen, und, im Allgemeinen, wenn die Geschwindigkeiten der Körper das erleiden, was man plötzliche Aenderungen nennt.

354.

Die verschiedenen Anwendungen, welche wir, in dem Verlaufe dieses Lehrbuches, von dem allgemeinen Principe der Mechanik machen werden, beziehen sich auf Körper, die durch beliebige physische Bande mit einander verbunden sind und auſserdem durch Anziehung oder Abstoſsung aus der Entfernung auf einander wirken und in bestimmten Augenblicken Stöſse erleiden. Ehe wir aber weiter gehen, halte ich es für nützlich, in diesem Kapitel ein einfaches Beispiel von jedem dieser drei Umstände zu geben, welche als Entwickelung der eben angedeuteten Allgemeinheiten dienen können.

Man betrachte zuerst, wie im vierten Falle des §. 329, zwei schwere Körper, die an die Endpunkte eines als unausdehnbar betrachteten Fadens befestigt sind und auf zwei an einander gelegten schiefen Ebenen liegen. Sey h die gemeinschaftliche Höhe dieser zwei Ebenen, l die Länge der einen, l' die der anderen, m die Masse des auf der ersten liegenden Körpers, m' die Masse des auf der zweiten liegenden und g die Schwere. Läſst man die Reibung unberücksichtigt, so ist die beschleunigende Kraft des ersten Körpers der Seitenkraft der Schwere nach der ersten Ebene gleich, welche $\frac{gh}{l}$ ist, und die beschleunigende Kraft des zweiten Körpers ist ebenso $\frac{gh}{l'}$. Man bezeichne am Ende der Zeit t durch v die gemeinschaftliche Geschwindigkeit aller Punkte von m und durch v' die aller Punkte von m', und betrachte diese Geschwindigkeiten als positive oder negative, je nachdem die Körper sinken oder sich erheben. Während der Zeit dt

nehmen v und v' um dv und dv' zu; während derselben Zeit würden aber die beschleunigenden Kräfte den Körpern, wenn sie frei wären, die positiven Geschwindigkeiten $\frac{gh}{l}dt$, $\frac{gh}{l'}dt$ mittheilen. In Folge der Verbindung beider Körper sind daher die Geschwindigkeiten, die sie während der Zeit dt verlieren, $\frac{gh}{l}dt - dv$ und $\frac{gh}{l'}dt - dv'$. Damit aber die zwei entsprechenden Gröfsen der Bewegung sich im Gleichgewichte halten (§. 350), müssen sie offenbar gleich seyn. Daher hat man

$$m\left(\frac{gh}{l}dt - dv\right) = m'\left(\frac{gh}{l'}dt - dv'\right) \quad (1)$$

Aufserdem sind die beiden Geschwindigkeiten v und v' gleich und haben entgegengesetzte Zeichen; denn, bei der hier in Betracht kommenden Bewegung, sinkt eine der Massen und die andere erhebt sich, während sie auf den geneigten Ebenen gleiche Räume durchlaufen. Daher hat man

$$v' = -v, \quad dv' = -dv.$$

Ich substituiere diesen Werth von dv in die Gleichung (1), woraus sich alsdann

$$dv = \frac{(ml' - m'l)h}{(m + m')ll'}gdt,$$

und, wenn man integriert,

$$v = \frac{(ml' - m'l)h}{(m + m')ll'}gt + c$$

ergiebt, wo c eine willkührliche Constante ist.

Multipliciert man mit dt und integriert noch einmal, so hat man den Raum, welchen m auf seiner geneigten Ebene durchlaufen hat; der Werth von v ist aber hinreichend, um zu zeigen, dafs die Bewegung gleichförmig beschleunigt oder vermindert ist, je nachdem man $ml' > m'l$ oder $ml' < m'l$ hat. In Folge der Gleichung $v' = -v$ hat das Entgegengesetzte in Beziehung auf m' statt.

Ich nenne T die Spannung des Fadens, an welchen die beiden Korper befestigt sind und welche von der Kraft herrührt, die jeder der Körper in jedem Augenblicke verliert.

Der Werth dieser bewegenden Kraft ist eine der Gröfsen der Bewegung, welche die zwei Theile der Gleichung (1) bilden, dividiert durch dt. Daher hat man

$$T = m\left(\frac{gh}{l} - \frac{dv}{dt}\right),$$

und wenn man statt dv seinen vorhergehenden Werth setzt, so ergiebt sich

$$T = \frac{(l + l')\, mm'hg}{(m + m')\, ll'},$$

welcher Werth auf $\frac{mgh}{l}$ zurück kommt, wie dies auch seyn mufs, wenn $ml' = m'l$ ist, d. h. wenn Gleichgewicht statt findet. Was den Druck betrifft, der auf jede geneigte Ebene ausgeübt wird, so rührt dieser von der auf dieser Ebene senkrecht stehenden Seitenkraft des Gewichtes des Körpers, welches diese trägt, her, und ist dieselbe, wie im Zustande des Gleichgewichtes.

355.

Die Constante c ist die Anfangsgeschwindigkeit von m; sind beide Körper vom Zustande der Ruhe ausgegangen, so hat man $c = o$, hat aber einer oder haben beide, im Anfange der Bewegung, einen Stofs erlitten, so mufs man ihre Anfangsgeschwindigkeiten davon abziehen.

Man nehme daher an, dafs, im Anfange der Bewegung, die Körper m und m' gleichzeitig Stöfse erlitten haben, welche, wenn sie frei gewesen wären, nach den Verlängerungen des Fadens, an den sie befestigt sind, allen Punkten von m die Geschwindigkeit a und allen Punkten von m' die Geschwindigkeit a' mitgetheilt hätten. Da ihre Anfangsgeschwindigkeiten c und $-c$ sind, so folgt hieraus, dafs im Anfange der Bewegung die Grofsen der verlorenen Bewegungen, der Gröfse und Richtung nach, $m(a - c)$ und $m'(a' + c)$ waren. Sie müssen daher, um sich im Gleichgewichte zu halten, vermöge des §. 353, einander gleich seyn. Daher hat man

$$m(a - c) = m'(a' + c),$$

woraus sich

$$c = \frac{ma - m'a'}{m + m'}$$

ergiebt.

Der Stofs, den der Faden in diesem Augenblicke, nach jeder seiner Verlängerungen, erlitten hat, rührt von einer oder der anderen dieser verlorenen Bewegungen her, deren gemeinschaftlicher Werth

$$\frac{mm'(a+a')}{m+m'}$$

ist, so dafs der anfängliche Stofs des Fadens derselbe ist, als wenn er vertical an einem festen Punkte aufgehängt und ein an sein unteres Ende befestigter Körper im Sinne der Schwere durch einen zweiten Körper gestofsen worden wäre, der diese Gröfse der Bewegung hat und sich mit dem ersten vereinigt.

356.

Statt zweier schwerer Korper kann man drei oder eine gröfsere Anzahl betrachten, die auf einer Reihe geneigter Ebenen liegen und von welchen jeder mit dem folgenden durch einen unausdehnbaren Faden verbunden ist; die Bewegung dieses Systems von Körpern wird von derselben Art seyn und auf dieselbe Weise bestimmt werden wie im Vorhergehenden.

Man kann auch die zwei Körper, die man betrachtet, durch eine schwere auf zwei geneigten Ebenen liegende Kette ersetzen. Nimmt man an, dafs sie gleichartig und überall gleich dick ist, und bezeichnet, am Ende der Zeit t, durch x und x' die Längen ihrer zwei Theile, so verhalten sich ihre Massen zu einander wie diese Gröfsen, so dafs man zuerst in der Gleichung (1) m und m' durch x und x' ersetzen mufs. Aufserdem nimmt, während der Zeit dt, der erste dieser zwei Theile um das Element dx zu, was die allen Punkten gemeinschaftliche Geschwindigkeit v annimmt; daher wird die Gröfse der Bewegung, welche dieser Theil verliert, um eine positive oder negative Gröfse, die gleich vdx ist, vermindert. Aus ähnlichen Gründen wird die Gröfse der Bewegung, welche der zweite Theil der Kette während derselben Zeit verliert, um eine Gröfse, die gleich $v'dx'$ ist, vermindert. Man mufs daher noch vdx, $v'dx'$ vom ersten und zweiten Theile der Gleichung (1) abziehen, welche, auf diese Weise,

$$x\left(\frac{gh}{l}dt-dv\right)-vdx=x'\left(\frac{gh}{l'}dt-dv'\right)-v'dx'$$

wird.

Nennt man λ die constante Länge der ganzen Kette, so hat man

$$x + x' = \lambda, \quad dx + dx' = o;$$

außerdem sind die Geschwindigkeiten v und v' seiner beiden Theile

$$v = \frac{dx}{dt}, \quad v' = \frac{dx'}{dt},$$

woraus sich $dx' = -dx$ und $vdx = v'dx'$ ergiebt, und wenn man x' und dv' aus der Gleichung der Bewegung eliminiert, so hat man

$$\frac{d^2x}{dt^2} - \alpha^2 x + \beta = o,$$

wo man, zur Abkürzung,

$$\frac{gh(l+l')}{\lambda l l'} = \alpha^2, \quad \frac{gh}{l'} = \beta$$

setzt. Das vollständige Integral dieser linearen Gleichung ist

$$x = ae^{\alpha t} + be^{-\alpha t} + \frac{\lambda l}{l+l'},$$

wenn man durch e die Basis der natürlichen Logarithmen und durch a und b die zwei willkührlichen Constanten bezeichnet, deren Werth man, vermöge der Werthe von x und $\frac{dx}{dt}$, welche $t = o$ entsprechen, erhält. Liegt die ganze Kette auf einer und derselben Ebene, d. h. ist der Unterschied $x - x'$ gleich $\pm \lambda$ geworden, so ändert sich die Beschaffenheit der Bewegung und sie wird gleichförmig beschleunigt.

Damit die Kette in Ruhe bleibe, muſs man $a = o$ und $b = o$ haben, woraus sich

$$x = \frac{\lambda l}{l+l'}, \quad x' = \frac{\lambda l'}{l+l'}$$

ergiebt; dies beweist, daſs im Zustande des Gleichgewichtes die beiden Theile der Kette sich zu einander verhalten, wie die Längen l und l' der geneigten Ebenen, auf welchen sie liegen, so daſs die beiden Endpunkte derselben sich auf derselben horizontalen Linie befinden. Ist umgekehrt diese Bedingung in einem bestimmten Augenblicke erfüllt und erhalten die Punkte der Kette in diesem Augenblicke gar keine Geschwindigkeit, so hat das Gleichgewicht statt, denn da das Verhältniſs

$$x : \lambda - x = l : l'$$

als Werth von x den Ausdruck $\frac{\lambda l}{l + l}$ giebt, so hat man in dem Augenblicke, von dem die Rede ist,

$$a e^{at} + b e^{-at} = o,$$

und da die Geschwindigkeit gleich Null angenommen worden ist, so hat man, zu gleicher Zeit,

$$\frac{dx}{dt} = a\alpha e^{at} - b\alpha e^{-at} = o,$$

woraus sich $a = o$ und $b = o$ ergiebt.

357.

Als zweites Beispiel der Anwendung des allgemeinen Princips der Dynamik betrachte man die Bewegung zweier materieller Punkte, die sich wechselseitig abstofsen, und setze, um die Frage auf den einfachsten Fall zurückzuführen, dafs man ihnen keine Anfangsgeschwindigkeit, senkrecht auf der Linie, die von einem zum anderen gezogen ist, mittheilt, so dafs ihre Bewegungen auf derselben geraden Linie, deren Lage gegeben ist, statt haben.

Seyen m und m' ihre Massen; am Ende der Zeit t bezeichne man durch x und x' ihre Abstände von einem festen auf dieser Linie genommenen Punkte und durch v und v' ihre Geschwindigkeiten, so dafs man in diesem Augenblicke

$$v = \frac{dx}{dt}, \quad v' = \frac{dx'}{dt}$$

hat. Zu gleicher Zeit sey R die abstofsende Kraft, die in entgegengesetztem Sinne auf m und m' wirkt und z. B. den Abstand x' vergröfsern und den Abstand x vermindern soll. Während der Zeit dt theilt diese bewegende Kraft der Masse m' eine Geschwindigkeit $\frac{Rdt}{m'}$ mit, und da die Zunahme der Geschwindigkeit von m' in Wahrheit dv' ist, so folgt hieraus, dafs die Geschwindigkeit und die Gröfse der Bewegung, die er während dieses Augenblickes verloren hat, $\frac{Rdt}{m'} - dv'$ und $Rdt - m'dv'$ seyn werden. Die Gröfse der Bewegung, die m nach derselben Richtung und in derselben Zeit verloren hat, ist $- Rdt - mdv$. Da aber diese zwei materiellen Punkte sonst ganz frei sind, so müssen diese Grofsen der Bewegung, wenn Gleichgewicht statt finden soll, einzeln Null seyn, daher hat man

$$mdv + Rdt = o, \quad m'dv' - Rdt = o.$$

Sey r der Abstand der zwei materiellen Punkte m und m', so dafs man

$$x' - x = r, \quad dx' - dx = dr$$

hat. Da $dx = vdt$ und $dx' = v'dt$, so findet man aus den vorhergehenden Gleichungen

$$mdv + m'dv' = o, \quad 2mvdv + 2m'v'dv' = 2Rdr.$$

Integriert man und bezeichnet durch c und c' die zwei willkührlichen Constanten, so hat man daher

$$mv + m'v' = c, \quad mv^2 + m'v'^2 = 2\int Rdr + c'.$$

Die Kraft R ist eine gegebene Function von r, man kann daher das Integral $\int Rdr$ genau oder näherungsweise finden, und wenn man durch α den Werth von r im Anfange der Bewegung bezeichnet und dieses Integral gleich Null setzt, wenn $r = \alpha$ ist, so ist sein Werth, in einem beliebigen Augenblicke eine Function von r und α, die ich durch $f(r, \alpha)$ bezeichne. Seyen auch a und a' die Anfangsgeschwindigkeiten von m und m', so hat man, zu gleicher Zeit,

$$r = \alpha, \quad f(r, \alpha) = o, \quad v = a, \quad v' = a',$$

und daher

$$c = ma + m'a', \quad c' = ma^2 + m'a'^2,$$

woraus sich, für einen beliebigen Augenblick,

$$\left.\begin{aligned} mv + m'v' &= ma + m'a' \\ mv^2 + m'v'^2 &= 2f(r, \alpha) + ma^2 + m'a'^2 \end{aligned}\right\} \quad (1)$$

ergiebt.

Diese letzteren Gleichungen geben, in jedem Augenblicke, die Geschwindigkeiten der zwei Körper als Function ihres wechselseitigen Abstandes. Hieraus schliefst man, dafs, so oft dieser Abstand derselbe wird, auch die Quadrate v^2 und v'^2 dieselben Werthe erhalten und jeder Körper dieselbe Geschwindigkeit nach derselben oder der entgegengesetzten Richtung annimmt.

Kennt man v und v' als Functionen von r, so hat man

$$dt = \frac{dr}{v' - v},$$

um, durch eine neue Integration, den Werth von t als Function von r, oder umgekehrt, zu bestimmen.

Multipliciert man aufserdem die erste der Gleichungen (1) durch dt, integriert und bezeichnet durch b die willkührliche Constante, so ergiebt sich

$$mx + m'x' = (ma + m'a')t + b.$$

Durch die anfängliche Lage der zwei Punkte ergiebt sich der Werth von b, und diese Gleichung, verbunden mit $x' - x = r$, giebt ihre Lagen in jedem Augenblicke, d. h. die Werthe von x und x' als Functionen von r oder t an, wodurch die Aufgabe vollständig gelöst ist.

Ziehen sich die zwei Punkte an, so mufs man in den vorhergehenden Formeln das Zeichen von R und daher auch das von $f(r, \alpha)$ ändern. Ziehen sich die Punkte in gewissen Abständen an, und stofsen sie sich in anderen ab, so mufs man für R eine Function von r nehmen, die in der Ausdehnung der Werthe der Veränderlichen ihr Zeichen ändert. In allen Fällen folgt aus der vorhergehenden Gleichung, dafs die wechselseitige Wirkung der zwei Punkte die Bewegung ihres Schwerpunktes nicht ändert; denn ihr erster Theil, durch $m + m'$ dividiert, giebt den Abstand dieses Mittelpunktes von dem festen Anfangspunkte von x und x' an, so dafs die Bewegung des Schwerpunktes gleichformig und unabhängig von der Kraft R ist.

358.

Die Gleichungen (1) gelten auch bei der Bewegung zweier fester Körper von beliebiger Gröfse, die von der Kraft R getrieben werden und deren Massen m und m' sind, sobald die Geschwindigkeiten aller Punkte dieser zwei Körper beständig einer gegebenen geraden Linie parallel sind. Diese anziehende oder abstofsende Kraft R kann alsdann von einer Feder herrühren, die sich zwischen den zwei Körpern ausdehnt oder zusammenzieht, gegen welche sie sich mit ihren Endpunkten stützt. Oder man kann auch annehmen, dafs die Kraft R von einer elastischen Flüssigkeit herrührt, die sich zwischen den zwei Körpern entwickelt und sie nach entgegengesetzter Richtung abstöst.

Dieser letzte Fall ist der einer Kugel und einer Kanone, während die erstere sich durch den Lauf des Stückes bewegt. Es sey m die Masse der Kugel, m' die der Kanone. Um die vorhergehenden Formeln anzuwenden, muſs man annehmen, daſs sich das Pulver im Anfange der Bewegung gänzlich in Gas verwandelt. Die Länge der Ladung ist der anfängliche Abstand a der zwei Körper, und wenn dieser Abstand r geworden ist, so drückt R den Druck aus, welchen das ausgedehnte Gas auf jeden der beiden Punkte ausübt. Auſserdem muſs man über den Werth von R, der eine Function von r seyn soll, eine bestimmte Annahme machen. Bleibt nun die Temperatur des Gases, während seiner Ausdehnung, constant, so steht die Kraft R, nach dem Mariotte'schen Gesetze, im umgekehrten Verhaltnisse der Räume, die es im Inneren der Kanone einnimmt. Sey daher k der auf die Einheit der Oberfläche bezogene Druck, den das Gas im Augenblicke ausübt, in welchem sich das Pulver entzündet, und es noch denselben Raum, wie die Ladung, einnimmt. Man bezeichne durch ω den Durchschnitt der Ladung senkrecht auf ihre Länge, was auch der innere Durchschnitt des Stückes ist; $k\omega$ ist der Werth von R im Anfange der Bewegung, und, wenn die Temperatur constant ist, so hat man in dem Augenblicke, der dem Abstande r der beiden Körper entspricht,

$$R = \frac{k\omega a}{r},$$

denn in diesen zwei Zeitmomenten verhalten sich die Räume, die das Gas einnimmt, zu einander, wie die Längen a und r.

Dieser Ausdruck von R ist der allgemein angenommene, wiewohl er auf zwei ungenauen Voraussetzungen beruht, indem sich nicht die ganze Ladung vor dem Abfahren der Kugel in Gas verwandelt, und auch das gebildete Gas während seiner Ausdehnung im Kanonenlaufe sehr bedeutende Verminderungen in der Temperatur erleiden muſs. Da aber diese zwei Ursachen in entgegengesetztem Sinne auf die Abnahme des Werthes von R wirken, indem die zweite offenbar diese Abnahme zu beschleunigen sucht, während die Wirkung der ersten sie verzögern muſs, da jede neue Quantität Gas, die allmälich zu der anfänglichen hinzukommt, so nimmt man an, dafs diese zwei entgegengesetzten Ursachen sich ungefähr aufheben, und vernachlässigt ihren Einflufs auf den als Function von r angegebenen Werth von R.

Dies vorausgesetzt, so hat man, vermöge des eben angegebenen Werthes von R,

$$f(r, \alpha) = k\omega\alpha \log \frac{r}{\alpha},$$

indem man bemerkt, dafs das Integral $f(r, \alpha)$, für den Werth $r = \alpha$ Null gesetzt wird. Man betrachtet die Anfangsgeschwindigkeiten der Kugel und der Kanone als Null *); setzt man daher in den Gleichungen (1), $a = o$ und $a' = o$ und substituiert diesen Werth von $f(r, \alpha)$ in dieselben, so hat man

$$mv + m'v' = o, \quad mv^2 + m'v'^2 = 2k\omega\alpha \log \frac{r}{\alpha}.$$

Sey l die Länge des Laufes, V die Geschwindigkeit der Kugel an der Mündung der Kanone, V' die entsprechende Geschwindigkeit des Rücklaufes, so hat man, zu gleicher Zeit,

$$r = l, \quad v = V, \quad v' = V'$$

und findet aus den vorhergehenden Gleichungen

$$V^2 = \frac{2m'k\omega\alpha}{m(m+m')} \log \frac{l}{\alpha},$$

wodurch man die Wurfgeschwindigkeit V erfährt. Ohne Rücksicht auf das Zeichen ist die des Rücklaufs gleich der Geschwindigkeit V, multipliciert mit dem Verhältnisse $\frac{m}{m'}$.

Setzt man das Differential von V^2 in Beziehung auf α gleich Null, so bestimmt man die Länge der Ladung, die, bei sonst gleichen Umständen, dem Maximum der Wurfgeschwindigkeit entspricht. Auf diese Weise hat man

$$\log \frac{l}{\alpha} = 1,$$

und da dieser Logarithme ein natürlicher ist, so folgt, dafs, wenn man, wie gewöhnlich, durch e die Basis dieser Logarithmen bezeichnet, $l = e\alpha$ ist, so dafs der Werth von α,

*) Eine genauere Prüfung dieses Gegenstandes findet man im 21sten Hefte des Journal de l'École Polytechnique S. 191.

um den es sich hier handelt, etwas mehr als den dritten Theil der Länge l des Laufes beträgt.

359.

Die Masse m', die die Masse des Stückes und der Lavette enthalt, ist immer sehr beträchtlich im Verhaltnisse zu der der Kugel. Nimmt man daher statt m' den Divisor $m + m'$ des Werthes von V^2, so hat man einfach

$$V^2 = \frac{2\,k\,\omega\,\alpha}{m} \log \frac{l}{\alpha}. \qquad (2)$$

Um diese Formel anzuwenden, mufs man die Constante k kennen, welche die elastische Kraft des in Gas verwandelten Pulvers, im Augenblicke seiner grofsten Intensität, darstellt. Sey daher D die Dichtigkeit des Pulvers in seinem natürlichen Zustande, die Masse dei Ladung ist daher $D\omega\alpha$, setzt man ihr Gewicht dem dritten Theile des Gewichtes der Kugel gleich, so hat man daher

$$m = 3\,D\,\omega\,\alpha$$

und findet aus der Gleichung (2)

$$k = \frac{3\,D\,V^2}{2\,\log \frac{l}{\alpha}}.$$

Diese Grofse k giebt den gröfsten Druck des Gases, auf die Einheit der Oberfläche bezogen, an; um ihn mit dem der atmosphärischen Drucke zu vergleichen, sey Π dieser andere Druck, h die Barometerhöhe, μ die Dichtigkeit des Quecksilbers und g die Schwere, so hat man

$$\Pi = g\,\mu\,h.$$

Sey auch M der Modulus der gewöhnlichen Logarithmentafeln und λ der aus diesen Tafeln genommene Logarithme von $\frac{l}{\alpha}$, so dafs man

$$\lambda = M \log \frac{l}{\alpha}$$

hat, so ergiebt sich aus diesen Werthen

$$\frac{k}{\Pi} = \frac{3\,M\,D\,V^2}{2\,\lambda\,\mu\,g\,h}.$$

Bei der gewöhnlichen Temperatur von ungefähr 18°, setze ich für die Dichtigkeit des Pulvers und Quecksilbers

$$D = 0{,}8335, \quad \mu = 13{,}548,$$

auch hat man

$$g = 9^m{,}80896, \quad h = o^m{,}76,$$

und da

$$M = 0{,}4342945$$

ist, so wird die vorhergehende Formel

$$\frac{k}{\Pi} = (0{,}0053761)\,\frac{V^2}{\lambda}.$$

Bei einer 24pfündigen Kanone, die mit dem dritten Theile des Gewichtes der Kugel geladen ist, hat man

$$V = 463^m, \quad \frac{l}{\alpha} = \frac{1368}{134},$$

und hieraus folgt

$$k = 1142\ \Pi.$$

Bei einer 12pfündigen Kanone hat man ebenso

$$V = 493^m, \quad \frac{l}{\alpha} = \frac{1248}{99},$$

woraus sich

$$k = 1187\ \Pi$$

ergiebt.

Nimmt man das Mittel dieser zwei Werthe von k, die, wenn die Theorie streng richtig und die Angaben genau wären, einander gleich seyn müfsten, so hat man daher

$$k = 1165\ \Pi.$$

Diesen Werth von k müfste man in die Formel (2) setzen; dieser Ausdruck für V^2 kann aber nur als eine empirische Formel angesehen werden, erstens wegen der Hypothesen, auf welchen er beruht, und dann, weil man bei der directen Berechnung der Bewegung der Kugel im Kanonenlaufe auf die in Gas verwandelte Masse des Pulvers hätte Rücksicht nehmen müssen. Wahrend dieses Gas die Kugel und die Kanone nach entgegengesetzten Richtungen treibt, wird ein Theil der entwickelten Kraft angewandt, seine eigene Masse, die im Verhältnisse zu der der Kugel nicht vernachlässigt werden darf, fort zu bewegen, und man sieht leicht ein, dafs hieraus eine geringere Wurfgeschwindigkeit entstehen mufs, als wenn bei derselben elastischen Kraft des Pulvers, seine Masse vernachlässigt werden konnte, wie es die vorhergehende Untersuchung voraussetzt. Diese Bemerkung Lagrange's beweist, wie nothwendig es ist, zugleich die Bewegung des Pulvers und der beiden Massen m und m' zu betrachten, während die Kugel noch im Laufe ist; die Frage wird aber alsdann verwickelt, und die Schwierigkeit der Berechnung verstattet es nicht mehr, zu einem für die Ausübung nützlichen Resultate zu gelangen. Es ist daher besser, mit Hülfe der Erfahrung die Wurfgeschwindigkeiten der Körper zu bestimmen, die aus Geschützen geschleudert werden. Es giebt aufser der Betrachtung der Wurfweiten, die wir schon (§. 216) angedeutet haben, noch ein anderes Mittel, diese Geschwindigkeiten zu erhalten, von welchem in einem der folgenden Kapitel die Rede seyn wird.

360.

Wir wollen noch das d'Alembert'sche Princip auf den einfachsten Fall des Stofses der Körper anwenden, und annehmen, dafs es sich um zwei gleichartige Kugeln handelt, deren Mittelpunkte sich auf derselben geraden Linie bewegen, und deren Punkte sämmtlich Linien, die mit dieser Linie parallel sind, beschreiben.

Seyen m und m' die Massen dieser zwei Körper, v und v' sollen ihre Geschwindigkeiten seyn, wenn sie anfangen, sich zu berühren, d. h. im ersten Augenblicke des Stofses; v und v' werden dasselbe oder verschiedene Zeichen haben, je nachdem die zwei Körper sich hinter oder gegen einander bewegen. In beiden Fällen soll die Geschwindigkeit v als positiv angesehen werden und nach dem Stofse wird die Geschwindigkeit jedes der beiden Körper positiv oder negativ seyn, je nachdem sie vor dem Stofse im Sinne dieser Geschwindigkeit von m, oder in entgegengesetztem Sinne gerichtet seyn wird.

Wie hart auch die beiden Körper sind, immer sind sie mehr oder weniger zusammendrückbar; wegen des Unterschiedes ihrer Geschwindigkeiten v und v' werden sie sich daher zusammendrücken, indem sie sich gegen einander stützen, und während dieses Zusammendrückens wird die

Geschwindigkeit des einen dieser Körper, z. B. die von m, in unendlich kleinen Zwischenstufen abnehmen, die von m' dagegen zunehmen, bis diese zwei Geschwindigkeiten gleich geworden sind. Von diesem Augenblicke an muſs man aber zwei verschiedene Falle betrachten.

1) Wenn die beiden Kugeln gar keine Elasticität haben, so hören sie in dem Augenblicke, wo ihre Geschwindigkeiten gleich geworden sind, auf, eine gegenseitige Einwirkung zu haben und bewegen sich mit einer gemeinschaftlichen Geschwindigkeit, indem sie neben einander bleiben und die Gestalt behalten, welche die Zusammendrückung ihnen gegeben hat.

2) Sind dagegen die beiden Kugeln elastisch, so streben sie ihre natürliche Gestalt wieder anzunehmen; indem sie zu dieser zurückkommen und sich noch immer gegen einander stemmen, nimmt die Geschwindigkeit von m fortwährend ab, die von m' dagegen zu. Zuletzt kommt ein Augenblick, in welchem sich die Körper trennen, und dies ist das Ende des Stoſses. Im Falle einer vollkommnen Elasticität nimmt man aber an, daſs der zweite Theil des Stoſses dem ersten völlig ähnlich ist, daſs die Körper am Ende des Stoſses wieder die vollständige Kugelgestalt angenommen und alle Punkte eines jeden gleiche Geschwindigkeit haben, und daſs sie während des zweiten Theils des Stoſses Gröſsen der Bewegung verlieren oder gewinnen, die denjenigen gleich sind, welche sie schon während des ersten verloren oder gewonnen haben.

Die Frage über den Stoſs zweier Kugeln würde keine neue Schwierigkeit darbieten, und auf die des §. 357 zurückkommen, wenn ihre Halbmesser unendlich klein wären. Um sie aber in dem Falle, wenn ihre Halbmesser eine endliche Gröſse haben, vollständig zu erledigen, muſs man auf die Fortpflanzung der Bewegung in ihren Massen Rücksicht nehmen und den Zustand dieser zwei Körper in einem beliebigen Augenblicke der Dauer des Stoſses betrachten, was man, bei dem gegenwärtigen Zustande der Wissenschaft, als unmöglich betrachten kann. Wir werden daher die eben erläuterten Voraussetzungen als die, bei der Frage, die uns beschäftigt, gegebenen Stücke annehmen, und wenn man diese gegebenen Stücke mit dem auf endliche Grösen der Bewegung angewandten d'Alembert'schen Grundsatze verbindet, so müssen nur noch die Geschwindigkeiten beider Kugeln nach dem Stofse, vermittelst ihrer Massen und anfänglichen Geschwindigkeiten bestimmt werden, sey es nun, dafs diese Körper völlig unelastisch oder völlig elastisch sind. Nur die weichen Korper haben keine merkliche Elasticität; die meisten harten Körper erhalten ihre ursprüngliche Form wieder, wenn sie nicht durch den Stofs zersprengt werden.

361.

Betrachtet man weiche Körper, so sey u die Geschwindigkeit nach dem Stofse, die beiden Körpern gemeinschaftlich ist, m wird die Geschwindigkeit $v - u$ verloren und m' die Geschwindigkeit $u - v'$ gewonnen haben. Begegneten sich daher diese beiden Körper mit den Geschwindigkeiten $v - u$ und $u - v'$, so müfsten sie sich, nach dem Grundsatze des §. 353, im Gleichgewichte halten, was erfordert (§. 127), dafs die diesen Geschwindigkeiten entsprechenden Grofsen der Bewegung gleich sind. Wir haben daher

$$m(v - u) = m'(u - v'),$$

woraus sich

$$u = \frac{mv + m'v'}{m + m'} \qquad (a)$$

als Werth von u, den man erhalten wollte, ergiebt.

Ist m' vor dem Stofse in Ruhe, und im Verhältnisse seiner Dichtigkeit sehr grofs, und, mit m verglichen, fast unendlich grofs, so darf man $u = o$ setzen. Alsdann stellt die Masse m' ein festes Hindernifs vor und der unelastische Körper wird durch den Stofs gegen dieses Hindernifs zur Ruhe gebracht werden.

Man nennt die **lebendige Kraft** eines materiellen Punktes, oder allgemeiner, eines Körpers, dessen Punkte sämmtlich dieselbe Geschwindigkeit haben, das Produkt aus seiner Masse in das Quadrat dieser Geschwindigkeit. Die Summe der lebendigen Kräfte von m und m' ist daher $mv^2 + m'v'^2$ vor dem Stofse, und $mu^2 + m'u^2$ nach demselben. Aus der

Formel (a) folgt aber, dafs die zweite Summe immer kleiner ist, als die erste, denn ohne ihren Unterschied

$$mv^2 + m'v'^2 - mu^2 - m'u^2$$

zu ändern, kann man die Gröfse

$$2u(mv + m'v' - mu - m'u),$$

die in Folge der Gleichung (a) Null ist, davon abziehen, und dieser Unterschied wird alsdann

$$m(v-u)^2 + m'(u-v')^2,$$

was eine positive Gröfse ist.

Bei dem Stofse zweier Kugeln, die völlig unelastisch sind, entsteht daher immer ein Verlust an lebendiger Kraft, und dieser Verlust ist, wie man sieht, der Summe der von den Geschwindigkeiten $v - u$ und $u - v'$ herrührenden lebendigen Kräfte gleich, welche diese Körper verloren oder gewonnen haben. Dieses Resultat ist ein besonderer Fall eines allgemeinen Satzes, den man Carnot verdankt und welchen wir später beweisen werden.

362.

Bei dem ersten Theile des Stofses, d. h. bis zum Augenblicke der gröfsten Zusammendrückung, werden sich die beiden Kugeln immer auf dieselbe Weise bewegen, wie auch sonst ihre Elasticität beschaffen sey; so dafs die eben bestimmte Geschwindigkeit u immer diejenige ist, welche sie in diesem Augenblicke gemeinschaftlich haben. Während dieses ersten Theils ist daher die Verminderung der Geschwindigkeit von m und die Vermehrung der Geschwindigkeit von m' bezüglich $v - u$ und $u - v'$. Sind aber diese beiden Kugeln völlig elastisch, so erleidet m im zweiten Theile des Stofses eine zweite Verminderung der Geschwindigkeit, die der ersten gleich ist, und es wird daher seine Geschwindigkeit am Ende des Stofses $v - 2(v - u)$ oder $2u - v$ seyn. Zu gleicher Zeit erleidet m' eine zweite Vermehrung der Geschwindigkeit, die gleich $u - v'$ ist und seine Endgeschwindigkeit wird $v' + 2(u - v')$ oder $2u - v'$ seyn. Nennt man daher V und V' die Geschwindigkeiten von m und m' nach dem Stofse, so hat man

$$V = 2u - v, \quad V' = 2u - v',$$

indem der Werth von u immer durch die Formel (a) gegeben ist.

Zieht man diese Geschwindigkeiten von einander ab, so hat man

$$V - V' = v - v',$$

woraus sich ergiebt, daſs bei diesem Stoſse das Zeichen der relativen Geschwindigkeit der zwei Körper sich ändert, während ihre Gröſse dieselbe bleibt. Betrachtet man die Masse m', wegen ihrer Dichtigkeit, im Verhältnisse zu m als unendlich groſs, und hat $v' = o$, so hat man $u = o$ und daher $V = -v$, woraus sich ergiebt, daſs, wenn eine vollkommene elastische Kugel auf ein festes Hinderniſs trifft, sie mit einer Geschwindigkeit abprallt, die derjenigen, welche sie vor dem Stoſse hatte, gleich und entgegengesetzt ist. Ist es z. B. eine schwere Kugel, die im leeren Raume auf eine horizontale unbewegliche Ebene fällt, so muſs sie sich wieder zu ihrer ursprünglichen Höhe erheben.

Die Summe der lebendigen Kräfte wird vor und nach dem Stoſse dieselbe seyn, oder, mit anderen Worten, man hat

$$mv^2 + m'v'^2 = m(2u - v)^2 + m'(2u - v')^2,$$

welche Gleichung auf

$$4u(mu + m'u - mv - m'v') = o$$

zurück kommt, und die, in Folge der Formel (a), identisch ist.

Bei dem Stoſse zweier völlig elastischer Körper entsteht daher gar kein Verlust an lebendiger Kraft, und dieses Resultat, so wie auch dasjenige, welches den Stoſs zweier nicht elastischer Körper darstellt, ist in einem allgemeinen Lehrsatze enthalten, den ich in einem anderen Kapitel beweisen werde.

363.

Setzt man $m' = m$, so hat man

$$2u = v + v', \quad V = v', \quad V' = v.$$

Bei dem Stoſse zweier vollkommen elastischer Kugeln von gleicher Masse entsteht daher ein Umtausch der Geschwindigkeiten, und wenn eine derselben vor dem Stoſse in Ruhe ist, so bleibt die andere nach dem Stoſse in Ruhe und die erste erhält die ursprüngliche Geschwindigkeit der zweiten.

Hieraus folgt, daſs, wenn man eine Reihe Kugeln von

gleicher Masse hat, deren Mittelpunkte in einer geraden Linie liegen und nur die erste sich bewegt, deren Geschwindigkeit, die v seyn soll, nach dieser geraden Linie und nach den anderen Kugeln hin gerichtet ist, diese erste Kugel zur Ruhe kommt, wenn sie die zweite trifft; diese erhält alsdann die Geschwindigkeit v, mit der sie die dritte trifft, und kommt alsdann zur Ruhe, die dritte erhält die Geschwindigkeit v und trifft die vierte, und so fort, bis zur letzten, welche die Geschwindigkeit v behält. Nach dieser Reihe von Stöfsen sind daher alle Kugeln in Ruhe, die letzte ausgenommen, welche die Geschwindigkeit hat, die ursprünglich die erste hatte, und da dieses Resultat von der Gröfse der zwischen den auf einander folgenden Kugeln enthaltenen Räume unabhängig ist, so ist es natürlich, hieraus den Schlufs zu ziehen, dafs es auch noch statt finden wird, wenn diese Zwischenräume verschwinden und die durch die erste gestofsenen Kugeln sich berühren. Wenn daher eine Reihe neben einander liegender Kugeln, die völlig elastisch und in Ruhe sind und gleiche Massen haben, während ihre Mittelpunkte in einer geraden Linie liegen, durch eine elastische Kugel gestofsen wird, welche einer derselben gleich und nach der Linie der Mittelpunkte in Bewegung ist, so vereinigt sich diese mit der Reihe, die in Ruhe bleibt, bis auf diejenige Kugel, die am anderen Ende liegt, welche sich allein mit der Geschwindigkeit der stofsenden Kugel fortbewegen wird. Dies kann man leicht durch einen Versuch bewahrheiten, wie z. B. mit Hülfe von Billardkugeln.

Ueberhaupt sind die Gesetze des Stofses sphärischer, weicher oder harter Körper, die aus den Annahmen des §. 360 folgen, durch zahlreiche Versuche bestätigt worden, die man mit gleichen oder ungleichen Kugeln aus demselben oder verschiedenem Stoffe angestellt hat und deren Geschwindigkeiten in verschiedenen Verhältnissen standen.

364.

Die Bewegung des Schwerpunktes eines Systems von Körpern wird nie durch den Stofs oder jede andere wechselseitige Wirkung der Körper geändert. In der Folge wird dieser wichtige Satz, dessen einfachster Fall schon in §. 357 mitgetheilt worden ist, und den man auch bei dem Stofse kugelförmiger weicher oder völlig elastischer Körper bewahrheiten kann, ganz allgemein bewiesen werden.

Zu diesem Ende seyen x und x' am Ende der Zeit t die Abstände der Mittelpunkte von m und m' von einem festen Punkte der geraden Linie, auf welcher sie sich bewegen. Sey auch, in diesem Augenblicke, x_1 der Abstand des Schwerpunktes von m und m' von demselben Punkte, so hat man (§. 65)

$$(m + m')\, x_1 = mx + m'x'.$$

Hieraus findet man, durch Differentiieren,

$$(m + m') \frac{dx_1}{dt} = m \frac{dx}{dt} + m' \frac{dx'}{dt}, \qquad (b)$$

welche Gleichung die Geschwindigkeit $\frac{dx_1}{dt}$ des Schwerpunktes, die den Geschwindigkeiten der beiden Kugeln entspricht, angiebt. Vor dem Stoſse hat man aber

$$\frac{dx}{dt} = v, \quad \frac{dx'}{dt} = v',$$

und daher

$$\frac{dx_1}{dt} = \frac{mv + m'v'}{m + m'}.$$

Nach dem Stoſse hat man

$$\frac{dx}{dt} = \frac{dx'}{dt} = u$$

bei weichen Körpern, und

$$\frac{dx}{dt} = 2u - v, \quad \frac{dx'}{dt} = 2u - v'$$

bei elastischen. Substituiert man allmalich diese Werthe in die Gleichung (b) und berucksichtigt die Gleichung (a), so findet man $\frac{dx_1}{dt} = u$ für beide Falle, was, in Folge der Gleichung (a) derselbe Werth, wie vor dem Stoſse ist, daher ändert der Stoſs beider Kugeln Nichts in der Bewegung ihres Schwerpunktes.

Da die Geschwindigkeit dieses Punktes immer die Summe der Gröſsen der Bewegung des Körpers, dividiert durch die Summe ihrer Massen, ist, so kommt dies darauf zurück, daſs bei dem Stoſse zweier kugelförmiger, weicher oder elastischer

Körper die Summe der Gröfsen der Bewegung sich nicht ändert, wenn man bei dieser Summe auf die Zeichen der Geschwindigkeiten Rücksicht nimmt.

Ist die Geschwindigkeit v' von m' Null, und ist diese Masse sehr klein im Verhältnisse zu m, so ist die m' mitgetheilte und m entzogene Grofse der Bewegung beinahe $m'v$ oder $2m'v$, je nachdem diese Körper unelastisch oder völlig elastisch sind.

365.

Man hat bis jetzt den Widerstand der Flüssigkeiten mit einer Reihe von Stöfsen eines Körpers gegen die Theile des Mittels, durch welches er geht, verglichen; wiewohl nun, nach meiner Ansicht, die auf diese Betrachtung gegründete Theorie des Widerstandes verlassen werden mufs, so ist es dennoch gut, sie hier mit wenigen Worten zu erläutern.

Man nehme an, der Körper sey ein gerader Cylinder, der sich im Sinne seiner Länge bewegt. Sey ω der Flächeninhalt seiner Basis, die auf seiner Länge und Richtung der Bewegung senkrecht steht; sey auch m die Masse des Körpers und ϱ die Dichtigkeit der flüssigen oder luftförmigen Flüssigkeit, in welcher er sich bewegt. Am Ende der Zeit t nenne man v seine Geschwindigkeit und x den Abstand der vorderen Basis von einem festen Punkte, welcher in der auf dieser Ebene senkrecht stehenden Linie genommen wird, so dafs man $dx = vdt$ hat. In dem Augenblicke dt durchlauft diese Basis den Raum dx, der Körper wird daher alle materiellen Punkte der Flüssigkeit treffen, die in einer Schichte enthalten sind, deren Basis ω, deren Höhe dx und deren Masse $\varrho\omega dx$ ist. Betrachtet man aber alle diese Punkte als isolierte, die auf die umgebende Flüssigkeit gar keine Wirkung ausüben, so kann man für die Verminderung der Gröfse der Bewegung, welche der Korper während der Zeit dt erleidet, das Produkt aus seiner Geschwindigkeit v in die gestofsene Masse $\varrho\omega dx$, oder das Doppelte dieses Produktes nehmen, je nachdem man diesen Stofs mit dem der Körper, die gar keine Elasticität haben, oder mit dem völlig elastischer Körper vergleicht. Der erste Werth $v\varrho\omega dx$ entfernt sich am wenigsten von der Erfahrung, nimmt man daher denselben als den richtigen an, und bemerkt, dafs mdv die Veränderung der Gröfse der Bewegung der Masse m in der Zeit dt bezeichnet, so hat man

$$mdv = - v\varrho\omega dx,$$

und wenn man statt dx seinen Werth vdt setzt und durch dt dividiert, so erhält man

$$m\frac{dv}{dt} = - \varrho\omega v^2$$

als bewegende Kraft, die von dem auf eine ebene Oberfläche, senkrecht auf die Richtung der Bewegung, ausgeübten Widerstand herrührt.

Dieser Widerstand ist, wie man sieht, der Dichtigkeit der Flüssigkeit, an der Oberfläche, an welcher er ausgeübt wird, und dem Quadrate der Geschwindigkeit des Körpers proportional. Nennt man h die zu dieser Geschwindigkeit gehörende Hohe und g die Schwere, d. h. setzt man $v^2 = 2gh$, so wird sein Werth $2g\varrho\omega h$, so dafs er dem Gewichte eines aus der Flüssigkeit gebildeten Cylinders gleich ist, dessen Basis die auf der Richtung der Geschwindigkeit senkrechte Oberfläche und dessen Hohe das Doppelte derjenigen ist, von welcher ein schwerer Körper im leeren Raume fallen müfste, um dieselbe Geschwindigkeit zu erlangen.

Ist die Richtung der Bewegung nicht senkrecht auf der ebenen Oberfläche, die den Widerstand erleidet, so zerlegt man die Geschwindigkeit des Körpers in zwei andere, in eine senkrechte und eine, die mit dieser Ebene parallel ist. Man nimmt an, dafs die parallele Geschwindigkeit nur eine Reibung hervorbringt, welche man unberücksichtigt lafst, und der eigentliche Widerstand ist derselbe, als wenn blos die senkrechte Geschwindigkeit vorhanden wäre. Daher mufs man diese Seitengeschwindigkeit statt der Geschwindigkeit v in den vorhergehenden Werth des Widerstandes substituiren, der alsdann $\varrho\omega v^2 \cos^2 i$ wird, wo i der Winkel ist, den die auf der Oberfläche ω senkrecht stehende Linie mit der Richtung der Geschwindigkeit v macht.

366.

Nimmt man dieses Resultat an, und dehnt es auf die unendlich kleinen Elemente der krummen Oberflächen aus, so findet man, mit Hülfe der Integralrechnung, den Widerstand, welchen ein fester Körper von beliebiger Gestalt erleidet.

Zur gröfseren Einfachheit nehme man an, man betrachte einen Rotationskörper, dessen Punkte sämmtlich mit der Geschwindigkeit v Linien beschreiben, die der Axe seiner Figur parallel sind. Sey AB diese Axe (Fig. 1) und AMB die erzeugende krumme Linie. Man nehme diese Axe für die der Abscissen, und nenne x und y die Abscisse CP und die Ordinate PM eines beliebigen Punktes M dieser krummen Linie. Man nehme an, dafs der gröfste Durchschnitt des festen Körpers, senkrecht auf die Axe der Figur, derjenige sey, welcher dem Anfangspunkte der Coordinaten C entspricht, und sey daher CD die gröfste Ordinate der krummen Linie AMB. Da die Bewegung von B gegen A statt hat, so ist der Theil der Oberfläche, der den Widerstand des Mittels erleidet, derjenige, welcher dem Theile DMA der krummen Linie entspricht. Sey ds das Differentialelement dieser krummen Linie in einem beliebigen Punkte M, so hat man

$$\cos i = \frac{dy}{ds}$$

für den Cosinus des Winkels, den die Normale an diesem Punkte mit der Axe x, d. h. mit der Richtung der Bewegung einschliefst, und dieser Winkel wird derselbe in der ganzen Ausdehnung der Zone seyn, welche durch ds, wenn dieses sich um AB dreht, erzeugt wird, und deren Oberfläche $2y\pi ds$ ist. Jedes der ebenen Elemente dieser Zone erleidet einen senkrechten Widerstand, der dem Produkte dieses Elementes, mit $\varrho v^2 \cos^2 i$ multipliciert, gleich ist. Zerlegt man diese Kraft in zwei andere, von welchen eine auf der Axe AB senkrecht, die andere mit ihr parallel ist, so ist es einleuchtend, dafs die auf AB senkrechten Seitenkräfte sich paarweise aufheben. Aufserdem wird jede mit AB parallele Seitenkraft dem auf der Zone senkrechten Widerstande, mit $\cos i$ multipliciert, gleich seyn. Die Summe dieser Seitenkrafte, für die ganze Zone, ist daher dem Produkte aus der Oberfläche $2\pi y ds$, $\varrho v^2 \cos i$ und $\cos i$, oder, vermöge des Werthes von $\cos i$, dem Ausdrucke $2\pi\varrho v^2 y \frac{dy^3}{ds^2}$ gleich.

Hieraus folgt, dafs, wenn man R den ganzen Widerstand nennt, den der Körper im entgegengesetzten Sinne seiner Bewegung erleidet, und $CA = a$ setzt, der Werth dieser bewegenden Kraft

$$R = 2\pi\varrho v^2 \int_0^a y \frac{dy^3}{ds^2} \qquad (c)$$

ist.

Ist der Körper eine Kugel, so ist C sein Mittelpunkt und a sein Halbmesser. Bezeichnet man durch ϑ den Winkel MCA, so hat man

$$y = a \sin\vartheta, \quad dy = a \cos\vartheta d\vartheta, \quad ds = a d\vartheta,$$

und es folgt hieraus

$$R = 2\pi\varrho v^2 a^2 \int_0^{\frac{1}{2}\pi} \cos^3\vartheta \sin\vartheta d\vartheta = \tfrac{1}{2}\pi\varrho a^2 v^2,$$

woraus hervorgeht, dafs der Widerstand, den eine Kugel erleidet, die Hälfte desjenigen ist, den der umschriebene Cylinder erleiden würde, dessen auf der Richtung der Bewegung senkrechte Basis πa^2 seyn würde.

367.

Diesen ersten Versuch über die Berechnung des Widerstandes der Flüssigkeiten verdankt man Newton, und er hat auch zuerst die Bewegung der Körper bestimmt, die von einer von ihrer Geschwindigkeit abhängenden Kraft getrieben werden. Indem er das Resultat seiner Berechnung mit der beobachteten Zeit des Falles einer Kugel, die in der Luft, von einer grofsen Höhe, fiel, verglich, fand er, dafs man, um sie in Uebereinstimmung zu bringen, den vorhergehenden Werth von R auf die Hälfte reducieren müsse.

Nach anderen, von Borda angestellten, Versuchen mufs dieser Werth nur auf drei Fünftel reduciert werden, woraus sich

$$R = \tfrac{3}{10}\pi\varrho a^2 v^2$$

ergiebt. Nennt man D die Dichtigkeit der Kugel, so ist ihre Masse $\frac{4\pi D a^3}{3}$, und wenn man R durch diese Masse theilt und φ die daraus entstehende beschleunigende Kraft nennt, so hat man

$$\varphi = \frac{9\varrho v^2}{40 D a}.$$

Dies ist auch wirklich der Ausdruck für den Widerstand, den man am häufigsten, in Werken über die Geschützkunde, angenommen findet, und den wir in §. 216 erwähnt haben.

In Folge der Formel (*c*) besteht die Bestimmung des Revolutionskörpers, der den geringsten Widerstand erleidet, darin, die erzeugende krumme Linie dieses Körpers zu finden, für welche das Integral $\int_0^a y\,\frac{dy^3}{ds^2}$ ein Minimum ist, welche Aufgabe leicht nach den Regeln der Variationsrechnung gelöst wird und von welcher Newton eine Auflösung gegeben hat, ehe noch andere Mathematiker sich mit dieser Art von Fragen beschäftigt hatten, ohne jedoch die Methode, welche er befolgt hat, anzugeben.

Diese Theorie des Widerstandes beruht, wie man gesehen hat, auf einer Vergleichung der Wirkung der Flüssigkeit mit dem Stofse der Körper, und auf der unzulässigen Annahme, dafs, bei diesem Stofse, die Theilchen der Flüssigkeit isoliert auf den Körper und nicht auf einander selbst wirken. Die Beobachtung wiederspricht ihr schon in Beziehung auf die absolute Gröfse, die die Rechnung ungefähr doppelt so grofs giebt als die Erfahrung, sie widerspricht ihr aber auch in Beziehung auf das Gesetz, nach welchem der Widerstand als Function der Geschwindigkeit ausgedrückt wird, indem er, nach dieser Theorie, immer dem Quadrate der Geschwindigkeit proportional wäre, während aus der bei sehr kleinen Schwingungen des Pendels beobachteten Abnahme der Weiten (§. 187) sich ergiebt, dafs diese Kraft nur den sehr kleinen Geschwindigkeiten proportional ist. Der Widerstand, den eine tropfbare oder luftförmige Flüssigkeit der Bewegung eines festen Körpers entgegensetzt, besteht aus einer Reibung gegen die Oberfläche und der Mittelkraft der Drucke, die diese Flüssigkeit gegen die ganze Oberfläche ausübt. Um diesen zweiten Theil, welcher der eigentliche Widerstand ist, passend zu bestimmen, mufs man zu gleicher Zeit die Bewegungen des Körpers und der Flüssigkeit betrachten, wie ich es in der schon (§. 191) erwähnten Abhandlung gethan habe. Diese Kraft kann bei der schwingenden und progressiven Bewegung, bei den tropfbaren Flüssigkeiten und den Gasarten verschieden seyn, und bei letzteren kann sie nicht allein von ihrer Dichtigkeit, sondern auch von ihrer Temperatur abhängen, was durch die Erfahrung ermittelt zu werden verdiente. *)

*) Durch das d'Alembertsche Princip werden alle Fragen der Dynamik auf die Statik zurückgeführt und durch das Princip der virtuellen Geschwindigkeiten alle statischen Aufgaben gelöst, so dafs in diesen zwei Principien die Lösung aller mechanischen Aufgaben enthalten ist. In Crelle's Journ. für die reine und angew. Mathem. Bnd. 4. S. 232 findet man aber ein neues Princip von Gaufs, welches beide erwähnte Principe enthält und das Gesetz der Bewegung wie der Ruhe auf ganz gleiche Art in gröfster Allgemeinheit umfasst. Es lautet wie folgt: Die Bewegung eines Systems materieller, auf was für eine Art unter einander verbundener Punkte, deren Bewegungen zugleich an was immer für äufsere Beschränkungen gebunden sind, geschieht in jedem Augenblicke in möglich gröfster Uebereinstimmung mit der freien Bewegung, oder unter möglich kleinstem Zwange, indem man als Maafs des Zwanges, den das ganze System in jedem Zeittheilchen erleidet, die Summe der Produkte aus dem Quadrate der Ablenkung jedes Punktes von seiner freien Bewegung in seine Masse betrachtet. Den Beweis kann man an der angeführten Stelle nachsehen. Anm. des Uebers.

Zweites Kapitel.

Bestimmung der Trägheitsmomente und Hauptaxen.

368.

In den folgenden Kapiteln betrachten wir die verschiedenen Fälle der Bewegung eines festen Körpers. Um die Gleichung seiner Bewegung zu bilden, theilen wir ihn in unmeſsbare aber endliche Theile, von welchen jeder eine auſserordentlich groſse Zahl von Theilchen enthält. Wiewohl der Körper aus getrennten Theilchen besteht, so können die auf seine unmeſsbaren Theile bezüglichen Summen dennoch, ohne merklichen Fehler, in bestimmte Integrale verwandelt werden, wie in §. 98, und in allem Folgenden kann man die Theile, von denen die Rede ist, als unendlich klein ansehen.

Die bestimmten Integrale, welche die Gleichungen der Bewegung enthalten, sind neun an der Zahl, nemlich

$$\int x\,dm, \quad \int y\,dm, \quad \int z\,dm,$$
$$\int xy\,dm, \quad \int zx\,dm, \quad \int yz\,dm,$$
$$\int z^2 dm, \quad \int y^2 dm, \quad \int x^2 dm,$$

wo dm das Differentialelement der Masse ist, das den drei rechtwinkligen Coordinaten x, y, z, entspricht, und in dem sich die Integrale auf die ganze Masse des Körpers, die wir durch M bezeichnen, erstrecken.

Die drei ersten hängen von der Lage des Schwerpunktes ab und wenn man x_1, y_1, z_1 seine drei Coordinaten nennt, so hat man (§. 91)

$$\int x\,dm = Mx_1, \quad \int y\,dm = My_1, \quad \int z\,dm = Mz_1,$$

so daſs jedes dieser Integrale Null seyn wird, wenn man diesen Punkt als Anfangspunkt der Coordinaten nimmt.

Wie auch dieser Anfangspunkt beschaffen sey, so kann man immer, wie später bewiesen werden soll, die Richtung der drei Axen so bestimmen, daſs man

$$\int xy\,dm = o, \quad \int zx\,dm = o, \quad \int yz\,dm = o$$

hat. Die drei rechtwinkligen Axen der x, y, z, für welche diese drei Integrale verschwinden, nennt man die **Hauptaxen.**

Die drei letzten von den neun Integralen kann man vermittelst dreier anderer ausdrücken, die ich durch A, B, C bezeichnen werde und welche

$$A = \int (y^2 + z^2) dm, \quad B = \int (z^2 + x^2) dm, \quad C = \int (x^2 + y^2) dm$$

seyn werden, woraus man

$$2 \int z^2 \, dm = A + B - C$$
$$2 \int y^2 \, dm = C + A - B$$
$$2 \int x^2 \, dm = B + C - A$$

findet.

Im Allgemeinen nennt man das **Trägheitsmoment** eines Korpers in Beziehung auf eine beliebige gerade Linie, die Summe der Elemente seiner Masse, multipliciert durch das Quadrat ihrer Abstände von dieser geraden Linie. So sind A, B, C die Trägheitsmomente des Korpers in Beziehung auf die Axen der x, y, z, denn $y^2 + z^2$ z. B. ist das Quadrat des Abstandes von dm von der Axe der x. Sind diese Linien die Hauptaxen, so nenne ich A, B, C die **Hauptmomente** der Trägheit.

Der Schwerpunkt und die Hauptaxen haben den Vortheil, die Gleichungen der Bewegung zu vereinfachen, indem ein Theil der Glieder dieser Gleichungen verschwindet, wenn man jene als Anfangspunkt und Coordinatenaxen annimmt. Aufserdem haben sie für die Dynamik sehr wichtige Eigenschaften, wie sich in der Folge zeigen wird.

369.

Die Bestimmung der Trägheitsmomente ist eine Aufgabe der Integralrechnung, die man immer genau oder durch die Methode der Quadraturen auflösen kann.

Das einfachste Beispiel bietet die Berechnung des Trägheitsmomentes eines rechtwinkligen gleichartigen Parallelopipedums in Beziehung auf eine seiner Kanten. Man nehme drei von seinen zusammenstofsenden Kanten für die Axen der x, y und z und bezeichne ihre Längen durch a, b, c, alsdann theile man jede dieser drei geraden Linien in eine unendliche Anzahl unendlich kleiner Theile. Zieht man durch alle Theilungspunkte Ebenen, die den Flächen des Parallelopipedum parallel sind, so hat man drei Reihen von Ebenen, welche dasselbe nach den drei Dimensionen in unendlich kleine Elemente theilen. Das Volumen des Elementes, welches den drei Coordinaten x, y, z entspricht, ist offenbar $dx dy dz$; man hat daher für seine Masse

$$dm = \varrho\, dx\, dy\, dz,$$

wo ϱ die Dichtigkeit des Parallelopipedum ist, die man als constant ansieht. Das Trägheitsmoment C, in Beziehung auf die Kante, welche man als Axe der z genommen hat und deren Länge c ist, wird daher

$$C = \varrho \int\int\int (x^2 + y^2)\, dx\, dy\, dz.$$

Man dehnt dieses dreifache Integral auf alle Elemente des gegebenen Parallelopipedum aus, indem man, in beliebiger Ordnung, von $x = o$, $y = o$, $z = o$, bis $x = a$, $y = b$, $z = c$ integriert, woraus sich, ohne Schwierigkeit,

$$C = \varrho \left(\frac{a^3 bc}{3} + \frac{ab^3 c}{3}\right),$$

oder, was dasselbe ist,

$$C = \tfrac{1}{3} M (a^2 + b^2)$$

ergiebt, wo M die Masse des Körpers ist, so dafs man

$$M = \varrho abc$$

hat. Ebenso hat man

$$B = \tfrac{1}{3} M (c^2 + a^2), \quad A = \tfrac{1}{3} M (b^2 + c^2)$$

für die Trägheitsmomente desselben Korpers in Beziehung auf die Kanten, deren Längen b und a sind.

370.

Als zweites Beispiel will ich das Trägheitsmoment eines gleichartigen Ellipsoids, in Beziehung auf eine der drei Axen seiner Figur, berechnen.

Die Gleichung seiner Oberfläche ist

$$\frac{x^2}{a^2} + \frac{y^2}{b^2} + \frac{z^2}{c^2} = 1, \qquad (a)$$

wenn man durch $2a$, $2b$, $2c$ die Längen seiner drei Hauptdurchmesser bestimmt, die man für die Axen der x, y, z nimmt. Sein Trägheitsmoment, in Beziehung auf die Axe der z, wird durch dasselbe dreifache Integral ausgedrückt wie in der vorhergehenden Aufgabe, indem die Constante ϱ immer die Dichtigkeit des Körpers ist. Um dieses dreifache Integral zu erhalten, welches auf die ganze Masse des Ellipsoids ausgedehnt werden mufs, integriere ich zuerst in Beziehung auf z, indem ich x und y als beständige Grofsen ansehe, dann in Beziehung auf y, indem ich noch immer x als beständig ansehe, und zuletzt in Beziehung auf x. Man kann bei diesen drei auf einander folgenden Integrationen, jede beliebige Ordnung befolgen; diejenige, die ich wähle, kommt darauf zurück, dafs man sich das Ellipsoid in eine unendliche Menge elliptischer Schichten, die der Ebene der y und z parallel sind, getheilt, ebenso jede Schichte in eine unendliche Menge Parallelopipeda, die der Axe der z parallel sind und durch die Oberfläche begränzt werden, und jedes Parallelopipedum wieder nach den drei Dimensionen in unendlich kleine Elemente getheilt denkt. Die Gränzen des Integrals, in Beziehung auf z, sind die zwei Werthe dieser Veränderlichen, die durch die Gleichung (a) gegeben sind; dieses bestimmte Integral drückt das Trägheitsmoment eines der Parallelopipeda als Function von x und y aus. Die Gränzen des Integrals in Beziehung auf y sind die zwei Werthe dieser Veränderlichen, die demselben Werthe von x in der Gleichung des Schnittes des Ellipsoids, der durch die Ebene der x und y gebildet wird, entsprechen; es drückt das Trägheitsmoment der mit der Ebene der y und z parallelen Schichte aus, die sich in der Entfernung x von dieser Ebene befindet. Endlich wird das Integral in Beziehung auf x zwischen $x = -a$ und $x = a$ genommen und drückt das Trägheitsmoment des ganzen Ellipsoids aus.

Integriert man in Beziehung auf z, so erhält man

$$(x^2 + y^2)\, z\, dx\, dy + \text{const.}$$

Die beiden durch die Gleichung (a) gegebenen Gränzen sind

$$z = \pm c \sqrt{1 - \frac{y^2}{b^2} - \frac{x^2}{a^2}},$$

daher wird das bestimmte Integral

$$2\varrho c x^2 \sqrt{1 - \frac{y^2}{b^2} - \frac{x^2}{a^2}}\, dx\, dy + 2\varrho c y^2 \sqrt{1 - \frac{y^2}{b^2} - \frac{x^2}{a^2}}\, dx\, dy$$

seyn. Setzt man zur Abkürzung

$$b^2 - \frac{b^2 x^2}{a^2} = r^2,$$

so wird das Integral des ersten Theils der vorhergehenden Formel, in Beziehung auf y,

$$\frac{2\varrho c x^2 dx}{b} \int \sqrt{r^2 - y^2}\, dy.$$

Die Gleichung des Schnittes des Ellipsoids vermittelst der Ebene der x und y, nemlich

$$\frac{y^2}{b^2} + \frac{x^2}{a^2} = 1,$$

giebt $y = \pm r$ für die zwei Gränzen des Integrals in Beziehung auf y, und da man

$$\int_{-r}^{r} \sqrt{r^2 - y^2}\, dy = \tfrac{1}{2}\pi r^2$$

hat, so folgt daraus, wenn man für r^2 seinen Werth setzt,

$$2\varrho c x^2 dx \int \sqrt{1 - \frac{y^2}{b^2} - \frac{x^2}{a^2}}\, dy = \frac{\pi\varrho b c}{a^2}(a^2 x^2 - x^4)\, dx.$$

Integriert man in Beziehung auf x von $x = -a$ bis $x = a$, so hat man daher

$$2\varrho c \int\int x^2 \sqrt{1 - \frac{y^2}{b^2} - \frac{x^2}{a^2}}\, dx\, y = \frac{4\pi\varrho a^3 b c}{15};$$

ohne neue Rechnung und durch bloſse Aenderungen der Buchstaben, hat man ebenso

$$2\varrho c \int\int y^2 \sqrt{1 - \frac{y^2}{b^2} - \frac{x^2}{a^2}}\, dx\, dy = \frac{4\pi\varrho b^3 a c}{15},$$

daher ist der Werth des Trägheitsmomentes C in Beziehung auf die Axe der z, welcher die Summe der zwei letzten Integrale ist,

$$C = \frac{4\pi\varrho a b c}{15}(a^2 + b^2).$$

Ebenso erhält man die Trägheitsmomente B und A in Beziehung auf die Axen der y und x. Da die Masse des Ellipsoids M ist, so hat man, vermöge seines Volumens (§. 89),

$$M = \frac{4\pi\varrho a b c}{3},$$

und die drei Trägheitsmomente, in Beziehung auf die Durchmesser $2a$, $2b$, $2c$, sind

$A = \frac{1}{5} M(b^2 + c^2)$, $B = \frac{1}{5} M(c^2 + a^2)$, $C = \frac{1}{5} M(a^2 + b^2)$.

Diese Durchmesser sind die drei Hauptaxen des Körpers. die sich in seinem Schwerpunkte schneiden, denn wenn man sie für die Axen der x, y, z nimmt, so sind die drei Integrale $\int xy dm$, $\int xz dm$, $\int yz dm$, wenn man sie auf das ganze Ellipsoid ausdehnt, gleich Null, weil jedes derselben aus Elementen besteht, die, paarweise genommen, gleich sind und entgegengesetzte Zeichen haben. Man sieht, daſs unter den drei Gröſsen A, B, C, die gröſste und kleinste diejenige ist, welche dem kleinsten und gröſsten der drei Durchmesser entspricht, was ohnehin, durch die Erklärung der Trägheitsmomente, einleuchtend ist.

371.

Im Falle einer Kugel hat man $a = b = c$; die drei Trägheitsmomente sind alsdann einander gleich und werden durch $\frac{8\pi}{15} \varrho a^5$ ausgedrückt. Nimmt der Halbmesser a um ein unendlich Kleines zu und geht in $a + da$ über, so drückt die entsprechende Zunahme dieses Trägheitsmomentes der Kugel, nemlich $\frac{8\pi}{3} \varrho a^4 da$ das Trägheitsmoment der sphärischen Schichte aus, deren innerer und äuſserer Halbmesser a und $a + da$ sind. Man nehme nun an, die Kugel sey nicht gleichartig, sondern nur aus gleichartigen concentrischen Schichten zusammengesetzt, so daſs, wenn man r den Halbmesser einer beliebigen Schichte nennt, die Dichtigkeit ϱ eine gegebene Function von r ist. Um das Trägheitsmoment der ganzen Kugel zu haben, muſs man das einer beliebigen Schichte, nemlich $\frac{8\pi}{3} \varrho r^4 dr$, in Beziehung auf r integrieren und das Integral auf den ganzen Halbmesser der Kugel ausdehnen; bezeichnet man daher diesen Halbmesser durch c, so hat man

$$\frac{8\pi}{3} \int_0^c \varrho r^4 dr$$

für das verlangte Trägheitsmoment.

Vergleicht man es mit dem Trägheitsmomente einer gleichartigen Kugel, die denselben Halbmesser hat und deren Dichtigkeit der mittleren Dichtigkeit derjenigen, die man betrachtet, gleich ist, so sieht man leicht, daſs es, vermöge der Erklärung des Trägheitsmomentes gröſser oder kleiner seyn muſs, und, vermöge seines Ausdruckes, auch gröſser oder kleiner seyn wird, je nachdem die Dichtigkeit ϱ fortwährend, vom Mittelpunkte nach der Oberfläche hin, wächst oder abnimmt.

372.

Die Berechnung des Trägheitsmomentes eines homogenen Körpers, der durch eine Rotationsoberfläche begränzt wird, reduciert sich auf eine einzige Integration, die von der erzeugenden krummen Linie abhängt, wenn man es in Beziehung auf die Axe der Figur nimmt. Man zerlegt alsdann den Körper in kreisförmige Ringe, die eine unendlich kleine Dicke und Breite haben, von welchen jeder seinen Mittelpunkt in der Axe hat und einerseits zwischen zwei auf der Axe senkrecht stehenden Ebenen, andererseits zwischen zwei cylindrischen Oberflächen enthalten ist, deren gemeinschaftliche Axe diese gerade Linie ist. Nennt man r den Halbmesser der inneren Oberfläche, $r + dr$ den der äuſseren und dx den Abstand der beiden Ebenen, so ist das Volumen eines Ringes $\pi (r + dr)^2 dx - \pi r^2 dx$ oder $2\pi r dr dx$, wenn man das unendlich kleine Glied der dritten Ordnung vernachlässigt. Seine Masse ist daher $2\pi\varrho r dr dx$, wenn man durch ϱ die Dichtigkeit des Körpers bezeichnet, und da alle Punkte dieses Ringes denselben Abstand r von der Axe der Figur haben, so drückt das Produkt $2\pi\varrho r^3 dr dx$ aus dieser Masse in r^2, das Trägheitsmoment in Beziehung auf diese Axe aus. Ist daher AB diese Axe und AMB die erzeugende krumme Linie (Fig. 1), und man setzt

$$AP = x, \quad PM = y,$$

so hat man das Trägheitsmoment der unendlich dünnen Schichte des Rotationskörpers, die senkrecht auf AB steht und dem Punkte P entspricht, wenn man $2\pi\varrho r^3 dr dx$, von $r = o$ bis $r = y$ integriert, was $\frac{1}{2}\pi\varrho y^4 dx$ giebt. Bezeichnet man daher durch l die Länge der Axe AB und durch μ das Trägheitsmoment des ganzen Körpers, so erhält man den Werth von μ, indem man das Differential $\frac{1}{2}\pi\varrho y^4 dx$ von $x = o$ bis $x = l$ integriert und es ergiebt sich hieraus

$$\mu = \frac{1}{2}\pi\varrho \int_o^l y^4 dx. \qquad (b)$$

Bezeichnet man durch α und β die gegebenen Werthe von x, so dafs man $\alpha < \beta$ und $\beta < l$ hat, so ist es hinreichend, von $x = \alpha$ bis $x = \beta$ zu integrieren, um das Trägheitsmoment der Schichte des Körpers zu haben, die zwischen den beiden auf der Axe senkrecht stehenden Ebenen enthalten ist, deren Abstände vom Punkte A die Gröfsen α und β sind. Ist der Körper hohl und zwischen zwei Rotationsoberflächen enthalten, die dieselbe Axe AB haben, so erhalt man sein Trägheitsmoment, indem man diesen Korper wie den Unterschied zweier Rotationsoberflächen ansieht, deren Trägheitsmomente, in Beziehung auf eine gemeinschaftliche Axe, man von einander abzieht. Verlangt man endlich das Trägheitsmoment eines Theils eines Rotationskörpers, welcher zwischen zwei durch die Axe der Figur gezogenen Ebenen enthalten ist, so ist es einleuchtend, dafs dieses Moment, in Beziehung auf diese Axe, sich zu dem des ganzen Körpers verhält, wie der Winkel der zwei Ebenen zu vier rechten Winkeln.

373.

Nimmt man einen Halbkreis für die erzeugende Linie AMB und bezeichnet den Halbmesser durch a, so hat man

$$y^2 = 2ax - x^2$$

als Werth von y^2, den man in die Formel (b) setzen mufs, und wenn man das Trägheitsmoment eines Kugelabschnittes, dessen Höhe α ist, in Beziehung auf den auf seiner Basis senkrecht stehenden Durchmesser genommen, wissen will, so mufs man in dieser Formel von $x = o$ bis $x = \alpha$ integrieren; dieses giebt

$$\mu = \tfrac{1}{2}\pi\varrho\alpha^5\left(\frac{4a^2}{3} - a\alpha + \frac{\alpha^2}{5}\right).$$

Im Falle einer ganzen Kugel setzt man $\alpha = 2a$ und hieraus folgt $\mu = \dfrac{8\pi\varrho a^5}{15}$, wie früher gefunden wurde.

Ist die erzeugende Linie eine gerade, die durch den Punkt A geht und mit der Axe AB einen Winkel einschliefst, dessen Tangente ϑ ist, so hat man

$$y = \vartheta x.$$

Ich substituiere diesen Werth in die Gleichung (b) und integriere von $x = \alpha$ bis $x = \beta$, so ergiebt sich

$$\mu = \tfrac{1}{10}\pi\varrho\vartheta^4(\beta^5 - \alpha^5).$$

Dieser Werth ist der des Trägheitsmomentes eines abgestumpften Kegels in Beziehung auf die Axe seiner Figur genommen. Nennt man a und b die Halbmesser seiner beiden Grundflächen und h seine Höhe, so hat man

$$\vartheta\alpha = a, \quad \vartheta\beta = b, \quad \beta - \alpha = h,$$

und man kann alsdann den Werth von μ unter der Form

$$\mu = \tfrac{1}{10}\pi\varrho h(a^4 + a^3 b + a^2 b^2 + a b^3 + b^4)$$

schreiben.

Im Falle, wenn der Kegel ein ganzer ist, setzt man $b = o$, und da M seine Masse ist, so hat man

$$M = \tfrac{1}{3}\pi\varrho h a^2, \quad \mu = \tfrac{3}{10} M a^2.$$

Geht der abgestumpfte Kegel in einen Cylinder über, so setzt man $b = a$, und da die Masse immer M ist, so folgt hieraus

$$M = \pi\varrho h a^2, \quad \mu = \tfrac{1}{2} M a^2.$$

374.

Kennt man das Trägheitsmoment eines Körpers in Beziehung auf eine Axe, die durch den Schwerpunkt geht, so kann man daraus leicht das Trägheitsmoment desselben Körpers in Beziehung auf jede Axe, die mit der ersten parallel ist, finden.

Denn man verlege den Anfangspunkt der Coordinaten in den Schwerpunkt und nehme die erste Axe für die der z. Seyen α und β die Coordinaten des Punktes, in welchem die zweite Axe die Ebene der x und y schneidet, auf welcher diese zweite Axe ebenfalls senkrecht steht. Man bezeichne durch a den Abstand des Schwerpunktes von der zweiten Axe, durch r den Abstand eines beliebigen Elementes dm des Körpers von der ersten Axe, durch r' den Abstand desselben materiellen Punktes von der zweiten Axe. Das bekannte Trägheitsmoment ist $\int r^2 dm$, und das verlangte wird $\int r'^2 dm$ seyn, indem sich diese Integrale auf die ganze Masse des Körpers erstrecken. Wir haben aber

$$r'^2 = (x-\alpha)^2 + (y-\beta)^2 = x^2 + y^2 - 2\alpha x - 2\beta y + \alpha^2 + \beta^2;$$

multipliciert man durch dm, integriert und bemerkt, dafs

$$x^2 + y^2 = r^2, \quad \alpha^2 + \beta^2 = a^2,$$

so hat man daher

$$\int r'^2 dm = \int r^2 dm - 2\alpha \int x dm - 2\beta \int y dm + \alpha^2 \int dm.$$

Die Integrale $\int x dm$, $\int y dm$ sind aber Null, weil der Schwerpunkt auf der Axe der z liegt (§. 368), außerdem ist $\int dm$ die ganze Masse des Körpers, welche ich durch M bezeichne, daher reduciert sich die vorhergehende Gleichung auf

$$\int r'^2 dm = \int r^2 dm + M\alpha^2.$$

Folglich hat man das verlangte Trägheitsmoment, wenn man zu dem gegebenen die Masse des Körpers, multipliciert durch das Quadrat des Abstandes des Schwerpunktes von der neuen Axe, addiert.

Nach dieser Regel hat man unmittelbar das Trägheitsmoment einer Kugel, die gleichartig oder aus concentrischen Schichten zusammengesetzt ist, in Beziehung auf eine beliebige Axe, weil dieses Moment in Beziehung auf alle Axen bekannt ist, die durch den Mittelpunkt der Figur gehen, welcher zugleich der Schwerpunkt ist.

Bei einem beliebigen Körper ist das Trägheitsmoment, in Beziehung auf eine Axe, die durch den Schwerpunkt geht, kleiner, als in Beziehung auf jede andere Axe, die mit dieser parallel ist. Die Trägheitsmomente eines und desselben Körpers sind gleich in Beziehung auf alle Axen, die unter einander parallel und gleichweit vom Schwerpunkte entfernt sind. Ihr gemeinschaftlicher Werth nimmt zu, so wie sie sich von diesem Punkte entfernen.

375.

Das Trägheitsmoment eines Körpers ändert sich nicht blos mit der absoluten Lage der Axe, auf welche man es bezieht, sondern auch mit der Richtung dieser geraden Linie. Um zu zeigen, welchen Einfluſs diese Richtung auf die Gröſse des Trägheitsmomentes eines beliebigen Körpers hat, suche man das der Masse M in Beziehung auf eine Axe, die durch den Anfangspunkt der Coordinaten gezogen ist und mit den Axen der x, y, z die drei gegebenen Winkel α, β, γ einschlieſst.

Sey p die vom Elemente dm auf die neue Axe gefällte senkrechte Linie, D der Abstand dieses materiellen Punktes vom Anfangspunkte der Coordinaten, δ der Winkel, der zwischen der Linie D und der neuen Axe enthalten ist. Da x, y, z die Coordinaten von dm sind, so werden die Cosinus der Winkel, welche die Richtung des Radius Vector D mit den Axen dieser Coordinaten einschliefsen, $\frac{x}{D}, \frac{y}{D}, \frac{z}{D}$ seyn, daher hat man (§. 9)

$$\cos\delta = \frac{x}{D}\cos\alpha + \frac{y}{D}\cos\beta + \frac{z}{D}\cos\gamma.$$

Aufserdem hat man

$$p = D\sin\delta, \quad p^2 = D^2 - (D\cos\delta)^2;$$

substituiert man daher statt $D\cos\delta$ die vorhergehende Formel, nachdem man sie mit D multipliciert hat und setzt $x^2 + y^2 + z^2$ statt D^2, so folgt hieraus

$$p^2 = x^2\sin^2\alpha + y^2\sin^2\beta + z^2\sin^2\gamma$$
$$- 2xy\cos\alpha\cos\beta - 2xz\cos\alpha\cos\gamma - 2yz\cos\beta\cos\gamma,$$

woraus

$$\int p^2 dm = \sin^2\alpha\int x^2 dm + \sin^2\beta\int y^2 dm + \sin^2\gamma\int z^2 dm$$
$$- 2\cos\alpha\cos\beta\int xy\,dm - 2\cos\alpha\cos\gamma\int xz\,dm$$
$$- 2\cos\beta\cos\gamma\int yz\,dm$$

folgt.

Vermittelst dieser Formel hat man daher das Trägheitsmoment $\int p^2 dm$ in Beziehung auf eine Axe von gegebener Richtung, die durch den Anfangspunkt der Coordinaten geht, wenn man die sechs Integrale $\int x^2 dm$, $\int y^2 dm$, $\int z^2 dm$, $\int xy\,dm$, $\int xz\,dm$, $\int yz\,dm$, auf die Masse des Korpers ausgedehnt und auf die Coordinatenaxen bezogen, kennt. Sind diese drei geraden Linien die Hauptaxen, so sind die drei letzten Integrale Null (§. 368) und die vorhergehende Formel reduciert sich auf

$$\int p^2 dm = \sin^2\alpha\int x^2 dm + \sin^2\beta\int y^2 dm + \sin^2\gamma\int z^2 dm.$$

In Folge der Gleichung

$$\cos^2\alpha + \cos^2\beta + \cos^2\gamma = 1$$

hat man

$$\sin^2\alpha = \cos^2\beta + \cos^2\gamma$$
$$\sin^2\beta = \cos^2\gamma + \cos^2\alpha$$
$$\sin^2\gamma = \cos^2\alpha + \cos^2\beta,$$

wodurch der Werth von $\int p^2 dm$ in folgenden übergeht:

$$\int p^2 dm = \left(\int y^2 dm + \int z^2 dm\right)\cos^2\alpha$$
$$+ \left(\int z^2 dm + \int x^2 dm\right)\cos^2\beta$$
$$+ \left(\int x^2 dm + \int y^2 dm\right)\cos^2\gamma.$$

Zieht man daher jedes Paar Integrale in ein einziges zusammen und bezeichnet, wie in §. 368, durch A, B, C die Trägheitsmomente in Beziehung auf die Axen der x, y, z, so hat man zuletzt

$$\int p^2 dm = A \cos^2 \alpha + B \cos^2 \beta + C \cos^2 \gamma. \qquad (c)$$

Es ist daher hinreichend, wenn man die drei Trägheitsmomente in Beziehung auf die drei Hauptaxen kennt, die sich in einem gegebenen Punkte schneiden, um daraus sogleich das Trägheitsmoment in Beziehung auf eine beliebige Axe, die durch diesen Punkt geht, ableiten zu können, und wenn man dieses Resultat mit dem des vorhergehenden Paragraphen vergleicht, so sieht man, daſs die Berechnung aller Trägheitsmomente desselben Körpers darauf zurückkommt, die drei Hauptträgheitsmomente zu bestimmen, die seinem Schwerpunkte entsprechen. Hat man z. B. (§. 370) die Werthe der drei Trägheitsmomente für den Fall eines gleichartigen Ellipsoids berechnet, so kann man das Trägheitsmoment dieses Körpers, in Beziehung auf jede Axe, als bekannt ansehen.

376.

Das gröſste und kleinste der drei Hauptträgheitsmomente A, B, C, die in der Formel (c) vorkommen, ist auch das gröſste oder kleinste aller Trägheitsmomente desselben Körpers in Beziehung auf Axen, die durch den Anfangspunkt der Coordinaten gehen.

Sey nemlich A die gröſste unter den Gröſsen A, B, C; setzt man $1 - \cos^2 \beta - \cos^2 \gamma$ statt $\cos^2 \alpha$ in die Gleichung (c), so hat man

$$\int p^2 dm = A - (A - B) \cos^2 \beta - (A - C) \cos^2 \gamma,$$

woraus sich ergiebt, daſs $\int p^2 dm$ kleiner als A ist, wie auch die Winkel β und γ beschaffen seyn mögen. Ist ebenso C die kleinste der drei Gröſsen A, B, C, so sieht man, wenn man die Gleichungen (c) unter die Form

$$\int p^2 dm = C + (A - C) \cos^2 \alpha + (A - B) \cos^2 \beta$$

bringt, daſs man beständig

$$\int p^2 dm > C$$

hat.

In dem besonderen Falle, wenn die drei Gröſsen A, B, C gleich sind, hat man auch $\int p^2 dm = A$, wie auch die

Richtung der Axe, auf welcher das Trägheitsmoment $\int p^2 dm$ bezogen wird, beschaffen sey. Die Trägheitsmomente sind daher alsdann in Beziehung auf alle Axen, die durch den Anfangspunkt der Coordinaten gehen, gleich. Dies ist bei einer Kugel der Fall, welche gleichartig oder aus gleichartigen concentrischen Schichten zusammengesetzt ist, wenn man den Anfangspunkt der Coordinaten in den Mittelpunkt verlegt; auch findet es bei einem Würfel, bei dem regelmäfsigen Octaëder und anderen gleichartigen Körpern statt, deren drei Hauptträgheitsmomente nicht verschieden seyn können, sobald man den Anfangspunkt der Coordinaten in den Mittelpunkt der Figur verlegt.

Hat man nur $A = B$, so reduciert sich die Gleichung (c) auf

$$\int p^2 dm = A \sin^2 \gamma + C \cos^2 \gamma,$$

und da dieser Werth von $\int p^2 dm$ von den Winkeln α und β unabhängig ist, so ist das Tragheitsmoment dasselbe für alle durch den Anfangspunkt der Coordinaten gezogenen Axen, die denselben Winkel γ mit der Axe der z einschliefsen. Dies ist bei einem gleichartigen Rotationskorper der Fall, wenn diese Linie die Axe seiner Figur ist.

Nach dem, was man schon in §. 374 gesehen hat, können wir jetzt sagen, dafs das kleinste aller Trägheitsmomente, die ein Körper haben kann, einer der drei Hauptaxen entspricht, die sich in seinem Schwerpunkte schneiden. So z. B. bezieht sich das kleinste aller Trägheitsmomente eines gleichartigen Ellipsoids auf den gröfsten seiner rechtwinkligen conjugierten Durchmesser.

377.

Wir wollen jetzt das Vorhandenseyn der Hauptaxen, das wir bisher vorausgesetzt haben, beweisen und ihre Richtung für jeden Punkt eines Körpers von beliebiger Gestalt bestimmen. Es ist aber nöthig, zu diesem Zwecke an die allgemeinen Formeln der Coordinatenverwandlung zu erinnern, welche wir ohnehin bei anderen Gelegenheiten brauchen werden.

Seyen x, y, z die drei Coordinaten eines beliebigen Punktes M, die auf die drei rechtwinkligen Axen Ox, Oy, Oz bezogen sind (Fig. 2). Man bezeichne durch x_1, y_1, z_1 die Coordinaten desselben Punktes, die denselben Anfangspunkt haben, aber auf die drei Axen Ox_1, Oy_1, Oz_1 bezogen sind, welche ebenfalls auf einander senkrecht stehen. Vom Punkte M fälle man die senkrechten Linien MP und MK auf die Axe Ox und auf die Ebene der x_1 und y_1, und vom Punkte K eine senkrechte Linie KH auf die Axe Ox_1, so daſs man

$$OP = x, \quad OH = x_1, \quad KH = y_1, \quad MK = z_1.$$

hat.

Die Projection der gebrochenen Linie $MKHO$ auf die Axe Ox ist OP; die Projectionen ihrer Theile OH, KH, MK sind diesen geraden Linien mit den Cosinus der Winkel, welche die Axen x_1, y_1, z_1 mit der Axe Ox einschlieſsen, multipliciert, gleich. Nimmt man deren Summe, so hat man daher

$$x = x_1 \cos xOx_1 + y_1 \cos xOy_1 + z_1 \cos xOz_1.$$

Die Figur setzt voraus, daſs diese drei Winkel spitz und die drei Coordinaten x_1, y_1, z_1 positiv sind, in welchem Falle ihre Projectionen auf die Richtung von Ox selbst fallen und ihrer absoluten Gröſse nach addiert werden müssen. Man kann sich aber leicht überzeugen, daſs diese Gleichung in allen Fällen statt haben wird, wenn man die Zeichen der Coordinaten x_1, y_1, z_1, der Cosinus und der Abscisse x berücksichtigt. Man sieht z. B. leicht ein, daſs, wenn die Abscisse x_1 negativ und der Winkel xOx_1 spitz ist, oder, wenn diese Abscisse positiv und der Winkel stumpf ist, die Projection von OH auf die Verlängerung von Ox fällt und der absolute Werth dieser Projection abgezogen werden muſs. Dagegen sieht man, daſs er addiert werden muſs, wenn diese Abscisse x_1 negativ und der Winkel xOx_1 zu gleicher Zeit stumpf ist, was in beiden Fällen, mit dem Zeichen des Produktes $x_1 \cos xOx_1$ zusammenstimmt.

Ebenso sieht man, daſs die Projectionen der gebrochenen Linie $MKHO$ auf die Axen Oy und Oz oder auf ihre Verlängerungen, immer gleich y und z sind. Dies vorausgesetzt, setzt man

$$\cos xOx_1 = a, \quad \cos xOy_1 = b, \quad \cos xOz_1 = c$$
$$\cos yOx_1 = a', \quad \cos yOy_1 = b', \quad \cos yOz_1 = c'$$
$$\cos zOx_1 = a'', \quad \cos zOy_1 = b'', \quad \cos zOz_1 = c'',$$

so hat man

$$\left.\begin{aligned} x &= a x_1 + b y_1 + c z_1 \\ y &= a' x_1 + b' y_1 + c' z_1 \\ z &= a'' x_1 + b'' y_1 + c'' z_1 \end{aligned}\right\} \quad (1)$$

Diese neun Cosinus $a, b \ldots$ sind durch sechs Gleichungen mit einander verbunden, nemlich

$$\left.\begin{aligned} a^2 + a'^2 + a''^2 &= 1, & ab + a'b' + a''b'' &= o \\ b^2 + b'^2 + b''^2 &= 1, & ac + a'c' + a''c'' &= o \\ c^2 + c'^2 + c''^2 &= 1, & bc + b'c' + b''c'' &= o \end{aligned}\right\} \quad (2)$$

Die erste z. B. folgt daraus, dafs a, a', a'' die Cosinus der Winkel sind, welche dieselbe gerade Linie Ox_1 mit den drei rechtwinkligen Axen Ox, Oy, Oz einschliefst, und die vierte daraus, dafs diese Linie Ox_1 und die Linie Oy_1, welcher die Cosinus b, b', b'' entsprechen, auf einander senkrecht stehen. Man erhält auch diese sechs Gleichungen, wenn man die Werthe von x, y, z in die Gleichung

$$x^2 + y^2 + z^2 = x_1^2 + y_1^2 + z_1^2$$

substituiert, deren zwei Theile das Quadrat von OM sind und die daher eine identische seyn mufs.

Berücksichtigt man die Gleichungen (2), so geben die Gleichungen (1)

$$\left.\begin{aligned} x_1 &= a x + a' y + a'' z \\ y_1 &= b x + b' x + b'' z \\ z_1 &= c x + c' y + c'' z \end{aligned}\right\} \quad (3)$$

und man kann die Gleichungen (2) durch folgende ersetzen:

$$\left.\begin{aligned} a^2 + b^2 + c^2 &= 1, & aa' + bb' + cc' &= o \\ a'^2 + b'^2 + c'^2 &= 1, & aa'' + bb'' + cc'' &= o \\ a''^2 + b''^2 + c''^2 &= 1, & a'a'' + b'b'' + c'c'' &= o \end{aligned}\right\} \quad (4)$$

Die Vergleichung dieser Formeln mit denen des §. 277 zeigt deutlich die Analogie, welche zwischen den Projectionen gerader Linien und ebener Oberflächen statt findet, woraus sich die Identität der Zusammensetzung der durch Linien dargestellten Kräfte mit der Zusammensetzung der durch ebene Flächen dargestellten Momente ergiebt.

378.

Bei der Umbildung der Coordinaten mufs man daher sechs von den neun Coefficienten $a, b, \ldots$ als Functionen der drei übrigen ansehen, die entweder durch die Gleichungen

(2) oder durch die Gleichungen (4) bestimmt sind. Es ist aber besser, diese neun Coefficienten vermittelst drei neuer Gröſsen auszudrücken und durch Formeln, die den Gleichungen (2) oder (4) Genüge leisten.

Zu diesem Ende nehme man an, die gerade Linie NON' (Fig. 3) sey der Durchschnitt der Ebene der x_1 und y_1 mit der Ebene der x und y und setze

$$NOx = \psi, \quad NOx_1 = \varphi, \quad zOz_1 = \vartheta.$$

Diese drei Winkel ψ, φ, ϑ, bestimmen, ohne Zweideutigkeit, die Lage der Axen der x_1, y_1, z_1 in Beziehung auf die der x, y, z, sobald man nur vorläufig über die Richtung übereingekommen ist, nach welcher diese Winkel gezählt werden sollen. Zur gröſseren Einfachheit nehme ich an, daſs die Ebene der x und y horizontal und die verticale Axe der positiven z im Sinne der Schwere gerichtet ist.

Der Winkel ϑ erstreckt sich von 0 bis 180°; je nachdem er spitz oder stumpf ist, liegt die Axe Oz_1 unter oder über der Ebene der x und y. Für $\vartheta = o$ fällt Oz_1 mit Oz zusammen und für $\vartheta = 180^0$ fallt Oz_1 auf die Verlängerung von Oz.

Bei der Bewegung eines festen Körpers um den Punkt O, sind die Axen Ox_1, Oy_1, Oz_1 feste gerade Linien im Inneren des Körpers, die sich mit ihm bewegen, und die Axen Ox, Oy, Oz sind feste gerade Linien im Raume. Es kann also auch seyn, daſs die Winkel ψ und φ positiv oder negativ sind und einen oder mehrere Kreisumfänge enthalten. In einem beliebigen Augenblicke hat man aber immer

$$\psi = 2n\pi + u, \quad \varphi = 2i\pi + v,$$

indem man durch n und i ganze Zahlen, die positiv, negativ oder gleich Null seyn können, und durch u und v positive Veränderliche, die kleiner als 2π sind, bezeichnet. Der Winkel u wird aber, von der geraden Linie Ox aus, in der durch den Pfeil s angedeuteten Richtung gezählt, so daſs z. B. die Linie ON mit Ox für $u = o$, mit der Verlängerung von Oy für $u = 90^0$, mit der von Ox für $u = 180^0$ und mit Oy für $u = 270^0$ zusammen fallen wird. Der Winkel v wird von ON aus über die Ebene der x und y gezählt, so daſs die Axe Ox_1 über dieser Ebene ist, wenn v kleiner als 180°, und unter derselben, wenn dieser Winkel gröſser als

180^0 ist. Ist $\nu = o$, so fällt die Axe Ox_1 mit der Linie ON zusammen und für $\nu = 180^0$ trifft sie auf die Verlängerung ON' von ON. In allen Fällen ist der spitze oder stumpfe Winkel ϑ der Ebenenwinkel, dessen Kante ON ist und dessen Seitenflächen die auf ihre Theile u und ν reducierten Winkel NOx und NOx_1 sind. Die Figur setzt voraus, dafs die drei Winkel u, ν und ϑ spitz sind.

Dies vorausgesetzt, ist der Winkel ψ gegeben, so trage man seinen Theil u auf die horizontale Ebene, von Ox ausgehend und in dem Sinne des Pfeils s, wodurch die Lage der Linie ON bestimmt wird. Da der Winkel φ ebenfalls gegeben ist, so trage man zuerst seinen Theil ν auf die horizontale Ebene, von ON ausgehend und im Sinne des Pfeils s', d. h. in dem entgegengesetzten Sinne von s. Alsdann drehe man die Ebene des Winkels φ um ON, so dafs der an ON anliegende Theil von φ sich über die horizontale Ebene erhebt. Hat diese Ebene den gegebenen Winkel ϑ beschrieben, so wird die andere Seite des Winkels φ die wahre Lage der Axe Ox_1 über oder unter der horizontalen Ebene seyn, je nachdem man $\nu < 180^0$ oder $\nu > 180^0$ hat. Vermehrt man den Winkel u, in seiner Ebene, um 90^0, so hat man die Lage der Axe Oy, und nachdem man eine senkrechte Linie auf diese Ebene gezogen hat, so nimmt man für Oz_1 den Theil dieser Linie, welcher unter oder über der horizontalen Ebene liegt, je nachdem der Winkel ϑ spitz oder stumpf ist.

Die drei Axen Ox_1, Oy_1, Oz_1 sind auf diese Weise in Beziehung auf die Axen Ox, Oy, Oz, vermittelst der Winkel ψ, φ, ϑ vollkommen bestimmt, es müssen daher die neun Cosinus a, b... Functionen dieser drei Winkel seyn, und wenn man ihnen die eben erklärten Richtungen giebt, so hat man wirklich

$$\left.\begin{aligned}
a &= \cos\vartheta \sin\psi \sin\varphi + \cos\psi \cos\varphi \\
b &= \cos\vartheta \sin\psi \cos\varphi - \cos\psi \sin\varphi \\
c &= \sin\vartheta \sin\psi \\
a' &= \cos\vartheta \cos\psi \sin\varphi - \sin\psi \cos\varphi \\
b' &= \cos\vartheta \cos\psi \cos\varphi + \sin\psi \sin\varphi \\
c' &= \sin\vartheta \cos\psi \\
a'' &= -\sin\vartheta \sin\varphi \\
b'' &= -\sin\vartheta \cos\varphi \\
c'' &= \cos\vartheta
\end{aligned}\right\} \quad (5)$$

Man überzeugt sich leicht, dafs diese Werthe von a, b... die Gleichungen (3) und (4) identisch machen und daraus durchaus kein Zusammenhang zwischen den Winkeln ψ, φ, ϑ entsteht.

379.

Wiewohl die Formeln (5) allgemein bekannt sind, so wird es doch nicht undienlich seyn, die folgende Art, zu denselben zu gelangen, anzugeben.

Man weifs, dafs, wenn α, β, γ die drei Winkel eines sphärischen Dreiecks, und A der der Seite α entgegengesetzte Winkel ist, alsdann

$$\cos\alpha = \cos A \sin\beta \sin\gamma + \cos\beta \cos\gamma$$

ist. Denken wir uns aber eine Kugel, die vom Punkte O als Mittelpunkt und mit einem beliebigen Halbmesser beschrieben ist, so hat man auf dieser Oberfläche ein Dreieck, das durch die drei Bogen, die den Winkeln NOx, NOx_1, xOx_1 entsprechen, gebildet wird, in welchem der der letzteren Seite entgegengesetzte Winkel gleich ϑ seyn wird; da nun $NOx = \psi$ und $NOx_1 = \varphi$ ist, so hat man

$$\cos xOx_1 = a = \cos\vartheta \sin\psi \sin\varphi + \cos\psi \cos\varphi.$$

Diese Gleichung hat für alle Werthe von φ und ψ statt, daher kann man annehmen, dafs φ in $\varphi + 90^0$ übergeht, alsdann nimmt die Axe Ox_1 die Stelle von Oy_1 ein, der Winkel xOx_1 wird xOy_1, und man hat

$$\cos xOy_1 = b = \cos\vartheta \sin\psi \cos\varphi - \cos\psi \sin\varphi.$$

Setzt man ebenso $\psi + 90^0$ an die Stelle von ψ, in der vorhergehenden Gleichung, so geht die Axe Ox in die Axe Oy und der Winkel xOx_1 in yOx_1 über, so dafs man

$$\cos yOx_1 = a' = \cos\vartheta \cos\psi \sin\varphi - \sin\psi \cos\varphi$$

hat. Setzt man in der vorhergehenden Gleichung $\psi + 90^0$ und $\varphi + 90^0$ statt ψ und φ, so wird der Winkel xOx_1 durch den Winkel yOy_1 ersetzt, und es folgt daraus

$$\cos yOy_1 = b' = \cos\vartheta \cos\psi \cos\varphi + \sin\psi \sin\varphi.$$

Man betrachte ebenso das sphärische Dreieck, dessen drei Seiten den Winkeln NOx, NOz_1, xOz_1 entsprechen. Der der letzten Seite entgegengesetzte Winkel ist $90^0 - \vartheta$, aufserdem hat man $NOx = \psi$ und $NOz_1 = 90^0$. Setzt man

$A = 90^0 - \vartheta$, $\beta = \psi$, $\gamma = 90^0$, $\alpha = xOz_1$, so reduciert sich die allgemeine Gleichung auf

$$\cos xOz_1 = c = \sin\vartheta \sin\psi,$$

woraus man auch

$$\cos yOz_1 = c' = \sin\vartheta \cos\psi$$

findet, wenn man $\psi + 90^0$ statt ψ setzt, wodurch die Axe Ox in Oy und der Winkel xOz_1 in den Winkel yOz_1 übergeht.

Endlich ist in dem sphärischen Dreiecke, dessen Seiten den Winkeln NOz, NOx_1, zOx_1 entsprechen, der der letzten Seite entgegengesetzte Winkel gleich $\vartheta + 90^0$ und man hat $NOz = 90^0$ und $NOx_1 = \varphi$. Setzt man daher $A = 90^0 + \vartheta$, $\beta = 90^0$, $\gamma = \varphi$, $\alpha = zOx_1$, in der allgemeinen Gleichung, so hat man

$$\cos zOx_1 = a'' = -\sin\vartheta \sin\varphi.$$

Setzt man $\varphi + 90^0$ statt φ, so geht die Axe Ox_1 in Oy_1 über, und der Winkel zOx_1 verwandelt sich in zOy_1; daher haben wir auch

$$\cos zOy_1 = b'' = -\sin\vartheta \cos\varphi.$$

Was den neunten Cosinus c'' betrifft, so hat man

$$c'' = \cos zOz_1 = \cos\vartheta.$$

380.

Man setze jetzt, die Coordinatenaxen x_1, y_1, z_1 seyen die Hauptaxen, die sich im Punkte O schneiden, so hat man nach ihrer Erklärung (§. 368)

$$\int x_1 y_1 dm = o,\quad \int z_1 x_1 dm = o,\quad \int y_1 z_1 dm = o \qquad (a)$$

und es mufs blos bewiesen werden, dafs diese drei Gleichungen immer reelle Werthe für die Winkel φ, ψ, ϑ geben.

Setzt man, zur Abkürzung,

$$X = x\cos\psi - y\sin\psi$$
$$Y = x\cos\vartheta\sin\psi + y\cos\vartheta\cos\psi - z\sin\vartheta$$

und substituiert die Formeln (5) in die Gleichung (3), so hat man

$$x_1 = Y\sin\varphi + X\cos\varphi$$
$$y_1 = Y\cos\varphi - X\sin\varphi$$
$$z_1 = x\sin\vartheta\sin\psi + y\sin\vartheta\cos\psi + z\cos\vartheta$$

Vermittelst dieser Werthe erhält die erste Gleichung (a) die Form

$$\sin 2\varphi \int (X^2 - Y^2)\, dm = 2 \cos 2\varphi \int X Y\, dm \qquad (b)$$

und die zwei letzteren werden

$$\cos\varphi \int Y z_1\, dm - \sin\varphi \int X z_1\, dm = o$$
$$\sin\varphi \int Y z_1\, dm + \cos\varphi \int X z_1\, dm = o.$$

Addiert man diese letzteren Gleichungen, nachdem man sie mit $\cos\varphi$ und $\sin\varphi$ oder mit $\sin - \varphi$ und $\cos\varphi$ multipliciert hat, so werden sie durch folgende

$$\int Y z_1\, dm = o, \quad \int X z_1\, dm = o$$

ersetzt, die den Winkel φ nicht weiter enthalten. Ich substituiere statt X, Y, z, ihre Werthe und setze

$$\int x^2 dm = f, \quad \int y^2 dm = g, \quad \int z^2 dm = h$$
$$\int yz\, dm = f', \quad \int zx\, dm = g', \quad \int xy\, dm = h',$$

indem man diese sechs Integrale auf die ganze Masse des Körpers, den man betrachtet, ausdehnt. Hieraus folgt

$$(f \sin^2\psi + 2h' \sin\psi \cos\psi + g \cos^2\psi - h) \sin\vartheta \cos\vartheta$$
$$+ (g' \sin\psi + f' \cos\psi)(\cos^2\vartheta - \sin^2\vartheta) = o$$
$$[h'(\cos^2\psi - \sin^2\psi) + (f - g)\sin\psi\cos\psi] \sin\vartheta$$
$$+ (g' \cos\psi - f' \sin\psi) \cos\vartheta = o.$$

Setzt man aber

$$\tang\psi = u, \quad \sin\psi = \frac{u}{\sqrt{1+u^2}}, \quad \cos\psi = \frac{1}{\sqrt{1+u^2}},$$

so giebt die zweite dieser Gleichungen

$$\tang\vartheta = \frac{(f'u - g')\sqrt{1+u^2}}{h'(1-u^2) + (f-g)u} \qquad (c)$$

und die erste erhält die Form

$$[(f-h)u^2 + 2h'u + g - h] \frac{\tang\vartheta}{\sqrt{1+u^2}}$$
$$+ g'u + f' = (g'u + f') \tang^2\vartheta.$$

Setzt man hier statt $\tang\vartheta$ ihren Werth, so wird diese Gleichung

$$[(f-h)u^2 + 2h'u + g - h](f'u - g')$$
$$+ [h'(1-u^2) + (f-g)u](g'u + f') = \frac{(g'u+f')(f'u-g')^2(1+u^2)}{h'(1-u^2) + (f-g)u}.$$

Der erste Theil derselben ist

$$= [hg' - gg' + f'h' - (hf' - ff' + g'h')u](1 + u^2),$$

daher hat man schliefslich

$$[gg' - hg' - f'h' + (hf' - ff' + g'h')u][h'(1 - u^2) + (f - g)u] + (g'u + f')(f'u - g')^2 = 0. \qquad (d)$$

Die Gleichungen (a) sind daher durch die Gleichungen (b), (c), (d) ersetzt. Da aber diese letzte Gleichung vom dritten Grade ist, so hat sie wenigstens eine reelle Wurzel, daher hat man einen reellen Werth von u oder tang ϑ, welchem ein Winkel ψ, der kleiner als $\frac{1}{2}\pi$ ist, und ein anderer, der um π gröfser als der erste ist, entspricht, welche Winkel den zwei Theilen ON und ON' des Durchschnittes der unbekannten Ebene der x_1 und y_1 mit der gegebenen Ebene der x und y entsprechen. Wegen der Wurzelgröfse $\sqrt{1+u^2}$ giebt alsdann die Gleichung (c) zwei Werthe von tang ϑ, die gleich sind und entgegengesetzte Zeichen haben, und einem spitzen Winkel oder seinem Supplemente angehören, d. h. der Axe Oz_1 oder ihrer Verlängerung. Endlich kann man aus der Gleichung (b) einen reellen Werth von tang 2φ ableiten, dem zwei Werthe von φ entsprechen, von welchen der eine kleiner als $\frac{1}{2}\pi$ ist und der andere um $\frac{1}{2}\pi$ gröfser als der erste ist. Nimmt man den ersten für den Werth des Winkels NOx_1, so ist der zweite der Werth des Winkels NOy_1, und da alles in Beziehung auf die beiden Axen Ox_1 und Oy_1 ähnlich ist, so müssen sie durch dieselbe Gleichung bestimmt seyn.

Ebenso sieht man, dafs die drei Wurzeln der Gleichung (d) reell seyn müssen und die Tangenten der Winkel vorstellen, die zwischen der Axe Ox und den drei geraden Linien enthalten sind, nach welchen die Ebenen der Coordinaten x_1, y_1, z_1, die Ebene der x und y schneiden. Denn diese drei Tangenten müssen durch dieselbe Gleichung gegeben seyn, da man in der Rechnung keinen Unterschied zwischen den drei Hauptaxen, deren Lage man sieht, andeuten kann.

Wir können daher aus dieser Analyse schliefsen, dafs es immer drei rechtwinklige Hauptaxen giebt, die sich in einem gegebenen Punkte O schneiden, und dafs es im Allgemeinen nur ein einziges System von Hauptaxen giebt. Damit mehrere vorhanden sind, mufs die Gleichung (d) von einem höheren, als dem dritten Grade seyn und dreimal so viel reelle Wurzeln haben, als solche Systeme vorhanden sind. In gewissen Fällen werden aber die Gleichungen, von welchen die Werthe von ψ, ϑ, φ abhängen, identisch, und alsdann ist die Anzahl der Hauptaxen unendlich grofs. Wir könnten diese besonderen Fälle durch die Untersuchung der in Rede stehenden Gleichungen bestimmen; man kommt aber noch bequemer durch folgende Betrachtungen dazu.

381.

Vermöge der Formeln (1) und der Gleichungen (a), welche die Hauptaxen Ox_1, Oy_1, Oz_1 charakterisieren, hat man offenbar

$$\int xy\,dm = aa' \int x_1^2 dm + bb' \int y_1^2 dm + cc' \int z_1^2 dm$$
$$\int zx\,dm = aa'' \int x_1^2 dm + bb'' \int y_1^2 dm + cc'' \int z_1^2 dm$$
$$\int yz\,dm = a'a'' \int x_1^2 dm + b'b'' \int y_1^2 dm + c'c'' \int z_1^2 dm.$$

Sind aber die drei Integrale $\int x_1^2 dm$, $\int y_1^2 dm$, $\int z_1^2 dm$ gleich, so reducieren sich diese Werthe von $\int xy\,dm$, $\int zx\,dm$, $\int yz\,dm$, in Folge der drei letzten Gleichungen (4), auf Null. Daher bilden in diesem Falle die drei Linien Ox, Oy, Oz ein zweites System von Hauptaxen und da ihre Richtung in Beziehung auf die Axen Ox_1, Oy_1, Oz_1 völlig unbestimmt bleibt, so folgt hieraus, dafs alle Systeme rechtwinkliger Axen, die man durch den Punkt O ziehen kann, Hauptaxen sind. Dieser Fall ist der, wenn die drei Hauptträgheitsmomente gleich sind, denn daraus, dafs man

$$\int x_1^2 dm = \int y_1^2 dm = \int z_1^2 dm$$

setzt, folgt

$$\int (x_1^2 + y_1^2) dm = \int (x_1^2 + z_1^2) dm = \int (y_1^2 + z_1^2) dm.$$

Sind nur zwei von den drei Tragheitsmomenten gleich, z. B. diejenigen, welche sich auf die Axen Ox_1 und Oy_1 beziehen, so dafs man

$$\int (y_1^2 + z_1^2) dm = \int (x_1^2 + z_1^2) dm$$

hat, so giebt es noch eine unendliche Anzahl Systeme von Hauptaxen, die alle eine gemeinschaftliche Axe, nemlich die Axe Oz_1 haben. Denn in diesem Falle sind die zwei Integrale $\int y_1^2 dm$ und $\int x_1^2 dm$ gleich und in Folge der letzten Gleichungen (4), konnen die Werthe von $\int xy\,dm$, $\int zx\,dm$ und $\int yz\,dm$ unter die Form

$$\int xy\,dm = cc'(\int z_1^2 dm - \int x_1^2 dm)$$
$$\int zx\,dm = cc''(\int z_1^2 dm - \int x_1^2 dm)$$
$$\int yz\,dm = c'c''(\int z_1^2 dm - \int x_1^2 dm)$$

gebracht werden. Läſst man aber die Axe Oz mit der Hauptaxe Oz_1 zusammen fallen, so sind die Winkel xOz_1 und yOz_1 rechte Winkel, alsdann hat man $c = o$ und $c' = o$ und daher

$$\int xy\,dm = o, \quad \int zx\,dm = o, \quad \int yz\,dm = o.$$

In diesem Falle ist daher jedes durch die Axe Oz, und die beiden anderen rechtwinkligen Axen, die willkührlich durch den Punkt O gezogen sind, gebildete System, ein System von Hauptaxen.

Sind endlich die drei Hauptträgheitsmomente ungleich, so kann man sicher seyn, daſs es nur ein System von Hauptaxen giebt. Denn sey A das gröſste dieser drei ungleichen Momente; man nehme für den Augenblick an, es sey noch ein zweites System von Hauptaxen vorhanden und bezeichne durch A' das gröſste der drei darauf bezogenen Momente, so muſs, nach dem Lehrsatze des §. 376, zu gleicher Zeit $A > A'$ und $A' > A$ seyn, was unmöglich ist und daher die Annahme eines zweiten Systems von Hauptaxen nicht zuläſst.

382.

Die Punkte eines Körpers, wenn solche wirklich vorhanden sind, für welche die drei Hauptträgheitsmomente und daher alle Trägheitsmomente gleich sind, haben, wie man weiter sehen wird, eine merkwürdige Eigenschaft rücksichtlich der Rotation dieses Körpers. Es ist daher von Nutzen, sie zu bestimmen, und dies geschieht auf folgende Weise.

Man nehme an, der Anfangspunkt der Coordinaten x, y, z, sey im Schwerpunkte des Körpers und seine Coordinaten seyen auf die drei Hauptaxen bezogen, die sich in diesem Punkte schneiden. Man bezeichne durch A, B, C, die Trägheitsmomente in Beziehung auf die Axen der x, y, z, so hat man (§. 368)

$$\int x\,dm = o, \quad \int y\,dm = o, \quad \int z\,dm = o$$
$$\int yz\,dm = o \quad \int zx\,dm = o, \quad \int xy\,dm = o$$
$$\int (y^2 + z^2) dm = A, \quad \int (x^2 + z^2) dm = B, \quad \int (x^2 + y^2) dm = C,$$

wo alle diese Integrale auf die ganze Masse des Körpers ausgedehnt werden müssen.

Seyen α, β, γ, die unbekannten Coordinaten eines der verlangten Punkte auf die Axen der x, y, z, bezogen, so daſs man, für diesen besonderen Punkt, $x = \alpha$, $y = \beta$, $z = \gamma$, hat. Man verlege den Anfangspunkt der Coordinaten dahin, ohne die Richtung der Axen zu ändern; die Coordinaten des Elementes dm werden $x - \alpha$, $y - \beta$, $z - \gamma$. Will man aber, daſs die Trägheitsmomente, die sich auf alle durch diesen neuen Anfangspunkt gehenden geraden Linien beziehen, gleich seyn sollen, so müssen alle diese geraden Linien Hauptaxen seyn, weil, nach dem vorhergehenden §., eine dieser Bedingungen eine nothwendige Folge der anderen ist. Die Coordinatenaxen $x - \alpha$, $y - \beta$, $z - \gamma$, sind daher die Hauptaxen und man hat

$$\int(x-\alpha)(y-\beta)dm = \int xydm - \alpha\int ydm - \beta\int xdm + \alpha\beta\int dm = o$$
$$\int(z-\gamma)(x-\alpha)dm = \int zxdm - \gamma\int xdm - \alpha\int zdm + \gamma\alpha\int dm = o$$
$$\int(y-\beta)(z-\gamma)dm = \int yzdm - \beta\int zdm - \gamma\int ydm + \beta\gamma\int dm = o$$

welche Gleichungen, in Folge der vorhergehenden, auf

$$\alpha\beta = o, \quad \gamma\alpha = o, \quad \beta\gamma = o$$

zurück kommen. Um aber diesen Gleichungen Genüge zu leisten, müssen zwei der drei Gröſsen α, β, γ Null seyn. Ist daher der verlangte Punkt wirklich vorhanden, so kann er sich nur auf einer der Coordinatenaxen x, y, z befinden, d. h. auf einer der drei Hauptaxen, die sich im Schwerpunkte schneiden.

Ich setze $\beta = o$ und $\gamma = o$, was darauf zurückkommt, daſs der verlangte Punkt sich auf der Axe der x in einem Abstande α von diesem Mittelpunkte befindet. Die Trägheitsmomente in Beziehung auf diesen Punkt sind alsdann A in Beziehung auf die Axe der x, und in Folge des Lehrsatzes des §. 374, $B + M\alpha^2$ und $C + M\alpha^2$ in Beziehung auf die Linien, die mit den Axen der y und z parallel sind, wenn man durch M die Masse des Körpers bezeichnet. Nach den Bedingungen der Aufgabe hat man daher

$$B + M\alpha^2 = C + M\alpha^2 = A,$$

damit aber diese Gleichungen möglich seyen, muſs man $B = C$ haben, und wenn diese zwei Groſsen wirklich gleich sind, so hat man

$$Ma^2 = A - C;$$

so muſs man daher $A > C$ haben, damit die Gröſse α reell ist. Dies vorausgesetzt, hat man für α zwei reelle Werthe die gleich sind und entgegengesetzte Zeichen haben, nemlich

$$\alpha = \pm \sqrt{\frac{A-C}{M}}; \qquad (e)$$

daher giebt es zwei Punkte, welche die verlangte Eigenschaft haben und auf der Axe der x, in gleichem Abstande, auf beiden Seiten des Schwerpunktes liegen.

Wenn daher die drei Trägheitsmomente A, B, C eines Körpers, in Beziehung auf die Hauptaxen, die sich in seinem Schwerpunkte schneiden, gleich sind, so giebt es keinen anderen Punkt des Körpers, für welchen alle Trägheitsmomente gleich sind; sind aber zwei von diesen drei Momenten gleich und ist das dritte Moment das gröſste, so giebt es auf der Axe des gröſsten Momentes zwei Punkte, für welche alle Trägheitsmomente gleich sind, und deren Lagen durch die Formel (e) bestimmt sind.

383.

Wendet man diese Resultate auf das gleichartige Ellipsoid an, so sieht man, daſs, wenn von einem Ellipsoide die Rede ist, dessen drei Hauptdurchmesser ungleich sind, es keinen Punkt innerhalb oder auſserhalb des Körpers giebt, in Beziehung auf welchen alle Trägheitsmomente gleich sind. Betrachtet man aber ein Rotationsellipsoid, das durch eine Ellipse, die sich um ihre kleine Axe dreht, erzeugt wird, so giebt es auf dieser Axe oder ihrer Verlängerung zwei Punkte, welche die erwähnte Eigenschaft haben; denn in diesem Falle sind zwei der drei Momente, die sich auf die Hauptdurchmesser beziehen, gleich, und das dritte Moment, welches dem kleinsten Durchmesser entspricht, ist das gröſste von den dreien.

Nennt man a und b die Halbaxen der erzeugenden Ellipse und setzt $a < b$, so daſs a die Halbaxe ist, um welche sich die Ellipse dreht, so hat man

$$A = \tfrac{2}{5} Mb^2, \quad B = C = \tfrac{1}{5} M(a^2 + b^2)$$

wenn man, in den Formeln des §. 370, $b = c$ setzt. Man hat daher vermöge der Formel (e)

$$\alpha = \pm \sqrt{\frac{b^2 - a^2}{5}}$$

für den Abstand der verlangten Punkte vom Mittelpunkte des Ellipsoids. Je nachdem man $b^2 > 6a^2$ oder $b^2 < 6a^2$ hat, liegen diese Punkte auf der Verlängerung der Umdrehungsaxe aufserhalb des Körpers, oder auf der Axe selbst innerhalb des Körpers. Ist $b^2 = 6a^2$, so liegen diese beiden Punkte auf der Oberfläche und fallen mit den Polen des Ellipsoids zusammen.

Die Hauptaxen eines rechtwinkligen Parallelopipedums, die sich in seinem Schwerpunkte schneiden, sind offenbar seinen Kanten parallel. Nennt man daher a, b, c die halben Längen dieser drei zusammenstofsenden Seiten, so findet man die Trägheitsmomente in Beziehung auf diese Axen aus denen des §. 369, welche seinen Kanten entsprechen, indem man dort $2a$, $2b$, $2c$ statt a, b, c setzt und, vermöge des Lehrsatzes des §. 374, die Produkte $M\,(b^2 + c^2)$, $M\,(c^2 + a^2)$, $M\,(a^2 + b^2)$ davon abzieht. Auf diese Weise hat man

$$A = \tfrac{1}{3}M(b^2 + c^2),\quad B = \tfrac{1}{3}M(c^2 + a^2),\quad C = \tfrac{1}{3}M(a^2 + b^2),$$

wo M immer die Masse des Parallelopipedums bedeutet, dessen Volumen jetzt $\frac{1}{8}abc$ ist. Ich nehme daher an, man habe $b = c$, um die Trägheitsmomente B und C einander gleich zu machen und aufserdem $a < b$, damit A gröfser als C sey. Alsdann giebt die Gleichung (e)

$$\alpha = \sqrt{\frac{b^2 - a^2}{3}},$$

und je nachdem $b > 2a$, $b = 2a$, $b < 2a$ ist, liegen die verlangten Punkte aufserhalb des Körpers, auf seiner Oberfläche oder in seinem Inneren.

Drittes Kapitel.

Von der Bewegung eines festen Körpers um eine feste Axe.

I. Gleichförmige drehende Bewegung.

384.

Wenn ein System materieller Punkte, die auf unveränderliche Weise mit einander verbunden sind, sich um eine feste Axe dreht, an welche sie unveränderlich befestigt sind, so beschreiben sie Kreise, die auf dieser Axe senkrecht stehen und deren Mittelpunkt auf derselben liegt. Die Bogen, welche zwei Punkte zu gleicher Zeit beschreiben, sind ähnlich und enthalten dieselbe Anzahl von Graden, ihre absoluten Geschwindigkeiten verhalten sich zu einander, wie ihre Abstände von dieser Axe und man nennt die Winkelgeschwindigkeit des Systems die absolute Geschwindigkeit der Punkte, deren Abstand von der Axe der Einheit gleich ist. Bezeichnet man sie durch ω und den Abstand eines beliebigen Punktes von der Umdrehungsaxe durch r, so ist die absolute Geschwindigkeit dieses Punktes $r\omega$. Diese allen Punkten gemeinschaftliche Gröfse ω ändert sich mit der Zeit, wenn die Punkte des Systems von bewegenden Kräften getrieben werden, die eine veränderliche Bewegung hervorbringen; sie bleibt dagegen dieselbe, wenn die Bewegung gleichformig ist und durch Stofse hervorgebracht wird, die gleichzeitig auf die verschiedenen Theile des später sich selbst überlassenen Systems, wirken. Diesen letzten Fall wollen wir zuerst betrachten.

385.

Seyen m, m', m''... die Massen der materiellen Punkte, die wir betrachten und r, r', r''... ihre Abstände von der Drehungsaxe. Man nehme an, es würden gleichzeitige Stofse auf alle diese Punkte ausgeübt, jede der Kräfte zerlegt sich in zwei andere, von welchen die eine mit der Axe parallel, die andere in einer Ebene enthalten ist, die auf dieser Linie senkrecht steht. Die erste kann man unberücksichtigt lassen, da ihre Wirkung offenbar durch den Widerstand der festen Axe aufgehoben wird. Seyen daher v, v', v''... die in der auf den festen Axen senkrecht stehenden Ebene liegenden Geschwindigkeiten, die den Punkten m, m', m''... mitgetheilt wurden, wenn diese Punkte frei wären. Bezeichnet man durch ω die Winkelgeschwindigkeit des daraus sich ergebenden Systems, so erhalten diese Punkte die Geschwindigkeiten $r\omega$, $r'\omega$, $r''\omega$..., die auf der Axe und den Halbmessern r, r', r''... senkrecht stehen, und nach dem Principe des §. 353 werden die Grofsen der Bewegung mv, $m'v'$, $m''v''$..., die nach ihren gegebenen Richtungen genommen werden, und die Grofsen der kreisförmigen Bewegung $mr\omega$, $m'r'\omega$, $m''r''\omega$..., die in der der wirklich statthabenden Bewegung des Systems entgegengesetzten Richtung genommen werden, im Gleichgewichte seyn.

Um die Gleichungen des Gleichgewichtes zu bilden, projiciere man die Punkte m, m', m''... und die Richtungen der Geschwindigkeiten, die wir betrachten, auf eine auf der festen Axe senkrecht stehende Ebene. Sey Oz diese Axe (Fig. 4); man lasse die Projectionsebene durch den Punkt O gehen, sey, auf dieser Ebene, P die Projection von m, PA die Projection der Geschwindigkeit v und PN die der Geschwindigkeit $r\omega$, welche auf dem Halbmesser r oder OP senkrecht steht. Sey auch p die senkrechte OF, die vom Punkte O auf die Linie PA gefallt ist; die nach PA und PN projicierten Momente der Kräfte mv und $mr\omega$ sind mvp und $mr^2\omega$, und wenn man auch p', p''... die von demselben Punkte auf die Projectionen der anderen Geschwindigkeiten v', v''... gefällten senkrechten Linien nennt, so hat man

$$mr^2\omega + m'r'^2\omega + m''r''^2\omega + \ldots$$
$$= mvp + m'v'p' + m''v''p'' + \ldots$$

als Gleichung des verlangten Gleichgewichtes (§. 267).

Wenn unter den gleichzeitigen Stöfsen einige sind, die das System nach einer bestimmten Richtung, und andere, die es in entgegengesetzter Richtung drehen, so mufs man die Momente der ersteren und letzteren im zweiten Theile dieser Gleichung mit entgegengesetzter Richtung nehmen. Das System wird sich im Sinne der Kräfte drehen, die, ohne Rücksicht auf das Zeichen, die grösste Summe der Momente geben. Bezeichnet man diese positive oder negative Summe aller mit ihren entsprechenden Zeichen genommenen Momente durch L, so findet man aus der vorhergehenden Gleichung

$$\omega = \frac{L}{\Sigma m r^2},$$

wo Σ eine Summe bezeichnet, die sich auf alle Punkte des Systems erstreckt.

Sind alle Geschwindigkeiten v, v', v'' gleich, so ist L das Produkt aus ihrem gemeinschaftlichen Werthe v in die Summe $mp + m'p' + m''p'' + \ldots$; sind auſserdem diese Werthe alle untereinander parallel und man zieht durch die Axe Oz eine mit ihrer gemeinschaftlichen Richtung parallele Ebene, so sind $p, p', p''\ldots$ die Abstande der Punkte $m, m', m''\ldots$ von dieser Ebene, und nach den Zeichen, die man den Gliedern von L giebt, muſs man sie als positive oder negative betrachten, je nachdem die Punkte $m, m', m''\ldots$ auf der einen oder der anderen Seite dieser Ebene liegen. Bezeichnet daher M die Summe der Massen $m, m', m''\ldots$ und q den potitiven oder negativen Abstand seines Schwerpunktes von derselben Ebene, so hat man (§. 65)

$$mp + m'p' + m''p'' + \ldots = Mq,$$

hieraus folgt $L = Mvq$, und der Werth von ω wird

$$\omega = \frac{Mvq}{\Sigma m r^2}.$$

Wird die Geschwindigkeit v nur einem Theile der Punkte des Systems mitgetheilt und erhält der andere Theil direct keine weitere Geschwindigkeit, so hat man ebenso

$$\omega = \frac{\mu v f}{\Sigma m r^2},$$

wo μ die Summe der Massen, die die Geschwindigkeit v erhalten haben, und f den Abstand des Schwerpunktes dieses Theils des Systems von der Ebene bedeutet, die parallel mit der Richtung von v durch die feste Axe gezogen ist.

386.

Man nehme nun an, das System der Punkte $m, m', m''\ldots$ sey ein fester Körper, man braucht alsdann nur, in den vorhergehenden Formeln statt der Masse m eines beliebigen Punktes das Differentialelement der Masse des Körpers, welches ich durch dm bezeichne, und statt der Summe Σ ein Integral zu setzen. Die Gröſse Σmr^2 geht daher in das Integral $\int r^2 dm$, welches auf die ganze Masse des Körpers ausgedehnt werden muſs, über, und drückt das Trägheitsmoment in Beziehung auf die Drehungsaxe aus; daher geht die letztere Formel in folgende über:

$$\omega = \frac{\mu \nu f}{\int r^2 dm}. \qquad (1)$$

Diese Formel bezieht sich auf den Fall, wenn ein fester Körper durch eine feste Axe gehalten und durch einen anderen Körper gestoſsen wird, der sich an den ersten anhängt, so daſs beide Körper nur einen ausmachen, der sich mit der Winkelgeschwindigkeit ω um die feste Axe dreht.

Die Masse des stoſsenden Körpers ist μ, seine Geschwindigkeit vor dem Stoſse, die allen Punkten gemeinschaftlich und senkrecht auf der Richtung der festen Axe war, ist ν, und f drückt den Abstand seines Schwerpunktes von einer Ebene aus, die mit dieser Geschwindigkeit parallel ist und durch die Drehungsaxe geht. Das Integral $\int r^2 dm$ muſs auf beide nach dem Stoſse vereinte Massen ausgedehnt werden. Würde der stoſsende Körper nach dem Stoſse nicht mit dem anderen vereinigt bleiben, so wäre die Bestimmung der Winkelgeschwindigkeit des letzteren eine ganz andere Frage, mit welcher wir uns in einem anderen Kapitel beschäftigen werden.

Wenn der durch eine feste Axe zurückgehaltene Körper zu gleicher Zeit durch mehrere Massen μ, μ', μ''... gestoſsen wird, welche die Geschwindigkeiten ν, ν', ν''..., die senkrecht auf der Axe sind, haben, und es vereinigen sich diese Massen nach dem Stoſse mit dem Korper, so hat man fur die hieraus entstehende Winkelgeschwindigkeit den Werth

$$\omega = \frac{\mu \nu f + \mu' \nu' f' + \mu'' \nu'' f'' + \ldots}{\int r^2 dm},$$

wo das Integral auf die ganze Masse ausgedehnt werden kann, und f, f', f''... die Abstande der Schwerpunkte von μ, μ', μ''... von Ebenen, die durch die Drehungsaxe, parallel mit den Geschwindigkeiten ν, ν', ν''..., gezogen sind, bedeuten.

Hat man das erste Glied des Zählers dieser Formel mit dem + Zeichen genommen, so nimmt man die anderen Glieder mit dem + Zeichen oder — Zeichen, je nachdem die entsprechenden Stöfse dahin streben, in dem Sinne derjenigen, die dem ersten Gliede entspricht, oder in dem entgegengesetzten Sinne zu drehen, und je nachdem der Werth von ω positiv oder negativ ist, wird die Drehung im Sinne dieser Kraft oder im entgegengesetzten Sinne statt haben. Hat man $\omega = o$, so bleibt das System in Ruhe und alle Stöfse halten sich im Gleichgewichte. Sind die Stöfse nicht gleichzeitig, folgen sie vielmehr nach einander, so wird der Werth von ω, nach allen Stöfsen, noch durch die vorhergehende Formel gegeben seyn, denn nach dem ersten Stofse ist die Bewegung in jedem Augenblicke dieselbe, als wenn dieser Stofs nun statt hätte, man kann daher annehmen, dafs er im Augenblicke des zweiten Stofses statt hat, um die Winkelgeschwindigkeit nach dem zweiten Stofse zu bestimmen u. s. w.

387.

Wenn die Umdrehungsbewegung um eine feste Axe beginnt, so erleidet diese Linie Stöfse, deren Bestimmung von Wichtigkeit ist; sie rühren von den zu dieser Zeit, von den verschiedenen Punkten des Körpers, die sich vermittelst der festen Axe im Gleichgewichte halten, verlorenen Gröfsen der Bewegung her, und müssen sich daher auf Stöfse reducieren, deren Richtungen diese Axe treffen, oder mit ihr parallel sind. Die parallelen Stöfse bestimmt man unmittelbar, es sind dies die nach dieser Richtung wirkenden Seitenkräfte der Gröfse der Bewegung, die dem Körper mitgetheilt worden sind. Ich werde sie, wie in §. 385, unberücksichtigt lassen, und annehmen, dafs die Umdrehungsbewegung diejenige ist, welche durch einen Stofs hervorgebracht worden ist, der auf der Richtung der festen Axe senkrecht steht und dem die Formel (1) entspricht.

Man nehme an, es sey der Punkt P der Schwerpunkt von μ, und die Linie PA die Richtung seiner Geschwindigkeit vor dem Stofse, so dafs f der Abstand OF dieser geraden Linie von der Axe Oz ist. In der Ebene, die auf dieser festen Axe senkrecht steht und die Linie PA enthält, ziehe man durch den Punkt O dieser Axe zwei andere rechtwinklige Axen Ox und Oy. Seyen x, y, z die drei Coordinaten von dm, die auf die Axen Ox, Oy, Oz bezogen sind; da die Geschwindigkeit $r\omega$ dieses materiellen Punktes auf dem Halbmesser r senkrecht steht und mit der Ebene der x und y parallel ist, so sieht man leicht ein, dafs die Cosinus der Winkel, die sie mit diesen drei Axen einschliefst, $-\frac{y}{r}$, $\frac{x}{r}$ und o sind, wenn man annimmt, dafs die Drehung in der durch den Pfeil s angegebenen Richtung statt hat, man kann sie daher in zwei Geschwindigkeiten $-y\omega$ und $x\omega$, die den Axen Ox und Oy parallel sind, zerlegen. Die Seitenkräfte der Grofsen der Bewegung aller Punkte des Korpers nach diesen Richtungen sind daher $-\omega\int y\,dm$ und $\omega\int x\,dm$, oder, was dasselbe ist, $-\omega M y_1$ und $\omega M x_1$, wenn man noch immer durch M die ganze Masse nach dem Stofse bezeichnet, und durch x_1 und y_1 die Werthe von x und y, welche ihrem Schwerpunkte entsprechen, vorstellt. Die Summen der Momente aller dieser Gröfsen der Bewegung, in Beziehung auf die Ebene der x und y, sind $-\omega\int yz\,dm$ und $\omega\int xz\,dm$, sie müssen (§. 54) den Momenten der Kräfte $-\omega\int y\,dm$ und $\omega\int x\,dm$, in Beziehung auf dieselbe Ebene, gleich seyn, d. h. sie müssen gleich $-\omega M y_1 z'$ und $\omega M x_1 z''$ seyn, wenn man z' und z'' die Abstände dieser zwei Krafte von dieser Ebene nennt. Man hat daher

$$M y_1 z' = \int zy\,dm, \quad M x_1 z'' = \int xz\,dm, \qquad (2)$$

um die zwei Gröfsen z' und z'', die positiv oder negativ seyn können, zu bestimmen.

Dies vorausgesetzt, können die von allen Punkten der Masse M verlorenen Bewegungen, die sich vermittelst der festen Axe im Gleichgewichte halten, durch eine Kraft $\omega M y_1$, die der Axe der x parallel ist und in der Entfernung z' von der Ebene der x und y liegt, durch eine Kraft $-\omega M x_1$, die mit der Axe der y parallel ist und in der Entfernung z'' von dieser Ebene liegt, und durch die Kraft μv, welche ihre Richtung vom Punkte P nach dem Punkte A behält, ersetzt werden. Diese drei Kräfte reducieren sich wenigstens auf zwei, welche die feste Axe treffen, und die Stöfse, die sie, senkrecht auf ihrer Richtung erleidet, ausdrücken. Reducieren sie sich auf eine einzige, so erleidet die Axe blos einen Stofs, und es ist hinreichend, dafs der Punkt, wo sie von dieser Kraft getroffen wird, als fest angenommen wird, damit diese Axe widerstehen kann.

388.

Ist die gerade Linie Oz eine der drei Hauptaxen von M, die sich im Punkte O schneiden, so hat man

$$\int xz\,dm = o, \quad \int yz\,dm = o.$$

Die Abstände z' und z'' sind daher Null, und da die Kräfte $\omega M y_1$ und $-\omega M x_1$ so wie die Kraft μv alle drei in der Ebene der x und y enthalten sind, so geht der einzige Stofs, auf welchen sie sich reducieren, durch den Punkt O. Um dessen Grofse und Richtung zu bestimmen, sey R diese Kraft, a und b die Winkel, die sie mit den Axen Ox und Oy einschliefst, α und β die Winkel, welche die Linie PA mit Linien, die, diesen Axen parallel, durch den Punkt P gezogen sind, einschliefst, so hat man

$$R \cos a = \mu v \cos \alpha + \omega M y_1,$$
$$R \cos b = \mu v \cos \beta - \omega M x_1,$$

und da der Werth von ω durch die Formel (1) gegeben ist und die Coordinaten x_1 und y_1 des Schwerpunktes von M ebenfalls bekannt sind, so ist in diesen Werthen der zwei Seitenkräfte der Kraft R nichts Unbekanntes.

Da diese Mittelkraft durch den Punkt O gehen mufs, so mufs die Summe der Momente ihrer drei Seitenkräfte, in Beziehung auf diesen Punkt, Null seyn. Bezeichnet man aber durch y' und x' die Abstände der mit den Axen Ox und Oy parallelen Kräfte $\omega M y_1$ und $-\omega M x_1$ von diesen Linien und berücksichtigt die Richtung, in welcher diese zwei Kräfte und der Stofs μv um den Punkt O zu drehen streben, so findet man hieraus

$$\omega M y_1 y' + \omega M x_1 x' - \mu v f = o,$$

wo f noch immer die vom Punkte M auf die Linie PA gefällte senkrechte Linie OF ist. Dies kann man auch leicht beweisen. Denn betrachtet man die Momente aller Gröfsen der Bewegung, die mit den Ebenen der x und z und der y und z parallel und deren Summen $-\omega M y_1$ und $\omega M x_1$ sind, in Beziehung auf diese Ebenen, so hat man

$$My_1y' = \int y^2 dm, \quad Mx_1x' = \int x^2 dm$$

und diese Werthe, verbunden mit denen von ω, machen die vorhergehende Gleichung identisch.

Es ist leicht einzusehen, dafs, wenn die feste Axe keinen Stofs erleiden soll, die Abstände z' und z'' Null seyn müssen, dies kann aber in Folge der Gleichung (2) nicht anders statt finden, als wenn die Linie Oz eine der Hauptaxen ist, die sich im Punkte O schneiden, so wie wir es annehmen. Ist diese Bedingung erfüllt, so mufs aufserdem die Kraft R Null seyn, was erfordert, dafs man

$$\mu\nu \cos\alpha = -\omega My_1, \quad \mu\nu \cos\beta = \omega Mx_1$$

habe, hieraus findet man

$$\frac{x_1}{y_1} \cdot \frac{\cos\alpha}{\cos\beta} + 1 = o,$$

welche Gleichung ausdrückt, dafs die Linie PA auf der Ebene, die durch die feste Axe und den Schwerpunkt von M geht, senkrecht stehen mufs. Bezeichnet man aufserdem durch r_1 den Abstand dieses Punktes von dieser Axe, so geben die vorhergehenden Gleichungen

$$\mu^2\nu^2 = \omega^2 M^2 (x_1^2 + y_1^2) = \omega^2 M^2 r_1^2,$$

und wenn man für ω den durch die Formel (1) gegebenen Werth dieser Gröfse setzt, so findet man daraus

$$f = \frac{\int r^2 dm}{Mr_1}.$$

Wird daher ein fester Korper, der durch eine feste Axe gehalten wird, durch einen zweiten Körper gestofsen, dessen Masse mit der des ersten verbunden bleibt, so ist es, wenn kein Stofs auf die feste Axe ausgeübt werden soll, erforderlich: 1) dafs der Stofs in der Ebene der zwei geraden Linien enthalten sey, die mit der festen Axe ein rechtwinkliges System von Hauptaxen des durch die Vereinigung beider Massen gebildeten Korpers ausmachen, 2) dafs seine Richtung auf der Ebene des Schwerpunktes dieses Korpers und der festen Axe senkreckt stehe, 3) dafs diese Richtung PA diese Ebene in einem Punkte treffe, dessen Abstand f von der Drehungsaxe durch die vorhergehende Formel gegeben ist. Diesen Punkt nennt man den Mittelpunkt des Stofses.

389.

Während sich ein fester Körper um eine feste Axe dreht, üben die Centrifugalkräfte seiner verschiedenen Punkte Drucke auf diese Axe aus, die nun bestimmt werden sollen, und welche die einzigen sind, die bei der gleichförmigen Bewegung statt haben, wo die Punkte des Körpers durch keine bewegende Kraft getrieben werden.

Behält man die vorhergehenden Bezeichnungen bei, so hat man $r\omega^2 dm$ (§. 169) für die Centrifugalkraft des Elementes dm, dessen Geschwindigkeit $r\omega$ ist und welches einen Kreis vom Halbmesser r beschreibt, und da diese Kraft nach der Verlängerung von r gerichtet ist, so sind die Cosinus der Winkel, die sie mit den Axen der x, y, z einschliefst, $\frac{x}{r}$, $\frac{y}{r}$ und Null. Trägt man sie daher an den Punkt, wo ihre Richtung die Axe Oz trifft, so kann sie durch zwei Kräfte ersetzt werden, die in den Ebenen xOz und yOz enthalten, mit den Axen Ox und Oy parallel und gleich $x\omega^2 dm$ und $y\omega^2 dm$ sind. Da dasselbe bei allen Elementen des Körpers der Fall ist, so findet man daraus, dafs die Axe Oz nach diesen Richtungen durch Kräfte getrieben wird, deren Werthe $\omega^2 \int x\,dm$ und $\omega^2 \int y\,dm$, oder, was dasselbe ist, $\omega^2 M x_1$ und $\omega^2 M y_1$ sind. Auch sieht man, dafs die Abstände z' und z'' dieser zwei Drucke von der Ebene der x und y, durch die Gleichungen

$$M x_1 z' = \int xz\,dm, \quad M y_1 z'' = \int yz\,dm \qquad (3)$$

gegeben sind, die das Umgekehrte der auf den Stofs bezüglichen Gleichungen (2) sind.

Hat man $z' = z''$, so sind die Drucke $\omega^2 M x_1$ und $\omega^2 M y_1$ in einem und demselben Punkte der Axe Oz angebracht, sie reducieren sich daher auf eine einzige Kraft, die auf dieser geraden Linie senkrecht steht, in der Ebene liegt, welche den Schwerpunkt des Körpers enthält, und deren Werth $\omega^2 M r_1$ ist, wo r_1 der Abstand dieses Mittelpunktes von der festen Axe ist.

Dieser Fall hat immer statt, wenn Oz eine von den drei Hauptaxen ist, die sich im Punkte O schneiden. In diesem Falle sind die zweiten Theile der Gleichungen (3) Null und man hat $z' = o$ und $z'' = o$. Der einzige Druck, den die

Axe während der Umdrehungsbewegung erleidet, geht daher durch den Punkt O, so dafs es hinreicht, dafs dieser Punkt fest sey, damit dieser Druck aufgehoben wird und die Axe unbeweglich bleibt. Wie auch dieser feste Punkt O, der entweder einem festen Körper angehört oder unveränderlich mit ihm verbunden ist, beschaffen sey, so giebt es immer drei rechtwinklige gerade Linien, die durch diesen Punkt gehen, um welche sich der Körper drehen kann, ohne dafs diese Drehungsaxen ihre Lage verändern und als wenn sie völlig fest wären.

Dieses ist die bei der gleichförmigen Umdrehungsbewegung vorkommende Eigenschaft, welche alle geraden Linien besitzen, die wir Hauptaxen genannt haben. Sie kommt ihnen ausschliefslich zu; denn wenn sich der Körper um eine gerade Linie Oz dreht, die keine der drei auf den festen Punkt O bezüglichen Hauptaxen ist, so werden die zwei Drucke $\omega^2 M x_1$ und $\omega^2 M y_1$ im Allgemeinen nicht auf eine einzige zurückgeführt werden können, oder wenn sie sich, weil $z' = z''$ ist, auf eine einzige reducieren, so geht dieser einzige Druck durch einen von O verschiedenen Punkt. Es mufs daher noch ein zweiter Punkt oder die ganze Axe als fest gedacht werden, damit die von den Centrifugalkräften herrührenden Drucke aufgehoben werden, und die Drehungsaxe, während dieser Bewegung, nicht aus ihrer Lage kommt.

Hat ein Körper, der durch einen festen Punkt O zurückgehalten und von keiner bewegenden Kraft getrieben wird, angefangen, sich um eine der drei Axen, die sich in diesem Punkte schneiden, zu drehen, so dauert die Bewegung um diese gerade Linie unausgesetzt fort. Dies ist z. B. der Fall, wenn der Körper durch einen Stofs in Bewegung gesetzt wird, dessen Richtung in der Ebene der beiden anderen, auf diesen Punkt O bezüglichen, Hauptaxen liegt, weil, nach dem vorhergehenden §., alsdann die Stofse, welche die Axe im ersten Augenblicke erleidet, sich auf eine einzige reducieren, die durch diesen festen Punkt geht und durch seinen Widerstand aufgehoben wird. Ist O einer der besonderen Punkte, für welche alle Trägheitsmomente gleich sind, so ist die Axe, um welche der Körper sich zu drehen anfängt, nothwendig eine Hauptaxe, und wie auch immer der Körper um diesen festen

Punkt in Bewegung gesetzt wird, so wird die Drehungsaxe stets unbeweglich bleiben. So dreht sich ein Rotationsellipsoid oder ein Parallelopipedum, welche durch einen der Punkte, deren Lage früher (§. 383) bestimmt worden ist, festgehalten werden, immer um eine unbewegliche Axe. Ebendies ist bei einer Kugel, deren Mittelpunkt fest ist, oder bei einem Würfel, der durch einen im Durchschnitte seiner drei Diagonalen liegenden Punkte zurückgehalten wird, der Fall, und da aufserdem in diesen zwei letzten Fällen der feste Punkt der Schwerpunkt ist, so bleibt die Drehungsaxe noch unbeweglich, wenn auch der Körper ein schwerer ist. Im allgemeinen Falle üben die bewegenden Kräfte, die auf den Körper wirken, wie die Centrifugalkräfte, Drucke auf die Drehungsaxe aus, welche ebenfalls dazu beitragen, sie aus ihrer Stelle zu rücken, wenn sie sich nicht auf eine einzige durch den festen Punkt gehende Kraft reducieren.

390.

Ist die gerade Linie Oz eine von den drei Hauptaxen, die sich im Schwerpunkte G des Körpers, den man betrachtet, schneiden, so ist sie noch immer eine der drei Hauptaxen dieses Körpers in einem beliebigen Punkte O ihrer Richtung. Denn es sey γ der Abstand OG dieses Mittelpunktes vom Punkte O. Ohne die vorhergehende Richtung der Coordinaten x, y, z zu verändern, verlege man ihren Anfangspunkt nach dem Punkte G, so werden die Coordinaten eines beliebigen Elementes dm die Werthe x, y, $z - \gamma$ haben und vermöge der Erklärung der Hauptaxen hat man

$$\int x(z-\gamma)dm = \int xz\,dm - \gamma \int x\,dm = o$$
$$\int y(z-\gamma)dm = \int yz\,dm - \gamma \int y\,dm = o.$$

Da aufserdem der Punkt G auf der Axe der z liegt, so hat man $\int x\,dm = o$ und $\int y\,dm = o$, hieraus folgt daher $\int xz\,dm = o$ und $\int yz\,dm = o$, woraus man den Schlufs zieht, dafs Oz eine der drei Hauptaxen ist, die sich im Punkte O schneiden.

Man bestimmt die Richtung der zwei anderen Hauptaxen der Ebene der x und y durch die Coordinatenverwandlung. Seyen x' und y' die Coordinaten von dm' in Beziehung auf diese zwei anderen Axen, so mufs man

$$\int x'y'dm = o, \quad \int x'zdm = o, \quad \int y'zdm = o$$

haben, nennt man aber ϑ den zwischen der Axe der x' und der Axe der x enthaltenen Winkel, so hat man

$$x' = x\cos\vartheta - y\sin\vartheta, \quad y' = x\sin\vartheta + y\cos\vartheta.$$

Substituiert man nun diese Werthe in die vorhergehenden Gleichungen, so verschwinden die zwei letzteren, weil $\int xzdm = o$ und $\int yzdm = o$ ist, die erste wird

$$(\cos^2\vartheta - \sin^2\vartheta)\int xydm + \sin\vartheta\cos\vartheta\,(\int x^2dm - \int y^2dm) = o,$$

und man findet hieraus den Werth von ϑ. Die Integrale, welche diese Gleichung enthält, können ihren Werth mit der Lage des Punktes O ändern, so daſs die zwei anderen Hauptaxen, im Allgemeinen, sich nicht, längs der Axe Oz, parallel mit sich selbst bewegt haben werden.

Da die vier Gleichungen

$$\int xdm = o, \quad \int xzdm = o, \quad \int ydm = o, \quad \int yzdm = o$$

zu gleicher Zeit statt haben, so folgt aus den zwei ersten, daſs die parallelen, in der Ebene der x und z enthaltenen, Drucke, die von den Centrifugalkräften herrühren, sich auf zwei gleiche und direct entgegengesetzte Kräfte reducieren, und in Folge der zwei letzten Gleichungen hat dasselbe, rücksichtlich der in der Ebene der y und z enthaltenen Seitenkräfte, statt. Wenn sich daher ein Körper um eine der drei Hauptaxen dreht, die sich in seinem Schwerpunkte schneiden, so bringen die Centrifugalkräfte aller seiner Punkte keinen Druck auf die Umdrehungsaxe hervor, und hat die Bewegung um eine solche Axe begonnen, so wird sie unausgesetzt fortdauern, ohne daſs diese Linie einen festen Punkt hat, wenn man nur immer voraussetzt, daſs keine bewegende Kraft auf den Körper wirkt.

Dieses Resultat ist in dem Falle eines Ellipsoids, das sich um eine der drei Axen seiner Figur dreht, von selbst einleuchtend; denn da Alles um jede der drei geraden Linien symmetrisch ist, so ist kein Grund vorhanden, weswegen die Axe eher in der einen als in der entgegengesetzten Richtung einen Druck erleiden sollte.

II. Veränderliche Umdrehungsbewegung.

391.

Sey noch immer dm ein Element der Masse des Körpers, der sich um die feste Axe Oz (Fig. 5) dreht. Durch einen auf dieser Linie willkührlich genommenen Punkt O ziehe man zwei andere feste Axen Ox und Oy, die auf einander und auf der Axe Oz senkrecht stehen, und am Ende einer beliebigen Zeit t seyen x, y, z die drei auf die Axen Ox, Oy, Oz bezogenen Coordinaten von dm. In demselben Augenblicke sind die mit diesen geraden Linien parallelen Seitengeschwindigkeiten $\frac{dx}{dt}$, $\frac{dy}{dt}$, $\frac{dz}{dt}$. Wie aber auch die an das Element dm angebrachten Kräfte beschaffen seyen, so kann man sie immer parallel mit diesen Axen zerlegen und am Ende der Zeit t seyen X, Y, Z die nach den positiven x, y, z wirkenden Seitenkräfte der gegebenen beschleunigenden Kraft, die auf diesen materiellen Punkt wirkt. Wäre dieser Punkt frei, so würden die Seitengeschwindigkeiten $\frac{dx}{dt}$, $\frac{dy}{dt}$, $\frac{dz}{dt}$, während der Zeit dt, um Xdt, Ydt, Zdt zunehmen (§. 147), diese Functionen der Zeit nehmen aber in Wahrheit um ihre Differentiale $d.\frac{dx}{dt}$, $d.\frac{dy}{dt}$, $d.\frac{dz}{dt}$ zu; daher sind die während der Zeit dt, nach den Richtungen der Coordinaten, verlorenen Geschwindigkeiten

$$Xdt - d.\frac{dx}{dt}, \quad Ydt - d.\frac{dy}{dt}, \quad Zdt - d.\frac{dz}{dt}.$$

Multipliciert man mit dm und dividiert mit dt, so hat man

$$\left(X - \frac{d^2x}{dt^2}\right)dm, \quad \left(Y - \frac{d^2y}{dt^2}\right)dm, \quad \left(Z - \frac{d^2z}{dt^2}\right)dm$$

für die Seitenkräfte der Kraft, welche das Element dm, während der Zeit dt, wegen seiner Verbindung mit den anderen Punkten des Körpers und der Drehungsaxe, verloren hat. In Folge des Princips des §. 350 mufs daher das Gleichgewicht um diese feste Axe zwischen ähnlichen Kräften, die an alle Punkte des Körpers angebracht sind, statt finden.

Um die Gleichung dieses Gleichgewichtes zu bilden, ist

es hinreichend, die zwei ersten der vorhergehenden drei Kräfte an die Stelle von $P \cos \alpha$ und $P \cos \beta$ in das erste Glied der Gleichung (5) des §. 266 zu setzen, und alsdann die Summe der Werthe dieser Gröfse für alle Punkte des Körpers gleich Null zu setzen, welche Summe ein auf die ganze Masse ausgedehntes Integral seyn wird. Bringt man die Differentiale in den ersten und die gegebenen Kräfte in den zweiten Theil der Gleichung, so hat man auf diese Weise

$$\int\left(x\frac{d^2y}{dt^2}-y\frac{d^2x}{dt^2}\right)dm=\int(xY-yX)dm \quad (1)$$

für die verlangte Gleichung, welche die Umdrehungsbewegung um die Axe der z angiebt.

392.

Sey ω die Winkelgeschwindigkeit am Ende der Zeit t, und man nehme an, dafs man diese Grofse als eine positive oder negative betrachte, je nachdem die Umdrehungsbewegung in dem durch den Pfeil s angegebenen Sinne oder in dem entgegengesetzten statt hat. Sey auch r der Halbmesser des Kreises, den dm beschreibt, oder die von diesem Punkte auf Oz gefällte senkrechte Linie, so ist seine absolute Geschwindigkeit $r\omega$ und man hat

$$\frac{dx}{dt}=-y\omega, \quad \frac{dy}{dt}=x\omega$$

als Werthe der zwei Seitengeschwindigkeiten. Denn ist P die Projection von dm auf die Ebene der x und y und man zieht den Halbmesser OP und QPP' senkrecht auf PO, welche Linie die Axen Ox und Oy in Q und Q' schneidet, so hat man

$$OP=r, \quad \cos xQP=-\frac{y}{r}, \quad \cos yQ'P'=\frac{x}{r},$$

und da die Geschwindigkeit $r\omega$ mit der Linie QPP' parallel ist, so mufs man diese Geschwindigkeit mit diesen Cosinus multiplicieren, um die Werthe der Seitengeschwindigkeiten $\frac{dx}{dt}$ und $\frac{dy}{dt}$ zu erhalten.

Bemerkt man, dafs $x^2+y^2=r^2$ ist, so findet man aus diesen Werthen

$$xdy - ydx = r^2\omega dt. \tag{2}$$

Ich differentiiere in Beziehung auf t; da der Halbmesser r constant ist, so hat man

$$xd^2y - yd^2x = r^2 d\omega dt,$$

und da die Gröfse $d\omega$ allen Punkten des Körpers gemeinschaftlich ist und bei der auf dm bezüglichen Integration als constant angesehen werden mufs, so wird die Gleichung (1)

$$\frac{d\omega}{dt}\int r^2 dm = \int (xY - yX)\,dm, \tag{3}$$

woraus sich der einer gegebenen Lage des Körpers entsprechende Werth von $d\omega$ ergiebt.

Zerlegt man die beschleunigende Kraft, die auf dm wirkt, in zwei andere, von welchen eine mit der Axe Oz parallel und die andere in einer auf dieser Linie senkrecht stehenden Ebene enthalten ist, so kann man die erste vernachlässigen, da sie Nichts zur Umdrehungsbewegung beitragen kann; die zweite, die ich φ nennen werde, ist die Mittelkraft von X und Y. Ich projiciere die drei Kräfte X, Y, φ auf die Ebene der x und y, nehme an, dafs PC die Richtung der auf diese Weise projicierten Grofse φ ist und nenne h die vom Punkte O auf PC oder seine Verlängerung gefällte senkrechte Linie OH. Betrachtet man die Momente in Beziehung auf den Punkt O, so hat man (§. 46)

$$xY - yX = \pm h\varphi,$$

je nachdem die Kraft φ im Sinne des Pfeils s oder in entgegengesetztem Sinne zu drehen strebt. Ich nenne auch δ den Winkel $Q'PC$, welchen die Linie PC mit der auf dem Halbmesser OP senkrecht stehenden Linie PQ', die in dem durch den Pfeil s angegebenen Sinne gezogen ist, einschliefst. Dieser Winkel wird spitz oder stumpf seyn, je nachdem man in der vorhergehenden Gleichung das obere oder untere Zeichen nehmen muls. Da $OP = r$ ist, so hat man daher immer

$$\pm h = r.\cos\delta,$$

und vermittelst dieser Werthe wird die Gleichung (3)

$$\frac{d\omega}{dt}\int r^2 dm = \int r\varphi\cos\delta dm.$$

Wirken aber die gegebenen Kräfte nur während einer sehr kurzen Zeit auf den Korper, können sie jedoch wahrend dieser Zeit gegebene Geschwindigkeiten, die nicht sehr klein sind, hervorbringen und ändern sich unterdessen die Richtungen dieser Kräfte. so wie die Lagen der Punkte des Korpers, nicht merklich, so hat man, wenn man die beiden Theile dieser Gleichung in Beziehung auf t integriert,

$$\omega \int r^2 dm = \int r v \cos \delta dm,$$

wo v das Integral $\int \varphi dt$, während der Dauer der Wirkung der Kräfte, d. h. die Geschwindigkeit bezeichnet, welche der auf dm ausgeübte Stofs diesem materiellen Punkte mittheilen wurde, wenn er vollig frei wäre. Diese Gleichung ist die der gleichformigen Umdrehungsbewegung und man kann aus derselben, ohne Schwierigkeit, die Formeln des §. 386 ableiten.

Bei der veränderlichen Bewegung geht die Gleichung (3) in eine Differentialgleichung der zweiten Ordnung über, von welcher die Lage des Korpers in jedem Augenblicke und seine als Function der Zeit ausgedrückte Geschwindigkeit abhängt, wie sogleich an einem Beispiele gezeigt werden soll. Zuerst sollen jedoch die Drucke, welche die Drehungsaxe während der Dauer der Bewegung erleidet, bestimmt werden.

393.

Ich werde nur die Drucke, welche senkrecht auf dieser Axe Oz sind, betrachten, die von den mit den Axen Ox und Oy parallelen Seitenkräften der von allen Punkten des Korpers verlorenen Kräfte herrühren und deren Mittelkräfte die feste Axe schneiden müssen.

Nennt man U und V die Summen aller dieser Kräfte, so hat man, nach §. 391,

$$U = \int \left(X - \frac{d^2x}{dt^2} \right) dm, \quad V = \int \left(Y - \frac{d^2y}{dt^2} \right) dm,$$

und wenn man durch u und v die Abstände der Kräfte U und V von der Ebene der x und y bezeichnet, so hat man auch (§. 54)

$$Uu = \int \left(X - \frac{d^2x}{dt^2} \right) z dm, \quad Vv = \int \left(Y - \frac{d^2y}{dt^2} \right) z dm.$$

In Folge der vorhergehenden Werthe von $\frac{dx}{dt}$ und $\frac{dy}{dt}$ hat man

$$\frac{d^2x}{dt^2} = -y\frac{d\omega}{dt} - \omega\frac{dy}{dt} = -y\frac{d\omega}{dt} - x\omega^2$$

$$\frac{d^2y}{dt^2} = x\frac{d\omega}{dt} + \omega\frac{dx}{dt} = x\frac{d\omega}{dt} - y\omega^2.$$

Ich eliminiere $\frac{d\omega}{dt}$ vermittelst der Gleichung (3), bezeichne durch x_1 und y_1 die Werthe von x und y, welche dem Schwerpunkte des Körpers entsprechen, und durch M seine Masse, so dafs man

$$\int x\,dm = Mx_1, \quad \int y\,dm = My_1$$

hat; substituiert man alsdann die Werthe von $\frac{d^2x}{dt^2}$ und $\frac{d^2y}{dt^2}$ in die vorhergehenden Formeln, so werden sie

$$U = Mx_1\omega^2 + \int X\,dm + \frac{y_1\int(xY - yX)\,dm}{\int r^2\,dm}$$

$$V = My_1\omega^2 + \int Y\,dm - \frac{x_1\int(xY - yX)\,dm}{\int r^2\,dm}$$

$$Uu = \omega^2\int xz\,dm + \int zX\,dm + \frac{\int yz\,dm\int(xY - yX)\,dm}{\int r^2\,dm}$$

$$Vv = \omega^2\int yz\,dm + \int zY\,dm - \frac{\int xz\,dm\int(xY - yX)\,dm}{\int r^2\,dm}.$$

Ist die Winkelgeschwindigkeit ω bekannt, so geben diese Gleichungen die mit den Axen Ox und Oy parallelen Drucke U und V, welche die Axe Oz auszuhalten hat, so wie auch die zwischen dem Punkte O und den Angriffspunkten von U und V auf dieser Axe enthaltenen Abstände u und v, an. Sind die Kräfte X und Y Null, so fallen diese Resultate mit denen des §. 389 zusammen. Geht die Linie Oz durch den Schwerpunkt des Körpers, so hat man $x_1 = o$ und $y_1 = o$ und daher

$$U = \int X\,dm, \quad V = \int Y\,dm,$$

so dafs die ganze Last der festen Axe dieselbe ist, wie im Zustande des Gleichgewichtes, jedoch ist sie im Allgemeinen anders vertheilt. Ist die feste Axe aufserdem eine der Hauptaxen, die sich im Schwerpunkte schneiden, so hat man auch $\int xz\,dm = o$ und $\int yz\,dm = o$, hieraus folgt

$$Uu = \int zX\,dm, \quad Vv = \int zY\,dm,$$

und die Last der Axe ist alsdann im Zustande der Bewegung ebenso vertheilt, wie im Zustande des Gleichgewichtes.

394.

Man wende jetzt die Gleichung (3) auf den Fall eines schweren Körpers an, der sich um eine horizontale Axe dreht. Bezeichnet man durch g die Schwere und setzt voraus, daſs die Axe Oy vertical und im Sinne dieser Kraft gerichtet ist, so hat man

$$X = o, \quad Y = g,$$

und da $\int x\,dm = Mx_1$ ist, so reduciert sich die Gleichung (3) auf

$$\frac{d\omega}{dt}\int r^2 dm = g\,M\,x_1. \qquad (4)$$

Am Ende der Zeit t sey ϑ der Winkel, welcher zwischen der beweglichen Ebene, die durch den Schwerpunkt des Körpers geht und der festen Ebene der y und z enthalten ist, welchen Winkel wir als positiv oder negativ betrachten werden, je nachdem die bewegliche Ebene sich, in Beziehung auf die feste Ebene, auf der Seite der positiven x oder auf der entgegengesetzten Seite befindet. Sey a der unveränderliche Abstand des Schwerpunktes von der Axe Oz, so hat man

$$x_1 = a \sin\vartheta,$$

und, vermöge der positiven oder negativen Richtung der Geschwindigkeit ω, hat man auch

$$\omega = -\frac{d\vartheta}{dt},$$

was man auch aus der auf den Schwerpunkt, d. h. auf die Werthe $x \sin\vartheta$, $y \cos\vartheta$, a, von x, y, r, angewandten Gleichung (2) ableiten kann. Sey endlich Mk^2 das Trägheitsmoment des Korpers in Beziehung auf eine durch den Schwerpunkt gehende und mit Oz parallele Axe; k ist eine Linie von gegebener Gröſse und vermöge des Lehrsatzes des §. 374, haben wir

$$\int r^2 dm = M(a^2 + k^2)$$

für das Trägheitsmoment in Beziehung auf die Drehungsaxe.

Vermittelst dieser Werthe von x_1, ω, $\int r^2 dm$, wird die Gleichung (4)

$$\frac{d^2\vartheta}{dt^2} = -\frac{g\,a \sin\vartheta}{a^2 + k^2}.$$

Multipliciert man mit $2d\vartheta$ und integriert, so hat man daher

$$\frac{d\vartheta^2}{dt^2} - \frac{2ga\cos\vartheta}{a^2+k^2} = c,$$

wo c die willkührliche Constante ist. Nimmt man daher an, dafs man im Anfange der Bewegung

$$\vartheta = \alpha,\ \frac{d\vartheta}{dt} = -\Omega$$

hat, so ist der Werth dieser Constanten

$$c = \Omega^2 - \frac{2ga\cos\alpha}{a^2+k^2},$$

und es folgt hieraus, für irgend einen Zeitpunkt,

$$\frac{d\vartheta^2}{dt^2} + \frac{2ga(\cos\alpha - \cos\vartheta)}{a^2+k^2} = \Omega^2. \qquad (a)$$

Diese Gleichung ist die der Bewegung eines Pendels von beliebiger Form, das sich um eine horizontale Axe dreht. Im Zustande des Gleichgewichtes ist die durch seinen Schwerpunkt und die feste Axe gehende Ebene horizontal, und man hat $\alpha = o$, $\Omega = o$, $\vartheta = c$. Man entferne die Körper von dieser Lage, so dafs die beiden Ebenen den Winkel α einschliefsen. Ueberläfst man ihn alsdann sich selbst, so hat man $\Omega = o$, erleidet dagegen der Körper einen Stofs im Anfange der Bewegung, so mufs die Anfangsgeschwindigkeit Ω durch die Regeln des §. 386 bestimmt, oder auf eine andere Weise gegeben seyn, und in allen Fällen giebt die Gleichung (a) die Winkelgeschwindigkeit des Körpers in einem beliebigen Augenblicke, durch die Lage seines Schwerpunktes, an. Löst man sie in Beziehung auf dt auf und integriert, so hat man den Werth von t als Function von ϑ ausgedrückt, oder umgekehrt, wodurch die veränderliche Lage dieses Mittelpunktes und daher die des Pendels in jedem Augenblicke bestimmt wird.

395.

Reduciert sich dieser schwere Körper auf einen materiellen Punkt, der an die Axe Oz durch einen unausdehnbaren und unbiegsamen Faden, dessen Masse man vernachlässigt, befestigt ist und auf Oz senkrecht steht, so hat man, vermöge der Erklärung des §. 179, den Fall eines einfachen Pendels. Nennt man seine Länge l, so hat man $a = l$; M ist die Masse des materiellen Punktes, und das Trägheitsmoment

$M(a^2 + k^2)$ mufs sich auf das Produkt aus dieser Masse in das Quadrat seines Abstandes l von der festen Axe reducieren. Man hat also $k = o$, daher wird die auf diesen besonderen Fall angewandte Gleichung (a)

$$\frac{d\vartheta^2}{dt^2} + \frac{2g}{l}(\cos\alpha - \cos\vartheta) = \Omega^2, \qquad (b)$$

und man kann sich auch wirklich leicht überzeugen, dafs diese Gleichung mit der Gleichung (1) des §. 180, die sich auf die Bewegung des einfachen Pendels bezieht, übereinstimmt.

Vergleicht man die Gleichungen (a) und (b), so sieht man, dafs die Bewegung mit der eines beliebigen Pendels zusammenfallt, so oft die Coefficienten $\frac{2g}{l}$ und $\frac{2ga}{a^2 + k^2}$, durch welche sich diese zwei Gleichungen von einander unterscheiden, einander gleich sind, d. h. sobald man

$$l = a + \frac{k^2}{a} \qquad (c)$$

hat.

Nach dieser Formel kann man daher, wie schon vorläufig in §. 179 bemerkt worden ist, die Länge des einem gegebenen Pendel entsprechenden einfachen Pendels berechnen; die zwei Gröfsen a und k, die sie enthält, können immer genau oder naherungsweise, vermittelst bekannter Regeln, bestimmt werden, wenn man die Gestalt des zusammengesetzten Pendels kennt.

Macht dieses Pendel sehr kleine Schwingungen, so ist dieses auch bei dem einfachen Pendel der Fall. Bezeichnet man durch T die Dauer einer ganzen Schwingung, so hat man daher (§. 182)

$$T = \pi\sqrt{\frac{l}{g}}, \quad g = \frac{\pi^2 l}{T^2}.$$

Zahlt man, während einer beträchtlichen Zeit, die Anzahl der Schwingungen des zusammengesetzten Pendels und dividiert die ganze Zeit durch diese Zahl, so hat man den Werth von T, und wenn man diesen, in der letzten Formel, nebst dem Werthe von l, welcher dem angewandten Pendel entspricht, substituiert, so findet man daraus, wie schon früher (§. 192) erörtert worden ist, das Maafs der Schwere g mit grofser Genauigkeit. Da sich die Längen des einfachen Pendels wie die Quadrate der Dauer der kleinen Schwingungen zu einander verhalten, so hat man auch, wenn man λ die Länge des Secundenpendels nennt und die Secunde als Einheit annimmt,

$$\lambda = \frac{l}{T'^2},$$

wodurch man den Werth von λ vermöge der Werthe von l und T findet.

396.

Zieht man im Inneren des zusammengesetzten Pendels unter seinem Schwerpunkte und in der Ebene dieses Schwerpunktes und der Drehungsaxe eine gerade Linie, die mit dieser Axe parallel ist und um l von derselben absteht, so wird die Bewegung der Punkte dieser Parallelen durch ihre Verbindung mit den anderen Punkten des Körpers weder beschleunigt noch verzögert. Denjenigen der Punkte dieser Linie, welcher mit dem Schwerpunkte in derselben auf der Axe senkrecht stehenden Linie liegt, nennt man den Mittelpunkt der Schwingung.

Sey ABD (Fig. 6) ein Durchschnitt des Pendels, der senkrecht auf der Drehungsaxe steht und durch den Schwerpunkt geht, dieser Schwerpunkt sey G, und C der Punkt, in welchem dieser Schnitt von der Axe getroffen wird. Man verlängere die Linie CG bis O, so dafs man

$$CG = a, \quad GO = \frac{k^2}{a}$$

und daher

$$CO = a + \frac{k^2}{a} = l$$

hat. Der Punkt O ist der Mittelpunkt der Schwingung, und kehrt man das Pendel um, nachdem man es um die Axe schwingen liefs, die auf dem Schnitte ABD senkrecht steht und durch den Punkt C geht, und lafst es nun um die Axe schwingen, die durch den Punkt O geht und auf demselben Schnitte senkrecht steht, so ist der Punkt C der Mittelpunkt der Schwingungen. Diesen Lehrsatz drückt man gewöhnlich so aus, dafs man sagt, die Punkte C und O, d. h. der Aufhängepunkt und Schwingungspunkt seyen einander zugeordnet.

In beiden Fällen nemlich ist das Trägheitsmoment Mk^2 dasselbe, weil es sich immer auf die Axe bezieht, die auf

ABD senkrecht steht und durch den Punkt G geht, so dafs sich die Grofse k^2 nicht ändert. Aufserdem sey O' ein Punkt in der Verlängerung von OG, welcher der Mittelpunkt der Schwingung ist, wenn O der Aufhängepunkt geworden ist; nennt man l' den Abstand OO', so kann man seinen Werth aus der Formel (c) ableiten, indem man OG statt CG, d.h. $\frac{k^2}{a}$ statt a setzt. Man hat daher

$$l' = \frac{k^2}{a} + a = l, \quad OO' = CO,$$

und es fällt daher der Punkt O' mit dem Punkte C zusammen.

397.

Die Dauer der sehr kleinen Schwingungen um zwei Axen, die auf ABD senkrecht stehen und durch die Punkte C und O gehen, ist dieselbe und gleich $\pi \sqrt{\frac{l}{g}}$, wo l immer der Abstand CO ist. Ist umgekehrt die Dauer der sehr kleinen Schwingungen um zwei parallele Axen, deren Ebene den Schwerpunkt G enthält und die nicht gleichweit davon abstehen, dieselbe, so ist ihr wechselseitiger Abstand die Länge l des einfachen Pendels, welches seine Schwingungen in derselben Zeit vollendet.

Seyen nemlich a und a' die ungleichen Abstände des Schwerpunktes von diesen zwei parallelen Linien und daher $a + a'$ ihr wechselseitiger Abstand, sey auch Mk^2 das Trägheitsmoment in Beziehung auf die parallele Axe, die durch den Schwerpunkt geht. Da die Dauer der Schwingungen um beide gerade Linien dieselbe ist, so mufs man

$$a' + \frac{k^2}{a'} = a + \frac{k^2}{a}$$

haben, woraus sich auch

$$a' = a \text{ und } a' = \frac{k^2}{a}$$

ergiebt; verwirft man daher den ersten Werth von a', so hat man

$$a + a' = a + \frac{k^2}{a}.$$

Mifst man daher den Abstand $a + a'$ der zwei Axen von gleicher Schwingungsdauer, so hat man die Länge des einfachen Pendels, welches der gemeinschaftlichen Dauer ihrer Schwingungen entspricht.

Dieses Mittel ist mit Erfolg in England angewandt worden, um die Länge des einfachen Pendels, ohne weitere Berechnung der Gestalt des zusammengesetzten, zu finden *).

398.

Es giebt eine unendlich grofse Anzahl verschiedener Axen, um welche die kleinen Schwingungen desselben Körpers von gleicher Dauer sind.

Zuerst ist es einleuchtend, dafs der Werth von l und die Dauer der Schwingungen für alle Aufhängungsaxen, die unter einander parallel sind und gleichweit vom Schwerpunkte abstehen, dieselben sind, weil sich für alle diese Axen die in der Formel (c) enthaltenen Gröfsen k und a nicht ändern. Man kann auch die Richtungen dieser Axen und ihren Abstand vom Schwerpunkte ändern, ohne dafs sich hierdurch der Werth von l ändert. Denn nennt man α, β, γ die Winkel, welche die mit der Aufhängungsaxe parallele durch den Schwerpunkt gezogene Linie, mit den drei Hauptaxen einschliefst, die sich in diesem Punkte schneiden, und bezeichnet durch A, B, C die Trägheitsmomente in Beziehung auf diese Axe, und durch Mk^2, wie vorher, dasjenige, welches der parallelen Linie entspricht, so hat man, vermöge der Gleichung (c) des §. 375,

$$Mk^2 = A\cos^2\alpha + B\cos^2\beta + C\cos^2\gamma,$$

und daher

$$l = a + \frac{A\cos^2\alpha + B\cos^2\beta + C\cos^2\gamma}{Ma}.$$

Offenbar kann man aber den Gröfsen a, α, β, γ eine unendliche Anzahl von verschiedenen Werthen geben, für welche dieser Werth von l derselbe bleibt.

Soll diese Function l ein Minimum in Beziehung auf die Veränderlichen a, α, β, γ werden, so folgt aus ihrer Form,

---

*) Philosophical Transact. for the year 1818.

dafs, wenn man annimmt, dafs A die kleinste der drei Constanten A, B, C ist, $\alpha = o$, $\beta = 90^0$, $\gamma = 90^0$, und daher

$$l = \frac{Ma^2 + A}{Ma}$$

seyn mufs, woraus, nach bekannten Regeln, $a = \sqrt{\frac{A}{M}}$ für den Werth von a folgt, der dem Minimum entspricht und $l = 2\sqrt{\frac{A}{M}}$.

399.

Wir wissen, dafs der Widerstand des Mittels keinen Einflufs auf die Dauer der kleinen Schwingungen des einfachen Pendels von gegebener Länge hat (§. 190), man mufs aber noch beweisen, dafs diese Kraft auch die Länge des einfachen Pendels nicht ändert, dessen Bewegung in der Luft dieselbe ist, wie die eines gegebenen Pendels in derselben Flüssigkeit.

Um diese Bewegung zu bestimmen, mufs man zu den Kräften Xdm und Ydm, welche das zweite Glied der Gleichung (3) enthält und die auf alle Punkte der Masse des Körpers wirken, die Seitenkräfte des Widerstandes der Luft, der auf alle Elemente der Oberfläche ausgeübt wird, hinzufügen. Man nehme daher an, dieser Widerstand werde im Allgemeinen durch die Summe verschiedener Potenzen der Geschwindigkeit ausgedrückt und für eine beliebige Geschwindigkeit v bezeichne man sie, auf der Einheit der Oberfläche, durch

$$Av^{\alpha} + A'v^{\alpha'} + A''v^{\alpha''} + \ldots,$$

wo A, A', A''... α, α', α''... gegebene constante Grofsen sind. Sey ρ der Abstand eines Punktes M der Oberfläche des Pendels von der Umdrehungsaxe, so ist seine Geschwindigkeit, am Ende der Zeit t, gleich $r\omega$, wenn man noch immer durch ω die Winkelgeschwindigkeit in diesem Augenblicke bezeichnet. Nennt man ε den Winkel, den ihre Richtung mit dem inneren Theile der in diesem Punkte errichteten Normalen einschliefst, so hat man $\rho\omega \cos \varepsilon$ für die nach dieser Linie gerichtete Seitengeschwindigkeit, und nach dem, was früher gesagt worden ist (§. 365), mufs man diese normale Seitengeschwindigkeit statt der Geschwindigkeit v.

in dem Ausdrucke des Widerstandes, der dem Punkte M entspricht, anwenden.

Nennt man $d\sigma$ das Differentialelement der Oberfläche in demselben Punkte und $Rd\sigma$ den auf dieses Element ausgeübten Widerstand, so hat man daher

$$R = A\varrho^{u}\omega^{u}\cos^{a}\varepsilon + A'\varrho'^{u'}\omega^{a'}\cos^{u'}\varepsilon + \ldots$$

Ich bezeichne durch μ und ν die Winkel, welche die innere Normale am Punkte M mit Linien, die durch diesen Punkt den Axen der x und der y parallel gezogen sind, einschliefst. Die nach diesen Linien gerichteten Seitenkräfte des Widerstandes sind $R\cos\mu d\sigma$ und $R\cos\nu d\sigma$, und wenn man x' und y' die dem Punkte M entsprechenden Werthe von x und y nennt, so hat man

$$x' R \cos\nu d\sigma - y' R \cos\mu d\sigma$$

für den Theil des zweiten Theils der Gleichung (3), der sich auf das Element $d\sigma$ bezieht. Nimmt man daher das Integral dieser Gröfse in dem ganzen Theile der Oberfläche des Pendels, der den Widerstand des Mittels erleidet, so hat man die Gröfse, die man zu diesem zweiten Theile hinzu fügen mufs, um auf diesen Widerstand Rücksicht zu nehmen. Ich setze zur Abkürzung

$$x'\cos\nu - y'\cos\mu = \zeta,$$

so ist der Werth dieser Gröfse

$$A\omega^{u}\int\zeta\varrho^{u}\cos^{u}\varepsilon d\sigma + A'\cos^{u'}\int\zeta\varrho^{u'}\cos^{a'}\varepsilon d\sigma + \ldots$$

Es ist einleuchtend, dafs ζ die Länge des kürzesten Abstandes der Aufhängungsaxe und der Richtung der Geschwindigkeit $\varrho\omega$ des Punktes M ist, die in einer auf dieser Axe senkrecht stehenden Ebene enthalten ist. Daher hängt ζ ebenso wenig, wie der Winkel ε und der Halbmesser ϱ, von der Zeit ab; setzt man daher

$$\int\zeta\varrho^{u}\cos^{u}\varepsilon d\sigma = \gamma,\quad \int\zeta\varrho^{u'}\cos^{u'}\varepsilon d\sigma = \gamma' \text{ u.s.w.},$$

so werden diese Integrale $\gamma, \gamma', \gamma''\ldots$ Constanten seyn, die von der Gestalt des Körpers abhängen und deren Werthe in zwei auf einander folgenden Schwingungen verschieden seyn können. Um ihre Gränzen zu bestimmen, beschreibe man um das Pendel in seiner Lage des Gleichgewichtes, einen Cylinder, der auf der durch die feste Axe gehenden verticalen

Ebene senkrecht steht. Die krumme Linie, welche die Berührung dieses Cylinders mit der Oberfläche des Körpers bildet, theilt diese Oberfläche in zwei Theile, von welchen der eine den Widerstand der Luft erleidet, während das Pendel sich in einem Sinne bewegt, und der andere, während es sich im entgegengesetzten Sinne bewegt. Diese Integrale müssen daher auf einen dieser zwei Theile für eine ganze Schwingung und auf den anderen Theil für die folgende Schwingung ausgedehnt werden, und wenn diese zwei Theile verschieden sind, so sind es auch die Werthe von γ, γ', γ''... in zwei auf einander folgenden Schwingungen. Diese Werthe ändern sich bei dem Falle, wenn die Schwingungen in ganze Umdrehungen übergehen, nicht.

Hat man hiernach die vorhergehende Grofse zu dem zweiten Theile der Gleichung (3) addiert, oder, was dasselbe ist, hat man diese Gröfse, durch das Trägheitsmoment $M(a^2+k^2)$ dividiert, von dem Werthe von $\frac{d^2\vartheta}{dt^2}$ des §. 394 abgezogen, so hat man

$$\frac{d^2\vartheta}{dt^2} = -\frac{ga\sin\vartheta}{a^2+k^2} - \frac{A\gamma}{M(a^2+k^2)}\omega^{u} - \frac{A'\gamma'}{M(a^2+k^2)}\omega^{u'} - \ldots$$

als Gleichung der Bewegung eines beliebigen Pendels in einem widerstehenden Mittel. Ebenso hat man

$$\frac{d^2\vartheta}{dt^2} = -\frac{g}{l}\sin\vartheta - B\omega^{u} - B'\omega^{u'}\ldots$$

als Gleichung der Bewegung des einfachen Pendels, dessen Länge l ist, wo B, B', B''... constante Coefficienten bezeichnen.

Da die anfänglichen Geschwindigkeiten und Lagen der beiden Pendel dieselben seyn sollen, so ist es, wenn man will, dafs ihre Bewegungen ebenfalls gleich seyn sollen, nothwendig und hinreichend,

$$\frac{g}{l} = \frac{ga}{a^2+k^2},\quad B = \frac{A\gamma}{M(a^2+k^2)},\quad B' = \frac{A'\gamma'}{M(a^2+k^2)}\ldots$$

zu setzen, wodurch der Werth von l, der mit der Formel (c) zusammenfallt und die Werthe von B, B', B''... fur die ganze Dauer jeder Schwingung bestimmt werden.

Wie auch die Gestalt des Pendels und das Gesetz des

Widerstandes des Mittels, in welchem es sich bewegt, beschaffen seyen, so sieht man, dafs es immer ein einfaches Pendel giebt, dessen Bewegung dieselbe ist, wie die des gegebenen Pendels; dafs man den Widerstand des Mittels, in welchem sich das einfache Pendel bewegen mufs, aus dem des gegebenen Mittels und der Gestalt des zusammengesetzten Pendels ableiten kann, und die Länge des einfachen Pendels nur von dieser Gestalt, keinesweges aber von dem Widerstande, abhängt.

Indessen folgt hieraus nicht, dafs die Länge dieses einem gegebenen entsprechenden Pendels dieselbe in der Luft wie im leeren Raume sey; der Gewichtsverlust, den das zusammengesetzte Pendel in der Luft erleidet und der im Zustande der Bewegung nicht derselbe ist, wie im Zustande der Ruhe, hat auf die auf den leeren Raum reducierte Länge des einfachen Pendels einen bestimmten Einflufs, wie wir es schon gesagt haben (§. 191).

400.

Um die Bewegung eines Rades an der Welle und zweier Gewichte, von denen das eine am Rade, das andere an der Welle aufgehängt ist, zu bestimmen, bilde man, wie in §.391, die Summe der Momente der in jedem Augenblicke verlorenen Kräfte aller Punkte der Maschine, addiere hierzu die Momente der Kräfte, welche diese beiden Gewichte in demselben Augenblicke verloren haben und setze die ganze Summe aller dieser Momente gleich Null. Man nehme aber an, es werde ein Seil um das Rad geschlungen und mit einem Ende an einen Punkt seines Umringes befestigt, und bezeichne durch m die Masse des am anderen Ende vertical aufgehängten Körpers; sey auch m' die Masse des am Ende eines zweiten Seils, das um die Welle geschlungen und mit dem anderen Ende an seine Oberfläche befestigt ist, aufgehängten Gewichtes. Sind, am Ende der Zeit t, u und u' die Abstände der Schwerpunkte von m und m' von der horizontalen durch die Axe der Maschine gehenden Ebene, so sind die Kräfte, welche diese Massen während des Augenblickes dt verlieren, gleich $m\left(g - \frac{d^2u}{dt^2}\right)$ und $m'\left(g - \frac{d^2u'}{dt^2}\right)$; ihre Momente in Beziehung auf die Axe der Maschine, ergeben sich aus diesen Kräften, wenn man die erste mit dem Halbmesser des Rades, den ich c nenne, und die zweite mit dem Halbmesser der Welle, den ich durch c' bezeichne, multipliciert, und da diese Kräfte die Maschine nach entgegengesetzten Richtungen zu drehen streben, so mufs man dem Momente der einen das $+$ Zeichen, dem der anderen das $-$ Zeichen geben. Um einen bestimmten Fall zu betrachten, nehme ich an, dafs die erste Kraft die Maschine in dem Sinne zu drehen strebt, nach welchem sie sich wirklich bewegt, oder mit anderen Worten, ich nehme an, dafs die Masse m sinkt und die Masse m' steigt. Hieraus schliefst man, dafs der zweite Theil der Gleichung (3) um $gmc - g'm'c'$ und der erste um $m\frac{d^2u}{dt^2}c - m'\frac{d^2u'}{dt^2}c'$ vermehrt wird. Aufserdem ist das Integral, welches der zweite Theil enthält, gleich Null, weil es sich auf alle Punkte der Maschine erstrecken mufs, deren Schwerpunkt auf der Drehungsaxe liegt; daher hat man

$$\frac{d\omega}{dt}\int r^2 dm + mc\frac{d^2u}{dt^2} - m'c'\frac{d^2u'}{dt^2} = g(mc - m'c')$$

als Gleichung der Bewegung der Maschine und der beiden Massen m und m'.

Während der ganzen Dauer dieser Bewegung ist die Geschwindigkeit $\frac{du}{dt}$ von m der Geschwindigkeit $c\omega$ des Punktes des Rades gleich, in welchem das Seil sich von seinem Umfange abzuwickeln anfängt und dessen Halbmesser horizontal ist; die Geschwindigkeit $\frac{du'}{dt}$ von m' ist ebenfalls der Geschwindigkeit $c'\omega$ des Punktes der Oberfläche der Welle gleich, dessen Halbmesser horizontal ist und der auf der anderen Seite der Axe liegt; man hat daher beständig

$$\frac{du}{dt} = c\omega, \quad \frac{du'}{dt} = -c'\omega,$$

vermittelst welcher Werthe die vorhergehende Gleichung

$$(Mk^2 + mc^2 + m'c'^2)\frac{d\omega}{dt} = g(mc - m'c')$$

wird, wenn man durch M die Masse der Maschine und durch Mk^2 ihr Trägheitsmoment in Beziehung auf die Drehungsaxe bezeichnet.

Nimmt man zur gröſseren Einfachheit an, daſs die Anfangsgeschwindigkeiten der Maschine und der Massen m und m' Null sind, so hat man, in einem beliebigen Augenblicke,

$$\omega = \frac{(mc - m'c')gt}{Mk^2 + mc^2 + m'c'^2},$$

und man sieht, ohne weiter zu gehen, daſs die Bewegung der Maschine gleichförmig beschleunigt ist.

Die Spannungen der Seile, an welche die Massen m und m' befestigt sind, haben die durch diese Massen verlorenen Kräfte zum Maaſse, bezeichnet man sie durch T und T', so hat man daher

$$T = m\left(g - \frac{d^2u}{d^2}\right), \quad T' = m'\left(g - \frac{d^2u'}{dt^2}\right),$$

und wenn man p, p', P die Gewichte dieser Körper und der Maschine nennt, so daſs

$$p = mg, \quad p' = m'g, \quad p = Mg$$

ist, so findet man aus den vorhergehenden Gleichungen

$$T = p - \frac{(pc - p'c')pc}{Pk^2 + pc^2 + p'c'^2}, \quad T' = p' + \frac{(pc - p'c')p'c'}{Pk^2 + pc^2 + p'c'^2}.$$

Da das Gewicht p sinkt, was $pc > p'c'$ voraussetzt, so ist die Spannung T geringer als dieses Gewicht, welches ihren Werth im Zustande des Gleichgewichtes ausdrücken würde und die Spannung T' ist gröſser als p'.

Die Drucke, welche auf die Axe der Maschine, durch die Centrifugalkräfte ihrer verschiedenen Punkte, ausgeübt werden, heben sich offenbar, weil der Körper um diese Linie symmetrisch ist, paarweise auf. Die ganze Last, welche die Axe während der Bewegung erleidet, besteht daher blos aus dem Gewichte der Maschine und den Spannungen T und T', so daſs man, wenn man diese verticale Kraft π nennt,

$$\Pi = P + T + T$$

hat. Substituiert man statt T und T' ihre Werthe, so ergiebt sich

$$\Pi = P + p + p' - \frac{(pc - p'c')^2}{Pk^2 + pc^2 + p'c'^2},$$

woraus hervorgeht, daſs diese Last immer kleiner ist als die, welche im Zustande des Gleichgewichtes statt hat und gleich $P + p + p'$ ist.

401.

Man kann diese verschiedenen Formeln auf die Athood'sche Maschine anwenden, indem man $c' = c$ setzt, und sie geben alle Umstände der Bewegung der zwei ungleichen Gewichte p und p' an, deren eines in diesem Apparate steigt, während das andere sinkt.

Nennt man z. B. h die Höhe, um welche das Gewicht p in einer gegebenen Zeit sinkt, so hat man den Werth von h, wenn man den von du oder von $c\omega dt$ von $t = o$ bis $t = \vartheta$ integriert, woraus sich

$$h = \frac{\frac{1}{2}(p - p')c^2 g \vartheta^2}{Pk^2 + (p + p')c^2}$$

ergiebt.

Die Gewichte P, p, p', so wie der Halbmesser des Rades, sind gegeben; die Gröfse k^2 kann aus der Gestalt des Rades berechnet werden und die Höhe h kann man messen. Ist daher die Zeit ϑ durch die Beobachtung gegeben, so giebt diese Formel den Werth von g an. Wie sorgfaltig man aber auch diesen Versuch anstellt, so ist er nie einer Genauigkeit fähig, die sich mit der des Pendels vergleichen liefse. Denn bei letzterem erhält man die Dauer jeder Schwingung, indem man die Zeit, während welcher man das Pendel schwingen liefs, durch die sehr grofse Anzahl von Schwingungen, die es gemacht hat, dividiert, wodurch der möglicher Weise in der Schätzung der Dauer einer einzelnen Schwingung begangene Fehler viel kleiner wird, als der unvermeidliche Irrthum in der Abmessung der Zeit ϑ bei der Athood'schen Maschine.

Man abstrahiert hier von der Masse des Fadens, an welchen die beiden Gewichte p und p' aufgehängt sind; man konnte sie leicht auf dieselbe Weise berücksichtigen, wie in der Aufgabe des §. 356, nur wäre alsdann das Gesetz der Bewegung verwickelter. Auch vernachlässigt man den Widerstand, welchen die Luft den Bewegungen der beiden Gewichte p und p' entgegensetzt; um seine Wirkung zu vermindern und auch die Zeit ϑ leichter messen zu konnen, macht man diese Bewegungen langsamer, indem man den Ueberschufs des einen Gewichtes über das andere vermindert.

402.

Man hat auch das Pendel zur Bestimmung der Geschwindigkeit der abgeschossenen Kugeln angewandt. Diese Maschine nennt man das Robins'sche Pendel, nach dem Ingenieur, der es zuerst angewandt hat; es besteht in einer sehr beträchtlichen Masse, die durch eine feste horizontale Axe zurückgehalten wird. Die Kugel, deren Geschwindigkeit man erfahren will, dringt in die Masse ein, ohne durch dieselbe zu gehen und setzt das Pendel in Bewegung; man mifst die Gröfse des Bogens, welchen ein bestimmter Punkt der ganzen Masse beschreibt, woraus man leicht ihre Gröfse der Bewegung und daher auch die Geschwindigkeit der Kugel in dem Augenblicke erfährt, in welchem sie das Pendel erreicht.

Sey nemlich $AEBF$ (Fig. 7) ein Schnitt dieses Pendels durch eine auf der festen Axe senkrecht stehende Ebene, die durch seinen Schwerpunkt geht, G dieser Schwerpunkt, O der Mittelpunkt der Schwingungen (§. 396), C der Punkt, wo dieser Schnitt die Axe trifft, so dafs CGO eine verticale Linie, im Zustande des Gleichgewichtes, bildet. Sey auch B der Punkt, in welchem die Verlängerung dieser Linie die untere Oberfläche des Pendels trifft, BB' der Kreisbogen, welchen dieser Punkt B beschreibt und dessen Mittelpunkt C ist, E der Mittelpunkt der kreisförmigen Oeffnung, welchen die Kugel in die Oberfläche des Pendels macht, oder, allgemeiner ausgedrückt, die Projection dieses Punktes auf die Ebene des Schnittes $AEBF$. Man nenne μ die Masse der Kugel, v ihre Geschwindigkeit im Augenblicke des Stofses, f die vom Punkte C auf die Richtung von v gefallte senkrechte Linie, projiciert auf die Ebene von $AEBF$, M die Masse des Pendels und der Kugel, a den Abstand des Schwerpunktes von M von der festen Axe, $M(a^2 + k^2)$ ihr Trägheitsmoment in Beziehung auf diese Axe, so hat man (§. 386)

$$\Omega = \frac{\mu v f}{M(a^2+k^2)}$$

als den Werth von Ω, den man in die Gleichung (a) des §. 394 substituieren mufs, in welcher man auch $\alpha = o$ setzt, weil das Pendel von der Lage des Gleichgewichtes ausgeht. Es entfernt sich davon, bis die Winkelgeschwindigkeit Null wird; bezeichnet man daher durch β den Winkel BCB', so hat man, vermöge der Gleichung (a),

$$\frac{\mu^2 v^2 f^2}{M^2(a^2+k^2)} = 2ga(1-\cos\beta),$$

wo g die Schwere ist. Bezeichnet man durch b die Sehne des Bogens BB' und durch c den Halbmesser CB, so hat man

$$\cos\beta = 1 - \frac{b^2}{2c^2}.$$

Ich substituiere diesen Werth in die vorhergehende Gleichung und leite alsdann daraus den von v^2 ab, woraus sich

$$v^2 = \frac{n^2 g a b^2}{f^2 c^2}(a^2+k^2)$$

ergiebt, wo n das Verhältnifs von M zu μ, welches eine sehr grofse gegebene Zahl seyn wird, ausdrückt.

Alle übrigen Grofsen, die in dieser Formel enthalten sind, sind ebenfalls bekannt. Der Abstand c kann unmittelbar gemessen werden, die Sehne b ist vermittelst eines Bandes gegeben, das an den Punkt B befestigt ist und durch einen an den Boden befestigten Ring geht; der Theil dieses Bandes, der sich, während der Erhebung des Pendels, abwickelt und durch den Ring geht, ist gleich b. Ist der Schufs horizontal, so ist f der Abstand der Axe der Kanone von der Drehungsaxe, entfernt sich dagegen der Schufs ein Wenig von der Horizontalitat, in welchem Falle die gerade Linie, die vom Punkte E nach der Mündung der Kanone geht, nicht mehr horizontal ist, so ist es leicht, mit hinlänglicher Genauigkeit die Gröfse zu berechnen, die man zum Abstande der beiden Axen hinzu addieren oder davon abziehen mufs, um den Werth von f zu erhalten. Was die Gröfsen a und k betrifft, so kann man sie aus der Gestalt des Pendels und den Dichtigkeiten seiner Theile berechnen, man kann aber ihre Werthe auch durch Versuche erhalten.

Man befestige ein Seil an den unteren Theil des Pendels, lasse dieses Seil über eine feste Stange, die mit der Axe des Pendels parallel ist und sich in derselben Höhe über dem Boden befindet, gehen; am anderen Ende des Seils hange man ein Gewicht auf, welches das Pendel hebt, bis sein Schwerpunkt mit der Axe und der Stange in gleicher Hohe liegt. Nennt man, in dieser Lage, M' das an das Seil angebrachte Gewicht und a' den gegebenen Abstand der Stange von der Axe, so hat man die Proportion

$$a : a' = M' : M,$$

welche den Werth von a angiebt.

Läfst man das Pendel kleine Schwingungen machen und nennt T die Dauer einer ganzen Schwingung und l den Abstand des Mittelpunktes der Schwingungen von der Aufhängungsaxe, so hat man (§. 395)

$$T = \pi \sqrt{\frac{l}{g}}, \quad l = \frac{a^2 + k^2}{a},$$

woraus sich

$$a^2 + k^2 = \frac{g T^2 a}{\pi^2}$$

ergiebt, und der Werth von k ist durch den von a bekannt.

Vermittelst dieses Werthes von $a^2 + k^2$ hat man einfacher

$$v = \frac{n g T a l}{\pi f c} \qquad (a)$$

als Ausdruck der Geschwindigkeit der Kugel.

403.

Ist die Mündung der Kanone nicht sehr entfernt vom Pendel, so wird der Werth von v, den diese Formel giebt, nur wenig von der Wurfgeschwindigkeit der Kugel verschieden seyn, und nimmt man den Coefficienten des Widerstandes der Luft als bekannt an, so ist es leicht, vermittelst der Formel (5) des §. 212, die Gröfse zu berechnen, um welche man v vermehren mufs, um die Wurfgeschwindigkeit zu haben. Man erhalt aber die Gröfse dieser letzteren Geschwindigkeit unmittelbar, wenn man die Kanone fest mit dem Pendel verbindet, denn die alsdann dem Pendel mitgetheilte Gröfse der Bewegung ist die Masse μ der Kugel, multipliciert mit der Geschwindigkeit der Kugel an der Mündung der Kanone, deren Rücklauf, wegen der Zusammendrückbarkeit der Materie, nicht merklich anfangen wird, ehe die Kugel die ganze Länge des Laufes durchlaufen hat; der durch die Formel (a) gegebene Werth von v ist der der Wurfgeschwindigkeit, ohne weitere Verbesserung und ohne dafs man den Coefficienten des Widerstandes zu kennen braucht.

Schiefst man allmälich aus derselben und auf dieselbe Weise geladenen Kanone, die in verschiedene Abstande vom Pendel gebracht wird, so hat man ebenso viel Werthe von v, deren Abweichungen von einander und dem Werthe, den man erhält, wenn die Kanone mit dem Pendel verbunden ist, dazu dienen können, das Gesetz des Widerstandes der Luft zu ermitteln, auf welches die Formel (5) des §. 212 gegründet ist, und den Coefficienten dieses Widerstandes zu bestimmen.

Man hat in England eine Anzahl von Versuchen mit dem Robins'schen Pendel gemacht, indem man es auf die zwei angegebenen Arten anwandte. Eine der allgemeinsten Folgen, die man daraus abgeleitet hat, besteht darin, dafs, bei übrigens gleichen Umständen, die Quadrate der Wurfgeschwindigkeiten sich ungefähr zu einander verhalten, wie die Gewichte der Ladungen, und dafs dieses Verhaltnifs desto genauer wird, je weniger die Länge der Ladung, im Verhältnisse zu der der Kanone beträchtlich ist.

Viertes Kapitel.

Bewegung eines festen Körpers um einen festen Punkt.

I. Vorläufige Formeln.

404.

Man betrachte zuerst an und für sich und ohne Rücksicht auf die erzeugenden Kräfte die Umdrehungsbewegung eines festen Körpers von beliebiger Gestalt, um einen festen Punkt, der zu diesem Körper gehört, oder auf unveränderliche Weise mit ihm verbunden ist.

Sey O (Fig. 3) dieser Punkt, Ox, Oy, Oz seyen drei feste willkührlich gewählte rechtwinklige Axen, Ox_1, Oy_1, Oz_1 drei andere rechtwinklige im Körper feste Axen, die sich mit ihm um den Punkt O bewegen. In der Folge werde ich voraussetzen, dafs diese letzteren Linien die Hauptaxen des Körpers sind, für jetzt sollen ihre Richtungen völlig willkührlich seyn. Seyen auch x, y, z die Coordinaten eines beliebigen Punktes M des Körpers, die auf die ersten Axen bezogen sind, und x_1, y_1, z_1 seine auf die Axen Ox_1, Oy_1, Oz_1, bezogenen Coordinaten. Behält man alle Bezeichnungen des §. 377 bei, so hat man

$$
\begin{aligned}
x &= ax_1 + by_1 + cz_1 \\
y &= a'x_1 + b'y_1 + c'z_1 \\
z &= a''x_1 + b''y_1' + c''z_1
\end{aligned}
$$

und die neun Coefficienten a, b,... werden durch die Gleichungen (2) oder die Gleichungen (4) dieses §. mit einander verbunden seyn.

Es ist einleuchtend, dafs diese Gröfsen a, b, ..., in jedem Augenblicke, für alle Punkte des Körpers dieselben sind, sie ändern sich aber während der Bewegung und man mufs sie als Functionen der Zeit betrachten. Dagegen ändern sich die Coordinaten x_1, y_1, z_1, von einem Punkte des Korpers zum anderen, bleiben aber für denselben Punkt beständig dieselben und ändern sich nicht mit der Zeit. Bezeichnet man daher die Zeit durch t und differentiiert in Beziehung auf diese Veränderliche, so hat man

$$\frac{dx}{dt} = x_1 \frac{da}{dt} + y_1 \frac{db}{dt} + z_1 \frac{dc}{dt}$$
$$\frac{dy}{dt} = x_1 \frac{da'}{dt} + y_1 \frac{db'}{dt} + z_1 \frac{dc'}{dt}$$
$$\frac{dz}{dt} = x_1 \frac{da''}{dt} + y_1 \frac{db''}{dt} + z_1 \frac{dc''}{dt}$$

Diese Werthe von $\frac{dx}{dt}, \frac{dy}{dt}, \frac{dz}{dt}$ drücken, in einem beliebigen Augenblicke, die den Axen Ox, Oy, Oz parallelen Seitengeschwindigkeiten der Geschwindigkeit des Punktes M aus. Will man daher die Punkte des Körpers erfahren, deren Geschwindigkeit in diesem Augenblicke Null ist, so bestimmt man sie, indem man diese Gröfsen gleich Null setzt, woraus sich

$$\left.\begin{aligned} x_1 da + y_1 db + z_1 dc &= o \\ x_1 da' + y_1 db' + z_1 dc' &= o \\ x_1 da'' + y_1 db'' + z_1 dc'' &= o \end{aligned}\right\} \quad (1)$$

ergiebt.

Addiert man aber diese Gröfsen, nachdem man sie mit c, c', c'' multipliciert hat, setzt, zur Abkürzung,

$$cdb + c'db' + c''db'' = pdt, \quad cda + c'da' + c''da'' = -qdt,$$

und bemerkt, dafs die Gleichung $c^2 + c'^2 + c''^2 = 1$ auch $cdc + c'dc' + c''dc'' = o$ giebt, so erhält man

$$py_1 - qx_1 = o.$$

Addiert man diese Gleichungen (1), nachdem man sie mit b, b', b'' multipliciert hat, so findet man

$$rx_1 - pz_1 = o,$$

indem man, zur Abkürzung,

$$bda + b'da' + b''da'' = rdt$$

setzt, und bemerkt, dafs die Gleichung $b^2 + b'^2 + b''^2 = 1$ auch $bdb + b'db' + b''db'' = o$ giebt, und ferner, vermöge der Gleichung $bc + b'c' + b''c'' = o$ des §. 377, auch

$$bdc + b'dc' + b''dc'' = -cdb - c'db' - c''db'' = -pdt$$

ist.

Multipliciert man noch die Gleichungen (1) mit a, a', a'' und addiert die Resultate, so erhalt man

$$qz_1 - ry_1 = o;$$

denn man hat $ada + a'da' + a''da'' = o$, da $a^2 + a'^2 + a''^2 = 1$ ist, und aufserdem geben die Gleichungen $ba + b'a' + b''a'' = o$ und $ca + c'a' + c''a'' = o$ des angeführten §.,

$$adb + a'db' + a''db'' = -bda - b'da' - b''da'' = -rdt$$
$$adc + a'dc' + a''dc'' = -cda - c'da' - c''da'' = qdt.$$

Statt der Gleichungen (1) haben wir daher auf diese Weise

$$py_1 - qx_1 = o, \quad rx_1 - pz_1 = o, \quad qz_1 - ry_1 = o. \quad (2)$$

Jede dieser Gleichungen ist in den zwei anderen enthalten, und sie gehören einer geraden Linie an, die durch den Anfangspunkt O der Coordinaten geht.

Aus dieser Analyse folgt, dafs alle Punkte des Körpers, deren Geschwindigkeit in einem beliebigen Augenblicke Null ist, auf einer geraden Linie liegen, die durch den Drehpunkt gehen. Diese Linie kann während einer unendlich kleinen Zeit als eine feste angesehen werden; der Körper dreht sich daher, während dieser Zeit, um diese Linie, wie um eine feste Axe, und man mufs sich die Umdrehungsbewegung eines festen Körpers um einen festen Punkt so vorstellen, als geschähe sie in jedem Augenblicke um eine Axe, die während einer unendlich kleinen Zeit unbeweglich bleibt. Im Allgemeinen ändert sich die Lage dieser Axe, im Inneren des Körpers, während der Bewegung, von einem Augenblicke zum anderen, und man nennt sie daher die **augenblickliche Umdrehungsaxe.**

405.

Man nehme an, es sey die Linie IOI' diese Axe am Ende der Zeit t, so sind die Gleichungen (2) die seiner Projectionen auf die drei Ebenen der Coordinaten x_1, y_1, z_1, woraus man leicht

$$\left.\begin{aligned} \cos IOx_1 &= \frac{p}{\sqrt{p^2+q^2+r^2}} \\ \cos IOy_1 &= \frac{q}{\sqrt{p^2+q^2+r^2}} \\ \cos IOz_1 &= \frac{r}{\sqrt{p^2+q^2+r^2}} \end{aligned}\right\} \quad (3)$$

findet.

Sind daher die drei Gröſsen p, q, r bekannt, so kann man die Lage der augenblicklichen Umdrehungsaxe in Beziehung auf die beweglichen Axen Ox_1, Oy_1, Oz_1 angeben, und vermittelst des Zeichens, das man der Wurzelgröſse giebt, wird der Theil OI dieser Linie, dem diese Formeln entsprechen, vollständig bestimmt seyn. Von jetzt an werde ich diese Wurzelgröſse immer als eine positive betrachten.

So oft p, q, r, beständige Gröſsen sind, so bleibt die Umdrehungsaxe im Korper fest, d. h. sie trifft ihn immer in denselben Punkten. Da aber die Punkte des Korpers, deren Geschwindigkeit in jedem Augenblicke Null ist, immer dieselben sind, so bleiben sie während der Dauer der Bewegung unbeweglich, in diesem Falle ist daher die Umdrehungsaxe eine feste gerade Linie im Raume.

Vermöge der Gleichung (2) des §. 9 und der Bezeichnungen des §. 377, hat man

$$\cos IOx = a \cos IOx_1 + b \cos IOy_1 + c \cos IOz_1$$
$$\cos IOy = a' \cos IOx_1 + b' \cos IOy_1 + c' \cos IOz_1$$
$$\cos IOz = a'' \cos IOx_1 + b'' \cos IOy_1 + c'' \cos IOz_1,$$

daher hat man, in Folge der Gleichungen (3),

$$\left.\begin{aligned} \cos IOx &= \frac{ap + bq + cr}{\sqrt{p^2 + q^2 + r^2}} \\ \cos IOy &= \frac{a'p + b'q + c'r}{\sqrt{p^2 + q^2 + r^2}} \\ \cos IOz &= \frac{a''p + b''q + c''r}{\sqrt{p^2 + q^2 + r^2}} \end{aligned}\right\} \quad (4)$$

um die Richtung der augenblicklichen Axe, in Beziehung auf die festen Axen Ox, Oy, Oz, zu bestimmen.

Hieraus folgt, daſs, wenn p, q, r beständige Gröſsen sind, die Zähler dieser Formeln ebenfalls unabhängig von t seyn müssen, was auch in der Folge gezeigt werden soll.

406.

Weil in jedem Augenblicke die Bewegung um die Linie IOI' wie um eine feste Axe statt hat, so folgt hieraus, daſs alle Punkte des Körpers, während einer unendlich kleinen Zeit, dieselbe Winkelgeschwindigkeit um diese Axe haben

(§. 384). Um deren Werth zu bestimmen, betrachte man den Punkt, welcher sich auf der Axe Oz_1, in einer der Einheit gleichen Entfernung vom Punkte O befindet; so hat man rücksichtlich dieses Punktes, $x_1 = o$, $y_1 = o$, $z_1 = 1$, daher ist die absolute Geschwindigkeit

$$\sqrt{\frac{dx^2}{dt^2} + \frac{dy^2}{dt^2} + \frac{dz^2}{dt^2}} = \sqrt{\frac{dc^2 + dc'^2 + dc''^2}{dt^2}}$$

vermöge der vorhergehenden Werthe von $\frac{dx}{dt}$, $\frac{dy}{dt}$, $\frac{dz}{dt}$, und man hat für seinen Abstand von der Umdrehungsaxe

$$\sin IOz_1 = \sqrt{1 - \cos^2 IOz_1} = \frac{\sqrt{p^2 + q^2}}{\sqrt{p^2 + q^2 + r^2}}.$$

Dividiert man daher die absolute Geschwindigkeit durch diesen Abstand, so hat man

$$\frac{\sqrt{dc^2 + dc'^2 + dc''^2}}{\sqrt{p^2 + q^2}\,dt} \sqrt{p^2 + q^2 + r^2}$$

für die Winkelgeschwindigkeit. Wir haben aber

$$-pdt = bdc + b'dc' + b''dc'', \quad qdt = adc + a'dc' + a''dc'',$$

woraus man, mit Berücksichtigung der Gleichungen des §. 377,

$$(p^2 + q^2)dt^2 = dc^2 + dc'^2 + dc''^2 - (cdc + c'dc' + c''dc'')^2$$

findet, welche Gröfse sich auf $dc^2 + dc'^2 + dc''^2$ reduciert, weil $cdc + c'dc' + c''dc'' = o$ ist. Nennt man daher ω die Winkelgeschwindigkeit am Ende der Zeit t und betrachtet sie als eine positive Grofse, so hat man einfach

$$\omega = \sqrt{p^2 + q^2 + r^2}.$$

Man sieht, dafs diese Geschwindigkeit eine beständige ist, so oft die Lage der Umdrehungsaxe unveränderlich ist.*) Der umgekehrte Satz ist aber nicht wahr und es ist möglich, dafs die augenblickliche Axe ihre Lage ändert, ohne dafs der Werth der Winkelgeschwindigkeit ein anderer wird, oder, mit an-

*) Diese Behauptung des Verf. scheint auf einem Irrthume zu beruhen. Denn wenn man statt p, q, r bezüglich mp, mq, mr setzt, wo m irgend eine Zahl bedeutet, so behalten $\cos IOx$, $\cos IOy$, $\cos IOz$ dieselben Werthe, mithin bleibt die Lage der Axe dieselbe, während $\omega = m\sqrt{p^2 + q^2 + r^2}$ wird. Anm. des Uebers.

deren Worten, es ist möglich, dafs die Grofsen p, q, r veränderlich sind und der Werth von ω derselbe bleibt.

407.

Man nennt p, q, r die rechtwinkligen Seitengeschwindigkeiten der Geschwindigkeit ω der Umdrehung um die Axen Ox_1, Oy_1, Oz_1, und sagt auch, dafs jede dieser drei Grofsen die Winkelgeschwindigkeit des Körpers um die entsprechende Axe ist.

Die Gleichungen (3) konnen aber durch

$$p = \omega \cos IOx_1, \quad q = \omega \cos IOy_1, \quad r = \omega \cos IOz_1$$

ersetzt werden und man kann die Gleichungen (4) unter der Form

$$\omega \cos IOx = ap + bq + cr$$
$$\omega \cos IOy = a'p + b'q + c'r$$
$$\omega \cos IOz = a''p + b''q + c''r$$

schreiben, woraus man findet, dafs die Zerlegung der Umdrehungsgeschwindigkeiten denselben Gesetzen folgt, wie die der Geschwindigkeiten der progressiven Bewegung, wenn man die Richtungen der letzteren durch die Richtungen der Umdrehungsaxen ersetzt.

Da ω eine positive Grofse ist und man den bestimmten Theil OI der Linie IOI' als Axe genommen hat, auf welche sie sich bezieht, so sind die Seitengeschwindigkeiten p, q, r, deren Axen Ox_1, Oy_1, Oz_1 sind, positiv oder negativ, je nachdem diese Linien spitze oder stumpfe Winkel mit der Axe OI einschliefsen, und im Allgemeinen mufs man die auf zwei Theile derselben geraden Linie bezogenen Seitengeschwindigkeiten von ω, oder deren Axen wechselseitig die Verlängerungen von einander sind, als gleich grofse und entgegengesetzte Zeichen habende ansehen.

408.

Man kann nicht blos, vermittelst der drei Gröfsen p, q, r, die Winkelgeschwindigkeit des Korpers und die Lage seiner Umdrehungsaxe, in Beziehung auf die beweglichen Axen Ox_1, Oy_1, Oz_1, bestimmen, sondern auch die Geschwindigkeiten und beschleunigenden Kräfte seiner verschiedenen Punkte, die nach diesen drei Axen zerlegt sind, ausdrücken, was uns, wie man bald sehen wird, dazu dient, die Gleichungen seiner Umdrehungsbewegung auf die directeste Weise zu finden.

Denn da die Seitengeschwindigkeiten der Geschwindigkeit des Punktes M, $\frac{dx}{dt}$, $\frac{dy}{dt}$, $\frac{dz}{dt}$, in Beziehung auf die festen Axen Ox, Oy, Oz, sind, so folgt hieraus, daſs die Seitengeschwindigkeiten derselben Geschwindigkeit in Beziehung auf die Axen Ox_1, Oy_1, Oz_1, nach den Bezeichnungen des §. 377, und weil die Zusammensetzung der Geschwindigkeiten nach denselben Gesetzen, wie die der Kräfte, geschieht,

$$a\frac{dx}{dt} + a'\frac{dy}{dt} + a''\frac{dz}{dt}$$

$$b\frac{dx}{dt} + b'\frac{dy}{dt} + b''\frac{dz}{dt}$$

$$c\frac{dx}{dt} + c'\frac{dy}{dt} + c''\frac{dz}{dt}$$

seyn werden. Substituiert man aber in diesen Ausdrücken die Werthe von $\frac{dx}{dt}$, $\frac{dy}{dt}$, $\frac{dz}{dt}$ aus §. 404 und führt die schon in diesem §. gemachten Reductionen aus, so findet man

$$a\frac{dx}{dt} + a'\frac{dy}{dt} + a''\frac{dz}{dt} = qz_1 - ry_1,$$

$$b\frac{dx}{dt} + b'\frac{dy}{dt} + b''\frac{dz}{dt} = rx_1 - pz_1,$$

$$c\frac{dx}{dt} + c'\frac{dy}{dt} + c''\frac{dz}{dt} = py_1 - qx_1,$$

daher drücken die drei Gröſsen $qz_1 - ry_1$, $rx_1 - pz_1$, $py_1 - qx_1$, welche für alle Punkte des Körpers, die auf der augenblicklichen Umdrehungsaxe liegen, Null sind, für einen anderen Punkt M die Seitengeschwindigkeiten seiner Geschwindigkeit aus, die mit den Linien Ox_1, Oy_1, Oz_1 parallel sind.

Aus den letzteren Gleichungen findet man, wenn man die des §. 377 berücksichtigt,

$$\frac{dx}{dt} = a(qz_1 - ry_1) + b(rx_1 - pz_1) + c(py_1 - qx_1)$$

$$\frac{dy}{dt} = a'(qz_1 - ry_1) + b'(rx_1 - pz_1) + c'(py_1 - qx_1)$$

$$\frac{dz}{dt} = a''(qz_1 - ry_1) + b''(rx_1 - pz_1) + c''(py_1 - qx_1)$$

und wenn man in Beziehung auf t differentiiert, so ergiebt sich

$$\frac{d^2x}{dt^2} = a(z_1dq - y_1dr) + b(x_1dr - z_1dp) + c(y_1dp - x_1dq)$$
$$+ (qz_1 - ry_1)da + (rx_1 - pz_1)db + (py_1 - qx_1)dc$$
$$\frac{d^2y}{dt^2} = a'(z_1dq - y_1dr) + b'(x_1dr - z_1dp) + c'(y_1dp - x_1dq)$$
$$+ (qz_1 - ry_1)da' + (rx_1 - pz_1)db' + (py_1 - qx_1)dc'$$
$$\frac{d^2z}{dt^2} = a''(z_1dq - y_1dr) + b''(x_1dr - z_1dp) + c''(y_1dp - x_1dq)$$
$$+ (qz_1 - ry_1)da'' + (rx_1 - pz_1)db'' + (py_1 - qx_1)dc''.$$

Die Gröſsen $\frac{d^2x}{dt^2}$, $\frac{d^2y}{dt^2}$, $\frac{d^2z}{dt^2}$ sind die Seitenkräfte der beschleunigenden Kraft des Punktes M, die mit den festen Axen Ox, Oy, Oz parallel sind; bezeichnet man daher durch p_1, q_1, r_1 die Seitenkräfte derselben Kraft, die mit den Axen Ox_1, Oy_1, Oz_1 parallel sind, so hat man

$$p_1 = a\frac{d^2x}{dt^2} + a'\frac{d^2y}{dt^2} + a''\frac{d^2z}{dt^2},$$
$$q_1 = b\frac{d^2x}{dt^2} + b'\frac{d^2y}{dt^2} + b''\frac{d^2z}{dt^2},$$
$$r_1 = c\frac{d^2x}{dt^2} + c'\frac{d^2y}{dt^2} + c''\frac{d^2z}{dt^2}.$$

Substituiert man aber die vorhergehenden Werthe von $\frac{d^2x}{dt^2}$, $\frac{d^2y}{dt^2}$, $\frac{d^2z}{dt^2}$ und nimmt ähnliche Reductionen, wie in §. 404, vor, so findet man

$$p_1dt = z_1dq - y_1dr + (py_1 - qx_1)qdt + (pz_1 - rx_1)rdt$$
$$q_1dt = x_1dr - z_1dp + (qz_1 - ry_1)rdt + (qx_1 - py_1)pdt$$
$$r_1dt = y_1dp - x_1dq + (rx_1 - pz_1)pdt + (ry_1 - qz_1)qdt,$$

und wenn man durch dt dividiert, so hat man die Werthe von p_1, q_1, r_1 durch die Veränderlichen p, q, r und ihre Differentiale ausgedrückt.

409.

Betrachtet man in einem beliebigen Augenblicke die Gröſsen der Bewegung, von welchen alle Punkte des Korpers getrieben werden, so können ihre Momente in Beziehung auf jede der drei Axen Ox_1, Oy_1, Oz_1, nach der Definition des

§. 273, ebenfalls vermittelst der Gröfsen p, q, r ausgedrückt werden.

Um dies zu zeigen, sey dm das Differentialelement der Masse des Körpers, das dem Punkte M entspricht, und dessen Coordinaten x_1, y_1, z_1 sind. Die mit den Axen Ox_1, Oy_1, Oz_1 parallelen Seitenkräfte seiner Gröfse der Bewegung sind die Produkte der Geschwindigkeiten $qz_1 - ry_1$, $rx_1 - pz_1$, $py_1 - qx_1$, mit dm multipliciert; bezeichnet man durch L, M, N die Momente der Gröfsen der Bewegung aller Punkte des Körpers, in Beziehung auf die Axen Oz_1, Oy_1, Ox_1, so hat man daher, nach dem, was man in §. 274 gesehen hat,

$$L = \int[(rx_1 - pz_1)x_1 - (qz_1 - ry_1)y_1]dm$$
$$M = \int[(qz_1 - ry_1)z_1 - (py_1 - qx_1)x_1]dm$$
$$N = \int[(py_1 - qx_1)y_1 - (rx_1 - pz_1)z_1]dm,$$

wo sich die Integrale auf die ganze Masse des Körpers erstrecken. Man vereinfacht diese Werthe, wenn man statt Ox_1, Oy_1, Oz_1, die drei Hauptaxen des Körpers nimmt, die sich im Punkte O schneiden, wodurch die drei Integrale $\int x_1 y_1 dm$, $\int z_1 x_1 dm$, $\int y_1 z_1 dm$ Null werden, und wenn man durch A, B, C, die drei Hauptträgheitsmomente bezeichnet, so dafs man

$$\int(y_1^2 + z_1^2)dm = A$$
$$\int(z_1^2 + x_1^2)dm = B$$
$$\int(x_1^2 + y_1^2)dm = C$$

hat, so findet man

$$L = Cr, \quad M = Bq, \quad N = Ap.$$

Die Gröfsen r, q, p, haben daher immer dieselben Zeichen, wie L, M, N; daher hängen ihre Zeichen von dem Sinne ab, in welchem sich der Körper um jede seiner drei Hauptaxen dreht. Je nachdem z. B. der Körper sich parallel mit der Ebene $x_1 Oy_1$ von Ox_1 nach Oy_1 oder in entgegengesetztem Sinne dreht, ist das Moment L (§. 274), und daher auch die Geschwindigkeit r, eine positive oder negative Gröfse, und umgekehrt giebt das Zeichen von r, in jedem Augenblicke, den Sinn der Drehung um Oz_1 an.

Nach den Sätzen des §. 281 hat man, wenn man durch G das Hauptmoment der Gröfsen der Bewegung, die wir betrachten, bezeichnet,

$$G = \sqrt{A^2 p^2 + B^2 q^2 + C^2 r^2},$$

wenn man diese Wurzelgröfse als eine positive Gröfse betrachtet; ist die Linie Om (Fig. 8) die Axe dieses Momentes, so wird ihre Richtung in Beziehung auf die beweglichen Axen Ox_1, Oy_1, Oz_1, durch die Formeln

$$\cos mOx_1 = \frac{Ap}{G}, \quad \cos mOy_1 = \frac{Bq}{G}, \quad \cos mOz_1 = \frac{Cr}{G} \quad (5)$$

bestimmt und um ihre Richtung in Beziehung auf die beweglichen Axen Ox, Oy, Oz, zu bestimmen, hat man

$$\left.\begin{aligned} G \cos mOx &= Apa + Bqb + Crc, \\ G \cos mOy &= Apa' + Bqb' + Crc', \\ G \cos mOz &= Apa'' + Bqb'' + Crc'', \end{aligned}\right\} \quad (6)$$

wo die zweiten Theile dieser Gleichungen die Momente der Grofsen der Bewegung des Körpers, in Beziehung auf die festen Axen Ox, Oy, Oz sind.

410.

Die Lage dieses Körpers, in Beziehung auf die festen Axen, hängt in jedem Augenblicke von den drei Winkeln ψ, ϑ, φ des §. 378 ab. Denn vermittelst dieser Winkel sind die drei Schnitte des Körpers, die man für die beweglichen Ebenen der Coordinaten x_1, y_1, z_1, genommen hat, rücksichtlich ihrer Lage gegen diese festen Ebenen, bestimmt, und es ist selbst hinreichend, die Lage zweier nicht paralleler Schnitte eines festen Körpers zu kennen, um hieraus die Lage aller Punkte dieses Korpers vollständig zu erfahren. Sind aufserdem die Winkel ψ, ϑ, φ bekannt, so sind es auch die Coefficienten a, b u. s. w. und man kennt daher die Coordinaten x, y, z eines beliebigen Punktes des Korpers. Die Frage über die Umdrehungsbewegung um einen festen Punkt reduciert sich daher zuletzt darauf, die Werthe von ψ, ϑ, φ als Functionen der Zeit zu bestimmen. Sind aber die Werthe von p, q, r bekannt, so hängen die dieser drei Winkel von drei Gleichungen der ersten Ordnung ab, welche man erhält, indem man die Werthe von a, b u. s. w. (§. 378), als Functionen von ψ, ϑ, φ ausgedrückt, und die ihrer Differentiale, in die Werthe von pdt, qdt, rdt substituiert, nemlich

$$\begin{aligned} pdt &= -bdc - b'dc' - b''dc''. \\ qdt &= adc + a'dc' + a''dc'', \\ rdt &= bda + b'da' + b''da''. \end{aligned}$$

Da die Werthe von c, c', c'' den Winkel φ nicht enthalten, so folgt hieraus, dafs die Werthe von pdt und qdt auch nicht sein Differential enthalten werden, und da die Werthe von b, b', b'' sich aus denen von a, a', a'' finden, wenn man φ um einen rechten Winkel vermehrt, so ergiebt sich ebenso der Werth von $-pdt$ aus dem von qdt. Der Coefficient von $d\varphi$, in dem Werthe von rdt, ist die Einheit; denn nach den Formeln des §. 378 hat man

$$\frac{da}{d\varphi} = b, \quad \frac{da'}{d\varphi} = b', \quad \frac{da''}{d\varphi} = b'',$$

woraus sich

$$b\frac{da}{d\varphi} + b'\frac{da'}{d\varphi} + b''\frac{da''}{d\varphi} = b^2 + b'^2 + b''^2 = 1$$

als Werth dieses Coefficienten ergiebt. Nach allen vorgenommenen Reductionen giebt die Substitution der Werthe von a, b u. s. w. in die von pdt, qdt, rdt,

$$\left.\begin{aligned} pdt &= \sin\varphi \sin\vartheta d\psi - \cos\varphi d\vartheta \\ qdt &= \cos\varphi \sin\vartheta d\psi + \sin\varphi d\vartheta \\ rdt &= d\varphi - \cos\vartheta d\psi \end{aligned}\right\} \quad (7)$$

Man bemerke, dafs in diesen Formeln der Winkel ψ nicht vorkommt, und wirklich, da der Winkel ψ oder NOx von der ganz willkührlichen Axe Ox aus gezählt wird, können die Werthe von p, q, r sich nicht ändern, wenn man diesen Winkel um eine beständige Gröfse vermehrt oder vermindert.

Da r die Winkelgeschwindigkeit des Körpers um die Axe Oz_1 ist, so folgt hieraus, dafs rdt der Winkel seyn mufs, welcher in der Ebene der x_1 und y_1, während des Augenblickes dt, von jeder der Axen Ox_1 und Oy_1 beschrieben wird. Dieser Winkel wäre $d\varphi$, wenn die Linie ON, von welcher aus man den Winkel φ in derselben Ebene zählt, unbeweglich wäre; im Augenblicke dt nimmt aber der Winkel NOx um $d\psi$ zu, dessen Projection auf die Ebene der x_1 und y_1 gleich $\cos\vartheta d\psi$ ist, und, je nachdem der Winkel ϑ spitz oder stumpf ist, mufs, wie man leicht sieht, das Differential $d\varphi$ um diese Projection vermindert oder vermehrt werden, um die Veranderung der Lage von Ox_1 oder Oy_1 in Beziehung auf eine feste gerade Linie, die in der Ebene dieser Axen liegt, zu haben. Man hat daher, in allen Fällen,

$$r\,dt = d\varphi - \cos\vartheta\, d\psi,$$

wie so eben gefunden worden ist.

411.

Zwischen den Cosinus a, b u. s. w. und den Gröfsen p, q, r finden Beziehungen statt, die in vielen Fällen nützlich seyn können und durch die Differentialgleichungen

$$\left.\begin{array}{lll} dc = (aq - bp)\,dt, & dc' = (a'q - b'p)\,dt, & dc'' = (a''q - b''p)\,dt \\ db = (cp - ar)\,dt, & db' = (c'p - a'r)\,dt, & db'' = (c''p - a''r)\,dt \\ da = (br - cq)\,dt, & da' = (b'r - c'q)\,dt, & da'' = (b''r - c''q)\,dt \end{array}\right\} (8)$$

ausgedrückt werden.

Man erhält die drei ersten dieser Gleichungen, wenn man die Gleichungen

$$adc + a'dc' + a''dc'' = q\,dt,$$
$$bdc + b'dc' + b''dc'' = -p\,dt,$$
$$cdc + c'dc' + c''dc'' = o,$$

addiert, nachdem man sie bezüglich sowohl durch a, b, c, als durch a', b', c' und durch a'', b'', c'' multipliciert hat und die Gleichungen des §. 377 berücksichtigt. Die drei folgenden erhält man, wenn man auf ähnliche Weise mit den Gleichungen

$$cdb + c'db' + c''db'' = p\,dt$$
$$adb + a'db' + a''db'' = -r\,dt$$
$$bdb + b'db' + b''db'' = o$$

verfährt, und wenn man ebenso die Gleichungen

$$bda + b'da' + b''da'' = r\,dt$$
$$cda + c'da' + c''da'' = -q\,dt$$
$$ada + a'da' + a''da'' = o$$

behandelt, so erhält man die drei letzten Gleichungen (8).

Man hat auch noch die Gleichungen

$$p\,da + q\,db + c\,dr = o$$
$$p\,da' + q\,db' + c\,dr' = o$$
$$p\,da'' + q\,db'' + c\,dr'' = o,$$

die eine unmittelbare Folge der neun Gleichungen (8) sind, und dazu dienen, die Unveränderlichkeit der Zahler der Formeln (4) zu beweisen, wenn p, q. r, constante Gröfsen sind.

II. Gleichungen der Umdrehungsbewegung um einen festen Punkt.

412.

Alles Vorhergehende vorausgesetzt, nehme man jetzt an, es wirkten gegebene bewegende Kräfte auf alle Elemente des Körpers und suche, indem man diese Kräfte berücksichtigt, die Differentialgleichungen seiner Bewegung um den festen Punkt O.

Am Ende einer beliebigen Zeit t, bezeichne man durch $X_1 dm$, $Y_1 dm$, $Z_1 dm$ die drei Seitenkräfte der bewegenden Kraft des Elementes dm, die den Hauptaxen Ox_1, Oy_1, Oz_1, parallel sind. Wäre dieser materielle Punkt frei, so würden ihm diese Kräfte im Augenblicke dt, nach ihren Richtungen, die Geschwindigkeiten $X_1 dt$, $Y_1 dt$, $Z_1 dt$ mittheilen. Die Zunahmen der Geschwindigkeit, die er wirklich nach diesen Richtungen erhält, sind die Gröfsen $p_1 dt$, $q_1 dt$, $r_1 dt$ des §. 408; daher sind die Seitenkräfte der Kraft, welche das Element dm, während der Zeit dt, verliert,

$$(X_1 - p_1)dm, \quad (Y_1 - q_1)dm, \quad (Z_1 - r_1)dm.$$

Der Körper wird also im Gleichgewichte seyn (§. 350), wenn man annimmt, dafs alle seine Elemente durch ähnliche Kräfte getrieben werden. Die Gleichungen des Gleichgewichtes eines festen Körpers, um einen festen Punkt, sind drei an der Zahl (§. 266), welche, in Beziehung auf diese Kräfte,

$$\int[(Y_1 - q_1)x_1 - (X_1 - p_1)y_1]\,dm = o$$
$$\int[(X_1 - p_1)z_1 - (Z_1 - r_1)x_1]\,dm = o$$
$$\int[(Z_1 - r_1)y_1 - (Y_1 - q_1)z_1]\,dm = o$$

seyn werden, wo sich die Integrale auf die ganze Masse des Körpers erstrecken.

Die Betrachtung der Hauptaxen vereinfacht die Glieder, welche von der Substitution der Werthe von p_1, q_1, r_1 unter den Integrationszeichen herrühren. Bemerkt man, dafs alsdann die Integrale $\int x_1 y_1 dm$, $\int z_1 x_1 dm$, $\int y_1 z_1 dm$ Null sind, und bezeichnet man durch A, B, C, die drei Hauptträgheitsmomente des Körpers, so dafs A, B, C dieselben Integrale, wie in §. 409, darstellen, und man daher

$$\int(x_1^2 - y_1^2)dm = B - A$$
$$\int(z_1^2 - x_1^2)dm = A - C$$
$$\int(y_1^2 - z_1^2)dm = C - B$$

hat, so werden die drei vorhergehenden Gleichungen

$$\left.\begin{aligned} Cdr + (B - A)pqdt &= Rdt \\ Bdq + (A - C)rpdt &= Qdt \\ Adp + (C - B)qrdt &= Pdt \end{aligned}\right\} \quad (a)$$

wo man, zur Abkürzung,

$$\int(x_1 Y_1 - y_1 X_1)dm = R$$
$$\int(z_1 X_1 - x_1 Z_1)dm = Q$$
$$\int(y_1 Z_1 - z_1 Y_1)dm = P$$

gesetzt hat.

413.

Da X_1, Y_1, Z_1, die nach den beweglichen Axen Ox_1, Oy_1, Oz_1, wirkenden Seitenkräfte der gegebenen Kräfte sind, so hängen ihre Werthe von der Richtung dieser Linien im Raume, oder von den drei Winkeln ψ, ϑ, φ, ab; daher sind die Grofsen P, Q, R Functionen von ψ, ϑ, φ, die in jedem besonderen Falle gegeben sind. Die Frage über die drehende Bewegung eines festen Körpers um einen festen Punkt, führt daher auf sechs Differentialgleichungen der ersten Ordnung zwischen den sechs Unbekannten p, q, r, ψ, ϑ, φ und der Veränderlichen t, nemlich auf die drei Gleichungen (a), verbunden mit den drei Gleichungen (7) des §. 410. Eliminiert man die drei Unbekannten p, q, r in den ersten Gleichungen, vermittelst der letzteren Gleichungen, so erhalt man drei Differentialgleichungen der zweiten Ordnung in Beziehung auf ψ, ϑ, φ, welche die eigentlichen Unbekannten der Aufgabe sind; es ist aber besser, die sechs Gleichungen der ersten Ordnung beizubehalten.

Ich werde mich darauf beschränken, den Fall zu betrachten, wenn die Schwere die einzige Kraft ist, die auf die Punkte des Körpers wirkt. Man nehme in diesem Falle die Axe Oz als vertical und nach dem Sinne dieser constanten Kraft, die durch g bezeichnet werden soll, gerichtet an, so sind ihre drei Seitenkräfte, nach den Axen Ox_1, Oy_1, Oz_1,

$$X_1 = ga'', \quad Y_1 = gb'', \quad Z_1 = gc'',$$

da (§. 377)

$$a'' = \cos zOx_1, \quad b'' = \cos zOy_1, \quad c'' = \cos zOz_1,$$

und wenn man durch M die Masse des Körpers und durch α, β, γ die drei constanten Coordinaten seines Schwerpunktes in Beziehung auf diese beweglichen Axen bezeichnet, so dafs man

$$\int x_1 dm = M\alpha, \quad \int y_1 dm = M\beta, \quad \int z_1 dm = M\gamma,$$

hat, so folgt hieraus

$$R = (\alpha b'' - \beta a'')\, Mg,$$
$$Q = (\gamma a'' - \alpha c'')\, Mg,$$
$$P = (\beta c'' - \gamma b'')\, Mg.$$

Die Gleichungen (a) werden daher

$$\left.\begin{aligned} Cdr + (B - A)pqdt &= (\alpha b'' - \beta a'')\, Mgdt \\ Bdq + (A - C)rpdt &= (\gamma a'' - \alpha c'')\, Mgdt \\ Adp + (C - B)qrdt &= (\beta c'' - \gamma b'')\, Mgdt \end{aligned}\right\} \quad (b)$$

mit welchen man die Gleichungen (7) und die folgenden (§. 378)

$$a'' = -\sin\vartheta \sin\varphi, \quad b'' = -\sin\vartheta\cos\varphi, \quad c'' = \cos\vartheta \qquad (c)$$

verbinden mufs.

414.

Man kann die Gleichungen (b) leicht integrieren, wenn ihre zweiten Theile Null sind; was wirklich statt hat, wenn man die Schwere vernachlässigt, oder wenn der feste Punkt O der Schwerpunkt des Korpers ist und man daher $\alpha = o$ $\beta = o$, $\gamma = o$ hat.

Die Gleichungen (b) reducieren sich alsdann auf

$$\left.\begin{aligned} Cdr + (B - A)pqdt &= o, \\ Bdq + (A - C)rpdt &= o, \\ Adp + (C - B)qrdt &= o. \end{aligned}\right\} \quad (d)$$

Multipliciert man sie aber mit r, q, p und addiert sie, so erhalt man

$$Crdr + Bqdq + Apdp = o,$$

und wenn man integriert, so hat man

$$Cr^2 + Bq^2 + Ap^2 = h, \qquad (e)$$

wo h eine willkührliche Constante ist. Addiert man dieselben Gleichungen, nachdem man sie mit Cr, Bq, Ap multipliciert hat, so folgt daraus

$$C^2rdr + B^2qdq + A^2pdp = o,$$

woraus man, durch Integration,

$$C^2r^2 + B^2q^2 + A^2p^2 = k^2 \qquad (f)$$

findet, wo k^2 eine zweite willkührliche Constante ist, die nur eine positive Gröfse seyn kann, ebenso wie die erste.

Diese Gleichungen (e) und (f) geben

$$p^2 = \frac{k^2 - Bh + (B-C)Cr^2}{(A-B)A}, \quad q^2 = \frac{k^2 - Ah + (A-C)Cr^2}{(B-A)B}.$$

Substituiert man die Werthe von p und q in die erste Gleichung (d) und löst sie alsdann in Beziehung auf dt auf, so hat man

$$dt = \frac{\pm\sqrt{AB}.\,Cdr}{[k^2 - Bh + (B-C)Cr^2]^{\frac{1}{2}}\,[Ah - k^2 + (C-A)Cr^2]^{\frac{1}{2}}}. \quad (g)$$

Man betrachtet den Nenner als eine beständig positive Gröfse und nimmt im Zähler das + oder — Zeichen, je nachdem das Differential dr positiv oder negativ seyn wird, damit die Zeit immer wächst und ihr Differential immer positiv ist.

Integriert man diese Formel (g), so hat man den Werth von t als Function von r, woraus man umgekehrt den Werth von r als Function von t findet; daher kann man die Werthe der drei Grofsen p, q, r als bekannt und zwar durch Functionen dieser Veränderlichen gegeben ansehen, oder wenigstens hängen sie nur noch von einem Integrale ab, welches sich immer auf elliptische Functionen reduciert *).

Man erhält dieses Integral unter endlicher Form ohne Hülfe dieser Functionen, wenn zwei der drei Tragheitsmomente A, B, C gleich sind, oder wenn die Constante k^2 einer der drei Gröfsen Ah, Bh, Ch gleich ist.

415.

Untersucht man die Form der Gleichungen (d) mit Aufmerksamkeit und berücksichtigt die Formeln (8) des §. 411, so findet man andere Gleichungen, die unmittelbar integrierbar sind.

Man addiere nemlich die Gleichungen (d), nachdem man sie mit c, b, a multipliciert hat; dies giebt

---

*) Man vergl. Legendre's Théorie des fonctions elliptiques Vol. I.

$$[c\,dr + (aq - bp)\,r\,dt]\,C + [b\,dq + (cp - ar)\,q\,dt]\,B$$
$$+ [a\,dp + (br - cq)\,p\,dt]\,A = o,$$

oder, in Folge der drei ersten Formeln (8),

$$Cd.cr + Bd.bq + Ad.ap = o.$$

Ebenso findet man

$$Cd.c'r + Bd.b'q + Ad.a'p = o$$
$$Cd.c''r + Bd.b''q + Ad.a''p = o.$$

Integriert man, so hat man daher

$$\left.\begin{aligned} Crc + Bqb + Apa &= l, \\ Crc' + Bqb' + Apa' &= l', \\ Crc'' + Bqb'' + Apa'' &= l'', \end{aligned}\right\} \qquad (h)$$

wo l, l', l'' willkührliche Constanten sind.

Diese Integrale sind keinesweges von einander verschiedene Gleichungen; denn wenn man ihre Quadrate addiert, so findet man, wenn man die Gleichungen des §. 377 berücksichtigt,

$$C^2r^2 + B^2q^2 + A^2p^2 = l^2 + l'^2 + l''^2,$$

welches Resultat auf die Gleichung (f) zurückkommt, und aus welchem man das Verhältniſs

$$l^2 + l'^2 + l''^2 = k^2$$

zwischen den Constanten l, l', l'' k findet.

Substituiert man in diesen Gleichungen (h) statt a, b u. s. w. ihre Werthe, in Functionen von ψ, ϑ, φ (§. 378) ausgedrückt, so erhält man drei Gleichungen zwischen den sechs Veränderlichen ψ, ϑ, φ, p, q, r und den willkührlichen Constanten l, l', l'', die die Integrale der Gleichungen (7) des §. 410 seyn müssen, wovon man sich auch wirklich leicht überzeugen kann. Da diese drei Integrale in Wahrheit nur zwei wirklich verschiedenen Gleichungen gleich gelten, so folgt hieraus, daſs noch ein drittes Integral der Gleichungen (7) vorhanden seyn muſs; ehe wir dieses suchen, müssen wir erst zeigen, was die Gleichungen (h) bedeuten.

416.

Nach dem, was in §. 409 gesagt wurde, zeigen sie, daſs die Momente der Gröſsen der Bewegung aller Punkte des Körpers, in Beziehung auf die festen Axen Ox, Oy, Oz, während der ganzen Dauer der Bewegung constant und gleich l, l', l'' sind. Vergleicht man sie mit den Formeln (6) dieses

§., und bemerkt, dafs in Folge der Gleichung (f) das Hauptmoment G der Constanten k, die als positive Grofse betrachtet wird, gleich ist, so hat man

$$\cos mOx = \frac{l}{k},\quad \cos mOy = \frac{l'}{k},\quad \cos mOz = \frac{l''}{k},$$

um die Richtung der Axe Om dieses Momentes zu bestimmen, welche ebenso, wie die auf dieser Linie senkrecht stehende Ebene, unbeweglich bleiben wird. Die Lage der Axe Om ändert sich in Beziehung auf die beweglichen Axen Ox_1, Oy_1, Oz_1, aber man findet sie in jedem Augenblicke, vermittelst der Formeln (5) des §. 409 wieder, in welchen man die Gröfsen p, q, r als bekannt annehmen kann. Man kann daher, in einem beliebigen Augenblicke, den Punkt angeben, wo diese gerade Linie die Oberfläche des Körpers trifft, ebenso wie den Durchschnitt dieser Oberfläche mit der beweglichen Ebene, die auf dieser geraden Linie senkrecht steht.

Wenn sich daher ein fester Körper, in Folge eines oder mehrerer anfänglicher Stöfse, um einen festen Punkt dreht, ohne dafs eine bewegende Kraft auf seine Punkte wirkt, so giebt es eine durch den festen Punkt gehende Ebene, welche während der Bewegung unveränderlich bleibt und deren Lage man, in jedem Augenblicke, in Beziehung auf die beweglichen Ebenen der Hauptaxen des Körpers, bestimmen kann.

Wir werden in der Folge Gelegenheit haben, diesen Lehrsatz zu verallgemeinern, jetzt soll er nur dazu dienen, das dritte Integral der Gleichungen (7) zu finden.

417.

Da die Axe Om unbeweglich ist, so können wir sie für die feste Axe Oz nehmen, deren Richtung willkührlich ist; wir haben alsdann

$$\cos mOx_1 = \cos zOx_1 = a'',$$
$$\cos mOy_1 = \cos zOy_1 = b'',$$
$$\cos mOz_1 = \cos zOz_1 = c''.$$

Da $G = k$ ist, so ergiebt sich hieraus, vermöge der Formeln (5) des §. 409,

$$a'' = \frac{Ap}{k},\quad b'' = \frac{Bq}{k},\quad c'' = \frac{Cr}{k};$$

daher werden die Gleichungen (c)

$$\sin\vartheta \sin\varphi = -\frac{Ap}{k},\ \sin\ \ \cos\varphi = -\frac{Bq}{k},\ \cos\vartheta = \frac{Cr}{k};\quad (i)$$

sie stimmen, vermöge der Gleichung (f), unter einander überein, und dienen dazu, die Winkel φ und ϑ, als Functionen der Zeit ausgedrückt, vermöge der Werthe von p, q, r, zu bestimmen.

Eliminiert man nun $d\vartheta$ aus den zwei ersten Gleichungen (7) des §. 410, so hat man

$$\sin^2\vartheta\, d\psi = \sin\vartheta \sin\varphi\, p\, dt + \sin\vartheta \cos\varphi\, q\, dt$$

woraus man, in Folge der vorhergehenden Gleichungen,

$$d\psi = -\frac{Ap^2 + Bq^2}{k^2 - C^2 r^2}\, k\, dt$$

findet, daher hat man, in Folge der Gleichung (e),

$$d\psi = -\frac{h - Cr^2}{k^2 - C^2 r^2}\, k\, dt, \qquad (k)$$

und wenn man die Formel (g) statt dt substituiert, so ergiebt sich daraus ein Werth von $d\psi$, dessen Integration sich ebenfalls auf die elliptischen Functionen reduciert und die man in denselben Fällen, wie das Integral von dt, unter endlicher Form erhält. Auf diese Weise wird man daher den Werth des dritten Winkels ψ als Function von r und daher auch als Function von t kennen.

Da die Gröfsen $h - Cr^2$ und $k^2 - C^2 r^2$, in Folge der Gleichungen (e) und (f) positiv sind und k ebenfalls eine positive Gröfse bedeutet, so ergiebt sich daraus, dafs die Winkelgeschwindigkeit $\frac{d\psi}{dt}$ immer negativ seyn und die Bewegung der Linie ON immer nach derselben Richtung statt haben wird. Da man den Winkel ψ in dem durch den Pfeil s (§. 378) angedeuteten Sinne zählt, so wird diese Bewegung in entgegengesetztem Sinne, d. h. von der Axe Ox gegen die Axe Oy geschehen; ihre beständige Richtung hängt daher vom Sinne der Axe Oy ab, welchen wir sogleich bestimmen werden.

418.

Die Werthe der sechs Veränderlichen p, q, r, ψ, ϑ, φ, die sich aus unserer Analyse ergeben, sind Functionen der

Zeit, welche aufserdem vier willkührliche Constanten, nemlich k, h und die zwei durch die Integration der Formeln (g) und (k) eingeführten Constanten enthalten. Die vollständigen Integrale der Gleichungen (7) und (d), von denen diese Werthe abhangen, müssen sechs willkührliche Constanten enthalten. Da wir aber die Axe Om des Hauptmomentes für eine der Coordinatenaxen der x, y, z genommen haben, so sind hierdurch zwei dieser Constanten verschwunden. Denn da Om mit Oz zusammenfällt, so sind die Winkel mOx und mOy rechte, und vermöge der Formeln des §. 416 folgt hieraus $l' = o$ und $l'' = o$. Um die Auflösung der Aufgabe vollständig zu machen, brauchen wir daher nur, vermittelst der anfänglich gegebenen Stücke der Bewegung, die vier übrigen Constanten und die Theile der durch den Punkt O gehenden Linie zu bestimmen, welchen die veränderlichen Winkel während der ganzen Dauer der Bewegung entsprechen.

Zu diesem Ende nehme man an, es sey der Körper, dessen Umdrehungsbewegung man betrachtet, wie in §. 386, aus zwei Korpern gebildet, von welchen der eine in Ruhe ist und durch den festen Punkt O zurückgehalten wird, und der andere, der eine gegebene Geschwindigkeit hat, den ersten gestofsen und sich mit demselben verbunden hat. Sey μ die Masse des stofsenden Körpers, ν die allen seinen Punkten vor dem Stofse gemeinschaftliche Geschwindigkeit, FE die anfängliche Richtung seines Schwerpunktes, HEK der Schnitt des Korpers, den die durch diese Linie FE und den Punkt O gehende Ebene macht und f die Länge der von diesem Punkte auf diese Linie gefallten senkrechten OL. Der Stofs, welcher die Umdrehungsbewegung hervorgebracht hat, wird nach FE gerichtet und gleich $\mu\nu$ seyn. Nimmt man die Grofsen der Bewegung aller Punkte des Körpers, die unmittelbar nach dem Stofse statt haben, im entgegengesetzten Sinne ihrer Richtungen, so mufs nach dem Principe des §. 353 zwischen diesen endlichen Grofsen der Bewegung und der nach ihrer Richtung genommenen Kraft $\mu\nu$ das Gleichgewicht bestehen. Damit aber dieses seyn könne, mufs (§. 282) das Moment $\mu\nu f$ dieser Kraft dem Hauptmomente dieser Grofsen der Bewegung gleich seyn und die Axen dieser zwei Momente müssen die Verlängerungen von einander seyn. Da dieses

Hauptmoment, welches wir G genannt haben, beständig gleich k ist (§. 416), so hat man daher sogleich

$$k = \mu v f$$

als Werth dieser positiven Constanten.

Zieht man aufserdem durch den Punkt O die Axe des Momentes $\mu v f$, die auf dem gegebenen Durchschnitte EHK des Körpers senkrecht steht, so wird diese gerade Linie auch die Axe des Hauptmomentes seyn, die wir für die Axe Oz genommen haben; die Richtungen Ox_1, Oy_1, Oz_1, der drei Hauptaxen des Körpers sind ebenfalls am Anfange der Bewegung gegeben, die Winkel, welche diese Linien mit Oz einschliefsen, sind daher bekannt, und nach dem vorhergehenden §. hat man

$$p = \frac{k \cos zOx_1}{A}, \quad q = \frac{k \cos zOy_1}{B}, \quad r = \frac{k \cos zOz_1}{C}, \quad (l)$$

als anfängliche Werthe von p, q, r. Substituiert man sie in die Gleichung (e), so hat man den Werth der Constanten (h).

Man kann für die Linien Ox_1, Oy_1, Oz_1 ganz willkührlich die Theile der Hauptaxen des Körpers, die sich im Punkte O schneiden, wählen, hat man sie aber einmal gewählt, und die Punkte der Oberfläche des Körpers, welche diese Theile der Linien treffen, fixiert, so dürfen sie sich während der Bewegung nicht weiter ändern.

Der Sinn des nach der Richtung FE auf den Körper ausgeübten Stofses, bestimmt den der Umdrehung um jede der Axen Ox_1, Oy_1, Oz_1, am Anfange der Bewegung, und daher auch die Zeichen der anfänglichen Werthe von p, q, r (§. 409). Man wird daher auch, vermöge der vorhergehenden Gleichungen, wissen, ob die Winkel zOx_1, zOy_1, zOz_1, anfänglich spitz oder stumpf sind, und es ist hinreichend, einen dieser Winkel, der kleiner oder gröfser als 90^0 seyn kann, zu kennen, um den Theil der auf der Ebene des Durchschnittes HEK senkrechten Linie zu bestimmen, den man für die Axe Oz oder Om nehmen mufs, und welcher, während der ganzen Dauer der Bewegung, die Axe des Hauptmomentes der Gröfsen der Bewegungen aller Punkte des Körpers seyn wird.

Der Durchschnitt NON' der Ebene des Schnittes HEK und der Ebene der Axen Ox_1 und Oy_1 sind ebenfalls, am

Anfange der Bewegung, bekannt. Um den Theil ON dieser Linie, welchem die Winkel ψ und φ beständig entsprechen, zu kennen, ist es daher hinreichend, zu wissen, ob, in diesem Zeitpunkte, φ oder NOx_1 ein spitzer oder ein um 180^0 vergröfserter spitzer Winkel ist, und da man

$$\cos zOx_1 = -\sin\vartheta\sin\varphi,\quad \cos zOy_1 = -\sin\vartheta\cos\varphi$$

hat, so ist es hinreichend, das Zeichen eines dieser Cosinus oder des anfänglichen Werthes einer der Gröfsen p und q zu berücksichtigen.

Die feste gerade Linie Ox kann in der Ebene des Schnittes HEK ganz willkührlich gewählt werden. Zur grofseren Einfachheit nehme ich an, sie falle mit der anfänglichen Lage von ON zusammen. Setzt man in den Werthen von a', b', c' des §. 378, $\psi = o$, so hat man im Anfange der Bewegung

$$\cos yOx_1 = \cos\vartheta\sin\varphi,\ \cos yOy_1 = \cos\vartheta\cos\varphi,\ \cos yOz_1 = \sin\vartheta.$$

Kennt man die anfänglichen Werthe der spitzen oder stumpfen Winkel ϑ und φ, so ist es hinreichend, das Zeichen des $\cos yOx_1$ oder $\cos yOy_1$ zu betrachten, um den Theil der auf Ox oder ON senkrechten Linie, den man für die feste Axe Oy nehmen mufs, und daher auch den Sinn der Geschwindigkeit $\frac{d\psi}{dt}$ zu kennen, welche von ON gegen Oy statt finden und während der ganzen Bewegung dieselbe bleiben wird.

Wenn, bei sonst gleichen Umständen, blos der Sinn des ursprünglichen Stofses geändert wird, so andern die anfänglichen Werthe von p, q, r alle drei ihr Zeichen. Nimmt man an, dafs die anfanglichen Winkel ϑ und φ vor dieser Aenderung spitz waren, so werden sie $\pi - \vartheta$ und $\pi + \varphi$, und die Linien Oz und ON gehen in ihre Verlangerungen uber. Setzt man $\pi - \vartheta$ und $\pi + \varphi$ statt ϑ und φ in die vorhergehenden Gleichungen, so ergiebt sich daraus gar keine Aenderung in den anfänglichen Werthen der Winkel yOx_1, yOy_1, yOz_1. Die Linie Oy bleibt daher dieselbe, da aber die Winkelgeschwindigkeit $\frac{d\psi}{dt}$ immer negativ und von Ox gegen Oy gerichtet ist und Ox mit ON' zusammen fallt, so wird sich auch der Sinn dieser Geschwindigkeit mit dem des anfänglichen Stofses geandert haben.

Endlich bestimmt man die willkührlichen Constanten, welche zu den Integralen der Formeln (g) und (k) hinzugefügt werden müssen, auf die Weise, daſs man $t = o$ und $\psi = o$ im Anfange der Bewegung, d. h. für den anfänglichen und gegebenen Werth von r, hat.

419.

Ich will nun einige Haupteigenschaften der Bewegung, die eben bestimmt worden ist, bemerken.

1) Nach den Formeln des §. 408 ist der Werth des Quadrates der Geschwindigkeit des Elementes dm des Körpers, in einem beliebigen Augenblicke,

$$(qz_1 - ry_1)^2 + (rx_1 - pz_1)^2 + (py_1 - qx_1)^2.$$

Multipliciert man diese Groſse mit dm, so hat man die lebendige Kraft dieses materiellen Punktes (§. 361), und wenn man alsdann in der ganzen Ausdehnung der Masse des Körpers integriert, so erhält man die Summe der lebendigen Kräfte, von welchen er am Ende der Zeit t getrieben wird. Läſst man aber die mit $\int x_1 y_1 dm$, $\int z_1 x_1 dm$, $\int y_1 z_1 dm$ multiplicierten Glieder weg, weil die Coordinaten x_1, y_1, z_1 auf die Hauptaxen bezogen sind, und berücksichtigt man die Werthe der Trägheitsmomente A, B, C, so hat man fur diese Summe

$$Ap^2 + Bq^2 + Cr^2.$$

Daher ist, in Folge der Gleichung (e), die Summe der lebendigen Kräfte aller Punkte des Körpers, während der Bewegung, dieselbe.

2) Nennt man Π die Winkelgeschwindigkeit um die Axe des Hauptmomentes, die beständig mit Oz zusammen fällt, so kann man diese Seitengeschwindigkeit, der Geschwindigkeit ω, in Beziehung auf die augenblickliche Axe, aus dieser ableiten, indem man sie mit dem Cosinus des Winkels multipliciert, den die augenblickliche Axe mit der Axe Oz einschlieſst. Daher hat man, nach §. 407,

$$\Pi = a''p + b''q + c''r,$$

und wenn man statt a'', b'', c'' ihre in §. 417 gefundenen Werthe substituiert und die Gleichungen (e) berucksichtigt, so ergiebt sich daraus

$$\Pi = \frac{h}{k}.$$

Die Winkelgeschwindigkeit des Körpers, parallel mit der Ebene, in welcher der ursprüngliche Stofs statt gehabt hat, ist daher eine beständige und der Summe der lebendigen Kräfte aller Punkte des Körpers, dividiert durch das Moment dieses Stofses in Beziehung auf den festen Mittelpunkt, gleich.

3) Seyen x', y', z' die Coordinaten eines beliebigen Punktes der augenblicklichen Axe auf die Axen Ox_1, Oy_1, Oz_1 bezogen, und u der Abstand dieses Punktes von ihrem Anfangspunkte O. Bemerkt man, dafs $\frac{p}{\omega}, \frac{q}{\omega}, \frac{r}{\omega}$ die Cosinus der Winkel sind, welche diese Linien mit der augenblicklichen Umdrehungsaxe machen (§. 407), so hat man

$$x' = \frac{pu}{\omega}, \quad y' = \frac{qu}{\omega}, \quad z' = \frac{ru}{\omega};$$

multipliciert man daher die Gleichungen (e) und (f) durch $\frac{u^2}{\omega^2}$, so werden sie

$$Ax'^2 + By'^2 + Cz'^2 = \frac{hu^2}{\omega^2}$$

$$A^2x'^2 + B^2y'^2 + C^2z'^2 = \frac{k^2u^2}{\omega^2},$$

und wenn man $\frac{u^2}{\omega^2}$ aus diesen Gleichungen eliminiert, so hat man

$$A(k^2 - Ah)x'^2 + B(k^2 - Bh)y'^2 + C(k^2 - Ch)z'^2 = o,$$

woraus man schliefst, dafs die augenblickliche Umdrehungsaxe immer auf der Oberfläche eines Kegels der zweiten Ordnung bleibt, den man im Inneren des Körpers bilden kann, wenn die Constanten h und k bekannt sind. Dieser Kegel geht in eine Ebene über, wenn das Quadrat von k einem der Produkte Ah, Bh, Ch gleich ist, er wird ein gerader Kegel mit kreisrunder Grundfläche, dessen Axe eine von den drei, auf diesen Punkt sich beziehenden, Hauptaxen ist, so oft zwei von den Coefficienten der vorhergehenden Gleichung gleich sind.

4) Da die Axe Om oder Oz des Hauptmomentes der Gröfsen der Bewegung unbeweglich ist, so befindet sich die Reihe von Linien, nach welchen sie, während der Bewegung, durch den Körper geht, auf einem Kegel, dessen

Spitze der Punkt O ist. Dieser Kegel ist aber, wie der vorhergehende, vom zweiten Grade. Nennt man nemlich x'', y'', z'' die drei Coordinaten eines beliebigen Punktes der Axe Om, die auf die Axen Ox_1, Oy_1, Oz_1 bezogen sind, und bezeichnet man durch u_1 den Abstand dieses Punktes vom Anfangspunkte O, so hat man

$$x'' = a''u_1, \quad y'' = b''u_1, \quad z'' = c''u_1,$$

und daher

$$Ap = \frac{kx''}{u_1}, \quad Bq = \frac{ky''}{u_1}, \quad Cr = \frac{kz''}{u_1}.$$

Substituiert man diese Werthe in die Gleichungen (e) und (f), so erhält man

$$\frac{k^2z''^2}{C} + \frac{k^2y''^2}{B} + \frac{k^2x''^2}{A} = hu_1^2,$$

$$z''^2 + y''^2 + x''^2 = u_1^2,$$

und durch die Elimination von u_1^2 findet man hieraus

$$\frac{k^2 - Ah}{A} x''^2 + \frac{k^2 - Bh}{B} y''^2 + \frac{k^2 - Ch}{C} z''^2 = o$$

als Gleichung der Oberfläche des Kegels, von dem die Rede ist.

5) Damit dieser Kegel und der vorhergehende nicht imaginär werden, dürfen die Grösen $k^2 - Ah$, $k^2 - Bh$, $k^2 - Ch$ nicht alle drei dasselbe Zeichen haben. Ist hiernach A das gröfste und C das kleinste der drei Hauptmomente der Trägheit, so müssen die zwei Gröfsen $k^2 - Ah$ und $k^2 - Ch$ entgegengesetzte Zeichen haben. Je nachdem aber die dritte Gröfse $k^2 - Bh$ dasselbe Zeichen wie $k^2 - Ah$, oder $k^2 - Ch$ hat, werden die Durchschnitte der beiden Kegel Ellipsen seyn, die auf der Axe des gröfsten oder auf der Axe des kleinsten Trägheitsmomentes senkrecht stehen. Daher wird, während der ganzen Dauer der Bewegung, die augenblickliche Umdrehungsaxe sich von einer der zwei Hauptaxen nur um in Gränzen eingeschlossene Gröfsen entfernen, und zu gleicher Zeit wird diese Hauptaxe sich auch nur um solche Gröfsen von der Axe Om entfernen, die auf der Ebene des anfänglichen Stofses und des Punktes O senkrecht steht.

420.

Wenn die augenblickliche Umdrehungsaxe OI (Fig. 3) sich nur sehr wenig von einer der drei Hauptaxen, z. B. von der Axe Oz_1, während der ganzen Dauer der Bewegung, entfernt, so kann man ihre Lage und die des Körpers, in einem beliebigen Augenblicke, auf eine sehr einfache Weise, und ohne die elliptischen Functionen zu Hülfe zu nehmen, bestimmen. Diese andere Auflösung der Aufgabe ist freilich nur eine genäherte, jedoch kann man die Annaherung, so weit man will, treiben. Diejenige, mit der wir uns begnügen wollen, wird hinreichen, um dasjenige, was in §. 389 über die mechanischen Eigenschaften der Hauptaxen gesagt worden ist, zu vervollständigen.

Wir haben (§. 406)

$$\sin IOz_1 = \frac{\sqrt{p^2+q^2}}{\sqrt{p^2+q^2+r^2}};$$

da, nach der Voraussetzung, der Winkel IOz_1 sehr klein ist, so sind p und q zwei sehr kleine Bruchtheile von r. Vernachlässigt man ihr Produkt, so reduciert sich die erste Gleichung (d) auf $dr = o$ und giebt $r = n$, wo n eine willkührliche Constante ist, welche die Umdrehungsgeschwindigkeit des Körpers oder den Werth von $\sqrt{p^2+q^2+r^2}$ ausdrückt, indem man auch die Quadrate von p und q vernachlässigt. Die zwei anderen Gleichungen (d) werden

$$\left.\begin{aligned} Bdq + (A-C)\,np\,dt &= o, \\ Adp + (C-B)\,nq\,dt &= o. \end{aligned}\right\}$$

Um sie zu integrieren, setze ich

$$p = \beta \sin(n't+\gamma), \quad q = \beta' \cos(n't+\gamma),$$

wo β, β', γ, n' beständige Gröfsen sind. Substituiert man diese Werthe von p und q in die Gleichungen (1) und lafst alsdann den Sinus oder Cosinus, der ein gemeinschaftlicher Factor aller Glieder ist, weg, so ergiebt sich

$$B\beta'n' - (A-C)\beta n = o, \quad A\beta n' - (B-C)\beta' n = o.$$

woraus man

$$n' = n\sqrt{\frac{(A-C)(B-C)}{AB}}$$

$$\beta' = \alpha\sqrt{A(A-C)}$$

$$\beta = \alpha\sqrt{B(B-C)}$$

findet, wo α eine beständige Gröfse ist, die ebenso wie γ, willkührlich bleibt. Setzt man daher, zur Abkürzung,

$$\sqrt{\frac{(A-C)(B-C)}{AB}} = \delta,$$

so ergiebt sich hieraus

$$\left.\begin{aligned} p &= \alpha \sqrt{B(B-C)} \sin(\delta n t + \gamma), \\ q &= \alpha \sqrt{A(A-C)} \cos(\delta n t + \gamma), \end{aligned}\right\} \qquad (2)$$

als vollständige Integrale der Gleichungen (1).

Projiciert man die augenblickliche Axe OI auf die Ebene der x_1 und y_1 und nennt ζ den Winkel, den diese Projection mit der Axe der y_1 macht, so hat man

$$\text{tang}\, \zeta = \frac{q}{p},$$

aufserdem reduciert sich der Werth von $\sin IOz_1$ auf

$$\sin IOz_1 = \frac{1}{n} \sqrt{p^2 + q^2},$$

bei dem Grade der Annäherung, mit welchem wir uns begnügt haben. Daher geben die vorhergehenden Werthe von p und q unmittelbar, in jedem Augenblicke, die Lage der Umdrehungsaxe im Inneren des Körpers an. Es sollen sogleich die hieraus entspringenden Folgen angegeben werden.

421.

Fällt diese Linie im Anfange der Bewegung genau mit der Axe Oz_1 zusammen, so mufs man $p = o$ und $q = o$ haben, wenn $t = o$ ist; dies erfordert, dafs die Constante α Null sey. Alsdann hat man bestandig $p = o$ und $q = o$, und die augenblickliche Axe OI fällt, während der ganzen Dauer der Bewegung, mit der Axe Oz_1, die unbeweglich bleibt, zusammen (§. 405). Hat daher der durch den festen Punkt O zuruck gehaltene Körper angefangen, sich um eine der drei Hauptaxen zu drehen, die sich in diesem Punkte schneiden, so wird er sich auch immerfort um diese Axe drehen, als wenn er ganz fest wäre: dies ist der Satz des §. 389.

Entfernt sich aber, im Anfange der Bewegung, die Axe OI ein Wenig von Oz_1, so sind die anfanglichen Werthe von p und q, und daher auch die Constante α, nur sehr klein.

Damit aber die Werthe von p und q immer sehr klein bleiben, so mufs die Constante δ reell seyn; denn, ist sie imaginär, so gehen die in den Gleichungen (2) enthaltenen Sinus und Cosinus, nach den bekannten Formeln, in reelle Exponentialgröfsen über und die sich daraus ergebenden Werthe von p und q wachsen unbegränzt mit der Zeit t. Die Realität von δ erfordert, dafs das Hauptmoment C das gröfste oder kleinste der drei Trägheitsmomente A, B, C sey. Wenn daher die augenblickliche Umdrehungsaxe nur sehr wenig von der Hauptaxe entfernt worden ist, die dem mittleren Trägheitsmomente entspricht, so nimmt diese Entfernung mit der Zeit zu und bleibt nicht mehr zwischen sehr engen Gränzen eingeschlossen, und umgekehrt, wenn man sie ein Wenig von der Hauptaxe entfernt hat, welcher das grofste oder kleinste Trägheitsmoment entspricht, so entfernt sie sich immer nur wenig davon und macht während der ganzen Dauer der Bewegung nur sehr kleine Schwingungen.

Es ist daher ein wesentlicher Unterschied zwischen den drei Hauptaxen, die sich im festen Punkte O schneiden. Nimmt man an, dafs A die gröfste und C die kleinste der drei Grofsen A, B, C ist, so ist die Umdrehungsbewegung um die Axen Ox_1 und Oz_1 eine dauernde und kann nur um die Axe Oy_1 eine augenblickliche seyn. Ist z. B. von einem gleichartigen Ellipsoide die Rede, das durch den Mittelpunkt seiner Figur zurück gehalten wird, so ist die Bewegung um den gröfsten oder den kleinsten seiner drei Hauptdurchmesser dauernd, um den mittleren Durchmesser dagegen nicht dauernd.

422.

Ist die Bewegung nicht dauernd, so drücken die Formeln (2) auch die genäherten Werthe von p und q nur während der ersten Augenblicke der Bewegung, und so lange sie sehr klein sind, aus, wie es die Gleichungen (1), aus welchen sie abgeleitet worden sind, voraussetzen. Um die Werthe von p, q, r in einem beliebigen Augenblicke zu erhalten, mufs man auf die strenge Auflosung der Aufgabe zurückgehen. Im Falle der dauernden Bewegung werden die durch die Gleichungen (2) gegebenen genäherten Werthe von p und q während der ganzen Dauer der Bewegung statt finden, und man bestimmt die der drei Winkel ψ, ϑ, φ auf folgende Weise.

Ich nehme, wie in §. 418, an, die Bewegung werde durch den Stofs einer Masse μ hervorgebracht, deren Punkte alle die Geschwindigkeit v hatten, welche mit einer Linie FE (Fig. 8.), die durch den Schwerpunkt von μ geht und in der Ebene der x und y enthalten ist, parallel ist. Die Gleichungen (i) haben, wie vorher, statt, und wenn man noch immer durch f den Abstand dieser Linie von dem Punkte O bezeichnet, so wird auch die Gröfse k, die sie enthalten, noch das Moment $\mu v f$ des anfänglichen Stofses seyn. Vermittelst des Werthes $r = n$ und der Formeln (2), werden diese Gleichungen (i)

$$\left.\begin{aligned} \sin\vartheta \sin\varphi &= -\alpha \frac{A\sqrt{B(B-C)}}{\mu v f} \sin(\delta n t + \gamma), \\ \sin\vartheta \cos\varphi &= -\alpha \frac{B\sqrt{A(A-C)}}{\mu v f} \cos(\delta n t + \gamma), \\ \cos\vartheta &= \frac{Cn}{\mu v f}. \end{aligned}\right\} \quad (3)$$

Da die Winkel ϑ und φ am Anfange der Bewegung gegeben sind, so findet man, wenn man in den zwei ersten dieser Gleichungen $t = o$ setzt, hieraus die Werthe der zwei Constanten α und γ. Diese zwei Gleichungen geben alsdann die Werthe von φ und ϑ in einem beliebigen Augenblicke, wenn die Constante n ebenfalls bestimmt worden ist. Die Gröfse α mufs sehr klein seyn, damit die Werthe von p und q, die durch die Gleichungen (2) gegeben sind, sehr klein sind, wie angenommen wurde. Dies vorausgesetzt, wird ϑ beständig ein sehr kleiner Winkel seyn, und die Hauptaxe Oz_1, von welcher sich die augenblickliche Umdrehungsaxe sehr wenig entfernt, wird sich selbst sehr wenig von der Axe Oz entfernen, die senkrecht auf der Richtung FE des anfänglichen Stofses steht.

Vernachlässigt man das Quadrat ϑ, so reduciert sich die dritte Gleichung (3) auf

$$\mu v f = Cn,$$

wodurch man den Werth von n erfährt, der beinahe die Winkelgeschwindigkeit des Körpers um die augenblickliche Axe seyn wird.

Die dritte Gleichung (7) des §. 410 reduciert sich ebenso auf

$$n\,dt = d\varphi - d\psi,$$

woraus man

$$\psi = c + \varphi - nt$$

findet, wo c eine willkührliche Constante bedeutet, die man vermöge der anfänglichen Werthe von φ und ψ bestimmt. Diese letzte Gleichung giebt alsdann den Werth von ψ in einem beliebigen Augenblicke an, wodurch die Auflösung der Aufgabe vollständig wird.

423.

Wenn der Körper zu den Rotationskörpern gehört und Oz_1 die Axe seiner Figur ist, so hat man $B = A$; die erste Gleichung (d) reduciert sich auf $dr = o$. Daher ist r eine willkührliche Constante n, und alle Formeln des §. 420, so wie die Gleichungen (3) sind streng richtig.

Der Winkel ϑ braucht nicht mehr sehr klein zu seyn, in Folge der dritten Gleichung (3) ist jedoch sein Werth während der Bewegung constant, so dafs die Axe der Figur des Körpers einen geraden Kegel mit kreisrunder Grundfläche um die auf der Richtung FE des anfänglichen Stofses senkrecht stehende Linie Oz beschreibt.

Bezeichnet man durch ε den constanten und gegebenen Werth dieses Winkels ϑ, so hat man

$$\mu\nu f \cos\varepsilon = Cn,$$

um die Constante n zu bestimmen. Vermöge der zwei ersten Gleichungen (3) hat man auch

$$\mu^2\nu^2 f^2 \sin^2\varepsilon = \alpha^2 A^3(A - C),$$

um die Constante α zu bestimmen, und in Folge der Gleichungen (2) wird die Winkelgeschwindigkeit ω um diese augenblickliche Axe

$$\omega = \sqrt{n^2 + \frac{\mu^2\nu^2 f^2}{A^2}\sin^2\varepsilon}$$

seyn (§. 406), woraus sich ergiebt, dafs diese Geschwindigkeit constant ist, so dafs sich der Körper gleichförmig drehen wird, und zwar entweder, in Folge dieser Geschwindigkeit, um die augenblickliche Axe, oder, in Folge der Geschwindigkeit n, um die Axe seiner Figur.

Die zwei ersten Gleichungen (3) geben auch

$$\tang\varphi = \tang(\delta n t + \gamma), \quad \varphi = \delta n t + \gamma.$$

Die dritte Gleichung (7) des §. 410 wird

$$ndt = \delta n dt - \cos \varepsilon \delta \psi,$$

wenn man durch c eine willkührliche Constante bezeichnet; hieraus findet man

$$\psi = c - \frac{(1-\delta) n t}{\cos \varepsilon} = c - \frac{\mu \nu f}{A} t.$$

Daher ändern sich der Winkel φ, der auf einer Ebene, die auf der Axe der Figur senkrecht steht, gezählt wird, und der Winkel ψ, der auf der Ebene des anfänglichen Stoſses und des Punktes O gezählt wird, beide gleichförmig.

424.

Da man die Dauerbarkeit der Bewegung um die Hauptaxen des gröſsten und kleinsten Trägheitsmomentes aus den Gleichungen (2) geschlossen hat, die nur näherungsweise richtig sind, so könnte noch einiger Zweifel über die Genauigkeit dieser Behauptung übrig bleiben. Man beweist aber die Dauerbarkeit in voller Strenge vermittelst der genauen Integrale (e) und (f) der Gleichungen der Bewegung.

Denn multipliciert man die erste durch C und zieht sie von der zweiten ab, so hat man

$$A(A-C)p^2 + B(B-C)q^2 = D; \qquad (4)$$

wo D zur Abkürzung die Constante $k^2 - CH$ bezeichnet. Entfernt sich daher, im Anfange der Bewegung, die augenblickliche Axe sehr wenig von der Hauptaxe Oz_1, so daſs, zu dieser Zeit, die Gröſsen p und q sehr klein sind, so ist auch die Constante D sehr klein, woraus man den Schluſs ziehen kann, daſs die Werthe von p und q, während der ganzen Dauer der Bewegung, sehr klein bleiben müssen, wenn die zwei Unterschiede $A - C$ und $B - C$ dasselbe Zeichen haben. Denn aus der Gleichung (4) folgt, daſs, wenn man ihre durch Gröſsen, die dasselbe Zeichen haben, multiplicierten Quadrate zusammen addiert, die daraus entspringende Summe sehr klein ist.

Man kann auch, in diesem Falle, Gränzen der Werthe von p und q bestimmen, und man sieht, daſs man immer

$$p^2 < \frac{D}{A(A-C)}, \quad q^2 < \frac{D}{B(B-C)}$$

haben wird.

Haben aber die Unterschiede $A - C$ und $B - C$ verschiedene Zeichen, und nimmt man noch immer an, daſs die Constante D sehr klein ist, so sieht man, daſs der Gleichung (4) dennoch Genüge geleistet werden kann, ohne daſs die Werthe von p und q bestandig sehr klein bleiben müssen, und wirklich zeigt die Analyse des §. 420, daſs diese Werthe alsdann nicht mehr während der ganzen Dauer der Bewegung als sehr klein angenommen werden dürfen.

Uebrigens sind die auf den festen Punkt O bezüglichen Hauptaxen die einzigen Axen, welche im Inneren des Korpers dieselben und in Ruhe bleiben können, wenn sie nicht ganz fest sind, wie man es schon in §. 389 gesehen hat. Dies folgt aus den Gleichungen (d). Denn damit die augenblickliche Umdrehungsaxe immer dieselbe Lage behalte, müssen die drei Gröſsen p, q, r constant seyn. Man hat daher $dp = o$, $dq = o$, $dr = o$, wodurch die Gleichungen (d) in

$$(B - A)pq = o, \quad (A - C)rp = o, \quad (C - B)qr = o$$

übergehen.

Sind die drei Trägheitsmomente A, B, C ungleich, so muſs man, um diesen Gleichungen Genüge zu leisten, zwei der drei Gruſsen p, q, r gleich Null setzen und alsdann fällt die augenblickliche Axe mit einer der drei Axen Ox_1, Oy_1, Oz_1, zusammen. Sind zwei von diesen drei Trägheitsmomenten gleich, so daſs man z. B. $B = A$ hat, so verschwindet die erste Gleichung, und man leistet den beiden anderen Genüge, wenn man $r = o$ setzt. Die augenblickliche Axe liegt daher alsdann in der Ebene der beiden Axen Ox_1 und Oy_1; man weiſs aber, daſs, in einem solchen Falle, alle in dieser Ebene enthaltenen geraden Linien, die durch den Punkt O gehen, Hauptaxen sind. Daher wird die unbewegliche Umdrehungsaxe noch immer eine Hauptaxe seyn. Ist endlich $A = B = C$, so sind diese drei Gleichungen identisch und man kann die Werthe von p, q, r, willkührlich machen; in diesem Falle sind aber auch alle Linien, die durch den Punkt O gehen, Hauptaxen. Daher muſs, in allen Fällen, die Umdrehungsaxe, wenn sie unbeweglich bleibt, eine Hauptaxe seyn.

III. Auflösung eines besonderen Falles der Umdrehungsbewegung eines schweren Körpers.

425.

Wenn der feste Punkt O nicht der Schwerpunkt des Körpers ist und man berücksichtigt die Schwerkraft, so ist es bis jetzt nicht möglich, das System der Gleichungen (7) und (b) der §§. 410 und 413 zu integrieren, ausgenommen, wenn der Körper ein Rotationskörper ist und der Punkt O der Axe seiner Figur angehört. Diesen besonderen Fall wollen wir nun betrachten.

Man nehme an, die Hauptaxe Oz_1 sey die Axe der Figur und man habe daher $B = A$. Man setze ferner, es liege der Schwerpunkt G des Körpers (Fig. 9) auf der Axe der positiven z_1, so dafs man (§. 413) $\alpha = o$ und $\beta = o$ hat, und γ eine positive gegebene Gröfse ist, welche den Abstand OG bezeichnet. Da die Axe Oz vertical und im Sinne der Schwere gerichtet ist, so wird der Winkel ϑ oder zOz_1 spitz oder stumpf seyn, je nachdem der Punkt G sich unter oder über der durch den Punkt O gezogenen horizontalen Ebene befindet. In diesen beiden Fällen werden die Gleichungen (b)

$$\left.\begin{aligned} Cdr &= o \\ Adq - (C - A)rpdt &= \gamma a'' Mgdt, \\ Adp + (C - A)rqdt &= -\gamma b'' Mgdt; \end{aligned}\right\} \qquad (1)$$

die Gröfsen a'' und b'', die sie enthalten, haben, vermöge der Gleichungen (c), die Werthe

$$a'' = -\sin\vartheta \sin\varphi, \quad b'' = -\sin\vartheta \cos\varphi.$$

Ich werde durch Aequator des Körpers den Durchschnitt bezeichnen, der auf der Axe seiner Figur senkrecht steht und durch den Punkt O geht. Sey $NEN'E'$ dieser Schnitt und NON' die Linie, nach welcher sie die horizontale Ebene, die durch diesen festen Punkt gezogen ist, schneidet. Da alle Linien, die durch diesen Punkt gehen und in diesem Schnitte enthalten sind, Hauptaxen sind, so kann man den Winkel φ auf eine beliebige derselben beziehen, und da E ein bestimmter Punkt des Körpers ist, so kann man für φ den Winkel NOE nehmen. Der Winkel ψ, dessen Differential in der dritten Gleichung (7) enthalten ist, wird durch den Winkel NOx dargestellt, welcher von einer festen Linie Ox aus, die willkührlich durch die horizontale Ebene gezogen ist, gezählt wird. Man hat daher in einem beliebigen Augenblicke

$$zOz_1 = \vartheta, \quad NOE = \varphi, \quad NOx = \psi,$$

und es ist in §. 378 hinlänglich gezeigt worden, wie die Lage des Korpers, vermittelst der drei Winkel ψ, φ und ϑ, unzweideutig bestimmt seyn wird.

426.

Bezeichnet man durch n eine willkührliche Constante, so hat man $r = n$, vermoge der ersten Gleichung (1). Die Umdrehungsbewegung des Korpers, parallel mit seinem Aequator, ist daher gleichförmig. Um die Richtung dieser Bewegung zu bestimmen, nehme ich an, der Punkt N sey der aufsteigende Knoten des Aequators, so dafs sich, wenn der Punkt E nach N kommt, der Radius EO, in Folge der Winkelgeschwindigkeit n, die alsdann eine positive Grölse ist, über die horizontale Ebene erhebt. Denn vermoge der dritten Gleichung (7) des §. 410 hat man

$$d\varphi = n\,dt + \cos\vartheta\, d\psi. \qquad (2)$$

Ist der Punkt E in N, so ist der Winkel φ Null oder ein Vielfaches von 2π, und im folgenden Augenblicke erhebt er oder senkt er sich, je nachdem der Winkel φ zu oder abnimmt (§. 378). Damit sich daher der Punkt E, wie angenommen wurde, erhebe, indem man blos die mit seinem Aequator parallele Bewegung des Korpers berücksichtigt, muls das erste Glied von $d\varphi$ positiv seyn.

Dies vorausgesetzt, ist nun das zweite Glied ebenfalls positiv, so vergrofsert es den Werth von $d\varphi$, welches daher grolser seyn wird, als wenn der Knoten N unbeweglich ware; folglich wird seine auf den Aequator projicierte Bewegung rückläufig oder im entgegengesetzten Sinne der Bewegung des Korpers, parallel mit dieser Ebene statt finden. Das Entgegengesetzte tritt ein, und die Bewegung des Knoten ist direct, wenn das zweite Glied des Werthes von $d\varphi$ negativ ist. Wenn im zweiten Falle das zweite Glied grolser ist als das erste, so ist der vollständige Werth von $d\varphi$ negativ, und der nach N gekommene Punkt E wird sich unter die horizontale Ebene senken, statt sich über dieselbe zu erheben. Dies verhindert jedoch nicht, daſs N noch immer der aufsteigende Knoten bleibt, wenn man die Bewegung des Körpers um die Axe seiner Figur berücksichtigt. Daher wird der Sinn der Bewegung des aufsteigenden Knotens N von dem Zeichen abhängen, welches das Produkt von $\cos\vartheta$ und $d\psi$ in jedem Augenblicke haben wird, und diese Bewegung wird direct oder rückläufig seyn, je nachdem $\cos\vartheta$ und $d\psi$ verschiedene oder dasselbe Zeichen haben.

427.

Addiert man die Gleichungen (1), nachdem man sie durch c'', b'', a'' multipliciert hat, so heben sich die zweiten Theile der zwei letzteren auf, und man findet, wie in §. 415,

$$Cd.rc'' + Ad.qb'' + Ad.pa'' = o.$$

Da nun $r = n$, $c'' = \cos\vartheta$ ist, so hat man, mit Berücksichtigung der Werthe von a'' und b'', wenn man integriert,

$$Cn\cos\vartheta - A(p\sin\vartheta\sin\varphi + q\sin\vartheta\cos\varphi) = l, \qquad (3)$$

wo l eine willkührliche Constante ist, die, wie in dem erwähnten §., das Moment der Groſsen der Bewegung aller Punkte, in Beziehung auf die Axe Oz, ausdrückt. Bei der Bewegung, die wir betrachten, ist daher das Moment dieser Groſsen der Bewegung eine beständige Groſse, jedoch nur in Beziehung auf die verticale Axe, und nicht auf alle Axen, die durch den Punkt O gehen.

Ich addiere noch die zwei letzten Gleichungen (1), nachdem sie mit q und p multipliciert worden sind. Dies giebt

$$A(pdp + qdq) = \gamma(p\sin\vartheta\cos\varphi - q\sin\vartheta\sin\varphi)Mgdt.$$

In Folge der zwei ersten Gleichungen (7) des §. 410 hat man aber

$$p\sin\vartheta\cos\varphi - q\sin\vartheta\sin\varphi = -\sin\vartheta\frac{d\vartheta}{dt}.$$

Daher ist

$$A(pdp + qdq) = -Mg\gamma\sin\vartheta d\vartheta,$$

und wenn man integriert und durch h die willkührliche Constante bezeichnet, so ergiebt sich daraus

$$A(p^2 + q^2) = 2Mg\gamma\cos\vartheta + h. \qquad (4)$$

Vermöge der Gleichungen (7), die eben angeführt worden sind, hat man aufserdem

$$p \sin\vartheta \sin\varphi + q \sin\vartheta \cos\varphi = \sin^2\vartheta \frac{d\psi}{dt},$$

$$p^2 + q^2 = \sin^2\vartheta \frac{d\psi^2}{dt^2} + \frac{d\vartheta^2}{dt^2},$$

wodurch die Gleichungen (3) und (4) in folgende umgeändert werden können

$$\left.\begin{aligned} &Cn \cos\vartheta - A \sin^2\vartheta \frac{d\psi}{dt} = l \\ &A\left(\sin^2\vartheta \frac{d\psi^2}{dt^2} + \frac{d\vartheta^2}{dt^2}\right) = 2Mg\gamma \cos\vartheta + h. \end{aligned}\right\} \quad (5)$$

Die Gleichungen (2) und (5) geben die Werthe von dt, $d\psi$, $d\varphi$, von welchen jede in der Form $F\vartheta d\vartheta$ enthalten ist. Man braucht also nur diese drei Differentialformeln zu integrieren, um die Werthe von t, ψ, φ, in Functionen von ϑ ausgedrückt, zu erhalten; ihre drei Integrale werden sich aber, in allen Fällen, auf elliptische Functionen reducieren. Ohne aber diese Functionen zu Hülfe zu nehmen, kann man auch Naherungswerthe von ψ, φ, ϑ, in Functionen von t ausgedrückt, bei den Beispielen, die ich später geben werde, erhalten, wenn man die drei willkuhrlichen Constanten n, l, h, welche die vorhergehenden Gleichungen enthalten, bestimmt hat. Die drei neuen Constanten, welche in ihren Integralen enthalten seyn werden, können aus den Werthen von ψ, φ, ϑ, die $t = o$ entsprechen, bestimmt werden. Der Werth von ϑ ist gegeben, und man kann, wenn man will, als Anfangswerthe von ψ und φ, $\psi = o$ und $\varphi = o$ setzen.

428.

Wie auch die Gröfsen der Bewegung, welche alle Punkte am Anfange der Bewegung haben, beschaffen seyen, so wird immer ihr Hauptmoment in Beziehung auf den Punkt O und die Richtung seiner Axe vermöge der Stofse, die man in diesem Augenblicke auf den Korper ausgeübt haben wird, bekannt seyn, welchen diese unbekannten Gröfsen der Bewegung, in dem ihren Richtungen entgegengesetzten Sinne genommen, das Gleichgewicht halten müssen (§. 353).

Nach der Regel des §. 281 zerlege ich dieses Hauptmoment in drei andere Momente, deren rechtwinklige Axen der Theil Oz_1 der Axe der Figur ist, die den Schwerpunkt G enthält, ferner eine auf Oz_1 senkrechte und in der verticalen Ebene der Oz und Oz_1 enthaltene Linie, und eine horizontale Linie, die auf dieser Ebene senkrecht steht. Da diese drei Linien Hauptaxen sind, so ist der Werth des Momentes in Beziehung auf Oz_1, nach §. 409, Cr oder Cn. Hierdurch würde man also den Werth von n erfahren; ich nehme aber im Gegentheile an, dafs diese Geschwindigkeit direct bekannt ist und nehme Cn für dieses Moment.

Ich bezeichne durch μ das Moment in Beziehung auf die zweite Axe und durch m das Moment in Beziehung auf die horizontale Axe, so dafs der Anfangswerth des Hauptmomentes $\sqrt{C^2n^2+\mu^2+m^2}$ seyn wird; da $B=A$ und $r=n$ ist, so ist sein Quadrat, in einem beliebigen Augenblicke, $A^2(p^2+q^2)+C^2n^2$ (§. 409). Nennt man daher α den Anfangswerth des Winkels ϑ, so hat man, in Folge der Gleichung (4),

$$(2Mg\gamma\cos\alpha+h)A=\mu^2+m^2$$

im Anfange der Bewegung, woraus sich

$$h=\frac{\mu^2+m^2}{A}-2Mg\gamma\cos\alpha$$

ergiebt. Die Axe des durch μ bezeichneten Momentes macht mit Oz einen Winkel, der gleich $\alpha+90^0$ ist; da die Axe des Momentes m auf dieser Verticalen senkrecht steht, so hat dieses Moment auf das in Beziehung auf Oz genommene Moment l keinen Einflufs. Wir haben daher, vermöge des allgemeinen Ausdruckes von E in §. 281, einfach

$$l=Cn\cos\alpha-\mu\sin\alpha.$$

Man mufs nicht vergessen, dafs in diesen Werthen von h und l, der Winkel α spitz oder stumpf seyn mufs, je nachdem im Anfange der Bewegung der Schwerpunkt G des Körpers sich unter oder über der horizontalen Ebene, die durch den Punkt O geht, befindet.

429.

Um diese verschiedenen Formeln zu bewahrheiten, nehme ich an, dafs die Masse des Körpers in seinem Schwerpunkte vereinigt ist und sich in ein einfaches Pendel verwandelt, dessen Länge γ seyn wird.

In diesem Falle braucht man den Winkel φ nicht zu betrachten und die Bewegung hängt blos von den Winkeln ψ und ϑ ab. Hat der materielle Punkt G, am Anfange der Bewegung, eine Geschwindigkeit k' erhalten, die senkrecht auf GO und in der Ebene GOz gerichtet ist, und eine Geschwindigkeit k, die auf dieser Ebene senkrecht ist, so hat man

$$\mu = M\gamma k, \quad m = M\gamma k'.$$

Auch hat man

$$C = o, \quad A = M\gamma^2,$$

hieraus folgt

$$h = (k^2 + k'^2 - 2g\gamma \cos\alpha) M, \quad l = - M\gamma k \sin\alpha;$$

die Gleichungen (5) werden

$$\gamma \sin^2\vartheta \frac{d\psi}{dt} = k \sin\alpha$$

$$\gamma^2\left(\sin^2\vartheta \frac{d\psi^2}{dt^2} + \frac{d\vartheta^2}{dt^2}\right) = k^2 + k'^2 + 2g\gamma(\cos\vartheta - \cos\alpha),$$

und es ist leicht, sie mit den Gleichungen (5) und (6) des §. 205 in Uebereinstimmung zu bringen.

Die erste mit $\frac{1}{2}\gamma dt$ multipliciert, deutet an, daſs die während der Zeit dt um den Punkt O durch die horizontale Projection des Radius Vector GO des Korpers beschriebene, Fläche constant und dem Anfangswerthe $\frac{1}{2}\gamma k \sin\alpha$ gleich ist. Das erste Glied der zweiten ist das Quadrat der Geschwindigkeit dieses materiellen Punktes am Ende der Zeit t, und da $k^2 + k'^2$ das Quadrat dieser Geschwindigkeit am Anfange der Bewegung ist, so ist diese Gleichung die Formel des §. 159.

430.

Betrachtet man einen Körper, der sich nicht auf einen materiellen Punkt reduciert, und man bringt den Korper aus seiner Lage des Gleichgewichtes, giebt ihm eine Umdrehungsgeschwindigkeit um die Axe seiner Figur und überlaſst ihn alsdann sich selbst, so werden die zwei Gröſsen μ und m Null seyn, und man hat

$$l = Cn \cos\alpha, \quad h = -2Mg\gamma \cos\alpha.$$

Die Gleichungen (5) werden

$$\left.\begin{aligned} \sin^2\vartheta \frac{d\psi}{dt} &= \frac{Cn}{A}(\cos\vartheta - \cos\alpha), \\ \sin^2\vartheta \frac{d\psi^2}{dt^2} + \frac{d\vartheta^2}{dt^2} &= \frac{2Mg\gamma}{A}(\cos\vartheta - \cos\alpha). \end{aligned}\right\} \quad (6)$$

In Folge der zweiten ist der Unterschied $\cos\vartheta - \cos\alpha$ immer positiv; in Folge der ersten ist dies bei dem Differentiale $d\psi$ ebenfalls der Fall, daher wird (§. 426) die Bewegung des aufsteigenden Knotens N direct seyn, wenn $\cos\vartheta$ negativ ist, was voraussetzt, dafs der Schwerpunkt G über der horizontalen Ebene liegt, die durch den Punkt O geht; diese Bewegung wird aber rückläufig seyn, wenn G unter dieser Ebene liegt, was dem positiven Werthe von $\cos\vartheta$ entspricht.

Ist n Null, so wird das Differential $d\psi$ und daher auch das durch die Gleichung (2) gegebene Differential $d\varphi$ Null seyn; die Winkel ψ und φ sind daher constant und können gleich Null gesetzt werden. Die Bewegung geht in die eines gewöhnlichen Pendels über, das um eine horizontale Axe schwingt, in Beziehung auf welche das Trägheitsmoment A ist, und wenn man, in der zweiten Gleichung (6), $d\psi = o$ setzt, so geht sie wirklich in die Gleichung (a) des §. 394 über, wenn man in dieser die Anfangsgeschwindigkeit gleich Null setzt.

Die Elimination von $\frac{d\psi}{dt}$ aus den zwei Gleichungen (6) giebt

$$\sin^2\vartheta \frac{d\vartheta^2}{dt^2} = \frac{2g}{\lambda}[\sin^2\vartheta - 2\beta^2(\cos\vartheta - \cos\alpha)](\cos\vartheta - \cos\alpha), \quad (7)$$

wenn man, zur Abkürzung,

$$\frac{M\gamma}{A} = \frac{1}{\lambda}, \quad \frac{C^2 n^2}{A^2} = \frac{4g\beta^2}{\lambda}$$

setzt, wo noch zu bemerken ist, dafs λ die Länge des einfachen Pendels ist, welches seine Schwingungen in derselben Zeit, wie der betrachtete Körper vollenden würde, wenn die Geschwindigkeit n Null wäre. Zu gleicher Zeit wird die erste Gleichung (6)

$$\sin^2\vartheta \frac{d\psi}{dt} = 2\beta \sqrt{\frac{g}{\lambda}}(\cos\vartheta - \cos\alpha), \quad (8)$$

wenn man β als eine positive und gegebene Gröfse ansieht.

Die Näherungswerthe von ϑ und t, welche man aus den

Gleichungen (7) und (8) findet, und der von φ, welcher sich aus der Gleichung (2) ergiebt, lassen sich leicht, in den zwei Fällen, mit welchen wir uns nun beschäftigen wollen, unter endlicher Form ausdrücken.

431.

Ich setze zuerst, der Theil Oz_1 der Axe der Figur, welcher den Schwerpunkt G des Körpers enthält, habe sich nur wenig von der verticalen Linie Oz, im Anfange der Bewegung, entfernt, so daſs der Winkel α sehr klein ist. Der Winkel ϑ wird es ebenfalls seyn, weil man immer $\cos\vartheta > \cos\alpha$ hat, und wenn man die vierten Potenzen von α und ϑ, in den Entwickelungen von $\cos\alpha$ und $\cos\vartheta$, vernachlässigt, so werden die Gleichungen (7) und (8)

$$\left.\begin{aligned} \vartheta^2 \frac{d\vartheta^2}{dt^2} &= \frac{g}{\lambda}[(1+\beta^2)\vartheta^2 - \beta^2\alpha^2](\alpha^2-\vartheta^2), \\ \vartheta^2 \frac{d\psi}{dt} &= \beta\sqrt{\frac{g}{\lambda}}\,(\alpha^2-\vartheta^2). \end{aligned}\right\} \quad (9)$$

Die erste Gleichung zeigt, daſs ϑ, welches immer positiv seyn muſs (§. 378), nie gröſser als α ist, und nicht kleiner als $\frac{\beta\alpha}{\sqrt{1+\beta^2}}$ seyn wird. Löst man sie in Beziehung auf dt auf, so hat man

$$dt = \frac{\mp\sqrt{\frac{\lambda}{g}}\,\vartheta\, d\vartheta}{\sqrt{[(1+\beta^2)\vartheta^2 - \beta^2\alpha^2](\alpha^2-\vartheta^2)}},$$

wo man immer den Nenner als eine positive Gröſse ansieht und das obere oder untere Zeichen nimmt, je nachdem ϑ zu oder abnimmt.

Um die Integration zu erleichtern, setze ich

$$\vartheta = \alpha\sin u, \quad d\vartheta = \alpha\cos u\, du,$$

so ergiebt sich hieraus

$$\sqrt{\frac{g}{\lambda}}\, dt = \pm\frac{d.\cos u}{\sqrt{1-(1+\beta^2)\cos^2 u}}.$$

Integriert man, so hat man daher

$$t\sqrt{\frac{g}{\lambda}}\sqrt{1+\beta^2} = c \pm \text{arc}(\sin = \sqrt{1+\beta^2}\cos u),$$

wo c die willkührliche Constante ist. Für $t = o$ hat man $\vartheta = \alpha$ und $\cos u = o$; der Winkel, welcher dem Sinus Null entspricht, ist Null oder ein Vielfaches von π. Man hat daher $c = i\pi$, wenn man durch i eine ganze Zahl, die positiv, negativ oder Null seyn kann, bezeichnet, und wenn man wieder statt $\cos u$ seinen Werth setzt, so hat man

$$t \sqrt{\frac{g}{\lambda}} \sqrt{1+\beta^2} = i\pi \pm \text{arc}\left(\sin = \sqrt{\frac{1+\beta^2}{\alpha}} \sqrt{\alpha^2 - \vartheta^2}\right).$$

Da der Winkel anfänglich von $\vartheta = \alpha$ bis $\vartheta = \frac{\beta\alpha}{\sqrt{1+\beta^2}}$ abnimmt, so nimmt man das positive Zeichen und setzt $i = o$, da er nachher von diesem letzten Werthe an bis $\vartheta = \alpha$ wächst, so nimmt man das untere Zeichen und setzt $i = 1$, indem er nun wieder von $\vartheta = \alpha$ bis $\vartheta = \frac{\beta\alpha}{\sqrt{1+\beta^2}}$ abnimmt, so nimmt man das obere Zeichen und setzt $i = 2$ u. s. w. Auf diese Weise mufs man die willkührliche Constante bestimmen, welche zu einem Kreisbogen hinzu addiert wird, den man als eine Function seines Sinus ansieht; es ist aber einfacher, vor dieser Bestimmung, vom Bogen zum Sinus über zu gehen.

In einem beliebigen Augenblicke hat man, vermöge der vorhergehenden Gleichung,

$$\vartheta^2 = \alpha^2 - \frac{\alpha^2}{1+\beta^2} \sin^2 t \sqrt{\frac{g(1+\beta^2)}{\lambda}}.$$

Nennt man T die Zeit, während welcher der Winkel ϑ von seinem gröfsten Werthe α zu seinem kleinsten Werthe, der unmittelbar folgt, übergeht, oder von seinem kleinsten zu seinem gröfsten zurück kommt, so findet man daraus

$$T = \tfrac{1}{2}\pi \sqrt{\frac{\lambda}{g(1+\beta^2)}}.$$

Vermittelst dieses Werthes von ϑ^2 wird der von $d\psi$, welcher durch die zweite Gleichung (9) gegeben ist,

$$\delta\psi = \frac{\beta \sqrt{\frac{g}{\lambda}} (1+\beta^2) dt}{\beta^2 + \cos^2 t \sqrt{\frac{g(1+\beta^2)}{\lambda}}} - \beta \sqrt{\frac{g}{\lambda}} dt;$$

integriert man, und setzt $\psi = o$, wenn $t = o$ ist, so findet man hieraus

$$\psi = \text{arc}\left[\text{tang} = \frac{\beta \,\text{tang}\, t \sqrt{\frac{g(1+\beta^2)}{\lambda}}}{\sqrt{1+\beta^2}}\right] - \beta t \sqrt{\frac{g}{\lambda}},$$

welche Formel die rückläufige Bewegung des aufsteigenden Knotens N auf der horizontalen Ebene, die durch den Punkt O geht, bestimmt. Ist die Constante β nicht Null, so sind die Werthe des in dieser Formel enthaltenen Bogens,

$$\text{arc}\,(\text{tang} = \infty) = \tfrac{1}{2}\pi, \quad \text{arc}\,(\text{tang} = o) = \pi,$$
$$\text{arc}\,(\text{tang} = -\infty) = \tfrac{3}{2}\pi,$$

am Ende des ersten, zweiten, dritten u. s. w. Zeitraums T. Daher wird der Bogen, den der Punkt N während des ersten Zeitraums T durchlauft,

$$\psi = \tfrac{1}{2}\pi - \frac{\tfrac{1}{2}\pi\beta}{\sqrt{1+\beta^2}}$$

seyn; während der zwei ersten Zeiträume T ist er

$$\psi = \pi - \frac{\pi\beta}{\sqrt{(1+\beta^2)}},$$

am Ende der drei ersten hat man

$$\psi = \tfrac{3}{2}\pi - \frac{\tfrac{3}{2}\pi\beta}{\sqrt{1+\beta^2}}$$

u. s. w. Hieraus folgt, dafs die Bogen, welche der Knoten N, wahrend der auf einander folgenden Zeiträume T, durchlauft, alle unter einander gleich sind und ihr gemeinschaftlicher Werth

$$\frac{\tfrac{1}{2}\pi}{(\beta + \sqrt{1+\beta^2})\sqrt{1+\beta^2}}$$

ist, welcher Werth desto geringer seyn wird, je grofser die Constante β ist.

Was den Werth von φ betrifft, so hat man, wenn man das Quadrat von ϑ in der Gleichung (2) vernachlafsigt, und $\varphi = o$ setzt, wenn $t = o$ ist,

$$\varphi = nt + \psi,$$

wodurch die Lage des Körpers in einem beliebigen Augenblicke bestimmt wird.

432.

Wie nun der Winkel α beschaffen sey, so nehme man immer an, der Winkel ϑ bleibe beinahe constant, und sey daher sehr wenig von α, während der ganzen Dauer der Bewegung, verschieden. Man setze daher

$$\vartheta = \alpha - u, \quad d\vartheta = -du$$

und betrachte u wie eine sehr kleine Veränderliche. Vernachläſsigt man die Potenzen von u, die höher als die zweite sind, so hat man

$$\sin^2\vartheta = \sin^2\alpha - u\sin 2\alpha + u^2\cos 2\alpha,$$
$$\cos\vartheta - \cos\alpha = u\sin\alpha - \tfrac{1}{2}u^2\cos\alpha,$$

und bei diesem Grade von Annäherung giebt die Gleichung (7)

$$\frac{\lambda}{g}\frac{du^2}{dt^2} = 2u\sin\alpha - u^2(\cos\alpha + 4\beta^2),$$

woraus man

$$\sqrt{\frac{g}{\lambda}}\,dt = \frac{du}{\sqrt{2u\sin\alpha - u^2(\cos\alpha + 4\beta^2)}}$$

findet.

Integriert man, und bemerkt, daſs $u = o$ ist, wenn $t = o$ ist, so erhält man

$$t\sqrt{\frac{g}{\lambda}(\cos\alpha + 4\beta^2)} = \text{arc}\left[\cos = 1 - \frac{u(\cos\alpha + 4\beta^2)}{\sin\alpha}\right]$$

und daher

$$u = \frac{\sin\alpha}{\cos\alpha + 4\beta^2}\left[1 - \cos t\sqrt{\frac{g}{\lambda}(\cos\alpha + 4\beta^2)}\right].$$

Damit die Veränderliche u immer sehr klein sey, wie ich angenommen habe, muſs β sehr groſs seyn, was, im Allgemeinen, erfordert, daſs man dem Körper eine sehr groſse Umdrehungsgeschwindigkeit, um die Axe seiner Figur, gegeben habe. Man kann alsdann $4\beta^2$ an die Stelle von $\cos\alpha + 4\beta^2$ setzen und hat einfacher

$$u = \frac{1}{2\beta^2}\sin\alpha\sin^2\beta t\sqrt{\frac{g}{\lambda}}.$$

Setzt man $\alpha - u$ an die Stelle von ϑ in die Gleichung (8), vernachlässigt das Quadrat von u und nimmt an, daſs der Winkel α nicht Null sey, wonach man den beiden Theilen der Gleichung gemeinschaftlichen Factor $\sin^2\alpha$ weglassen kann, so hat man

$$\frac{d\psi}{dt} = \frac{1}{\beta} \sqrt{\frac{g}{\lambda}} \sin^2 \beta t \sqrt{\frac{g}{\lambda}},$$

woraus sich

$$\psi = \frac{1}{2\beta} t \sqrt{\frac{g}{\lambda}} - \frac{1}{4\beta^2} \sin 2\beta t \sqrt{\frac{g}{\lambda}}$$

ergiebt.

In Folge der Gleichung (2) hat man, zu gleicher Zeit,

$$\varphi = nt + \psi \cos \alpha,$$

wenn man annimmt, daſs die Winkel φ und ψ im Anfange der Bewegung Null sind, und die Lage des Körpers, in einem bestimmten Augenblicke, wird vollkommen bestimmt seyn.

Aus $\vartheta = \alpha - u$ und diesem Werthe von ψ ergiebt sich, 1) daſs, wenn der in Rede stehende Körper eine sehr groſse Umdrehungsgeschwindigkeit um die Axe seiner Figur erhalten hat, nachdem diese Linie aus der verticalen Richtung herausgebracht worden ist, sein Aequator eine beinahe beständige Neigung auf der horizontalen Ebene, die durch den Punkt O geht, während der ganzen sich daraus ergebenden Bewegung, behält. 2) daſs zu gleicher Zeit der Durchschnitt der beiden Ebenen eine beinahe gleichförmige Bewegung annimmt, die sehr langsam im Verhältniſs zur Umdrehung des Körpers und direct oder rückläufig ist, wie schon (§. 430) gesagt wurde, je nachdem der Schwerpunkt des Körpers über oder unter der horizontalen Ebene liegt. Sobald der Winkel α nicht Null ist, so ist der Winkel ψ und die Bewegung des Knotens unabhängig von seiner Gröſse. Die Ungleichheit u der Neigung des Aequators und die, welche in der Bewegung des Knotens statt hat, sind desto weniger merklich, je schneller die Umdrehung und je gröſser die Zahl β ist.

In vielen physikalischen Sammlungen findet man eine Maschine von Bohnenberger, welche alle Umstände dieser Umdrehungsbewegung genau darstellt, ebenso wie die Athood'sche Maschine alle Umstände der Bewegung schwerer Körper vor Augen legt. Die Umdrehungsbewegung wird vermittelst eines um den Aequator des Körpers geschlungenen Fadens hervorgebracht, der an einen seiner Punkte befestigt ist und wie beim Kreiselspiele schnell abgewickelt wird.

Man bemerke, dafs, wenn α Null ist, auch ϑ Null ist, wodurch die Gleichung (8) identisch wird und der Winkel ψ unbestimmt bleibt; der Winkel $\varphi - \psi$, welcher gleich nt ist, giebt alsdann die Bewegung des Körpers um die Axe seiner Figur an, welche immer vertical bleibt.

Fünftes Kapitel.

Ueber die Bewegung eines festen völlig freien Körpers.

433.

Um sich mit gröfserer Leichtigkeit die Bewegung eines festen Korpers im Raume vorzustellen, substituiert man statt derselben zwei andere Bewegungen, eine Umdrehungsbewegung um einen der Punkte des Körpers und eine allen Punkten gemeinschaftliche fortschreitende Bewegung. Dies kommt offenbar darauf zurück, die Geschwindigkeit jedes Punktes, in einem beliebigen Augenblicke, als die aus zwei anderen Geschwindigkeiten zusammengesetzte anzusehen, von welchen eine der des Punktes, den man als Mittelpunkt der Umdrehungsbewegung annimmt, gleich und parallel ist, und die andere jedem Punkte des Körpers besonders angehört. Berücksichtigt man blos die besonderen Geschwindigkeiten, so dreht sich der Körper um den Mittelpunkt wie um einen festen Punkt, und in Folge der gemeinschaftlichen Geschwindigkeit, werden alle Punkte im Raume durch eine gemeinschaftliche Bewegung fortgeführt, die auf keine Weise die Umdrehungsbewegung ändert.

Die fortschreitende Bewegung kann auch eine Bewegung um einen anderen ruhenden oder in Bewegung befindlichen Körper seyn. So oft eine Fläche, oder ein bestimmter Schnitt des Körpers, immer sich selbst parallel bleibt, ist keine Umdrehung vorhanden; dagegen findet eine Umdrehung zu gleicher Zeit mit der fortschreitenden Bewegung statt, wenn der Korper beständig dem Centralkörper dieselbe Seite zukehrt. Dieser zweite Fall findet bei der Bewegung der Trabanten um ihre Planeten statt. Der Mond kehrt der Erde beständig dieselbe Seite zu, und der Radius Vector, der vom Mittelpunkte der Erde nach dem Mittelpunkte des Mondes geht, trifft immer die Oberfläche des Trabanten in demselben Punkte (§. 141). Hieraus folgt, dafs die Umdrehung des Mondes um seine Axe und seine Bewegung um die Erde in derselben Zeit vollendet werden, welche 27,32166 Tage beträgt. In Laplace's Mécanique céleste wird bewiesen, daſs die Gleichheit dieser zwei Bewegungen immer fortdauern wird, wiewohl seine Bewegung um die Erde immer schneller wird (§. 244), so daſs die Umdrehungsbewegung um seine Axe ebenfalls beschleunigt wird, wovon Laplace die Ursache nachgewiesen hat.

So lange man nur die Zerlegung der Bewegung eines Körpers in zwei einfachere und leichter zu begreifende Bewegungen beabsichtigt, kann man den Mittelpunkt der Umdrehungsbewegung nach Belieben wählen. Will man aber diese zwei Bewegungen wirklich bestimmen, so soll im Folgenden der Schwerpunkt des Körpers für diesen Punkt genommen werden, weil man alsdann diese zwei Bewegungen, im ersten Augenblicke, unabhängig von einander bestimmen kann, und es ebenso in vielen Fällen, während ihrer ganzen Dauer seyn wird. Durch die Wahl dieses Mittelpunktes der Umdrehung werden die Differentialgleichungen der zwei Bewegungen immer einfacher, wie in der Folge gezeigt werden soll.

434.

Man nenne G den Schwerpunkt des Körpers, M seine Masse und dm ein Element von M. Seyen ferner, am Ende der Zeit t, die vom Anfange der Bewegung gezählt wird, x, y, z, die drei rechtwinkligen Coordinaten dieses materiellen Punktes und x_1, y_1, z_1, die des Punktes G, in Beziehung auf dieselben Axen. So hat man

$$Mx_1 = \int x\,dm, \quad My_1 = \int y\,dm, \quad Mz_1 = \int z\,dm,$$

indem man die Integrale auf die ganze Masse ausdehnt. Differentiiert man diese Gleichungen in Beziehung auf t, so kann man diese Operation unter dem Integrationszeichen ausführen. Auf diese Weise hat man

$$M\frac{dx_1}{dt} = \int \frac{dx}{dt}dm, \quad M\frac{dy_1}{dt} = \int \frac{dy}{dt}dm, \quad M\frac{dz_1}{dt} = \int \frac{dz}{dt}dm, \quad (1)$$

und um daraus die Seitengeschwindigkeiten der anfänglichen Geschwindigkeit des Schwerpunktes zu finden, ist es hinreichend, die Werthe dieser letzteren Integrale im Anfange der Bewegung zu kennen.

Zu diesem Zwecke nehme man an, es erhielten zu dieser Zeit die Theile μ, μ', μ''... von M, Geschwindigkeiten, welche für alle Punkte eines jeden dieselben sind und die wir durch ν, ν', ν''... bezeichnen werden, so dafs sie die Grofsen der Bewegung $\mu\nu$, $\mu'\nu'$, $\mu''\nu''$... annehmen würden, wenn sie frei wären. Vermöge des Princips des §. 353 mufs das Gleichgewicht zwischen diesen Grofsen der Bewegung, die in dem ihren Richtungen entgegengesetzten Sinne genommen werden, und denjenigen, welche wirklich, im ersten Augenblicke, alle Punkte des Körpers annehmen, und die, den Axen der x, y, z parallel, die Anfangswerthe von $\frac{dx}{dt}dm$, $\frac{dy}{dt}dm$, $\frac{dz}{dt}dm$, in Beziehung auf das Element dm, seyn werden, statt finden. Da aber die Richtungen der Geschwindigkeiten ν, ν', ν'' u.s.w. gegeben sind, so kann man, diesen Axen parallel, die ihnen entsprechenden Grofsen der Bewegung zerlegen. Bezeichnet man daher durch P, Q, R die Summen dieser, nach den Richtungen der positiven x, y, z zerlegten Gröfsen, und bemerkt, dafs, nach der Voraussetzung, die Bewegung völlig frei ist, so mufs man, damit das erwähnte Gleichgewicht statt finden kann,

$$\int\frac{dx}{dt}dm = P, \int\frac{dy}{dt}dm = Q, \int\frac{dz}{dt}dm = R$$

für den besonderen Werth $t = o$ haben. Die Gleichungen (1) werden daher

$$M\frac{dx_1}{dt} = P, \quad M\frac{dy_1}{dt} = Q, \quad M\frac{dz_1}{dt} = R, \qquad (2)$$

am Anfange der Bewegung, und man findet daraus, dafs die Anfangsgeschwindigkeit des Schwerpunktes, der Grofse und Richtung nach, dieselbe seyn wird, als wenn die ganze Masse M des Korpers in demselben concentriert wäre, und alle Grofsen der Bewegung $\mu\nu$, $\mu'\nu'$, $\mu''\nu''$... oder die aus ihnen durch Zerlegung entstandenen P, Q, R dort, parallel mit ihren bezüglichen Richtungen, angebracht wären.

435.

Man kann annehmen, dafs μ, μ', μ'' u. s. w. die Massen der von den Geschwindigkeiten ν, ν', ν''... getriebenen Körper sind, welche gleichzeitig einen anderen ruhenden Körper getroffen haben und mit demselben verbunden bleibend, eine

Masse M gebildet haben, deren Schwerpunkt G die Geschwindigkeit angenommen hat, deren drei Seitengeschwindigkeiten die durch die Gleichungen (2) gegebenen Werthe von $\frac{dx_1}{dt}$, $\frac{dy_1}{dt}$, $\frac{dz_1}{dt}$ sind.

Die Aufgabe wäre eine andere, wenn die stofsenden Körper nicht nach den Stöfsen mit dem gestofsenen Körper in Verbindung blieben. Man denke sich, eine ruhende Masse M werde durch einen anderen sich bewegenden Körper gestofsen, welcher M in einem einzigen Punkte E (Fig. 10) seiner Oberfläche trifft. Man nehme aufserdem an, dafs während der Dauer des Stofses der eine Körper durchaus nicht über den anderen weggleitet, oder wenigstens, wenn eine Gleitung von geringer Ausdehnung statt finden sollte, abstrahiere man von der beträchtlichen Reibung, welche sie hervorbringen kann (§. 353). Endlich nehme man an, es sey EF die im Punkte E auf der Oberfläche von M senkrecht stehende Linie, die im Inneren des Körpers enthalten ist. In einem anderen Kapitel wird man sehen, dafs die Bewegung von M dieselbe ist, als wenn ein gewisser Theil μ der Masse, dessen Schwerpunkt auf EF liegt, nach dieser Richtung, eine allen seinen Punkten gemeinschaftliche Geschwindigkeit v erhalt. Daher ist die Linie EF die Richtung des Stofses und seine Intensität, d. h. die Gröfse der Bewegung μv wird, in diesem Kapitel, aus der Bewegung des stofsenden Körpers und der Gestalt der beiden elastischen oder unelastischen Körper bestimmt werden.

Dies vorausgesetzt, nennt man nun V die Geschwindigkeit, welche der Schwerpunkt G von M annimmt, so wird sie nach der Linie GD, die EF parallel ist, gerichtet seyn und ihr Werth wird das Verhältnifs von μv zu M seyn, so dafs man

$$MV = \mu v$$

hat. Ist umgekehrt die Geschwindigkeit V des Schwerpunktes durch Beobachtung gegeben und man multipliciert sie mit M, so hat man die Gröfse der Bewegung, welche dem gestofsenen Körper nach dem inneren Theile der auf der Oberflache senkrecht stehenden durch den Punkt E, in welchem der Stoſs statt hat, gezogenen Linie mitgetheilt worden ist, welche Eigenschaft dem Schwerpunkte G ausschlieſslich angehört, und, im Allgemeinen, für die Geschwindigkeit, welche der Punkt E oder jeder andere, auf der Richtung des Stoſses liegende oder nicht liegende Punkt von M annimmt, nicht statt haben würde.

436.

Damit man deutlicher einsehe, wie sehr die Umdrehungsbewegung eines Korpers vereinfacht wird, wenn man sie auf seinen Schwerpunkt bezieht, nehme man zuerst an, man wolle diese Bewegung um einen bestimmten Punkt C (Fig. 11) dieses Körpers bestimmen, den wir alsdann mit seinem Schwerpunkte G zusammen fallen lassen werden.

Sey CA, der Gröſse und Richtung nach, die Geschwindigkeit des Punktes C und BD die eines anderen beliebigen Punktes B des Körpers. Durch den Punkt B ziehe man eine Linie BE, die CA gleich und parallel ist, und vollende das Parallelogramm $BEDF$. Man kann die Geschwindigkeit BD durch ihre zwei Seitengeschwindigkeiten BE und BF ersetzen, und wenn man ebenso die Geschwindigkeiten aller Punkte des Körpers zerlegt, so haben sie alle eine gemeinschaftliche Geschwindigkeit, die CA gleich und parallel ist, und jeder derselben hat noch auſserdem eine besondere Geschwindigkeit. Giebt man aber dem Punkte B und allen übrigen Punkten des Körpers eine Geschwindigkeit, die CA gleich, ihm parallel und entgegengesetzt ist, so versetzt man dadurch den Punkt C in Ruhe, ohne die Umdrehungsbewegung um diesen Punkt zu ändern, welche von den besonderen Geschwindigkeiten der anderen Punkte, nemlich BF für den Punkt B, herrührt. Um diese Bewegung zu bestimmen, kann man daher C als einen festen Punkt betrachten, nachdem man allen Elementen des Korpers Groſsen der Bewegung mitgetheilt hat, die den Produkten ihrer Massen in die Geschwindigkeit CA gleich und CA entgegengesetzt gerichtet sind. Die Mittelkraft aller dieser parallelen und den Massen proportionalen Kräfte wird ihrer Summe gleich seyn und durch den Schwerpunkt G gehen, wie die Mittelkraft der Kräfte, die von der Schwere herrühren. Bezeichnet man daher durch U die Geschwindigkeit CA und durch M, wie früher, die Masse des Korpers, so ist es hinreichend, zu den gegebenen Grösen der Bewegung, die den verschiedenen Theilen von *M* gleichzeitig mitgetheilt werden können, eine andere Gröfse *MU* hinzu zu fügen, die nach der Linie *GA'* parallel mit *CA* und ihm entgegengesetzt gerichtet ist. Man bestimmt alsdann die Umdrehungsbewegung um den Punkt *C* nach den Regeln des vorhergehenden Kapitels und als wenn *C* ein fester Punkt wäre.

Diese Bestimmung erfordert daher, dafs man die Geschwindigkeit *U* des Punktes *C* kenne; ist aber dieser Punkt der Schwerpunkt *G*, so ist es einleuchtend, dafs, nachdem man an den Körper die Gröfse der Bewegung *MU* angebracht hat, deren Richtung durch den Punkt *G* geht, man sie ganz aufser Acht lassen kann. Denn eine beliebige Kraft, die durch den Mittelpunkt einer Umdrehungsbewegung geht, kann auf keine Weise einen Einflufs auf diese Bewegung haben, weil kein Grund vorhanden ist, weswegen sie den Körper eher nach der einen als nach der anderen Seite drehen sollte.

Hieraus kann man also schliefsen, dafs, wenn man verschiedenen Theilen eines festen Körpers gleichzeitig, der Gröfse und Richtung nach, gegebene Grofsen der Bewegung mittheilt, der Körper sich um seinen Schwerpunkt wie um einen festen Punkt zu drehen anfängt, und ohne dafs man gezwungen ist, zu den gegebenen Gröfsen der Bewegung noch eine andere hinzu zu fügen.

437.

Verbindet man diesen Lehrsatz mit dem vorhergehenden, so bestimmt man die anfängliche Bewegung eines festen Körpers von beliebiger Gestalt vollständig, auf welche Weise sie immer hervorgebracht worden sey.

Um einen bestimmten Fall zu betrachten, nehme man an, dafs der Körper, dessen Schwerpunkt *G* (Fig. 10) und dessen Masse *M* ist, in einem Punkte *E* seiner Oberfläche durch einen anderen Korper getroffen werde, der sich nach dem Stofse von demselben entfernt. Nimmt man für seine fortschreitende Bewegung die des Punktes G, und berücksichtigt blos diese Bewegung, so werden alle Punkte des Körpers, im ersten Augenblicke, Linien beschreiben, die mit der senkrechten Linie *EF* parallel sind. Man kann immer, wie so eben gesagt wurde, ihre gemeinschaftliche Geschwindigkeit bestimmen, welche die ganze Geschwindigkeit des Punktes G seyn wird. Zur gröfseren Einfachheit will ich aber annehmen, dafs sie durch die Beobachtung gegeben sey, und sie durch V bezeichnen. Unabhängig von dieser fortschreitenden Bewegung wird sich der Körper um den Punkt G drehen, als wenn er fest wäre, und ein Theil der Masse M, deren Schwerpunkt auf der Linie EF liegt, eine Gröfse der Bewegung erhalten hätte, die gleich MV ist. Im ersten Augenblicke bestimmt sich daher die Richtung der augenblicklichen Umdrehungsaxe und die Winkelgeschwindigkeit des Körpers um diese Axe, aus den Gleichungen (l) des §. 418, in welchen man

$$k = MVf$$

setzt, wo f die senkrechte, vom Punkte G auf die Linie EF gefällte Linie GL ist.

Zu diesem Ende nenne man ω diese Winkelgeschwindigkeit, und α, β, γ, die Winkel, welche die Richtung der augenblicklichen Axe mit den drei Hauptaxen des Körpers, die sich im Punkte G schneiden, einschliefst. Sey auch HEK der Schnitt des Körpers, welcher den Punkt G und die Linie EF enthält, durch den Punkt G errichte man auf dieser Ebene eine senkrechte Linie, und bezeichne durch a, b, c die Winkel, welche sie mit den Axen einschliefst, denen α, β, γ entsprechen, so hat man, vermöge der Formeln (3) des §. 405 und der Gleichungen (l)

$$A\omega\cos\alpha = k\cos a,\quad B\omega\cos\beta = k\cos b,\quad C\omega\cos\gamma = k\cos c,$$

wo A, B, C die drei Trägheitsmomente des Körpers in Beziehung auf dieselben Axen sind. Hieraus findet man

$$\omega^2 = \frac{k^2\cos^2 a}{A^2} + \frac{k^2\cos^2 b}{B^2} + \frac{k^2\cos^2 c}{C^2}.$$

Die Werthe von a, b, c sind in jedem Falle gegeben, man kennt daher die Geschwindigkeit ω, und die vorhergehenden Gleichungen bestimmen die Winkel α, β, γ, d. h. die Richtung der augenblicklichen Axe.

Fällt die auf dem Schnitte HEK senkrecht stehende Linie mit einer der drei Hauptaxen zusammen, so dafs man z. B. $a = 90^0$, $b = 90^0$, $c = o$ hat, so ergiebt sich daraus $\alpha = 90^0$, $\beta = 90^0$, $\gamma = o$, und die augenblickliche Axe fallt mit derselben Hauptaxe zusammen. Hieraus ergiebt sich, daſs ein freier Körper, welcher in der Ebene zweier der drei Hauptaxen, die sich auf seinen Schwerpunkt beziehen, gestoſsen wird, sich um die dritte Axe zu drehen anfangen wird. Setzt man statt k seinen Werth, so wird der der anfänglichen Umdrehungsgeschwindigkeit, in diesem Falle,

$$\omega = \frac{MVf}{C}$$

seyn. Umgekehrt kann man leicht aus den vorhergehenden Gleichungen schlieſsen, daſs der Korper nicht anfangen kann, sich um die auf der Ebene des Schnittes HEK senkrecht stehende Linie zu drehen, so daſs α, β, γ, den Winkeln a, b, c, oder ihren Supplementen gleich sind, wenn diese senkrechte Linie nicht eine der Hauptaxen ist, die sich im Punkte G schneiden.

Ist der Körper eine gleichartige oder aus concentrischen Schichten zusammengesetzte Kugel, so geht die senkrechte EF durch den Punkt G, welcher der Mittelpunkt seiner Figur seyn wird. Man hat daher $f = o$, $k = o$, $\omega = o$, so daſs der Körper keine Umdrehungsbewegung annehmen wird. Gelingt es, durch einen Stoſs eine völlig freie Kugel in drehende Bewegung zu versetzen, so geschieht dies immer nur deswegen, weil der stoſsende Körper mehr oder weniger auf dieser Kugel fortgleitet, und die Umdrehungsbewegung wird alsdann durch die Reibung hervorgebracht, die während der Dauer des Stoſses statt hat.

Wie auch die Gestalt des gestoſsenen Körpers beschaffen sey, so werden immer, wenn sich der stoſsende Körper mit demselben verbindet, die vorhergehenden Formeln noch statt finden, wenn man in denselben die Gröſse der Bewegung des zweiten Korpers vor dem Stoſse an die Stelle von MV setzt und für f die vom Schwerpunkte beider Massen auf die anfängliche Richtung des Schwerpunktes des zweiten Körpers gefällte senkrechte Linie nimmt. Es sind alsdann A, B, C die Hauptträgheitsmomente des aus den vereinigten Massen gebildeten Körpers.

438.

Wir wollen uns jetzt mit der Bewegung der Masse M am Ende einer beliebigen Zeit t beschäftigen und allmälich ihre auf ihren Schwerpunkt bezogenen progressiven und drehenden Bewegungen betrachten.

1) In diesem Augenblicke seyen X, Y, Z die den Axen x, y, z parallelen Seitenkräfte der gegebenen beschleunigenden Kraft, die auf das beliebige Element dm wirkt; die von diesem Punkte, während der Zeit dt, verlorenen Kräfte werden (§. 391)

$$\left(X - \frac{d^2x}{dt^2}\right)dm, \left(Y - \frac{d^2y}{dt^2}\right)dm, \left(Z - \frac{d^2z}{dt^2}\right)dm,$$

parallel mit diesen Axen seyn. Da der Körper völlig frei ist, so müssen, wenn die verlorenen Kräfte aller Punkte im Gleichgewichte seyn sollen, die auf die ganze Masse ausgedehnten Integrale dieser Gröfsen gleich Null seyn. Daher hat man

$$\int \frac{d^2x}{dt^2}dm = \int Xdm, \int \frac{d^2y}{dt^2}dm = \int Ydm, \int \frac{d^2z}{dt^2}dm = \int Zdm.$$

Differentiiert man aber die Gleichungen (1) noch einmal, so hat man

$$M\frac{d^2x_1}{dt^2} = \int \frac{d^2x}{dt^2}dm, \; M\frac{d^2y_1}{dt^2} = \int \frac{d^2y}{dt^2}dm, \; M\frac{d^2z_1}{dt^2} = \int \frac{d^2z}{dt^2}dm,$$

hieraus folgt also

$$M\frac{d^2x_1}{dt^2} = \int Xdm, \; M\frac{d^2y_1}{dt^2} = \int Ydm, \; M\frac{d^2z_1}{dt^2} = \int Zdm, \quad (3)$$

woraus man schliefsen kann, dafs, während der ganzen Dauer der Bewegung, der Schwerpunkt G des Körpers sich bewegt, als wenn seine ganze Masse M in demselben concentriert und die auf alle seine Punkte wirkenden bewegenden Kräfte, oder ihre Seitenkräfte, an denselben, parallel mit ihren Richtungen, angebracht wären.

2) Ist, wie in §. 436, die anfängliche fortschreitende Bewegung des Körpers aufgehoben, so mögen nun, in jedem Augenblicke, allen seinen Punkten unendlich kleine Zuwächse der Geschwindigkeit mitgetheilt werden, die gleich sind, und deren Richtung der, welche in demselben Augenblicke für den Punkt G statt hat, entgegengesetzt ist. Dieser Punkt wird, während der ganzen Dauer der Bewegung, in Ruhe seyn und die Umdrehung um diesen Punkt nicht geändert werden. Dies kommt aber offenbar darauf zurück, während der ganzen Dauer der Bewegung an alle Punkte des Körpers

gleiche beschleunigende Kräfte, die der des Schwerpunktes gleich und entgegengesetzt sind, anzubringen. Da die entsprechenden bewegenden Kräfte, parallel und den Massen dieser materiellen Punkte proportional sind, so geht ihre Mittelkraft beständig durch den Punkt G, man kann sie daher ganz vernachlässigen, indem man die Umdrehungsbewegung um G bestimmt. Diese Bewegung wird daher, in jedem Augenblicke, dieselbe seyn, als wenn der Punkt G fest wäre, und die, in diesem Augenblicke, auf den Körper wirkenden Kräfte sich nicht geändert hätten.

Diese beiden Lehrsätze sind denen der §§. 434 und 436 ähnlich, die sich auf den Anfang der Bewegung beziehen; es folgt aber hieraus nicht, dafs, während der ganzen Dauer derselben, die fortschreitende Bewegung des Körpers und seine Umdrehungsbewegung um den Schwerpunkt, von einander unabhängig sind, und, wie im Anfange, getrennt bestimmt werden können. Die Gleichungen (3) sind die der fortschreitenden Bewegung und die Gleichungen (7) und (a) der §§. 410 und 412 die der Umdrehungsbewegung, indem man in diesen den Schwerpunkt G für den Anfangspunkt der Coordinaten nimmt. Wenn aber die bewegenden Kräfte, die an die verschiedenen Punkte des Körpers angebracht sind, von ihren absoluten Lagen im Raume abhängen, so kommen die Coordinaten dieser Punkte, von welchen diese Kräfte gegebene Functionen sind, zugleich in beiden Systemen von Differentialgleichungen vor, die man alsdann nicht mehr getrennt integrieren kann, und die zwei von diesen Gleichungen abhängenden Bewegungen, werden auf einander einwirken. Im Allgemeinen kann man diese zusammen gehörenden Differentialgleichungen nicht integrieren und die zwei Bewegungen des Korpers nur annäherungsweise bestimmen. Jedoch werden sie in zwei besonderen Fallen, die nun betrachtet werden sollen, von einander unabhängig seyn.

439.

Ist der Körper nur der Wirkung der Schwere unterworfen, so sind die Gleichungen (3) die der Bewegung eines schweren materiellen Punktes im leeren Raume. Wie nun auch die Gestalt des festen Körpers und seine Bewegung um den Schwerpunkt beschaffen sey, so wird daher immer dieser

10*

Punkt eine Parabel im Raume beschreiben, welche die Richtung der Anfangsgeschwindigkeit berührt und deren Parameter von der Gröfse dieser Geschwindigkeit abhängt, und seine Bewegung auf dieser krummen Linie wird dieselbe seyn, wie die eines materiellen isolierten Punktes (§. 208). Da andererseits das Gewicht des Körpers eine beständig an den Schwerpunkt angebrachte Kraft ist, so wird es keinen Einflufs auf die Umdrehungsbewegung um diesen Punkt haben, welche blos von den anfänglichen Stöfsen herrührt, und dieselbe ist, als wenn der Schwerpunkt seinen Ort nicht änderte.

Man nehme z. B. an, der Körper sey ein gleichartiges Ellipsoid, welches durch einen anderen Körper, der es im Punkte E seiner Oberfläche (Fig. 10) berührt, gestofsen wird. Die mit der senkrechten EF parallele Linie GD, ist Tangente der Parabel, welche der Punkt G beschreibt, und man kann leicht diese krumme Linie, vermöge der Anfangsgeschwindigkeit des Punktes G, die ich durch V bezeichne, construieren. Aufserdem denke man sich, der Schnitt HEK des Punktes G und der Linie EF enthalte zwei der geometrischen Axen des Ellipsoids, a und b seyen ihre halben Längen, C das Trägheitsmoment in Beziehung auf die dritte Axe und M die Masse des Körpers, so hat man (§. 370)

$$C = \tfrac{1}{5} M (a^2 + b^2).$$

Der Körper mufs sich aber um den Punkt G drehen, als wenn er keine Schwere hätte und dieser Punkt keine Bewegung annähme, alsdann aber bliebe die auf dem Schnitte HEK senkrecht stehende Axe ganz unbeweglich (§. 389 und 437), und die drehende Winkelgeschwindigkeit wäre durch die Formel, die sich auf die anfängliche Bewegung eines festen Körpers um eine feste Axe bezieht, gegeben. Bezeichnet man diese daher durch ω, bemerkt, dafs die dem Körper mitgetheilte Gröfse der Bewegung gleich MV ist und nennt f die vom Punkte G auf die Linie EF gefällte senkrechte GL, so hat man, vermöge der Formel (1) des §. 386,

$$\omega = \frac{MVf}{C},$$

oder, wenn man statt C seinen Werth setzt,

$$\omega = \frac{5\,Vf}{a^2 + b^2}.$$

Die beiden Geschwindigkeiten ω und V sind daher mit einander verbunden, weil sie beide von demselben Stofse herrühren.

Daher beschreiben alle Punkte des Körpers Parabeln, die mit der vom Mittelpunkte seiner Figur beschriebenen Linie parallel sind, und zu gleicher Zeit wird sich der Körper gleichförmig um die auf den Schnitt *HEK* senkrechte Axe drehen, welche Axe fortgetrieben wird, während sie immer mit sich selbst parallel bleibt.

440.

Ist der Körper eine gleichartige oder aus concentrischen Schichten bestehende Kugel, deren Punkte alle im umgekehrten Verhältnisse des Quadrates ihrer Entfernungen von den Punkten anderer ruhender oder in Bewegung befindlicher Körper angezogen oder abgestofsen werden, so wird die Mittelkraft aller dieser Kräfte dieselbe seyn, als wenn die ganze Masse des Körpers in seinem Schwerpunkte vereinigt wäre; denn jede derselben wird der Gegenwirkung, welche die Kugel auf den Mittelpunkt, von welchem die Kraft ausgeht, ausübt, gleich und entgegengesetzt seyn. Daher wird sich der Schwerpunkt wie ein isolierter Punkt, der gegebenen Anziehungen oder Abstofsungen unterworfen ist, bewegen, und die Umdrehungsbewegung des Körpers wird unabhängig von diesen Kräften und dieselbe seyn, als wenn der Schwerpunkt in Ruhe bliebe, so dafs, in diesem Falle die fortschreitende und drehende Bewegung von einander unabhängig seyn werden.

Läfst man daher die Abplattung der Erde unberücksichtigt, so dreht sie sich beständig und gleichförmig um einen ihrer Durchmesser, welcher immer derselbe seyn und mit sich selbst parallel bleiben wird. Zu gleicher Zeit wird die elliptische Bewegung ihres Schwerpunktes um die Sonne durch die Wirkung der anderen Planeten gestört, aber völlig unabhängig von der Umdrehungsbewegung seyn.

441.

Sobald man aber auf die Abplattung der Erde Rücksicht nimmt, so ist dies nicht mehr der Fall. Ist, im Anfange der Bewegung, die Umdrehungsaxe nicht genau mit der geometrischen Axe des Erdkörpers zusammen gefallen, so wird die augenblickliche Umdrehungsaxe um diese Linie Schwankungen machen (§. 421) und allmälich die Erde in verschiedenen Punkten ihrer Oberfläche treffen, die Pole und der Aequator werden daher auf der Oberfläche der Erde nicht an derselben Stelle bleiben, und es werden sich hieraus, für die verschiedenen Oerter der Erde, Aenderungen in ihren geographischen Breiten ergeben. Die Weite dieser Schwankungen ist willkührlich, ihre Dauer hängt aber von den Verschiedenheiten in den Trägheitsmomenten der Erde ab, und nach dem, was man über diese Verschiedenheiten weifs, wird ihre Dauer etwas weniger als ein Jahr betragen. Die genauesten Beobachtungen geben aber, während dieser Zeit, keine Aenderung in dem Zenithabstande eines bestimmten Ortes auf der Erde von dem Punkte, wo die Umdrehungsaxe den Himmel trifft, an. Hieraus mufs man also schliefsen, dafs die erwähnten Schwankungen, wenn sie jemals vorhanden waren, jetzt ganz unmerklich geworden sind, so dafs jetzt nur die beständigen Kräfte vorhanden sind, die von den Anziehungen der Sonne, des Mondes und der Planeten herrühren, welche die Richtung der Umdrehungsaxe der Erde ändern können.

Wegen der Abplattung der Erdschichten enthalten diese Kräfte einen freilich im Verhältnisse zu den Anziehungen, die auf das ganze Sphäroid ausgeübt werden, sehr kleinen Theil, deren Richtung nicht immer durch den Schwerpunkt desselben geht. Dieser Theil bringt die Störungen in der Umdrehungsbewegung hervor, nemlich die Vorrückung der Nachtgleichen, die Präcession, und die Schwankung der Erdaxe oder die Nutation.

In Folge der Präcession beträgt das jährliche Zurückweichen der Nachtgleichen auf der festen Ekliptik vom Jahre 1800 beinahe 50″, 36482; auf der Ebene der Erdbahn, die durch die Wirkung der anderen Planeten ihre Lage ändert, d. h. auf der wahren Ekliptik, ist sie etwas weniger und gleich 50″, 23427, wie wir dies schon an einem anderen Orte (§. 219) gesagt haben.

Die Nutation ist eine Schwankung der Erdaxe, die sich abwechselnd von der auf der Ebene der Ekliptik senkrecht stehenden Linie entfernt und sich ihr nähert; sie rührt von der Anziehung des Mondes her. Ihre Periode ist die der

Bewegung der Knoten der Mondbahn oder ungefähr 18 Jahre, und ihre Weite beträgt 9″,40 (§. 223), wenn man die Masse des Mondes dem 75sten Theile der Erdmasse gleich setzt. Die Wirkungen der Sonne und des Mondes auf das Erdsphäroid bringen nur eine sehr langsame Aenderung in der Neigung des Aequators gegen die Ekliptik hervor, die erst nach einer sehr langen Reihe von Jahrhunderten merklich wird. Die jährliche Verminderung der Schiefe der Ekliptik, die man beobachtet und die sich auf 0″,45714 im Anfange dieses Jahrhunderts belief, rührt von den planetarischen Wirkungen her, durch welche die Ebene der Erdbahn geändert wird (§. 244).

Eine gründliche Untersuchung der Frage hat gezeigt, dafs dieselben Kräfte, welche die eben erwähnten Aenderungen in der absoluten oder auf feste Linien bezogenen Richtung der Umdrehungsaxe der Erde hervorbringen, ebenso wenig die Lage der Axe, im Inneren des Sphäroids, als ihre Umdrehungsgeschwindigkeit ändern können. So dreht sich die Erde immer um denselben Durchmesser, welcher ihre geometrische Axe ist, und ihre Bewegung um diese bewegliche gerade Linie, deren Richtung sich immer im Raume ändert, ist gleichförmig. Der Sterntag hat daher eine beständige Gröfse. Hieraus ergiebt sich, dafs dies bei dem mittleren Tage ebenso ist (§. 111), oder wenigstens, dafs er nur einer säcularen fast ganz unmerklichen Aenderung unterworfen ist, und man kann beide Zeiträume als Zeiteinheit annehmen.

In Beziehung auf alles, was diese wichtige Theorie betrifft, von welcher ich hier nur kurz die Hauptresultate angeben konnte, verweise ich auf meine Abhandlung "über die Bewegung der Erde um ihren Schwerpunkt", die man im 7ten Theile der Abhandlungen der Pariser Akademie der Wissenschaften findet.

Die Unveränderlichkeit des Tages wird durch die ältesten Beobachtungen bestätigt, welche zeigen, dafs seine Dauer sich z. B. nicht um den hundertsten Theil einer Secunde, während eines Zeitraums von 2500 Jahren, geändert hat, wie dies sogleich erklärt werden soll.

Wäre die Dauer eines Tages veränderlich, so würden die für die Voraussetzung ihrer Beständigkeit berechneten Längen und Breiten der Sonne, des Mondes und der anderen

Himmelskörper, nicht mit den beobachteten Längen und Breiten übereinstimmen. Die Bewegung des Mondes um die Erde würde, wegen ihrer Schnelligkeit, am geeignetsten seyn, uns über diesen Punkt Aufschlufs zu geben, und wäre die Veränderlichkeit des Tages eine progressive, so würden die Unterschiede zwischen der Rechnung und der Beobachtung um so gröfser werden, auf je weiter von unserer Zeit entlegene Epochen sie sich beziehen würden.

Dies vorausgesetzt, seyen l und l' die wahren Längen des Mondes und der Sonne zu einer bestimmten Epoche. Weifs man, dafs in dieser Epoche sich eine Mond- oder Sonnenfinsternifs ereignete, so mufs der Unterschied $l - l'$ von einem Vielfachen von 180^0 um weniger, als die halbe Summe des Sonnen- und Monddurchmessers verschieden seyn. Nennt man daher diesen Unterschied δ, indem man das Vielfache von 180^0, welches sie enthalten kann, unberücksichtigt läfst, so kann δ nicht über einen halben Grad betragen, und wird selbst, im Allgemeinen, weit unter dieser Gränze liegen. Es sind aber in der Connaissance des Tems für 1800, die Werthe von δ berechnet worden, welche 27 von den Chaldäern, Griechen und Arabern beobachteten Finsternissen entsprechen. Die gefundenen Unterschiede sind theils positiv, theils negativ, und alle sehr klein. Der gröfste, welcher einer im Jahre 382 vor der christlichen Zeitrechnung beobachteten Verfinsterung entspricht, beträgt $-27'41''$; für die älteste, von den Chaldäern 720 Jahre vor unserer Zeitrechnung, beobachtete Finsternifs, ist der Werth von δ nur $2''$. Diese Vergleichung beweist die Genauigkeit der Mondtafeln, die wir besitzen, und die Nothwendigkeit der von Laplace in dieselben eingeführten säcularen Ungleichheiten. Auch beweist sie, dafs die Dauer des Tages, die man bei Berechnung der Längen des Mondes und der Sonne als beständig vorausgesetzt hat, keiner progressiven Aenderung unterworfen ist. Damit aber über diesen wichtigen Punkt kein Zweifel übrig bleibe, wollen wir den Werth von δ, welcher der ältesten Verfinsterung entspricht, berechnen, welcher sich aus einer solchen Veränderung, wenn eine vorhanden wäre, ergeben würde.

443.

Man nehme als Zeiteinheit den Zeitraum, welcher jetzt den mittleren Tag ausmacht. Man setze voraus, daſs, seit einer sehr entfernten Epoche, diese Dauer sich, von einem Tage zum anderen, um die beständige Gröſse α vermindert habe. Sey n die mittlere Bewegung des Mondes, d. h. die Anzahl von Graden, welche er in jeder Zeiteinheit beschreibt, wenn man die Ungleichheiten seiner wahren Bewegung unberücksichtigt läſst. Die heute und an den vorhergehenden Tagen durchlaufenen Bogen sind n, $n(1+\alpha)$, $n(1+2\alpha)$, $n(1+3\alpha)$... und der während einer groſsen Anzahl t von Tagen beschriebene Bogen ist $nt+\frac{1}{2}\alpha nt(t-1)$ oder ungefähr $nt+\frac{1}{2}\alpha nt^2$. Das Glied nt ist schon in dem Werthe von l enthalten, welcher aus den Tafeln, unter der Voraussetzung, daſs der Tag eine beständige Gröſse ist, berechnet worden ist, die Veränderlichkeit des Tages würde also die wahre Länge des Mondes, zu einer Zeit, die von uns um t Tage enfernt ist, um $\frac{1}{2}\alpha nt^2$ vergröſsern. Die der Sonne würde zu derselben Zeit um $\frac{1}{2}\alpha n't^2$ vermehrt werden, wenn man n' die mittlere tägliche Bewegung der Sonne nennt. Man würde daher blos, wegen der Veränderlichkeit des Tages, zu dieser Zeit,

$$\frac{1}{2}\alpha(n-n')t^2 = \delta \qquad (1)$$

haben, und in Beziehung auf die 720 vor unserer Zeitrechnung beobachtete Finsterniſs, würde dies der ganze Werth des Unterschiedes in den Längen des Mondes und der Sonne seyn, weil dieser, unter der Voraussetzung, daſs der Tag eine beständige Gröſse sey, berechnete Unterschied nur 2″ beträgt, als fast Null ist.

Sey i die Anzahl der in der Zahl t von Tagen enthaltenen Jahrhunderte, so hat man

$$t = (36525)\,i.$$

Sey auch

$$\beta = (36525)\alpha, \quad m = (36525)n, \quad m' = (36525)n',$$

so geht die Gleichung (1) in folgende über:

$$\frac{1}{2}\beta(m-m')i^2 = \delta,$$

in welcher β jetzt die säculare Verminderung des Tages, und m und m' die säcularen Bewegungen des Mondes und der

Sonne vorstellen. Nach den vermittelst der neueren Beobachtungen bestimmten Werthen hat man

$$m - m' = 445268^0,$$

wenn man die Bruchtheile der Grade vernachlässigt. Nimmt man aber an, dafs der Tag um ein Zehnmilliontel seit der ältesten chaldäischen Finsternifs abgenommen hat, so ist

$$\beta i = 0{,}0000001, \quad i = 25{,}32,$$

und es ergiebt sich daraus

$$\delta = 34',$$

welcher Werth die beobachtete Finsternifs unmöglich machen würde.

Man kann daher nicht annehmen, dafs die Dauer des Tages um diesen Bruch, der etwas weniger, als ein Hundertel einer Secunde beträgt, in einem Zeitraume von mehr als 2500 abgenommen habe. Würden periodische Aenderungen in der Dauer des Tages statt finden, so würden sich daraus Täuschungen in der Zeitbestimmung ergeben, welche scheinbare Ungleichheiten in den Bewegungen der Sterne hervorbringen würden. Diese Ungleichheiten würde man leicht entdecken können, weil sie alle dasselbe Gesetz für Mond, Sonne und Planeten befolgen würden, und ihre Gröfse, für jeden dieser Körper, der Schnelligkeit seiner Bewegung proportional seyn würde.

Die Astronomen haben bis jetzt keine Ungleichheit dieser Art in den Bewegungen der Himmelskörper entdeckt. Die Beobachtung zeigt daher, mit der Theorie übereinstimmend, dafs die Dauer des mittleren Tages keiner periodischen oder progressiven Aenderung unterworfen ist, die eine merkliche Grofse hätte.

444.

Ich komme nun auf den eigentlichen Gegenstand dieses Kapitels zurück.

Wenn sich ein fester Körper in der Luft oder in einer anderen Flüssigkeit bewegt, so mufs man sich die auf alle Punkte seiner Oberflache ausgeübten Drucke, parallel mit sich selbst, nebst dem Gewichte des Körpers, in seinem Schwerpunkte angebracht, denken, und die Bewegung dieses Schwerpunktes ist die eines materiellen schweren Punktes in einem widerstehenden Mittel. Die Masse dieses Punktes ist die des Körpers, und seine von dem Widerstande herrührende bewegende Kraft, eine Kraft, deren Seitenkräfte von der Gestalt des Körpers, von den Geschwindigkeiten der verschiedenen Elemente seiner Oberfläche und den Verdichtungen oder Ausdehnungen der mit diesen Elementen in Berührung kommenden Flüssigkeit abhängen. Zu gleicher Zeit dreht sich der Körper um seinen Schwerpunkt, als wenn die Geschwindigkeit dieses Punktes Null wäre und die Geschwindigkeiten der Punkte der Oberfläche dennoch diejenigen wären, welche wirklich in jedem Augenblicke statt haben. Hieraus ergiebt sich, daſs der Widerstand des Mittels zu gleicher Zeit auf die fortschreitende und drehende Bewegung des Korpers Einfluſs haben wird, und daſs, für einen Korper von beliebiger Gestalt, diese beiden Bewegungen von einander abhängen werden, und nicht jede für sich bestimmt werden kann.

Ist der Körper eine gleichartige oder aus concentrischen Schichten bestehende Kugel, welche im Anfange der Bewegung gar keine Umdrehungsgeschwindigkeit erhalten hat, so erzeugt sich auch keine solche während der ganzen Dauer der Bewegung, die alsdann blos eine fortschreitende seyn wird, bei welcher alle Punkte des Körpers, in jedem Augenblicke, parallele und unter einander gleiche Geschwindigkeiten haben werden. Denn zieht man alsdann durch den Mittelpunkt der Kugel eine Berührungslinie an die krumme Linie, die er beschreibt, so ist es einleuchtend, daſs alles um diese Linie herum ähnlich seyn wird, sowohl in Beziehung auf die Geschwindigkeiten der Punkte der Oberfläche, als auch in Beziehung auf die Verdichtungen oder Ausdehnungen der umgebenden Flüssigkeit. Die Mittelkraft der auf alle Punkte der Oberflache ausgeübten Drucke geht immer durch den Mittelpunkt der Figur, welcher zugleich der Schwerpunkt ist und kann keine Umdrehungsbewegung hervorbringen. Die Verdichtungen oder Ausdehnungen der mit den Elementen der Oberflache in Berührung stehenden Flüssigkeit, hängen von der allen Punkten des Körpers gemeinschaftlichen Geschwindigkeit ab, und werden auſserdem, für die verschiedenen Schnitte, die auf der durch den Mittelpunkt gezogenen Tangente senkrecht stehen, verschieden seyn. Daher kann auch die Mittelkraft der äufseren Widerstände, die mit dieser Tangente zusammenfällt, nur von dieser Geschwindigkeit, von der Ausdehnung der Oberfläche und der natürlichen elastischen Kraft der Flüssigkeit abhängen, und die Bewegung des Schwerpunktes ist die eines isolierten materiellen Punktes, dessen Masse der des Körpers gleich ist, und an welchen man die erwähnte Mittelkraft, die beständig in dem seiner Geschwindigkeit entgegengesetzten Sinne gerichtet ist, und aufserdem das Gewicht des Körpers, anbringt. Dies haben wir schon in §. 210 vorausgesetzt, wo von den Wurfgeschossen die Rede war, die man als völlig kugelrund und gleichartig annahm.

In diesem Falle kann der Mittelpunkt der Kugel nicht aus der verticalen Ebene heraus treten, die durch die Richtung ihrer anfänglichen Geschwindigkeit geht und in Beziehung auf welche alles auf beiden Seiten ähnlich ist. Entfernt sich aber die Gestalt des Wurfgeschosses nur ein Wenig von der Kugelgestalt, oder hat es nicht in seiner ganzen Ausdehnung dieselbe Dichtigkeit, so geht die Mittelkraft der äufseren Widerstände, die auf seiner Oberfläche senkrecht stehen, nicht mehr beständig durch den Schwerpunkt, sie bringt daher eine Umdrehungsbewegung hervor, und wenn sie nicht immer in der verticalen Ebene enthalten ist, in welcher der Schwerpunkt sich zu bewegen anfängt, so bringt sie ihn aus dieser Ebene heraus, so dafs die auf den Schwerpunkt bezogene Trajectorie des Wurfgeschosses, nicht ferner mehr eine ebene krumme Linie ist. Dies Alles kann man leicht, in Beziehung auf ein nicht kugelförmiges oder ungleichartiges Wurfgeschofs, einsehen. Ich setze aber noch hinzu, dafs, abgesehen von dem Mangel an Gleichartigkeit oder dem Nichtvorhandenseyn der Kugelgestalt, sobald die Kugel, an der Mündung der Kanone, eine Umdrehungsgeschwindigkeit erhalten hat, die Reibung ihrer Oberfläche gegen die Luft, während ihrer Bewegung, ihren Schwerpunkt und Mittelpunkt der Figur aus der verticalen Ebene heraus bringen kann.

445.

Um dies zu beweisen, sey G (Fig. 12) der Schwerpunkt und zugleich Mittelpunkt der Figur eines kugelförmigen gleichartigen Körpers, und AGB der Durchmesser, welcher seine

Trajectorie berührt. Man nehme zur gröfseren Einfachheit an, die Umdrehungsaxe, welche durch den Punkt *G* geht, stehe auf diesem Durchmesser senkrecht. Sey *ADBE* der auf dieser Axe senkrecht stehende Schnitt des Körpers, und *DGE* ein Durchmesser dieses Schnittes, welcher *AGB* unter rechten Winkeln schneidet. Man nehme auch an, die Bewegung des Punktes *G* habe von *A* nach *B* statt, oder in dem durch den Pfeil *s* angegebenen Sinne, und die Umdrehungsbewegung in dem durch die in *A*, *D*, *B*, *E* angebrachten Pfeile angegebenen Sinne. Die Reibung jedes Elementes der Oberfläche gegen die Luft, welche aus der Umdrehungsbewegung entsteht, ist eine die Oberfläche berührende und in dem dieser Bewegung entgegengesetzten Sinne gerichtete Kraft. Sie ändert sich auf jedem mit *ADBE* parallelen Schnitte von einem Punkte zum anderen, wegen der Verschiedenheit der Dichtigkeit der Flüssigkeit. Vor dem geworfenen Körper wird die Flüssigkeit verdichtet, hinter ihm verdünnt; die Reibung ist daher auf der Seite des Punktes *B* am gröfsten, auf der des Punktes *A* am kleinsten. Hieraus schliefst man, dafs, wenn man alle von der auf die Oberfläche ausgeübten Reibung herrührenden Kräfte, parallel mit sich selbst, nach dem Punkte *G* bringt, sich hieraus eine nach dem Theile *GD* des Durchmessers *DGE* gerichtete Kraft ergiebt. Ich nenne *F* diese Kraft, *P* das Gewicht des Körpers, und *R* den eigentlichen Widerstand des Mittels, der nach *G* versetzt und nach dem Theile *GA* des Durchmessers *AGB* gerichtet ist. Die bewegende Kraft des Punktes *G* ist die Mittelkraft der drei Kräfte *F*, *P*, *R* und seine beschleunigende Kraft, diese durch die Masse des geworfenen Körpers dividierte Kraft.

Dies angenommen, ist nun die Umdrehungsaxe vertical und daher in der Ebene der beiden Kräfte *P* und *R* enthalten, so ist die Richtung *GD* der Kraft *F* auf dieser Ebene senkrecht. Sie bringt daher den Körper aus dieser verticalen Ebene, indem sie ihn nach der Seite des Punktes *D* treibt, und in diesem Falle ist die Trajectorie des Punktes *G* eine Linie von doppelter Krümmung. Ist dagegen die Umdrehungsaxe horizontal, so ist die Richtung *GD* der Kraft *F* in der verticalen Ebene der Kräfte *P* und *R* enthalten, welche die des Schnittes $ADBE$ seyn wird. Daher wird der Punkt G nicht aus dieser Ebene heraustreten, und seine Trajectorie wird eine ebene Linie seyn.

446.

In diesem letzten Falle sieht man, daſs die verticale Seitenkraft der Kraft F das Gewicht P vermehrt oder vermindert, je nachdem der Pfeil A nach oben oder nach unten gerichtet ist. Die Kraft F ist vertical und diese Verminderung oder Vermehrung des Gewichtes die gröſste, wenn die Richtung AB horizontal ist. Daher wird bei dem horizontalen Schusse, wenn man annimmt, daſs die Kugel sich um eine horizontale Axe dreht, die auf der Richtung des Schusses senkrecht steht, die Reibung des geworfenen Körpers gegen die Luft sein Gewicht vermehren und die Tragweite vermindern, so bald der vordere Theil des Körpers sich von unten nach oben dreht; dreht sich dagegen dieser Theil von oben nach unten, so vermindert die Reibung das Gewicht und vermehrt die Tragweite. Es kann auch, in diesem zweiten Falle, geschehen, daſs die Trajectorie gegen den Boden convex wird; hierzu ist es hinreichend, daſs die Drehung hinlänglich schnell werde, um die Kraft F gröſser, als das Gewicht P zu machen. Alsdann aber würde die Reibung die Umdrehungsgeschwindigkeit vermindern, die Kraft F würde abnehmen und zuletzt geringer als P werden, was die Trajectorie auf die gegen den Boden concave Form, wie sie es gewöhnlich ist, zurückführen würde.

Diese Betrachtungen, verbunden mit denen des vorhergehenden §., zeigen, daſs, unabhängig von dem Mangel der Kugelgestalt oder Gleichartigkeit des geworfenen Körpers, die Reibung seiner Oberfläche gegen die Luft, welche von der Umdrehungsbewegung, die er, indem er sich im Laufe bewegte, angenommen haben kann, herrührt, ein Umstand ist, welcher sowohl auf die Richtigkeit des Schusses einwirken kann, weil durch diese Reibung der Mittelpunkt der Kugel aus der verticalen Ebene der Projection herausgebracht wird, als auch auf die Ungleichheit der Tragweiten, weil diese Kraft das Gewicht des Körpers vermehrt oder vermindert. Jedoch muſs man bemerken, daſs keine dieser Wirkungen statt hat.

wenn sich die Kugel um den Durchmesser AB, in dessen Sinne sie sich bewegt, dreht, denn alsdann ist die Reibung für jede zwei entgegengesetzte Elemente, jedes auf der Umdrehungsaxe senkrecht stehenden Schnittes der Oberfläche, gleich und entgegengesetzt. Hieraus ergiebt sich, dafs die Kräfte, welche von der, auf alle Elemente ausgeübten Reibung, herrühren, wenn sie nach dem Schwerpunkte versetzt werden, sich dort paarweise aufheben werden, so dafs die Bewegung dieses Punktes durch die ganze, von der Umdrehung herrührende Reibung, nicht gestört wird.

Sechstes Kapitel.

Von der Bewegung eines festen schweren Körpers auf einer gegebenen Ebene.

I. Betrachtung des Falles, wenn man die Reibung unberücksichtigt läfst.

447.

Um die Untersuchung zu vereinfachen, nehme ich an, dafs der Körper die gegebene Ebene nur in einem Punkte berührt, den ich K nenne, und welcher, im Allgemeinen, auf der Oberfläche und der Ebene seinen Ort verändert. Da die in jedem unendlich kleinen Augenblicke verlorenen Kräfte sich im Gleichgewichte halten müssen, so müssen sie sich auf eine einzige Kraft reducieren, die auf der gegebenen Ebene senkrecht steht, durch den Punkt K geht und so gerichtet ist, dafs sie den Korper gegen diese Ebene zu drücken sucht. Diese Mittelkraft ist der Druck, welchen die Ebene erleidet, und welcher durch ihren Widerstand, den ich durch R bezeichne, aufgehoben wird. Verbindet man mit dem Gewichte des Körpers die, der Gröfse nach, unbekannte Kraft R, so kann man die gegebene Ebene unberücksichtigt lassen und den Körper als ganz frei betrachten.

Sein Schwerpunkt, den ich G nenne, bewegt sich daher wie ein materieller isolierter Punkt, dessen Masse die des Körpers ist, und an welchen man, parallel mit ihren Richtungen, das Gewicht dieses Körpers und die Kraft R anbringt. Am Ende der Zeit t seyen x_1, y_1, z_1 die Coordinaten des Punktes G, die auf feste und rechtwinklige Axen bezogen sind, und λ, μ, ν die Winkel, welche die Richtung der Kraft R mit Linien einschliefst, die diesen Axen parallel, durch den Punkt K gezogen sind. Nimmt man an, dafs die Axe der positiven z_1 vertical und von unten nach oben gerichtet ist, und nennt die Schwere g und die Masse des Korpers M, so hat man

$$\left.\begin{aligned} M\frac{d^2x_1}{dt^2} &= R\cos\lambda \\ M\frac{d^2y_1}{dt^2} &= R\cos\mu \\ M\frac{d^2z_1}{dt^2} &= R\cos\nu - Mg \end{aligned}\right\} \quad (1)$$

für die drei Differentialgleichungen der Bewegung des Punktes G.

Ist die gegebene Ebene eine feste, so werden die Winkel λ, μ, ν constant und gegeben seyn. Ist sie dagegen in Bewegung, so nehmen wir an, diese Bewegung sey bekannt und könne nicht durch die des Körpers verändert werden. Es sind alsdann λ, μ, ν gegebene Functionen von t.

Da der Korper ein schwerer ist, so muſs er, wenn er sich nicht von dieser festen oder beweglichen Ebene entfernen können soll, immer auf derselben liegen, so daſs die verticale Seitenkraft $R\cos\nu$ des Widerstandes der Ebene immer positiv und ν ein spitzer Winkel ist. Die beiden anderen gegebenen Winkel λ und μ können spitz oder stumpf seyn.

Zu gleicher Zeit wird sich der Körper um den Punkt G, wie um einen festen Punkt, in Folge der an die Punkte K und G angebrachten Kräfte R und Mg (§. 438), drehen; das Gewicht Mg wird aber auf diese Umdrehungsbewegung, deren Differentialgleichungen nur von der Kraft R abhängen, keinen Einfluſs haben. Um sie zu bilden, nimmt man für die zweiten Theile der Gleichungen (a) des §. 412 die mit dt multiplicierten Elemente der Kraft R, in Beziehung auf die drei Hauptaxen des Körpers, die sich im Punkte G schneiden. Nennt man α, β, γ die auf diese Axe bezogenen Coordinaten des Punktes K, und λ', μ', ν' die Winkel, welche die Richtung der Kraft R mit Linien einschlieſst, die, diesen Axen parallel, durch den Punkt K gezogen sind, so sind diese Momente

$$\begin{aligned} &\alpha R\cos\mu' - \beta R\cos\lambda' \\ &\gamma R\cos\lambda' - \alpha R\cos\nu' \\ &\beta R\cos\nu' - \gamma R\cos\mu', \end{aligned}$$

und die Gleichungen (a) werden

$$\left.\begin{aligned} Cdr + (B-A)\,pqdt &= R(\alpha\cos\mu' - \beta\cos\lambda')dt \\ Bdq + (A-C)\,rpdt &= R(\gamma\cos\lambda' - \alpha\cos\nu')dt \\ Adp + (C-B)\,qrdt &= R(\beta\cos\nu' - \gamma\cos\mu')dt \end{aligned}\right\} \quad (2)$$

wo A, B, C die Trägheitsmomente bezeichnen, die bezüglich denselben Axen, wie die Winkel λ', μ', ν' und die Seitengeschwindigkeiten p, q, r, der Winkelgeschwindigkeit der Umdrehung, entsprechen (§. 407).

Hiermit muſs man die Gleichungen (7) des §. 410 verbinden, nemlich

$$\left.\begin{aligned} p\,dt &= \sin\vartheta\,\sin\varphi\,d\psi - \cos\varphi\,d\vartheta \\ q\,dt &= \sin\vartheta\,\cos\varphi\,d\psi + \sin\varphi\,d\vartheta \\ r\,dt &= d\varphi - \cos\vartheta\,d\psi. \end{aligned}\right\} \quad (3)$$

Wir nehmen an, daſs die neun Cosinus a, b, ..., deren als Functionen von φ, ψ, ϑ, ausgedrückte Werthe in §. 378 gegeben worden sind, die der Winkel sind, welche die festen Axen der Coordinaten x_1, y_1, z_1 des Punktes G mit Linien einschlieſsen, die durch den Anfangspunkt der Coordinaten, den auf diesen Punkt bezüglichen Hauptaxen parallel, gezogen sind, und vermöge der Bedeutung der Winkel λ, μ, ν, λ', μ', ν' und der Gleichung (2) des §. 9 hat man alsdann

$$\left.\begin{aligned} \cos\lambda' &= a\cos\lambda + a'\cos\mu + a''\cos\nu \\ \cos\mu' &= b\cos\lambda + b'\cos\mu + b''\cos\nu \\ \cos\nu' &= c\cos\lambda + c'\cos\mu + c''\cos\nu \end{aligned}\right\} \quad (4)$$

als Werthe von $\cos\lambda'$, $\cos\mu'$, $\cos\nu'$, die man in die Gleichungen (2) substituieren muſs.

Die Lage des Körpers, in einem bestimmten Augenblicke, in Beziehung auf die festen Ebenen der x_1, y_1, z_1 wird, vermittelst dieser Coordinaten und der vorher (§. 378) erklärten drei Winkel ψ, φ, ϑ, vollkommen bestimmt seyn. Die Lage der augenblicklichen Umdrehungsaxe in dem Inneren des Körpers und seine Geschwindigkeit um diese Axe hängen auſserdem von den drei Groſsen p, q, r ab. Die Auflösung der Aufgabe besteht daher darin, aus den neun Gleichungen (1), (2), (3) die Werthe dieser neun Unbekannten als Functionen von t abzuleiten; da aber diese Gleichungen die Kraft R und die drei Coordinaten α, β, γ, die ebenfalls unbekannt sind, enthalten, so muſs man noch vier andere Gleichungen haben, die man auf folgende Weise erhält.

448.

Sey L eine gegebene Function von α, β, γ, und man bezeichne durch $L = o$ die Gleichung der Oberfläche des

Körpers, welche auf die im Punkte G sich schneidenden Hauptaxen bezogen ist. Setzen wir nun

$$V = \left[\left(\frac{dL}{d\alpha}\right)^2 + \left(\frac{dL}{d\beta}\right)^2 + \left(\frac{dL}{d\gamma}\right)^2\right]^{-\frac{1}{2}}$$

so hat man (§. 21)

$$\cos\lambda' = V\frac{dL}{d\alpha}, \quad \cos\mu' = V\frac{dL}{d\beta}, \quad \cos\nu' = V\frac{dL}{d\gamma}, \qquad (5)$$

wo man das Zeichen von V auf die Weise nimmt, daſs die Winkel λ', μ', ν' sich auf den inneren Theil der auf der Oberfläche des Körpers senkrecht stehenden Linie bezieht, welcher der obere Theil der auf der gegebenen Ebene senkrecht stehenden Linie seyn wird. Jede dieser Gleichungen ist eine Folge der beiden übrigen. Setzt man die Formeln (4) an die Stelle von $\cos\lambda'$, $\cos\mu'$, $\cos\nu'$, und verbindet sie alsdann mit der Gleichung $L = o$, so hat man schon drei der vier verlangten Gleichungen.

Bezeichnet man durch x, y, z, im Allgemeinen, die Coordinaten der gegebenen Ebene, die auf dieselben festen Axen, wie x_1, y_1, z_1 bezogen sind, und bemerkt, daſs λ, μ, ν die Winkel sind, welche die auf dieser Ebene senkrecht stehende Linie mit diesen Axen einschlieſst, so hat man, als Ausdruck ihrer Gleichung,

$$x\cos\lambda + y\cos\mu + z\cos\nu = \zeta,$$

wo ζ eine gegebene Gröſse ist, welche constant seyn wird, wenn die gegebene Ebene fest ist, im Allgemeinen aber eine gegebene Function von t seyn wird. Nimmt man auſserdem an, daſs x, y, z dem Punkte K entsprechen, der dieser Ebene angehört, so hat man, vermöge der Formeln des §. 377,

$$\left.\begin{aligned} x &= x_1 + a\alpha + b\beta + c\gamma \\ y &= y_1 + a'\alpha + b'\beta + c'\gamma \\ z &= z_1 + a''\alpha + b''\beta + c''\gamma \end{aligned}\right\} \qquad (6)$$

Daher müssen die Werthe von x, y, z der vorhergehenden Gleichung Genüge leisten. Substituiert man sie in diese Gleichung und berücksichtigt die Formeln (4), so hat man

$$x_1\cos\lambda + y_1\cos\mu + z_1\cos\nu + \alpha\cos\lambda' + \beta\cos\mu' + \gamma\cos\nu' = \zeta \quad (7)$$

als die vierte Gleichung, die man erhalten wollte.

Lauft der Körper in eine Spitze aus, und berührt beständig die gegebene Ebene mit seinem Endpunkte, so sind die

Coordinaten α, β, γ des Punktes K constant und vermöge der Lage dieses Punktes auf der Oberfläche und seiner Abstände von den Ebenen der Hauptaxen des Körpers, die sich im Punkte G schneiden, gegeben. Für einen solchen Punkt werden die Gleichungen (5) nicht mehr statt haben, die Gleichung (7) aber, welche ausdrückt, dafs dieser Punkt der gegebenen Ebene angehört, wird noch immer bestehen und es ist hinreichend, sie mit den Gleichungen des vorhergehenden §. zu verbinden, um die neun Unbekannten der Aufgabe und die Gröfse der Kraft R, welche diese Gleichungen enthalten, zu bestimmen.

449.

Wenn die gegebene Ebene fest und horizontal ist, so nehme man sie für die Ebene der Coordinaten x und y; hieraus ergiebt sich

$$\cos\lambda = o, \quad \cos\mu = o, \quad \cos\nu = 1, \quad \zeta = o,$$

wodurch die Formeln (4) auf

$$\cos\lambda'' = a'', \quad \cos\mu' = b'', \quad \cos\nu' = c''$$

reduciert werden.

In Folge der zwei ersten Gleichungen (1) wird die horizontale Bewegung des Punktes G geradlinig und gleichförmig seyn, seine mit der gegebenen Ebene parallele Geschwindigkeit hängt von dem horizontalen Stofse ab, welchen der Körper im Anfange der Bewegung erhalten hat. Die dritte Gleichung (1) giebt

$$R = M\left(\frac{d^2 z_1}{dt^2} + g\right),$$

wodurch man den Werth von R erfährt, wenn der von z_1 bestimmt worden ist. Zu gleicher Zeit werden die Gleichungen (2)

$$\left.\begin{aligned} Cdr + (B - A)\,pqdt &= M\left(\frac{d^2 z_1}{dt^2} + g\right)(\alpha b'' - \beta a'')\,dt \\ Bdq + (A - C)\,rpdt &= M\left(\frac{d^2 z_1}{dt^2} + g\right)(\gamma a'' - \alpha c'')\,dt \\ Adp + (C - B)\,qrdt &= M\left(\frac{d^2 z_1}{dt^2} + g\right)(\beta c'' - \gamma b'')\,dt \end{aligned}\right\} \quad (8)$$

und die Gleichung (7) geht in folgende über

$$z_1 + a''\alpha + b''\beta + c''\gamma = o, \qquad (9)$$

aus welcher man den Werth von z_1 ableitet, um ihn in die vorhergehenden Gleichungen zu substituieren.

Daher hängt, in diesem Falle, die Aufgabe von den Gleichungen (3) und (8) ab, welche dazu dienen, p, q, r, φ, ψ, ϑ als Functionen von t zu bestimmen, wie bei der Bewegung eines festen Körpers um einen festen Punkt. Aendert sich der Punkt K an der Oberfläche des Körpers, so mufs man aus diesen Gleichungen die Gröfsen α, β, γ vermittelst $L = o$ und der Formeln (5), die jetzt

$$a'' = V\frac{dL}{d\alpha}, \quad b'' = V\frac{dL}{d\beta}, \quad c'' = V\frac{dL}{d\gamma} \qquad (10)$$

sind, eliminieren. Ist dagegen K beständig derselbe Punkt der Oberfläche des Körpers, so setzt man in die Gleichungen (8) statt α, β, γ, die constanten und gegebenen Coordinaten dieses Punktes. Dieser zweite Fall ist der der Bewegung eines Kreisels auf einer horizontalen Ebene, wenn man die Reibung des Punktes K gegen diese Ebene unberücksichtigt läfst.

Wenn ein schwerer Körper auf einer festen horizontalen Ebene im Zustande des Gleichgewichtes ist, so ist die Linie GK vertical. Ist dieser Zustand dauernd und überläfst man den noch so wenig davon entfernten Körper sich selbst, so wird er sehr kleine Schwingungen machen, die man, so nahe als man will, vermittelst der vorhergehenden Gleichungen bestimmen kann. Ich begnüge mich, dieses Beispiel als eine Rechnungsübung anzudeuten. Um einen bestimmten Fall zu betrachten und die Frage zu vereinfachen, kann man annehmen, der Körper sey ein gleichartiges Ellipsoid, oder eine Kugel, deren Schwerpunkt nicht mit dem Mittelpunkte der Figur zusammenfällt.

450.

Man kann zwei erste Integrale der Gleichungen (8) erhalten.

Addiert man sie zuerst, nachdem man sie mit c'', b'', a'' multipliciert hat, so verschwinden ihre zweiten Glieder und man findet, wenn man integriert, wie in §. 415,

$$Aa''p + Bb''q + Cc''r = l,$$

wo l eine willkührliche Constante ist, die die Summe der

Momente der Gröfsen der Bewegung aller Punkte des Körpers, in Beziehung auf eine verticale Axe, die durch den Punkt G geht, ausdrückt.

Um ein zweites Integral derselben Gleichungen (8) zu erhalten, addiere ich sie, nachdem sie mit r, q, p multipliciert worden sind, dies giebt

$$Crdr + Bqdq + Apdp = M\left(\frac{d^2z}{dt^2} + g\right)[\alpha(b''r - c''q) + \beta(c''p - a''r) + \gamma(a''q - b''p)]\,dt,$$

oder, vermöge der drei letzten Gleichungen (8) des §. 411,

$$Crdr + Bqdq + Apdq = M\left(\frac{d^2z_1}{dt^2} + g\right)(\alpha da'' + \beta db'' + \gamma dc'').$$

Differentiiert man die Gleichung (9) in Beziehung auf t, so hat man

$$dz_1 + \alpha da'' + \beta db'' + \gamma dc'' = -(a''d\alpha + b''d\beta + c''d\gamma).$$

Das zweite Glied dieser Gleichung ist aber Null, wenn K immer derselbe Punkt der Oberfläche des Korpers ist, weil alsdann seine Coordinaten α, β, γ constant sind. Es ist auch Null, wenn K seinen Ort auf dieser Oberfläche verändert, denn, in Folge der Gleichungen (10), hat man

$$a''d\alpha + b''d\beta + c''d\gamma = V\left(\frac{dL}{d\alpha}d\alpha + \frac{dL}{d\beta}d\beta + \frac{dL}{d\gamma}d\gamma\right) = VdL,$$

welche Gröfse Null ist, weil man, während der ganzen Dauer der Bewegung, $L = o$ hat, und daher auch $dL = o$.

Man hat daher, in diesen beiden Fällen,

$$\alpha da'' + \beta db'' + \gamma dc'' = -dz_1,$$

woraus sich

$$Crdr + Bqdq + Apdp + M\left(\frac{d^2z_1}{dt^2} + g\right)dz_1 = o,$$

und, wenn man integriert,

$$Cr^2 + Bq^2 + Ap^2 + M\left(\frac{dz_1^2}{dt^2} + 2gz_1\right) = h$$

ergiebt, wo h die willkührliche Constante ist.

Diese zwei Integrale sind hinreichend, um die Aufgabe zu lösen, wenn der feste Körper gleichartig ist und von einer Rotationsoberfläche begränzt wird, was z. B. bei dem Kreisel der Fall ist. Die Axe seiner Figur ist die Linie GK, nimmt man an, dafs C das Trägheitsmoment ist, welches dieser Axe entspricht, so hat man

$$B = A, \quad \alpha = o, \quad \beta = o,$$

und γ wird die Länge von GK seyn. Vermöge der Gleichung (9) und $c'' = \cos\vartheta$ hat man

$$z_1 = -\gamma \cos\vartheta$$

als verticale Ordinate des Punktes G. Die erste Gleichung (8) giebt $r = n$, wenn man durch n eine willkührliche Constante bezeichnet, welche die Umdrehungsgeschwindigkeit des Körpers um die Axe seiner Figur bezeichnet. Vermöge der Werthe von a'' und b'' (§. 378) und der zwei ersten Gleichungen (3) hat man

$$a''p + b''q = -\sin^2\vartheta \frac{d\psi}{dt}, \quad p^2 + q^2 = \sin^2\vartheta \frac{d\psi^2}{dt^2} + \frac{d\vartheta^2}{dt^2};$$

daher werden die zwei gefundenen Integrale

$$Cn \cos\vartheta - A \sin^2\vartheta \frac{d\psi}{dt} = l$$

$$A\left(\sin^2\vartheta \frac{d\psi^2}{dt^2} + \frac{d\vartheta^2}{dt^2}\right) + M\left(\gamma^2 \sin^2\vartheta \frac{d\vartheta^2}{dt^2} - 2\gamma g \cos\vartheta\right) = h,$$

wenn man $-Cn^2$ in der Constanten h mit begreift.

Die zwei letzten Gleichungen geben, vermittelst der elliptischen Functionen, die Werthe von ψ und t als Functionen von ϑ ausgedrückt; die dritte Gleichung (3) giebt alsdann den Werth von φ, und die Aufgabe ist aufgelöst, wie die des §. 425, die wir ausführlich behandelt haben.

451.

Der bewegte Körper sey noch immer ein gleichartiger Rotationskörper, der in eine Spitze auslauft, und berühre die gegebene Ebene beständig im Punkte K. Man nehme aber nun an, diese Ebene sey in Bewegung, so dafs die Winkel λ, μ, ν und die Gröfse ζ gegebene Functionen von t seyn werden. Da die Axe der Figur dem Trägheitsmomente C entspricht, so sind die beiden anderen Momente B und A gleich, die Coordinaten α und β sind Null und γ ist die Länge von GK. Bezeichnet man durch n eine willkührliche Constante, so giebt die erste Gleichung (2) noch immer $r = n$, so dafs die Winkelgeschwindigkeit des Körpers um die Axe seiner Figur constant seyn wird, wie im Falle einer festen Ebene. Berücksichtigt man die Formeln (4), so werden die zwei anderen Gleichungen (2)

$$\left.\begin{aligned} Adq + (A-C)npdt &= R\gamma(a\cos\lambda + a'\cos\mu + a''\cos\nu)dt \\ Adp - (A-C)nqdt &= -R\gamma(b\cos\lambda + b'\cos\mu + b''\cos\nu)dt \end{aligned}\right\} (11)$$

Ebenso wird die Gleichung (7)

$$x_1\cos\lambda + y_1\cos\mu + z_1\cos\nu + \gamma(c\cos\lambda + c'\cos\mu + c''\cos\nu) = \zeta, \quad (12)$$

und die Gleichungen (1) und (2) ändern sich nicht.

Das System der Gleichungen (1), (3), (11), (12), mufs daher dazu dienen, die neun Unbekannten p, q, φ, ψ, ϑ, x_1, y_1, z_1, R zu bestimmen. Es ist aber unmöglich, diese Gleichungen streng zu integrieren, und um aus denselben Naherungswerthe der unbekannten Grofsen ableiten zu können, die nicht zu verwickelt ausfallen, mufs man die Allgemeinheit der Aufgabe durch verschiedene Annahmen einschränken, die, so wie sie erforderlich sind, in der Folge angegeben werden sollen.

452.

Zuerst nehme ich an, die Umdrehung des Körpers um die Axe seiner Figur sey sehr schnell und die verschiedenen Bewegungen der gegebenen Ebene sehr langsam im Verhältnisse zu dieser Umdrehung, so dafs, wenn z. B. die auf der gegebenen Ebene senkrecht stehende durch den Punkt K gezogene Linie um die Verticale, welche durch diesen Punkt geht, Schwingungen macht, oder sich um dieselbe dreht, die Dauer jeder Schwingung oder jeder Umdrehung, im Verhältnisse zu einer Umdrehung des Korpers um die Axe KG, sehr grofs seyn wird, und ebenso, wenn die gegebene Ebene, mit sich selbst parallel, Schwingungen macht.

Ich nehme ferner an, dafs die Winkel ϑ und ψ sich sehr langsam im Verhältnisse zum Winkel φ ändern, welche Annahme a posteriori durch die Werthe, welche man für diese drei Winkel erhält, bestätigt werden mufs.

Vernachlässigt man, bei einer ersten Annäherung, das Differential $d\psi$, welches die dritte Gleichung (3) enthält, und nimmt man an, dafs $\varphi = o$ ist, wenn $t = o$ ist, so hat man $\varphi = nt$ in einem beliebigen Augenblicke. Vermittelst der Formeln des §. 378 hat man alsdann

$$a \cos\lambda + a' \cos\mu + a'' \cos\nu = P \sin nt + Q \cos nt$$
$$b \cos\lambda + b' \cos\mu + b'' \cos\nu = P \cos nt - Q \sin nt,$$

wo man, zur Abkürzung,

$$P = \cos\lambda \cos\vartheta \sin\psi + \cos\mu \cos\vartheta \cos\psi - \cos\nu \sin\vartheta$$
$$Q = \cos\lambda \cos\psi - \cos\mu \sin\psi$$

setzt, und die Gleichungen (11) werden

$$Adq + (A - C) npdt = R\gamma (P \sin nt + Q \cos nt) dt,$$
$$Adp + (A - C) nqdt = R\gamma (Q \sin nt - P \cos nt) dt.$$

Nach der zweiten Voraussetzung ändern sich aber die Gröſsen P und Q sehr langsam, ebenso ist es, wie man sogleich sehen wird, bei R der Fall; integriert man nun diese Gleichungen, so kann man daher, bei einer ersten Annäherung, P, Q, R als constante Gröſsen betrachten und braucht nur die Aenderungen von $\sin nt$ und $\cos nt$ in ihren zweiten Gliedern zu berücksichtigen. Ist m ein sehr kleiner Bruch von n und enthält z. B. der Coefficient von $\sin nt$ ein Glied, in welchem der Factor $\cos mt$ vorkommt, so muſs $\sin nt$ durch $\frac{1}{2} \sin(n + m)\, t + \frac{1}{2} \sin(n - m)\, t$ ersetzt werden. Betrachtet man den Coefficienten von $\sin nt$ als eine beständige Gröſse, so kommt dieses darauf zurück, mt gegen nt, wenigstens bei der ersten Annäherung, zu vernachlässigen.

Auf diese Weise werden die vollständigen Integrale der vorhergehenden Gleichungen

$$p = D \sin \frac{(A-C)nt}{A} + E \cos \frac{(A-C)nt}{A} - \frac{R\gamma}{Cn}(Q \cos nt + P \sin nt)$$
$$q = D \cos \frac{(A-C)nt}{A} - E \sin \frac{(A-C)nt}{A} + \frac{R\gamma}{Cn}(Q \sin nt - P \cos nt)$$

seyn, wo D und E die beiden willkührlichen Constanten sind. Um sie zu bestimmen, nehme ich an, daſs im Anfange der Bewegung die augenblickliche Umdrehungsaxe mit der Axe der Figur zusammengefallen ist. Alsdann hat man $p = o$ und $q = o$, wenn $t = o$ ist, und wenn man durch P', Q', R' die Werthe von P, Q, R bezeichnet, die zu derselben Zeit statt haben, so ergiebt sich daraus

$$E = \frac{\gamma R' Q'}{Cn}, \quad D = \frac{\gamma R' P'}{Cn}.$$

Wir haben daher, in einem beliebigen Augenblicke,

$$p = \frac{\gamma}{Cn}\Big[R'\Big(P'\sin\frac{(A-C)nt}{A} + Q'\cos\frac{(A-C)nt}{A}\Big)$$
$$- R\,(P\sin nt + Q\cos nt)\Big],$$
$$q = \frac{\gamma}{Cn}\Big[R'\Big(P'\cos\frac{(A-C)nt}{A} - Q'\sin\frac{(A-C)nt}{A}\Big)$$
$$- R\,(P\cos nt - Q\sin nt)\Big].$$

Setzt man $\varphi = nt$ in den beiden ersten Gleichungen (3), so findet man daraus

$$\sin\vartheta d\psi = (p\sin nt + q\cos nt)dt,$$
$$d\vartheta = (q\sin nt - p\cos nt)\,dt,$$

und wenn man statt p und q ihre vorhergehenden Werthe setzt, so findet man daraus

$$\sin\vartheta d\psi = \frac{\gamma dt}{Cn}\Big[R'\Big(P'\cos\frac{Cnt}{A} + Q'\sin\frac{Cnt}{A}\Big) - RP\Big],$$
$$d\vartheta = \frac{\gamma dt}{Cn}\Big[R'\Big(P'\sin\frac{Cnt}{A} - Q'\cos\frac{Cnt}{A}\Big) + RQ\Big].$$

Ist aber C nicht ein sehr kleiner Bruch von A, so ist es, wenn ϑ und ψ sich sehr langsam ändern sollen, wie angenommen wurde, erforderlich, dafs die von $\sin\frac{Cnt}{A}$ und $\cos\frac{Cnt}{A}$ abhängenden Glieder in diesen Formeln verschwinden, welche Bedingung man immer erfüllen wird, wenn man annimmt, dafs, im Anfange der Bewegung, die Axe der Figur KG mit der auf der gegebenen Ebene senkrecht stehenden Linie zusammen fiel.

Denn es sey, im Anfange der Bewegung, ε der Winkel, welchen die auf der gegebenen Ebene senkrecht stehende Linie mit der Verticalen einschliefst, und ε' der Winkel, welchen ihre horizontale Projection mit der Linie, von welcher aus man den Winkel ψ zählt, einschliefst. In diesem Zeitmomente hat man (§. 8)

$$\cos\nu = \cos\varepsilon, \quad \cos\mu = \sin\varepsilon\cos\varepsilon', \quad \cos\lambda = \sin\varepsilon\sin\varepsilon',$$

und wenn man annimmt, dafs ψ' und ϑ' die anfänglichen Werthe von ψ und ϑ sind, so ergiebt sich hieraus

$$P' = \cos\vartheta' \sin\varepsilon \cos(\varepsilon' - \psi') - \sin\vartheta' \cos\varepsilon$$
$$Q' = \sin\varepsilon \sin(\varepsilon' - \psi').$$

Stand aber die Axe der Figur senkrecht auf der gegebenen Ebene, als die Bewegung anfieng, so hat man $\psi' = \varepsilon'$ und $\vartheta' = \varepsilon$; hieraus ergiebt sich $P' = o$ und $Q' = o$, wodurch sich die vorhergehenden Formeln auf

$$\sin\vartheta d\psi = -\frac{RP\gamma dt}{Cn}, \quad d\vartheta = \frac{RQ\gamma dt}{Cn} \qquad (13)$$

reducieren.

453.

Nun mufs man noch ferner annehmen, dafs die auf der gegebenen Ebene senkrecht stehende Linie und die Axe der Figur des Körpers sich sehr wenig von der verticalen Richtung, während der ganzen Dauer der Bewegung, entfernen. Das Supplement des Winkels ϑ wird beständig sehr klein seyn, denn ϑ ist der stumpfe Winkel, welcher zwischen der von unten nach oben durch den Punkt G gezogenen Verticale und der von G nach dem unter G liegenden Punkte K gezogenen Linie enthalten ist. Ich vernachlässige das Quadrat von $\sin\vartheta$ und setze $\cos\vartheta = -1$. Die Grofsen $\cos\lambda$ und $\cos\mu$ werden sehr klein seyn; vernachlässigt man ihre Quadrate, so hat man $\cos\nu = 1$. Aufserdem hat man (§. 378)

$$c = \sin\vartheta \sin\psi, \quad c' = \sin\vartheta \cos\psi, \quad c'' = \cos\vartheta = -1.$$

Vernachlässigt man daher die Produkte $\sin\vartheta \cos\lambda$ und $\cos\vartheta \cos\mu$, so giebt die Gleichung (12)

$$z_1 = \gamma + \zeta - x_1 \cos\lambda - y_1 \cos\mu.$$

Wenn daher, unabhängig von der Kleinheit der Werthe von $\cos\lambda$ und $\cos\mu$, die verticalen Schwingungen der gegebenen Ebene ebenfalls sehr klein angenommen werden, so werden es die Aenderungen von z_1 auch seyn. Der durch die dritte Gleichung (1) gegebene Werth von R, nemlich

$$R = Mg + M\frac{d^2 z_1}{dt^2},$$

wird sehr wenig von Mg verschieden seyn, und wenn man die Produkte aus $\frac{d^2 z_1}{dt^2}$ in jede der Grofsen $\cos\lambda$, $\cos\mu$, $\sin\vartheta$, vernachlässigt, so ist es hinreichend, Mg an die Stelle von R in die Gleichungen (13) zu setzen. Substituiert man in denselben auch die Werthe von P und Q, so werden sie

$$\sin\vartheta\,d\psi = \frac{Mg\gamma}{Cn}(\sin\vartheta - \cos\lambda\,\sin\psi - \cos\mu\,\cos\psi)\,dt$$

$$d\vartheta = \frac{Mg\gamma}{Cn}(\cos\lambda\,\cos\psi - \cos\mu\,\sin\psi)\,dt.$$

Die ersten zwei Gleichungen (1) werden zu gleicher Zeit

$$\frac{d^2x_1}{dt^2} = g\cos\lambda,\quad \frac{d^2y_1}{dt^2} = g\cos\mu. \qquad (14)$$

Differentiiert man die Werthe von c und c' in Beziehung auf t, und setzt $d\vartheta$ an die Stelle von $d.\sin\vartheta$, so hat man

$$dc = \sin\psi d\vartheta + \cos\psi\,\sin\vartheta d\psi$$
$$dc' = \cos\psi d\vartheta - \sin\psi\,\sin\vartheta d\psi,$$

und wenn man in diesen Formeln statt $\sin\vartheta d\psi$ und $d\vartheta$ ihre vorhergehenden Werthe substituiert, so ergiebt sich daraus

$$\left.\begin{aligned} dc - c'mdt &= -m\cos\mu dt \\ dc' + cmdt &= m\cos\lambda dt, \end{aligned}\right\} \qquad (15)$$

wo man, zur Abkürzung,

$$\frac{Mg\gamma}{Cn} = m$$

setzt.

Daher reduciert sich die Frage zuletzt auf die Integration dieser linearen Gleichungen mit constanten Coefficienten, welche in Beziehung auf die Unbekannten c und c' von der ersten Ordnung sind. Ebenso hat Lagrange, indem er dieselben Unbekannten, d. h. $\sin\vartheta\,\sin\psi$ und $\sin\vartheta\,\cos\psi$, bei der Betrachtung der Bewegung des Mondes um seinen Schwerpunkt, anwandte, die darauf bezüglichen Differentialgleichungen auf die lineare Form zurück gebracht, was ihn auf die vollständige Erklärung der Libration geführt hat, die er bei seinen ersten Untersuchungen über diesen Gegenstand nicht gegeben hatte.

454.

Integriert man die Gleichungen (15) nach dem gewöhnlichen Verfahren, bezeichnet durch k und k' die beiden willkührlichen Constanten und setzt statt c und c' die Ausdrücke, welche diese Buchstaben vertreten, so hat man

$$\left.\begin{aligned}
\sin\vartheta\sin\psi &= k\sin mt + k'\cos mt\\
&\quad - m\sin mt\int(\cos\mu\sin mt - \cos\lambda\cos mt)\,dt\\
&\quad - m\cos mt\int(\cos\mu\cos mt + \cos\lambda\sin mt)\,dt,\\
\sin\vartheta\cos\psi &= k\cos mt - k'\sin mt\\
&\quad - m\cos mt\int(\cos\mu\sin mt - \cos\lambda\cos mt)\,dt\\
&\quad + m\sin mt\int(\cos\mu\cos mt + \cos\lambda\sin mt)\,dt.
\end{aligned}\right\}\quad(16)$$

Ich nehme an, daſs die in diesen Formeln enthaltenen Integrale mit t anfangen, und bezeichne, wie früher, durch ϑ' und ψ' die Anfangswerthe von ϑ und ψ; setzt man $t = o$, so hat man

$$k = \sin\vartheta'\cos\psi', \quad k' = \sin\vartheta'\sin\psi',$$

als Werthe von k und k', die Null seyn werden, wenn die Axe der Figur des Körpers im Anfange der Bewegung Null ist, in welchem Falle man $\vartheta' = o$ hat.

Sind die Werthe von $\cos\lambda$ und $\cos\mu$ als Functionen von t gegeben, so kann man die angegebenen Integrationen ausführen, und die Gleichungen (16) geben die Werthe von ϑ und ψ und daher die Lage der Axe der Figur des Körpers in einem beliebigen Augenblicke an. Vermöge der dritten Gleichung (3) hat man zu gleicher Zeit

$$\varphi = nt - \psi + \psi',$$

wenn man $\cos\vartheta = -1$ setzt, und annimmt, daſs $\varphi = o$ ist, wenn $t = o$ ist. Die beiden ersten Gleichungen (3), in welchen man blos $\varphi = nt$ setzt, geben die Werthe von p und q, welche, wenn man sie mit $r = n$ verbindet, für einen beliebigen Augenblick die Umdrehungsaxe und die Winkelgeschwindigkeit des Körpers um diese Axe bestimmen. Endlich erhält man, durch zwei auf einander folgende Integrationen, aus den Gleichungen (14) die Werthe von x_1 und y_1 als Functionen von t ausgedrückt, woraus man alsdann unmittelbar die Werthe von z_1 und R findet.

Die Näherungswerthe aller Unbekannten in der Aufgabe sind daher vermittelst der gegebenen Werthe von $\cos\lambda$ und $\cos\mu$ bestimmt. Vermittelst dieser Näherungswerthe kann man die der Gröſsen, welche man bei der ersten Annäherung vernachlässigt hat, berechnen; berücksichtigt man, bei der zweiten Annäherung, die so berechneten Gröſsen, so erhält man andere mehr genäherte Werthe der Unbekannten, und führt man auf diese Weise fort, so erhält man, nach der allgemeinen Methode der fortgesetzten Annäherungen, so nahe Werthe der Unbekannten als man will. Wir wollen bei der ersten Annäherung stehen bleiben; die zweite und folgenden haben keine andere Schwierigkeit, als die Länge der Berechnung.

455.

Da man die Umdrehungsgeschwindigkeit n, die dem Körper um die Axe seiner Figur mitgetheilt wird, sehr grofs angenommen hat, so wird der Werth von m im Allgemeinen sehr klein seyn. Es ergiebt sich daher aus den Formeln (16), dafs die Aenderungen von $\cos\lambda$ und $\cos\mu$, die von den kleinen Schwingungen der auf der gegebenen Ebene, auf welche der Körper sich stützt, senkrecht stehenden Linien herrühren, in dem Werthe von ϑ sehr vermindert seyn werden. Wenn daher der Körper in seinem oberen Theile durch eine ebene Oberfläche begränzt wird, die auf der Axe seiner Figur senkrecht steht, und diese Oberfläche, im Anfange der Bewegung, horizontal und die Axe vertical ist, wodurch die mit k und k' multiplicierten Glieder verschwinden, so wird diese Oberfläche, während der ganzen Dauer der Bewegung, nicht merklich von der Horizontalität abweichen, ungeachtet der kleinen Schwingungen der gegebenen Ebene, und dies um so genauer, als die Umdrehungsgeschwindigkeit des Körpers beträchtlicher seyn wird. Auf diesem Principe beruht das Verfahren, welches man vorgeschlagen hat, um zur See, unabhängig von den Schwankungen des Schiffes, einen künstlichen Horizont zu erhalten, der zu astronomischen Beobachtungen angewandt werden kann.

Wegen der Kleinheit von m, kann man $\sin mt$ und $\cos mt$ als constante Gröfsen in den Integralen ansehen, welche die Formeln (16) enthalten. So z. B. hat man, wenn man theilweise integriert,

$$\int \cos\lambda \cos mt dt = \cos mt \int \cos\lambda dt + m \sin mt \int\int \cos\lambda dt^2 + \ldots$$

und wenn sich $\cos\lambda$ sehr schnell im Verhältnisse zu $\sin mt$ und $\cos mt$ ändert, wiewohl sich sein Werth sehr langsam im Verhältnisse zur Umdrehung des Körpers ändert, so wird diese Reihe sehr stark convergieren und kann sich auf ihr erstes Glied reducieren, was darauf zurückkommt, dafs man $\cos mt$ in dem Integrale $\int \cos\lambda \cos mt\,dt$ als constant ansieht.

Auf diese Weise, und unter der Voraussetzung, dafs $k = o$ und $k' = o$ ist, werden sich die Formeln (16) auf

$$\sin\vartheta \sin\psi = -m\int \cos\mu\,dt, \quad \sin\vartheta \cos\psi = m\int \cos\lambda\,dt$$

reducieren. Nimmt man auch an, dafs der Schwerpunkt des Körpers keine horizontale Geschwindigkeit, im Anfange der Bewegung, erhalten habe, so dafs man $\frac{dx_1}{dt} = o$ und $\frac{dy_1}{dt} = o$ hat, wenn $t = o$ ist, so geben die Gleichungen (14)

$$\frac{dx_1}{dt} = g\int \cos\lambda\,dt, \quad \frac{dy_1}{dt} = g\int \cos\mu\,dt,$$

wo die Integrale mit t, wie in den vorhergehenden Gleichungen, anfangen. Eliminiert man sie und setzt für m seinen Werth, so hat man daher

$$\sin\vartheta \sin\psi = -\frac{M\gamma}{Cn}\frac{dy_1}{dt}, \quad \sin\vartheta \cos\psi = \frac{M\gamma}{Cn}\frac{dx_1}{dt}.$$

Der Unterschied des Zeichens in diesen beiden Formeln rührt daher, dafs, wenn der Winkel ψ um 90^0 zunimmt, die Axe der positiven Abscissen auf die Axe der negativen Ordinaten und diese auf die Axe der positiven Abscissen fällt (§. 378), so dafs, wenn man in die erste Formel $\psi + 90^0$ setzt, man zugleich y_1 in $-x_1$ ändern mufs, was die zweite Formel giebt.

Dividiert man diese beiden Gleichungen durch einander, so erhält man

$$\tang\psi = -\frac{dy_1}{dx_1}.$$

Zieht man aber durch den Punkt G eine Ebene, die auf der Axe der Figur GK senkrecht steht, so ist ψ der Winkel, welchen der Durchschnitt dieses Aequators des Körpers und der horizontalen Ebene der x_1 und y_1 mit der Axe der x_1 einschliefst; aufserdem sind die Veränderlichen x_1 und y_1 die Coordinaten der Projection des Punktes G auf diese horizontale Ebene. Hieraus ergiebt sich also, dafs dieser Durchschnitt immer der Tangente der krummen Linie parallel ist, die durch die horizontale Projection des Schwerpunktes des Körpers beschrieben wird. Nennt man u die horizontale Geschwindigkeit dieses Punktes, so dafs man

$$u^2 = \frac{dx_1^2 + dy_1^2}{dt^2}$$

hat, so hat man auch

$$\sin \vartheta = \frac{M\gamma u}{Cn}$$

für den Sinus der Neigung des Körpers gegen die horizontale Ebene, welche Neigung das Supplement des Winkels ϑ ist.

Diese verschiedenen Formeln und die daraus abzuleitenden Folgerungen bestehen, so lange die Umdrehungsgeschwindigkeit n des Körpers um die Axe seiner Figur sehr groſs ist. Der Widerstand der Luft und die Reibung des Punktes K gegen die Ebene, auf welche der Körper sich stützt, werden aber diese Geschwindigkeit fortwährend vermindern, und wenn sie nicht mehr sehr groſs ist, wird sich die Axe GK immer mehr von der verticalen Richtung entfernen und der Körper zuletzt auf diese Ebene fallen, wie es bei dem gewöhnlichen Kreisel der Fall ist.

Man muſs bemerken, daſs die verticalen Schwingungen der gegebenen Ebene, aus welchen sich abwechselnde Aenderungen der Gröſse ζ ergeben, keinen Einfluſs auf die Aenderungen der Winkel ψ und ϑ haben. Wenn sich aber die gegebene Ebene vertical, mit gleichförmig beschleunigter Bewegung, hebt oder senkt, so enthält die in ihrer Gleichung (§. 448) enthaltene Gröſse ζ ein Glied $\pm \frac{1}{2}g't^2$, in welchem g' eine constante positive Gröſse bezeichnet. Der in §. 453 angewandte Werth von R, wird alsdann nicht Mg, sondern $M(g \pm g')$ seyn; man muſs daher g durch $g \pm g'$ in dem Werthe von m ersetzen, so daſs eine Bewegung dieser Art auf die Veränderungen von ϑ und ψ Einfluſs haben wird. Senkt sich die gegebene Ebene, in welchem Falle man das untere Zeichen von g' nehmen muſs, so muſs $g' < g$ seyn, weil sonst der Werth von R negativ werden würde, was andeuten würde, daſs der Körper sich nicht mehr auf die gegebene Ebene stützt, indem diese schneller als der schwere Körper fallen und sich daher von ihm trennen würde.

II. Betrachtung des Falles, wenn man die Reibung berücksichtigt.

456.

Bei dem gegenwärtigen Zustande der Wissenschaft können die Gesetze der Reibung der sich bewegenden Körper nur durch die Erfahrung bestimmt werden. Ich will daher, ehe ich diese Kraft von besonderer Art, in die Gleichungen der Bewegung eines Körpers, der sich auf eine gegebene Ebene stützt, einführe, die allgemeinen Resultate der Erfahrung über diesen Gegenstand bekannt machen.

1) Die Reibung eines festen Körpers gegen einen anderen hängt nicht von der Geschwindigkeit des Körpers ab.

2) Sie hängt auch nicht von der Ausdehnung der reibenden Fläche ab.

3) Sie ist dem ganzen auf diese Oberfläche ausgeübten Drucke proportional.

Diese beiden letzteren Gleichungen sind die, welche auch im Zustande der Ruhe (§. 269), im Augenblicke, in welchem das Gleichgewicht aufhört und wenn die Berührung der Körper hinlängliche Zeit gedauert hat, damit die Reibung ihr Maximum erreicht hat, statt haben.

Rücksichtlich einer Flüssigkeit, die über einen festen Körper fließt, sind die Gesetze der Reibung von den vorhergehenden verschieden. Man nimmt, nach der Erfahrung, an, daſs sie alsdann der Geschwindigkeit der Flüssigkeit und der Ausdehnung der Oberfläche proportional ist und nicht vom Drucke abhängt. Ist die Flüssigkeit eine luftförmige, so ist Grund vorhanden, zu vermuthen, daſs die Reibung mit der Dichtigkeit zu oder abnimmt, wie wir es in §. 444 angenommen haben, so daſs sie, bei gleicher Temperatur, indirect von der Gröſse des Druckes abhängt.

457.

Man nehme nun an, daſs ein fester Körper, dessen Basis eine ebene Oberfläche von beliebiger Ausdehnung ist, auf einer festen und horizontalen Ebene liege, und die durch seinen Schwerpunkt G gezogene Verticale (Fig. 13) die feste Ebene innerhalb der Ausdehnung dieser Basis treffe, was die nothwendige und hinreichende Bedingung des Gleichgewichtes ist. Sey M seine Masse und P sein Gewicht. An einen Punkt A seiner Oberfläche, welcher in der durch den Punkt G gezogenen horizontalen Ebene liegt, befestige man ein Seil, welches über die feste Rolle B geht, so daſs BA die Verlängerung von GA ist. An dem unteren Ende C dieses Seils hänge man einen anderen Körper auf, dessen Masse M' und dessen Gewicht P' ist, und dessen Schwerpunkt G' auf der durch den Punkt C gezogenen Verticalen liegt.

Das Gleichgewicht besteht, so lange das Gewicht P', um das Gewicht des verticalen Theils des Seils vermehrt, geringer ist, als die Reibung von M gegen die feste Ebene und des Seils gegen die Rolle B, und wenn P' allmälich zunimmt, so wird das Gleichgewicht in dem Augenblicke aufhören, in welchem P' diese Summe der Reibungen weniger dem Gewichte des verticalen Seils übertreffen wird. Vernachlässigt man daher dieses letzte Gewicht im Verhältnisse zu P', und bezeichnet durch F und F' die Reibungen von M gegen die feste Ebene und des Seils gegen die feste Rolle, die unmittelbar vor dem Aufhören des Gleichgewichtes statt haben, so hat man

$$P' = F + F'.$$

Der gegen die Basis M ausgeübte Druck ist das Gewicht P dieses Korpers, daher ist die Reibung F dem Gewichte P proportional. Nach dem, was man in §. 302 gesehen hat, ist auch die Reibung F' der Kraft F proportional, daher hat man

$$F = fP, \quad F' = f'F,$$

wenn man durch f und f' Brüche bezeichnet, die von den Gröſsen P und F unabhangig sind. Vermittelst dieser Werthe wird die vorhergehende Gleichung

$$P' = fP + f'fP,$$

woraus man

$$f = \frac{1}{1+f'}\,\frac{P'}{P}$$

findet.

Da das Gewicht P' für den Augenblick, in welchem das Gleichgewicht aufhört, bekannt ist, so bestimmt diese Gleichung den Werth von f in Beziehung auf den Korper M und auf die horizontale Ebene, auf welcher er liegt, wenn man den, dem Seile und der Rinne der Rolle entsprechenden, Werth von f' kennt. Das in §. 269 angegebene Mittel giebt diesen Werth von f, unabhängig von jeder anderen Größe derselben Art, vermöge des Winkels, bei welchem der Körper auf einer Ebene, die man allmälich neigt, zu gleiten anfängt.

458.

Sobald das um das Gewicht des verticalen Seils vermehrte Gewicht P' nur um ein Geringes mehr beträgt als $F + F'$, so hört das Gleichgewicht auf und um so mehr ist dies bei einem noch größeren Gewichte P' der Fall. Der Körper M gleitet auf der horizontalen Ebene und M' senkt sich vertical herab. Während dieser Bewegung nenne ich H die Reibung von M gegen diese Ebene, welche ein gegebener Theil des Druckes P seyn wird. Was die Rolle B betrifft, so kann man annehmen, daſs sie völlig fest ist und unbeweglich bleibt, oder daſs sie sich um eine horizontale Axe dreht, die auf der Ebene des Seils ABC senkrecht steht. Im ersten Falle findet, während der Bewegung, eine gewisse Reibung H' gegen die Rolle statt, welche von F' verschieden seyn wird und zu H addiert werden muſs. Im zweiten Falle wird, wenn das Seil gar nicht über die Rolle gleitet, gar keine Reibung zwischen denselben statt finden, man muſs aber die der Rolle vermittelst des Seils mitgetheilte Bewegung in Rechnung bringen, als wenn es an dieselbe befestigt wäre. Ich nehme an, der zweite Fall habe statt.

Um die Gleichung der Bewegung zu bilden, wollen wir, am Ende einer beliebigen Zeit t, durch z und z' den horizontalen und verticalen Theil des Seils ABC und durch μ und μ' ihre Massen bezeichnen. Die Geschwindigkeiten von M und M' werden, in diesem Augenblicke, $-\frac{dz}{dt}$ und $\frac{dz'}{dt}$ seyn, und man kann durch $a\frac{dz^2}{dt^2}$ und $a'\frac{dz'^2}{dt^2}$ die auf ihre Oberflächen ausgeübten Widerstände der Luft bezeichnen, wo a und a' Constanten sind, die von ihrer Gestalt und Ausdehnung abhängen. Nennt man g die Schwere, so sind die an das System angebrachten Kräfte das Gewicht $(M' + \mu')g$, weniger dem Widerstande $a'\frac{dz'^2}{dt^2}$, und die horizontale Kraft H, welche um den Widerstand $a\frac{dz^2}{dt^2}$ vermehrt ist. Ihre Momente, in Beziehung auf die Axe der Rolle B, müssen von einander abgezogen werden, und wenn man c den Halbmesser dieser kreisrunden Scheibe nennt, so hat man

$$c\left[(M'+\mu')g - a'\frac{dz'^2}{dt^2} - H - a\frac{dz^2}{dt^2}\right] \quad (a)$$

für ihren Unterschied. Die bewegenden Kräfte, welche wirklich statt haben, sind: $(M'+\mu')\frac{d^2z'}{dt^2}$ im verticalen Sinne, $-(M+\mu)\frac{d^2z}{dt^2}$ im horizontalen Sinne, und die aller Punkte der Rolle. Die Momente aller dieser Kräfte, in Beziehung auf die Axe der Rolle, müssen addiert werden, und da die Winkelgeschwindigkeit der Rolle $\frac{1}{c}\frac{dz'}{dt}$ ist, so hat man, wenn man durch m ihre Masse und durch mk^2 ihr Trägheitsmoment in Beziehung auf ihre Axe bezeichnet, wie in §. 392, $\frac{mk^2}{c}\frac{d^2z'}{dt^2}$ als Moment dieser letzten Kräfte in Beziehung auf diese Axe; daher ist die Summe der Momente aller Kräfte, in Beziehung auf dieselbe Axe,

$$c\left[\left(M'+\mu'+\frac{mk^2}{c^2}\right)\frac{d^2z'}{dt^2} - (M+\mu)\frac{d^2z}{dt^2}\right]. \quad (b)$$

Damit aber die an das System angebrachten bewegenden Kräfte, vermittelst der Axe der Rolle, den anderen thätigen Kräften, die in dem ihrer Richtung entgegengesetzten Sinne genommen werden, das Gleichgewicht halten, müssen diese beiden Gröſsen (a) und (b) unter einander gleich seyn. Hieraus ergiebt sich

$$\left(M'+\mu'+\frac{mk^2}{c^2}\right)\frac{d^2z'}{dt^2} - (M+\mu)\frac{d^2z}{dt^2}$$
$$= (M'+\mu')g - H - a'\frac{dz'^2}{dt^2} - a\frac{dz^2}{dt^2}.$$

Da das Seil ABC als unausdehnbar betrachtet wird, so ist die Summe seiner Theile constant; nennt man l seine ganze Länge, so hat man daher

$$z + z' = l, \quad \frac{dz'}{dt} = -\frac{dz}{dt}, \quad \frac{d^2z'}{dt^2} = -\frac{d^2z}{dt^2}.$$

Sey Π das Gewicht des ganzen Seils und p das Gewicht der Masse m der Rolle, so hat man auch

$$g\mu = \frac{\Pi z}{l}, \quad g\mu' = \Pi - \frac{\Pi z}{l}, \quad gm = p;$$

ebenso hat man

$$gM = P, \quad gM' = P',$$

und da die Reibung H dem Gewichte P proportional ist, so hat man aufserdem

$$H = hP,$$

wenn man durch h einen von P unabhängigen Coefficienten bezeichnet. Vermittelst dieser verschiedenen Werthe wird die Gleichung der Bewegung

$$\left(P + P' + \Pi + \frac{pk^2}{c^2}\right)\frac{d^2z}{dt^2}$$
$$= g\left[hP - P' - \Pi + \frac{\Pi z}{l} + (a + a')\frac{dz^2}{dt^2}\right].$$

459.

Diese Gleichung kann nicht unter endlicher Gestalt integriert werden, wenn man nicht die vom Widerstande der Luft herrührenden Glieder vernachlässigt, wodurch sie auf

$$\frac{d^2z}{dt^2} - \frac{g\beta z}{l} + g\alpha = o.$$

reduciert wird, wenn man, zur Abkürzung,

$$\frac{P' - hP + \Pi}{P + P' + \Pi + \frac{pk^2}{c^2}} = \alpha, \quad \frac{\Pi}{P + P' + \Pi + \frac{pk^2}{c^2}} = \beta$$

setzt. Ihr vollständiges Integral ist alsdann

$$z = Ce^{t\sqrt{\frac{\beta\gamma}{l}}} + C'e^{-t\sqrt{\frac{\beta\gamma}{l}}} + \frac{\alpha l}{\beta},$$

wo C und C' die beiden willkührlichen Constanten und e die Basis der natürlichen Logarithmen ist.

Substituiert man diesen Werth von z in die Glieder der Gleichung der Bewegung, die von dem Widerstande der Luft herrühren, und integriert diese Gleichung von Neuem, so hat man einen näheren Werth von z, wir werden jedoch bei dem Vorhergehenden stehen bleiben, und um die beständigen Gröſsen C und C' zu bestimmen, nenne ich γ den Anfangswerth von z; man hat nun $z = \gamma$ und $\frac{dz}{dt} = o$, wenn $t = o$ ist, hieraus ergiebt sich

$$C + C' + \frac{\alpha l}{\beta} = \gamma, \quad C - C' = o,$$

also

$$C = C' = \tfrac{1}{2}\gamma - \frac{\alpha l}{2\beta},$$

und daher

$$z = \tfrac{1}{2}\left(\gamma - \frac{\alpha l}{\beta}\right)\left(e^{t\sqrt{\frac{\beta g}{l}}} + e^{-t\sqrt{\frac{\beta g}{l}}}\right) + \frac{\alpha l}{\beta},$$

in einem beliebigen Augenblicke.

Nennt man ϑ die Zeit, welche das Gewicht P braucht, um die Rolle B zu erreichen, d. h. den Abstand γ zu durchlaufen, so hat man zu gleicher Zeit $t = \vartheta$ und $z = o$, woraus man

$$(\alpha l - \beta\gamma)\left(e^{\vartheta\sqrt{\frac{\beta g}{l}}} + e^{-\vartheta\sqrt{\frac{\beta g}{l}}}\right) = 2\alpha l$$

findet.

Ist ϑ durch die Beobachtung gegeben, so dient diese Gleichung dazu, den Werth von α und daher den des Coefficienten h zu bestimmen, welcher sich auf die Reibung des auf der horizontalen Ebene sich bewegenden Gewichtes P bezieht.

Bei diesem Versuche kann man für P' ein beliebiges Gewicht nehmen, wenn es nur die Reibung, welche im Zustande des Gleichgewichtes statt hat, überwiegt. Ist das Gewicht Π sehr klein im Verhältnisse zu den Gewichten P und P', so ist β ein sehr kleiner Bruch, und man kann alsdann die Exponentialgröſsen in sehr convergierende Reihen, nach den Potenzen von β, entwickeln. Auf diese Weise hat man

$$\gamma = (\alpha l - \beta\gamma)\left(\frac{g\vartheta^2}{2l} + \frac{\beta g^2\vartheta^4}{24 l^2} + \ldots\right),$$

und wenn man die Gröſse β ganz vernachlässigt, so hat man einfach

$$\gamma = \tfrac{1}{2} g a \vartheta^2,$$

was wirklich seyn muſs, weil alsdann die Bewegung des Gewichtes P gleichförmig beschleunigt ist.

Wie auch die Bewegung des Systems, das wir betrachten, beschaffen ist, so ist die Spannung des horizontalen Theils des Seils ABC beständig der kleinsten der zwei Kräfte, die auf seine beiden Endpunkte wirken, gleich (§. 352), d. h. der Reibung H, vermehrt um den Widerstand der Luft, welcher auf die Oberfläche von M ausgeübt wird. Sie ist daher während der ganzen Dauer der Bewegung constant und gleich H oder hP, wenn man vom Widerstande der Luft absieht, und ihr Werth, welcher durch die Ausdehnung einer Feder, die nach der Länge dieses Seils angebracht ist, gemessen wird, kann auch dazu dienen, den Coefficienten h zu bestimmen.

460.

Die Werthe, welche die Erfahrung für diesen Coefficienten gegeben hat, sey es nun, daſs man sie aus Beobachtung der Zeit ϑ oder aus dem Maaſse der Spannung des Seils abgeleitet hat, sind nach dem Grade der Politur der sich reibenden Oberflächen und der Materie des Körpers verschieden, sie hängen nicht, wie die des Coefficienten f (§. 269), von der Zeit ab, während welcher die Körper in Berührung waren, ehe sie über einander zu gleiten anfingen. Wenn die letzteren ihr Maximum erreicht haben, so sind sie immer gröſser, als die entsprechenden Werthe von h, so daſs, im Zustande der Bewegung, die Reibung H kleiner ist als die Reibung F, welche im Augenblicke statt hat, in welchem das Gleichgewicht aufgehoben wird, und die Spannung des sich bewegenden Seils ist ebenfalls kleiner, als die, welche im letzten Augenblicke des Gleichgewichtes statt hatte.

Ist das Gewicht P in Ruhe, so besteht das Gleichgewicht so lange, als das Gewicht P' kleiner als F ist, man hat aber bemerkt, daſs, wenn P' zwar kleiner als F, aber doch merklich gröſser als H ist, es hinreichend ist, die horizontale Ebene ein Wenig durch kleine Stoſse zu erschüttern, damit sich das Gewicht P in Bewegung setze.

Ist der Coefficient h bekannt, so ist es leicht, die Bewegung des Gewichtes P auf einer geneigten Ebene zu bestimmen.

Ich bezeichne durch i die Neigung dieser Ebene gegen eine horizontale Ebene, welche gröſser als der Winkel seyn muſs, bei welchem das Gleichgewicht aufhört, oder so beschaffen, daſs $\tan i > f$ ist (§. 269). Die Seitenkräfte von P, welche mit dieser Ebene parallel sind, und diejenigen, welche auf ihr senkrecht stehen, sind $P \sin i$ und $P \cos i$. Die erste, weniger der Reibung H, wird die bewegende Kraft des Körpers seyn, dessen Masse M ist. Nennt man z den am Ende der Zeit t durchlaufenen Raum, so hat man daher

$$M \frac{d^2 z}{dt^2} = P \sin i - H.$$

Da ferner der Druck auf diese Ebene die andere Seitenkraft $P \cos i$ ist, so hat man auch

$$H = h P \cos i,$$

weil $P = Mg$ ist, die vorhergehende Gleichung wird daher

$$\frac{d^2 z}{dt^2} = (1 - h \cot i) g \sin i,$$

woraus hervorgeht, daſs die Bewegung gleichförmig beschleunigt, und dieselbe seyn wird, als wenn die Reibung nicht vorhanden wäre, und der Sinus der Neigung in dem Verhältnisse von $1 - h \cot i$ zur Einheit vermindert würde. Diese Gröſse $1 - h \cot i$ ist positiv, weil man, der Voraussetzung gemäſs, $h < f$ und $f \cot i < 1$ hat.

461.

Da die Reibung H dem Drucke proportional ist, und nicht von der Ausdehnung der reibenden Oberfläche abhängt, so folgt daraus, daſs, wenn die Gewichte P und P' des §. 457 dieselben bleiben, die Bewegung von P auf der horizontalen Ebene sich nicht ändern wird, wie groſs auch die Ausdehnung seiner Grundfläche sey, sobald sie nur immer denselben Grad von Politur hat. Nimmt man daher für diesen Körper ein rechtwinkliges Parallelopipedum, das aus gleichartigem Stoffe besteht und dessen Flächen alle gleiche Politur haben, so wird seine horizontale Bewegung immer dieselbe seyn, wenn man es allmälich auf jede seiner Flächen legt, und dies wird auch noch auf einer geneigten Ebene, ohne Hülfe des Gewichtes P', der Fall seyn.

Uebrigens kommt diese Behauptung, dafs die Reibung nicht von der Ausdehnung und Form der Grundfläche von P abhängt, sondern blos dem Gewichte P proportional ist, darauf zurück, dafs in jedem Punkte dieser Grundfläche die Reibung dem diesem Punkte entsprechenden Drucke proportional ist. Es sey nemlich b diese Grundfläche, $d\sigma$ eines seiner Differentialelemente und $pd\sigma$ der verticale Druck, den dieses Element auszuhalten hat, so dafs p den auf die Einheit der Oberfläche bezogenen Druck darstellt. Die Mittelkraft der auf alle Elemente von b ausgeübten Drucke mufs dem an den Schwerpunkt G angebrachten Gewichte gleich seyn, daher mufs man

$$\int p\, d\sigma = P \qquad (a)$$

haben, und wenn man durch die Projection des Punktes G auf die feste Ebene zwei horizontale und rechtwinklige Axen zieht, von welchen eine z. B. die Projection der Linie GB seyn wird, und x den Abstand des Elementes $d\sigma$ von dieser Projection und y seinen Abstand von der anderen Axe nennt, so mufs man auch

$$\int xpd\sigma = o, \quad \int ypd\sigma = o \qquad (b)$$

haben, wo diese Integrale so wie das, welches die Gleichung (a) enthält, sich auf die ganze Basis b ausdehnt. Dies vorausgesetzt, nehme man nun an, die Reibung des Elementes $d\sigma$ gegen die feste Ebene sey dem Drucke $pd\sigma$, welchen sie erleidet, proportional, und bezeichne sie durch $hpd\sigma$, indem man durch h einen von p unabhängigen Coefficienten bezeichnet, der von der Beschaffenheit der Oberfläche $d\sigma$ abhängt, so haben wir

$$H = \int hpd\sigma$$

für die ganze Reibung, und da die Reibungen aller Elemente der Richtung GB der Bewegung parallel sind, so hat man, wenn man x_1 den Abstand ihrer Mittelkraft H von der verticalen Ebene nennt, die durch die Linie GB geht,

$$Hx_1 = \int hxpd\sigma.$$

Hat aber die Grundfläche des Körpers denselben Grad von Politur in ihrer ganzen Ausdehnung, so ist der Coefficient h constant, und es ergiebt sich hieraus

$$H = h\int pd\sigma = hP, \quad Hx_1 = h\int xpd\sigma = o,$$

daher hängt die ganze Reibung nur vom Gewichte P ab, wie auch die Ausdehnung und Form seiner Grundfläche beschaffen sey, und da die Richtung dieser Kraft, wegen $x_1 = o$, in die verticale Ebene fällt, welche durch die Linie GB geht, so kann sie dem Körper keine Umdrehungsbewegung mittheilen, dessen Bewegung, wie angenommen wurde, dieser Ebene parallel seyn wird.

Wenn die Schwerpunkte des Gewichtes P und der Grundfläche b in derselben, auf dieser Grundfläche senkrecht stehenden Linie enthalten sind, wie im Falle, wenn der Körper ein Prisma oder ein verticaler Cylinder ist, so leistet man den Gleichungen (a) und (b) Genüge, wenn man annimmt, daſs der Druck p constant und dem Verhältnisse von P zu b gleich ist. Ist umgekehrt, der Werth von p constant, so geben die Gleichungen (b)

$$\int x\,d\sigma = o, \quad \int y\,d\sigma = o,$$

was erfordert, daſs der Schwerpunkt von b mit der horizontalen Projection des Punktes G zusammenfällt; ist daher diese Bedingung nicht erfüllt, so ändert sich natürlich der Druck p von einem Punkte der Basis des Körpers zum anderen. Alsdann ist die Bestimmung seines Werthes in einem beliebigen Punkte eine sehr schwere Aufgabe, die man nicht anders auflösen kann, als wenn man die Biegsamkeit der Materie des Körpers und die der horizontalen Ebene, auf welche er sich stützt, berücksichtigt, und welche, ohne diese Betrachtung, wie bei der Aufgabe des §. 270, eine Unbestimmtheit veranlassen würde.

Nimmt man an, daſs die zwei Schwerpunkte auf derselben Verticalen liegen, so hat man daher, zu gleicher Zeit, wie auch der Coefficient h beschaffen sey,

$$p = \frac{P}{b}, \quad H = \frac{P}{b}\int h\,d\sigma, \quad x_1 \int h\,d\sigma = \int h\,x\,d\sigma.$$

Bleibt daher die Grundfläche dieselbe, so wird die ganze Reibung H dem Gewichte P proportional seyn, als wenn der Grad der Politur, in der ganzen Ausdehnung dieser Grundfläche, derselbe wäre; im Allgemeinen hat man aber nicht mehr $x_1 = o$, die Richtung der Kraft H wird nicht mehr mit der horizontalen Projection der Linie GB zusammenfallen, und wenn das Gewicht P' das Gewicht P auf der horizontalen Ebene fortzieht, so wird die Reibung eine Umdrehung

des Körpers um die Verticale, welche durch seinen Schwerpunkt G geht, bewirken.

462.

Nimmt man noch immer an, dafs das Gewicht P auf einer festen horizontalen Axe liegt und die horizontale Projection des Punktes G mit dem Schwerpunkte der Oberfläche b zusammenfällt, so denke man sich nun, es würden dem Körper, auf irgend eine Weise, Gröfsen der Bewegung mitgetheilt, die der festen Ebene parallel sind und also den Körper nicht in schwankende Bewegung versetzen, d. h. seine Grundfläche b nicht von dieser Ebene entfernen. Der Körper nimmt alsdann zwei horizontale Bewegungen an, eine fortschreitende, welche die seines Schwerpunktes G ist, und eine drehende, um die durch diesen Punkt gehende Verticale. Es soll nun der Einflufs der Reibung auf diese zwei verschiedenen Bewegungen bestimmt werden.

Man bezeichne durch $\frac{hP}{b}d\sigma$ die Reibung, welche das Element $d\sigma$ erleidet und deren Richtung der der Geschwindigkeit dieses Elementes entgegengesetzt seyn wird. Man nenne r seinen Abstand von der Umdrehungsaxe. Am Ende der Zeit t seyen x und y die rechtwinkligen Coordinaten des Schwerpunktes von b, die sich auf feste willkührlich in der horizontalen Ebene gezogene Axen beziehen, und ϑ sey der Winkel, welchen r mit der Verlängerung von x macht. Die Coordinaten von $d\sigma$ sind, in demselben Augenblicke, $x + r\cos\vartheta$, und $y + r\sin\vartheta$, und wenn man durch v die Geschwindigkeit, und durch α und β die Winkel bezeichnet, welche ihre Richtung mit Linien, die den Axen der x und y parallel sind, einschliefst, so hat man

$$\left.\begin{aligned} v\cos\alpha &= \frac{dx}{dt} - r\sin\vartheta\,\frac{d\vartheta}{dt} \\ v\cos\beta &= \frac{dy}{dt} + r\cos\vartheta\,\frac{d\vartheta}{dt} \end{aligned}\right\} \qquad (1)$$

für die zwei Seitenkräfte dieser Geschwindigkeit. Die der Reibung sind, zu gleicher Zeit,

$$-\frac{hP}{b}\cos\alpha\,d\sigma, \qquad -\frac{hP}{b}\cos\beta\,d\sigma.$$

Da aber die Bewegung des Schwerpunktes G dieselbe ist, als wenn die Masse des Körpers in demselben concentriert wäre und die bewegenden Kräfte aller seiner Punkte an denselben parallel mit ihren Richtungen angebracht wären, so haben wir, für die Gleichungen dieser Bewegung

$$\left.\begin{aligned} \frac{d^2x}{dt^2} &= -\frac{hg}{b}\int \cos\alpha\, d\sigma \\ \frac{d^2y}{dt^2} &= -\frac{hg}{b}\int \cos\beta\, d\sigma \end{aligned}\right\} \qquad (2)$$

wenn man durch g die Schwere bezeichnet, so dafs $\frac{P}{g}$ die Masse ist und der Coefficient h in der ganzen Ausdehnung von b als constant betrachtet wird.

Zu gleicher Zeit dreht sich der Körper um die Verticale, die durch den Punkt G geht, als wenn diese Linie unbeweglich wäre, und die Kräfte, die auf diesen Körper wirken, sich nicht geändert hätten. Das Moment der Reibung von $d\sigma$ wird dem Unterschiede der Momente seiner zwei Seitenkräfte gleich seyn, und sein Werth ist

$$\frac{-hP\cos\beta\, d\sigma}{b}\, r\cos\vartheta + \frac{hP\cos\alpha\, d\sigma}{b}\, r\sin\vartheta,$$

wenn man annimmt, dafs die Reibung in dem Sinne statt hat, vermöge dessen der Winkel ϑ vergröfsert wird, d. h. von der Axe der positiven x gegen die der positiven y. Dies vorausgesetzt, bezeichnet man nun durch ω die Winkelgeschwindigkeit des Körpers am Ende der Zeit t, und durch $\frac{Pk^2}{g}$ sein Trägheitsmoment in Beziehung auf die Rotationsaxe, so hat man (§. 392)

$$k^2\frac{d\omega}{dt} = -\frac{hg}{b}\int(\cos\beta\cos\vartheta - \cos\alpha\sin\vartheta)\, r\, d\sigma, \qquad (3)$$

als Gleichung der Bewegung um diese Axe, in welcher man $\omega = \frac{d\vartheta}{dt}$ setzt und das Integral auf die ganze Grundfläche b des Körpers ausdehnt.

In diesen Gleichungen (2) und (3) sind die Veränderlichen x, y, ϑ, nicht getrennt; die fortschreitenden und drehenden Bewegungen hängen daher von einander ab, und können, im Allgemeinen, nur näherungsweise bestimmt werden. Es giebt zwei Fälle, die man leicht auflösen kann und die wir betrachten wollen.

463.

Bleibt der Schwerpunkt G in Ruhe, so hat man $\frac{dx}{dt} = o$ und $\frac{dy}{dt} = o$; die Gleichungen (1) geben

$$\cos\alpha = -\sin\vartheta,\quad \cos\beta = \cos\vartheta,\quad v = r\frac{d\vartheta}{dt},$$

und damit den Gleichungen (2) Genüge geleistet werden kann, müssen die Integrale $\int \sin\vartheta d\sigma$ und $\int \cos\vartheta d\sigma$ Null seyn, was nur von der Gestalt von b abhängt, und z. B. immer statt haben wird, wenn sie um den Schwerpunkt dieser Grundfläche symmetrisch ist. Die Gleichung (3) wird

$$k^2\frac{d\omega}{dt} = -\frac{hg}{b}\int r\,d\sigma,$$

woraus man

$$\frac{\vartheta\omega}{dt} = -\frac{hcg}{bk^2}$$

findet, wenn man die Constante $\int r d\sigma$ durch c bezeichnet. Die Umdrehungsbewegung wird daher gleichförmig vermindert werden, und wenn man Ω die anfängliche Winkelgeschwindigkeit nennt, so hat man, in einem beliebigen Augenblicke

$$\omega = \Omega - \frac{hcgt}{bk^2},$$

woraus hervorgeht, dafs diese Bewegung am Ende der Zeit $\frac{bk^2\Omega}{hcg}$, für welche man $\omega = o$ hat, aufhören, und alsdann der Korper in Ruhe seyn wird.

Ist dagegen die Umdrehungsgeschwindigkeit sehr klein im Verhältnisse zu der fortschreitenden, und vernachlässigt man das Quadrat von $r\frac{d\vartheta}{dt}$, so geben die Gleichungen (1)

$${}^2 = u^2 - 2\left(\frac{dx}{dt}\sin\vartheta - \frac{dy}{dt}\cos\vartheta\right)r\frac{d\vartheta}{dt},$$

wenn man durch u die Geschwindigkeit des Punktes G bezeichnet, so dafs man

$$u^2 = \frac{dx^2}{dt^2} + \frac{dy^2}{dt^2}$$

hat. Hieraus und aus denselben Gleichungen (1) findet man

$$\frac{1}{v} = \frac{1}{u} + \frac{1}{u^3}\left(\frac{dx}{dt}\sin\vartheta - \frac{dy}{dt}\cos\vartheta\right)\frac{r\,d\vartheta}{dt}$$

$$\cos\alpha = \frac{1}{u}\frac{dx}{dt} - \frac{1}{u^3}\left(\frac{dx}{dt}\cos\vartheta + \frac{dy}{dt}\sin\vartheta\right)\frac{dy}{dt}\frac{r\,d\vartheta}{dt}$$

$$\cos\beta = \frac{1}{u}\frac{dy}{dt} + \frac{1}{u^3}\left(\frac{dx}{dt}\cos\vartheta + \frac{dy}{dt}\sin\vartheta\right)\frac{dx}{dt}\frac{r\,d\vartheta}{dt}.$$

Da der Anfangspunkt der Polarcoordinaten r und ϑ der Schwerpunkt der Grundfläche b ist, so hat man aufserdem

$$\int r\sin\vartheta\,d\sigma = o,\ \int r\cos\vartheta\,d\sigma = o.$$

Dies vorausgesetzt, substituiert man nun diese Werthe von $\cos\alpha$ und $\cos\beta$ in die Gleichungen (2), und bemerkt, dafs $\int d\sigma = b$ ist, so hat man

$$\frac{d^2x}{dt^2} = -\frac{hg}{u}\frac{dx}{dt},\quad \frac{d^2y}{dt^2} = -\frac{hg}{u}\frac{dy}{dt}. \qquad (4)$$

Zur gröfseren Einfachheit nehme ich an, dafs die Grundfläche um ihren Schwerpunkt symmetrisch ist, so dafs man $\int r^2\cos\vartheta\sin\vartheta\,d\sigma = o$, $\int r^2\sin^2\vartheta\,d\sigma = \int r^2\cos^2\vartheta\,d\sigma = b\gamma^2$ hat, wo γ eine gegebene Linie ist. Vermittelst der Substitution der Werthe von $\cos\alpha$ und $\cos\beta$ reduciert sich die Gleichung (3) alsdann auf

$$k^2\frac{d^2\vartheta}{dt^2} = -\frac{hg\gamma^2}{u}\frac{d\vartheta}{dt}, \qquad (5)$$

wenn man bemerkt, dafs $\omega = \frac{d\vartheta}{dt}$ ist.

Die vollständigen Integrale der Gleichungen (4) sind

$$\frac{dx}{dt} = (a - hgt)\cos\varepsilon,\quad \frac{dy}{dt} = (a - hgt)\sin\varepsilon,$$

wo a und ε die beiden willkührlichen Constanten sind. Man findet hieraus

$$u = a - hgt,$$

und sieht, dafs die Bewegung des Punktes G gleichförmig vermindert wird, und a und ε die Anfangsgeschwindigkeit und der Winkel seyn werden, welchen seine Richtung mit der Axe der x einschliefst. Die Gleichung (5) wird

$$\frac{d^2\vartheta}{dt^2} = -\frac{hg\gamma^2}{k^2(a-hgt)}\,\frac{d\vartheta}{dt},$$

daher ist ihr vollständiges Integral

$$\frac{d\vartheta}{dt} = \Omega\left(1-\frac{hgt}{a}\right)^{\frac{\gamma^2}{k^2}},$$

wenn man durch Ω die willkührliche Constante bezeichnet, die die anfängliche Winkelgeschwindigkeit ausdrückt. Die Werthe von u und $\frac{d\vartheta}{dt}$ oder ω sind dem wahren Werthe um so näher, ein je kleinerer Theil der Geschwindigkeit u das Produkt aus Ω in den gröſsten Werth von r seyn wird, sie zeigen, daſs die fortschreitenden und drehenden Bewegungen zugleich, am Ende der Zeit $\frac{a}{hg}$, aufhören werden.

463. *a*.

Wenn ein fester Körper sich auf einer festen Ebene bewegt, indem er sie beständig nur in einem einzigen Punkte seiner Oberfläche berührt, so können mehrere Fälle vorkommen, die man sorgfältig unterscheiden muſs.

1) Der Körper kann über die Ebene, ohne zu gleiten, fortrollen, so daſs die beiden auf dieser Ebene und der Oberfläche des Körpers gezeichneten krummen Linien, welche die geometrischen Oerter ihrer auf einander folgenden Berührungspunkte sind, immer gleiche Längen haben.

2) Der Körper kann sich um sich selbst drehen, indem er immer die feste Ebene in demselben Punkte dieser Ebene berührt.

3) Der Korper kann gleiten, ohne sich zu drehen, so daſs der Berührungspunkt immer derselbe Punkt seiner Oberfläche ist.

4) Endlich kann er zu gleicher Zeit gleiten und sich auf der festen Ebene drehen.

In dem zweiten und dritten Falle ist die Reibung des Körpers gegen die feste Ebene dieselbe, als wenn die Berührungsfläche eine beliebige Ausdehnung hätte; ihre Gröſse ist dem Drucke proportional, welcher im Berührungspunkte statt hat, und ihre Richtung der der Geschwindigkeit dieses Punktes entgegengesetzt. Bezeichnet man sie durch H und den Druck durch P, so hat man $H = hP$, wo der Coefficient h derselbe ist, wie in §. 458. Dies Gesetz folgt aus dem Umstande, dafs die Reibung von der Ausdehnung der Berührungsflache unabhängig ist. es sollte jedoch durch directe Versuche ermittelt werden. Die Kraft H ist das, was man eine Reibung der ersten Art nennt.

Im ersten Falle nennt man die Reibung des Körpers gegen die feste Ebene eine Reibung der zweiten Art. Die Beobachtung zeigt, dafs diese Kraft im Allgemeinen sehr klein ist und vernachlässigt werden kann.

Im letzten Falle haben die zwei Arten von Reibungen zugleich statt; man vernachlässigt die Reibung der zweiten Art im Verhältnisse zur Reibung der ersten, welche, in jedem Augenblicke, der Geschwindigkeit des Berührungspunktes entgegengesetzt gerichtet und immer dem Drucke, der auf diesen Punkt ausgeübt wird, proportional ist.

Diese Resultate passen nicht für den Fall, wenn der Berührungspunkt das Ende einer Spitze ist, oder einer scharfen Kante angehört, sie haben aber statt, wenn der Körper ein Cylinder ist, welcher die feste Ebene nach einer geraden Linie berührt, und so oft seine Oberfläche weder Spitzen, noch scharfe Ecken hat, so sind sie hinreichend, um die Differentialgleichungen der fortschreitenden und drehenden Bewegungen zu bilden. Das folgende Beispiel zeigt, wie man sie zu diesem Zwecke anwenden mufs.

464.

Ich nehme an, der Körper sey eine gleichartige Kugel, die auf einer festen horizontalen Ebene liegt. Man theile diesem Körper eine drehende Bewegung um einen horizontalen Durchmesser, und seinem Mittelpunkte eine horizontale und auf diesem Durchmesser senkrecht stehende Geschwindigkeit mit. Es ist einleuchtend, dafs sich der Körper um diesen Durchmesser drehen wird, welcher parallel mit sich selbst und der festen Ebene fortbewegt wird, und dafs der Schwerpunkt, der zugleich Mittelpunkt der Figur ist, in der verticalen Ebene, die auf der Umdrehungsaxe senkrecht steht, eine horizontale gerade Linie beschreiben wird. Es müssen nun, in einem beliebigen Augenblicke, die Geschwindigkeiten dieser zwei Bewegungen bestimmt werden.

Die Fig. 14 stellt einen Schnitt des Körpers dar, welcher auf seiner Umdrehungsaxe senkrecht steht und durch seinen Mittelpunkt G geht. Die Linie AKB ist der Schnitt der festen Ebene; die ihr parallele Linie CGD ist diejenige, welche der Punkt G beschreibt, und die Berührung hat am Ende der Zeit t, im Punkte K statt. In diesem Augenblicke sey x der Abstand CG, welcher vom festen Punkte C aus gerechnet wird, $\frac{dx}{dt}$ die Geschwindigkeit des Punktes G, ω die Winkelgeschwindigkeit des Körpers um seine Umdrehungsaxe, welche man als positiv oder negativ betrachtet, je nachdem die Umdrehung in dem durch den Pfeil s angegebenen oder in entgegengesetztem Sinne statt hat. Nennt man, für denselben Augenblick, v die absolute Geschwindigkeit des Punktes K und bezeichnet durch c den Halbmesser KG der Kugel, so hat man

$$v = \frac{dx}{dt} + c\omega.$$

Je nachdem diese Gröfse positiv oder negativ ist, bewegt sich der Punkt K nach B oder nach A, und die Reibung, welche in diesem Punkte K, in entgegengesetztem Sinne von v, statt hat, wird nach KA oder nach KB gerichtet seyn. Hat man $v = o$, so rollt der Korper fort, ohne zu gleiten, und es hat nur eine Reibung der zweiten Art statt.

Dies angenommen, bezeichne man noch immer durch P das Gewicht des Korpers, durch g die Schwere, durch $\frac{Pk^2}{g}$ das Trägheitsmoment in Beziehung auf die Umdrehungsaxe und durch hP die Reibung im Punkte K. Nimmt man, um einen bestimmten Fall zu betrachten, an, dafs die Geschwindigkeit v positiv und daher die Reibung nach KA gerichtet ist, so sind die Differentialgleichungen der fortschreitenden und der drehenden Bewegung

$$\frac{d^2x}{dt^2} = -hg, \quad k^2\frac{d\omega}{dt} = -hcg, \qquad (a)$$

denn der Schwerpunkt G mufs sich so bewegen, als wenn

die Masse $\frac{p}{g}$ des Körpers in demselben vereinigt und die Reibung dort parallel mit ihrer Richtung angebracht wäre; und zu gleicher Zeit mufs sich der Körper um seine Umdrehungsaxe bewegen, als wenn diese Axe fest wäre und der Angriffspunkt der Reibung und die Richtung dieser Kraft sich nicht geändert hätten. Ist der Körper eine Kugel, so hat man auch

$$k^2 = \frac{2c^2}{5};$$

die vorhergehenden Gleichungen würden noch immer statt haben, jedoch mit einem anderen Werthe von k^2, wenn dieser Körper ein Rotationskörper oder ein gerader Cylinder mit kreisförmiger Grundfläche wäre, der sich, in beiden Fällen, um die Axe der Figur dreht. Nimmt man an, dafs der Coefficient h constant ist, und integriert die Gleichungen (a), so hat man

$$\frac{dx}{dt} = a - hgt, \quad \omega = \alpha - \frac{hcgt}{k^2}, \qquad (b)$$

wo a und α die beiden willkührlichen Constanten sind, welche die anfänglichen Werthe der Geschwindigkeiten $\frac{dx}{dt}$ und ω ausdrücken. Zu gleicher Zeit hat man

$$v = a + c\alpha - \left(1 + \frac{c^2}{k^2}\right) hgt.$$

Der Voraussetzung gemäfs, ist die Constante $a + c\alpha$ positiv; daher ist dies auch bei der Geschwindigkeit v, während der Zeit ϑ, der Fall, nach deren Verlauf sie Null wird und deren Werth

$$\vartheta = \frac{(a + c\alpha)k^2}{(c^2 + k^2)gh} = \frac{2(a + c\alpha)}{7hg}$$

ist, wenn der Körper die Kugelgestalt hat. Während des Zeitraums ϑ, werden die vorhergehenden Werthe von $\frac{dx}{dt}$ und ω statt finden und die zwei Bewegungen des Körpers gleichförmig vermindert werden. Am Ende einer Zeit, die gleich $\frac{a}{hg}$ ist, wird der Werth von $\frac{dx}{dt}$ Null seyn. Ist daher diese Zeit kleiner als ϑ, was statt hat, wenn man

$$a < \frac{2c\alpha}{5}$$

hat, so wird die Geschwindigkeit $\frac{dx}{dt}$ nach $t = \frac{a}{hg}$ negativ und der Mittelpunkt der Kugel geht rückwärts. Dies ereignet sich z. B., wenn man eine Billardkugel so stöfst, dafs sie sich schnell um einen horizontalen Durchmesser dreht, und zu gleicher Zeit ihren Mittelpunkt mit einer geringeren Geschwindigkeit vorwärts bewegt, so dafs die Gröfsen a und α beide positiv sind und der vorhergehenden Ungleichheit Genüge leisten. Die Reibung gegen das Tuch wird die fortschreitende Bewegung bald aufheben, da aber die Umdrehungsbewegung noch besteht, so wirkt die Reibung noch immer in dem dieser letzten Bewegung entgegengesetzten Sinne fort, und diese nach dem Schwerpunkte versetzte Kraft bringt die Kugel nach ihrem Ausgangspunkte zurück.

Hat die Kugel im Anfange der Bewegung keine Umdrehungsbewegung, so dafs man $\alpha = o$ hat, oder allgemeiner hat man

$$a > \frac{2c\alpha}{5},$$

so wird die Geschwindigkeit $\frac{dx}{dt}$ nicht vor der Geschwindigkeit v Null, und der Schwerpunkt G wird nicht zurückgehen. Da aber in allen Fallen, am Ende der Zeit ϑ der Stützpunkt K des Körpers keine Geschwindigkeit mehr hat, so wird die Reibung hP der ersten Art verschwinden, die Kugel wird fort rollen, ohne zu gleiten, und es wird sich nur eine Reibung der zweiten Art erzeugen. Die Geschwindigkeiten $\frac{dx}{dt}$ und ω werden constant seyn oder nur sehr langsam abnehmen; ihre Werthe sind die der Formeln (b), welche dem Werthe $t = \vartheta$ entsprechen, nemlich

$$\frac{dx}{dt} = \frac{5a - 2c\alpha}{7}, \quad \omega = \frac{2c\alpha - 5a}{7c}.$$

Die allgemeine Wirkung der gewöhnlichen Reibung oder der Reibung der ersten Art besteht daher darin, dafs sie die Korper, welche, ohne sich um zu drehen, gleiten, in den

Zustand der Ruhe versetzt, und die zwei Bewegungen der Körper, die zugleich gleiten und sich umdrehen, zur Gleichförmigkeit und Gleichheit zurückführt. In einem völlig leeren Raume würde das aus diesen zwei Bewegungen entspringende Fortrollen des Körpers unbegränzt fortdauern und die Reibung der zweiten Art wird die Geschwindigkeit v gleich Null und die beiden Geschwindigkeiten $\frac{dx}{dt}$ und ω gleich und einander entgegengesetzt machen. Der Widerstand der Luft hebt aber diese Gleichheit auf, die Reibung der ersten Art kommt wieder zum Vorschein und durch das Zusammentreffen dieser zwei Kräfte kommt der Körper zuletzt ganz in Ruhe.

Siebentes Kapitel.

Vom Stoſse der Körper von beliebiger Gestalt.

465.

Die Lage und der Zustand eines festen Körpers, der in Bewegung ist, in einem gegebenen Augenblicke, sind vollständig bestimmt, wenn man in diesem Augenblicke die Coordinaten seines Schwerpunktes, die Seitengeschwindigkeiten der Geschwindigkeit dieses Punktes, die Richtungen der drei Hauptaxen, die sich in demselben Punkte schneiden und die Seitengeschwindigkeiten der Winkelgeschwindigkeit der Umdrehung um diese drei Axen kennt. Wird dieser Körper durch einen anderen sich bewegenden Körper gestoſsen, für welchen alle diese Dinge ebenfalls bekannt sind, so werden die Seitengeschwindigkeiten ihrer fortschreitenden und drehenden Geschwindigkeiten durch den Stoſs geändert werden, nicht aber die Lagen ihrer Schwerpunkte, noch die Richtungen ihrer Hauptaxen; denn, wiewohl der Stoſs kein augenblicklicher ist, so ist doch die Dauer dieses Ereignisses immer kurz genug, daſs man von den Aenderungen, die während derselben, in der Lage der verschiedenen Punkte des Korpers vorgehen, abstrahieren kann, und daſs man also ihre Schwerpunkte und die den Hauptaxen angehörenden Punkte der zwei Körper als unbewegliche betrachten kann. Die Frage über den Stoſs der Körper beschäftigt sich daher damit, der Gröſse und Richtung nach, die fortschreitenden und drehenden Geschwindigkeiten, nach dem Stoſse, vermittelst des Werthes dieser Groſsen vor dem Stoſse, und vermöge der Gestalt und relativen Lage der sich bewegenden Korper, zu bestimmen.

Ich werde im Folgenden die allgemeine Auflösung dieser Aufgabe für die beiden äuſsersten Fälle, wenn nemlich die Körper weich und ganz unelastisch oder wenn sie im Gegentheil völlig elastisch sind, mittheilen.

466.

Man nehme zuerst an, es berührten sich zwei völlig freie Körper in einem einzigen Punkte. Seyen M und M' ihre

Massen, G und G' (Fig. 15) ihre Schwerpunkte, K ihr Berührungspunkt, HKH' die auf ihren Oberflächen in diesem Punkte senkrecht stehende Linie. Seyen auch Gx, Gy, Gz die Hauptaxen von M und $G'x'$, $G'y'$, $G'z'$ die von M'.

Unmittelbar vor dem Stofse seyen u, v, w die Seitengeschwindigkeiten der Geschwindigkeit von G nach den Axen Gx, Gy, Gz, zu gleicher Zeit sey ω die Winkelgeschwindigkeit von M um die augenblickliche Umdrehungsaxe, die durch den Punkt G geht, und p, q, r die drei Seitengeschwindigkeiten dieser Geschwindigkeit um dieselben Axen Gx, Gy, Gz, so dafs $\frac{p}{\omega}, \frac{q}{\omega}, \frac{r}{\omega}$ die Cosinus der Winkel sind, welche die augenblickliche Umdrehungsaxe mit diesen drei Linien einschliefst (§. 407) und man

$$\omega^2 = p^2 + q^2 + r^2$$

hat. Dies vorausgesetzt, sind nun x, y, z die drei Coordinaten eines beliebigen Punktes von M, die auf die Axen Gx, Gy, Gz bezogen sind, so werden die mit diesen Axen parallelen und von der Umdrehung des Korpers herrührenden Seitengeschwindigkeiten seiner Geschwindigkeit, $qz - ry$, $rx - pz$, $py - qx$ seyn; daher hat man die seiner absoluten Geschwindigkeit, wenn man die Seitengeschwindigkeiten u, v, w der Geschwindigkeit des Punktes G dazu addiert, woraus sich

$$u + qz - ry, \quad v + rx - pz, \quad w + py - qx$$

ergiebt.

Ich bezeichne durch u_1, v_1, w_1, p_1, q_1, r_1 das, was u, v, w, p, q, r, unmittelbar nach dem Stofse werden. Bemerkt man, dafs der Punkt, dessen Coordinaten x, y, z sind, seine Lage wahrend des Stofses nicht merklich andert, so werden die drei vorhergehenden Seitengeschwindigkeiten

$$u_1 + q_1 z - r_1 y, \quad v_1 + r_1 x - p_1 z, \quad w_1 + p_1 y - q_1 x,$$

und da die Axen Gx, Gy, Gz, denen sie parallel sind, ebenfalls als unbeweglich wahrend des Stofses angenommen worden sind, so hat man die Geschwindigkeiten, welche dieser Punkt nach diesen Axen verloren hat, wenn man diese letzteren Grofsen von den vorhergehenden abzieht. Bezeichnet man daher durch dm das Element der Masse M, welches den Coordinaten x, y, z entspricht, so hat man

$$[u - u_1 + (q - q_1) z - (r - r_1) y] \, dm$$
$$[v - v_1 + (r - r_1) x - (p - p_1) z] \, dm$$
$$[w - w_1 + (p - p_1) y - (q - q_1) x] \, dm$$

für die den Linien Gx, Gy, Gz, parallelen Seitenkräfte der Grofse der Bewegung, welche dm während der Dauer des Stofses verloren hat.

In Folge des allgemeinen Grundsatzes der Dynamik (§. 353) müssen die so von M und M' verlorenen Grofsen der Bewegung sich im Gleichgewichte halten, und nach dem, was man in §. 265 geschen hat, kann man die Gleichungen des Gleichgewichtes dieser zwei festen Körper, die sich auf einander stützen, bestimmen, wenn man jeden derselben für sich betrachtet, nachdem man zu den auf M bezüglichen Kraften eine unbekannte Kraft N hinzugefügt hat, die nach KH gerichtet ist, und zu den an M' angebrachten Kraften, dieselbe Kraft N, die am Punkte K nach KH' wirkt.

Diese nach KH und KH' gerichteten Krafte N werden die Grofsen der Bewegung seyn, die den Massen M und M' durch den Stofs mitgetheilt werden, und ehe man die Gleichungen des Gleichgewichtes hinschreibt, bemerke man, dafs die Wirkungen des Stofses, welche sie bestimmen sollen, dieselben, z. B. für die Masse M, seyn werden, als wenn man an einen willkührlichen Theil μ dieser Masse, dessen Schwerpunkt auf der Linie KH liegt, eine Geschwindigkeit k parallel mit KH und so beschaffen, dafs $\mu k = N$ wäre, anbrächte. Denn es ist einleuchtend, dafs die Mittelkraft der Grofsen der Bewegung von μ, der Gröfse und Richtung nach, gleich N seyn würde. Der auf M nach KH ausgeübte Stofs, ist daher immer, wie wir es in §. 435 gesagt haben, den gleichen Geschwindigkeiten gleich, welche, dieser senkrechten KH parallel, allen Punkten eines Theils von M, dessen Schwerpunkt auf dieser Linie liegt, mitgetheilt worden sind.

467.

Dies angenommen, seyen nun a, b, c, die drei Coordinaten von K, die auf die Axen Gx, Gy, Gz bezogen sind, und α, β, γ die Winkel, welche die Linie KH mit Linien einschliefst, die, parallel mit diesen Axen, durch den Punkt K gezogen sind. Daher sind die sechs Gleichungen des Gleichgewichtes der Grösen der Bewegung, welche alle Punkte von M verloren haben,

$$N\cos\alpha + \int[u - u_1 + (q - q_1)z - (r - r_1)y]\,dm = o$$
$$N\cos\beta + \int[v - v_1 + (r - r_1)x - (p - p_1)z]\,dm = o$$
$$N\cos\gamma + \int[w - w_1 + (p - p_1)y - (q - q_1)x]\,dm = o$$
$$N(a\cos\beta - b\cos\alpha)$$
$$+ \int[v - v_1 + (r - r_1)x - (p - p_1)z]\,x\,dm$$
$$- \int[u - u_1 + (q - q_1)z - (r - r_1)y]\,y\,dm = o$$
$$N(c\cos\alpha - a\cos\gamma)$$
$$+ \int[u - u_1 + (q - q_1)z - (r - r_1)y]\,z\,dm$$
$$- \int[w - w_1 + (p - p_1)y - (q - q_1)x]\,x\,dm = o$$
$$N(b\cos\gamma - c\cos\beta)$$
$$+ \int[w - w_1 + (p - p_1)y - (q - q_1)x]\,y\,dm$$
$$- \int[v - v_1 + (r - r_1)x - (p - p_1)z]\,z\,dm = o,$$

wo die Integrale auf die ganze Masse M ausgedehnt werden müssen.

Da der Punkt G der Schwerpunkt von M ist und Gx, Gy, Gz, die Hauptaxen sind, so hat man

$$\int x\,dm = o, \quad \int y\,dm = o, \quad \int z\,dm = o,$$
$$\int yz\,dm = o, \quad \int zx\,dm = o, \quad \int xy\,dm = o.$$

Man bezeichne ausserdem durch A, B, C die Trägheitsmomente von M in Beziehung auf dieselben Axen, so dafs man

$$A = \int(y^2 + z^2)\,dm, \quad B = \int(z^2 + x^2)\,dm, \quad C = (x^2 + y^2)\,dm$$

hat.

Bemerkt man, dafs $\int dm = M$ ist, so reducieren sich die sechs Gleichungen des Gleichgewichtes auf

$$\left.\begin{array}{l} N\cos\alpha + M(u - u_1) = o \\ N\cos\beta + M(v - v_1) = o \\ N\cos\gamma + M(w - w_1) = o \\ N(a\cos\beta - b\cos\alpha) + C(r - r_1) = o \\ N(c\cos\alpha - a\cos\gamma) + B(q - q_1) = o \\ N(b\cos\gamma - c\cos\beta) + A(p - p_1) = o \end{array}\right\} \quad (1)$$

In Beziehung auf M' und seine Hauptaxen $G'x'$, $G'y'$, $G'z'$, bezeichne ich die Grofsen, welche in diesen Gleichungen vorkommen, durch dieselben Buchstaben mit einem Striche, so dafs z. B. α', β', γ', die Winkel seyn werden, welche die Linie KH' mit Linien einschliefst, die, diesen Axen parallel, durch den Punkt K gezogen sind und a', b', c' die auf dieselben Axen bezogenen Coordinaten dieses Punktes sind. Bemerkt man, dafs die Gröfse von N für die zwei Korper M und M' dieselbe seyn mufs, so sind die Gleichungen des Gleichgewichtes der Grofsen der Bewegung, welche M' verliert,

$$\left.\begin{array}{l} N\cos\alpha' + M'(u' - u_1') = o \\ N\cos\beta' + M'(v' - v_1') = o \\ N\cos\gamma' + M'(w' - w_1') = o \\ N(a'\cos\beta' - b'\cos\alpha') + C'(r' - r_1') = o \\ N(c'\cos\alpha' - a'\cos\gamma') + B'(q' - q_1') = o \\ N(b'\cos\gamma' - c'\cos\beta') + A'(p' - p_1') = o \end{array}\right\} \quad (2)$$

Aufser den zwölf Unbekannten u_1, v_1, w_1, u_1', v_1', w_1', p_1, q_1, r_1, p_1', q_1', r_1', welche diese zwolf Gleichungen (1) und (2) enthalten, kommt auch noch die Unbekannte N in denselben vor; diese Gleichungen sind daher nicht hinreichend, diese dreizehn Unbekannten zu bestimmen, und man mufs eine dreizehnte Gleichung mit denselben verbinden, welche man, wenn die Körper unelastisch sind, aus folgender Betrachtung erhalt.

468.

Die Auflösung der Aufgabe würde wirklich unbestimmt seyn, wenn man die beiden Korper als vollig harte betrachten, und von der Zusammendrückung, die sie während der Dauer des Stofses erleiden, absehen würde. Berücksichtigt man aber diese Zusammendrückung, wie klein sie auch sey, so sieht man, dafs sie davon herrührt, dafs die Punkte der beiden Körper, in welchen sie sich berühren, nicht dieselbe Geschwindigkeit nach der ihren Oberflächen gemeinschaftlichen Normalen haben. Wegen des Unterschiedes der normalen Geschwindigkeiten dieser zwei Punkte stützen sich die Körper gegen einander und drucken sich allmälich wechselseitig zusammen. Zu gleicher Zeit nimmt dieser Unterschied in unendlich kleinen Stufen ab, bis er ganz verschwunden ist, und wenn die beiden Korper keine Elasticität haben, so hört das Phänomen des Stofses in dem Augenblicke auf, in welchem dieser Unterschied Null geworden ist, und diese beiden Körper behalten die Gestalt, die sie im Augenblicke ihrer gröfsten Zusammendrückung angenommen haben. Diese Gleichheit der normalen Geschwindigkeiten der beiden Berührungspunkte, am

Ende des Stofses, giebt die verlangte dreizehnte Gleichung, und macht, dafs die Unbestimmtheit der Aufgabe verschwindet.

So lange der Punkt K dem Körper M angehört, so sind seine auf die Axen Gx, Gy, Gz bezogenen Coordinaten a, b, c; substituiert man sie an die Stelle von x, y, z in den Formeln des §. 466, so hat man, unmittelbar nach dem Stofse,

$$u_1 + q_1 c - r_1 b,\quad v_1 + r_1 a - p_1 c,\quad w_1 + p_1 b - q_1 a$$

als Seitengeschwindigkeiten seiner Geschwindigkeit, die diesen drei Axen parallel sind, und da α, β, γ die Winkel sind, welche die Linie KH mit den Richtungen dieser Seitengeschwindigkeiten einschliefst, so findet man daraus

$$(u_1 + q_1 c - r_1 b) \cos\alpha + (v_1 + r_1 a - p_1 c) \cos\beta$$
$$+ (w_1 + p_1 b - q_1 a) \cos\gamma$$

als Endgeschwindigkeit dieses Punktes nach dieser Linie. Betrachtet man denselben Punkt K als zu dem Körper M' gehörend, so ist seine Geschwindigkeit nach dem Stofse, nach der Richtung KH',

$$(u_1' + q_1' c' - r_1' b') \cos\alpha' + (v_1' + r_1' a' - p_1' c') \cos\beta'$$
$$+ (w_1' + p_1' b' - q_1' a') \cos\gamma'.$$

Damit aber, in beiden Fällen, die normale Geschwindigkeit des Punktes K dieselbe und in demselben Sinne gerichtet sey, so müssen die zwei letzten Gröfsen gleich seyn und entgegengesetzte Zeichen haben, oder ihre Summe mufs Null seyn, daher hat man

$$\left.\begin{aligned}&(u_1 + q_1 c - r_1 b) \cos\alpha + (u_1' + q_1' c' - r_1' b') \cos\alpha'\\ &+ (v_1 + r_1 a - p_1 c) \cos\beta + (v_1' + r_1' a' - p_1' c') \cos\beta'\\ &+ (w_1 + p_1 b - q_1 a) \cos\gamma + (w_1' + p_1' b' - q_1' a') \cos\gamma' = o\end{aligned}\right\} (3)$$

Die Gleichungen (1), (2), (3), welche, in Beziehung auf die Unbekannten N, u_1, v_1 u. s. w., vom ersten Grade sind, geben, in jedem besonderen Falle, ganz bestimmte Werthe für diese Gröfsen, welche den Zustand der beiden Körper nach dem Stofse ergeben, und die gleichen und entgegengesetzten Gröfsen der Bewegung, welche ihnen der Stofs, nach der ihren Oberflächen gemeinschaftlichen Normalen, mitgetheilt haben wird.

469.

Sind nun die beiden Körper elastisch, so mufs man in der Erscheinung des Stofses drei verschiedene Zeitmomente unterscheiden; das erste entspricht dem Augenblicke, in welchem die zwei Körper anfangen, sich in einem Punkte ihrer Oberfläche zu berühren, das zweite ist das ihrer gröfsten Zusammendrückung, in welchem die normalen Geschwindigkeiten des Punktes K, für beide Körper gleich sind und in demselben Sinne wirken. Das dritte ist das Ende des Stofses, in welchem sich die Körper von einander trennen, nachdem sie genau wieder ihre ursprüngliche Gestalt angenommen haben, wenn man voraussetzt, dafs sie völlig elastisch sind.

Von dem ersten bis zum zweiten Zeitmomente, ist die Erscheinung dieselbe, als wenn die beiden Korper unelastisch wären. Man besimmt daher, vermittelst der vorhergehenden Gleichungen, die zwölf Seitengeschwindigkeiten u_1, v_1 u. s. w. der fortschreitenden und drehenden Geschwindigkeiten der Korper im Augenblicke ihrer gröfsten Zusammendrückung, und die Gröfse der Bewegung N, welche jeder der beiden Körper, nach KH für M und nach KH' für M' erhalten haben wird. Von dem zweiten bis zum dritten Zeitmomente, werden diese zwei Körper, indem sie zu ihrer ursprünglichen Gestalt zurückkehren, nach diesen Richtungen eine neue Grofse der Bewegung erhalten, welche, im Falle einer vollständigen Elasticitat, gleich N seyn wird. Dieser zweite Theil der Erscheinung mufs daher wie ein zweiter Stofs betrachtet werden, der mit dem ersten identisch ist, aber auf Körper ausgeübt wird, die von den fortschreitenden und drehenden Geschwindigkeiten getrieben werden, welche am Ende des ersten Theils statt haben.

Nennt man, nach diesem Principe, übereinstimmend mit dem, was schon in §. 360 erklärt worden ist, in dem dritten Zeitmomente, U, V, W die Seitenkrafte der Geschwindigkeit des Punktes G, nach den Axen Gx, Gy, Gz und P, Q, R die Seitengeschwindigkeiten der Winkelgeschwindigkeit von M um diese Axen, so hat man, um die sechs Unbekannten zu bestimmen, die sechs Gleichungen

$$N \cos\alpha + M(u_1 - U) = 0$$
$$N \cos\beta + M(v_1 - V) = 0$$
$$N \cos\gamma + M(w_1 - W) = 0$$
$$N(a \cos\beta - b \cos\alpha) + C(r_1 - R) = 0$$
$$N(c \cos\alpha - a \cos\gamma) + B(q_1 - Q) = 0$$
$$N(b \cos\gamma - c \cos\beta) + A(p_1 - P) = 0$$

welche man aus den Gleichungen (1) ableitet, wenn man U, V, W, P, Q, R an die Stelle von $u_1, v_1, w_1, p_1, q_1, r_1$, und diese letzteren Gröſsen an die Stelle von u, v, w, p, q, r, setzt und die Groſse N beibehält.

Damit die unbekannten Gröſsen $u_1, v_1, w_1, p_1, q_1, r_1$, verschwinden, addiere ich jede dieser sechs Gleichungen zu der ihr entsprechenden Gleichung (1), dies giebt

$$\left.\begin{array}{l} 2N\cos\alpha + M(u - U) = o \\ 2N\cos\beta + M(v - V) = o \\ 2N\cos\gamma + M(w - W) = o \\ 2N(a\cos\beta - b\cos\alpha) + C(r - R) = o \\ 2N(c\cos\alpha - a\cos\gamma) + B(q - Q) = o \\ 2N(b\cos\gamma - c\cos\beta) + A(p - P) = o \end{array}\right\} \quad (4)$$

Diese Gleichungen (4) sind die des Gleichgewichtes der Groſsen der Bewegung, welche M während der ganzen Dauer des Stoſses verliert, verbunden mit der Groſse der Bewegung $2N$, welche dieser Masse, wahrend dieses Stoſses, nach der Richtung KH mitgetheilt wird. Man kann fur N den Werth dieser Unbekannten setzen, den man aus der Gleichung (3) findet, nachdem man in derselben die Werthe der Unbekannten u_1, $v_1 \ldots u_1'$, $v_1' \ldots$, welche durch die Gleichungen (1) und (2) gegeben sind, substituiert hat. Ich enthalte mich hier den allgemeinen Ausdruck fur diese Groſse N her zu setzen, der sehr verwickelt seyn wurde und dessen numerischen Werth man, in jedem besonderen Falle, ohne Schwierigkeit berechnen kann. Wären die beiden Korper nicht vollständig elastisch, so wäre N im zweiten Theile des Stoſses kleiner als im ersten, man müſste alsdann, im zweiten Theile, fur seinen Werth, einen Bruch f seines Werthes nehmen, der aus den Gleichungen (1), (2), (3) abgeleitet wird, und $(1+f)N$ an die Stelle von $2N$ in die Gleichungen (4) setzen. Dieser Bruch f würde vom Grade der Elasticität der beiden Korper abhängen und konnte nur aus Versuchen bestimmt werden, die, im einfachsten Falle, an Körpern, die in Beziehung auf Gestalt und anfangliche Bewegung von derselben Art waren, angestellt werden müssten. Ich beschränke mich darauf, den Fall der vollkommenen Elasticitat zu betrachten, indem ich jedoch hinzusetze, daſs die am Schlusse des §. 466 gemachte Bemerkung immer statt hat, wie auch der Grad der Elasticität beschaffen sey.

Was den Körper M' betrifft, so hat man, wenn man, am Ende des Stofses, durch U', V', W', die Seitengeschwindigkeiten der Geschwindigkeit von G' nach den Axen $G'x'$, $G'y'$, $G'z'$ und durch P', Q' R', die Seitengeschwindigkeiten der Winkelgeschwindigkeit von M' um diese Axen bezeichnet, um diese sechs Unbekannten zu bestimmen, Gleichungen, welche den Gleichungen (4) ähnlich sind, nemlich

$$\left.\begin{array}{l} 2N \cos\alpha' + M'(u' - U') = o \\ 2N \cos\beta' + M'(v' - V') = o \\ 2N \cos\gamma' + M'(w' - W') = o \\ 2N(a' \cos\beta' - b' \cos\alpha') + C'(r' - R') = o \\ 2N(c' \cos\alpha' - a' \cos\gamma') + B'(q' - Q') = o \\ 2N(b' \cos\gamma' - c' \cos\beta') + A'(p' - P') = o. \end{array}\right\} \quad (5)$$

Dies ist daher die allgemeine und vollständige Auflösung der Aufgabe über den Stofs, für den Fall, wenn man zwei völlig freie Körper, die ganz unelastisch oder ganz elastisch sind, betrachtet. Man kann sie, ohne Schwierigkeit, auf den gleichzeitigen Stofs dreier oder einer gröfseren Anzahl von Körpern ausdehnen; ich werde später ein Beispiel geben.

470.

Man kann aus den vorhergehenden Gleichungen den Schlufs ziehen, dafs der Stofs der Körper M und M', auf keine Weise die Geschwindigkeiten ihrer Schwerpunkte G und G', parallel mit der berührenden Ebene, die ihren beiden Oberflächen in K gemeinschaftlich ist, ändert.

Denn man ziehe durch den Punkt G eine Linie, die dieser Ebene parallel ist und die Winkel λ, μ, ν, mit den Axen Gx, Gy, Gz einschliefst. Da diese Linie auf der, parallel mit KH, durch denselben Punkt G gezogenen Linie senkrecht steht, so hat man

$$\cos\alpha \cos\lambda + \cos\beta \cos\mu + \cos\gamma \cos\nu = o,$$

und wenn man hiernach die drei ersten Gleichungen (1) oder (4) addiert, nachdem man sie mit $\cos\lambda$, $\cos\mu$, $\cos\nu$ multipliciert hat, so folgt daraus

$$u \cos\lambda + v \cos\mu + w \cos\nu = u_1 \cos\lambda + v_1 \cos\mu + w_1 \cos\nu$$
$$= U \cos\lambda + V \cos\mu + W \cos\nu,$$

woraus hervorgeht, daſs die Geschwindigkeit von G nach einer beliebigen, mit der Berührungsebene in K parallelen Richtung, vor und nach dem Stoſse weicher oder elastischer Korper dieselbe seyn wird. Es ist daher, um die Endgeschwindigkeit von G, der Groſse und Richtung nach, zu kennen, hinreichend, in jedem Falle die Geschwindigkeit dieses Punktes nach dem Stoſse, parallel mit der Normalen KH, zu bestimmen, und sie mit der Geschwindigkeit von G, parallel mit der Berührungsebene in K, die früher statt hatte und sich während des Stoſses nicht geändert hat, zusammen zu setzen. Dasselbe wird auch in Beziehung auf den Schwerpunkt G' von M' statt finden.

Addiert man die drei letzten Gleichungen (1) oder (4), nachdem man sie mit $\cos\gamma$, $\cos\beta$, $\cos\alpha$ multipliciert hat, so erhält man

$$Cr\cos\gamma + Bq\cos\beta + Ap\cos\alpha = Cr_1\cos\gamma + Bq_1\cos\beta + Ap_1\cos\alpha$$
$$= CR\cos\gamma + BQ\cos\beta + AP\cos\alpha.$$

Diese drei gleichen Gröſsen sind aber die auf die Axe KH (§. 409) bezüglichen Momente der Groſsen der Bewegung, von welchen alle Punkte von M vor dem Stoſse, im Augenblicke der groſsten Zusammendrückung und am Ende des Stoſses, getrieben werden, woraus sich ergiebt, daſs der Stoſs nichts an der Gröſse dieses Momentes fur den Korper M und ebenso fur den Korper M' ändert, mögen nun diese Korper weich oder elastisch seyn.

471.

Man wende jetzt auf verschiedene Beispiele die allgemeinen Gleichungen, die wir erhalten haben, an.

Man setze zuerst, die im Berührungspunkte der beiden Körper senkrecht stehende Linie gehe durch den Schwerpunkt G von M, so daſs sie die Linie KGH ist (Fig. 16). Nach der Bedeutung der Buchstaben α, β, γ, a, b, c, ist es leicht zu sehen, daſs man, in diesem Falle,

$$a\cos\beta = b\cos\alpha$$
$$c\cos\alpha = a\cos\gamma$$
$$b\cos\gamma = c\cos\beta$$

haben wird, alsdann geben die drei letzten Gleichungen (1) und (4)

$$p_1 = p,\ q_1 = q,\ r_1 = r,\ P = p,\ Q = q,\ R = r,$$

woraus hervorgeht, daſs die Richtung der augenblicklichen Umdrehungsaxe von M und die Umdrehungsgeschwindigkeit, unmittelbar vor und nach dem Stoſse, dieselben seyn werden. So oft daher die im Berührungspunkte senkrecht stehende Linie durch den Schwerpunkt eines der zwei Körper, die weich oder elastisch seyn mögen, geht, so ändert der Stoſs Nichts in der Umdrehungsbewegung dieses Korpers, und hat nur auf seine fortschreitende Bewegung einen Einfluſs.

Geht dieselbe senkrechte Linie durch den Schwerpunkt G' von M', so daſs man auch

$$a' \cos\beta' = b' \cos\alpha'$$
$$c' \cos\alpha' = a' \cos\gamma'$$
$$b' \cos\gamma' = c' \cos\beta'$$

hat, so verschwinden die Umdrehungsgeschwindigkeiten aus der Gleichung (3), die sich alsdann auf

$$u_1 \cos\alpha + v_1 \cos\beta + w_1 \cos\gamma + u_1' \cos\alpha' + v_1' \cos\beta' + w_1' \cos\gamma' = o$$

reduciert; die drei ersten Gleichungen (1) und (2) geben aber

$$\left.\begin{aligned} N &= M[(u_1 - u)\cos\alpha + (v_1 - v)\cos\beta + (w_1 - w)\cos\gamma] \\ N &= M'[(u_1' - u')\cos\alpha' + (v_1' - v')\cos\beta' + (w_1' - w')\cos\gamma'] \end{aligned}\right\}(6)$$

und wenn man diese Gleichungen durch M und M' dividiert und sie alsdann zu der vorhergehenden addiert, so erhält man

$$\frac{N}{M} + \frac{N}{M'} + u\cos\alpha + v\cos\beta + w\cos\gamma + u'\cos\alpha' + v'\cos\beta' + w'\cos\gamma' = o.$$

Sind aber GL und $G'L'$ die Richtungen von G und G' vor dem Stoſse und ϑ und ϑ' ihre Anfangsgeschwindigkeiten, so hat man

$$\vartheta \cos HGL = u\cos\alpha + v\cos\beta + w\cos\gamma$$
$$\vartheta' \cos H'G'L' = u'\cos\alpha' + v'\cos\beta' + w'\cos\gamma'$$

nach dem, was die Buchstaben $u, v, w, \alpha, \beta, \gamma, u', v', w', \alpha', \beta', \gamma'$ bedeuten. Man hat daher

$$N = -\frac{MM'(\vartheta \cos HGL + \vartheta' \cos H'G'L')}{M + M'}$$

als Werth von N, der positiv seyn muſs; ist er negativ, so folgt hieraus, daſs zwischen den beiden Korpern M und M' kein Stoſs statt findet.

Sind ebenso Gl und $G'l'$ die Richtungen von G und G' im Augenblicke der gröſsten Zusammendrückung der beiden Körper, und ϑ_1 und ϑ_1' ihre Geschwindigkeiten in demselben Augenblicke, so hat man auch

$$\vartheta_1 \cos HGl = u_1 \cos\alpha + v_1 \cos\beta + w_1 \cos\gamma$$

$$\vartheta_1 \cos H'G'l' = u_1' \cos\alpha' + v_1' \cos\beta' + w_1' \cos\gamma'$$

und aus diesen verschiedenen Gleichungen findet man

$$\left.\begin{aligned} \vartheta_1 \cos HGl &= \frac{M\vartheta \cos HGL - M'\vartheta' \cos H'G'L'}{M + M'} \\ \vartheta_1' \cos H'G'l' &= \frac{M'\vartheta' \cos H'G'L' - M\vartheta \cos HGL}{M + M'} \end{aligned}\right\} (7)$$

für die Seitengeschwindigkeiten von G und G' nach GH und $G'H'$, in dem Augenblicke, den wir betrachten. Sie sind, wie man sieht, gleich und entgegengesetzt, woraus sich ergiebt, daſs, im Augenblicke der gröſsten Zusammendrückung, die Schwerpunkte beider Körper dieselbe Geschwindigkeit, der Gröſse und Richtung nach, nach der im Berührungspunkte K senkrecht stehenden Linie haben. Sind die Körper weiche, so ist diese senkrechte Geschwindigkeit diejenige, welche nach dem Stoſse statt haben wird. Sind die beiden Körper vollkommen elastisch, so hat man

$$\vartheta_1 \cos HGl = U \cos\alpha + V \cos\beta + W \cos\gamma$$

$$\vartheta_1 \cos H'G'l' = U' \cos\alpha' + V' \cos\beta' + W' \cos\gamma',$$

wenn man annimmt, daſs die Geschwindigkeiten ϑ_1 und ϑ_1' und die Richtungen Gl und $G'l'$ sich auf das Ende des Stoſses beziehen. In Folge der drei ersten Gleichungen (4) und (5) und des Werthes, den man so eben für N gefunden hat, hat man daher

$$\left.\begin{aligned} \vartheta_1 \cos HGl &= \frac{(M-M')\vartheta \cos HGL - 2M'\vartheta' \cos H'G'L'}{M + M'} \\ \vartheta_1' \cos H'G'l' &= \frac{(M'-M)\vartheta' \cos H'G'L' - 2M\vartheta \cos HGL}{M + M'} \end{aligned}\right\} (8)$$

als Seitengeschwindigkeiten der Endgeschwindigkeiten von G und G' nach den Richtungen GH und $G'H'$.

472.

In dem besonderen Falle, wenn zwei Punkte G und G' sich, vor dem Stoſse, auf der senkrechten Linie HKH' bewegen, so sind ihre senkrecht auf diese Linien gerichteten Geschwindigkeiten Null, und sie sind es noch nach dem Stofse, so dafs man

$$\cos HGL = \pm 1, \quad \cos HGl = \pm 1$$
$$\cos H'G'L' = \pm 1, \quad \cos HGl' = \pm 1$$

hat, je nachdem sie gerichtet sind, sobald man, in allen Fällen, die Geschwindigkeiten ϑ, ϑ', ϑ_1, ϑ_1' als positive Gröfsen betrachtet.

Bewegen sich G und G' vor dem Stofse in demselben Sinne, z. B. von H' gegen H, so wird der Winkel HGL Null und der Winkel $H'G'L'$ gleich zwei rechten seyn; man hat daher, in Folge der Gleichungen (7),

$$\cos HGl = 1, \ \cos H'G'l' = -1, \ \vartheta_1 = \vartheta_1' = \frac{M\vartheta + M'\vartheta'}{M + M'}.$$

Wenn sich aber G und G' vor dem Stofse entgegen gehen, so dafs der Punkt G sich von H nach H' und der Punkt G' von H' nach H bewegt, so hat man $\cos HGL = \cos H'G'L' = -1$ und die Gleichungen (7) geben

$$\cos HGl = \mp 1, \quad \cos H'G'l' = \pm 1,$$
$$\vartheta_1 = \vartheta_1' = \pm \frac{M\vartheta - M'\vartheta'}{M + M'},$$

wo die oberen oder unteren Zeichen statt haben, je nachdem der Unterschied $M\vartheta - M'\vartheta'$ positiv oder negativ ist. Ebenso wendet man die Formeln (8) auf diese zwei Voraussetzungen an.

Diese Resultate fallen mit denjenigen zusammen, welche man in den §§. 361 und 362, in Beziehung auf den Stofs kugelrunder und gleichartiger Körper erhalten hat; ausserdem sieht man aber, dafs sie von der Gestalt dieser Körper und ihrer Umdrehungsbewegung unabhängig sind, und blos voraussetzen, dafs die Schwerpunkte der beiden Körper sich, vor dem Stofse, auf der im Berührungspunkte senkrecht stehenden Linie bewegen.

473.

Setzt man $M' = M$, so werden die Gleichungen (8)

$$\vartheta_1 \cos HGl = -\vartheta' \cos H'G'L'$$
$$\vartheta_1' \cos H'G'l' = -\vartheta \cos HGL,$$

woraus man schliefst, dafs bei dem Stofse zweier vollkommen elastischer Körper von gleicher Masse, die Schwerpunkte der beiden Körper ihre Geschwindigkeiten, die mit der im Berührungspunkte senkrecht stehenden Linie parallel sind, austauschen, wenn diese, beiden Oberflächen in diesem Punkte gemeinschaftliche, senkrechte Linie, zu gleicher Zeit, durch diese beiden Mittelpunkte geht.

Ist der Punkt G' vor dem Stofse in Ruhe, so dafs man $\vartheta' = o$ hat, und ist aufserdem die Masse M, wegen ihrer Dichtigkeit, sehr klein, so dafs sie in Beziehung auf M' vernachlässigt werden kann, so hat man, in Folge der Gleichungen (7),

$$\vartheta_1 \cos HGl = o, \quad \vartheta_1' \cos H'G'l' = o,$$

so dafs die Schwerpunkte G und G' beider weicher Körper, in diesem Falle, nach dem Stofse keine senkrechte Geschwindigkeit haben werden. In Folge der Gleichungen (8) hat man aber, wenn diese Körper, im Gegentheile, vollkommen elastisch sind,

$$\vartheta_1' \cos H'G'l' = o, \quad \vartheta_1 \cos HGl = - \vartheta \cos HGL,$$

woraus hervorgeht, dafs der Schwerpunkt G' keine Geschwindigkeit erhält, und G, nach dem Stofse, eine senkrechte Geschwindigkeit haben wird, die derjenigen, welche er vorher hatte, gleich und entgegengesetzt seyn wird.

Hieraus findet man leicht, dafs der Schwerpunkt G zurückprallt, indem er, beim Zurückgehen, mit der im Berührungspunkte beider Körper senkrecht stehenden Linie denselben Winkel, wie beim Hingehen, einschliefst. Denn man nehme auf der Verlängerung von GL (Fig. 17) einen Theil gG, um vor dem Stofse die Geschwindigkeit des Punktes G, welcher sich von g nach G bewegt, anzudeuten. Sei noch immer GH die im Berührungspunkte beider Körper senkrecht stehende Linie, welche, der Voraussetzung gemäfs, durch den Punkt G geht; man zerlege die Geschwindigkeit gG in zwei andere, von welchen die eine aG nach dieser senkrechten Linie gerichtet, die andere bG der Berührungsebene parallel ist. Die zweite wird durch den Stofs nicht geändert, die erste dagegen wird in eine Geschwindigkeit cG umgeändert, die aG gleich und entgegengesetzt ist. Wenn man daher das Rechteck $Gbdc$ ändert und die Diagonale Gd um eine Gröfse $Gl = Gd$ verlängert, so wird die Geschwindigkeit des Punktes G, nach dem Stofse, der Gröfse und Richtung nach, Gl seyn. Daher ist der Winkel HGl, unter welchem der Körper zurückgeht, gleich dem Winkel HGg, unter welchem er ankommt, und aufserdem wird die Geschwindigkeit des Korpers, vor und nach dem Stofse, dieselbe Gröfse haben. Dies ist bei einem elastischen Körper der Fall, der auf einen festen gleichfalls vollkommen elastischen Körper trifft.

474.

Wenn die Körper gleichartige Kugeln sind, so ist die Bedingung, dafs die senkrechte Linie HKH' (Fig. 16) durch ihre Schwerpunkte G und G' geht, immer erfüllt. Wenn daher diese Körper völlig elastisch sind, so werden sie, indem sie sich stofsen, ihre Geschwindigkeiten in dem Sinne der Linie, die von einem Mittelpunkte zum anderen geht, austauschen und ihre auf dieser Linie senkrecht stehenden Geschwindigkeiten unverändert beibehalten, und wenn sie auf einen festen und gleichfalls völlig elastischen Widerstand treffen, so prallen sie zurück, und der Winkel, unter welchem sie zurück gehen, ist demjenigen, unter welchem sie ankommen, gleich.

Auf diesen Grundsätzen beruht das Billardspiel; man mufs jedoch bemerken, dafs sie nicht blos eine vollständige Elasticität der Banden und Kugeln voraussetzen, sondern auch, dafs die Unveränderlichkeit der Geschwindigkeit der Körper, trotz des Stofses, sowohl der mit ihrer gemeinschaftlichen Berührungebene, als auch der mit den Banden, auf welche die Kugeln treffen, parallelen, nur dann statt hat, wenn man von der Reibung, die von ihrer Umdrehung herrührt, und dem Gleiten einer Oberfläche über die andere, absieht. Man wird z. B. sehen, dafs der Winkel, unter welchem die Kugel zurück geht, von der Umdrehung der Kugel abhängt, und nicht mehr dem Winkel, unter welchem sie ankommt, gleich ist, wenn man die Reibung der Kugel gegen die Bande in Rechnung bringt. Dasselbe hat bei dem Prallschusse statt; die Reibung der Kugel gegen den Erdboden und seine Umdrehungsgeschwindigkeit haben ebenfalls auf den Winkel, unter welchem die Kugel zurück prallt, Einflufs, welcher Winkel daher von dem Winkel, unter welchem die Kugel auftrifft, verschieden seyn kann.

Diese Frage giebt uns Gelegenheit, zu zeigen, wie man die Reibung bei dem Stoſse der Körper berücksichtigen muſs, um das zu ergänzen, was wir, über diese Art von Widerständen, im zweiten Abschnitte des vorhergehenden Kapitels gesagt haben. Ich will zuerst die Grundsätze, die uns in dieser schwierigen Frage leiten werden, aus einander setzen, man findet sie zwar durch Analogie, jedoch müssen sie, ebenso wie die daraus abzuleitenden Folgerungen, durch directe Versuche bestatigt werden.

475.

Als wir die Gleichungen des Gleichgewichtes der Gröſsen der Bewegung, welche die beiden Massen M und M' bei dem Stoſse verloren haben, bildeten, brachten wir die Gröſsen der Bewegung nicht in Anschlag, welche durch die Gewichte dieser Körper, während der Dauer des Stoſses, hervorgebracht werden, weil, da diese Dauer sehr kurz ist, die ihr proportionalen Groſsen ebenfalls sehr klein sind, und im Verhaltnisse zu denjenigen, welche die Körper durch ihren wechselseitigen Stoſs hervorbringen, vernachlässigt werden können. Anders aber ist es, wie wir schon bemerkt haben (§. 353), in Beziehung auf die Reibung, die wahrend des Stoſses statt hat, wenn die Oberflächen der beiden sich berührenden Körper über einander gleiten. Wiewohl man über die Intensität dieser Reibung noch keine Beobachtungen angestellt hat, so kann man doch, nach Induction, annehmen, daſs sie aus den allgemeinen Gesetzen der Reibung der Körper folgt, die einen Druck, im eigentlichen Sinne des Wortes, erleiden, weil der Stoſs nichts anderes, als ein Druck von grosser Intensität, der während einer sehr kurzen Zeit ausgeübt wird, ist. Man kann daher annehmen, daſs, während der Dauer des Stoſses, die Reibung, in jedem Augenblicke, der Gröſse des senkrechten Druckes, der, in diesem Augenblicke, die zwei Korper gegen einander stemmt, proportional ist, daſs sie für jeden Körper in entgegengesetztem Sinne der Geschwindigkeit gerichtet ist, mit welcher ein Körper über den anderen gleitet und nicht von der Gröſse dieser Geschwindigkeit abhängt, und dafs sie verschwindet oder wenigstens vernachlässigt werden kann, wenn das Gleiten in ein blofses Fortrollen übergeht.

Die ganze Grofse der Bewegung, die dem Punkte M nach der senkrechten Linie KH (Fig. 15) mitgetheilt wird, wurde durch N ausgedrückt, für den Fall, dafs die beiden Korper keine Elasticität haben, und durch $2N$, wenn sie völlig elastisch sind. Wenn daher, wahrend der ganzen Dauer des Stofses, die Oberfläche von M, in derselben Richtung, über die von M' gleitet und man Q die Gröfse der Bewegung nennt, welche M, durch die Reibung, in entgegengesetztem Sinne dieser Richtung mitgetheilt wird, so hat man $Q = hN$, wenn der Körper keine Elasticität hat, und $Q = 2hN$, wenn die Körper vollig elastisch sind, wo h einen Coefficienten bedeutet, der nur von der Beschaffenheit der Oberflächen M und M', im Berührungspunkte K abhängt, und für den man denjenigen nehmen kann, der, durch die Erfahrung, in Beziehung auf die gewöhnlichen Drucke, bestimmt worden ist (§. 459).

Findet das Gleiten, während eines Theils des Stofses, in einem, und, während eines anderen Theils, in dem entgegengesetzten Sinne statt, so hat man $Q = h\,(N' - N'')$, wenn man durch N' und N'' die Gröfsen der Bewegung ausdrückt, die, während dieser Theile des Stofses, durch denselben hervorgebracht worden sind, so dafs N oder $2N$ ihre Summe $N' + N''$ ist, und unter der Voraussetzung, dafs $N' > N''$ ist. Wenn aber, am Ende des ersten Theils, das Gleiten in ein blofses Fortrollen übergeht, so nimmt man $Q = hN'$, wenn man die Reibung der zweiten Art, die während des zweiten Theils statt haben wird, vernachlässigt. Nennt man Q' das, was Q in Beziehung auf M' wird, so ist es einleuchtend, dafs Q', in allen Fällen, eine Gröfse der Bewegung seyn wird, die Q gleich und direct entgegengesetzt seyn wird. Denn der senkrechte Druck, den M', wahrend der ganzen Dauer des Stofses, auf M ausübt, hat dieselbe Grofse, wie der von M auf M' ausgeubte, und die relative Geschwindigkeit des Gleitens von M' über M ist immer der des Gleitens von M über M' gleich und entgegengesetzt.

Hieraus folgt, dafs, wenn man, mit Rücksicht auf die Reibung, die Gleichungen des Gleichgewichtes der Grofsen der Bewegung, die M wahrend des Stofses verloren hat, bilden will, es hinreichend ist, zu der Gröſse der Bewegung N oder $2N$, die dem Körper nach der senkrechten KH mitgetheilt wird, eine andere Gröſse der Bewegung Q hinzu zu fügen, die senkrecht auf KH steht, und, wie eben gesagt wurde, ausgedrückt wird, und um zu gleicher Zeit, die Gleichungen, die sich auf M' beziehen, zu erhalten, muſs man mit der Gröſse der Bewegung N oder $2N$, die nach KH' gerichtet ist, eine Gröſse der Bewegung Q', die gleich Q und ihm entgegengesetzt ist, verbinden. Dies wollen wir für den Fall ausführen, wenn ein kugelförmiger gleichartiger Körper auf einen festen Widerstand trifft.

476.

Um einen bestimmten Fall zu betrachten, nehme ich an, daſs der feste Widerstand, gegen welchen die Kugel M stöſst, eine horizontale Ebene ist, und daſs diese Kugel, vor dem Stoſse, sich um eine horizontale Axe dreht, die auf der Richtung GH ihres Schwerpunktes senkrecht steht. Die Figur 18 stellt einen Schnitt der festen Ebene und der Kugel M, durch diese verticale Ebene, dar. Da alles auf beiden Seiten dieses Schnittes gleich ist, so entfernt sich der Punkt G, während des Stoſses, nicht von dieser letzteren Ebene, M dreht sich noch ferner um den auf dieser Ebene senkrecht stehenden Durchmesser und der Berührungspunkt K gleitet, während dieses Stoſses, längs AB, welches der Durchschnitt dieser verticalen und der festen Ebene ist.

Unmittelbar vor dem Stoſse sey a die horizontale Geschwindigkeit von G, die nach GD gerichtet ist, b seine nach GK gerichtete verticale Geschwindigkeit und γ der Winkel HGK, unter welchem der Punkt auftrifft, so daſs man

$$\operatorname{tang} \gamma = \frac{a}{b}$$

hat.

Da angenommen wurde, daſs der Körper M, so wie der feste Widerstand, auf welchen er trifft, vollkommen elastisch ist, so verliert er zuerst, wenn er zusammengedrückt wird, die verticale Gröſse der Bewegung Mb und erhalt, wenn er seine ursprüngliche Gestalt wieder annimmt, eine gleich groſse und entgegengesetzte Gröſse der Bewegung, so daſs der Schwerpunkt G nach dem Stoſse, eine verticale Geschwindigkeit b haben wird, die nach der Verlängerung GE von GK gerichtet ist. Wenn man daher, in diesem Zeitpunkte, a' seine horizontale Geschwindigkeit nennt, die nach GD oder in entgegengesetztem Sinne gerichtet ist, je nachdem sie positiv oder negativ ist, die Richtung dieses Punktes GH' ist, und man durch γ' den Winkel EGH' bezeichnet, unter welchem der Punkt zurückfährt, so hat man

$$\text{tang}\,\gamma' = \frac{a'}{b}.$$

Die Linie GH' wird, wie die Linie GH, auf der linken Seite der Verticalen EK, oder auf der rechten Seite derselben liegen, je nachdem a' positiv oder negativ seyn wird. Damit der Winkel, unter welchem der Punkt G zurückfahrt, demjenigen, unter welchem er auftrifft, gleich sey, mufs diese Geschwindigkeit a' positiv und gleich a seyn, der Unterschied $\gamma' - \gamma$ dieser zwei Winkel wird immer dasselbe Zeichen, wie $a' - a$ haben, und der Punkt G wird rückwärts gehen, wenn die Geschwindigkeit a' negativ ist.

Sey auch α, die Winkelgeschwindigkeit der Umdrehung von M vor dem Stofse, welche Geschwindigkeit als positiv oder negativ betrachtet wird, je nachdem sie in dem durch den Pfeil s angegebenen oder in dem entgegengesetzten Sinne statt hat. Man bezeichne durch α' das, was diese Winkelgeschwindigkeit nach dem Stofse wird. Die Aufgabe besteht alsdann darin, dafs man die Werthe von a' und α' aus denen von a und α bestimmt. Je nachdem die absolute Geschwindigkeit des Punktes K positiv oder negativ ist, d. h. nach KA oder KB, während eines Theils der Dauer des Stofses, oder während der ganzen Dauer, gerichtet ist, bietet die Auflösung verschiedene Fälle dar, die wir allmälich in dem folgenden §. betrachten wollen.

477.

Ich nehme zuerst an, dafs die Geschwindigkeit des Punktes K, während der ganzen Dauer des Stofses, positiv oder nach KA gerichtet ist. Nennt man c den Halbmesser GK von M, so wird diese Geschwindigkeit im Anfange $a + c\alpha$ und am Ende $a' + c\alpha'$ seyn, so dafs beide Grofsen positiv seyn müssen. Da die ganze Grofse der Bewegung, die M

nach GK mitgetheilt wird, sowohl während der Körper zusammengedrückt wird, als auch während er seine ursprüngliche Gestalt wieder erhält, gleich $2Mb$ ist, so wird die von der Reibung herrührende und nach KB gerichtete Grofse der Bewegung, nach §. 475, $2hMb$ seyn, daher ist die horizontale Geschwindigkeit a' des Schwerpunktes G, nach dem Stofse, dieselbe, als wenn die Masse M dort vereinigt wäre und die Grofsen der Bewegung Ma und $2hMb$ daselbst in entgegengesetztem Sinne angebracht wären, woraus sich

$$a' = a - 2hb$$

ergiebt. Bemerkt man, dafs $\frac{2}{5}Mc^2$ das Trägheitsmoment von M in Beziehung auf die Umdrehungsaxe ist und $2hMbc$ das Moment der nach KB gerichteten Reibung, in Beziehung auf dieselbe Axe ist, so sieht man, ohne Schwierigkeit, dafs die Verminderung $\alpha - \alpha'$ der Winkelgeschwindigkeit der Umdrehung durch die Gleichung

$$\tfrac{2}{5}Mc^2(\alpha - \alpha') = 2hMbc$$

bestimmt wird, aus welcher sich

$$\alpha' = \alpha - \frac{5hb}{c}$$

ergiebt.

Aus diesen Werthen von a' und α' ergiebt sich

$$a' + c\alpha' = a + c\alpha - 7hb,$$

und da diese Gröfse $a' + c\alpha'$ in dem Falle, den wir betrachten, positiv seyn mufs, so mufs die ebenfalls positive Grofse $a + c\alpha$ gröfser, als $7hb$ seyn. Hat diese Bedingung statt, so hat man

$$\tang\gamma' = \frac{a}{b} - 2h = \tang\gamma - 2h,$$

um den Winkel γ', unter welchem der Körper zurückfährt, aus dem Winkel γ, unter welchem er eintrifft, und dem Coefficienten h zu bestimmen.

Ist die absolute Geschwindigkeit des Punktes K beständig negativ oder nach KB gerichtet, so wird die Reibung nach KA gerichtet seyn, und es ist hinreichend, die Zeichen der mit h multiplicierten Glieder, in den Formeln des vorhergehenden Falles, zu ändern, welche daher

$$a' = a + 2hb, \quad \alpha' = \alpha + \frac{5hb}{c}, \quad \text{tang}\,\gamma' = \text{tang}\,\gamma + 2h$$

werden.

Damit dieser Fall statt habe, mufs die Anfangsgeschwindigkeit des Punktes K, der von G entgegengesetzt gerichtet seyn, was voraussetzt, dafs die ursprüngliche Drehung im entgegengesetzten Sinne desjenigen, welcher durch den Pfeil s angedeutet wird, statt habe.

Da

$$a' + c\alpha' = a + c\alpha + 7hb$$

ist, so mufs aufserdem diese negative Gröfse $a + c\alpha$ gröfser als das positive Glied $7hb$ seyn. Im zweiten Falle wird der Winkel, unter welchem der Körper zurückfährt, gröfser seyn als der, unter welchem er eintrifft, während im ersten Falle $\gamma' < \gamma$ ist.

Da die Geschwindigkeit des Punktes K im Anfange des Stofses positiv ist, so nimmt man, wenn sie, in einem gewissen Augenblicke ihrer Dauer, Null wird, und alsdann bis an das Ende Null bleibt, nach §. 475, $hM\,(b + b')$ für die ganze Wirkung der Reibung, wenn man durch b' die verticale Geschwindigkeit von G in dem in Rede stehenden Augenblick bezeichnet und b' als eine negative oder positive Gröfse betrachtet, je nachdem dieser Augenblick, während der Körper zusammengedrückt wird, oder während er seine ursprüngliche Gestalt wieder erhält, eintritt. Hieraus findet man, wie im ersten Falle,

$$a' = a - h(b + b'), \quad \alpha' = \alpha - \frac{5h(b + b')}{2c},$$

und daher

$$\text{tang}\,\gamma' = \text{tang}\,\gamma - \frac{h(b + b')}{b}.$$

Ist die Geschwindigkeit des Punktes K, von Anfang des Stofses an, Null, so hat man $b' = -b$, und da die Reibung Null, oder von der zweiten Art, während der ganzen Dauer des Stofses, ist, so wird sie auf die Werthe von a', α', tang γ', keinen Einflufs haben. Wird dagegen die Geschwindigkeit von K erst am Ende des Stofses Null, so hat man $b' = b$, und diese Formeln fallen mit denen des ersten Falles zusammen. Im Allgemeinen wird der Werth von b' unbekannt seyn, und man wird blos wissen, daſs er nicht $\pm b$ übertreffen kann, da man aber annimmt, daſs die Endgeschwindigkeit des Punktes K Null ist, so muſs man

$$a' + c\alpha' = a + c\alpha - \frac{7h}{2}(b + b') = o$$

haben, woraus man

$$h(b + b') = \frac{2(a + c\alpha)}{7}$$

und daher

$$a' = -c\alpha' = \frac{5a - 2c\alpha}{7}, \quad \text{tang}\,\gamma' = \text{tang}\,\gamma - \frac{2(a + c\alpha)}{7b}$$

findet.

Da die Geschwindigkeit des Punktes K in dem ersten Theile des Stoſses positiv ist, so werden, wenn sie im folgenden Theile negativ wird und b' die verticale positive oder negative Geschwindigkeit von G, im Augenblicke dieser Zeichenänderung ist, die, während dieser zwei Theile des Stoſses, dem Korper M, nach der Richtung KG mitgetheilten Gröſsen der Bewegung, $M(b + b')$ und $M(b - b')$ seyn. Nach §. 475 nimmt man daher $hM(b + b') - hM(b - b')$ für die ganze Gröſse der Bewegung, die, durch die Reibung, nach der Richtung KB oder KA hervorgebracht wird, je nachdem sie positiv oder negativ ist, und da sich diese Gröſse auf $2hMb'$ reduciert, so schlieſst man hieraus, daſs die auf diesen vierten Fall bezüglichen Formeln sich aus denen des ersten ableiten lassen, wenn man b' an die Stelle von b setzt. Man ändert in denselben, wie im zweiten Falle, das Zeichen von h, wenn die Geschwindigkeit K anfangs negativ war und alsdann positiv wird. Ist aber die Gröſse b' nicht gegeben, so geben diese Formeln auch nicht die Verminderung oder Vermehrung des Winkels, unter welchem der Körper zurückfährt, an, und man weiſs blos, daſs die eine oder die andere weniger, als im ersten oder zweiten Falle, beträgt. Die Frage wird noch verwickelter, wenn der Körper sich um eine Axe dreht, welche nicht, wie angenommen wurde, senkrecht auf der senkrechten Ebene steht, in welcher sich der Punkt G vor dem Stoſse bewegt. Die Reibung bringt alsdann den Punkt während des Stoſses aus seiner Ebene heraus, und es wird nicht blos der Winkel, unter welchem der Körper zurückfährt, von demjenigen, unter welchem er eintrifft, verschieden seyn, sondern diese zwei Winkel werden auch nicht mehr in derselben verticalen Ebene enthalten seyn.

478.

Um jetzt, unabhängig von der Reibung, den Einfluſs des Stoſses auf die Umdrehungsbewegung zu zeigen, wollen wir ein einfaches Beispiel betrachten, in welchem die im Berührungspunkte beider Körper senkrecht stehende Linie, die man als die Richtung des Stoſses ansehen kann, nicht durch den Schwerpunkt eines dieser zwei Körper geht.

Man nehme an, daſs, bei dem Stoſse, die augenblickliche Umdrehungsaxe von M mit einer der Hauptaxen zusammenfällt, die sich in ihrem Schwerpunkte schneiden, z. B. mit der Axe Gz (Fig. 15). Alsdann hat man $p=o$ und $q=o$. Man nehme auch an, der Punkt K, und die, beiden Oberflächen, in diesem Punkte, gemeinschaftliche senkrechte Linie, seyen in der Ebene der Axen Gx und Gy enthalten, wodurch die beiden Gröſsen c und $\cos\gamma$ Null werden. Setzt man in den zwei ersten Gleichungen (1) oder (4)

$$p=o,\quad q=o,\quad c=o,\quad \cos\gamma=o,$$

so findet man daraus $p_1=o$ und $q_1=o$ oder $P=o$ und $Q=o$, so daſs in den zwei Fällen, wenn die Körper weich oder elastisch sind, die Umdrehungsaxe noch immer, nach dem Stoſse, mit der Axe Gz zusammenfällt und der Stoſs nur die Umdrehungsgeschwindigkeit ändert, ohne die augenblickliche Umdrehungsaxe zu ändern, übereinstimmend mit dem, was wir schon in §. 437 gesehen haben.

Man nehme für den Körper M' eine gleichartige Kugel. Die Richtung des Stoſses geht durch ihren Schwerpunkt; daher hat man, wie in §. 471,

$$a'\cos\beta'=b'\cos\alpha',\quad c'\cos\alpha'=a'\cos\gamma',\quad b'\cos\gamma'=c'\cos\beta';$$

berücksichtigt man die vorhergehenden Annahmen, so reduciert sich die Gleichung (3) auf

$$(a\cos\beta-b\cos\alpha)\,r_1+u_1\cos\alpha+v_1\cos\beta$$
$$+u_1'\cos\alpha'+v_1'\cos\beta'+w_1'\cos\gamma'=o,$$

und wenn man sie mit den Gleichungen (b) verbindet, so findet man daraus

$$\frac{N}{M} + \frac{N}{M'} + (a \cos \beta + b \cos \alpha)\, r_1 + u \cos \alpha + v \cos \beta$$
$$+ u' \cos \alpha' + v' \cos \beta' + w' \cos \gamma' = o.$$

Durch den Punkt K ziehe man Linien, die mit den Richtungen der Geschwindigkeiten ϑ und ϑ' von G und G' vor dem Stoſse parallel sind; seyen δ und δ' die Winkel, welche diese Parallelen mit KH einschlieſsen, so hat man

$$u \cos \alpha + v \cos \beta = \vartheta \cos \delta$$
$$u' \cos \alpha' + v' \cos \beta' + w' \cos \gamma' = - \vartheta' \cos \delta$$

für die Seitenkräfte von ϑ und ϑ', die nach diesem Theile der im Punkte K senkrecht stehenden Linie gerichtet sind, und wenn man r_1 vermittelst der vierten Gleichung (1) eliminiert, so wird die vorhergehende Gleichung

$$\frac{N}{M} + \frac{N}{M'} + \frac{(a \cos \beta - b \cos \alpha)^2 N}{C} + (a \cos \beta - b \cos \alpha)\, r$$
$$+ \vartheta \cos \delta - \vartheta' \cos \delta' = o,$$

woraus man

$$N = \frac{MM'C[(b \cos \alpha - a \cos \beta)\, r + \vartheta' \cos \delta' - \vartheta \cos \delta]}{(M + M')\, C + MM'(b \cos \alpha - a \cos \beta)^2}$$

findet.

Vermittelst dieses Werthes von N, werden die drei Gleichungen (1) oder (4), je nachdem die Körper weich oder elastisch sind, die drei Seitenkräfte u_1, v_1, w_1, oder U, V, W der Geschwindigkeit von G nach dem Stoſse angeben, und die drei ersten Gleichungen (2) oder (5) werden ebenso die der Endgeschwindigkeit von G' bestimmen. Was den Werth von r_1 oder R betrifft, so kann man ihn aus der vierten Gleichung (1) oder (4) ableiten.

Die Gröſse N muſs immer, wie schon bemerkt worden ist, positiv seyn, und wenn ihr Werth negativ ist, so findet zwischen den zwei Körpern kein Stoſs statt. Der Nenner dieses Werthes ist positiv, ebenso wie der Factor $MM'C$ seines Zählers. Die in dem anderen Factor enthaltenen Gröſsen ϑ und ϑ' sind ebenfalls positiv; die Gröſsen a, b, $\cos \alpha$, $\cos \beta$, $\cos \delta$, $\cos \delta'$ können positiv oder negativ seyn, und ihre Zeichen sind in jedem besonderen Falle gegeben. Da $p = o$ und $q = o$, so ist r, ohne Rücksicht auf das Zeichen, die Umdrehungsgeschwindigkeit vor dem Stoſse. Um das

Zeichen, das man ihm im Werthe von N geben mufs, zu erfahren, betrachte ich einen Punkt, der auf der Axe Gx, in der Einheit des Abstandes vom Punkte G, liegt; die parallel mit der Axe Gy gerichtete Geschwindigkeit dieses Punktes ist, vor dem Stofse, $v + r$ (§. 466), woraus man schliefst, dafs der Theil r derselben positiv oder negativ seyn mufs, je nachdem die ursprüngliche Umdrehungsbewegung von der Axe Gx nach der Axe Gy oder von der Axe Gy nach der Axe Gx, d. h. im Sinne des Pfeils s, oder in entgegengesetztem Sinne, statt haben wird. Nach dem Stofse wird die Umdrehung ebenfalls im ersten oder im zweiten Sinne statt haben, je nachdem der Werth von r_1 oder R positiv oder negativ seyn wird.

479.

Bis jetzt haben wir angenommen, dafs die zwei Körper M und M' vollig frei sind; werden sie aber durch einen festen Punkt oder eine feste Axe zurückgehalten, so hängt die Bestimmung ihrer Bewegung nach dem Stofse immer von denselben Grundsätzen ab, und unterscheidet sich nur durch die Anzahl der Gleichungen, die man betrachten mufs.

Wird z. B. der Körper M durch einen festen Punkt G zurückgehalten, so sind alsdann die drei Gleichungen des §. 467 nicht mehr für das Gleichgewicht von M und der, während des Stofses, von allen Punkten des Körpers verlorenen Gröfsen der Bewegung erforderlich. Dieser feste Punkt G ist nicht immer, wie vorher, der Schwerpunkt von M und die Integrale $\int x dm$, $\int y dm$, $\int z dm$, sind nicht mehr Null. Jedoch sind die sechs Grofsen u, v, w, u_1, v_1, w_1, Null, und wenn man für Gx, Gy, Gz, die drei Hauptaxen von M nimmt, die sich in diesem Punkte G schneiden, so reducieren sich die drei letzten Gleichungen des Gleichgewichtes noch immer auf

$$N(a\cos\beta - b\cos\alpha) + C(r - r_1) = o$$
$$N(c\cos\alpha - a\cos\gamma) + B(q - q_1) = o$$
$$N(b\cos\gamma - c\cos\beta) + A(p - p_1) = o,$$

wie in dem angeführten §. Verbindet man damit die sechs auf den Körper M', der noch immer völlig frei seyn soll, bezüglichen Gleichungen (2) und die Gleichung (3), in welcher man $u_1 = o$, $v_1 = o$, $w_1 = o$ setzt, so hat man die zehn Gleichungen, welche erforderlich sind, um den Werth von N und die Bewegungen der zwei Körper nach dem Stoſse, wenn man annimmt, daſs sie unelastisch sind, zu bestimmen. Sind sie vollkommen elastisch, so nimmt man statt der drei vorhergehenden Gleichungen die drei letzten Gleichungen (4) und wendet die Gleichungen (5) statt der Gleichungen (2) an. Wird der Körper M durch eine feste Axe Gz zurückgehalten, die keine Hauptaxe seyn soll, so ist blos die vierte Gleichung des §. 467 für das Gleichgewicht zwischen N und den Gröſsen der Bewegung, welche M verloren hat, erforderlich. Da die Umdrehungsaxe mit Gz, vor und nach dem Stoſse, zusammenfällt, so hat man $p = o$, $q = o$, $p_1 = o$, $q_1 = o$, und da die drei Seitengeschwindigkeiten der Geschwindigkeit von G ebenfalls Null sind, so kommt diese Gleichung auf

$$N(a \cos\beta - b \cos\alpha) + C(r - r_1) = o$$

zurück, wo C noch immer das Trägheitsmoment in Beziehung auf die Axe Gz bedeutet. Sind die beiden Körper völlig elastisch, so kann man auch

$$2N(a \cos\beta - b \cos\alpha) + C(r - R) = o$$

schreiben, und wenn man damit die Gleichung (3) und diejenigen, welche dem Körper M' entsprechen, verbindet, so hat man alle Gleichungen, welche zur Bestimmung von N und den Bewegungen der beiden Körper nach dem Stoſse erforderlich sind.

480.

Stoſsen sich drei oder eine gröſsere Anzahl von Körpern, so bildet man die Gleichungen des Gleichgewichtes der, bei dem Stoſse, von jedem Körper verlorenen Gröſsen der Bewegung, indem man denselben isoliert betrachtet, nachdem zu den Gröſsen der Bewegung, die alle seine Punkte verloren haben, noch andere unbekannte Kräfte N, N', N''... hinzugefügt hat, die an die Berührungspunkte dieses Körpers mit allen übrigen angebracht, und, von auſsen nach innen, nach der auf seiner Oberfläche senkrecht stehenden Linie gerichtet sind. Für jeden Körper hat man ebensoviel unbekannte Kräfte, als Berührungspunkte dieser Körper vorhanden sind, denn sie geben Gröſsen der Bewegung an, die für beide Körper, welche sich in einem Punkte berühren, gleich und entgegengesetzt sind. Im Augenblicke der gröfsten Zusammendrückung, d. h. am Ende des Stofses der unelastischen Körper, hat die Gleichung (3) für jeden Berührungspunkt statt, woraus sich ergiebt, dafs man immer eine hinreichende Anzahl von Gleichungen haben wird, um, in diesem Augenblicke, den Zustand aller Körper und die Werthe von $N, N', N''\ldots$ zu bestimmen. Sind die Körper völlig elastisch, so erhält man die Auflösung der Aufgabe, durch die in §. 469 angewandte Betrachtung, für jeden derselben besonders.

481.

Um ein einfaches Beispiel dieser allgemeinen Auflösung zu geben, seyen M, M', μ, die Massen der drei gleichartigen Kugeln, deren Mittelpunkte G, G', C sind (Fig. 19). Man nehme an, μ sey vor dem Stofse in Ruhe und diese Kugel werde zu gleicher Zeit von M und M' getroffen, die sie in den Punkten K und K' berühren. Haben M und M' eine Umdrehungsbewegung vor dem Stofse, so wird diese durch den Stofs nicht geändert werden, und da μ während dieses Stofses gar keine Bewegung hat, so braucht man blos, nach dem Stofse, die Geschwindigkeiten von G, G', C, der Gröfse und Richtung nach, vermittelst der Geschwindigkeiten und Richtungen, die G und G' vor dem Stofse haben, zu bestimmen.

Man bezeichne daher vor dem Stofse durch a, b, c, die Seitengeschwindigkeiten der Geschwindigkeit von G, die den drei festen rechtwinkligen Axen Ox, Oy, Oz parallel sind, und durch a', b', c', die Seitengeschwindigkeiten der Geschwindigkeit von G', die denselben Axen parallel sind. Man bezeichne durch u, v, w, u', v', w', das, was diese sechs Seitengeschwindigkeiten im Augenblicke der gröfsten Zusammendrückung werden, und durch u_1, v_1, w_1, die nach denselben Axen gerichteten Seitengeschwindigkeiten der Geschwindigkeit, die C in diesem Augenblicke hat. Seyen auch α, β, γ, die zwischen dem Halbmesser KC und Linien, die, den Axen Ox, Oy, Oz parallel, durch den Punkt K gezogen sind, enthaltenen Winkel, und α', β', γ' die Winkel, welche der Halbmesser $K'C$ mit Linien einschliefst, die, diesen Axen parallel, durch den Punkt K' gezogen sind. Es sey in dem Augenblicke, von welchem die Rede ist, N die Gröſse der Bewegung, welche μ durch M nach KC oder M durch μ nach KG mitgetheilt wird, und N' diejenige, welche μ durch M' nach $K'C$ oder M' durch μ nach $K'G'$ mitgetheilt wird. Die neun Gleichungen des Gleichgewichtes der verlorenen Gröſsen der Bewegung, und der Kräfte N und N', die hier allein in Betracht kommen, sind

$$\left.\begin{aligned}
&M(a-u)-N\cos\alpha=o\\
&M(b-v)-N\cos\beta=o\\
&M(c-w)-N\cos\gamma=o\\
&M'(a'-u')-N'\cos\alpha'=o\\
&M'(b'-v')-N'\cos\beta'=o\\
&M'(c'-w')-N'\cos\gamma'=o\\
&N\cos\alpha+N'\cos\alpha'-\mu u_1=o\\
&N\cos\beta+N'\cos\beta'-\mu v_1=o\\
&N\cos\gamma+N'\cos\gamma'-\mu w_1=o
\end{aligned}\right\}\quad(a)$$

wenn man bemerkt, daſs KG und $K'G'$ die Verlängerungen von KC und $K'C$ sind.

Die auf die Punkte K und K' angewandte Gleichung (3) giebt zu gleicher Zeit

$$\left.\begin{aligned}
&u_1\cos\alpha+v_1\cos\beta+w_1\cos\gamma=u\cos\alpha+v\cos\beta+w\cos\gamma\\
&u_1\cos\alpha'+v_1\cos\beta'+w_1\cos\gamma'=u'\cos\alpha'+v'\cos\beta'+w'\cos\gamma'
\end{aligned}\right\}(b)$$

und auf diese Weise hat man die elf nothwendigen und hinreichenden Gleichungen zur Bestimmung der elf Unbekannten $N, N', u, v, \ldots$

Setzt man

$$\cos\alpha\cos\alpha'+\cos\beta\cos\beta'+\cos\gamma\cos\gamma'=\cos\delta$$
$$a\cos\alpha+b\cos\beta+c\cos\gamma=k$$
$$a'\cos\alpha'+b'\cos\beta'+c'\cos\gamma'=k',$$

so ist δ der Winkel GCG', und k und k' bezeichnen die ursprünglichen Geschwindigkeiten von G und G' nach GK und $G'K'$. Bemerkt man, daſs

$$\cos^2\alpha+\cos^2\beta+\cos^2\gamma=1,\ \cos^2\alpha'+\cos^2\beta'+\cos^2\gamma'=1$$

ist, so geben die Gleichungen (a)

$$u \cos\alpha + v \cos\beta + w \cos\gamma = k - \frac{N}{M}$$

$$u' \cos\alpha' + v' \cos\beta' + w' \cos\gamma' = k' - \frac{N'}{M'}$$

$$u_1 \cos\alpha + v_1 \cos\beta + w_1 \cos\gamma = \frac{N + N' \cos\delta}{\mu}$$

$$u_1 \cos\alpha' + v_1 \cos\beta' + w_1 \cos\gamma' = \frac{N' + N \cos\delta}{\mu}$$

wodurch die Gleichungen (b) in

$$M\mu k = N(M + \mu) + N'M \cos\delta$$

$$M'\mu k' = N'(M' + \mu) + NM' \cos\delta$$

übergehen, woraus man

$$N = \frac{k(M' + \mu) M\mu - k'MM'\mu \cos\delta}{(M + \mu)(M' + \mu) - MM' \cos^2\delta}$$

$$N' = \frac{k'(M + \mu) M'\mu - kMM'\mu \cos\delta}{(M + \mu)(M' + \mu) - MM' \cos^2\delta}$$

findet, welche Werthe immer positive Gröfsen seyn müssen. Hat man sie in die Gleichungen (a) substituiert, so findet man daraus unmittelbar die Werthe der neun Seitengeschwindigkeiten u, v... der Geschwindigkeiten G, G', C, welche am Ende des Stofses statt finden, wenn die drei Körper keine Elasticität haben.

Sind sie dagegen vollständig elastisch und bezeichnet man, am Ende des gleichzeitigen Stofses dieser drei Körper, durch U, V, W die Seitengeschwindigkeiten der Geschwindigkeit von G, durch U', V', W', die der Geschwindigkeit von G', durch U_1, V_1, W_1, die der Geschwindigkeit von C, so hat man, vermöge der schon in §. 469 angewandten Betrachtung, die neun Gleichungen

$$M(u - U) - N \cos\alpha = o$$

$$M(v - V) - N \cos\beta = o$$

$$M(w - W) - N \cos\gamma = o$$

$$M'(u' - U') - N' \cos\alpha' = o$$

$$M'(v' - V') - N' \cos\beta' = o$$

$$M'(w' - W') - N' \cos\gamma' = o$$

$$N \cos\alpha + N' \cos\alpha' + \mu(u_1 - U_1) = o$$

$$N \cos\beta + N' \cos\beta' + \mu(v_1 - V_1) = o$$

$$N \cos\gamma + N' \cos\gamma' + \mu(w_1 - W_1) = o.$$

Addiert man jede derselben zu der ihr unter den Gleichungen (a) entsprechenden, so erhält man

$$M(a - U) - 2N\cos\alpha = o$$
$$M(b - V) - 2N\cos\beta = o$$
$$M(c - W) - 2N\cos\gamma = o$$
$$M'(a' - U') - 2N'\cos\alpha' = o$$
$$M'(b' - V') - 2N'\cos\beta' = o$$
$$M'(c' - W') - 2N'\cos\gamma' = o$$
$$2N\cos\alpha + 2N'\cos\alpha' - \mu U_1 = o$$
$$2N\cos\beta + 2N'\cos\beta' - \mu V_1 = o$$
$$2N\cos\gamma + 2N'\cos\gamma' - \mu W_1 = o,$$

und man braucht nur noch in diese letzteren Gleichungen die vorhergehenden Werthe von N und N' zu substituieren, um alsdann aus denselben unmittelbar die Werthe der neun Unbekannten $U, V, W, U', V', W', U_1, V_1, W_1$, zu finden.

Die Endgeschwindigkeiten der Punkte G, G', C würden noch dieselben seyn, wenn die Stöfse von M und M' gegen μ nicht gleichzeitig wären, sondern in einem sehr kleinen Zeitintervalle auf einander folgten, so dafs diese drei Punkte, während dieser kurzen Zeit, ihren Ort nicht merklich geändert haben. Die sehr kurze Dauer dieser zwei gleichzeitigen oder auf einander folgenden Stöfse, kann auch ungleich seyn und der Augenblick der gröfsten Zusammendrückung in den Punkten K und K' nicht derselbe seyn.

Achtes Kapitel.

Beispiele der Bewegung eines biegsamen Körpers.

I. Schwingungen einer biegsamen Saite.

482.

Sey AMB (Fig. 20) eine völlig biegsame Saite, die wenig ausdehnbar, gleichartig und überall gleich dick ist und nach ihrer Länge durch eine Kraft gespannt ist, die einem gegebenen Gewichte Π gleich und an ihren beiden Endpunkten an feste Punkte A und B angebracht ist. Man vernachlässigt ihr Gewicht in Beziehung auf Π und betrachtet sie daher, im Zustande des Gleichgewichtes, als geradlinig. Dies vorausgesetzt nehme man an, man entferne sie sehr wenig aus dieser Richtung und theile allen ihren Punkten kleine Geschwindigkeiten mit; die Saite wird daher auf beiden Seiten der Linie AMB Schwingungen machen, und es soll nun, in einem beliebigen Augenblicke, ihre Lage und die Geschwindigkeiten ihrer verschiedenen Punkte bestimmt werden.

Am Ende einer beliebigen Zeit t nehme man an, diese Saite bilde die krumme Linie $AM'B$, die eben oder doppelt gekrümmt sey, und in welcher M' die Lage ist, welche ein beliebiger Punkt M angenommen hat. Sey P die Projection von M' auf die Linie AMB, man setze

$$AM = x, \quad AP = x + u,$$

und bezeichne durch y und z die zwei anderen Coordinaten von M', die senkrecht auf einander und auf der Axe AB stehen. Da die Verrückungen der Punkte der Saite sehr klein angenommen worden sind, so werden die Veränderlichen u, y, z ebenfalls sehr klein seyn, und die Frage besteht darin, ihre Werthe als Functionen von x und t zu bestimmen.

Man nenne ds das Differentialelement der krummen Linie $AM'B$, welches dem Punkte M' entspricht, und ε die Dichtigkeit der Saite in diesem Punkte, multipliciert mit der Flache des Schnittes, der in diesem Punkte auf ihrer Länge senkrecht steht, so daſs εds das Element ihrer Masse ist. Im Zustande des Gleichgewichtes sind die Elemente dieser Masse den Längen proportional, weil die Saite gleichartig und überall von gleicher Dicke ist. Die Länge des Elementes, das dem Punkte M entspricht, ist dx, seine Masse ist daher $\frac{p\,dx}{g\,l}$, wenn man p und l das Gewicht und die Länge der ganzen Saite und g die Schwere nennt, und da die Masse dieses Elementes sich während der Bewegung nicht ändert, so hat man beständig

$$\varepsilon ds = \frac{p\,dx}{g\,l}.$$

Würde dieses Element εds durch eine gegebene bewegende Kraft getrieben, deren Seitenkräfte, die den Coordinatenaxen parallel sind, durch $X\varepsilon ds$, $Y\varepsilon ds$, $Z\varepsilon ds$ dargestellt würden, so wären die Seitenkräfte der, während der Zeit dt verlorenen Kräfte,

$$\left(X - \frac{d^2u}{dt^2}\right)\varepsilon ds,\quad \left(Y - \frac{d^2y}{dt^2}\right)\varepsilon ds,\quad \left(Z - \frac{d^2z}{dt^2}\right)\varepsilon ds;$$

um daher die Gleichungen des Gleichgewichtes dieser Kräfte, welche zugleich die der Bewegung der Saite seyn werden, zu haben, muſs man

$$X - \frac{d^2u}{dt^2},\quad Y - \frac{d^2y}{dt^2},\quad Z - \frac{d^2z}{dt^2},$$

an die Stelle von X, Y, Z, in die Gleichungen (1) des §. 298 setzen, und für εds seinen vorhergehenden Werth substituieren. Da aber die Groſsen X, Y, Z, der Voraussetzung nach, Null sind, so folgt hieraus

$$\left.\begin{aligned} d\,.\,\frac{T\,d(x+u)}{ds} &= \frac{p}{g\,l}\,\frac{d^2u}{dt^2}\,dx \\ d\,.\,T\frac{dy}{ds} &= \frac{p}{g\,l}\,\frac{d^2y}{dt^2}\,dx \\ d\,.\,T\frac{dz}{ds} &= \frac{p}{g\,l}\,\frac{d^2z}{dt^2}\,dx \end{aligned}\right\}\qquad (1)$$

wo T die Spannung des Elementes εds, und $x + u$ die Abscisse des Punktes M' ist, welchem diese Gleichungen entsprechen. Sie können nur dann integriert werden, wenn man sie, mit Berücksichtigung der geringen Ausdehnung der Schwingungen der Saite, auf die lineare Form zurückgeführt hat.

483.

Da das Element der Länge der Saite im Zustande des Gleichgewichtes dx ist und im Zustande der Bewegung ds geworden ist, und die Spannungen, die es in diesen zwei Zuständen erleidet, Π und T zum Maafse haben, so mufs ihr Unterschied $T - \Pi$ dem Verhältnisse seiner Ausdehnung $ds - dx$ zu seiner ursprünglichen Länge dx proportional seyn (§. 288). Daher hat man

$$T - \Pi = \frac{q(ds - dx)}{dx},$$

wo q ein beständiges gegebenes Gewicht ist, welches von dem Stoffe und der Dicke der Saite abhängt. Aufserdem hat man

$$ds^2 = (dx + du)^2 + dy^2 + dz^2;$$

wenn nun ferner nicht blos die Punkte der krummen Linie $AM'B$, sondern auch die Richtungen ihrer Tangenten, sich wenig von der Linie AMB entfernen, so werden die Gröfsen $\frac{dx}{ds}$ und $\frac{dy}{ds}$ sehr kleine Brüche seyn; vernachlässigt man ihre Quadrate, so ergiebt sich daraus

$$ds = dx + du, \quad T = \Pi + q\frac{du}{dx},$$

und wenn man auch die Produkte $\frac{du}{dx}\frac{dy}{ds}$ und $\frac{du}{dx}\frac{dz}{ds}$ vernachlassigt, so werden die Gleichungen (1)

$$\frac{d^2u}{dt^2} = a^2\frac{d^2u}{dx^2}, \quad \frac{d^2y}{dt^2} = a^2\frac{d^2y}{dx^2}, \quad \frac{d^2z}{dt^2} = a^2\frac{d^2z}{dx^2}, \qquad (2)$$

wo man, zur Abkürzung,

$$\frac{glq}{p} = a^2, \quad \frac{gl\Pi}{p} = a^2$$

gesetzt hat.

Da die Veränderlichen $u, y, z,$ in diesen Gleichungen (2) getrennt sind, so findet man daraus, dafs die mit den Axen der $x, y, z,$ parallelen Schwingungen der Saite, von einander unabhangig sind, und zusammen bestehen werden, ohne einen wechselseitigen Einflufs auf einander auszuüben. Aufserdem sieht man, dafs die transversalen Schwingungen im Sinne der y und im Sinne der z dieselben seyn werden, so dafs es z. B. hinreicht, die ersten zu betrachten. Was die longitudinalen Schwingungen betrifft, so sieht man auch, wenn man die erste der Gleichungen (2) mit einer der zwei letzteren vergleicht, dafs sie dieselben Gesetze wie die anderen befolgen, von welchen sie sich nur durch die Grofse des Coefficienten a^2 unterscheiden, der a^2 im Verhältnisse von q zu Π übertrifft.

484.

Das vollständige Integral der Gleichung mit partiellen Differentialen der zweiten Ordnung

$$\frac{d^2y}{dx^2} = a^2 \frac{d^2y}{dx^2}$$

ist

$$y = f(x + at) + F(x - at), \tag{3}$$

wo f und F die zwei willkuhrlichen Functionen sind. Denn wie auch eine Function ψ beschaffen sey, so hat man immer

$$\frac{d\psi(x \pm at)}{dt} = \pm a \frac{d\psi(x \pm at)}{dx}$$

$$\frac{d^2\psi(x \pm at)}{dt^2} = a^2 \frac{d^2\psi(x \pm at)}{dx^2},$$

woraus man

$$\frac{d^2y}{dt^2} = a^2 \frac{d^2f(x+at)}{dx^2} + a^2 \frac{d^2F(x-at)}{dx^2}$$

findet, und da man auch

$$\frac{d^2y}{dx^2} = \frac{d^2f(x+at)}{dx^2} + \frac{d^2F(x-at)}{dx^2}$$

hat, so wird die gegebene Gleichung durch diese Werthe identisch.

Wird die Zeit t vom Anfange der Bewegung an gezählt, und betrachtet man a oder $\sqrt{\frac{q\,l\,\Pi}{p}}$ als eine positive Grofse, so wird $x + at$ während der ganzen Dauer der Bewegung eine positive, und $x - at$ eine negative Grofse oder eine positive, die kleiner als l ist, seyn. Bezeichnet man daher durch ζ eine positive veränderliche Grofse, so ist es, um die Formel (3) anwenden zu können, hinreichend, die Werthe von $f\zeta$ und $F(-\zeta)$ von $\zeta = o$ bis $\zeta = \infty$ und die von $F\zeta$ von $\zeta = o$ bis $\zeta = l$ zu kennen. Man bestimmt aber diese Werthe von $f\zeta$ und $F(\pm\zeta)$, wie sogleich gezeigt werden soll, durch die Bedingung, dafs die Punkte A und B während der ganzen Bewegung unbeweglich sind, welche man mit dem anfänglichen Zustande der Saite verbindet.

485.

Man nehme an, man habe, im Anfange der Bewegung,

$$y = \varphi x \quad \frac{dy}{dt} = \varphi' x;$$

diese zwei Functionen φx und $\varphi' x$ werden für $x = o$ und für $x = l$ Null seyn, und von $x = o$ bis $x = l$ durch die anfängliche Gestalt der Saite und vermöge der ihren verschiedenen Punkten mitgetheilten Geschwindigkeiten gegeben seyn. Setzt man in der Formel (3) und in ihrem in Beziehung auf t genommenen Differentiale, $t = o$, so hat man

$$\varphi x = fx + Fx, \quad \varphi' x = a\frac{dfx}{dx} - a\frac{dFx}{dx},$$

und setzt man

$$\frac{1}{a}\int \varphi' x\, dx = \Phi x$$

und ζ statt x, so findet man hieraus

$$f\zeta = \tfrac{1}{2}\varphi\zeta + \tfrac{1}{2}\Phi\zeta, \quad F\zeta = \tfrac{1}{2}\varphi\zeta - \tfrac{1}{2}\Phi\zeta. \qquad (4)$$

Die Function $\Phi\zeta$ enthält eine willkührliche Constante, es ist aber einleuchtend, dafs dieselbe in der Formel (3) verschwinden mufs, da diese aus der Summe der Werthe von $f\zeta$ und $F\zeta$, die sich auf zwei verschiedene Werthe von ζ beziehen, besteht. Man kann daher von dieser Constanten abstrahieren, und, um einen bestimmten Fall zu betrachten, annehmen, dafs die Function $\Phi\zeta$ Null wird, wenn $\zeta = o$ ist. Alsdann geben die Gleichungen (4) die Werthe von $f\zeta$ und $F\zeta$ an, jedoch nur von $\zeta = o$ bis $\zeta = l$, weil die Functionen $\varphi\zeta$ und $\Phi\zeta$ nur in diesem Zwischenraume gegeben sind.

Da die Punkte A und B fest sind, so müssen die Werthe von y, welche $x = o$ und $x = l$ entsprechen, beständig Null seyn. Setzt man $at = \zeta$, so hat man daher, nach Gleichung (3),

$$f\zeta + F(-\zeta) = o,\quad f(l+\zeta) + F(l-\zeta) = o \qquad (5)$$

für alle Werthe der veränderlichen positiven ζ.

In Folge der ersten dieser zwei Gleichungen sind die Werthe von $F(-\zeta)$ den Werthen von $f\zeta$ gleich, und nur ihr Zeichen entgegengesetzt. Setzt man, in der zweiten Gleichung (5), $l+\zeta$ statt ζ und zieht sie alsdann von der ersten ab, so erhält man

$$f(2l+\zeta) = f\zeta,$$

wodurch man den Werth von $f\zeta$ von $\zeta = o$ bis $\zeta = \infty$ erfährt, wenn diese Function von $\zeta = o$ bis $\zeta = 2l$ bestimmt worden ist. Setzt man endlich $\zeta < l$ und $l-\zeta$ statt ζ in die zweite Gleichung (5), so hat man

$$f(2l-\zeta) = -F\zeta.$$

Daher sind die Werthe von $f(2l-\zeta)$ von $\zeta = o$ bis $\zeta = l$, oder, was dasselbe ist, die von $f\zeta$ von $\zeta = l$ bis $\zeta = 2l$ bekannt, sobald man die Werthe von $F\zeta$, von $\zeta = o$ bis $\zeta = l$ kennt.

Sind daher die Werthe von $f\zeta$ und $F\zeta$ durch die Gleichungen (4) von $\zeta = o$ bis $\zeta = l$ gegeben, so bestimmen die Gleichungen (5) die von $f(l+\zeta)$ und $F(-\zeta)$, von $\zeta = o$ bis $\zeta = \infty$. Man kennt daher alle Werthe dieser zwei Functionen, von welchen die von y abhängen, für alle Punkte der Saite und in einem beliebigen Augenblicke der Bewegung. Die entsprechenden Werthe von $\frac{df\zeta}{d\zeta}$ und $\frac{dF\zeta}{d\zeta}$ und daher die von $\frac{dy}{dt}$ sind ebenfalls bekannt, und die Werthe von z und $\frac{dz}{dt}$ erhält man auf dieselbe Weise. Daher kennt man die Gestalt der Saite und die transversalen Geschwindigkeiten aller ihrer Punkte in einem beliebigen Augenblicke, wodurch man die vollständige Auflösung der Aufgabe erhält, insofern sie die senkrecht auf ihre natürliche Richtung gerichtete Bewegung betrifft.

Es ist nichts in der Frage enthalten, was dazu dienen könnte, die Werthe von $f(-\zeta)$, oder die von $F\zeta$, welche $\zeta > l$ entsprechen, zu bestimmen, so dafs diese Theile der zwei willkührlichen Functionen, die man nicht, um die Formel (3) anwenden zu können, zu kennen braucht, völlig unbestimmt bleiben.

486.

Um den Werth von y zu kennen, der sich aus den Gleichungen (3), (4), (5) ergiebt, betrachte ich allmälich den Theil dieses Werthes, welcher von der anfänglichen Gestalt der Saite oder der Function φx herrührt und denjenigen, welcher von den Anfangsgeschwindigkeiten seiner verschiedenen Punkte oder der Function $\varphi' x$ herrührt.

1) Im Anfange der Bewegung sey ACB (Fig. 21) die gegebene Projection der Saite auf die Ebene der x und y, so dafs, wenn man auf AB den Theil $AD = x$ nimmt, die entsprechende Coordinate DC gleich φx ist. Nachdem AB verlängert worden ist, ziehe ich die krumme Linie $BC'A'$, die gleich ACB ist, aber eine entgegengesetzte Lage hat, so dafs, wenn man $BD' = BD$ nimmt, die Ordinate $D'C'$ gleich DC ist, aber das entgegengesetzte Zeichen hat. Auf den beiden Verlängerungen von AA', wiederhole ich die Linie $ACBC'A'$ unbegränzt, so dafs $A'C''B'C'''A''$ die Lage ist, welche $ACBC'A'$ annehmen würde, wenn diese krumme Linie, der Axe der x parallel, fortgleiten würde, bis A auf den Punkt A' und A' auf A'' trafe, und $AC_1B_1C_{11}A_1$ die Lage von $A'C'BCA$ wäre, wenn diese Linie sich auf dieselbe Weise fortgeschoben hätte, bis A' auf A und A auf A_1 gefallen wäre, und ebenso über A'' und A_1 hinaus. Nimmt man nun zwei Abscissen

$$AE = x + at, \quad AE' = x - at,$$

von welchen die zweite positiv oder negativ seyn kann, und zieht die entsprechenden positiven oder negativen Ordinaten EF und $E'F'$, so ist ihre halbe Summe

$$\tfrac{1}{2}(EF + E'F')$$

der Theil von y, welcher von der anfänglichen Gestalt der Saite abhängt.

2) Man nehme nun an, die Ordinaten der krummen Linien ACB stellten nicht die anfänglichen Verrückungen der Punkte der Saite, sondern die anfänglichen Geschwindigkeiten, dividiert durch a, dar, so dafs, wenn man $DA = x$ setzt, $DC = \frac{1}{a}\varphi' x$ ist. Man ziehe eine andere krumme

Linie ACH (Fig. 22), so daſs die Abscisse $AD = x$ der Ordinate $DC = \frac{1}{a}\int\varphi' x dx = \Phi x$ entspricht. Da das Integral mit x anfängt, und die Function $\varphi' x$ ebenfalls Null ist, wenn $x = o$ ist, so berührt diese krumme Linie die Axe der x im Punkte A. Setzt man $AB = l$, und ist BH die entsprechende Ordinate, so hat man

$$BH = \frac{1}{a}\int_o^l \varphi' x dx,$$

und die Berührungslinie in H ist der Abscissenaxe parallel, weil $\varphi' x = o$ ist, wenn $x = l$ ist. Ich ziehe die krumme Linie $HC'A'$, die gleich ACH und so gestellt ist, daſs, wenn man $BD' = BD$ setzt, auch $D'C' = DC$ ist. Alsdann wiederhole ich die krumme Linie $ACHC'A'$ unbegränzt auf den beiden Verlängerungen von AA', wie in der vorhergehenden Construction. Dies vorausgesetzt, nimmt man nun zwei Abscissen

$$AK = x + at, \quad AK' = x - at,$$

von welchen die zweite positiv oder negativ seyn kann, und zieht die entsprechenden positiven oder negativen Ordinaten KL und $K'L'$, so hat man

$$\tfrac{1}{2}(KL - K'L')$$

für den Theil von y, der sich aus den anfänglichen Geschwindigkeiten der Punkte der Saite ergiebt.

Der vollständige Werth von y ist daher

$$y = \tfrac{1}{2}(EF + E'F'') + \tfrac{1}{2}(KL - K'L') \qquad (a)$$

und dieselbe Construction giebt den entsprechenden Werth von $\frac{dy}{dt}$. Denn man hat

$$\frac{d.EF}{dt} = a\frac{d.EF}{dx}, \quad \frac{d.E'F'}{dt} = -a\frac{d.E'F'}{dx},$$

$$\frac{d.KL}{dt} = a\frac{d.KL}{dx}, \quad \frac{d.K'L'}{dt} = -a\frac{d.K'L'}{dx},$$

daher hat man

$$\frac{dy}{dt} = \frac{a}{1}\left(\frac{d.EF}{dx} - \frac{d.E'F'}{dx}\right) + \frac{a}{2}\left(\frac{d.KL}{dx} + \frac{d.K'L'}{dx}\right)$$

Zieht man aber durch die Punkte F, F', L, L' (Fig. 21

und 22), die Tangenten Ff, $F'f'$, Ll, $L'l'$ und die Linien Fx, $F'x$, Lx, $L'x$, die mit der Axe der x parallel und im Sinne der positiven x gerichtet seyn sollen, so hat man auch

$$\frac{d.EF}{dx} = \operatorname{tang} xFf, \quad \frac{d.E'F'}{dx} = \operatorname{tang} xF'f'$$

$$\frac{d.KL}{dx} = \operatorname{tang} xLl, \quad \frac{d.K'L'}{dx} = \operatorname{tang} xL'l';$$

hieraus ergiebt sich

$$\left.\begin{aligned} \frac{dy}{dt} &= \frac{a}{2}(\operatorname{tang} xFf - \operatorname{tang} xF'f') \\ &+ \frac{a}{2}(\operatorname{tang} xLl + \operatorname{tang} xL'l') \end{aligned}\right\} \qquad (b)$$

in welcher Formel die Winkel immer spitz, aber positiv oder negativ seyn werden, was sich jedesmal aus der Figur für jeden der Punkte F, F', L, L' ergiebt.

Auf dieselbe Weise kann man die Werthe von z und $\frac{dz}{dt}$ construieren.

487.

Aus der Construction der durch die Figuren 21 und 22 dargestellten krummen Linien ergiebt sich, dafs, wenn das Produkt at um $2l$ zunimmt, die durch die Formeln (a) und (b) ausgedrückte Ordinate y und Geschwindigkeit $\frac{dy}{dt}$ wieder die Werthe annehmen, die sie früher hatten. Ebenso ist es in Beziehung auf die Werthe von z und $\frac{dz}{dt}$. Daher kommt die Saite, sowohl in Beziehung auf ihre Gestalt, als in Beziehung auf die transversalen Geschwindigkeiten aller ihrer Punkte, wieder in denselben Zustand, am Ende jedes Zeitabschnittes $\frac{2l}{a}$, zurück. Im leeren Raume und unter der Voraussetzung, dafs die Punkte A und B völlig fix sind, würde daher die Saite, ins Unendliche fort, kleine Schwingungen machen, deren Dauer, für jede ganze Schwingung, $\frac{2l}{a}$ seyn würde. Der Widerstand der Luft und der Umstand, dafs die Saite einen Theil ihrer Bewegung den aufsersten Punkten A und B mittheilt, vermindern allmälich die Weiten ihrer

Schwingungen und heben sie zuletzt ganz auf, ohne jedoch die Dauer einer Schwingung merklich zu ändern, welches Resultat demjenigen ähnlich ist, welches uns die Bewegung des Pendels in der Luft zeigt (§. 190); ich begnüge mich, es als eine durch die Beobachtung bestatigte Folge der Analyse anzudeuten.

Bezeichnet man daher durch T die Dauer einer ganzen Schwingung der Saite, und durch n die Anzahl der Schwingungen, welche in der Einheit der Zeit Statt haben, so hat man

$$T = \frac{2l}{a} = 2\sqrt{\frac{pl}{g\Pi}}, \quad n = \tfrac{1}{2}\sqrt{\frac{g\Pi}{pl}}.$$

Der Ton einer klingenden Saite ist um so höher, je gröfser die Anzahl der Schwingungen ist, die sie in einer gegebenen Zeit macht; er wird daher durch die Zahl n bestimmt, welche, wie man sieht, von der Gröfse der Schwingungsweiten, die man sehr klein annimmt, unabhängig ist. Für eine und dieselbe Saite ist diese Zahl der Quadratwurzel der Spannung Π proportional. Für zwei Saiten, die aus demselben Stoffe bestehen und dieselbe Dicke haben, ist das Gewicht p der Länge l proportional und die Zahl n steht, bei gleicher Spannung, im umgekehrten Verhältnisse dieser Länge. Endlich steht für zwei Saiten, welche dieselbe Lange haben und gleich stark gespannt sind, n im umgekehrten Verhältnisse der Quadratwurzeln ihrer Gewichte. Diese verschiedenen Gesetze sind seit lange durch die Erfahrung bestatigt worden. Jedoch giebt es Falle, von welchen wir bald sprechen werden, in welchen sich die Saite wegen ihres anfänglichen Zustandes, in gleiche Theile theilt, die durch Punkte, die während der ganzen Dauer der Bewegung unbeweglich bleiben, verbunden sind, wodurch der Ton, der Anzahl dieser Theile proportional, hoher wird.

Haben die Punkte der Saite keine anfanglichen Geschwindigkeiten, so hat man einfach

$$y = \tfrac{1}{2}EF + \tfrac{1}{2}E'F', \quad \frac{dy}{dt} = \frac{a}{2}(\text{tang}\, xFf - \text{tang}\, xF'f').$$

Betrachtet man mit Aufmerksamkeit die Gestalt der krummen Linie, welche die Figur 21 vorstellt, so sieht man, dafs, so oft at ein beliebiges Vielfaches von l ist, die Geschwindigkeit $\frac{dy}{dt}$ Null seyn und die Saite dieselbe Gestalt annehmen wird, jedoch so, dafs sie sich in abwechselnd entgegengesetzten Lagen befinden wird. Ist ACB (Fig. 23) ihre Gestalt, wenn $t = o$ ist, so wird dies auch noch ihre Gestalt und Lage seyn, wenn at ein gerades Vielfaches von l ist, ist aber at ein ungerades Vielfaches von l, so nimmt die Saite die umgekehrte Lage $AC'B$ an, so dafs man, wenn man $AD' = BD$ setzt, $D'C' = - DC$ hat. In den beiden äufsersten Lagen $AC'B$ und ACB, sind die transversalen Geschwindigkeiten aller Punkte der Saite Null, und die Saite braucht die Zeit $\frac{1}{2} T$ einer halben Schwingung, um von der einen Lage in die andere überzugehen.

488.

Im Allgemeinen sind die Theile der Linien, welche die Figuren 21 und 22 darstellen, nicht die analytischen Verlängerungen von einander. Diese Linien bilden discontinuierliche krumme Linien, d. h. krumme Linien, deren Punkte nicht von derselben Gleichung zwischen Abscisse und Ordinate abhängen. In den Punkten A_1, B_1, A, B, A', B'... (Fig. 21) A_1, H_1, A, H, A', H',... (Fig. 22) der zwei verschiedenen Theile, ist die Tangente immer für die beiden zusammenstofsenden Theile gemeinschaftlich. Die krumme Linie, die sich auf die anfängliche Gestalt der Saite bezieht, und diejenige, welche das Gesetz der allen Punkten mitgetheilten Geschwindigkeiten darstellt, können ebenfalls discontinuierliche krumme Linien seyn, sobald in jedem Punkte, wo sich ihre Gestalt ändert, die Tangente dennoch für beide zusammenstofsende Theile dieselbe bleibt.

Diese Einschränkung gründet sich darauf, dafs die beschleunigende Kraft eines materiellen Punktes und die Geschwindigkeit, von welcher er getrieben wird, ihrer Natur nach immer endliche wirklich vorhandene mefsbare Gröfsen sind, so dafs, bei den Aufgaben der Dynamik, die Functionen der Zeit, welche die Geschwindigkeiten und beschleunigenden Kräfte der verschiedenen Punkte eines Körpers ausdrücken, nie unendlich werden können. Hier ist die Bedingung in Beziehung auf die Geschwindigkeiten erfüllt: denn die transversalen Geschwindigkeiten werden vermittelst der Formel (b). durch die mit der Constanten a multiplicierten Tangenten gewisser Winkel ausgedrückt und der Voraussetzung gemäfs erreichen diese Winkel niemals den Werth von 90^0, und sind, im Gegentheil, immer sehr klein. Was die beschleunigenden Kräfte betrifft, so würden sie, in den Punkten, wo zwei Theile der Saite sich unter endlichem Winkel schneiden, unendlich grofs werden, und diese Kräfte würden in der Nähe ähnlicher Verbindungspunkte, ohne Gränzen wachsen.

Denn es seyen m und m' (Fig. 20) zwei Punkte der Saite, die sehr nahe bei M' liegen und deren Abstande von diesem Punkte wir alsdann unendlich klein annehmen. Man betrachte, in einem beliebigen Augenblicke, die Kräfte, welche auf den Theil $mM'm'$ der Saite wirken, d. h. die Spannungen, welche in seinen Endpunkten statt haben und nach den Theilen mh und $m'h'$ der in m und m' gezogenen Tangenten wirken. Man bezeichne diese Spannungen durch H und H' und durch μ die Masse von $mM'm'$. Damit die mit AB parallele beschleunigende Kraft dieser kleinen Masse nicht unendlich wird, wenn μ unendlich klein ist, mufs der Unterschied $H - H'$ sehr klein und wenigstens μ proportional seyn. Aufserdem sind die auf AB senkrecht stehenden und mit der Axe der y parallelen Seitenkräfte von H und H' gleich $H\left(\frac{dy}{dx}\right)$ und $H'\left[\frac{dy}{dx}\right]$, wenn man, wie in §. 483, $\frac{dy}{dx}$ statt $\frac{dy}{ds}$ substituiert und durch $\left(\frac{dy}{dx}\right)$ und $\left[\frac{dy}{dx}\right]$ die Werthe von $\frac{dy}{dx}$ bezeichnet, die m und m' entsprechen. Die bewegende Kraft, welche μ gegen AB zieht, ist alsdann

$$H\left(\frac{dy}{dx}\right) - H'\left[\frac{dy}{dx}\right].$$

Damit die entsprechende beschleunigende Kraft nicht sehr grofs sey und nicht unendlich grofs werde, wenn die Masse μ unendlich klein wird, mufs daher dieser Unterschied ebenfalls sehr klein und wenigstens μ proportional seyn, und da die Grofsen H und H' schon wenig von einander verschieden sind, so mufs dies bei $\left(\frac{dy}{dx}\right)$ und $\left[\frac{dy}{dx}\right]$ ebenfalls statt haben, deren Unterschied unendlich klein seyn mufs, wenn die Punkte m und m' dem Punkte M' unendlich nahe sind. Die Tangenten mh und $m'h'$ zweier unendlich naher Punkte können sich daher an keiner Stelle der Saite und in keinem Zeitpunkte unter endlichem Winkel schneiden, was zu beweisen war.

Diese Behauptung hat auch dann noch Statt, wenn die Saite aus zwei Theilen von verschiedenen Stoffen besteht; in ihrem Verbindungspunkte müssen die Ordinate y und ihr Differentialcoefficient $\frac{dy}{dx}$ beständig denselben Werth für beide Theile haben, welcher Umstand, so wie die feste Lage der äufsersten Punkte, Gleichungen giebt, die für die Bestimmung der willkührlichen Functionen unerläfslich sind, und ohne welche die Auflosung der Aufgabe unbestimmt wäre *).

489.

D'Alembert hat zuerst die Aufgabe über die schwingenden Saiten aufgelöst. Die Auflösung, welche er gegeben hat, ist die eben erklärte, welche auf die unter endlicher Form ausgeführte Integration der Gleichung $\frac{d^2y}{dt^2} = a^2 \frac{d^2y}{dx^2}$ beruht. Man kann aber diese Frage, vermittelst der Formel (a) des §. 323, auf eine andere Weise auflösen.

Wie auch die gegebenen Functionen φx und $\varphi' x$ beschaffen seyen, sobald sie nur Null sind, wenn $x = o$ ist, und wenn $x = l$ ist, so hat man, vermöge der angeführten Formel,

$$\left.\begin{aligned} \varphi x &= \frac{2}{l}\, \Sigma \left(\int_o^l \sin \frac{i\pi x'}{l}\, \varphi x' dx'\right) \sin \frac{i\pi x}{l} \\ \varphi' x &= \frac{2}{l}\, \Sigma \left(\int_o^l \sin \frac{i\pi x'}{l}\, \varphi' x' dx'\right) \sin \frac{i\pi x}{l} \end{aligned}\right\} \quad (a)$$

für alle Werthe von x, von $x = o$ bis $x = l$ einschliefslich, d. h. für die ganze Länge der Saite; wo i eine ganze positive Zahl ist und die Zeichen Σ Summen angeben, die sich auf

*) Man lese hierüber das Journal de l'École Polytechnique cahier XVIII. pag. 442.

alle Werthe von i, von $i = 1$ bis $i = \infty$ erstrecken. Andererseits leistet jeder Ausdruck, wie

$$y = (A \sin \alpha a t + B \cos \alpha a t) \sin (\alpha x + \beta), \qquad (b)$$

wie man sich leicht überzeugen kann, der gegebenen Gleichung

$$\frac{d^2 y}{d t^2} = a^2 \frac{d^2 y}{d x^2} \qquad (c)$$

Genüge, wo A, B, α, β, willkührliche Constanten sind. Setzt man hiernach

$$\left.\begin{aligned} y = \frac{2}{l} \Sigma \left(\int_o^l \sin \frac{i\pi x'}{l} \varphi x' d x'\right) \sin \frac{i\pi x}{l} \cos \frac{i\pi a t}{l} \\ + \frac{2}{\pi a} \Sigma \left(\int_o^l \sin \frac{i\pi x'}{l} \varphi' x' d x'\right) \frac{1}{i} \sin \frac{i\pi x}{l} \sin \frac{i\pi a t}{l}. \end{aligned}\right\} (d)$$

so genügt dieser Werth von y allen Bedingungen der Aufgabe und enthält daher deren Auflosung.

Jedes Glied der Summen Σ leistet nemlich für sich allein der Gleichung (c) Genüge, daher leisten ihr auch diese Summen Genüge, weil diese Gleichung eine lineare ist. Setzt man $x = o$ oder $x = l$ in der Formel (d), so hat man $y = o$, wie auch t beschaffen sey, wodurch die Bedingung, daſs die äuſsersten Punkte fest seyn müssen, erfüllt ist. Endlich giebt die Formel (3)

$$\left.\begin{aligned} \frac{dy}{dt} = \frac{2}{l} \Sigma \left(\int_o^l \sin \frac{i\pi x'}{l} \varphi x' d x'\right) \sin \frac{i\pi x}{l} \cos \frac{i\pi a t}{l} \\ - \frac{2\pi a}{l^2} \Sigma \left(\int_o^l \sin \frac{i\pi x'}{l} \varphi x' d x'\right) i \sin \frac{i\pi x}{l} \sin \frac{i\pi a t}{l} \end{aligned}\right\} (e)$$

und wenn man in diesen Werthen von y und $\frac{dy}{dt}$, $t = o$ setzt, so gehen sie, in Folge der Gleichung (a), in φx und $\varphi' x$ über, was dem anfanglichen Zustande der Saite, in seiner ganzen Allgemeinheit, Genüge leistet.

Diese zweite Auflösung der Aufgabe verdankt man Lagrange, der zugleich gezeigt hat, daſs sie mit der d'Alembertschen übereinstimmt.

Vor Lagrange hatte schon Daniel Bernoulli die Aufgabe über die schwingenden Saiten gelost, indem er für y einen Werth annahm, der aus solchen Gliedern, wie in der Formel (b) enthalten sind, bestand, die der Bedingung unterworfen waren, daſs sie Null werden muſsten, wie auch t beschaffen sey, wenn $x = o$ und $x = l$ wurde, d. h. er setzte

$$\left.\begin{aligned} y = &\left(A \sin\frac{\pi a t}{l} + B \cos\frac{\pi a t}{l}\right) \sin\frac{\pi x}{l} \\ + &\left(A' \sin\frac{2\pi a t}{l} + B' \cos\frac{2\pi a t}{l}\right) \sin\frac{2\pi x}{l} \\ + &\left(A'' \sin\frac{3\pi a t}{l} + B'' \cos\frac{3\pi a t}{l}\right) \sin\frac{3\pi x}{l} \end{aligned}\right\} \quad (f)$$

u. s. w.

wo $A, A', A'' \ldots B, B', B'' \ldots$ willkührliche Constanten sind. Um diese Auflösung vollständig zu machen, fehlte noch die Bestimmung dieser Coefficienten, vermöge eines willkührlich gegebenen anfänglichen Zustandes der Saite, was analytisch betrachtet, die Hauptschwierigkeit der Aufgabe war. Diese Formel (f) genügte übrigens, um die verschiedenen Arten von transversalen Schwingungen der tönenden Saiten und die Gesetze dieser Schwingungen anzugeben.

490.

Aus den Formeln (d) und (e) ergeben sich die Gesetze der Bewegung einer schwingenden Saite, die in §. 487 ausgesprochen worden sind; sie zeigen auch, daſs der Ton zuweilen höher werden kann, wie es in jenem §. angedeutet worden ist, und die Anzahl n der Schwingungen, in der Einheit der Zeit, ein Vielfaches ihres allgemeinen Werthes werden kann, ohne daſs sich die Spannung der Saite geändert hat. Man nehme nemlich an, die Werthe von $\varphi x'$ und $\varphi' x'$ seyen der Art, daſs man für alle Werthe von i, die keine Vielfachen einer gegebenen Zahl m sind,

$$\int_o^l \varphi x' \sin\frac{i\pi x'}{l}\, dx' = o, \quad \int_o^l \varphi' x' \sin\frac{i\pi x'}{l}\, dx' = o \quad (g)$$

habe, welche Bedingungen man auf unendlich viele Arten erfüllen kann. Die Formeln (d) und (e) enthalten nur Sinus und Cosinus von Vielfachen von $\frac{m\pi a t}{l}$, daher werden der Zustand und die Lage der Saite dieselben, so oft at um ein Vielfaches von $\frac{2l}{m\pi}$ zunimmt, und, vermöge des Werthes von a, wird der der Zahl n, von welchem die Höhe des Tons abhängt (§. 487),

$$n = \frac{m}{2}\sqrt{\frac{g\pi}{pl}}$$

seyn, d. h. er wird in dem Verhältnisse von m zur Einheit vergröfsert seyn.

In diesem Falle enthält die Formel (d) nur die Sinus von Vielfachen von $\frac{m\pi x}{l}$, man hat daher beständig $y = o$ für die gleichweit von einander abstehenden Punkte N, N', N'' u. s. w. der Saite (Fig. 24), welche $x = \frac{l}{m}, = \frac{2l}{m}, = \frac{3l}{m}$ u. s. w. entsprechen, so dafs diese Punkte, deren Zahl $m - 1$ ist, während der ganzen Dauer der Bewegung unbeweglich bleiben, wie die äufsersten Punkte A und B. Daher nennt man die Punkte N, N', N''... Schwingungsknoten. Im Anfange der Bewegung werden sie gar keine Geschwindigkeit erhalten haben und nicht von der Linie AB entfernt worden seyn. Die Theile ACN, $NC'N'$, $N'C''N''$..., die abwechselnd auf der einen oder der anderen Seite von AB liegen, werden wie isolierte Saiten schwingen, deren Längen AN, NN', $N'N''$... alle gleich $\frac{l}{m}$ sind und deren gemeinschaftliche gleichzeitige Schwingungen in einer Zeit, die gleich $\frac{2l}{ma}$ ist, geschehen.

Die einfachste Art, den durch die Gleichungen (g) ausgedrückten Bedingungen zu genügen, ist die, z. B.

$$\varphi x = h \sin \frac{m\pi x}{l}, \quad \varphi' x = o$$

zu setzen, wo h eine gegebene Constante ist. Dies setzt voraus, dafs die Punkte der Saite gar keine Anfangsgeschwindigkeiten erhalten haben, und dafs diese, im Anfange der Bewegung, aus m gleichen Theilen, die abwechselnd auf beiden Seiten von AB lagen, bestand. Jeder dieser Theile der krummen Linie bildet eine so genannte Radlinie, deren Länge $\frac{l}{m}$ und deren Höhe h ist. In diesem Falle reduciert sich die Formel (d) auf das einzige Glied des ersten Theils, welches $i = m$ entspricht. Führt man die Integration in Beziehung auf x' aus, so hat man einfach

$$y = h \sin \frac{m\pi x}{l} \cos \frac{m\pi a t}{l},$$

daher besteht die Saite, während der ganzen Dauer der Bewegung, aus einer Anzahl m von Radlinien, die eine beständige Breite und eine veränderliche Höhe haben, und fällt mit der Linie AB zusammen, so oft at ein ungerades Vielfaches von $\frac{l}{2m}$ ist. Diese besondere Auflösung der Aufgabe über die schwingenden Saiten ist diejenige, welche Taylor gegeben hatte, ehe die allgemeine Auflösung bekannt war.

491.

Alles, was wir in Beziehung auf die transversalen Schwingungen gesagt haben, paſst auch unmittelbar auf die longitudinalen Schwingungen. Um in einem bestimmten Augenblicke den Ausdruck für die Veränderliche u des §. 482 zu erhalten, ist es hinreichend, in dem Werthe, welchen man für y gefunden hat, die Constante α des §. 483 an die Stelle von a zu setzen. Man nimmt alsdann für φx die Verrückung, welche der Punkt M (Fig. 20), im Anfange der Bewegung, nach der Länge der Saite erlitten hat, d. h. der Anfangswerth von MP und $\varphi' x$ drückt den Anfangswerth des Punktes M nach MB oder MA aus, je nachdem er positiv oder negativ ist. Diese Functionen φx und $\varphi' x$ sind willkührlich gegeben von $x = o$ bis $x = l$, und wenn sie, in diesem Zwischenraume, ihre Gestalt ändern, so muſs für die Werthe von x, bei welchen dieses eintrifft, jede dieser Functionen und ihr Differentialcoefficient dennoch denselben Werth in beiden zusammenstoſsenden Theilen der Saite haben.

Hieraus folgt, daſs, wenn man T' die ganze Dauer einer longitudinalen Schwingung nennt, d. h. den Zwischenraum zwischen zwei identischen Zuständen der Saite, und n' die Anzahl dieser Schwingungen in der Zeiteinheit, nach §. 487,

$$T' = \frac{2l}{\alpha} = 2\sqrt{\frac{pl}{gq}}, \quad n' = \tfrac{1}{2}\sqrt{\frac{gq}{pl}},$$

ist.

Diese Zahl n' und der Ton der Saite, den sie bestimmt, hängen nicht von der Spannung Π ab. Jedoch zeigt die Beobachtung, dafs der longitudinale Ton ein wenig hoher wird, wenn die Spannung zunimmt, was man daraus ableiten kann, dafs, während die Länge der Saite, zwischen den Punkten A und B dieselbe bleibt, ihr Gewicht p abnimmt, wenn man sie mehr ausdehnt.

492.

Vergleicht man diese Zahl n' mit der der transversalen Schwingungen derselben Saite, so hat man

$$n' = n \sqrt{\frac{q}{\Pi}},$$

so dafs, bei sonst gleichen Umständen, der Ton, welcher von longitudinalen Schwingungen herrührt, hoher ist, als der, welcher den transversalen Schwingungen entspricht, und zwar in dem Verhältnisse von $\sqrt{q}$ zu $\sqrt{\Pi}$.

Das Gewicht q ist die Spannung, welche man anwenden müfste, um die natürliche Länge der Saite zu verdoppeln, wenn man annimmt, dafs das Gesetz ihrer Ausdehnung constant ist.

Nimmt man nämlich an, dafs, für eine gegebene Spannung Δ, die Länge eines beliebigen Theils der Saite, in dem Verhältnisse von $1 + \delta$ zur Einheit, zunimmt, so wird das an den Punkt M angränzende Element, welches allmalich die Spannungen Π und T im Zustande des Gleichgewichtes und im Zustande der Bewegung erleidet, in den Verhältnissen von $1 + \frac{\delta\Pi}{\Delta}$ und $1 + \frac{\delta T}{\Delta}$ zur Einheit zunehmen. Die Längen dx und ds in diesen beiden Zuständen, werden sich zu einander wie $\Delta + \delta\Pi$ zu $\Delta + \delta T$ verhalten, so dafs man

$$\frac{ds}{dx} = \frac{\Delta + \delta T}{\Delta + \delta\Pi}$$

hat, woraus man

$$\frac{ds - dx}{dx} = \frac{\delta(T - \Pi)}{\Delta}$$

findet, wenn man das Quadrat des Bruches δ vernachlässigt. Vermöge der Werthe von $ds - dx$ und $T - \Pi$ des §. 483, hat man daher

$$q = \frac{\Delta}{\delta},$$

daher ist q die Spannung, welche $\delta = 1$ entspricht, oder die Länge der Saite verdoppeln würde, wenn ihre Verlängerung immer gleichförmig wachsen würde.

Da die Spannung einer tönenden Saite immer sehr weit von der entfernt ist, welche man anwenden müſste, um ihre Länge zu verdoppeln, so folgt hieraus, daſs das Verhältniſs $\sqrt{\frac{q}{\Pi}}$ von n' zu n immer sehr beträchtlich ist. Man kann es a priori, vermöge der Verlängerung der Saite, die durch die Spannung Π hervorgebracht wird und direct gemessen werden kann, bestimmen. Denn, wenn man diese Verlängerung γ nennt, so hat man

$$\Pi = \frac{\gamma \Delta}{\delta l},$$

weil δl diejenige ist, welche der Spannung Δ entspricht, und wenn man diesen Werth von Π und den von q in den Ausdruck von $\frac{n'}{n}$ substituiert, so hat man

$$\frac{n'}{n} = \sqrt{\frac{l}{\gamma}},$$

woraus man umgekehrt

$$\gamma = \left(\frac{n}{n'}\right)^2 l$$

für den Werth der Verlängerung γ, vermöge des Werthes von $\frac{n}{n'}$, findet.

Dieses sehr einfache Verhältniſs der Anzahl der longitudinalen Schwingungen zu der der transversalen Schwingungen einer und derselben Saite ist durch einen Versuch bewahrheitet worden, den Cagniard Latour mit einer sehr langen Saite angestellt hat, deren transversale Schwingungen sichtbar und hinlänglich langsam waren, damit man sie zählen konnte.

II. Longitudinale Schwingungen eines elastischen Stabes.

493.

Dieser Stab sey gleichartig, und ich nehme an, daſs er, in seinem natürlichen Zustande, prismatisch oder cylindrisch ist. So stellt alsdann die Fig. 25 einen Durchschnitt dar, den der mittlere Streifen AB, d. h. die gerade Linie macht, die durch die Schwerpunkte aller Schnitte des Stabes, die senkrecht auf seiner Länge sind, geht (§. 314). Ist z. B. der Stab ein Cylinder mit kreisrunder Basis, so ist AB die Axe seiner Figur, sein Durchmesser ist sehr klein und in allen Fällen sind die Dimensionen der senkrechten Schnitte sehr klein im Verhältnisse zu der Länge dieser geraden Linie, sie sind aber dennoch hinreichend grofs, damit der Stab der Biegung widerstehe, und das sey, was man einen elastischen Stab nennt (§. 306).

Bei der longitudinalen Bewegung dieses Stabes, die wir zuerst betrachten wollen, werden alle Punkte, die demselben senkrechten Schnitte angehören, in jedem Augenblicke, dieselbe mit AB parallele Geschwindigkeit haben, so dafs es hinreicht, die Bewegung eines beliebigen Punktes M dieser geraden Linie zu bestimmen.

Man nehme auf dieser geraden Linie einen festen Punkt C, und bezeichne, im natürlichen Zustande des Stabes, durch x den Abstand CM, welcher positiv oder negativ seyn wird, je nachdem M dem Theile CB oder dem Theile CA von AB angehört. Im Zustande der Bewegung sey M' am Ende der Zeit t, die Lage, welche dieser Punkt M annimmt, man setze $MM' = u$ und betrachte u als eine positive oder negative Gröfse, je nachdem diese Bewegung nach der Seite von B oder nach der Seite von A statt hat, so dafs man immer $CM' = x + u$ hat. Es mufs nun der Werth von u als Function von x und t bestimmt werden.

Man nenne p das Gewicht des Stabes, l seine Länge AB und g die Schwere. Im natürlichen Zustande des Stabes ist die Masse des Elementes, welches dem Punkte M entspricht, und dessen Länge dx ist, $\frac{p\,dx}{g\,l}$. Diese Masse ändert sich nicht während der Bewegung, und wenn das Element durch eine beschleunigende Kraft X getrieben wird, die im Sinne $M'B$ oder $M'A$ gerichtet ist, je nachdem sie positiv oder negativ ist, so ist seine wahrend der Zeit dt verlorene Kraft

$$\frac{p\,dx}{g\,l}\left(X - \frac{d^2u}{dt^2}\right).$$

Man bezeichne durch T die Spannung desselben Elementes, welche an dem Endpunkte M' wirkt und eine positive oder negative Gröfse seyn wird, je nachdem sie von innen nach aufsen, oder von aufsen nach innen wirkt, $T + \frac{dT}{dt}\,dx$ drückt die Spannung aus, welche T entgegengesetzt, am anderen Endpunkte dieses Elementes wirkt; es wird daher, im Sinne $M'B$, durch eine Kraft, die gleich $\frac{dT}{dx}\,dx$ ist, getrieben, und damit diese Kraft und die vorhergehende im Gleichgewichte sind, mufs man

$$\frac{dT}{dx} + \frac{p}{gl}\left(X - \frac{d^2u}{dt^2}\right) = o$$

haben, was mit der Gleichung (a) des §. 316 übereinstimmt.

An den beiden Enden A und B mufs aufserdem der Werth von T einer besonderen Kraft gleich seyn, die am Endpunkte A nach AB und am Endpunkte B nach der Verlängerung von AB wirkt.

494.

Da die natürliche Länge des Elementes, das wir betrachten, dx ist, und dieselbe $dx + du$ wird, wenn es die Spannung T erleidet, so hat man

$$T = q\,\frac{du}{dx},$$

wo q einen constanten Coefficienten bedeutet, dessen durch die Beobachtung gegebener Werth

$$q = \frac{\Delta}{\delta}$$

seyn wird, wenn man durch δl die ganze Verlängerung des Stabes bezeichnet, wenn er einer beständigen und gegebenen Spannung Δ unterworfen ist (§. 492). Ich nehme an, es wirke keine gegebene Kraft auf die Punkte des Stabes, so setzt man alsdann in der Gleichung der Bewegung $X = o$, und wenn man statt T seinen Werth setzt, so folgt hieraus

$$\frac{d^2u}{dt^2} = a^2\,\frac{d^2u}{dx^2},$$

wo man, zur Abkürzung,

$$\frac{glq}{p} = a^2$$

setzt. Aufserdem hat man

$$v = \frac{du}{dt}, \quad s = \frac{du}{dx}, \quad T = qs,$$

wenn man durch v die Geschwindigkeit des Punktes M' und durch s die Ausdehnung des Stabes in demselben Punkte bezeichnet. Ist der Werth von s negativ, so geht diese Ausdehnung in eine Zusammenziehung über und die Spannung T wirkt in dem Sinne $M'A$ oder in dem Sinne $M'B$, je nachdem eine Ausdehnung oder Zusammenziehung statt findet.

Es wird daher der Zustand des Stabes, in einem beliebigen Augenblicke bekannt seyn, wenn man u als Function von x und t bestimmt hat; um aber seinen Werth zu erhalten, mufs man mit der Gleichung (1) diejenigen verbinden, welche dem anfanglichen Zustande des Stabes und seinen Endpunkten entsprechen. Ich nehme aber an, dafs, wenn $t = o$ ist, auch

$$u = \varphi x, \quad v = \varphi' x$$

ist, so dafs φx und $\varphi' x$ willkührlich gegebene Functionen, von $x = o$ bis $x = l$ sind, indem man für C die anfängliche Lage von A nimmt. Aufserdem mufs man an jedem festen Ende des Stabes, während der ganzen Dauer der Bewegung, $u = o$ haben und T bezeichnet den Druck, den dieser feste Punkt auszuhalten hat. An jedem freien Endpunkte, der durch keine gegebene Kraft getrieben wird, mufs man ebenso

$T = o$ oder $\frac{du}{dx} = o$ für alle Werthe von t haben.

495.

Man kann dieses System von Gleichungen auf dieselbe Weise auflosen, wie diejenigen, welche den schwingenden Saiten entsprechen, sey es nun, dafs man von dem geschlossenen Integrale der Gleichung (1) ausgeht, oder ahnliche Formeln wie die des §. 489 anwendet. Wendet man diese Formeln an, so erhalt man folgende Resultate, die den verschiedenen Hypothesen entsprechen, die man über die Endpunkte des Stabes machen kann.

1) Sind die zwei Punkte A und B fest, so müssen die gegebenen Functionen φx und $\varphi' x$ fur $x = o$ und $x = l$ Null seyn, und man hat, wie in dem angefuhrten §.,

$$u = \frac{2}{l}\,\Sigma\left(\int_o^l \sin\frac{i\pi x'}{l}\,\varphi x' dx'\right)\sin\frac{i\pi x}{l}\cos\frac{i\pi a t}{l}$$
$$+\frac{2}{\pi a}\,\Sigma\left(\int_o^l \sin\frac{i\pi x'}{l}\,\varphi' x' dx'\right)\frac{1}{i}\sin\frac{i\pi x}{l}\sin\frac{i\pi a t}{l}.$$

So oft at um $2l$ zunimmt, wird dieser Werth von u und die daraus folgenden Werthe von v und s und folglich auch der Zustand des Stabes derselbe, wie vorher. Nennt man daher T die Dauer einer ganzen Schwingung und n die Anzahl der Schwingungen in der Einheit der Zeit, so hat man

$$T = \frac{2l}{a} = 2\sqrt{\frac{pl}{gq}},\quad n = \frac{1}{2}\sqrt{\frac{gq}{pl}},$$

so dafs der Ton derselbe ist, als wenn der Stab eine biegsame Saite wäre, die longitudinale Schwingungen macht.

2) Ist der Punkt A fest und B ganz frei, so müssen die Functionen φx und $\varphi' x$ Null seyn, wenn $x = o$ ist, und man mufs auch $\frac{d\varphi x}{dx} = o$ haben, wenn $x = l$ ist. Der Werth von u ist alsdann

$$u = \frac{2}{l}\Sigma\left(\int_o^l \sin\frac{(2i-1)\pi x'}{2l}\,\varphi x' dx'\right)\sin\frac{(2i-1)\pi x}{2l}\cos\frac{(2i-1)\pi a t}{2l}$$
$$+\frac{4}{\pi a}\Sigma\left(\int_o^l \sin\frac{(2i-1)\pi x'}{2l}\,\varphi' x' dx'\right)\frac{1}{2i-1}\sin\frac{(2i-1)\pi x}{2l}\sin\frac{(2i-1)\pi a t}{2l}$$

wo die Summen Σ auf alle Werthe der ganzen Zahl i, von $i = 1$ bis $i = \infty$ ausgedehnt werden. Denn es leisten alle Glieder dieses Werthes von u der Gleichung (1) Genüge, sie erfüllen, wie auch t beschaffen sey, die Bedingungen, dafs $u = o$ ist, wenn $x = o$ ist, und $\frac{du}{dx} = o$ ist, wenn $x = l$ ist, welche diesem zweiten Falle entsprechen, und für $t = o$ findet man hieraus

$$u = \varphi x = \frac{2}{l}\Sigma\left(\int_o^l \sin\frac{(2i-1)\pi x'}{2l}\,\varphi x' dx'\right)\sin\frac{(2i-1)\pi x}{2l}$$
$$\frac{du}{dt} = \varphi' x = \frac{2}{l}\Sigma\left(\int_o^l \sin\frac{(2i-1)\pi x'}{2l}\,\varphi' x' dx'\right)\sin\frac{(2i-1)}{2l}\pi x,$$

was wirklich, in Folge der Gleichung (7) des §. 326, richtig ist. Der Werth von u und die daraus folgenden Werthe von v und s, werden dieselben, so oft at um ein Vielfaches von $4l$ größer wird. Nennt man daher T' die Dauer einer ganzen Schwingung des Stabes, oder den zwischen zwei auf einander folgenden Rückkehren des Stabes zu demselben Zustande enthaltenen Zeitraum, so hat man

$$T' = \frac{4l}{a}.$$

Diese Dauer ist daher das Doppelte derjenigen, welche im ersten Falle statt hatte, und die Anzahl der in der Einheit der Zeit vollbrachten Schwingungen ist blos die Hälfte. Der longitudinale Ton eines Stabes, dessen eines Ende befestigt ist und dessen anderes Ende frei ist, ist daher eine Octave tiefer als der Ton desselben Stabes, der an beiden Enden befestigt ist, was auch die Erfahrung lehrt.

3) Ist endlich der Stab an beiden Enden frei, so müssen die Werthe von $\frac{d\varphi x}{dx}$ für $x = o$ und für $x = l$ Null seyn und man hat in diesem Falle

$$u = \frac{1}{l}\int_o^l \varphi x' dx' + \frac{2}{l}\Sigma\left(\int_o^l \cos\frac{i\pi x'}{l}\varphi x' dx'\right)\cos\frac{i\pi x}{l}\cos\frac{i\pi a t}{l}$$
$$+ \frac{1}{l}\int_o^l \varphi' x' dx' + \frac{2}{\pi a}\Sigma\left(\int_o^l \cos\frac{i\pi x'}{l}\varphi x' dx'\right)\frac{1}{i}\cos\frac{i\pi x}{l}\sin\frac{i\pi a t}{l},$$

wo die Summen Σ sich, wie früher, auf alle Werthe der ganzen Zahl i, von $i = 1$ bis $i = \infty$ erstrecken.

Dieser Werth von u leistet wirklich der Gleichung (1), sowie auch der Bedingung, daſs $\frac{du}{dx} = o$ für $x = o$ und $x = l$ ist, Genüge, welche Bedingung statt finden muſs, wie auch t in diesem dritten Falle beschaffen sey. Für $t = o$ giebt dieser Werth

$$u = \varphi x = \frac{1}{l}\int_o^l \varphi x' dx' + \frac{2}{l}\Sigma\left(\int_o^l \cos\frac{i\pi x'}{l}\varphi x' dx'\right)\cos\frac{i\pi x}{l},$$

$$\frac{du}{dt} = \varphi' x = \frac{1}{l}\int_o^l \varphi' x dx' + \frac{2}{l}\Sigma\left(\int_o^l \cos\frac{i\pi x'}{l}\varphi' x' dx'\right)\cos\frac{i\pi x}{l},$$

was mit der Formel (8) des §. 326 übereinstimmt.

Ist $\int_o^l \varphi' x' dx'$ nicht Null, so hat der Stab, neben seinen Schwingungen noch eine fortschreitende gleichförmige Bewegung, deren allen Punkten gemeinschaftliche Geschwindigkeit, diesem Integrale, dividiert durch l, gleich ist. Setzt man es gleich Null, so kommt der Stab, für die Werthe von t, die um ein Vielfaches von $\frac{2l}{a}$ von einander verschieden sind, auf denselben Zustand zurück, so dafs die Dauer jeder seiner Schwingungen und ihre Anzahl in der Einheit der Zeit dieselben sind, wie im ersten Falle. Hieraus ergiebt sich daher, dafs der Ton eines Stabes, der an seinen beiden Enden befestigt ist, mit dem desselben völlig freien Stabes im Einklang ist, was ebenfalls durch die Erfahrung bestätigt wird.

Uebrigens ist im Vorhergehenden nur von dem Grundtone oder dem tiefsten Tone eines elastischen Stabes die Rede. Man kann ohne Schwierigkeit die Bemerkung des §. 490 über die Schwingungsknoten und die ihnen entsprechenden Höhen des Tons, ohne Schwierigkeit, in jedem der besprochenen Fälle, auf die Bewegung dieses Stabes ausdehnen.

496.

Wenn der Stab, dessen longitudinale Schwingungen wir betrachten, sich unbegränzt auf beiden Seiten des Punktes C ausdehnt, so braucht man den Zustand seiner beiden Endpunkte nicht weiter zu berücksichtigen und findet die Werthe der Geschwindigkeit v und der Ausdehnung s, in Beziehung auf einen beliebigen Punkt und Augenblick, unmittelbar aus dem geschlossenen Integrale der Gleichung (1), in welchem man nur zwei willkührliche Functionen, vermöge der als Functionen von x gegebenen Anfangswerthe von v und s, zu bestimmen braucht.

Dieses Integral ist

$$u = \varphi(x + at) + \psi(x - at),$$

wo φ und ψ die beiden willkührlichen Functionen sind. Man findet daraus, für einen beliebigen Augenblick,

$$\frac{du}{dt} = v = a\left(\frac{d\varphi(x+at)}{dx} - \frac{d\psi(x-at)}{dx}\right)$$

$$\frac{du}{dx} = s = \frac{d\varphi(x+at)}{dx} + \frac{d\psi(x-at)}{dx}.$$

Für $t = o$ sey

$$v = fx, \quad s = Fx.$$

In dem Falle, den wir betrachten, werden diese zwei Functionen für alle positiven oder negativen Werthe der Veränderlichen gegeben seyn; setzt man in den vorhergehenden Formeln $t = o$, so hat man

$$a\frac{d\varphi x}{dx} - a\frac{d\psi x}{dx} = fx, \quad \frac{d\varphi x}{dx} + \frac{d\psi x}{dx} = Fx,$$

woraus man

$$\frac{d\varphi x}{dx} = \tfrac{1}{2}Fx + \frac{1}{2a}fx, \quad \frac{d\psi x}{dx} = \tfrac{1}{2}Fx - \frac{1}{2a}fx$$

und folglich

$$\frac{d\varphi(x+at)}{dx} = \tfrac{1}{2}F(x+at) + \frac{1}{2a}f(x+at)$$

$$\frac{d\psi(x-at)}{dx} = \tfrac{1}{2}F(x-at) - \frac{1}{2a}f(x-at)$$

findet. Wie daher auch t und x beschaffen seyen, so hat man immer

$$\left.\begin{aligned} v &= \tfrac{1}{2}f(x+at) + \tfrac{1}{2}f(x-at) \\ &\quad + \frac{a}{2}F(x+at) - \frac{a}{2}F(x-at) \\ s &= \frac{1}{2a}f(x+at) - \frac{1}{2a}f(x-at) \\ &\quad + \tfrac{1}{2}F(x+at) + \tfrac{1}{2}F(x-at) \end{aligned}\right\} \quad (2)$$

welche Formeln den Zustand des Stabes in einem beliebigen Augenblicke angeben; was die vollständige Auflösung der Aufgabe ist.

497.

Diese Gleichungen (2) enthalten die Gesetze der Fortpflanzung einer Schallwelle längs eines elastischen Stabes und allgemein die Fortpflanzung derselben in einer festen gleichartigen Stange von unbegränzter Länge, deren auf dieser Länge senkrecht stehende Schnitte überall dieselben und von geringer Ausdehnung sind.

Da der Ton von dem Punkte C ausgeht, so wird die Stange, im Anfange der Bewegung, in einer unbeträchtlichen Ausdehnung, auf beiden Seiten dieses Punktes, erschüttert worden seyn. Bezeichnet man durch 2α die Länge dieser ursprünglichen Erschütterung, so sind die Functionen fx und Fx

von $x = \alpha$ bis $x = \infty$ und von $x = -\alpha$ bis $x = -\infty$ Null; sie sind willkührlich und unabhängig von einander für alle zwischen $\pm\alpha$ enthaltenen Werthe von x gegeben, und die Functionen $f(x+at)$, $f(x-at)$, $F(x+at)$, $F(x-at)$ haben nur dann andere Werthe als Null, wenn die Gröſse $x+at$ oder $x-at$, die unter dem Zeichen f oder F enthalten ist, gröſser als $-\alpha$ und kleiner als α seyn wird, wenn man die Zeichen berücksichtigt und a als eine positive Gröſse ansieht.

Sobald daher at gröſser als 2α geworden ist, hat man $v = o$ und $s = o$ für alle in der Ausdehnung der ursprünglichen Erschütterung enthaltenen Punkte, so daſs die Bewegung dieses Theils der Stange nur während der Zeit $\frac{2\alpha}{a}$ statt haben wird. Für einen auſserhalb dieser Erschütterung auf der Seite der positiven x liegenden Punkt M hat man

$$x > \alpha, \quad f(x+at) = o, \quad F(x+at) = o,$$

und die Gleichungen (2) reducieren sich auf

$$v = \tfrac{1}{2} f(x-at) - \frac{a}{2} F(x-at)$$

$$s = -\frac{1}{2a} f(x-at) + \tfrac{1}{2} F(x-at),$$

woraus sich

$$v = -as$$

ergiebt. So lange man $x > at + \alpha$ hat, sind diese Werthe von v und s Null, und werden es wieder, sobald man $x < at - \alpha$ hat. Die Erschütterung kommt daher am Ende der Zeit $\frac{x-\alpha}{a}$ nach dem Punkte M, ihre Dauer ist $\frac{2\alpha}{a}$ und der zu gleicher Zeit erschütterte Theil der Stange, in welchem M liegt, wird die Länge 2α haben. Dieselben Resultate haben auf der Seite der negativen x statt.

Daher erzeugt sich auf beiden Seiten der ursprünglichen Erschütterung eine Schallwelle von beständiger Ausdehnung, die der dieser Erschütterung gleich ist und sich gleichförmig mit der Geschwindigkeit a fortpflanzt. Die Geschwindigkeiten, welche die Punkte der Stange allmälich annehmen, ändern sich nicht mit ihren Abständen vom Orte der ursprünglichen Erschütterung, so daſs die Intensität des Schalls, welche von der Gröfse dieser Geschwindigkeiten abhängt, constant seyn, und nicht, indem er sich fortpflanzt, abnehmen wird, was daher rührt, dafs diese Fortpflanzung in einer cylindrischen oder prismatischen Stange statt hat.

Innerhalb einer Schallwelle wird die Geschwindigkeit nicht wie in allen Punkten der ursprünglichen Erchütterung, von der entsprechenden Ausdehnung unabhängig seyn. Eine wird der anderen, in Folge der Gleichung $v = -as$ proportional seyn, welche Gleichung zeigt, dafs die Geschwindigkeit v eines beliebigen Punktes M ein Bruch der Geschwindigkeit der Fortpflanzung ist, welche durch die demselben Punkte entsprechende Ausdehnung s ausgedrückt wird, und dafs die eigene Bewegung von M in dem der Fortpflanzung entgegengesetzten oder in demselben Sinne statt haben wird, je nachdem in diesem Punkte eine Ausdehnung oder Verdichtung vorhanden ist.

Wichtig ist die Bemerkung, dafs, wegen dieses Verhältnisses zwischen v und s, jede erzeugte Schallwelle sich nicht in zwei andere theilt und sich nur in einem Sinne fortpflanzt. Wäre dieses Verhältnifs in der ganzen Ausdehnung der ursprünglichen Erschütterung vorhanden, so würde sich die Bewegung nur nach einer Seite hin fortpflanzen. Nimmt man daher an, dafs $fx = -aFx$ ist, so reducieren sich die Gleichungen (2) auf

$$v = f(x - at), \quad s = -\frac{1}{a} f(x - at);$$

für die negativen Werthe von x, die gröfser als $-a$ sind, insofern man von dem Zeichen absieht, hat man daher $v = o$ und $s = o$, so dafs sich die Bewegung nicht über die ursprüngliche Erschütterung nach der Seite der negativen x hin ausbreitet. Ebenso wäre es in Beziehung auf die Seite der positiven x, wenn man $fx = aFx$ setzte.

Nach dem, was man in §. 495 gesehen hat, kann man die Geschwindigkeit a der Fortpflanzung des Schalls in einer Stange von unbegränzter Länge aus der Dauer der longitudinalen Schwingungen eines aus demselben Stoffe bestehenden, elastischen Stabes, von gegebener Länge, finden. Nimmt man an, dafs dieser Stab an seinen beiden Enden frei oder fest ist, so ist der Werth von a dem doppelten seiner Länge, dividiert durch die Dauer jeder seiner Schwingungen, gleich, welche Dauer man aus ihrer Anzahl in der Einheit der Zeit und daher aus dem tiefsten Tone des Stabes ableitet. Wäre der Stab an einem Ende fest, so müſste man das Resultat dieser Division doppelt nehmen.

498.

Dehnt sich die Stange nicht unbegränzt im Sinne der positiven x aus, sondern endigt sie in einem Punkte B, der auſserhalb der ursprünglichen Erschütterung liegt, so wird der Ton, wenn er in B angekommen ist, nach C zurückgeworfen werden, und es bildet sich in diesem Punkte B ein Echo, es möge derselbe fest oder ganz frei seyn.

Ich bezeichne durch c den Abstand CB, welcher gröſser als α seyn wird. Wenn B ein fester Punkt ist, so muſs man beständig $v = o$ für $x = c$ haben. Diese Bedingung erfüllt man aber, wenn man die Formeln (2) durch folgende ersetzt:

$$v = \tfrac{1}{2} f(x + at) + \tfrac{1}{2} f(x - at) - \tfrac{1}{2} f(2c - x - at)$$
$$+ \frac{a}{2} F(x + at) - \frac{a}{2} F(x - at) + \frac{a}{2} F(2c - x - at)$$

$$s = \frac{1}{2a} f(x + at) - \frac{1}{2a} f(x - at) - \frac{1}{2a} f(2c - x - at)$$
$$+ \tfrac{1}{2} F(x + at) + \tfrac{1}{2} F(x - at) + \tfrac{1}{2} F(2c - x - at)$$

ohne daſs diese Ausdrücke aufhören, den anfänglichen Zustand der Stange zu bezeichnen, und ohne daſs der Werth von u, den man vermöge der Gleichungen

$$\frac{du}{dt} = v, \quad \frac{du}{dx} = s$$

daraus findet, aufhört, den Gleichungen (1) zu genügen.

Denn da die Veränderliche x für keinen Punkt der Stange gröſser als c ist und c gröſser als α ist, so hat man $2c - x > \alpha$ und daher $f(2c - x) = o$ und $F(2c - x) = o$, woraus sich $v = fx$ und $s = Fx$ ergiebt, wenn $t = o$ ist. Da $c > \alpha$ ist, so hat man auch $f(c + at) = o$ und $F(c + at) = o$, was $v = o$ für $x = c$ giebt, wie auch t beschaffen sey. Endlich hat man identisch $\frac{dv}{dx} = \frac{ds}{dt}$, und der Werth von u, dessen vollständiges Differential $vdt + sdx$ ist, wird die Summe einer Function von $x - at$ und einer Function von $x + at$ seyn, und wird daher der Gleichung (1) Genüge leisten.

Dies vorausgesetzt, sind für einen Punkt M, der so beschaffen ist, dafs man $x > \alpha$ hat, die Gröfsen $f(x + at)$ und $F(x + at)$ Null und die vorhergehenden Werthe von v und s reducieren sich auf

$$v = v' + v_1, \quad s = -\frac{v'}{a} + \frac{v_1}{a},$$

indem man, zur Abkürzung,

$$\tfrac{1}{2} f(x - at) - \frac{a}{2} F(x - at) = v'$$

$$\frac{a}{2} F(2c - x - at) - \tfrac{1}{2} f(2c - x - at) = v_1$$

setzt. Die Gröfse v' hört auf Null zu seyn, wenn man $at > x - \alpha$ hat, sie wird es wieder für $at = x + \alpha$. Wächst die Zeit, so hört v_1 auf Null zu seyn für $at = 2c - x - \alpha$, und wird es wieder für $at = 2c - x + \alpha$, woraus man schliefst, dafs der Punkt M zwei Erschütterungen erleidet, die durch den Zeitraum $\frac{2(c - x + \alpha)}{a}$ von einander getrennt sind. Die erste ist der directe Schall und die zweite der zurückgeworfene, beide haben dieselbe Intensität und pflanzen sich mit derselben Geschwindigkeit a fort, und da, nach dem Sinne der Fortpflanzung, der eine v' und der andere $-v_1$ entspricht, so sieht man, dafs für beide dasselbe Verhältnifs zwischen der eigenen Geschwindigkeit des Punktes M und der positiven oder negativen Ausdehnung, von welcher sie begleitet wird, statt findet. Dieselben Resultate findet man, wenn man annimmt, dafs der Punkt B völlig frei ist, in welchem Falle man beständig $s = o$ für $x = c$ haben mufs.

Diese Gesetze der Fortpflanzung und Reflexion des Schalles in einer festen Stange, haben auch in dem Falle, wenn Luft in einem sehr engen cylindrischen oder prismatischen Canale enthalten ist, statt. Die Gesetze der longitudinalen Schwingungen eines elastischen Stabes, die in §. 495 erläutert worden sind, gelten auch für die Schwingungen der Luft, die in einer Röhre von gegebener Länge, welche an ihren

Enden offen oder verschlossen ist, enthalten ist, d. h. für die Töne einer Flöte, wenn man nemlich von den Modificationen, die vom Anblasen herrühren, absieht*).

III. Longitudinaler Stofs elastischer Stäbe.

499.

Die Formeln des §. 495 kann man auf den Stofs zweier oder mehrerer elastischer Stäbe anwenden, die aus demselben Stoffe bestehen, denselben senkrechten Durchschnitt haben und deren mittlere Streifen sich auf derselben geraden Linie bewegen. Zu diesem Ende betrachtet man diese Körper, während der ganzen Dauer ihrer Berührung, als einen einzigen elastischen cylindrischen oder prismatischen Stab, dessen von einem Augenblicke zum anderen veränderlicher Zustand in seiner ganzen Länge bestimmt seyn wird, ausgenommen in einer Ausdehnung von unmefsbarer Gröfse auf beiden Seiten der Verbindungspunkte.

Denn man betrachte blos zwei elastische Stäbe, deren mittlere Streifen AE und FB (Fig. 26) sind. Haben sich nun die Stäbe so weit genähert, dafs der Abstand EF ihrer Endpunkte E und F unmefsbar geworden ist, und nicht mehr grofser als die Wirkungsweite der Molecularkräfte ist, so fangen die äufsersten Theilchen des einen Stabes an, auf die des anderen zu wirken und umgekehrt. Diese wechselseitige Wirkung besteht, indem sich ihre Intensität ändert, so lange als der Abstand EF geringer als die Wirkungsweite ist. Die ganze Kraft kann abstofsend oder anziehend seyn und in dieser Wechselwirkung der aufsersten Punkte zweier Körper, in unmefsbaren Abständen, besteht die Erscheinung des Stofses. Da wir aber den Zusammenhang zwischen der Molecularwirkung und dem Abstande nicht kennen, so kann man auch den Werth von EF nicht als Function der Zeit bestimmen, eben so wenig wie die Aenderungen der Geschwindigkeit,

---

*) Man lese hierüber meine Abhandlung über die Bewegung der elastischen Flüssigkeiten in cylindrischen Röhren und über die Theorie der Blasinstrumente, welche man im zweiten Theile der Mémoires de l acad. des Sciences findet.

welche die äufsersten Punkte der zwei Stäbe in Folge dieser Kraft erleiden, so dafs, wenn e und f Punkte von AE und FB sind, deren Abstände von E und F unmefsbar und geringer als der Halbmesser der Molecularwirkung sind, die Geschwindigkeiten der materiellen Punkte, die zu den Schichten gehören, deren Dicke eE und fF ist, während der ganzen Dauer des Stofses unbekannt seyn werden. Jenseits von e und f und in der ganzen Ausdehnung von Ae und fB, wird die Gleichung (1) des §. 494 statt haben und den Zustand dieser beiden Theile des ganzen Stabes, in einem beliebigen Augenblicke, vermittelst des Integrals dieser Gleichung bestimmt werden können, nach der Hypothese, die man über die beiden festen oder beweglichen Enden A und B macht, d. h. vermittelst der verschiedenen Formeln des §. 495, in welche man nur die passenden Werthe für die willkührlichen Functionen φx und $\varphi' x$ zu setzen braucht.

500.

Da sich die Molecularkräfte sehr schnell mit dem Abstande ändern, so folgt hieraus, dafs die unbekannten Geschwindigkeiten der äufsersten Punkte der zwei Stäbe sich ebenfalls ändern, so dafs die Geschwindigkeiten der Punkte E und F, in einem beliebigen Augenblicke, sehr von denen der Punkte e und f verschieden seyn können, wiewohl die Abstände eE und fF unmefsbar sind. Ebenso ist es in Beziehung auf die Geschwindigkeiten der Punkte e und f, welche wir nach ihren anfänglichen Werthen bestimmen werden und die ungleich seyn, ja selbst entgegengesetzte Zeichen haben können. Jedoch kann man, wie in §. 488, zeigen, dafs die positive oder negative Spannung T in diesen Punkten e und f merklich dieselbe seyn mufs, weil sonst die beschleunigende Kraft der unmefsbaren Masse, die zwischen den in diesen Punkten senkrechten Schnitten enthalten ist, aufserordentlich grofs und fast unendlich würde.

Ich nehme an, dafs, vor dem Stofse, jeder der zwei Stäbe dieselbe Geschwindigkeit in seiner ganzen Ausdehnung hat. In diesem Zustande ist die Spannung T für alle Punkte der zwei Körper Null. Im Anfange des Stofses, d. h. wenn der Abstand EF der Wirkungsweite der Molecularkraft gleich ist, hat man daher $T = o$ in den Punkten e und f, wie in allen übrigen. Die Spannung, welche für beide äufserste Punkte immer dieselbe ist, hört alsdann auf Null zu seyn; wir werden deren Werth bestimmen, und man wird sehen, dafs dieser nach einem gewissen Zeitraume Null wird. Erlauben zu dieser Zeit die Geschwindigkeiten der Punkte e und f, dafs die zwei Stäbe sich trennen, d. h. sind diese Geschwindigkeiten in entgegengesetztem Sinne gerichtet, oder sind sie in demselben Sinne gerichtet, und es ist die Geschwindigkeit des vorangehenden Körpers die gröfste, so werden die beiden Stäbe sich wirklich trennen und der Stofs ist geendigt. Wenn aber die Geschwindigkeiten e und f zu dieser Zeit nicht eine von diesen Bedingungen erfüllen, so fängt der Stofs so zu sagen wieder an, die Spannung, die in den Punkten e und f gleich ist, erscheint wieder, sie wird alsdann am Ende eines neuen Zeitraums wieder Null und so fort, so dafs die zwei Stäbe sich nicht trennen und wie ein einziger Stab von der Länge AB schwingen werden.

Die nothwendige und hinreichende Bedingung, damit der Stofs aufhöre und sich einer der zwei Stäbe von dem anderen entferne, ist das Zusammentreffen zweier Umstände. Erstens ist es nöthig, dafs die Spannung in den Punkten e und f Null sey, damit sich diese zwei Stäbe nicht gegen einander stützen, und zweitens müssen zu gleicher Zeit die Geschwindigkeiten dieser zwei Punkte in entgegengesetztem Sinne gerichtet seyn, oder, wenn sie in gleichem Sinne gerichtet sind, so mufs die Bewegung des vorausgehenden Punktes die gröfste seyn.

Was die zwei Enden A und B betrifft, so nehmen wir nach einander an, dafs sie beide frei sind und dafs das eine frei und das andere fest ist.

501.

Man bezeichne durch c und c' die Längen AE und FB der beiden Stäbe und durch l den ganzen Abstand AB, so dafs man, wenn man den unmefsbaren Abstand EF vernachläfsigt, während der ganzen Dauer des Stofses, $c + c' = l$ hat. Sey M ein Punkt, der zu AE oder FB gehört, unmittelbar vor dem Stofse nenne man x den Abstand des Punktes M von einem festen Punkte, der auf der Linie AB liegt und die Lage des Punktes A in diesem Augenblicke ist. Am Ende der Zeit t, die von diesem Momente an gerechnet wird, sey $x + u$ der Abstand dieses Punktes M von einem festen Punkte, so hat man

$$\frac{d^2u}{dt^2} = a^2 \frac{d^2u}{dx^2},$$

wo a eine Constante ist, welche die Geschwindigkeit der Fortpflanzung des Schalles in dem Stoffe bezeichnet, aus welchem die zwei Stabe bestehen (§. 497).

Zu gleicher Zeit hat man

$$v = \frac{du}{dt}, \quad T = q\frac{du}{dx}$$

für die Geschwindigkeit v des Punktes M und die positive oder negative Spannung T, welche in demselben Punkte statt hat, wo q eine gegebene Constante bezeichnet. Die Ausdehnung, welcher die Geschwindigkeit v entspricht, findet man aus T, und ihr Werth ist $\frac{1}{q} T$.

Diese drei Gleichungen haben für alle Werthe von x, von $x = o$ bis $x = l$ statt, diejenigen ausgenommen, welche den zwischen e und f liegenden Punkten entsprechen und daher um eine unmeſsbare Gröſse von c verschieden sind.

502.

Für $t = o$ hat man in der ganzen Länge AB, auch $u = o$, man muſs daher in den Formeln des §. 495 das von φx abhängende Glied weglassen. Man untersuche zuerst den Fall, wenn die beiden Enden A und B ganz frei sind.

Sey h die im Augenblicke, in welchem der Stoſs beginnt, allen Punkten von AE gemeinschaftliche Geschwindigkeit, welche positiv oder von A nach B gerichtet gedacht wird. Sey auch h' die Geschwindigkeit der Punkte von FB in demselben Augenblicke, die positiv oder negativ seyn wird, je nachdem die zwei Stabe hinter einander oder einander entgegen kommen. Diese Constanten h und h' sind gegeben, und ihr Unterschied $h - h'$ muſs eine positive Gröſse seyn, damit der Stoſs statt habe. In dem Ausdrucke von u, der sich auf den dritten Fall des §. 495 bezieht, mufs man statt $\varphi' x$ eine Function nehmen, die von $x = o$ bis zu einem Werthe von x, der so wenig als möglich geringer als c und gleich h ist, und von einem so wenig als möglich grofseren Werthe von x als c bis $x = l$, oder beinahe $x = c + c'$, gleich h' ist. Alsdann hat man, ohne merklichen Fehler,

$$\int_o^l \varphi' x' dx' = hc + h'c',$$

$$\int_o^l \varphi' x' \cos \frac{i\pi x'}{l}\, dx' = \frac{l}{i\pi}(h - h') \sin \frac{i\pi c}{l},$$

und da $\varphi x' = o$ ist, so wird der Werth von u

$$u = (hc + h'c')\frac{t}{l} + \frac{2l}{\pi^2 a}(h - h')\Sigma \frac{1}{i^2} \sin \frac{i\pi c}{l} \cos \frac{i\pi x}{l} \sin \frac{i\pi a t}{l}$$

wo sich die Summe Σ auf alle Werthe der ganzen positiven Zahl i, von $i = 1$ bis $i = \infty$ erstreckt.

Man hat daher in diesem ersten Falle

$$\left.\begin{aligned} v &= \frac{1}{l}(hc + h'c') + \frac{2}{\pi}(h - h')\Sigma \frac{1}{i} \sin \frac{i\pi c}{l} \cos \frac{i\pi x}{l} \cos \frac{i\pi a t}{l} \\ T &= -\frac{2q}{\pi a}(h - h')\Sigma \frac{1}{i} \sin \frac{i\pi c}{l} \sin \frac{i\pi x}{l} \sin \frac{i\pi a t}{l} \end{aligned}\right\} \quad (2)$$

und wenn man m und m' die Massen der zwei Stäbe nennt, die ihren Längen c und c' proportional sind, so ist das erste Glied dieses Werthes von v die Geschwindigkeit $\dfrac{mh + m'h'}{m + m'}$ ihres Schwerpunktes. Sind die zwei Geschwindigkeiten h und h' gleich und haben sie gleiches Zeichen, so hat man beständig $v = h$ und $T = o$ und wirklich bewegen sich alsdann die beiden Stäbe hinter einander mit gemeinschaftlicher Geschwindigkeit und ohne sich wechselseitig zusammen zu drücken.

Die periodischen und convergierenden Reihen, welche diese Formeln enthalten, gehören zu denjenigen, deren Summe man genau bestimmen kann. Für alle gegebenen Werthe von x und t kann man diese Summe leicht aus der bekannten Formel

$$\tfrac{1}{2}\vartheta = \sin\vartheta - \tfrac{1}{2}\sin 2\vartheta + \tfrac{1}{3}\sin 3\vartheta - \tfrac{1}{4}\sin 4\vartheta + \ldots \quad (3)$$

finden, in welcher ϑ eine Veränderliche ist, die zwischen den Granzen $\pm \pi$ ausschliefslich enthalten ist. Man kann alsdann die genauen Werthe der Geschwindigkeit v und der Spannung T in jedem Augenblicke und in einem beliebigen Punkte von Ae und fB berechnen, was die vollständige Auflösung der Aufgabe enthält.

Es giebt mehrere Wege, auf welchen man die Formel (3) erhalten kann. Man findet sie z. B., wenn man die Gleichung (8) des §. 326 in Beziehung auf x differentiiert, nachdem man x^2 statt φx gesetzt hat; dies giebt

$$x = -\frac{1}{l}\Sigma\left(\int_o^l x'^2 \cos\frac{i\pi x'}{l}.\frac{i\pi dx'}{l}\right)\sin\frac{i\pi x}{l},$$

welche Gleichung für die Werthe von x, die kleiner als l sind, statt hat, und in welcher sich die Summe Σ auf alle Werthe der ganzen Zahl i, von $i=1$ bis $i=\infty$ erstreckt. Führt man die Integration nach den gewöhnlichen Regeln aus, so hat man

$$\int_o^l x'^2 \cos\frac{i\pi x'}{l}.\frac{i\pi dx'}{l} = \frac{2l^2}{i\pi}\cos i\pi,$$

man hat daher

$$\frac{\pi x}{2l} = -\Sigma\frac{\cos i\pi}{i}\sin\frac{i\pi x}{l},$$

welches Resultat mit der Gleichung (3) zusammenfällt, wenn man $\frac{\pi x}{l} = \vartheta$ setzt*).

503.

In Folge der zweiten Gleichung (2) ist der Werth von T nicht blos dann Null, wenn $t=o$ ist, sondern auch wenn t ein Vielfaches von $\frac{l}{a}$ ist, er ist es ebenfalls, wie auch sonst t beschaffen seyn möge, an den beiden Enden A und B, die $x=o$ und $x=l$ entsprechen.

Ist t Null, oder ein gerades Vielfaches von $\frac{l}{a}$, so giebt die erste Gleichung (2)

$$v = \frac{1}{l}(hc+h'c')$$
$$+\frac{1}{\pi}(h-h')\left[\Sigma\frac{1}{i}\sin\frac{i\pi(c-x)}{l}+\Sigma\frac{1}{i}\sin\frac{i\pi(c+x)}{l}\right],$$

---

*) Vergl. die Anmerkung zu §. 505. Anm. des Uebers.

oder, was dasselbe ist,

$$\left.\begin{array}{l} v = \frac{1}{l}(hc + h'c') \\ -\frac{1}{\pi}(h-h')\left[\Sigma\frac{(-1)^i}{i}\sin\frac{i\pi(c'+x)}{l} + \Sigma\frac{(-1)^i}{i}\sin\frac{i\pi(c'-x)}{l}\right] \end{array}\right\}(4)$$

da $c + c' = l$ und $\cos i\pi = (-1)^i$ ist. Man kann aber in der Formel (3) statt ϑ den Werth $\frac{\pi(c'-x)}{l}$ setzen, und es folgt daraus

$$\Sigma\frac{(-1)^i}{i}\sin\frac{i\pi(c'-x)}{l} = -\frac{\pi(c'-x)}{2l}.$$

Hat man $x < c$, d. h., liegt der Punkt M auf Ae, so kann man auch statt ϑ die Gröfse $\frac{\pi(c'+x)}{l}$ setzen, welche kleiner als π seyn wird, man hat daher

$$\Sigma\frac{(-1)^i}{i}\sin\frac{i\pi(c'+x)}{l} = -\frac{\pi(c'+x)}{2l},$$

und diese Werthe reducieren die Gleichung (4) auf $v = h$. Gehört dagegen der Punkt M zu fB, so hat man $x > c$ und $2l - c' - x < l$, man kann daher

$$\vartheta = \frac{\pi(2l - c' - x)}{l}$$

setzen; da

$$\sin\frac{i\pi(c'+x)}{l} = -\sin\frac{i\pi(2l - c' - x)}{2l}$$

ist, so giebt die Formel (3)

$$\Sigma\frac{(-1)^i}{i}\sin\frac{i\pi(c'+x)}{l} = \frac{\pi(2l - c' - x)}{l},$$

und vermittelst dieses Werthes und des Werthes von $\Sigma\frac{(-1)^i}{i}\sin\frac{i\pi(c'-x)}{l}$ reduciert sich die Gleichung (4) auf $v = h'$.

Die anfänglichen Geschwindigkeiten h und h' der beiden Theile Ae und fB des ganzen Stabes sind auf diese Weise nachgewiesen. Aufserdem sieht man, dafs sie nicht blos dann statt haben, wenn $t = o$ ist, sondern auch jedesmal wenn t ein gerades Vielfaches von $\frac{l}{a}$ ist, und da in diesen Zeitpunkten

T für den ganzen Stab Null ist, so folgt daraus, daſs für alle diese Werthe von t, die beiden Theile des Stabes immer in demselben Zustande, wie im Anfange des Stoſses seyn werden.

Man bemerke, daſs die erste Gleichung (2) unrichtig wäre, wenn man sie auf die anfängliche Geschwindigkeit des Punktes E anwenden würde; denn wenn man $t = o$ setzt und genau $x = c$ hat, so folgt hieraus

$$v = \frac{1}{l}(hc + h'c') + \frac{2}{\pi}(h - h')\,\Sigma\frac{(-1)^i}{i}\sin\frac{i\pi c}{l}.$$

Nach der Gleichung (3) hat man aber

$$\Sigma\frac{(-1)^i}{i}\sin\frac{i\pi c}{l} = -\frac{\pi c}{2l};$$

man hätte daher $v = h'$, was nur in dem Falle, wenn $h' = h$ ist, wahr wäre, wo der Zustand des eE entsprechenden Theils von dem des übrigen Stabes nicht verschieden seyn kann. Wir haben aber gesagt, daſs, im allgemeinen Falle, dieser Theil und derjenige, welcher Ff entspricht, nicht in den Gleichungen der Bewegung enthalten sind.

Ist t ein ungerades Vielfaches $\frac{l}{a}$, so giebt die erste Gleichung (2) unmittelbar

$$v = \frac{1}{l}(hc + h'c')$$

$$+\frac{1}{\pi}(h-h')\Sigma\frac{(-1)^i}{i}\sin\frac{i\pi(c-x)}{l} + \Sigma\frac{(-1)^i}{i}\sin\frac{i\pi(c+x)}{l}\Big].$$

Vergleicht man aber diesen Werth von v mit der Formel (4), so sieht man, daſs sie sich aus einander ableiten lassen, wenn man die Buchstaben h und h', c und c' vertauscht, woraus man ohne neue Rechnung den Schluſs zieht, daſs, wenn t ein ungerades Vielfaches von $\frac{l}{a}$ ist, die Punkte, welche einem Werthe von x, der geringer als c' ist, entsprechen, die Geschwindigkeit h', und diejenigen, welche $x > c$ entsprechen, die Geschwindigkeit h haben werden, d. h. daſs, wenn der Punkt G so beschaffen ist, daſs man $AG = c'$ und $GB = c$ hat, und g und g' in unmeſsbaren Abstanden auf beiden Seiten von G nimmt, die Geschwindigkeit h' in dem Theile Ag

und die Geschwindigkeit h in dem Theile $g'B$ statt haben wird.

504.

Aus dieser Untersuchung folgt, daſs, wenn man $c = c'$ hat, der Theil Ae am Ende der Zeit $t = \frac{l}{a}$ die Geschwindigkeit h' und der Theil fB am Ende derselben Zeit, die Geschwindigkeit h haben wird, und da in diesem Augenblicke die Spannung T überall gleich Null ist, und man, der Voraussetzung gemäſs, $h > h'$ hat, so folgt hieraus, daſs sich die zwei Stäbe von einander trennen werden (§. 500), so daſs, in diesem Falle, die Dauer des Stoſses $\frac{l}{a}$ gewesen seyn wird, und die vollkommen elastischen und gleich groſse Massen habenden Körper, nach dem Stoſse, die Geschwindigkeiten, die sie vor dem Stoſse hatten, ausgetauscht haben werden.

Sind umgekehrt die Längen c und c' verschieden, so endigt sich der Stoſs nicht, und die beiden elastischen Stäbe können sich nicht trennen; denn die Zeitpunkte, in welchen die Spannung Null ist, werden immer mit denjenigen zusammenfallen, die eine gemeinschaftliche Geschwindigkeit haben, welche entweder gleich h oder gleich h' für die beiden Enden E und F, oder genauer für die beiden Punkte e und f sind.

Hat man aber $c' > c$, in welchem Falle der Punkt G auf fB liegt, und nimmt man an, daſs der elastische Stab in diesem Punkte durchgeschnitten sey, so daſs der Theil FB selbst aus zwei Theilen FG und GB besteht, welche vor dem Stoſse dieselbe Geschwindigkeit h' hatten, so wird sich der Theil GB, am Ende der Zeit $t = \frac{l}{a}$ trennen. Denn in diesem Augenblicke ist die Spannung T Null, und die Geschwindigkeiten h' und h der Punkte g und g' erlauben es, daſs sich die Theile AG und GB trennen. Nach dem Stoſse, dessen Dauer $\frac{l}{a}$ gewesen seyn wird, wie in dem Falle, wenn $c' = c$ ist, wird sich der Theil GB mit der Geschwindigkeit h und die Theile AE und FG mit der gemeinschaftlichen Geschwindigkeit h' bewegen. Dasselbe würde noch der Fall seyn, wenn die drei Theile AE, FG, GB selbst durchgeschnitten und in andere gleiche oder ungleiche Theile getheilt wären, sobald nur alle Theile von AE, vor dem Stoſse, dieselbe Geschwindigkeit h, und alle Theile von FG und GB die gemeinschaftliche Geschwindigkeit h' hatten.

Man nehme daher z. B. an, daſs ein gleichartiger prismatischer oder cylindrischer Stab in eine Anzahl $n + n'$ gleicher Theile getheilt sey, und gebe den n ersten Theilen die Geschwindigkeit h, mit welcher sie die Reihe der n' anderen Theile stoſsen, welche vor diesem Stoſse in Ruhe seyn werden. Ist n groſser als n', so werden sich die Theile nicht trennen, und alle im Sinne des Stoſses fortgetrieben werden, indem sie nach dieser Richtung Schwingungen machen und den Ton hervorbringen, der der ganzen Länge des an beiden Enden freien Stabes entspricht. Hat man aber $n' > n$, so werden sich die vorderen Theile, deren Anzahl n ist, von den anderen trennen, um sich mit einer gemeinschaftlichen Geschwindigkeit, die gleich h ist, zu bewegen, und die übrigen n' Theile werden in Ruhe und zusammen bleiben. Dieses Resultat, welches nach der Analogie auf eine Reihe von Kugeln ausgedehnt werden kann, begreift zugleich die Erscheinung, von welcher in §. 363 die Rede war.

505.

Man betrachte nun den Fall, wenn der Punkt A fest ist. Vor dem Stoſse sey der Theil AE in Ruhe, und alle Punkte des Theils FB sollen eine gemeinschaftliche Geschwindigkeit haben, die negativ seyn und durch $-k$ bezeichnet werden soll. Man muſs alsdann den Ausdruck von u anwenden, der sich auf den zweiten Fall des §. 495 bezieht, in welchem man, von $x = o$ bis $x = c$, $\varphi' x = o$ setzt, und von $x = c$ bis zu $x = c + c' = l$, $\varphi' x = -k$ setzt. Da für alle Werthe von x, der Werth von $\varphi x = o$ ist, so folgt hieraus

$$u = -\frac{8lk}{\pi^2 a} \Sigma \frac{1}{(2i-1)^2} \cos\frac{(2i-1)\pi c}{2l} \sin\frac{(2i-1)\pi x}{2l} \sin\frac{(2i-1)\pi at}{2l},$$

woraus man

$$\left.\begin{aligned} v &= -\frac{4k}{\pi} \Sigma \frac{1}{2i-1} \cos\frac{(2i-1)\pi c}{2l} \sin\frac{(2i-1)\pi x}{2l} \cos\frac{(2i-1)\pi at}{2l} \\ T &= \frac{4qk}{\pi a} \Sigma \frac{1}{2i-1} \cos\frac{(2i-1)\pi c}{2l} \cos\frac{(2i-1)\pi x}{2l} \sin\frac{(2i-1)\pi at}{2l} \end{aligned}\right\} (5)$$

in welchen Formeln die Reihen zu der Classe derjenigen gehören, deren Summen man bestimmen kann und welche die Spannung und Geschwindigkeit angeben, welche, in jedem Augenblicke, in einem gegebenen Punkte von Ae oder fB statt finden.

Man wendet, zu diesem Endzwecke, die bekannte Formel

$$\frac{\pi}{4} = \cos\vartheta - \tfrac{1}{3}\cos 3\vartheta + \tfrac{1}{5}\cos 5\vartheta + \ldots. \qquad (6)$$

an, welche für alle zwischen $\pm\frac{1}{2}\pi$ ausschliefslich enthaltenen Werthe von ϑ statt hat und z. B. aus der Formel (7) des §. 326 abgeleitet werden kann, wenn man sie differentiiert, nachdem man x an die Stelle von φx gesetzt hat und alsdann $\frac{\pi x}{2l} = \vartheta$ setzt*).

*) Die Reihe (6), so wie auch die Reihe (3) des §. 502, hat bereits Fourier in seiner Théorie de la chaleur, besonders pag. 175 ff., ausführlich behandelt. Ich will aber hier eine einfache Methode mittheilen, nach welcher man die Summe der Reihen, wie vieler anderer, leicht finden kann.

Es sey zuerst die Reihe

$$\sin\vartheta - \tfrac{1}{2}\sin 2\vartheta + \tfrac{1}{3}\sin 3\vartheta - \tfrac{1}{4}\sin 4\vartheta + \tfrac{1}{5}\sin 5\vartheta + \ldots.$$

gegeben. Man substituiere in dieser Reihe allgemein statt $\sin m\vartheta$ seinen Werth $\dfrac{e^{m\vartheta\sqrt{-1}} - e^{-m\vartheta\sqrt{-1}}}{2\sqrt{-1}}$.

Hierdurch wird die Reihe in zwei andere zerlegt, nemlich

$$\tfrac{1}{2}\sqrt{-1}\left(e^{\vartheta\sqrt{-1}} - \tfrac{1}{2}e^{2\vartheta\sqrt{-1}} + \tfrac{1}{3}e^{3\vartheta\sqrt{-1}} - \tfrac{1}{4}e^{4\vartheta\sqrt{-1}} + \ldots\ldots\right)$$
$$-\tfrac{1}{2}\sqrt{-1}\left(e^{-\vartheta\sqrt{-1}} - \tfrac{1}{2}e^{-2\vartheta\sqrt{-1}} + \tfrac{1}{3}e^{-3\vartheta\sqrt{-1}} - \tfrac{1}{4}e^{-4\vartheta\sqrt{-1}} + \ldots\right)$$

Die Werthe der zwei in Klammern eingeschlossenen Ausdrücke sind aber bezuglich

$$\int_o^1 \frac{e^{\vartheta - 1}\,dx}{1 + x e^{\vartheta\sqrt{-1}}} \text{ und } \int_o^1 \frac{e^{-\vartheta\sqrt{-1}}\,dx}{1 + x e^{-\vartheta\sqrt{-1}}},$$

wovon man sich leicht überzeugen kann, wenn man die unter dem Integralzeichen stehenden Ausdrücke in Reihen entwickelt und alsdann jedes einzelne Glied integriert. Der Werth der ursprünglichen Reihe ist daher

506.

In Folge der zweiten Gleichung (5) ist die Spannung T in allen Punkten beider Stäbe Null, wenn t Null oder ein beliebiges Vielfaches von $\frac{2l}{a}$ ist.

$$\frac{1}{2\sqrt{-1}}\int_o^1 \frac{e^{\vartheta\sqrt{-1}}dx}{1+xe^{\vartheta\sqrt{-1}}} - \frac{1}{2\sqrt{-1}}\int_o^1 \frac{e^{-\vartheta\sqrt{-1}}}{1+xe^{-\vartheta\sqrt{-1}}}$$

Ist nun ϑ zwischen den Gränzen o und π ausschliefslich enthalten, so ist dieser Ausdruck =

$$\frac{1}{2\sqrt{-1}}\log.\left(\frac{1+e^{\vartheta\sqrt{-1}}}{1+e^{-\vartheta\sqrt{-1}}}\right) = \frac{1}{2\sqrt{-1}}\log.e^{\vartheta\sqrt{-1}} = \frac{\vartheta}{2}.$$

Dasselbe ist der Fall, wenn ϑ zwischen den Gränzen $-\pi$ und o ausschliefslich enthalten ist.

Wenn man ebenso in der Reihe

$$\cos\vartheta - \tfrac{1}{3}\cos 3\vartheta + \tfrac{1}{5}\cos 5\vartheta \ldots.$$

allgemein statt $\cos m\vartheta$ den Werth $\frac{e^{m\vartheta\sqrt{-1}} + e^{-m\vartheta\sqrt{-1}}}{2}$ setzt, so wird die Reihe in zwei andere aufgelöst, nemlich

$$\tfrac{1}{2}\left(e^{\vartheta\sqrt{-1}} - \tfrac{1}{3}e^{3\vartheta\sqrt{-1}} + \tfrac{1}{5}e^{5\vartheta\sqrt{-1}} \ldots.\right)$$

$$+\tfrac{1}{2}\left(e^{-\vartheta\sqrt{-1}} - \tfrac{1}{3}e^{-3\vartheta\sqrt{-1}} + \tfrac{1}{5}e^{-5\vartheta\sqrt{-1}} \ldots.\right)$$

deren Summe bezüglich

$$\tfrac{1}{2}\int_o^1 \frac{e^{\vartheta\sqrt{-1}}dx}{1+x^2e^{2\vartheta\sqrt{-1}}} = \text{Arc. tg. } e^{\vartheta\sqrt{-1}} \text{ und}$$

$$\tfrac{1}{2}\int_o^1 \frac{e^{-\vartheta\sqrt{-1}}dx}{1+x^2e^{-2\vartheta\sqrt{-1}}} = \text{Arc. tg. } e^{-\vartheta\sqrt{-1}}$$

ist. Es ist aber allgemein $\tfrac{1}{2}\pi = \text{arc. tg. } u + \text{arc. tg. } \frac{1}{u}$, folglich die Summe der Reihe $= \tfrac{1}{4}\pi$.

Dies gilt jedoch nur für den Fall, wenn ϑ kleiner als $\tfrac{1}{2}\pi$ ist; ist dagegen ϑ zwischen den Gränzen $\tfrac{1}{2}\pi$ und π eingeschlossen, so dafs

Ist t Null oder ein gerades Vielfaches von $\frac{2l}{a}$, so giebt die erste Gleichung (5)

$$v = -\frac{2k}{\pi}\left[\Sigma \frac{1}{2i-1} \sin\frac{(2i-1)\pi(x+c)}{2l} + \sin\frac{(2i-1)\pi(x-c)}{2l}\right]$$

oder, was dasselbe ist,

$$\left.\begin{aligned} v = \frac{2k}{\pi}\Big[\Sigma \frac{(-1)^i}{2i-1} \cos\frac{(2i-1)\pi(x-c')}{2l} \\ - \Sigma \frac{(-1)^i}{2i-1} \cos\frac{(2i-1)\pi(x+c')}{2l}\Big] \end{aligned}\right\} \quad (7)$$

da $c + c' = l$ und $\sin\frac{(2i-1)\pi}{2} = -(-1)^i$ ist.

Nach dem anfänglichen Zustande beider Stäbe mufs sich diese Formel, insofern sie sich auf $t = o$ bezieht, für $x < c$ auf $v = o$ und für $x > c$ auf $v = -k$ reducieren, und dies mufs zuerst nachgewiesen werden.

Nimmt man in der Gleichung (6) statt ϑ den Ausdruck $\frac{\pi(x-c')}{2l}$, so folgt daraus

$$\Sigma \frac{(-1)^i}{2i-1} \cos\frac{(2i-1)\pi(x-c')}{2l} = -\frac{\pi}{4}.$$

Hat man $x < c$, so kann man auch $\frac{\pi(x+c')}{2l}$ statt ϑ setzen, dies giebt

$$\Sigma \frac{(-1)^i}{2i-1} \cos\frac{(2i-1)\pi(x+c')}{2l} = -\frac{\pi}{4},$$

und diese Formeln reducieren wirklich die Gleichung (7) auf $v = o$. Hat man $x > c$, so hat man auch $2l - x - c' < l$; nimmt man daher

$$\vartheta = \frac{\pi(2l - x - c')}{2l}$$

---

cos ϑ negativ ist, so ist obiger Werth nicht mehr richtig. Der Grund davon liegt darin, dass das bestimmte Integral nur für den Fall gebraucht werden kann, wenn sich die Function innerhalb der gegebenen Gränzen stetig ändert, was unter den angegebenen Umständen nicht der Fall ist. Anmerk. des Uebers.

und bemerkt, dafs

$$\cos\frac{(2i-1)\pi(x+c')}{2l} = -\cos\frac{(2i-1)\pi(2l-x-c')}{2l}$$

ist, so giebt die Formel (6)

$$\Sigma\frac{(-1)^i}{2i-1}\cos\frac{(2i-1)\pi(x+c')}{2l} = \frac{\pi}{4}.$$

Vermittelst dieses Ausdrucks und des vorhergehenden Werthes von $\Sigma\frac{(-1)^i}{2i-1}\cos\frac{(2i-1)\pi(x-c')}{2l}$, reduciert sich die Gleichung (7) auf $v = -k$, wie dies seyn mufs.

Ist t ein ungerades Vielfaches von $\frac{2l}{a}$, so ist der durch die erste Gleichung (5) gegebene Werth von v demjenigen gleich, welcher statt hat, wenn t Null oder ein gerades Vielfaches von $\frac{2l}{a}$ ist, hat aber das entgegengesetzte Zeichen. Hieraus folgt daher, dafs am Ende einer Zeit, die gleich $\frac{2l}{a}$ ist, alle Punkte von Ae Geschwindigkeiten haben, die Null sind, und alle Punkte von fB positive Geschwindigkeiten, die gleich k sind. Und da in diesem Augenblicke die Spannung T überall gleich Null ist, so folgt hieraus, dafs der Stab FB sich von dem Stabe AE entfernen und mit einer Geschwindigkeit zurückgehen wird, die derjenigen, welche er vor dem Stofse hatte, gleich und entgegengesetzt seyn wird.

Der Stofs des Stabes FB gegen den Stab AE, welcher sich in A gegen einen festen Widerstand stützt, wird während der Zeit $\frac{2l}{a}$ dauern und ganz mit dem überein stimmen, was in §. 362 über das Zurückprallen eines vollkommen elastischen Körpers gesagt worden ist. Man bemerke auch, dafs man, in der Mitte des Stofses, d. h. am Ende der Zeit $\frac{l}{a}$, vermöge der ersten Gleichung (5), für alle Werthe von x immer $v = o$ hat; so dafs in diesem Augenblicke der stofsende Stab FB seine ganze Geschwindigkeit verloren haben, und der Stab AE ebenfalls gar keine Bewegung haben wird. In demselben Augenblicke hat man, in Folge der zweiten Gleichung (5)

$$T = \frac{2qk}{\pi a}\left[\Sigma \frac{(-1)^i}{2i-1} \cos \frac{(2i-1)\pi(x-c)}{2l} + \Sigma \frac{(-1)^i}{2i-1} \cos \frac{(2i-1)\pi(x+c)}{2l}\right],$$

woraus man, durch dieselbe Rechnung, wie für die Gleichung (7), $T = -\frac{qk}{a}$ oder $T = o$ findet, je nachdem man $x < c$ oder $x > c$ hat. In der Mitte des Stofses ist daher die Spannung für die ganze Ausdehnung des stofsenden Stabes Null. Der gestofsene Stab ist aber gleichformig verdichtet, und der Druck, welchen er in dem Sinne AE, oder von innen nach aufsen, ausübt, macht, dafs der stofsende Stab zurückprallt.

IV. Digression über die Integrale der partiellen Differentialgleichungen.

507.

Nimmt man eine kleine Anzahl partieller Differentialgleichungen aus, so können die, welche von einer höheren Ordnung als die erste sind, nicht unter endlicher Form integriert werden, selbst wenn es lineare Gleichungen sind. Um die Aufgaben, welche zu diesen Gleichungen führen, aufzulosen, mufs man daher häufig zu ihren in Reihen dargestellten Integralen seine Zuflucht nehmen, und man mufs alsdann in jedem Falle sicher wissen, dafs die Reihe, welche man anwendet, die völlige Allgemeinheit hat, welche der gegebenen partiellen Differentialgleichung zukommt, und dafs sie eine hinlängliche Anzahl willkührlicher Functionen enthält, um das vollständige Integral dieser Gleichung auszudrücken. Es giebt aber in dieser Beziehung keine allgemeine Regel; diese Anzahl kann geringer seyn, als diejenige, welche die Ordnung der gegebenen Gleichung bezeichnet, oder als die der höchsten partiellen Differentiale, welche sie enthält. Sie ändert sich mit der Gröfse, nach deren Potenzen die Reihe geordnet ist, und es kann sogar vorkommen, dafs alle willkührlichen

Functionen verschwinden, und die Reihe nur eine unendliche Anzahl willkührlicher Constanten enthalt, ohne dafs sie jedoch aufhört, das vollständige Integral auszudrücken. Diese verschiedenen Umstände wollen wir zuerst im Allgemeinen betrachten, und dann auch im Besonderen, insofern sie die linearen Gleichungen betreffen, auf welche man in den meisten Aufgaben der Mechanik und Physik geführt wird.

508.

Sey u eine Function einer beliebigen Anzahl unabhängiger Veränderlicher $t, x, y, z\ldots$ Man nehme an, diese Function müsse einer gegebenen partiellen Differentialgleichung genügen, die wir durch $L = o$ darstellen. Wie auch der Werth von u beschaffen sey, so kann man sich immer denken, dafs er in einer, nach den Potenzen einer der Veränderlichen t, x, y, z u. s. w., oder allgemeiner, einer anderen Grofse ϑ, die von einer oder mehreren dieser Veränderlichen abhängt, geordneten Reihe entwickelt sey. Sey daher

$$u = P\vartheta^{\alpha} + Q\vartheta^{\beta} + R\vartheta^{\gamma}\ldots., \qquad (a)$$

wo $\alpha, \beta, \gamma\ldots$ $P, Q, R\ldots$ unbestimmte Coefficienten und Exponenten sind. Substituiere ich diesen Werth von u in die Gleichung $L = o$, entwickele alsdann L nach den Potenzen von ϑ und setze die Coefficienten aller Glieder dieser Entwickelung getrennt gleich Null, so habe ich eine Reihe von Gleichungen, von welchen jede eine unabhängige Veränderliche weniger enthält, als $L = o$, und wenn ich die allgemeinsten Werthe von $\alpha, \beta, \gamma\ldots$ $P, Q, R\ldots$ erhalte, die dieser Reihe von Gleichungen Genüge leisten, so ist die Reihe (a) ebenfalls der allgemeinste Werth von u, welcher der Gleichung $L = o$ Genüge leistet. Je nachdem man also die Grofse ϑ anders wählt, erhalt man verschiedene in Reihen entwickelte Ausdrücke von u, welche alle, unter gleichgeltenden Formen, das vollständige Integral von $L = o$ seyn werden, so dafs, wenn man dieses Integral auch unter endlicher Form ausdrücken kann, jede dieser Reihen eine andere Entwickelung desselben seyn wird und immer daraus abgeleitet werden kann. Sobald man jedoch, vermöge der anderen Bedingungen der Aufgabe, die zur Gleichung $L = o$ geführt haben, alle willkührlichen Gröfsen, welche die Reihe (a) enthält, bestimmt haben wird, so mufs sie, wenn sie brauchbar seyn soll, convergieren. Divergiert sie aber für gewisse Werthe von ϑ, so mufs man diese Gröfse ändern und die Reihe (a) durch eine andere nach Potenzen einer anderen Veränderlichen geordneten Reihe ersetzen.

Dies vorausgesetzt, nimmt man nun für $L = o$ lineare Gleichungen von verschiedenen Ordnungen, so sieht man, dafs die Coefficienten P, Q, R..., die auf die allgemeinste Weise bestimmt sind, dennoch eine ungleiche Anzahl willkührlicher Functionen enthalten können, je nachdem die Reihe (a) nach den Potenzen dieser oder jener Veränderlichen ϑ geordnet seyn wird, und man wird sogar, wie wir es oben gesagt haben, sehen, dafs es sich ereignen kann, dafs alle willkührlichen Functionen aus dieser Reihe verschwinden, die alsdann nur eine unendliche Anzahl willkührlicher Functionen enthalten und dennoch das vollständige Integral der Gleichung $L = o$ seyn wird. Das unterscheidende Kennzeichen dieser besonderen Form eines vollständigen Integrals einer linearen partiellen Differentialgleichung, das keine willkührliche Function enthalt, besteht darin, dafs alle Glieder der Reihe, die dieses Integral ausdrückt, unabhängig von einander bestimmt werden konnen und einzeln der gegebenen Gleichung Genüge leisten, so dafs der allgemeine Werth von u die Summe einer unendlichen Anzahl besonderer Werthe dieser Function ist.

509.

Sey z. B. die sehr einfache lineare partielle Differentialgleichung der zweiten Ordnung

$$\frac{du}{dt} = a\,\frac{d^2u}{dx^2} \qquad (b)$$

gegeben, in welcher a eine gegebene Constante ist. Entwickelt man den Werth von u nach den Potenzen von t, so findet man für die allgemeinste Reihe, welche dieser Gleichung Genüge leistet,

$$u = \varphi x + at\frac{d^2\varphi x}{dx^2} + \frac{a^2t^2}{1.2}\,\frac{d^4\varphi x}{dx^4} + \frac{a^3t^3}{1.2.3}\,\frac{d^6\varphi x}{dx^6} + \ldots, \qquad (c)$$

wo φx eine willkührliche Function ist. Unter dieser Form kommt daher dem vollständigen Integrale der Gleichung (b)

nur eine einzige willkührliche Function zu, welche den Werth von u, der $t = o$ entspricht, darstellt. Entwickelt man aber den allgemeinen Werth von u nach den Potenzen von x, so findet man

$$\left.\begin{aligned} u &= \psi t + \frac{x^2}{1.2}\,\frac{d\psi t}{a\,dt} + \frac{x^4}{1.2.3.4}\,\frac{d^2\psi t}{a^2dt^2} + \ldots \\ &+ x\Psi t + \frac{x^3}{1.2.3}\,\frac{d\Psi t}{a\,dt} + \frac{x^5}{1.2.3.4.5}\,\frac{d^2\Psi t}{a^2dt^2} + \ldots \end{aligned}\right\} (d)$$

wo ψt und Ψt zwei willkührliche Functionen sind, welche die Werthe von u und $\frac{du}{dx}$, die sich auf $x = o$ beziehen, ausdrücken. Unter dieser Form enthält daher das vollständige Integral der Gleichung (b) zwei willkührliche Functionen. Diese beiden Reihen erhalt man durch die Methode der unbestimmten Coefficienten und Exponenten, indem man allmälich $\vartheta = t$ und $\vartheta = x$ in der Reihe (a) setzt. Man kann sie auch aus dem Taylor'schen Lehrsatze ableiten, denn man hat, nach diesem Lehrsatze:

$$u = U + (t - \alpha)\,U' + \frac{(t - \alpha)^2}{1.2}\,U'' + \frac{(t - \alpha)^3}{1.2.3}\,U''' + \ldots$$

indem man durch α einen besonderen Werth von t bezeichnet und

$$u = U, \quad \frac{du}{dt} = U', \quad \frac{d^2u}{dt^2} = U'', \quad \frac{d^3u}{dt^3} = U''' \ldots$$

für diesen Werth $t = \alpha$ setzt. Die Gleichung (b) und ihre auf einander folgenden Differentiale in Beziehung auf t geben

$$\begin{aligned} U' &= a\,\frac{d^2U}{dx^2}, \\ U'' &= a\,\frac{d^2U'}{dx^2} = a^2\,\frac{d^4U}{dx^4}, \\ U''' &= a\,\frac{d^2U''}{dx^2} = a^3\,\frac{d^6U}{dx^6}, \\ &\ldots\ldots\ldots \end{aligned}$$

Daher bleibt nur die Grofse U willkührlich, und man hat

$$u = U + a\,(t - \alpha)\,\frac{dU}{dx} + \frac{a^2\,(t - \alpha)^2}{1.2}\,\frac{d^2U}{dx^2} \ldots,$$

was mit der Reihe (c) zusammenfällt, wenn man für die Constante α den Werth Null nimmt, d. h. wenn man nach den

Potenzen von t entwickelt und $U = \varphi x$ setzt. Auf ähnliche Weise erhält man die Reihe (d).

Uebrigens können diese zwei Reihen (c) und (d) in einander verwandelt werden. Denn man entwickele φx nach den Potenzen von x, und es sey

$$\varphi x = A + Bx + \frac{Cx^2}{1.2} + \frac{Dx^3}{1.2.3} + \frac{Ex^4}{1.2.3.4} + \frac{Fx^5}{1.2.3.4.5} + \ldots$$

wo man durch A, B, C, D, E, F... die willkührlichen Constanten bezeichnet, so hat man

$$\frac{d^2\varphi x}{dx^2} = C + Dx + \frac{Ex^2}{1.2} + \frac{Fx^3}{1.2.3} + \ldots$$

$$\frac{d^4\varphi x}{dx^4} = E + Fx + \ldots$$

wodurch die Reihe (c)

$$\begin{aligned} u = {} & A + Cat + \frac{Ea^2t^2}{1.2} + \ldots \\ & + \left(B + Dat + \frac{Fa^2t^2}{1.2} + \ldots\right) x \\ & + (C + Eat + \ldots)\frac{x^2}{1.2} \\ & + (D + Fat + \ldots)\frac{x^3}{1.2.3} \\ & + \ldots . \end{aligned}$$

wird. Setzt man aber

$$A + Cat + \frac{Ea^2t^2}{1.2} + \ldots = \psi t$$

$$B + Dat + \frac{Fa^2t^2}{1.2} + \ldots = \Psi t,$$

so sind ψt und Ψt zwei willkührliche und von einander unabhängige Functionen; hieraus findet man

$$C + Eat + \ldots = \frac{d\psi t}{adt}$$

$$D + Fat + \ldots = \frac{d\Psi t}{adt},$$

und der vorhergehende Werth von u fällt mit der Reihe (d) zusammen. Auf ähnliche Weise kann man diese Reihe (d) in die Reihe (c) umbilden.

510.

Man bezeichne jetzt, wie gewöhnlich, durch e die Basis der natürlichen Logarithmen und setze $\vartheta = e^x$. So wird die Reihe (a)

$$u = Pe^{\alpha x} + Qe^{\beta x} + Re^{\gamma x} + \ldots,$$

die Coefficienten $P, Q, R\ldots$ werden Functionen von t seyn und die Exponenten $\alpha, \beta, \gamma\ldots$ constante Gröfsen. Man hat daher

$$\frac{du}{dt} = \frac{dP}{dt}e^{\alpha x} + \frac{dQ}{dt}e^{\beta x} + \frac{dR}{dt}e^{\gamma x} + \ldots,$$

$$\frac{d^2u}{dx^2} = \alpha^2 Pe^{\alpha x} + \beta^2 Qe^{\beta x} + \gamma^2 Re^{\gamma x} + \ldots$$

Substituiert man diese Werthe in die Gleichung (b) und setzt alsdann die Coefficienten der ähnlichen Glieder in beiden Theilen einander gleich, so findet man hieraus

$$\frac{dP}{dt} = a\alpha^2 P, \quad \frac{dQ}{dt} = a\beta^2 Q, \quad \frac{dR}{dt} = a\gamma^2 R \text{ u. s. w.};$$

daher bleiben die Exponenten $\alpha, \beta, \gamma\ldots$ willkührlich, und man hat

$$P = Ae^{a\alpha^2 t}, \quad Q = Be^{a\beta^2 t}, \quad R = Ce^{a\gamma^2 t} \text{ u. s. w.},$$

wenn man auch durch A, B, C u. s. w. willkührliche Constanten bezeichnet. Hieraus folgt also

$$u = Ae^{a\alpha^2 t}e^{\alpha x} + Be^{a\beta^2 t}e^{\beta x} + Ce^{a\gamma^2 t}e^{\gamma x} + \ldots \quad (e)$$

für das vollständige Integral der Gleichung (b), welches nach den Potenzen der Exponentialgröfse e^x geordnet ist, welche Reihe auch die nach den Potenzen von e^t geordnete Entwickelung dieses Integrals ist. Man sieht aber, dafs diese Reihe (e) keine willkührliche Function entwickelt enthält, dafs sie nur zwei unendliche Reihen $A, B, C\ldots \alpha, \beta, \gamma\ldots$ von willkührlichen Constanten enthalt und dafs jedes ihrer Glieder für sich allein der Gleichung (b) genügt.

Entwickelt man diesen Ausdruck von u nach den Potenzen von t, so hat man

$$u = Ae^{\alpha x} + Be^{\beta x} + Ce^{\gamma x} + \ldots$$
$$+ (A\alpha^2 e^{\alpha x} + B\beta^2 e^{\beta x} + C\gamma^2 e^{\gamma x} + \ldots)at$$

$$+(A\alpha^4 e^{\alpha x} + B\beta^4 e^{\beta x} + C\gamma^4 e^{\gamma x} + \ldots)\frac{a^2 t^2}{1.2}$$
$$+ \ldots$$

und wenn man

$$Ae^{\alpha x} + Be^{\beta x} + Ce^{\gamma x} + \ldots = \varphi x$$

setzt, wo φx eine willkührliche Function ist, so hat man

$$A\alpha^2 e^{\alpha x} + B\beta^2 e^{\beta x} + C\gamma^2 e^{\gamma x} + \ldots = \frac{d^2 \varphi x}{dx^2}$$

$$A\alpha^4 e^{\alpha x} + B\beta^4 e^{\beta x} + C\gamma^4 e^{\gamma x} + \ldots = \frac{d^4 \varphi x}{dx^4}$$

u. s. w. und die Reihe (e) wird mit der Reihe (c) zusammenfallen. Ebenso kann man machen, daſs die Reihe (e) mit der Reihe (d) zusammenfallt, wenn man die erste nach den Potenzen von x entwickelt, um sie mit der zweiten vergleichen zu können.

511.

Jede der zwei Reihen (c) und (e), kann vermittelst desselben bestimmten Integrals, unter endlicher Form ausgedrückt werden.

Bezeichnet man zuerst durch n eine ganze positive Zahl, so hat man offenbar

$$\int_{-\infty}^{\infty} e^{-\omega^2} \omega^{2n-1} d\omega = 0.$$

Sey auch

$$\int_{-\infty}^{\infty} e^{-\omega^2} d\omega = k;$$

bezeichnet man durch g eine positive Constante, und setzt $\omega\sqrt{g}$ und $\sqrt{g}\,d\omega$ an die Stelle von ω und $d\omega$, so werden sich die Gränzen dieses Integrals nicht geändert haben und man hat

$$\int_{-\infty}^{\infty} e^{-g\omega^2} d\omega = \frac{k}{\sqrt{g}},$$

woraus man

$$\int_{-\infty}^{\infty} e^{-\omega^2} \omega^{2n} d\omega = \frac{1.3.5\ldots.2n-1}{2n} k$$

findet, wenn man n mal nach einander in Beziehung auf g differentiiert und alsdann $g = 1$ setzt. Vermittelst dieser Werthe kann man die Formel (c), wie folgt, schreiben:

$$u = \frac{1}{k}\int_{-\infty}^{\infty}\Big(\varphi x + 2\omega\sqrt{at}\,\frac{d\varphi x}{dx} + \frac{4\omega^2 at}{1.2}\,\frac{d^2\varphi x}{dx^2}$$

$$+ \frac{8\omega^3 at\sqrt{at}}{1.2.3}\,\frac{d^3\varphi x}{dx^3} + \frac{16\omega^4 a^2t^2}{1.2.3.4}\,\frac{d^4\varphi x}{dx^4} + \ldots\Big)e^{-\omega^2}\,d\omega,$$

und vermöge des Taylor'schen Lehrsatzes reduciert sie sich auf

$$u = \frac{1}{k}\int_{-\infty}^{\infty} e^{-\omega^2}\varphi(x + 2\omega\sqrt{at})\,d\omega. \qquad (f)$$

Wie auch die beständige Grofse α beschaffen sey, so wird man die Gränzen des Integrals $\int_{-\infty}^{\infty} e^{-\omega^2} d\omega$ nicht ändern, wenn man $\omega - \alpha\sqrt{at}$ an die Stelle von ω setzt; man hat daher

$$\int_{-\infty}^{\infty} e^{-\omega^2 + \omega\alpha\sqrt{at} - \alpha^2 at}\,d\omega = k,$$

woraus man

$$e^{\alpha^2 at} = \frac{1}{k}\int_{-\infty}^{\infty} e^{-\omega^2} e^{2\omega\alpha\sqrt{at}}\,d\omega$$

findet. Ebenso drückt man die anderen Exponentialgröfsen aus, die in der Reihe (e) vorkommen, welche auf diese Weise

$$u = \frac{1}{k}\int_{-\infty}^{\infty}\Big[Ae^{\alpha(x + 2\omega\sqrt{at})} + Be^{\beta(x + 2\omega\sqrt{at})}$$

$$+ Ce^{\gamma(x + 2\omega\sqrt{at})} + \ldots\Big]e^{-\omega^2}\,d\omega$$

wird. Setzt man aber, wie früher,

$$Ae^{\alpha x} + Be^{\beta x} + Ce^{\gamma x} + \ldots = \varphi x,$$

so hat man zu gleicher Zeit

$$Ae^{\alpha(x + 2\omega\sqrt{at})} + Be^{\beta(x + 2\omega\sqrt{at})}$$

$$+ Ce^{\gamma(x + 2\omega\sqrt{at})} + \ldots = \varphi(x + 2\omega\sqrt{at}),$$

wodurch der vorhergehende Werth von u mit der Formel (f) zusammenfallt.

Diese Gleichung (f) ist, unter endlicher Form, das vollständige Integral der Gleichung (b); sie enthalt, wie man sieht, nur eine willkührliche Function, welche man unmittelbar nach dem Werthe von u, der sich auf $t = o$ bezieht, bestimmen wird. Diese Form des vollständigen Integrals setzt jedoch voraus, daſs dieser Werth von u, welcher der von φx seyn wird, mit der Veränderlichen in einem geringeren Verhältnisse als e^{x^2} wächst und daſs das Produkt $e^{-x^2}\varphi x$ für $x = \pm \infty$ verschwindet, weil sonst die unter dem Integralzeichen enthaltene Gröſse unbestimmt, für alle Werthe von t, die nicht Null sind, mit ω wachsen würde, und das bestimmte Integral, dessen Gränzen $\omega = \pm \infty$ sind, im Allgemeinen einen unendlichen Werth haben würde, was nicht angenommen werden kann.

Setzt man, für den Augenblick,

$$\frac{d\varphi x}{dx} = \varphi' x, \quad \frac{d^2\varphi x}{dx^2} = \varphi'' x,$$

so findet man aus der Gleichung (f)

$$\frac{du}{dt} = \frac{a}{k}\int_{-\infty}^{\infty} e^{-\omega^2} \varphi'(x + 2\omega\sqrt{at})\, \frac{\omega\, d\omega}{\sqrt{at}}$$

$$a\,\frac{d^2u}{dt^2} = \frac{a}{k}\int_{-\infty}^{\infty} e^{-\omega^2} \varphi''(x + 2\omega\sqrt{at})\, d\omega;$$

integriert man theilweise, und nimmt an, daſs daſs Produkt aus $e^{-\omega^2}$ in $\varphi'(x + 2\omega\sqrt{at})$ an den beiden Gränzen verschwindet, so hat man

$$\int_{-\infty}^{\infty} e^{-\omega^2} \varphi'(x + 2\omega\sqrt{at})\, \frac{\omega\, d\omega}{\sqrt{at}}$$

$$= \int_{-\infty}^{\infty} e^{-\omega^2} \varphi''(x + 2\omega\sqrt{at})\, d\omega,$$

wodurch der Werth von $\frac{du}{dt}$ mit dem von $a\frac{d^2u}{dx^2}$ zusammenfallt, und daher der Gleichung (b) Genüge leistet.

Geht man von der Gleichung (d) aus, so kommt man auf ein geschlossenes Integral dieser Gleichung, welches weniger einfach als die Formel (f) ist und zwei willkührliche Functionen enthält.

512.

Der bekannte Werth der in den vorhergehenden Formeln enthaltenen Groſse k ist $\sqrt{\pi}$. Man erhält ihn z. B., wenn man allmälich zwei verschiedene Veränderliche unter dem Integralzeichen braucht, so daſs man

$$k = \int_{-\infty}^{\infty} e^{-x^2} dx, \quad k = \int_{-\infty}^{\infty} e^{-y^2} dy$$

hat, woraus man

$$k^2 = \int_{-\infty}^{\infty} e^{-x^2} dx \int_{-\infty}^{\infty} e^{-y^2} dy = \int_{-\infty}^{\infty} \int_{-\infty}^{\infty} e^{-x^2-y^2} dx\,dy$$

findet, da die beiden Veränderlichen x und y von einander unabhängig sind. Setzt man daher

$$x^2 + y^2 = r^2, \quad e^{-x^2-y^2} = z,$$

woraus man

$$k^2 = \int_{-\infty}^{\infty} \int_{-\infty}^{\infty} z\,dx\,dy$$

findet, und betrachtet man x, y, z als die unbestimmten Coordinaten einer Oberflache, so ist k^2 das durch diese Rotationsfläche begränzte Volumen, welches unbestimmt um die Axe seiner Figur verlängert ist, welche die Axe der z seyn wird. Man erhält aber den Werth dieses Volumens, wenn man es in eine unendliche Anzahl cylindrischer Schichten zerlegt, deren gemeinschaftliche Axe diese Linie ist. Das Volumen einer dieser unendlich dunnen Schichten, deren innere und äufsere Oberfläche mit dem Halbmesser r und $r + dr$ beschrieben sind, ist dem Produkte seiner Grundflache $2\pi r dr$ mit der Hohe z oder e^{-r^2} multipliciert gleich; hieraus findet man offenbar das ganze Volumen, wenn man von $r = o$ bis $r = \infty$ integriert. Daher hat man

$$k^2 = 2\pi \int_{o}^{\infty} e^{-r^2} r\,dr = \pi$$

und $k = \sqrt{\pi}$, was gefunden werden sollte.

Ich bemerke noch, dafs, wenn man $\varphi x = \cos x$ nimmt, und α^2 an die Stelle von at in die Gleichung (ι) setzt,

$$u = \left(1 - \alpha^2 + \frac{\alpha^4}{1.2} - \frac{\alpha^6}{1.2.3} + \ldots\right) \cos x,$$

oder, was dasselbe ist,

$$u = e^{-\alpha^2} \cos x$$

seyn wird.

Zu gleicher Zeit wird die Gleichung (f)

$$u = \frac{1}{\sqrt{\pi}} \int_{-\infty}^{\infty} e^{-\omega^2} \cos(x + 2\alpha\omega)\, d\omega;$$

man hat aber offenbar

$$\int_{-\infty}^{\infty} e^{-\omega^2} \cos 2\alpha\omega d\omega = 2\int_{o}^{\infty} e^{-\omega^2} \cos 2\alpha\omega d\omega$$

$$\int_{-\infty}^{\infty} e^{-\omega^2} \sin 2\alpha\omega d\omega = o,$$

woraus man

$$u = \frac{2\cos x}{\sqrt{\pi}} \int_{o}^{\infty} e^{-\omega^2} \cos 2\alpha\omega d\omega$$

findet, und wenn man diesen Werth von u einem der Vorhergehenden gleich setzt, so hat man

$$\int_{o}^{\infty} e^{-\omega^2} \cos 2\alpha\omega d\omega = \frac{\sqrt{\pi}}{2} e^{-\alpha^2}.$$

Man kann in dieser Gleichung der Constanten α einen imaginären Werth geben, und wenn man $\alpha\sqrt{-1}$ statt α setzt, so hat man

$$\int_{o}^{\infty} e^{-\omega^2} \left(e^{2\alpha\omega} + e^{-2\alpha\omega}\right) d\omega = \sqrt{\pi}\, e^{\alpha^2}.$$

Man hat oft Gelegenheit, diese Formeln anzuwenden, welche sich hier von selbst darboten, und die man auch auf anderen Wegen erhalten kann.

513.

Die partiellen Differentialgleichungen, auf welche man in den meisten Aufgaben der Mechanik und Physik geführt wird, sind in Beziehung auf eine unbekannte Gröſse u linear, in Beziehung auf die Zeit von der ersten oder zweiten Ordnung, und enthalten, im Allgemeinen, vier unabhängige Veränderliche, von welchen u eine Function ist, nemlich die Zeit, welche wir durch t bezeichnen, und die drei Coordinaten eines beliebigen Punktes des Systems, mit welchem man sich beschäftigt, welche wir durch x, y, z bezeichnen werden. Nimmt man das letzte Glied aus, welches von u unabhängig ist und immer weggeschafft werden kann, so enthalten diese Gleichungen die Veränderliche t nicht entwickelt, d. h. die Coefficienten sind in denselben nur Functionen von x, y, z. Da aber $L = o$ eine dieser Gleichungen ohne das letzte Glied ist, so wird die Reihe (a), wenn man $\vartheta = e^t$ setzt,

$$u = Pe^{\alpha t} + Qe^{\beta t} + Re^{\gamma t} + \ldots \qquad (g)$$

und wenn man in L diese Reihe (g) statt u substituiert, so sieht man leicht, dafs sich daraus

$$L = (M\alpha^2 + N\alpha + O)e^{\alpha t} + (M'\beta^2 + N'\beta + O')e^{\beta t}$$
$$+ (M''\gamma^2 + N''\gamma + O'')e^{\gamma t} + \ldots$$

ergiebt, wo M, N, O Grofsen sind, die nur die Unbekannte P enthalten, woraus man M', N', O' ableitet, wenn man Q statt P setzt, dann M'', N'', O'', wenn man R statt Q setzt u. s. w. Alle Grofsen M, M', $M''\ldots$ sind Null, wenn die Gleichung $L = o$, in Beziehung auf t, nur von der ersten Ordnung ist. In allen Fallen kann man die Gleichung $L = o$ in folgende zerlegen:

$$\left.\begin{aligned} M\alpha^2 + N\alpha + O &= o \\ M'\beta^2 + N'\beta + O' &= o \\ M''\gamma^2 + N''\gamma + O'' &= o \end{aligned}\right\} \qquad (h)$$

Daher sind die Exponenten α, β, γ u. s. w. willkührliche Constanten. Die Coefficienten P, Q, $R\ldots$ kann man unabhängig von einander vermittelst dieser Gleichungen (h), die alle ähnlich sind, bestimmen, und alle Glieder der Reihe (g), d. h. des vollständigen Integrals der Gleichung $L = o$, die nach den Potenzen der Exponentialgröfse e^t geordnet ist, werden besondere Integrale derselben Gleichung seyn.

Die Gleichungen (h) sind lineare in Beziehung auf die Unbekannte, die jede enthält, ebenso wie $L = o$. Enthalt L nur eine der drei Coordinaten x, y, z, so sind sie einfache Differentialgleichungen und die Reihe (g) enthält alsdann nur willkührliche Constanten, nemlich α, β, $\gamma\ldots$ und die durch die Integration der Gleichungen (h) eingeführten Constanten. Sind es dagegen partielle Differentialgleichungen, so kann man sie oft wie die Gleichung $L = o$ behandeln und ihre vollständigen Integrale in Reihen besonderer Integrale ausdrücken.

514.

Man kann der Reihe (g) eine andere Form geben, wenn man die Exponentialgröfsen in Sinus und Cosinus verwandelt. Seyen nemlich λ, μ, $\nu\ldots$ andere willkührliche Constanten und $p, q, r \ldots p', q', r' \ldots$ andere Unbekannte. Setzt man in dieser Reihe $\pm \lambda\sqrt{-1}$, $\pm \mu\sqrt{-1}$, $\pm \nu\sqrt{-1} \ldots$ statt $\alpha, \beta, \gamma \ldots$, ersetzt man $P, Q, R \ldots$ durch $\frac{1}{2}p \pm \frac{1}{2}p'\sqrt{-1}$, $\frac{1}{2}q \pm \frac{1}{2}q'\sqrt{-1}$, $\frac{1}{2}r \pm \frac{1}{2}r'\sqrt{-1} \ldots$ und nimmt alsdann die Summe der Werthe von u, welche den beiden Zeichen von $\sqrt{-1}$ entsprechen, so hat man

$$\left.\begin{aligned} u = p \cos\lambda t + q \cos\mu t + r \cos\nu t + \ldots \\ + p' \sin\lambda t + q' \sin\mu t + r' \sin\nu t + \ldots \end{aligned}\right\} \quad (i)$$

Damit das Integral von $L = o$, welches sowohl durch diese letzte Formel, als auch durch die Reihe (g) ausgedrückt werden kann, allgemein sey, müssen die Constanten $\lambda, \mu, \nu \ldots$ ebenso wie $\alpha, \beta, \gamma \ldots$ reell oder imaginär seyn. Es giebt aber Aufgaben, bei welchen die bestimmten Werthe von $\lambda, \mu, \nu \ldots$ alle reell sind, und andere, bei welchen keine Werthe von $\alpha, \beta, \gamma \ldots$ imaginar seyn können. Im ersten Falle mufs man die Formel (i) und im zweiten die Formel (g) anwenden, und selbst, wenn man die Gleichung $L = o$ in geschlossener Form integrieren kann, kann es bei den Aufgaben der Mechanik oder Physik häufig vorkommen, dafs das durch eine oder die andere dieser Reihen ausgedruckte Integral geeigneter, als das geschlossene Integral ist, um alle Umstände der behandelten Aufgabe zu entdecken. Die auf die kleinen Schwingungen der Punkte eines elastischen oder flüssigen Korpers, die man ein wenig von ihrer Lage des Gleichgewichtes entfernt hat, bezüglichen Fragen sind diejenigen, bei welchen man die Ausdrucke der Unbekannten unter der Form der Reihe (i) anwendet.

Wenn die allgemeinen Werthe von $P, Q, R \ldots$ und daher die von $p, q, r \ldots p', q', r' \ldots$ nur willkührliche Constanten enthalten, so kann man die Formel (i) kurzer auf folgende Weise schreiben:

$$u = \Sigma p \cos\lambda t + \Sigma p' \sin\lambda t,$$

wo die Zeichen Σ Summen andeuten, die man auf alle möglichen reellen oder imaginaren Werthe von λ und der anderen willkührlichen Constanten, die in p und p' enthalten sind, ausdehnen kann. Man kann auch, wenn man will, diese Werthe durch unendlich kleine Grade wachsen lassen, und die Summen Σ durch Integrale ersetzen. Diese andere gleichgeltende Form des Ausdrucks u bietet aber gar keinen Vortheil dar, und es ist besser, die vorhergehende beizubehalten.

515.

Es kommen auch aufser den partiellen Differentialgleichungen, welche auf alle Punkte des Systems passen, in den verschiedenen Aufgaben der Mechanik und Physik noch andere Gleichungen vor, die nur für die äufsersten Punkte statt haben. Solche Gleichungen sind z. B., bei der Aufgabe der longitudinalen Schwingungen eines elastischen Stabes, diejenigen, welche sich auf die Festigkeit oder vollige Freiheit der beiden Enden dieses Stabes beziehen. Diese besonderen Gleichungen dienen in jedem Falle dazu, die Werthe eines Theils der willkührlichen Gröfsen zu bestimmen, welche die Reihe (g) oder die Reihe (i) enthält. Was diejenigen Gröfsen betrifft, welche noch unbestimmt bleiben, wenn man alle Gleichungen dieser Art berücksichtigt hat, so hängen sie von dem anfänglichen Zustande des Systems ab. Um ihre Werthe zu erhalten, habe ich bei einer grofsen Anzahl von verschiedenen Aufgaben ein gleichförmiges Verfahren angewandt, welches, wie ich glaube, auf alle Fälle anwendbar ist, sowohl wenn die Frage nur eine Unbekannte u enthält und nur zu einer Gleichung $L = o$ führt, als auch, wenn mehrere Unbekannten zu bestimmen sind, die von einer gleichen Anzahl partieller Differentialgleichungen, die linear sind und zusammen gehoren, abhangen. Dieses allgemeine Verfahren bietet auch den Vortheil dar, dafs es, bei jedem Beispiele, den Beweis der Realität der Constanten α, β, $\gamma\ldots$ oder der Constanten λ, μ, $\nu\ldots$ darbietet, die zuweilen von sehr verwickelten transcendenten Gleichungen abhängen, und bei welchen es oft schwer wäre, die Natur der Wurzeln auf andere Weise zu bestimmen.

Das Beispiel der Anwendung dieser Methode, welches wir in dem folgenden Abschnitte geben werden, wird hinreichen, um sie zu erklaren, und sie in anderen Fallen anwenden zu konnen. Vermittelst dieser Methode bestimmt man, ohne irgend eine Schwierigkeit, die longitudinalen Schwingungen der drei elastischen Stabe, in den drei Fallen des §. 495, und man wird, auf eine directere Weise, als in diesem §., zu denselben Formeln geführt. Als Beispiel einer Frage, die von mehreren partiellen Differentialgleichungen abhängt, werde ich den longitudinalen Stofs zweier oder mehrerer elastischen Stäbe angeben, die aus verschiedenen Stoffen gebildet sind, welche Frage in dem vorhergehenden Abschnitte für den besonderen Fall, wenn die Stäbe gleichartig sind, aufgelöst worden ist, und deren allgemeine Auflösung ich hier, wegen der Länge der darauf bezüglichen Formeln, weglasse.

516.

Man nehme an, die Zeit t werde von dem Anfange der Bewegung an gerechnet, und es seyen

$$u = f(x, y, z), \quad \frac{du}{dt} = F(x, y, z)$$

die Werthe der Unbekannten u und seines Differentialcoefficienten in Beziehung auf t, die dem Werthe $t = o$ entsprechen, so dafs $f(x, y, z)$ und $F(x, y, z)$ Functionen bedeuten, die für alle Werthe der Coordinaten x, y, z, die den Punkten des Systems, dessen Schwingungen man betrachtet, entsprechen, willkührlich gegeben sind. Hat man alle willkührlichen Gröfsen, welche die Reihe (i) enthält, vermöge des anfänglichen Zustandes dieses Systems, bestimmt, und berücksichtigt man die besonderen Gleichungen, welche an den äufsersten Punkten statt haben können, so mufs diese Reihe und ihr Differentialcoefficient für $t = o$ mit den Functionen $f(x, y, z)$ und $F(x, y, z)$, innerhalb der Gränzen des Systems, zusammenfallen. Man mufs daher

$$\left.\begin{array}{l} f(x, y, z) = p + q + r + \ldots \\ F(x, y, z) = \lambda p' + \mu q' + \nu r' + \ldots \end{array}\right\} \quad (k)$$

haben, was eine Entwickelung oder Verwandlung von besonderer Art, für jede der Functionen $f(x, y, z)$ und $F(x, y, z)$ darbietet, welche Verwandlung nicht identisch seyn und nur für bestimmte Werthe der Veränderlichen x, y, z statt haben wird.

Wiewohl man am häufigsten die Genauigkeit dieser Gleichungen (k) nicht direct beweisen kann, so kann doch in dieser Beziehung gar kein Zweifel übrig bleiben. Denn, vermöge der vorhergehenden Betrachtungen, stellt die Reihe (i) sicher das vollständige Integral der Gleichung $L = o$, d. h.

den allgemeinsten Werth von u dar, welcher dieser Gleichung genügen kann. Der Voraussetzung gemäfs hat man die willkührlichen Gröfsen, welche diese Reihe enthält, vermittelst der anderen Bedingungen der Aufgabe, die zu der Gleichung $L = o$ geführt hat, bestimmt. Sind daher diese Bedingungen nicht unter einander unvereinbar, und ist eine Auflösung der Aufgabe möglich, so mufs die Reihe (i), vermöge dieser Bedingung, den Werth von u in einem beliebigen Augenblicke und in einem beliebigen Punkte des Systems ausdrücken. Setzt man daher in dieser Reihe und in der, durch die, in Beziehung auf t angestellte Differentiation, daraus abgeleiteten, $t = o$, so müssen sie die anfänglichen Werthe von u und $\frac{du}{dt}$ darstellen, d. h. die Functionen $f\,(x, y, z)$ und $F\,(x, y, z)$, wie diese auch beschaffen seyen, jedoch nur für die in den Gränzen des betrachteten Systems enthaltenen Werthe von x, y, z.

In dem Beispiele der longitudinalen Bewegung eines elastischen Stabes stellen die Reihen (k), für die ganze Länge des Stabes und die verschiedenen Voraussetzungen, die man über die Endpunkte gemacht hat, die zwei willkührlichen Functionen dar, die man in §. 495 durch φx und $\varphi' x$ bezeichnet hat, und diese Reihen fallen mit den Ausdrücken von φx und $\varphi' x$, die in diesem §. angewandt und früher bewiesen worden sind, zusammen.

517.

Aus allem Vorhergehenden folgt, dafs, wenn man in einer Aufgabe, die sich auf die kleinen Schwingungen der Korper bezieht, und in anderen Fragen der Pysik, jede unbekannte Gröfse vermittelst der Reihe (g) oder (i) ausdrücken will, man nothwendig vorher bewiesen haben mufs, dafs diese Reihe den allgemeinsten Werth der Unbekannten darstellt, der der partiellen Differentialgleichung, von welcher er abhängt, Genüge leisten kann, und dafs man alsdann alle willkührlichen Gröfsen, welche diese Reihe enthalt, vermittelst der besonderen Bedingungen der Aufgabe, welche den Endpunkten des Systems und seinem anfänglichen Zustande entsprechen, bestimmen kann, oder man mufs, wie in §. 495, für den anfänglichen und willkührlichen Werth jeder Unbekannten, a priori Ausdrücke in Reihen kennen, deren Glieder, mit Sinus oder Cosinus von Bogen, die der Zeit proportional sind, oder mit Exponentialgröfsen multipliciert, einzeln der gegebenen partiellen Differentialgleichung und den anderen Gleichungen, die sich auf die aufsersten Punkte des Systems beziehen, Genüge leisten. Jede Auflösung, bei welcher man nicht a priori die Allgemeinheit der Reihen (g) oder (i), die man anwendet, bewiesen hat, oder nicht a posteriori gezeigt hat, dafs diese Reihe den Anfangswerth jeder Unbekannten, wie auch dieser Werth beschaffen sey, in der ganzen Ausdehnung des Systems, die äufsersten Punkte mit begriffen, darstellen kann, mufs man als unvollständige ansehen. Nach dem Vorhergehenden ist die erste Methode immer anwendbar; die zweite kann nur in einer kleinen Anzahl besonderer Falle gebraucht werden.

V. Transversale Schwingungen eines elastischen Stabes.

518.

Die elastischen Stäbe können vier Arten von Schwingungen annehmen, welchen verschiedene Töne entsprechen, und die zu gleicher Zeit in demselben Stabe statt haben können, der in seinem natürlichen Zustande gerade oder krumm seyn kann. Die Schwingungen sind longitudinale, transversale, normale, drehende oder solche, die durch Windung hervorgebracht werden. Die normalen Schwingungen bestehen in abwechselnden Ausdehnungen und Verdichtungen der Schnitte des Stabes, die auf seiner Länge senkrecht stehen; sie sind noch nicht durch die Theorie bestimmt worden, was bei den drei anderen Arten von Schwingungen allerdings der Fall ist, und ich habe, durch die mathematische Analyse, zwischen den ihnen entsprechenden Tönen, Verhältnisse gefunden. die theils durch die Erfahrung bestätigt, theils schon fruher von den Physikern gefunden worden sind. Hierher gehört z. B. die interessante Bemerkung Chladni's, nach der ein an einem Ende befestigter und an dem anderen Ende freier Stab, einen Ton giebt, der, wenn eine drehende Schwingung statt findet, um eine Quinte tiefer ist, alswenn die

Schwingung eine longitudinale ist, was eben so viel sagen will, als dafs der Ton des Stabes, im ersten Falle, derselbe seyn würde, wie im zweiten, wenn seine Länge im Verhältnisse von 3 zu 2 vermehrt würde. Ich habe aber gefunden, dafs dieses Verhältnifs das von $\sqrt{10}$ zu 2 seyn mufs, was kaum um $\frac{1}{20}$ von dem Resultate, welches Chladni in runden Zahlen gegeben hat, abweicht.

Wer ausführliche Entwickelungen dieses wichtigen Theils der mathematischen Physik lesen will, den verweise ich auf die Abhandlung über das Gleichgewicht und die Bewegung der elastischen Körper, die ich schon früher (§. 306) angeführt habe, und in welcher ich mich auch mit den Schwingungen biegsamer Membranen und elastischer Platten beschäftigt habe. In diesem Lehrbuche ist die Betrachtung der einfachsten Fälle dieser Art von Fragen, welche sich auf die schwingenden Saiten und die longitudinalen Schwingungen der elastischen Stäbe beziehen, hinreichend, zu welchen wir noch den Fall der transversalen Schwingungen hinzu fügen wollen.

519.

Wir nehmen, wie im Falle der longitudinalen Schwingungen (§. 493), an, dafs von einem gleichartigen Stabe die Rede ist, der im natürlichen Zustande prismatisch oder cylindrisch ist; aufserdem nehmen wir an, dafs er gar keine Windung erleidet, so dafs alle Punkte jedes longitudinalen Streifens, während der ganzen Dauer der Bewegung, in derselben Ebene bleiben.

Sey AMB (Fig. 27) die geradlinige Richtung des mittleren Streifen im natürlichen Zustande des Stabes, l seine Länge und x der Abstand AM eines beliebigen Punktes M von dem Endpunkte A. Am Ende der Zeit t sey M nach M' gekommen; man fälle von M' die Senkrechte $M'P$ auf AB und setze

$$MP = u, \quad M'P = y.$$

Nimmt man an, dafs die beiden Veränderlichen u und y beständig sehr klein sind, und vernachlässigt man daher ihre Quadrate und ihre Produkte, so hängen ihre als Functionen von t und x gegebenen Werthe, wie im Falle der schwingenden Saiten (§. 483), von linearen Gleichungen ab, in welchen diese Unbekannten getrennt sind. Die sehr kleinen Bewegungen, welche im longitudinalen und transversalen Sinne statt haben, werden zusammen bestehen, ohne einen wechselseitigen Einfluſs auf einander auszuüben, und da wir auf eine vollständige Weise, die longitudinale Bewegung bestimmt haben, so können wir sie jetzt unberücksichtigt lassen. Ich setze daher $u = o$, so daſs alle Punkte des mittleren Streifen auf Linien, die auf seiner natürlichen Richtung senkrecht stehen, schwingen werden, und x und y, in einem beliebigen Augenblicke, die unbestimmten Coordinaten der ebenen krummen Linie $A'M'B'$, welche dieser Streifen bildet, seyn werden. Ich lasse auch die kleinen Bewegungen der Ausdehnung oder Verdichtung, welche in jedem Schnitte des Stabes, senkrecht auf seine Länge, statt haben können, unberücksichtigt. Alsdann wird die zu bestimmende Bewegung für alle Punkte desselben Schnittes dieselbe seyn, und es ist hinreichend, die des Punktes, welcher zu dem mittleren Streifen gehört, zu betrachten.

Die Gleichung dieser transversalen Bewegung findet man aus der Gleichung f des §. 320, wenn man $Y - \frac{d^2y}{dt^2}$ oder blos $-\frac{d^2y}{dt^2}$ statt Y setzt, indem man voraussetzt, daſs keine gegebene Kraft an die verschiedenen Punkte des Stabes angebracht ist. Diese Gleichung wird daher

$$\frac{d^2y}{dt^2} + b\frac{d^4y}{dx^4} = o, \qquad (1)$$

wo b^2 eine positive Constante ist, die von dem Stoffe des Stabes, von der Ausdehnung und der Gestalt des normalen Schnittes abhängt.

Auſser dieser Gleichung (1), die allen Punkten des mittleren Streifen gemeinschaftlich ist, giebt es auch noch Gleichungen, die sich auf seine Endpunkte beziehen, und dieselben sind, wie bei der Aufgabe des Gleichgewichtes. In dieser Beziehung können sechs verschiedene Fälle vorkommen, je nachdem der Stab an beiden Enden eingeklemmt ist, oder sich nur gegen feste Widerlagen stützt, oder völlig frei ist. Da aber diese sechs Falle auf eine und dieselbe Weise behandelt werden können, so beschränken wir uns darauf, blos einen ausführlich zu betrachten, und nehmen an, daſs der Stab an seinen beiden Enden, an welche gar keine besondere Kraft angebracht ist, völlig frei ist.

Dies vorausgesetzt, hat man für alle Werthe von t (§. 320)

$$x = o, \quad \frac{d^2y}{dx^2} = o, \quad \frac{d^3y}{dx^3} = o \qquad (2)$$

am Endpunkte A', und

$$x = l \quad \frac{d^2y}{dx^2} = o, \quad \frac{d^3y}{dx^3} = o \qquad (3)$$

am Endpunkte B'.

Am Anfange der Bewegung ist die krumme Linie, welche der mittlere Streifen bildet, und die allen Punkten mitgetheilten Geschwindigkeiten bekannt. Rechnet man daher die Zeit t von diesem Anfangspunkte an, und bezeichnet durch φx und $\varphi' x$ Functionen, die von $x = o$ bis $x = l$ gegeben sind, so hat man zu gleicher Zeit

$$t = o, \quad y = \varphi x, \quad \frac{dy}{dt} = \varphi' x. \qquad (4)$$

Diese willkührlichen Functionen φx und $\varphi' x$ müssen jedoch die auf $x = o$ und $x = l$ bezüglichen Bedingungen erfüllen, welche durch die Gleichungen (2) und (3) für die Function φx und durch ihre, in Beziehung auf t, genommenen Differentiale für die Function $\varphi' x$ ausgedrückt werden.

Daher besteht die Frage, die wir aufzulösen haben, darin, den Werth von y, als Function von t und x ausgedrückt, zu finden, der den Gleichungen (1), (2), (3), (4) Genüge leistet, von welchen die erste die einzige ist, welche für alle Werthe dieser zwei Veränderlichen statt hat. Es ist indessen gut, zuerst für denselben elastischen Stab, den Coefficienten b, der in der Gleichung seiner transversalen Bewegung vorkommt, und den in der Gleichung seiner longitudinalen Bewegung enthaltenen Coefficienten a zu vergleichen.

520.

Bezeichnet man durch g die Schwere, durch p das Gewicht des Stabes und durch q die Spannung, die man anwenden muſs, um seine Länge l zu verdoppeln, so hat man (§. 494)

$$a^2 = \frac{glq}{p}.$$

Das Produkt aus der Dichtigkeit des Stabes in die Fläche seines normalen Schnittes ist gleich $\frac{p}{gl}$, und vermöge der Gleichung (f) des §. 320, aus welcher die Gleichung (1) der transversalen Bewegung abgeleitet worden ist, hat man

$$b^2 = \frac{gl\alpha}{p} \int_{-k'}^{k} v u^2 du \qquad (5)$$

wo u, v, k, k' dieselbe Bedeutung, wie in §. 314 haben, und die Constante α desselben §. der auf die Einheit der Oberfläche bezogene Werth von q ist, so dafs man

$$q = \alpha\omega$$

hat, wenn man ω die Fläche des senkrechten Schnittes des Stabes nennt. Man setze auch

$$\int_{-k'}^{k} v u^2 du = \omega h^2;$$

h wird eine Linie seyn, deren Werth von der Ausdehnung und Gestalt ihres Umrisses abhängt, und es folgt hieraus

$$b^2 = \frac{glqh^2}{p},$$

woraus man

$$b = ah$$

findet.

Ist der senkrechte Schnitt des Stabes ein Rechteck, dessen Grundfläche auf der Ebene der krummen Linie $A'M'B'$ senkrecht steht und dessen Hohe gleich 2ε ist, so hat man

$$\omega = 2v\varepsilon, \quad k' = k = \varepsilon, \quad \omega h^2 = v \int_{-\varepsilon}^{\varepsilon} u^2 du = \tfrac{2}{3} v \varepsilon^3;$$

und hieraus folgt

$$b = \frac{a\varepsilon}{\sqrt{3}}.$$

Ist der Stab cylindrisch und sein Durchmesser gleich ε, so hat man

$$\omega = \pi\varepsilon^2, \quad k' = k = \varepsilon, \quad v = 2\sqrt{\varepsilon^2 - u^2},$$

woraus man zuerst

$$\omega h^2 = \tfrac{1}{4}\pi\varepsilon^4,$$

und alsdann

$$b = \frac{1}{2} a \varepsilon$$

findet.

Man nehme noch ferner an, dafs der senkrechte Schnitt des Stabes ein gleichschenkliges Dreieck sey, dessen Grundlinie auf der Ebene der krummen Linie $A'M'B'$ senkrecht steht, und um einen bestimmten Fall zu betrachten, nehme man noch ferner an, dafs diese Ebene senkrecht ist und die Grundlinie des Dreiecks der oberen Fläche des Stabes entspricht. Man nenne diese Grundlinie λ und die Hohe 2ε, so hat man immer

$$\omega = \lambda \varepsilon;$$

der Werth von h wird aber verschieden seyn, je nachdem die obere Fläche des Stabes ihre Convexität nach oben oder nach unten kehrt (§. 315). Im ersten Falle hat man

$$k = \frac{2\varepsilon}{3}, \quad k' = \frac{4\varepsilon}{3}, \quad v = \frac{\lambda}{2\varepsilon}\left(\frac{4\varepsilon}{3} + u\right),$$

woraus sich

$$\omega h^2 = \frac{2\lambda\varepsilon^3}{9},$$

und daher

$$b = \frac{a\varepsilon\sqrt{2}}{3}$$

ergiebt.

Im zweiten Falle hat man

$$k = \frac{4\varepsilon}{3}, \quad k' = \frac{2\varepsilon}{3}, \quad v = \frac{\lambda}{2\varepsilon}\left(\frac{2\varepsilon}{3} + u\right);$$

hieraus ergiebt sich

$$\omega h^2 = \frac{2\lambda\varepsilon^3}{3},$$

und alsdann

$$b = a\varepsilon\sqrt{\frac{2}{3}}.$$

Diese Resultate werden uns später dazu dienen, die Tone einer und derselben elastischen Platte zu vergleichen, wenn diese longitudinale oder transversale Schwingungen macht.

521.

Seyen nun p und q Functionen von x und m eine constante Gröfse in Beziehung auf t und auf x. Um der Gleichung (1) Genüge zu leisten, setze man

$$y = p \sin m^2 b t + q \cos m^2 b t;$$

da diese Gleichung für alle Werthe von t statt haben mufs, so mufs

$$\frac{d^4 p}{dx^4} = m^4 p, \quad \frac{d^4 q}{dx^4} = m^4 q$$

seyn, und wenn man diese zwei Differentialgleichungen der vierten Ordnung integriert, so erhält man

$$p = A \sin m x + A' \cos m x$$
$$+ \tfrac{1}{2} B \left(e^{mx} - e^{-mx}\right) + \tfrac{1}{2} B' \left(e^{mx} + e^{-mx}\right)$$
$$q = C \sin m x + C' \cos m x$$
$$+ \tfrac{1}{2} D \left(e^{mx} - e^{-mx}\right) + \tfrac{1}{2} D' \left(e^{mx} + e^{-mx}\right),$$

wo A, A', B, B', C, C', D, D', die acht willkührlichen Constanten sind, und e die Basis der natürlichen Logarithmen bezeichnet.

Wegen der linearen Form der Gleichung (1) wird man ihr noch Genüge leisten, wenn man

$$y = \Sigma p \sin m^2 b t + \Sigma q \cos m^2 b t$$

setzt, und die Summen Σ auf alle möglichen reellen oder imaginären Werthe von m und den acht übrigen Constanten $A, A' \ldots$ ausdehnt. Aufserdem wird dieser Werth von y das vollständige Integral der Gleichung (1) seyn, was aus den im vorhergehenden §. angestellten Betrachtungen folgt. Substituiert man diesen Werth in die Gleichungen (2) und (3), welche für alle Werthe von t und daher für alle einzelnen Glieder der Summen Σ statt haben, so ergiebt sich

$$\frac{d^2 p}{dx^2} = o, \quad \frac{d^3 p}{dx^3} = o, \quad \frac{d^2 q}{dx^2} = o, \quad \frac{d^3 q}{dx^3} = o,$$

für $x = o$ und $x = l$. Setzt man für p und q ihre vorhergehenden Werthe, so folgt daraus zuerst

$$B' = A', \quad B = A, \quad D' = C', \quad D = C,$$

und aufserdem

$$A\left(2 \sin m l - e^{ml} + e^{-ml}\right) = A'\left(e^{ml} + e^{-ml} - 2 \cos m l\right),$$

$$A'\left(2\sin ml+e^{ml}-e^{-ml}\right)=A\left(2\cos ml-e^{ml}-e^{-ml}\right),$$
$$C\left(2\sin ml-e^{ml}+e^{-ml}\right)=C'\left(e^{ml}+e^{-ml}-2\cos ml\right),$$
$$C'\left(2\sin ml+e^{ml}-e^{-ml}\right)=C\left(2\cos ml-e^{ml}-e^{-ml}\right).$$

Multipliciert man aber die zwei ersten oder zwei letzten dieser vier Gleichungen gliedweise mit einander und vernachlässigt, in den Produkten, den gemeinschaftlichen Factor AA' oder CC', so hat man

$$4\sin^2 ml-\left(e^{ml}-e^{-ml}\right)^2+\left(2\cos ml-e^{ml}-e^{-ml}\right)^2=o,$$

oder, wenn man reduciert,

$$\left(e^{ml}+e^{-ml}\right)\cos ml-2=o, \qquad (a)$$

welche Gleichung dazu dient, die Werthe von m zu bestimmen. Die Werthe von A, A'..., welche man aus den vorhergehenden Gleichungen findet, sind aber

$$B=A=E\left(e^{ml}+e^{-ml}-2\cos ml\right)$$
$$B'=A'=E\left(2\sin ml-e^{ml}+e^{-ml}\right)$$
$$D=C=E'\left(e^{ml}+e^{-ml}-2\cos ml\right)$$
$$D'=C'=E'\left(2\sin ml-e^{ml}+e^{-ml}\right),$$

wo E und E' zwei neue Constanten sind, die unbestimmt bleiben. Setzt man, zur Abkürzung,

$$X=\left(e^{ml}+e^{-ml}-2\cos ml\right)\left(\sin mx+\tfrac{1}{2}e^{mx}-\tfrac{1}{2}e^{-mx}\right)$$
$$+\left(2\sin ml-e^{ml}+e^{-ml}\right)\left(\cos mx+\tfrac{1}{2}e^{mx}+\tfrac{1}{2}e^{-mx}\right)$$

so wird der vorhergehende Werth von y

$$y=\Sigma\, X\,(E\sin m^2bt+E'\cos m^2bt), \qquad (b)$$

wo die Summe Σ immer auf alle möglichen Werthe von E und E', jedoch nur auf alle durch die Gleichung (a) gegebenen Werthe von m ausgedehnt werden mufs. Für alle diese Werthe hat man

$$\frac{d^2X}{dx^2}=o, \quad \frac{d^3X}{dx^3}=o, \qquad (c)$$

für $x = o$ und $x = l$, und wie auch die Gröfsen m und x beschaffen seyen, so hat man identisch

$$\frac{d^4 X}{dx^4} = m^4 X. \qquad (d)$$

522.

Es müssen jetzt nur noch die Werthe der Coefficienten E und E', die sich auf jeden Werth von m beziehen, vermöge des anfänglichen Zustandes des Stabes bestimmt werden, was man bewerkstelligt, wenn man das allgemeine Verfahren befolgt, von welchem in §. 515 die Rede war.

Man bemerke zuerst, dafs, wenn m eine Wurzel der Gleichung (a) ist, dies auch bei $-m$, $m\sqrt{-1}$, $-m\sqrt{-1}$ der Fall seyn wird. Aufserdem werden die entsprechenden Werthe von X sich nur durch das Zeichen oder einen Factor $\sqrt{-1}$ von einander unterscheiden, woraus sich ergiebt, dafs man, in der Formel (b), die Glieder, welche diesen vier Wurzeln entsprechen, in ein einziges zusammenziehen und alsdann die Summe Σ nur auf reelle positive Werthe von m oder vielmehr auf Werthe ausdehnen kann, die aus einem reellen positiven und einem imaginären Theile, wenn ein solcher vorhanden seyn sollte, bestehen. Sind daher m und m' zwei Wurzeln der Gleichung (a), so werden m' und m'^2 von $\pm m$ und $\pm m^2$ verschieden seyn.

Dies vorausgesetzt multipliciere ich die Gleichung (1) durch $X dx$, integriere alsdann von $x = o$ bis $x = l$; dies giebt

$$\int_o^l \frac{d^2 . Xy}{dt^2} dx + b^2 \int_o^l X \frac{d^4 y}{dx^4} dx = o.$$

Integriert man theilweise, so hat man

$$\int_o^l X \frac{d^4 y}{dx^4} dx = \left(X \frac{d^3 y}{dx^3} - \frac{dX}{dx}\frac{d^2 y}{dx^2} + \frac{d^2 X}{dx^2}\frac{dy}{dx} - \frac{d^3 X}{dx^3} y \right)$$
$$- \left[X \frac{d^3 y}{dx^3} - \frac{dX}{dx}\frac{d^2 y}{dx^2} + \frac{d^2 X}{dx^2}\frac{dy}{dx} - \frac{d^3 X}{dx^3} y \right] + \int_o^l \frac{d^4 X}{dx^4} y\, dx.$$

Die in den runden Klammern eingeschlossenen Ausdrücke entsprechen $x = l$, und die in den eckigen Klammern eingeschlossenen entsprechen $x = o$. Sie heben sich in Folge der

Gleichungen (2), (3), (4), die sich auf diese Gränzen beziehen, einander auf, und vermöge der Gleichung (d), welche für alle Werthe von x gilt, hat man, wenn man $m^4 X$ an die Stelle von $\frac{d^4 X}{dx^4}$ unter das Integralzeichen setzt,

$$\int_0^l X \frac{d^4 y}{dx^4} dx = m^4 \int_0^l X y\, dx.$$

Da nun

$$\int_0^l \frac{d^2 . Xy}{dt^2} dx = \frac{d^2 \int_0^l Xy\, dx}{dt^2}$$

ist, so hat man

$$\frac{d^2 \int Xy\, dx}{dt^2} + b^2 m^4 \int Xy\, dx = o.$$

Das vollständige Integral dieser Differentialgleichung der zweiten Ordnung ist

$$\int_0^l Xy\, dx = H \cos m^2 bt + H' \sin m^2 bt,$$

wo H und H' die zwei willkührlichen Constanten bezeichnen. Um sie zu bestimmen, setze ich in dieser Formel und in ihrem in Beziehung auf t genommenen Differentiale $t = o$, und mit Berücksichtigung der Gleichungen (4) folgt hieraus

$$H = \int_0^l X \varphi x\, dx, \quad H' = \frac{1}{bm^2} \int_0^l X \varphi' x\, dx.$$

Wie nun auch t beschaffen sey, so hat man daher

$$\left.\begin{aligned} \int_0^l Xy\, dx = & \int_0^l X \varphi x\, dx . \cos m^2 bt \\ & + \frac{1}{bm^2} \int_0^l X \varphi' x\, dx . \sin m^2 bt \end{aligned}\right\} \quad (e)$$

Ich substituiere die Formel (b) an die Stelle von y im ersten Theile dieser Gleichung (e). Da nun der zweite Theil nur $\cos m^2 bt$ und $\sin m^2 bt$ enthält, so mufs, wenn m' eine Wurzel der Gleichung (a) ist, so dafs m' und m'^2 von $\pm m$ $\pm m^2$ verschieden sind, wie man es hier angenommen hat, das m' entsprechende Glied aus dem ersten Theile verschwinden. Dies erfordert, dafs man

$$\int_0^l X X' dx = o \qquad (f)$$

hat, wo X' das bezeichnet, was X wird, wenn man m in m' verwandelt. Ist aber $m' = m$, so findet man aus dieser Gleichung (e)

$$E\int_o^l X^2 dx = \frac{1}{bm^2}\int_o^l X\varphi' x dx,$$

$$E'\int_o^l X^2 dx = \int_o^l X\varphi x dx,$$

woraus man die Werthe von E und E' als Functionen von m ausgedrückt erhält, wodurch die Formel (b)

$$y = \Sigma X\left[\frac{\int_o^l X\varphi x dx}{\int_o^l X^2 dx}\cos m^2 bt + \frac{\int_o^l X\varphi' x dx}{bm^2\int_o^l X^2 dx}\sin m^2 bt\right] \quad (g)$$

wird.

Da dieser Ausdruck für y und der daraus folgende Werth von $\frac{dy}{dt}$ keine unbekannte Gröſse enthält, so geben sie, in jedem Augenblicke, die Ordinate und die Geschwindigkeit eines beliebigen Punktes M' der krummen Linie $A'M'B'$, was die vollständige Auflösung der Aufgabe ist. Das Integral $\int_o^l X^2 dx$ erhält man, nach den gewöhnlichen Regeln in geschlossener Gestalt, dagegen kann man, im Allgemeinen, die Werthe der Integrale $\int_o^l X\varphi x dx \int_o^l X\varphi' x dx$ nur nach der Methode der Quadraturen berechnen.

523.

Setzt man in den Werthen von y und $\frac{dy}{dt}$, $t = o$, so hat man, vermöge der Gleichungen (4) und (g),

$$\left.\begin{aligned} \varphi x &= \Sigma\left(\frac{\int_o^l X\varphi x dx}{\int_o^l X^2\varphi x dx}\right) X, \\ \varphi' x &= \Sigma\left(\frac{\int_o^l X\varphi' x dx}{\int_o^l X^2 dx}\right) X. \end{aligned}\right\} \quad (h)$$

Diese zwei ähnlichen Formeln haben für beliebige Functionen φx und $\varphi' x$, die continuierlich oder discontinuierlich seyn können, statt, jedoch nur von $x = o$ bis $x = l$, wobei man zugleich bemerken mufs, dafs sie nur dann auf die äufsersten Werthe von x passen, wenn die Werthe dieser Functionen die früher (§. 519) angegebene Bedingung erfüllen. Wiewohl wir diese Formeln nicht direct beweisen können, so sind sie darum nicht weniger sicher, so wie es in §. 516 angegeben worden ist.

In dem besonderen Falle, wenn alle Punkte des Stabes ursprünglich eine gemeinschaftliche Geschwindigkeit und eine Geschwindigkeit, die ihrem Abstande von seiner Mitte proportional ist, erhalten haben, ist es einleuchtend, dafs er eine fortschreitende und drehende Bewegung annehmen mufs, ohne dafs eine Krümmung oder Schwingungen entstehen. Dies kann man auch aus den Gleichungen (h) und der Formel (g) schliefsen. Bezeichnet man durch c und γ zwei constante Gröfsen, so hat man alsdann

$$\varphi x = o, \quad \varphi' x = c + \gamma\,(x - \tfrac{1}{2} l),$$

und wenn man die zweite Gleichung (h) differentiiert und die Gleichung (d) berücksichtigt, so findet man hieraus

$$\Sigma \left(\frac{\int_o^l X \varphi' x\, dx}{\int_o^l X^2 dx} \right) X m^{4i} = o,$$

wo i eine ganze positive Zahl ist. Entwickelt man daher den Theil

$$\Sigma \left(\frac{\int_o^l X \varphi' x\, dx}{\int_o^l X^2 dx} \right) \frac{X \sin m^2 b t}{m^2 b}$$

der Formel (g), nach Potenzen von t, so reduciert er sich auf sein erstes Glied

$$t\, \Sigma \left(\frac{\int_o^l X \varphi' x\, dx}{\int_o^l X^2 dx} \right),$$

dessen Werth, in Folge der zweiten Gleichung (h), $t\varphi' x$ seyn wird. Daher wird, weil $\varphi x = o$ ist, und wegen des Werthes von $\varphi' x$, die Formel (g) einfach

$$y = [c + \gamma (x - \tfrac{1}{2} l)]\, t$$

seyn, wie dies auch seyn mufs.

524.

Vermittelst der Gleichung (f) kann man beweisen, dafs die Gleichung (a) keine Wurzel zuläfst, die aus einem reellen und einem imaginären Theile zusammengesetzt ist.

Denn man nehme an, es sey eine Wurzel wie $f + g\sqrt{-1}$ vorhanden, so giebt es noch eine andere, die von dieser nur durch das Zeichen von $\sqrt{-1}$ verschieden ist und $f - g\sqrt{-1}$ seyn wird; man kann daher in der Gleichung (f)

$$m = f + g\sqrt{-1}, \quad m' = f - g\sqrt{-1}$$

setzen, wo f und g reelle Gröfsen bezeichnen, von welchen keine Null ist. Man hat daher, zu gleicher Zeit,

$$X = F + G\sqrt{-1}, \quad X' = F - G\sqrt{-1}$$

wo F und G ebenfalls reelle Gröfsen sind. Die Gleichung (f) wird daher

$$\int_o^l (F^2 + G^2)\, dx = o,$$

was ein unmöglicher Ausdruck ist, weil, wenn er statt haben sollte, ein Integral, dessen Elemente sämmtlich positiv sind und welches die Summe derselben ausdrückt (§. 13), gleich Null seyn müfste. Daher ist auch die Voraussetzung, dafs eine Wurzel $f + g\sqrt{-1}$ vorhanden ist, unzulässig.

Diese letzte Gleichung wäre auch dann noch unstatthaft, wenn f und g Null wären, alsdann könnte man aber nicht mehr $f + g\sqrt{-1}$ und $f - g\sqrt{-1}$ für m und m' nehmen. Denn die Gleichung f setzt voraus, dafs m' und m'^2 von $\pm m$ und $\pm m^2$ verschieden sind, was in dem Falle, wenn eine der zwei Gröfsen f und g Null wäre, nicht statt hätte.

525.

Für die Wurzel $m = o$ der Gleichung (a), erscheint das entsprechende Glied der Formel (g) unter der Gestalt $\frac{o}{o}$;

man erhält seinen wahren Werth, wenn man annimmt, daſs m blos eine unendlich kleine Gröſse ist. Man hat alsdann

$$X = 4\,m^3 l^2 (x - \tfrac{1}{3} l),\quad \cos m^2 b t = 1,\quad \sin m^2 b t = m^2 b t,$$

und das in Rede stehende Glied wird

$$\left[\int_o^l (3\,x - l)\,\varphi x\,dx + t \int_o^l (3\,x - l)\,\varphi' x\,dx\right] \frac{(3\,x - l)}{l^5}.$$

Es entspricht den allen Punkten des Stabes gemeinschaftlichen fortschreitenden und drehenden Bewegungen; wir werden es unberücksichtigt lassen. Berücksichtigt man nun die Wurzel $m = o$ nicht, so sind alle Glieder der Reihe (g) periodisch.

Bemerkt man aber, daſs die verschiedenen Werthe von m incommensurabel sind, so sieht man, daſs es sich im Allgemeinen nicht ereignen wird, daſs alle Punkte des Stabes zu gleicher Zeit auf ihren anfänglichen Zustand zurück kommen werden, oder, mit anderen Worten, ein elastischer Stab wird nicht in allen Fällen, wie eine gespannte Saite, transversale Schwingungen von gleicher Dauer machen. Damit diese gleiche Dauer statt habe und der Stab einen einzigen bestimmbaren Ton hören lasse, müssen, vermöge seiner Krümmung und der Geschwindigkeiten seiner Punkte, im Anfange der Bewegung, alle Glieder der Formel (g) verschwinden, ein einziges ausgenommen, und sie sich auf

$$y = X\,(E \sin m^2 b t + E' \cos m^2 b t) \qquad (i)$$

reducieren, wo man zur Abkürzung die Constanten E und E' statt ihrer früher gefundenen Werthe gesetzt hat. Reducirt sich die Formel (g) auf eine kleine Anzahl von Gliedern, so läſst der Stab zu gleicher Zeit mehrere von einander verschiedene Töne hören, die nicht genau unter einander verglichen werden können.

526.

Man bezeichne durch λ einen numerischen Werth von ml, der aus der Gleichung (a) abgeleitet ist, so daſs man $m = \frac{\lambda}{l}$ hat. Sey T die Dauer einer ganzen Schwingung des Stabes, welche dieser Wurzel m entspricht, und n die Anzahl der Schwingungen in der Einheit der Zeit. Vermöge der Gleichung (i) hat man

$$T=\frac{2\pi l^2}{\lambda^2 b},\quad n=\frac{\lambda^2 b}{2\pi l^2},$$

so dafs die verschiedenen Töne, welche ein in demselben Sinne gebogener Stab hören läfst, der transversal schwingt und an seinen beiden Enden frei ist, von den Werthen von λ abhängen werden, und der tiefste oder Fundamentalton dem kleinsten dieser Werthe entsprechen wird.

Es ist einleuchtend, dafs die durch die Formel (5) gegebene Gröfse b^2 nicht von der Länge des Stabes abhängen wird; ist der Stab ein cylindrischer, so sieht man auch, dafs diese Gröfse dem Quadrate des Durchmessers proportional ist. Für zwei cylindrische Stäbe, die aus demselben Stoffe bestehen und für dieselbe Ordnung der Schwingungen, d. h. für denselben Werth von λ, steht daher die Zahl n im directen Verhältnisse der Dicke und im umgekehrten des Quadrates der Länge.

Ist von einem prismatischen Stabe die Rede, so giebt dieser gewöhnlich zwei verschiedene Töne, je nachdem er transversal in einem Sinne oder in dem anderen schwingt. Nimmt man daher z. B. an, dafs der senkrechte Durchschnitt ein Rechteck ist, und läfst man den Stab allmälich so schwingen, dafs die Grundlinie oder die Höhe des Rechtecks auf der Ebene der krummen Linie $A'M'B'$ senkrecht steht, so werden die auf einander folgenden Werthe von n, für dieselbe Ordnung der Schwingungen sich unter einander verhalten, wie diese Höhe und die Grundlinie. Ist der senkrechte Schnitt dreieckig, wie im dritten Beispiele des §. 520, so wird der Werth von b^2, während zweier auf einander folgender halber Schwingungen nicht derselbe seyn; ihre Dauer wird daher ungleich seyn, was jedoch nicht verhindert, dafs die ganzen Schwingungen gleiche Dauer haben, indem man immer voraussetzt, dafs sich die Formel (g) auf ein einziges Glied reduciert.

Setzt man den Factor X der Formel (i) gleich Null, so bestimmt man die Werthe von x, welche den Schwingungsknoten entsprechen, d. h. den unbeweglichen Punkten auf der Linie AB, für jeden Werth von m, oder für jeden Ton, welchen der Stab hören läfst.

527.

Wenn der elastische Stab, den wir betrachten, an seinem Ende A eingeklemmt und an seinem anderen Ende frei ist, so berührt der mittlere Faden die Linie AB, während der ganzen Dauer der Bewegung, beständig in A; so dafs die Gleichungen (2) der vorhergehenden Aufgabe immer durch

$$x = o, \quad y = o, \quad \frac{dy}{dx} = o$$

ersetzt werden müssen. Man kann daher, ohne Schwierigkeit, die vorhergehende Analyse modificieren, und findet, dafs der allgemeine Werth von y noch durch die Formel (g) ausgedrückt seyn wird. Die Werthe von m aber, die man anwenden mufs, müssen aus der Gleichung

$$\left(e^{ml} + e^{-ml}\right) \cos ml + 2 = o \qquad (a')$$

abgeleitet werden, welche sich nur durch das Zeichen des letzten Gliedes von der Gleichung (a) unterscheidet. Der Werth, den man für X nimmt, wird zu gleicher Zeit

$$X = \left(e^{ml} + e^{-ml} + 2\cos ml\right)\left(\sin mx - \tfrac{1}{2}e^{mx} + \tfrac{1}{2}e^{-mx}\right)$$
$$+ \left(2\sin ml + e^{ml} - e^{-ml}\right)\left(\cos mx - \tfrac{1}{2}e^{mx} - \tfrac{1}{2}e^{-mx}\right)$$

seyn.

Damit der Stab, der auf diese Weise transversal schwingt, nur einen einzigen Ton hören läfst, mufs sich, nach seinem anfänglichen Zustande, die Formel (g) auf ein einziges Glied oder auf die Formel (i), wie im vorhergehenden Falle, reducieren. Bezeichnet man durch λ' einen positiven Werth von ml, der aus der Gleichung (a') abgeleitet ist; durch T' die Dauer einer $m = \frac{\lambda'}{l}$ entsprechenden Schwingung und durch n' die Anzahl der Schwingungen in der Einheit der Zeit, so hat man

$$T' = \frac{2\pi l^2}{\lambda'^2 b}, \quad n' = \frac{\lambda'^2 b}{2\pi l^2},$$

und alles, was in dem vorhergehenden §. über die Vergleichung des Tones der an beiden Enden freien Stäbe gesagt worden ist, kann auch auf den Fall, wenn die Stäbe an einem Ende eingeklemmt sind, angewandt werden. Man kann auch die Schwingungsknoten, welche jeden Ton, den derselbe Stab hören läſst, begleiten, bestimmen, wenn man den vorhergehenden Werth von X gleich Null setzt.

528.

Um näherungsweise die Gleichungen (a) und (a') aufzulösen, bezeichne ich durch i eine ganze Zahl, die positiv oder Null ist, und setze

$$ml = \lambda, = \tfrac{1}{2}(2i+1)\pi \mp \delta$$

in der Gleichung (a), und

$$ml = \lambda' = \tfrac{1}{2}(2i+1)\pi \pm \delta'$$

in der Gleichung (a'), wo δ und δ' positive Gröſsen sind, die nicht gröſser als $\frac{1}{2}\pi$ seyn können. Ich nehme die oberen oder unteren Zeichen vor diesen neuen Unbekannten, je nachdem i gerade oder ungerade ist, und auf diese Weise werden die Gleichungen (a) und (a')

$$\left.\begin{aligned} \sin\delta &= \frac{2}{e^{\frac{1}{2}(2i+1)\pi}\, e^{\mp\delta} + e^{-\frac{1}{2}(2i+1)\pi}\, e^{\pm\delta}} \\ \sin\delta' &= \frac{2}{e^{\frac{1}{2}(2i+1)\pi}\, e^{\pm\delta'} + e^{-\frac{1}{2}(2i+1)\pi}\, e^{\mp\delta'}} \end{aligned}\right\} \quad (k)$$

Aus den Gränzen von δ und δ' sieht man leicht, daſs jede dieser Unbekannten nur einen einzigen Werth für jeden Werth von i haben wird; der Werth von δ, für $i = o$, wird $\delta = \frac{1}{2}\pi$ seyn, und da er $m = o$ entspricht, so muſs man denselben unberücksichtigt lassen. Für $i = 1$ hat man $\delta = 0{,}01797$, wenn man δ im zweiten Theile der ersten Gleichung k vernachlässigt, und wenn man diesen ersten genäherten Werth von δ substituiert, so hat man genauer

$$\delta = 0{,}01765.$$

Die Werthe von δ, welche sich auf $i = 2$, $i = 3$ u. s. w. beziehen, sind noch kleiner als diese. Daher werden die Werthe von λ nur sehr wenig von ungeraden Vielfachen von $\frac{1}{2}\pi$ verschieden seyn, und vermöge des Ausdruckes für die Zahl n werden die Tone eines an beiden Enden freien Stabes beinahe eine Reihe bilden, welche wie die Quadrate der Zahlen 3, 5, 7... wächst. Der kleinste Werth von λ, welcher dem tiefsten Tone entspricht, ist

$$\lambda = \frac{3\pi}{2} + \delta = 4,74503.$$

Ist $i = o$, so findet man, nach einigen Versuchen, mit hinlänglicher Genauigkeit

$$\delta' = 0,30431.$$

Der kleinste Werth von λ' ist daher

$$\lambda' = \tfrac{1}{2}\pi + \delta' = 1,87011.$$

Vergleicht man daher sein Quadrat mit dem des vorhergehenden Werthes von λ und bemerkt, daſs sich diese Quadrate, wie die Zahlen n' und n der Schwingungen verhalten, so hat man

$$\frac{n'}{n} = 0,15715$$

für das Verhältniſs des tiefsten Tones des an einem Ende eingeklemmten Stabes zu dem desselben an beiden Enden freien Stabes. Die anderen Werthe von δ' sind sehr klein; die entsprechenden Werthe von λ' sind daher beinahe die Vielfachen 3, 5, 7 u. s. w. von $\frac{1}{2}\pi$, und die Töne des eingeklemmten Stabes, den tiefsten Ton ausgenommen, bilden eine Reihe, welche wie die Quadrate dieser ungeraden Zahlen wächst.

Die Erfahrung hat seit lange Alles bestätigt, was die Theorie in Beziehung auf die Reihe der Töne, welche elastische, freie oder an den Endpunkten gehinderte Stäbe hören lassen, in Beziehung auf die Lage der Knoten, welche diese verschiedenen Arten von Schwingungen begleiten, und auf die Verhältnisse der Töne, nach den Längen und Dicken, gefunden hat. Wir wollen jetzt die Töne, oder die Anzahl der transversalen und longitudinalen Schwingungen eines und desselben elastischen Stabes mit einander vergleichen. Die Beobachtung hat auch in dieser Beziehung die Resultate der Berechnung bestätigt.

529.

Ich nehme, um einen bestimmten Fall zu betrachten, an, daſs der Stab an beiden Enden, bei beiden Arten von Schwingungen frei sey, und beschränke mich darauf, den tiefsten Ton für beide zu betrachten.

Wendet man den kleinsten Werth von λ an, der in dem vorhergehenden §. gefunden worden ist, so hat man

$$n = \frac{(4,74503)^2 b}{2\pi l^2} = (3,56082)\,\frac{b}{l^2},$$

für die Zahl der transversalen Schwingungen in der Einheit der Zeit. Bezeichnet man durch $n_{,}$ die Anzahl der longitudinalen Schwingungen in derselben Zeit, so hat man, vermöge des dritten Falles des §. 495,

$$n_{,} = \frac{a}{2l},$$

und da man $b = ah$ (§. 520) hat, so folgt hieraus

$$n = (7,12164)\,\frac{hn_{,}}{l},$$

welche Formel von dem Stoffe des Stabes unabhängig ist, und durch welche man den transversalen Ton aus dem longitudinalen oder umgekehrt findet.

Die Gröfse der Linie h, welche sie enthält, hängt von der Figur des normalen Schnittes ab und wird, alles Uebrige gleich angenommen, der Dicke proportional seyn. Da diese Dimension im Verhältnisse zur Länge l sehr klein ist, so folgt daraus, dafs der Ton der transversalen Schwingungen im Verhältnisse zum anderen sehr tief seyn wird, was mit den bekanntesten Beobachtungen übereinstimmt. Ist der Stab ein Cylinder, dessen Halbmesser ε ist, so hat man, nach §. 520, $h = \frac{1}{2}\varepsilon$, und ist er ein Parallelopipedum und ist ε die halbe Dicke, so hat man $h = \frac{\varepsilon}{\sqrt{3}}$. Man hat daher in diesen beiden Fällen

$$n = (7,12164)\,\frac{\varepsilon n_{,}}{2l},\quad n = (7,12164)\,\frac{\varepsilon n_{,}}{l\sqrt{3}}.$$

Da die Zahl $n_{,}$ von der Gestalt und den Dimensionen des normalen Schnittes unabhängig ist, so folgt daraus, dafs für dieselben Gröfsen von ε und l die Anzahl der transversalen Schwingungen im ersten Falle kleiner als im zweiten ist und zwar im Verhältnisse von $\sqrt{3}$ zu 2 *).

*) Wegen der Vergleichung dieser Formeln mit der Beobachtung verweise ich auf die Annales de Chimie et de Physique T. XXXVI, pg. 86.

Neuntes Kapitel.

Allgemeine Gleichungen und Eigenschaften der Bewegung eines Systems von Körpern.

I. Allgemeine Gleichungen dieser Bewegung.

530.

Da die Kräfte, welche alle Punkte des Systems, während der Dauer jedes Augenblicks verloren haben, sich immer im Gleichgewichte halten müssen (§. 350), so erhält man, wenn man auf diese Kräfte das Princip der virtuellen Geschwindigkeiten anwendet, eine allgemeine Formel, aus welcher man, in jedem Falle, alle Gleichungen der Bewegung ableiten kann, ebenso wie man alle Gleichungen des Gleichgewichtes aus der allgemeinen Gleichung der virtuellen Geschwindigkeiten findet. So natürlich auch diese Verbindung des allgemeinen Princips der Dynamik mit dem des Gleichgewichtes ist, so hat man sie doch nicht zu der Zeit, als das erste dieser Principe bekannt und das zweite schon früher in seiner ganzen Allgemeinheit gegeben war, gefunden. Vielmehr verdankt man diese Verbindung der zwei Principe Lagrange, der hierdurch die Auflösung aller mechanischen Aufgaben, oder wenigstens die Bildung der Differentialgleichungen, von welchen sie abhängen, auf ein einförmiges Verfahren zurückgeführt hat. Dieses allgemeine Verfahren ist es, was ich jetzt erläutern will, indem ich jedoch bemerke, dafs mir die in diesem Werke befolgte Ordnung, wo die auf die festen und biegsamen Körper bezüglichen Aufgaben direct aufgelöst wurden, indem man allmälich vom Leichteren zum Schwereren fortgieng, zum gründlichen Studium der Mechanik und dem Unterrichte in dieser Wissenschaft, die man nicht blos unter einem abstracten und von den physikalischen Umständen unabhängigen Gesichtspunkte betrachten darf, geeigneter geschienen hat.

531.

Seyen $m, m', m''\ldots$ die Massen der Punkte des zu betrachtenden Systems. Am Ende der vom Anfange der Bewegung an gerechneten Zeit seyen x, y, z die drei rechtwinkligen Coordinaten von m, und X, Y, Z die Seitenkräfte der an diesen materiellen Punkt angebrachten beschleunigenden Kraft, die nach den Verlängerungen von x, y, z im positiven Sinne gerichtet sind. Man bezeichne durch dieselben mit Accenten versehenen Buchstaben, die ähnlichen Gröfsen, welche den übrigen Punkten m', m''... entsprechen. Die nach den Richtungen von X, Y, Z wirkenden Seitenkräfte der Kraft, welche der Punkt m während der Zeit dt verloren hat, sind

$$m\left(X-\frac{d^2x}{dt^2}\right),\quad m\left(Y-\frac{d^2y}{dt^2}\right),\quad m\left(Z-\frac{d^2z}{dt^2}\right);$$

daher wird das Gleichgewicht im Systeme statt haben, wenn man annimmt, dafs der Punkt m durch diese Kräfte und jeder der Punkte m', m''... durch ähnliche Kräfte getrieben wird. Man kann aber die allgemeine Gleichung des Gleichgewichtes bilden, wenn man in der Gleichung (e) des §. 341, die drei vorhergehenden Seitenkräfte an die Stelle von X, Y, Z setzt, woraus sich

$$\Sigma m\left(X-\frac{d^2x}{dt^2}\right)\delta x+\Sigma m\left(Y-\frac{d^2y}{dt^2}\right)\delta y+\Sigma m\left(Z-\frac{d^2z}{dt^2}\right)\delta z=o \quad (1)$$

ergiebt, indem sich die Summen Σ auf alle Punkte m, m', m''... des Systems erstrecken, und daher aus einer Anzahl von Theilen bestehen, die der Anzahl dieser Punkte gleich ist.

Wir nehmen, wie in dem angeführten §., an, dafs die Verbindungen dieser materiellen Punkte durch die Gleichungen

$$L=o,\quad L'=o,\quad L''=o\ \ldots \quad (2)$$

ausgedrückt werden, in welchen L, L', L''... gegebene Functionen der Veränderlichen x, y, z, x', y'... oder eines Theils derselben, die auch die Zeit t entwickelt enthalten können, sind. Soll z. B. der Punkt m auf einer Oberfläche bleiben, die allmälich ihre Gestalt ändert, oder sich im Raume fortbewegt, und bezeichnet $L=o$ die Gleichung dieser Oberfläche, so ist alsdann L eine gegebene Function von x, y, z, t.

Wiewohl die Kräfte, deren Gleichgewichtszustand durch die Gleichung (1) ausgedrückt wird, den Gröfsen der Bewegung entsprechen, die während der Dauer der Zeit dt verloren worden sind, und sich, während dieses Augenblickes, die Lagen der Punkte m, m', m''... unendlich wenig ändern, so kann man dennoch annehmen, dafs dieses Gleichgewicht in den Lagen statt hat, welche diese Punkte am Ende der

Zeit t einnehmen, d. h. man kann die Aenderung ihrer Lage während der Zeit dt vernachlässigen, weil diese die Gröfsen der Bewegung, welche, während sie sich ereignet, verloren gehen, nur um ein unendlich Kleines der zweiten Ordnung und die entsprechenden bewegenden Kräfte nur um ein unendlich Kleines der ersten Ordnung ändert. Die unendlich kleinen Verrückungen, welche das Princip der virtuellen Geschwindigkeiten voraussetzt, und die nach den Richtungen der Coordinaten, durch δx, δy, δz für den Punkt m, durch $\delta x'$, $\delta y'$, $\delta z'$ für den Punkt m' u. s. w. ausgedrückt werden, müssen daher den Bedingungen des Systems Genüge leisten, wie solche am Ende der Zeit t sind, daher müssen die Gleichungen (2) noch statt haben, wenn man $x + \delta x$, $y + \delta y$, $z + \delta z$, $x' + \delta x' \ldots$ an die Stelle von x, y, z, $x' \ldots$ setzt, ohne die Zeit t, welche sie entwickelt enthalten könnten, zu variieren. Hieraus findet man, wie in §. 341,

$$\left.\begin{aligned}
\frac{dL}{dx}\delta x + \frac{dL}{dy}\delta y + \frac{dL}{dz}\delta z + \frac{dL}{dx'}\delta x' + \ldots &= o \\
\frac{dL'}{dx}\delta x + \frac{dL'}{dy}\delta y + \frac{dL'}{dz}\delta z + \frac{dL'}{dx'}\delta x' + \ldots &= o \\
\frac{dL''}{dx}\delta x + \frac{dL''}{dy}\delta y + \frac{dL''}{dz}\delta z + \frac{dL''}{dx'}\delta x' + \ldots &= o
\end{aligned}\right\} \quad (3)$$

u. s. w.

Vermittelst dieser Gleichungen eliminiert man im ersten Theile der Gleichung (1) einen Theil der Gröfsen δx, $\delta y \ldots$ und setzt alsdann die Coefficienten einer jeden der übrig bleibenden Gröfsen gleich Null. Wendet man, wie in §. 342, die Methode der unbestimmten Factoren an, so findet man auf diese Weise die Gleichungen

$$\left.\begin{aligned}
m\frac{d^2x}{dt^2} &= mX + \lambda\frac{dL}{dx} + \lambda'\frac{dL'}{dx} + \lambda''\frac{dL''}{dx} + \ldots \\
m\frac{d^2y}{dt^2} &= mY + \lambda\frac{dL}{dy} + \lambda'\frac{dL'}{dy} + \lambda''\frac{dL''}{dy} + \ldots \\
m\frac{d^2z}{dt^2} &= mZ + \lambda\frac{dL}{dz} + \lambda'\frac{dL'}{dz} + \lambda''\frac{dL''}{dz} + \ldots \\
m'\frac{d^2x'}{dt^2} &= m'X' + \lambda\frac{dL}{dx'} + \lambda'\frac{dL'}{dx'} + \lambda''\frac{dL''}{dx'} + \ldots
\end{aligned}\right\} \quad (4)$$

u. s. w.

in welchen λ, λ', λ''... Factoren sind, deren Werthe die von der Verbindung der Punkte des Systems und dem Widerstande der Oberflächen oder krummen Linien, auf welchen sie sich etwa bewegen müssen, herrührenden Kräfte angeben (§. 343).

Die Gleichungen (2) und (4) sind immer in ebenso grofser Anzahl vorhanden, wie die Unbekannten der Aufgabe, man hat nemlich so viel Gröfsen λ, λ', λ''..., als Gleichungen (2), und die Anzahl der Coordinaten der Punkte m, m', m''... ist dreimal so grofs, als die der bewegten Körper, und ebenso grofs, als die der Gleichungen (4). Sie sind daher hinreichend, um in allen Fällen die Werthe aller Unbekannten, als Functionen der Zeit ausgedrückt, anzugeben.

532.

Man nehme an, die gegebenen Kräfte, welche auf alle Punkte des Systems wirken, seyen in zwei Gruppen getheilt, so dafs man

$$X = P + U,\quad Y = Q + V,\quad Z = R + W,$$
$$X' = P' + U',\quad Y' = Q' + V',\quad Z' = R' + W',$$

u. s. w. hat. Man nehme auch an, man habe die Differentialgleichungen der Aufgabe integriert, indem man blos auf die Kräfte P, Q, R, P' Q' R'... u. s. w. Rücksicht nahm, und seyen a, b, c... die willkührlichen Constanten, welche diese Integrale enthalten. Diese Auflösung kann man auf die vollständigen Kräfte X, Y, Z, X', Y', Z'..., vermittelst der Methode der Variation der willkührlichen Constanten, deren Princip in §. 229 erläutert worden ist, ausdehnen. Die Differentiale der Grofsen a, b, c..., die nun veränderlich geworden sind, sind in Beziehung auf U, V, W, U', V', W'... linear und haben die Form

$$da = AU + BV + CW + A'U' + \ldots$$
$$db = A_1U + B_1V + C_1W + A_1'U' + \ldots$$
$$dc = A_2U + B_2V + C_2W + A_2'U' + \ldots$$

u. s. w.

wo A, B..., Functionen derselben Unbekannten a, b, c, u. s. w. sind. Hierdurch sind die zweiten Differentialgleichungen der Aufgabe in die doppelte Anzahl von Differentialgleichungen der ersten Ordnung umgeändert. Diese Umbildung ist aber besonders alsdann nützlich, wenn die secundären Kräfte U, V, W, U'... im Verhältnisse zu den ursprünglichen Kräften P, Q, R, P'... sehr klein sind, wodurch es, bei einer ersten Annäherung, erlaubt ist, die Gröfsen a, b, c..., welche die Coefficienten A, B... enthalten, als beständige anzusehen und daher aus den vorhergehenden Formeln durch unmittelbare Integration oder durch die Methode der Quadraturen, die veränderlichen Theile dieser Unbekannten abzuleiten.

Auf diese Weise hat Lagrange auf alle Aufgaben der Mechanik die Methode der Variation der willkührlichen Constanten ausgedehnt, auf welche er früher die Theorie der besonderen Auflosungen der Differentialgleichungen zurückgeführt hatte, und von welcher er auch andere weniger allgemeine Anwendungen gemacht hat. Er hat sich jedoch nur darauf beschränkt, die allgemeinen Ausdrücke der Grofsen U, V, W, U', V', W'... als lineare Functionen der Differentiale da, db, dc zu geben, und es war noch übrig, die umgekehrten Formeln zu finden, welche, im allgemeinen Falle, die Differentiale der Unbekannten a, b, c... als lineare Functionen der Kräfte U, V, W... geben, und auf eine directe und allgemeine Weise, die wichtigen Eigenschaften zu beweisen, welche die Coefficienten A, B, C... haben. Dies habe ich in den Abhandlungen gethan, die man im 15ten Hefte des Journal de l'Ecole Polytechnique und im ersten Theile der Mémoires de l'Académie des Sciences findet und auf welche ich die Leser verweise, die diese Theorie in allen Einzelnheiten, so wie die daraus abgeleiteten Folgerungen, kennen lernen wollen. Wendet man allmälich die allgemeinen Ausdrücke von da, db, dc... auf die Frage über die Bewegung eines nach einer beliebigen Function nach einem festen Mittelpunkte gezogenen materiellen Punktes und auf die Frage über die Bewegung eines festen Korpers um einen festen Punkt an, so erhält man in beiden so sehr verschiedenen Aufgaben dieselben Ausdrücke für die Differentiale der ähnlichen Constanten, und hierdurch sind die zwei Hauptfragen der Astronomie, nemlich die Bestimmung der Bewegung der Himmelskörper, insofern sie als einzelne Punkte betrachtet werden, und die Bestimmung der Bewegung dieser Körper um ihre bezüglichen Schwerpunkte, auf dieselben Formeln zurückgeführt und von derselben Analyse abhängig gemacht.

533.

Es ist einleuchtend, dafs, wenn eine der Gleichungen (2) eine Folge der übrigen ist, eine der Gröfsen λ, λ', λ''... unbestimmt bleiben mufs, weil man alsdann diese überflüssige Gleichung nach Belieben weglassen oder beibehalten kann. Sind a und b gegebene Constanten und hat man z. B.

$$L'' = aL + bL',$$

so ergiebt sich aus keiner der drei Gleichungen (2) eine Bedingung, die nicht schon durch die zwei anderen ausgedrückt wäre, und daher mufs eine der drei Unbekannten λ, λ' λ'', unbestimmt bleiben. Dies ist wirklich der Fall; denn wenn man

$$\lambda + a\lambda'' = \mu, \quad \lambda' + b\lambda'' = \mu'$$

setzt, so reducieren sich diese drei Unbekannten, in den Gleichungen (4), auf zwei Gröfsen μ und μ', die allein vermittelst dieser Gleichungen bestimmt werden können und deren Werthe man blos aus zweien der drei Gröfsen λ, λ' λ'' ableiten kann.

Soll der materielle Punkt m in beständigen und gegebenen Abständen von den drei festen Punkten A, A', A'' (Fig. 28) bleiben, so ist seine Lage vollständig bestimmt, seine Coordinaten haben constante Werthe, und die drei ersten Gleichungen (4) reducieren sich auf Gleichungen des Gleichgewichtes, welche die Spannungen der Faden Am, $A'm$, $A''m$ bestimmen, durch welche der Körper m an die drei festen Punkte befestigt ist. Soll der materielle Punkt in einem beständigen Abstande von einem vierten festen Punkte A''' bleiben, so wird einer der vier Abstände Am, $A'm$, $A''m$, $A'''m$ vermöge der drei übrigen bestimmt. Da eine der vier gegebenen Bedingungen eine Folge der drei anderen ist, so bleibt die Spannung des einen der vier Fäden Am, $A'm$, $A''m$, $A'''m$ unbestimmt, wie so eben gesagt wurde, und übereinstimmend mit dem, was schon in §. 292 gesagt worden ist. Man nenne nemlich l, l', l'', l''' die vier gegebenen Abstände, bezeichne durch a, b, c, die drei Coordinaten von A, durch a', b', c', die von A' u. s. w., so hat man

$$L = \sqrt{(x-a)^2 + (y-b)^2 + (z-c)^2} - l = o$$
$$L' = \sqrt{(x-a')^2 + (y-b')^2 + (z-c')^2} - l' = o$$
$$L'' = \sqrt{(x-a'')^2 + (y-b'')^2 + (z-c'')^2} - l'' = o$$
$$L''' = \sqrt{(x-a''')^2 + (y-b''')^2 + (z-c''')^2} - l''' = o$$

für die Gleichungen (2), und wenn man durch α, β, γ, die constanten Werthe von x, y, z bezeichnet, welche diesen vier Gleichungen Genüge leisten, so hat man

$$mX + \frac{\lambda(\alpha-a)}{l} + \frac{\lambda'(\alpha-a')}{l'} + \frac{\lambda''(\alpha-a'')}{l''} + \frac{\lambda'''(\alpha-a''')}{l'''} = o$$
$$mY + \frac{\lambda(\beta-b)}{l} + \frac{\lambda'(\beta-b')}{l'} + \frac{\lambda''(\beta-b'')}{l''} + \frac{\lambda'''(\beta-b''')}{l'''} = o$$
$$mZ + \frac{\lambda(\gamma-c)}{l} + \frac{\lambda'(\gamma-c')}{l'} + \frac{\lambda''(\gamma-c'')}{l''} + \frac{\lambda'''(\gamma-c''')}{l'''} = o$$

für die Gleichungen (4), welche eine der vier Grőfsen λ, λ', λ'', λ''' unbestimmt lassen, die, nach §. 345, die Spannungen der Fäden Am, $A'm$, $A''m$, $A'''m$ sind. Wie wenig aber auch diese Fäden ausdehnbar seyen, so wird, wenn man diesen physikalischen Umstand berücksichtigt, der materielle Punkt m kleine Schwingungen machen, die in jedem Augenblicke vollständig bestimmt seyn werden, ebenso wie die Spannungen der vier Fäden.

534.

Um dies zu beweisen, nehme man, um einen bestimmten Fall zu betrachten, an, dafs die Kraft, welche auf den Punkt m wirkt, die Schwere sey, die wir durch g bezeichnen wollen. Nimmt man an, dafs die Axe der z vertical und im Sinne dieser Kraft gerichtet ist, so sind die drei Seitenkräfte $X = o$, $Y = o$, $Z = g$. Man nenne ε, ε', ε'', ε''' die Ausdehnungen, welche die vier Fäden l, l', l'', l''' erleiden würden, wenn das Gewicht mg am unteren Ende derselben vertical aufgehängt wäre; seyen ζ, ζ', ζ'', ζ''' die Ausdehnungen dieser Fäden am Ende der Zeit t, während der Bewegung, so werden die Werthe ihrer Spannungen in demselben Augenblicke

$$\frac{gm\zeta}{\varepsilon}, \quad \frac{gm\zeta'}{\varepsilon'}, \quad \frac{gm\zeta''}{\varepsilon''}, \quad \frac{gm\zeta'''}{\varepsilon'''}$$

seyn (§. 288).

Da der Körper m nicht mehr in beständigen Abständen von A, A', A'', A''' bleiben mufs, so mufs man die Glieder der Gleichung (4), deren Factoren λ, λ', λ'', λ''' sind und welche von diesen Bedingungen herrührten, weglassen. Von einer anderen Seite aber mufs man mit dem Gewichte dieses materiellen Punktes die vier vorhergehenden Kräfte verbinden, die von m nach A, von m nach A', von m nach A'', von m nach A''' gerichtet sind, was darauf zurückkommt, dafs man in den Gleichungen (4) die vorhergehenden Werthe von L, L', L'', L''' substituiert, indem man zu gleicher Zeit

$$\lambda = \frac{-gm\zeta}{\varepsilon},\ \lambda' = \frac{-gm\zeta'}{\varepsilon'},\ \lambda'' = \frac{-gm\zeta''}{\varepsilon''},\ \lambda''' = \frac{-gm\zeta'''}{\varepsilon'''}$$

setzt.

Am Ende der Zeit t seyen auch

$$x = \alpha + u, \quad y = \beta + v, \quad z = \gamma + w.$$

wo α, β, γ, dieselben Constanten wie vorher und u, v, w sehr kleine Veränderliche sind, deren Quadrate und Produkte wir vernachlässigen. Hieraus ergiebt sich

$$\zeta = \frac{1}{l}\,[(\alpha - a)u + (\beta - b)v + (\gamma - c)w]$$

$$\zeta' = \frac{1}{l'}\,[(\alpha - a')u + (\beta - b')v + (\gamma - c')w]$$

$$\zeta'' = \frac{1}{l''}\,[(\alpha - a'')u + (\beta - b'')v + (\gamma - c'')w]$$

$$\zeta''' = \frac{1}{l'''}\,[(\alpha - a''')u + (\beta - b''')v + (\gamma - c''')w]$$

und in Beziehung auf diese Unbekannten u, v, w sind die Gleichungen (4) linear und reducieren sich auf

$$\frac{d^2u}{dt^2} + g\left[\frac{(\alpha-a)\zeta}{l\varepsilon} + \frac{(\alpha-a')\zeta'}{l'\varepsilon'} + \frac{(\alpha-a'')\zeta''}{l''\varepsilon''} + \frac{(\alpha-a''')\zeta'''}{l'''\varepsilon'''}\right] = o,$$

$$\frac{d^2v}{dt^2} + g\left[\frac{(\beta-b)\zeta}{l\varepsilon} + \frac{(\beta-b')\zeta'}{l'\varepsilon'} + \frac{(\beta-b'')\zeta''}{l''\varepsilon''} + \frac{(\beta-b''')\zeta'''}{l'''\varepsilon'''}\right] = o,$$

$$\frac{d^2w}{dt^2} + g\left[\frac{(\gamma-c)\zeta}{l\varepsilon} + \frac{(\gamma-c')\zeta'}{l'\varepsilon'} + \frac{(\gamma-c'')\zeta''}{l''\varepsilon''} + \frac{(\gamma-c''')\zeta'''}{l'''\varepsilon'''}\right] = o.$$

Ihre Integrale erhält man nach den gewöhnlichen Regeln, sie enthalten sechs willkührliche Constanten, die man so bestimmt, dafs die Fäden Am, $A'm$, $A''m$, $A'''m$ im Anfange der Bewegung ihre natürlichen Längen l, l', l'', l''' haben und die Anfangsgeschwindigkeit von m Null ist, d. h. so, daſs die sechs Gröſsen u, v, w, $\frac{du}{dt}$, $\frac{dv}{dt}$, $\frac{dw}{dt}$ Null sind, wenn $t = o$ ist. Dies angenommen, geben diese Integrale in jedem Augenblicke die Werthe von u, v, w oder die Lage des Punktes m, und die Ausdehnungen ζ, ζ', ζ'', ζ''' der vier Fäden, so wie ihre Spannungen in demselben Augenblicke, sind ebenfalls bekannt. Dieselbe Analyse kann man leicht auf den Fall ausdehnen, wenn der Punkt m durch fünf oder eine gröſsere Anzahl von Fäden gehalten wird, die an feste Punkte befestigt sind.

Nimmt man an, daſs die Gröſsen u, v, w Null sind, und läſst man daher die ersten Glieder der drei letzten der sieben vorhergehenden Gleichungen weg, so entsprechen die Werthe von u, v, w, ζ, ζ', ζ'', ζ''', die man aus diesen sieben Gleichungen ableitet, dem Zustande des Gleichgewichtes des Gewichtes von m und der vier Aufhängungsfäden.

535.

In §. 353 ist erläutert worden, wie das d'Alembert'sche Princip auch in dem Falle einer plötzlichen Aenderung der Geschwindigkeit statt hat, die daher rührt, daſs Kräfte, die man Stöſse nennt, mit groſser Stärke, während sehr kleiner Zeitzwischenräume auf die Körper wirken und ihnen Geschwindigkeiten mittheilen, die sehr groſs seyn können, ohne daſs die Punkte dieser Körper merklich aus ihrer Stelle gerückt werden. Die aus der Verbindung dieses Princips mit dem der virtuellen Geschwindigkeiten entspringende Gleichung kann auch auf diese Art von Fällen angewandt werden.

Man nehme z. B. an, daſs die Kräfte dieser Art gleichzeitig an die materiellen Punkte m, m', m'', m''' u. s. w. des betrachteten Systems angebracht seyen. Man bezeichne durch A, B, C die gegebenen Geschwindigkeiten, die den Coordinatenaxen parallel sind, und welche diese Kräfte dem Punkte m mittheilen würden, wenn er frei wäre, und durch a, b, c, die unbekannten Geschwindigkeiten, die er wirklich nach diesen Richtungen annehmen wird. Man nenne A', B', C', a', b', c', die ähnlichen Gröſsen, die sich auf den Punkt m' beziehen, A'', B'', C'', a'', b'', c'' die, welche dem Punkte m'' entsprechen, u. s. w. Die nach den Richtungen der Coordinaten verlorenen Gröfsen der Bewegung sind

$$m(A-a),\quad m(B-b),\quad m(C-c)$$

für den Punkt m und ebenso für alle übrigen. Wenn man daher auf dieses System von Kräften die Gleichung (e) des §. 341 anwendet, so hat man

$$\Sigma m\,[(A-a)\,\delta x + (B-b)\,\delta y + (C-c)\,\delta z] = o, \qquad (5)$$

wo die Summe Σ auf alle Punkte des Systems ausgedehnt werden mufs, und δx, δy, δz die Zuwächse sind, welche die Coordinaten eines beliebigen Punktes m erhalten.

Werden die Verbindungen der Punkte des Systems noch immer durch die Gleichungen (2) ausgedrückt, so müssen δx, δy, δz und die Zuwächse $\delta x'$, $\delta y'$, $\delta z'$, $\delta x''$ u. s. w. der Coordinaten der anderen Punkte m', m''... den Gleichungen (3) genügen, vermittelst welcher Gleichungen man daher aus der Formel (5) einen Theil der Grofsen δx, δy... eliminiren kann, und alsdann setzt man die Coefficienten der übrigen Gröfsen gleich Null. Wendet man wie oben die Methode der unbestimmten Factoren an, so geben ihre Werthe die Stöfse an, welche die materiellen Verbindungen der Punkte des Systems durch eine plötzliche Aenderung der Geschwindigkeit erleiden, und die auf den Oberflächen oder krummen Linien, auf welchen sich diese Punkte bewegen müssen, normalen Stofse.

536.

Will man die Gleichung (5) auf eine plötzliche Aenderung der Geschwindigkeit anwenden, die durch den Stofs der Korper des Systems unter einander oder gegen feste Widerstände hervorgebracht wird, so sind dabei mehrere wichtige Bemerkungen zu machen.

Seyen M und M' (Fig. 29) zwei dieser festen Körper, K ihr Berührungspunkt, HKH' die gemeinschaftliche Normale ihrer Oberflächen in diesem Punkte. Da man die Verrückungen der verschiedenen Punkte dieser Korper während der ganzen Dauer des Stofses als unmerklich betrachtet, so kann sich das Gleichgewicht der verlorenen Gröfsen der Bewegung auf jeden beliebigen Augenblick dieser Dauer beziehen

(§. 353), so daſs, wenn man für A, B, C, die Seitenkräfte der Geschwindigkeit eines beliebigen Punktes im Anfange des Stoſses nimmt, man zu gleicher Zeit, für a, b, c, die Seitenkrafte seiner Geschwindigkeit in einem beliebigen Augenblicke dieses Phänomens nehmen kann, und die Geschwindigkeiten aller Punkte des Systems, die sich während dieser Zeit sehr schnell ändern, müssen immer den Bedingungen dieses Gleichgewichtes genügen. Damit aber diese Bedingungen durch die Gleichung der virtuellen Geschwindigkeiten ausgedrückt werden, müssen die unendlich kleinen Verrückungen, welche man den Punkten des Systems beilegt, mit seiner Beschaffenheit und der bezüglichen Anordnung seiner Theile, in dem Augenblicke, welchen man betrachtet, verträglich seyn, und auſserdem ist es erforderlich, daſs dasselbe in Beziehung auf die direct entgegengesetzten Verrückungen statt habe (§. 331). Wenn z. B. ein im Gleichgewichte befindlicher materieller Punkt auf der Oberfläche eines festen Körpers liegt, gegen welchen er sich stützt, so kann sich dieser Punkt in allen Richtungen auf der diese Oberfläche berührenden Ebene und nur in einem Sinne auf der Normalen bewegen. Dies vorausgesetzt, hat die Gleichung der virtuellen Geschwindigkeiten für alle tangentialen Verrückungen statt, weil die entgegengesetzten Verrückungen ebenso möglich sind; sie besteht aber nicht mehr für die normale Verrückung, weil die entgegengesetzte Verrückung unmöglich ist.

Aus dieser Beobachtung ergiebt sich, daſs, wenn man die Gleichung (5) auf einen bestimmten Zeitpunkt der Dauer des Stoſses anwenden will und μ und μ' in diesem Augenblicke die materiellen Punkte von M und M' sind, die dem Berührungspunkte K entsprechen, man μ und μ' unendlich kleine Verrückungen nach der berührenden Ebene in K beilegen kann, die ganz willkührlich und unabhängig von einander sind. Die Verrückungen von μ und μ' nach der Normalen müssen aber gleich und nach demselben Theile KH oder KH' dieser Linie gerichtet seyn; denn wären sie ungleich, oder hätten sie nicht in demselben Sinne statt, so würden diese Verrückungen oder die entgegengesetzten Verrückungen der Punkte μ und μ' unmöglich seyn und die Gleichung (5) liefse sich nicht mehr auf dieselben anwenden. Aus Mangel an gehöriger Berücksichtigung dieser wesentlichen Bedingung haben mehrere Schriftsteller die in Rede stehende Gleichung falsch erklärt.

Berührt ein dritter Körper M'' den Körper M' im Punkte K', wo $LK'L'$ die ihren Oberflächen gemeinschaftliche Normale ist, und sind m' und m'' die materiellen Punkte von M' und M'', welche in dem Augenblicke, den man während der Dauer des Stofses betrachtet, K' entsprechen, so müssen auch die unendlich kleinen Verrückungen, die m' und m'' nach dieser Normalen haben, in der Gleichung (5) gleich und in demselben Sinne gerichtet seyn, und ebenso ist es für alle Berührungspunkte der Korper des Systems, wenn mehrere derselben sich gleichzeitig stofsen. In dem Falle, wenn einer dieser Körper gegen einen festen Widerstand stofst, so mufs man die normale Verrückung des Berührungspunktes gleich Null setzen, weil sie in dem entgegengesetzten Sinne nicht möglich wäre.

537.

Wenn die zwei Körper M und M', während der Dauer des Stofses über einander weggleiten, so mufs man in der Gleichung (5) die daraus entspringende Reibung berücksichtigen, die sehr beträchtlich seyn kann, wie in §. 353 bemerkt worden ist.

Die unendlich kleine Gröfse der Bewegung, welche diese Kraft, während jedes Augenblickes, den zwei Körpern M und M', im entgegengesetzten Sinne der Geschwindigkeiten der materiellen Punkte μ und μ', die dem Berührungspunkte K entsprechen, entzieht, ist derjenigen proportional, welche M dem Körper M' nach KH' oder M' dem Körper M nach KH, während desselben Augenblickes mitgetheilt haben wird. Nimmt man daher an, dafs die Reibung dieselbe Richtung, für jeden Korper, während der ganzen Dauer des Stofses behalt, und bezeichnet man durch U die endliche Grofse der Bewegung, welche ein Körper dem anderen, nach den Theilen KH und KH' der Normalen, während derselben Zeit mitgetheilt hat, so kann die ganze Reibung durch fU dargestellt werden, wo f ein Coefficient ist, der nur von der Beschaffenheit beider Körper in der Nähe des Berührungspunktes abhängt. Diese Kraft muſs an M im entgegengesetzten Sinne der gleitenden Bewegung von μ, und an M' im entgegengesetzten Sinne der gleitenden Bewegung von μ' angebracht werden. Nimmt man daher an, daſs diese Bewegungen nach den beiden Theilen KF und KF' einer Berührungslinie FKF' beider Körper statt hat, und bezeichnet durch p und p' die Projectionen der unendlich kleinen Verrückungen, die man in der Gleichung (5) den Punkten μ und μ' mitgetheilt hat, auf diese gerade Linie, so hat man

$$-fU(p+p')$$

als Glied, welches man zu dem ersten Theile dieser Gleichung wegen der in Rede stehenden Reibung hinzu fügen muſs. Die Gröſse p ist positiv oder negativ, je nachdem diese Projection auf die Richtung KF der Bewegung von μ oder auf ihre Verlängerung KF' fällt, und ebenso ist die Projection p' positiv oder negativ, je nachdem sie auf KF' oder auf KF fällt. Aehnliche Glieder kann man in der Gleichung (5) für alle Punkte einführen, in welchen zwei vor den Körpern des Systems sich stoſsen. Die Betrachtung dieser Glieder ist in der Ausübung nothwendig; das Beispiel des §. 477 ist hinreichend, um den Einfluſs zu zeigen, den diese Glieder oder die Reibungen, von welchen sie herrühren, auf die Stöſse haben können. Man kann dieselben jedoch vernachlässigen, wenn von allgemeinen Lehrsätzen über den Stoſs der Körper die Rede ist, und in der Folge werden wir sie als unmerklich oder gar nicht vorhanden ansehen.

Man vernachlässigt auch die Gröſsen der Bewegung, die durch das Gewicht der Körper, während der Dauer des Stoſses hervorgebracht werden, indem diese Gröſsen dieser Dauer proportional und daher unmerklich sind. Die Groſsen der Bewegung, die durch Molecularanziehungen hervorgebracht werden, welche sich während des Stoſses, sey es von einem Körper zum anderen, wenn der Abstand ihrer Oberfläche unmeſsbar ist, sey es im Inneren jedes Körpers, vermöge der Zusammendrückungen oder Ausdehnungen, die er erleidet, entwickeln, sind schon in der Gleichung (5) berücksichtigt worden, und ihre ganzen Seitenkräfte sind genau die Gröſsen, welche, für einen beliebigen Punkt m, durch mA, mB, mC dargestellt worden sind.

538.

Wenn ein System materieller Punkte ganz frei im Raume ist, so daſs die Gleichungen (2), die ihre Verbindung ausdrucken, nur die wechselseitigen Abstände dieser Punkte enthalten, von welchen keiner als fest oder der Bedingung, auf einer gegebenen Oberfläche oder krummen Linie zu bleiben, unterworfen betrachtet wird, so kann man die Bewegung eines solchen Systems im Raume, wie es früher für einen festen völlig freien Körper geschehen ist (§. 433), in zwei einfachere Bewegungen zerlegen, in eine allen Punkten des Systems gemeinschaftliche fortschreitende Bewegung, welche die seines Schwerpunktes ist, und in eine drehende um diesen Mittelpunkt. Wir wollen daher allmälich aus der Formel (1) die Differentialgleichungen dieser zwei Bewegungen ableiten.

Aus der Beschaffenheit des Systems geht hervor, daſs man zu gleicher Zeit alle Punkte desselben um dieselbe Gröſse, nach einer beliebigen Richtung, verrücken kann. Seyen α, β, γ die Projectionen dieser gemeinschaftlichen Verrückung auf die drei Coordinatenaxen, so hat man alsdann

$$\alpha = \delta x = \delta x' = \delta x'' \text{ u. s. w.}$$
$$\beta = \delta y = \delta y' = \delta y'' \text{ u. s. w.}$$
$$\gamma = \delta z = \delta z' = \delta z'' \text{ u. s. w.}$$

Die Gleichung (1) wird daher

$$\alpha \Sigma m\left(X-\frac{d^2x}{dt^2}\right)+\beta \Sigma m\left(Y-\frac{d^2y}{dt^2}\right)+\gamma \Sigma m\left(Z-\frac{d^2z}{dt^2}\right)=o,$$

und da die drei Gröſsen α, β, γ, von einander unabhängig sind, so zerlegt sich diese Gleichung in folgende:

$$\Sigma m\frac{d^2x}{dt^2}=\Sigma mX,\ \Sigma m\frac{d^2y}{dt^2}=\Sigma mY,\ \Sigma m\frac{d^2z}{dt^2}=\Sigma mZ. \quad (6)$$

Nennt man aber x_1, y_1, z_1, die drei Coordinaten des Schwerpunktes des Systems, so hat man

$$x_1 \Sigma m = \Sigma mx,\ \ y_1 \Sigma m = \Sigma my,\ \ z_1 \Sigma m = \Sigma mz;$$

woraus man

$$\frac{d^2x_1}{dt^2}\Sigma m = \Sigma m\frac{d^2x}{dt^2},$$
$$\frac{d^2y_1}{dt^2}\Sigma m = \Sigma m\frac{d^2y}{dt^2},$$
$$\frac{d^2z_1}{dt^2}\Sigma m = \Sigma m\frac{d^2z}{dt^2}$$

findet; daher hat man

$$\frac{d^2x_1}{dt^2}\Sigma m = \Sigma m X,\ \frac{d^2y_1}{dt^2}\Sigma m = \Sigma m Y,\ \frac{d^2z_1}{dt^2}\Sigma m = \Sigma m Z, \quad (7)$$

für die Differentialgleichungen der Bewegung des Schwerpunktes, welche die fortschreitende Bewegung des Systems seyn wird. Sie zeigen, daſs der Schwerpunkt des ganzen völlig freien Systems derselbe ist, als wenn die Massen aller der Körper in demselben vereinigt und die bewegenden Kräfte, parallel mit ihren Richtungen dorthin verpflanzt wären, wie im Falle eines festen Körpers (§. 438).

Sind unter den Punkten m, m', m'' u. s. w. einige, die sich auf gegebenen Oberflächen bewegen müssen, so können die Gleichungen (6) und (7) noch bestehen, wenn man mit den gegebenen Kräften andere verbindet, deren Gröſse unbekannt ist, und die auf diesen Oberflächen senkrecht stehen und ihre Widerstände ausdrücken. Wodurch alsdann die gegebenen Oberflächen ganz unberücksichtigt bleiben und die Punkte m, m', m''... als zu einem völlig freien Systeme gehörende angesehen werden können.

539.

Die Natur eines solchen Systems erlaubt auch, daſs man alle seine Punkte zu gleicher Zeit sich um dieselbe Axe und um denselben Winkel drehen lassen kann, so daſs ihre wechselseitigen Abstände sich nicht ändern. Man nehme an, diese Linie gehe durch den Anfangspunkt der Coordinaten. Seyen λ, μ, ν, die Winkel, welche ihre willkührliche Richtung mit den Axen x, y, z einschlieſst; setzen wir für den Augenblick

$$\delta x^2 + \delta y^2 + \delta z^2 = h^2,$$

so sind die Cosinus der Winkel, welche die Richtung der Verrückung von m mit Linien, die den drei Axen parallel durch diesen Punkt gezogen sind, einschlieſsen, $\frac{dx}{h}$, $\frac{dy}{h}$, $\frac{dz}{h}$, und da diese Richtung in einer Ebene enthalten ist, die auf der Umdrehungsaxe senkrecht steht, so muſs man

$$\frac{\delta x}{h}\cos\lambda + \frac{\delta y}{h}\cos\mu + \frac{\delta z}{h}\cos\nu = o$$

haben.

Da außerdem die Umdrehungsaxe durch den Anfangspunkt der Coordinaten geht, so wird sich die Gröſse $x^2 + y^2 + z^2$ während der Verrückung von m nicht ändern, man hat daher auch

$$x\delta x + y\delta y + z\delta z = o,$$

und findet aus diesen zwei letzten Gleichungen ohne Schwierigkeit

$$\left.\begin{aligned} \delta z &= (y \cos\lambda - x \cos\mu)\,\varepsilon \\ \delta y &= (x \cos\nu - z \cos\lambda)\,\varepsilon \\ \delta x &= (z \cos\mu - y \cos\nu)\,\varepsilon \end{aligned}\right\} \qquad (8)$$

wo ε ein unbestimmter Factor ist. Ebenso hat man

$$\begin{aligned} \delta z' &= (y' \cos\lambda - x' \cos\mu)\,\varepsilon' \\ \delta y' &= (x' \cos\nu - z' \cos\lambda)\,\varepsilon' \\ \delta x' &= (z' \cos\mu - y' \cos\nu)\,\varepsilon' \end{aligned}$$

wo ε' ebenfalls ein unbestimmter Factor ist, der gleich ε seyn muſs, damit die Umdrehungsbewegung für m und m' dieselbe ist und der Abstand dieser zwei Punkte sich nicht ändert. Denn da das Quadrat dieses Abstandes $(x - x')^2 + (y - y')^2 + (z - z')^2$ ist und durch die vorhergehenden Formeln schon die zwei Theile $x^2 + y^2 + z^2$ und $x'^2 + y'^2 + z'^2$ dieser Gröſse constant werden, so muſs die Variation von $xx' + yy' + zz'$ ebenfalls Null seyn, woraus sich

$$x'\delta x + y'\delta y + z'\delta z + x\delta x' + y\delta y' + z\delta z' = o$$

ergiebt, oder, wenn man statt δx, $\delta x'$... ihre Werthe setzt,

$$[(x'y - y'x) \cos\nu + (z'x - x'z) \cos\mu$$
$$+ (y'z - z'y) \cos\lambda]\,(\varepsilon - \varepsilon) = o,$$

welche Gleichung nicht für alle Punkte des Systems bestehen kann, wenn man nicht $\varepsilon' = \varepsilon$ hat.

Ich substituiere in der Gleichung (1) die Formel (8) an die Stelle von δx, δy, δz. Bemerkt man, daſs ε, $\cos\lambda$, $\cos\mu$, $\cos\nu$ Gröſsen sind, die allen Punkten des Systems gemeinschaftlich sind, so erhält man

$$\varepsilon \cos\nu\, \Sigma m \left[x\left(\frac{d^2y}{dt^2} - Y\right) - y\left(\frac{d^2x}{dt^2} - X\right)\right]$$
$$+ \varepsilon \cos\mu\, \Sigma m \left[z\left(\frac{d^2x}{dt^2} - X\right) - x\left(\frac{d^2z}{dt^2} - Z\right)\right]$$
$$+ \varepsilon \cos\lambda\, \Sigma m \left[y\left(\frac{d^2z}{dt^2} - Z\right) - z\left(\frac{d^2y}{dt^2} - Y\right)\right] = o,$$

und da die Coefficienten der Summen Σ drei von einander unabhängige Gröſsen sind, so zerlegt sich diese Gleichung in drei andere, nemlich

$$\left.\begin{aligned}\Sigma m\left(x\frac{d^2y}{dt^2}-y\frac{d^2x}{dt^2}\right)&=\Sigma m(xY-yX),\\ \Sigma m\left(z\frac{d^2x}{dt^2}-x\frac{d^2z}{dt^2}\right)&=\Sigma m(zX-xZ),\\ \Sigma m\left(y\frac{d^2z}{dt^2}-z\frac{d^2y}{dt^2}\right)&=\Sigma m(yZ-zY),\end{aligned}\right\}\quad(9)$$

welche Gleichungen die der Umdrehungsbewegung eines völlig freien Systems um einen festen Punkt sind, den man willkührlich annehmen kann und in welchen man den Anfangspunkt der Coordinaten verlegen kann. Diese Gleichungen bestehen auch dann noch, wenn alle Punkte m, m', m'' u. s. w. oder ein Theil derselben in gegebenen Abständen von diesem Anfangspunkte bleiben sollen, weil die angewandten Werthe von δx, $\delta x'$... dieser Bedingung Genüge leisten.

Reduciert sich das System auf einen einzigen Punkt, so wird sich die Umdrehungsbewegung von der fortschreitenden nicht unterscheiden. Die Gleichungen (9) werden nur eine Verbindung der Gleichungen (6) seyn, und man sieht auſserdem, daſs jede derselben eine Folge der beiden übrigen seyn wird Denn nimmt man an, daſs sich das System auf den Punkt m reduciert, und addiert die Gleichungen (9), nachdem man sie mit z, y, x multipliciert hat, so ergiebt sich hieraus eine identische Gleichung.

Statt daſs man das System sich um eine beliebige Axe drehen läſst, um zu gleicher Zeit die drei Gleichungen (9) zu erhalten, kann man einfacher jede derselben erhalten, wenn man diese gerade Linie, wie in §. 340, mit einer der Coordinatenaxen zusammen fallen läſst. Die vorhergehende Darstellung hat aber den Vortheil, daſs sie zeigt, daſs die Betrachtung einer Bewegung um eine beliebige Axe nur die drei Gleichungen (9) geben kann, ebenso wie die Betrachtung einer mit einer beliebigen Axe parallelen Bewegung nur die drei Gleichungen (6) geben kann.

Ist eine feste Axe in dem Systeme, und nimmt man sie z. B. für die der z, so wird blos die erste Gleichung (9) bestehen und die der Umdrehungsbewegung um eine feste Axe seyn, wie im Falle eines festen Körpers (§. 391).

540.

Ist das System völlig frei, wo also die Gleichungen (6) und (9) zugleich statt haben, so verlege man den Anfangspunkt der Coordinaten in den Punkt des Systems, dessen veränderliche Coordinaten durch x_1, y_1, z_1, dargestellt werden, wenn sie auf den ersten Anfangspunkt bezogen werden, und setze daher

$$x = x_1 + x_{,}, \quad y = y_1 + y_{,}, \quad z = z_1 + z_{,},$$
$$x' = x_1 + x_{,}', \quad y' = y_1 + y_{,}', \quad z' = z_1 + z_{,}',$$

u. s. w.,

so dafs $x_{,}$, $y_{,}$, $z_{,}$, $x_{,}'$, $y_{,}'$, $z_{,}'$ u. s. w. die auf den neuen Anfangspunkt bezogenen Coordinaten von m, m'... sind. Man kann daher die erste Gleichung (9) auf folgende Weise schreiben:

$$x_1\,\Sigma m\left(\frac{d^2y}{dt^2} - Y\right) - y_1\,\Sigma m\left(\frac{d^2x}{dt^2} - X\right)$$
$$+ \Sigma m\left(x_{,}\frac{d^2y}{dt^2} - y_{,}\frac{d^2x}{dt^2}\right) = \Sigma m\,(x_{,}Z - y_{,}X);$$

die mit x_1 und y_1 multiplicierten Glieder heben sich, in Folge der zwei ersten Gleichungen (6) auf, und wenn man die vorhergehenden Werthe von x, x', u. s. w. in den übrigen Theil des ersten Gliedes substituiert, so hat man

$$\frac{d^2y_1}{dt^2}\,\Sigma m x_{,} - \frac{d^2x_1}{dt^2}\,\Sigma m y_{,} + \Sigma m\left(x_{,}\frac{d^2y_{,}}{dt^2} - y_{,}\frac{d^2x_{,}}{dt^2}\right)$$
$$= \Sigma m\,(x_{,}X - y_{,}X),$$

wo auch der veränderliche Anfangspunkt der Coordinaten liegen mag. Ist aber dieser Punkt der Schwerpunkt des Systems, so sind die Summen $\Sigma m x_{,}$ und $\Sigma m y_{,}$ Null; daher verschwinden auch die mit $\frac{d^2x_1}{dt^2}$ und $\frac{d^2y_1}{dt^2}$ multiplicierten Glieder, ebenso wie die, deren Factoren x_1 und y_1 waren, wodurch die vorhergehende Gleichung vereinfacht wird. Nimmt man ähnliche Reductionen mit den zwei anderen Gleichungen (9) vor, so hat man

$$\left.\begin{aligned}\Sigma m\left(x_{,}\frac{d^2y_{,}}{dt^2}-y_{,}\frac{d^2x_{,}}{dt^2}\right)&=\Sigma m(x_{,}Y-y_{,}X),\\ \Sigma m\left(z_{,}\frac{d^2x_{,}}{dt^2}-x_{,}\frac{d^2z_{,}}{dt^2}\right)&=\Sigma m(z_{,}X-x_{,}Z),\\ \Sigma m\left(y_{,}\frac{d^2z_{,}}{dt^2}-y_{,}\frac{d^2y_{,}}{dt^2}\right)&=\Sigma m(y_{,}Z-z_{,}Y)\end{aligned}\right\}\quad(10)$$

für die drei Gleichungen der Umdrehungsbewegung des Systems um seinen Schwerpunkt. Vergleicht man sie mit den Gleichungen (9), so sieht man, dafs diese Bewegung dieselbe ist, als wenn der Schwerpunkt ein fester Punkt wäre, und die gegebenen Kräfte, die auf alle Punkte des Systems wirken, nicht geändert worden seyen, welche Eigenschaft nur dem Schwerpunkte angehört und die wir schon (§. 438) in dem Falle, wo sich ein ganz freier fester Körper umdrehte, gefunden haben.

541.

Giebt man den Gröfsen δx, δy u. s. w., welche die Gleichung (5) enthält, dieselben Werthe, wie in §. 538, so findet man

$$\Sigma m a = \Sigma m A, \quad \Sigma m b = \Sigma m B, \quad \Sigma m c = \Sigma m C, \quad (11)$$

woraus hervorgeht, dafs bei den plötzlichen Aenderungen der Geschwindigkeit, die Summe der Gröfsen der Bewegung aller Punkte eines völlig freien Systems, parallel mit jeder Coordinatenaxe, und daher nach einer beliebigen Richtung dieselbe bleibt. Hieraus folgt auch, dafs die Gröfse und Richtung der Geschwindigkeit des Schwerpunktes sich nicht ändern. Denn die Seitengeschwindigkeiten dieser Geschwindigkeit, vor und nach der plötzlichen Aenderung, sind die zwei Theile einer jeden der Gleichungen (11) getheilt durch die ganze Masse Σm. Bei dem Stofse zweier oder einer gröfseren Anzahl von Körpern, von beliebiger Gestalt und Beschaffenheit, erleidet daher die Geschwindigkeit ihres Schwerpunktes und die ganze Gröfse der Bewegung nach jeder Richtung, keine Aenderung, wie dies schon in einem besonderen Falle gezeigt worden ist (§. 364).

Wenn a, b, c, a', b', c' u. s. w. die Seitengeschwindigkeiten der Anfangsgeschwindigkeiten von m, m'... und A, B, C, A', B', C'... die Seitengeschwindigkeiten der Geschwindigkeiten sind, die ihnen auf eine gewisse Weise im Anfange der Bewegung mitgetheilt worden wären, wenn diese Punkte isoliert gewesen wären, so hat man, für $t = o$,

$$\frac{dx_1}{dt}\Sigma m = \Sigma m a, \quad \frac{dy_1}{dt}\Sigma m = \Sigma m b, \quad \frac{dz_1}{dt}\Sigma m = \Sigma m c,$$

und daher

$$\frac{dx_1}{dt}\Sigma m = \Sigma m A, \quad \frac{dy_1}{dt}\Sigma m = \Sigma m B, \quad \frac{dz_1}{dt}\Sigma m = \Sigma m C,$$

welche Gleichungen die Seitengeschwindigkeiten der Anfangsgeschwindigkeit des Schwerpunktes, vermöge der gegebenen Geschwindigkeiten A, A' u. s. w., oder blos vermöge der ganzen Summe der Gröfsen der Bewegung, die dem Systeme, parallel mit den drei Coordinatenaxen, mitgetheilt worden sind, angeben.

Ich setze noch in den Gleichungen (5) die Formeln (8) an die Stelle von δx, δy, δz, und finde daraus

$$\left.\begin{aligned} \Sigma m(xb - ya) &= \Sigma m(xB - yA), \\ \Sigma m(za - xc) &= \Sigma m(zA - xC), \\ \Sigma m(yc - zb) &= \Sigma m(yC - zB), \end{aligned}\right\} \quad (12)$$

woraus hervorgeht, dafs bei den plötzlichen Aenderungen der Geschwindigkeit, die Momente der Gröfsen der Bewegung aller Punkte eines völlig freien Systems, in Beziehung auf eine beliebige Axe, dieselben bleiben, welcher Lehrsatz noch besteht, wenn das System einen oder mehrere feste Punkte enthält, sobald diese Punkte in der Axe der Momente liegen.

Nimmt man an, dafs diese Gleichungen (12) dem Anfange der Bewegung entsprechen, so dafs man

$$\frac{dx}{dt} = a, \quad \frac{dy}{dt} = b, \quad \frac{dz}{dt} = c$$

für $t = o$ hat, und verlegt man, wie im vorhergehenden §., den Anfangspunkt der Coordinaten in den Schwerpunkt des Systems, den man als völlig frei annimmt, so gehen diese Gleichungen in folgende über:

$$\Sigma m\left(x_{,}\frac{dy_{,}}{dt} - y_{,}\frac{dx_{,}}{dt}\right) = \Sigma m(x_{,}B - y_{,}A),$$

$$\Sigma m\left(z_{,}\frac{dx_{,}}{dt} - x_{,}\frac{dz_{,}}{dt}\right) = \Sigma m(z_{,}A - x_{,}C),$$

$$\Sigma m\left(y_{,}\frac{dz_{,}}{dt} - z_{,}\frac{dy_{,}}{dt}\right) = \Sigma m(y_{,}C - z_{,}B),$$

in welchen $x_{,}$, $y_{,}$, $z_{,}$, die Coordinaten eines beliebigen Punktes m in Beziehung auf den neuen Anfangspunkt der Coordinaten sind. Diese Gleichungen sind die der anfänglichen Bewegung des Systems um seinen Schwerpunkt, und da sie die Seitengeschwindigkeiten der Geschwindigkeit dieses Punktes nicht enthalten, so folgt daraus, dafs diese Umdrehungsbewegung dieselbe seyn wird, als wenn der Schwerpunkt ein fester Punkt wäre und die gegebenen Geschwindigkeiten A, A'..., die in den zweiten Theilen enthalten sind, sich nicht geändert hätten, welches Resultat mit demjenigen übereinstimmt, was wir schon auf andere Weise für den Fall eines festen Körpers gefunden haben (§. 436).

542.

Ich bemerke noch, dafs die Gleichungen (11) und (12) auch aus den Gleichungen (6) und (9) abgeleitet werden können, indem man in diesen annimmt, dafs mX, mY, mZ, $m'X'$, $m'Y'$, $m'Z'$... die Seitenkräfte der mit grofser Intensität auf die Punkte m, m' u. s. w. wirkenden bewegenden Kräfte sind, welche in einem kurzen Zeitraume, den ich durch ϑ bezeichne, gegebene Gröfsen der Bewegung mA, mB, mC, mA', mB', mC'... hervorbringen können.

Denn man hat hiernach

$$\int_o^\vartheta X dt = A, \quad \int_o^\vartheta Y dt = B, \quad \int_o^\vartheta Z dt = C,$$

und wenn die Punkte des Systems im Anfange der Zeit ϑ in Ruhe sind und a, b, c, a', b', c'... die Seitengeschwindigkeiten ihrer Geschwindigkeiten am Ende dieses Zeitraumes sind, so hat man auch

$$\int_o^\vartheta \frac{d^2x}{dt^2} dt = a, \quad \int_o^\vartheta \frac{d^2y}{dt^2} dt = b, \quad \int_o^\vartheta \frac{d^2z}{dt^2} dt = c,$$

für den beliebigen Punkt m.

Multipliciert man aber die erste Gleichung (6) mit dt und integriert alsdann ihre beiden Theile von $t = o$ und $t = \vartheta$, so hat man

$$\Sigma m \int_o^\vartheta \frac{d^2x}{dt^2} dt = \Sigma m \int_o^\vartheta X dt,$$

was, nach dem Vorhergehenden, mit der ersten Gleichung (11) zusammenfällt, und ebenso ist es für die beiden anderen Gleichungen (6) und (11).

Vernachlässigt man außerdem die Verrückungen der Punkte m, m', m'',... während der Zeit ϑ und betrachtet daher ihre Coordinaten, während der Wirkung der gegebenen Kräfte als constante, so findet man aus der ersten Gleichung (9)

$$\Sigma m\left(x\int_o^\vartheta \frac{d^2y}{dt^2}dt - y\int_o^\vartheta \frac{d^2x}{dt^2}dt\right)$$
$$= \Sigma m\left(x\int_o^\vartheta Ydt - y\int_o^\vartheta Xdt\right),$$

was nichts Anderes als die erste Gleichung (12), in Folge der vorhergehenden Annahmen, ist, und ebenso findet man die zwei anderen Gleichungen (12) aus den zwei letzten Gleichungen (9).

543.

Die Zuwächse der Coordinaten, welche wir in §. 539 angewandt haben, setzen voraus, daſs die Abstände der Punkte des Systems von einander und von dem Anfangspunkte der Coordinaten unveränderlich sind; ihre Werthe, durch dt dividiert, müssen daher mit den Seitengeschwindigkeiten der Geschwindigkeit, die sich auf die Elemente eines um einen festen Punkt sich frei drehenden festen Körpers beziehen, zusammenfallen, ein Umstand, dessen Nachweisung nicht uninteressant ist.

Zu diesem Ende seyen Ox, Oy, Oz (Fig. 30) die Coordinatenaxen und OI die den Winkeln λ, μ, ν des §. 539 entsprechende Axe, um welche man sich das System um eine unendlich kleine Gröſse drehen läſst. Bei dieser Bewegung beschreiben die Punkte des Systems ähnliche Kreisbogen und haben alle dieselbe Winkelgeschwindigkeit. Um diese zu erfahren, ist es hinreichend, die eines Punktes K zu bestimmen, der z. B. auf der Axe Oz im Anfange des Augenblickes dt lag. Für diesen Punkt hat man aber $x = o$ und $y = o$, was die Formeln (8) auf

$$\delta x = z\varepsilon\cos\mu,\quad \delta y = -z\varepsilon\cos\lambda,\quad \delta z = o$$

reduciert. Die absolute Geschwindigkeit des Punktes K ist daher

$$\sqrt{\frac{\delta x^2 + \delta y^2 + \delta z^2}{dt^2}} = \frac{z\varepsilon\sin\nu}{dt},$$

da $\cos^2\lambda + \cos^2\mu + \cos^2\nu = 1$ ist. Sein Abstand von der Axe Ol ist $\varepsilon \sin \nu$, daher hat man $\frac{\varepsilon}{dt}$ für seine Winkelgeschwindigkeit, welche die des ganzen Systems ist.

Bezeichnet man sie durch ω, so hat man daher $\varepsilon = \omega dt$, und wenn man

$$\omega \cos \lambda = p, \quad \omega \cos \mu = q, \quad \omega \cos \nu = r$$

setzt, so werden die Formeln (8)

$$\frac{\delta z}{dt} = (yp - xq), \quad \frac{\delta y}{dt} = (xr - zp), \quad \frac{\delta x}{dt} = (zq - yr),$$

welche Resultate mit denen des §. 408 zusammenfallen, wenn man in diesen die Richtungen der beweglichen Axen $Ox_{,}$, $Oy_{,}$, $Oz_{,}$, in dem Augenblicke, den man betrachtet, für die der festen willkührlichen Axen Ox, Oy, Oz, nimmt.

Man bemerke, daſs, wenn die Ebene mOz zuerst einen Winkel rdt um die Axe Oz beschreibt und die Bewegung von Ox gegen Oy oder in dem durch den Pfeil s angedeuteten Sinn statt hat, man die Zuwächse der Coordinaten x, y, z, des Punktes m haben wird, wenn man in den Werthen von δx, δy, δz,

$$p = o \text{ und } q = o$$

setzt. Seine drei Coordinaten werden daher

$$x - yrdt, \quad y + xrdt, \quad z.$$

Wenn nach dieser ersten Bewegung die Ebene mOy einen Winkel qdt um die Axe Oy beschreibt, indem sie sich von der Axe Oz gegen die Axe Ox bewegt, so erhält man die Zuwächse der Coordinaten von m, wenn man $p = o$ und $r = o$ in den Werthen von δx, δy, δz, setzt und alsdann die drei vorhergehenden Coordinaten an die Stelle von x, y, z, setzt. Hieraus ergiebt sich, daſs, nach dieser zweiten Bewegung, die Coordinaten des Punktes m

$$x - yrdt + zqdt, \quad y + xrdt, \quad z - (x - yrdt)qdt$$

seyn werden, und die dritte reduciert sich auf $z - xqdt$, wenn man das unendlich Kleine der zweiten Ordnung vernachlässigt. Wenn nun, nach dieser zweiten Bewegung, die Ebene mOx einen Winkel pdt um die Axe Ox beschreibt, indem sie sich von der Axe Oy gegen die Axe Oz bewegt, so findet man, wenn man die unendlich kleinen Gröſsen der zweiten Ordnung vernachlassigt,

$$x+(zq-yr)dt,\quad y+(xr-zp)dt,\quad z+(yp-xq)dt$$

für die drei Coordinaten des Punktes m, am Ende der dritten Bewegung, welche anfänglich x, y, z waren.

Hieraus ergiebt sich, daſs, wenn sich ein Punkt m allmälich um drei rechtwinklige Axen mit den Winkelgeschwindigkeiten p, q, r, während gleicher Zeiten, dreht, seine endliche Verrückung dieselbe seyn wird, als wenn er sich, während eines dieser Zeiträume, mit der Winkelgeschwindigkeit ω, um eine einzige Axe gedreht hätte, die mit den drei ersten Winkel einschlieſst, deren Cosinus $\frac{p}{\omega}$, $\frac{q}{\omega}$, $\frac{r}{\omega}$ sind. Diese Bemerkung, rücksichtlich der drei Umdrehungsgeschwindigkeiten p, q, r, die man die Seitengeschwindigkeiten der Geschwindigkeit ω nennt (§. 407), findet auch bei den Seitengeschwindigkeiten der fortschreitenden Bewegung statt.

Die Zerlegung der Umdrehungsgeschwindigkeiten geschieht nach denselben Gesetzen, und ist in denselben Formeln enthalten, wie die der fortschreitenden Geschwindigkeit. Geht man von dieser Analogie zwischen diesen zwei Arten der Bewegung aus, so kann man daraus die Identität der Zerlegung der Momente und der Kräfte ableiten, die wir (§. 281) aus einer ähnlichen Analogie zwischen den Projectionen der geraden Linien und den Projectionen der Oberflächen gefunden haben.

II. Allgemeine Gesetze der kleinen Schwingungen.

544.

Unabhängig von den fortschreitenden und drehenden Bewegungen, die allen Punkten eines beliebigen Systems gemeinschaftlich sind und bei welchen sich ihre Abstände nicht ändern, giebt es noch andere Bewegungen, bei welchen sich die Körper von einander entfernen oder einander nähern. Sind aber ihre Verrückungen beständig sehr klein, so kann man die Aufgabe auf lineare Gleichungen zurückführen und naherungsweise die Coordinaten der Körper als Functionen der Zeit bestimmen. Von diesen kleinen schwingenden Bewegungen hangen sehr zahlreiche und sehr verschiedene Erscheinungen ab, deren allgemeine Gesetze wir jetzt untersuchen wollen.

Sey i die Anzahl der Körper m, m', m'' u. s. w. und ν die Anzahl der Gleichungen (2) des §. 531, welche die Bedingungen des Systems ausdrücken. Die Anzahl der Coordinaten dieser materiellen Punkte wird $3i$ seyn, und wenn man $3i - \nu = n$ setzt, so bestimmen die Gleichungen (2) eine Anzahl ν der Coordinaten als Functionen der n übrigen, oder allgemeiner, alle Coordinaten können vermittelst dieser Gleichungen als Functionen von n unabhängigen Veränderlichen bestimmt werden. Ich bezeichne durch $\alpha, \beta, \gamma\ldots$ die Anfangswerthe dieser n Veränderlichen, und durch $\alpha + u$, $\beta + v$, $\gamma + w\ldots$ ihre Werthe am Ende der Zeit t und nehme an, dafs die Unbekannten $u, v, w\ldots$ während der ganzen Dauer der Bewegung sehr kleine Gröfsen sind. Jede der Coordinaten der Körper wird eine gegebene Function von $\alpha + u$, $\beta + v$, $\gamma + w\ldots$ seyn, welche aufserdem die Zeit t enthalten kann, wenn diese Veränderliche in den Gleichungen (2) entwickelt vorkommt. Diese Functionen können in sehr convergierende Reihen entwickelt werden, die nach den Potenzen und Produkten von $u, v, w\ldots$ geordnet sind. Ich bezeichne diese Entwickelungen durch

$$x = p + au + bv + cw + \ldots.$$
$$+ \tfrac{1}{2}eu^2 + \tfrac{1}{2}fv^2 + \tfrac{1}{2}gw^2 + huv + kuw + lvw + \ldots$$
$$y = p_1 + a_1 u + b_1 v + c_1 w + \ldots.$$
$$+ \tfrac{1}{2}e_1 u^2 + \tfrac{1}{2}f_1 v^2 + \tfrac{1}{2}g_1 w^2 + h_1 uv + k_1 uw + l_1 vw + \ldots$$
$$z = p_2 + a_2 u + b_2 v + c_2 w + \ldots.$$
$$+ \tfrac{1}{2}e_2 u^2 + \tfrac{1}{2}f_2 v^2 + \tfrac{1}{2}g_2 w^2 + h_2 uv + k_2 uw + l_2 vw + \ldots$$
$$x' = p' + a'u + b'v + c'w + \ldots.$$
$$+ \tfrac{1}{2}e'u^2 + \tfrac{1}{2}f'v^2 + \tfrac{1}{2}g'w^2 + h'uv$$
$$+ k'uw + l'vw + \ldots$$
$$y' = p_1' + a_1'u + b_1'v + c_1'w + \ldots.$$
$$+ \tfrac{1}{2}e_1'u^2 + \tfrac{1}{2}f_1'v^2 + \tfrac{1}{2}g_1'w^2 + h_1'uv$$
$$+ k_1'uw + l_1'vw + \ldots$$
$$z' = p_2' + a_2'u + b_2'v + c_2'w + \ldots.$$
$$+ \tfrac{1}{2}e_2'u^2 + \tfrac{1}{2}f_2'v^2 + \tfrac{1}{2}g_2'w^2 + h_2'uv$$
$$+ k_2'uw + l_2'vw + \ldots$$

u. s. w.,

und nehme an, daſs die Gleichungen (2) das Glied t nicht entwickelt enthalten, in welchem Falle alle Coefficienten der Potenzen und Produkte von u, v, w... in diesen Reihen gegebene Constanten sind. Hätte das System eine allen Punkten gemeinschaftliche fortschreitende oder drehende Bewegung, so müſste man die sich daraus ergebenden veränderlichen Theile ihrer Coordinaten in den ersten Gliedern p, p_1, mitbegreifen. Zur gröſseren Einfachheit werde ich aber annehmen, daſs dieser Umstand nicht statt hat und diese ersten Glieder ebenfalls gegebene Constanten seyn werden. Da die Seitenkräfte der Kräfte, die auf die Punkte m, m', m''... wirken, gegebene Functionen ihrer Coordinaten sind, so kann man, wenn man in ihren Ausdrücken die Werthe von x, y... substituiert, sie alsdann nach Potenzen und Produkten von u, v, w,... entwickeln. Auf diese Weise hat man daher

$$\begin{aligned}
X &= P + Au + Bv + Cw + \ldots \\
Y &= P_1 + A_1 u + B_1 v + C_1 w + \ldots \\
Z &= P_2 + A_2 u + B_2 v + C_2 w + \ldots \\
X' &= P' + A' u + B' v + C' w + \ldots \\
Y' &= P_1' + A_1' u + B_1' v + C_1' w + \ldots \\
Z' &= P_2' + A_2' u + B_2' v + C_2' w + \ldots
\end{aligned}$$

u. s. w.,

wo die ersten Glieder P, P_1, u. s. w. und alle Coefficienten A, A_1,... gegebene Functionen von p, p_1, u. s. w. a, b,... sind, die auſserdem die Zeit t enthalten können, wenn diese Veränderliche entwickelt in den Ausdrücken der gegebenen Kräfte enthalten wäre. Wir werden annehmen, daſs dies nicht statt hat, und die Gröſsen P, P_1, u. s. w. A, A_1, u. s. w. als gegebene Constanten ansehen.

545.

Um nun die Gleichung (1) des §. 531 auf die Bewegung, die wir betrachten, anwenden zu können, muſs man den unabhängigen Veränderlichen u, v, w... unendlich kleine Zuwächse beilegen, die man durch δu, δv, δw... darstellt, und alsdann in dieser Gleichung (1) die entsprechenden Werthe von δx, δy, δz substituieren, die, wenn man die unendlich kleinen der zweiten Ordnung vernachlässigt,

$$\begin{aligned}\delta x = {} & (a + eu + hv + kw + \ldots)\,\delta u \\ & + (b + fv + hu + lw + \ldots)\,\delta v \\ & + (c + gw + ku + lv + \ldots)\,\delta w \\ & + \ldots \\ \delta y = {} & (a_1 + e_1 u + h_1 v + k_1 w + \ldots)\,\delta u \\ & + (b_1 + f_1 v + h_1 u + l_1 w + \ldots)\,\delta v \\ & + (c_1 + g_1 w + k_1 u + l_1 v + \ldots)\,\delta w \\ & + \ldots \\ \delta z_2 = {} & (a_2 + e_2 u + h_2 v + k_2 w + \ldots)\,\delta u \\ & + (b_2 + f_2 v + h_2 u + l_2 w + \ldots)\,\delta v \\ & + (c_2 + g_2 w + k_2 u + l_2 v + \ldots)\,\delta w \\ & + \ldots\end{aligned}$$

seyn werden, aus welchen Formeln man die Werthe von $\delta x'$, $\delta y'$, $\delta z'$ findet, wenn man an alle Constanten noch einen Strich oben anhängt; die von $\delta x''$, $\delta y''$, $\delta z''$, wenn man zwei Striche anhängt u. s. w. Hat man die Substitution dieser Werthe von δx, δy u. s. w. ausgeführt, so setzt man, in dem ersten Theile der Gleichung (1), den Coefficienten einer jeden der Gröfsen δu, δv, $\delta w \ldots$, welche willkührliche unabhängige Gröfsen sind, gleich Null. Auf diese Weise hat man

$$\begin{aligned}\Sigma m \Big[& \left(\frac{d^2x}{dt^2} - X\right)(a + eu + hv + kw + \ldots) \\ & + \left(\frac{d^2y}{dt^2} - Y\right)(a_1 + e_1 u + h_1 v + k_1 w + \ldots) \\ & + \left(\frac{d^2z}{dt^2} - Z\right)(a_2 + e_2 u + h_2 v + k_2 w + \ldots)\Big] = o\end{aligned}$$

$$\begin{aligned}\Sigma m \Big[& \left(\frac{d^2x}{dt^2} - X\right)(b + fv + hu + lw + \ldots) \\ & + \left(\frac{d^2y}{dt^2} - Y\right)(b_1 + f_1 v + h_1 u + l_1 w + \ldots) \\ & + \left(\frac{d^2z}{dt^2} - Z\right)(b_2 + f_2 v + h_2 u + l_2 w + \ldots)\Big] = o\end{aligned}$$

$$\begin{aligned}\Sigma m \Big[& \left(\frac{d^2x}{dt^2} - X\right)(c + gw + ku + lv + \ldots) \\ & + \left(\frac{d^2y}{dt^2} - Y\right)(c_1 + g_1 w + k_1 u + l_1 v + \ldots) \\ & + \left(\frac{d^2z}{dt^2} - Z\right)(c_2 + g_2 w + k_2 u + l_2 v + \ldots)\Big] = o\end{aligned}$$

u. s. w.

wo sich die Summen Σ immer auf alle Punkte m, m', m''... des Systems erstrecken.

Es müssen nun noch, in diesen Gleichungen, an die Stelle von x, y u. s. w. X, Y u. s. w. ihre vorhergehenden Werthe gesetzt werden. Ist dies geschehen, so vernachlässigt man, bei einer ersten Annäherung, die Quadrate und Produkte von u, v, w..., ebenso wie die Produkte dieser Unbekannten und ihre Differentialcoefficienten $\frac{d^2u}{dt^2}$, $\frac{d^2v}{dt^2}$, $\frac{d^2w}{dt^2}$ u. s. w., die ebenfalls beständig sehr kleine Gröſsen sind. Hieraus ergeben sich alsdann n lineare Gleichungen mit constanten Coefficienten, die wir durch (a) bezeichnen, und von welchen jede die Form

$$\left.\begin{aligned} D\frac{d^2u}{dt^2} + E\frac{d^2v}{dt^2} + F\frac{d^2w}{dt^2} + \ldots \\ + Gu + Hv + Kw + \ldots = Q \end{aligned}\right\} \qquad (a)$$

haben wird, wo die Coefficienten D, E, F u. s. w. G, H, K u. s. w. ebenso wie die Gröſse Q, gegebene Functionen der beständigen Gröſsen, die in den vorhergehenden Werthen von x, y... X, Y... vorkommen, bezeichnen.

Hat man die Näherungswerthe von u, v, w,... vermittelst dieser n Gleichungen bestimmt, so substituiere man sie in die Glieder der vollständigen Gleichungen, die man bei dieser ersten Annäherung vernachlässigt hat; die daraus entstehenden neuen Gleichungen sind darin von den ersten verschieden, daſs ihre zweiten Theile, statt beständig zu seyn, bekannte Functionen von t sind. Hieraus findet man andere noch mehr genäherte Werthe von u, v, w... und so kann man die allmälichen Annäherungen fortsetzen. Wir beschränken uns auf die erste Annäherung, nach dem bei diesen Fragen gewöhnlichen Gebrauche. Ist die Anzahl der materiellen Punkte m, m', m'',... unendlich groſs, so verwandeln sich die Gleichungen (a) in partielle Differentialgleichungen, die allen Punkten des Systems gemeinschaftlich sind und deren Zahl der der Unbekannten u, v, w... gleich ist. Dies hat man z. B. bei der Aufgabe der schwingenden Saiten gesehen (§. 483), wo die Zahl dieser Unbekannten drei ist, welche die Verrückungen eines beliebigen Punktes der Saite nach drei rechtwinkligen Richtungen bezeichnet, und deren Werthe von den drei partiellen Differentialgleichungen, die in Beziehung auf t von der zweiten Ordnung sind, abhängt.

546.

Da die zweiten Theile der Gleichungen (a) und die in den ersten vorkommenden Coefficienten beständige Grölsen sind, so kann man immer machen, dafs diese zweiten Glieder verschwinden, wenn man jede der Unbekannten u, v, w u. s. w. um eine leicht zu bestimmende constante Grofse vermehrt. Ohne die Allgemeinheit der Frage zu beschränken, können wir daher annehmen, dafs man, in jeder der Gleichungen (a), $Q = o$ hat, was darauf zurück kommt, dafs die Anfangswerthe α, β, $\gamma \ldots$ der n unabhängigen Veränderlichen dem Zustande des Gleichgewichtes des Systems entsprechen, von welchem man es entfernt hat, indem man die Punkte m, m', $m'' \ldots$ um noch so wenig verrückt und ihnen sehr kleine Geschwindigkeiten mitgetheilt hat. Da diese Verrückungen und Geschwindigkeiten mit den Verbindungen der Punkte des Systems vereinbar seyn müssen, so sind nicht die Anfangswerthe der Coordinaten x, y u. s. w. und ihrer ersten Differentialcoefficienten $\frac{dx}{dt}$, $\frac{dy}{dt} \ldots$ in jedem Falle willkührlich gegeben, sondern nur die Anfangswerthe der unabhängigen Unbekannten u, v, $w \ldots$ und ihrer Differentialcoefficienten $\frac{du}{dt}$, $\frac{dv}{dt}$, $\frac{dw}{dt} \ldots$

Man leistet den Gleichungen (a), die keine zweiten Theile haben sollen, Genüge, wenn man

$$\left.\begin{aligned} u &= RN \sin(t\sqrt{\varrho} - r) \\ v &= RN' \sin(t\sqrt{\varrho} - r) \\ w &= RN'' \sin(t\sqrt{\varrho} - r) \end{aligned}\right\} \qquad (b)$$

setzt, wo R und r willkührliche Constanten sind, von welchen die zweite positiv und kleiner als π gedacht werden kann, während ϱ, N, N', $N'' \ldots$ beständige Gröfsen bezeichnen, die bestimmt werden sollen. Die Substitution dieser Werthe von u, v, $w \ldots$ in die Gleichungen (a) giebt offenbar eine Anzahl n Gleichungen von der Gestalt

$$(DN+EN'+FN''+\ldots)\varrho = GN+HN'+KN''+\ldots$$

Eliminiert man aus denselben $n-1$ von den Grössen N, N', $N''\ldots$, so verschwindet zugleich die $n$te, und man hat, um ϱ zu bestimmen, eine Gleichung des Grades n, die ich durch

$$\Delta = o$$

bezeichne. Außerdem sind die Werthe der $n-1$ von den Grössen N, N', $N''\ldots$, z. B. die Werthe von N', $N''\ldots$, die man aus diesen Gleichungen findet, rationale Brüche vom Grade n in Beziehung auf ϱ, die einen gemeinschaftlichen Nenner haben und alle durch die unbestimmt bleibende Grösse N multipliciert sind. Setzt man diese Grösse dem gemeinschaftlichen Nenner gleich, so werden die n Grössen N, N', $N''\ldots$ symmetrisch durch Polynomien, die in Beziehung auf ϱ vom $n$ten Grade sind, ausgedrückt. Wegen der linearen Gestalt der Gleichungen (a) wird man ihnen aber nicht blos durch die vorhergehenden Werthe von u, v, $w\ldots$, die sich auf jede beliebige Wurzel der Gleichung $\Delta = o$ beziehen, Genüge leisten, sondern auch, wenn man für u, v, $w\ldots$ die Summen aller dieser besonderen Werthe setzt, in welchen man die Constanten R und r zu gleicher Zeit mit der Wurzel von $\Delta = o$ ändern kann. Nennt man daher ϱ, ϱ_1, $\varrho_2,\ldots$ die Wurzeln dieser Gleichung und bezeichnet durch N, N_1, $N_2,\ldots$ die entsprechenden Werthe von N, durch N', N_1', $N_2'\ldots$ die von N' u. s. w., so kann man den Gleichungen (a) vermittelst

$$\left.\begin{aligned} u &= RN\sin(t\sqrt{\varrho}-r)+R_1N_1\sin(t\sqrt{\varrho_1}-r_1)+\ldots \\ v &= RN'\sin(t\sqrt{\varrho}-r)+R_1N_1'\sin(t\sqrt{\varrho_1}-r_1)+\ldots \\ w &= RN''\sin(t\sqrt{\varrho}-r)+R_1N_1''\sin(t\sqrt{\varrho_1}-r_1)+\ldots \end{aligned}\right\} (c)$$

u. s. w.

Genüge leisten, wo R, R_1, $R_2,\ldots$ r, r_1, $r_2,\ldots$ willkührliche Constanten sind; und da ihre Anzahl $2n$ ist, so folgt daraus, daſs diese Formeln (c) die n vollständigen Integrale der Gleichungen (a) seyn werden, von welchen jede von der zweiten Ordnung ist.

In jedem Falle kann man die Werthe von $R\cos r$, $R_1\cos r_1,\ldots$ $R\sin r$, $R_1\sin r_1,\ldots$ vermittelst der für $t=o$ gegebenen Werthe der $2n$ Grössen $u, v, w\ldots \frac{du}{dt}, \frac{dv}{dt}, \frac{dw}{dt}\ldots$

bestimmen. Da alle diese Werthe sehr klein seyn sollen, so sind es die von R, R_1, R_2,... ebenfalls. Wenn daher alle Wurzeln ϱ, ϱ_1, ϱ_2,... der Gleichung $\Delta = o$ reell und positiv sind, so sind die als Functionen von t gegebenen Werthe von u, v, w... periodisch, und bleiben, wie vorausgesetzt wurde, während der ganzen Dauer der Bewegung sehr klein. Sind aber eine oder mehrere dieser Wurzeln imaginär oder negativ, so gehen die ihnen entsprechenden Glieder der Gleichungen (8), vermöge der bekannten Formeln, in Exponentialgröfsen über, und wachsen unbegränzt. So klein daher alsdann die Werthe von u, v, w... am Anfange der Bewegung seyn mögen, so werden sie zuletzt beträchtlich grofs werden, und alsdann können die Formeln (c) die Näherungswerthe dieser Unbekannten nur während einer sehr kurzen Zeit darstellen. Im ersten Falle, den wir besonders betrachten wollen, ist der Zustand des Gleichgewichtes, von welchem das System ein wenig entfernt worden ist, ein dauernder Zustand; im zweiten Falle ist dieses Gleichgewicht nicht dauernd, wenigstens in Beziehung auf die anfänglichen Störungen, für welche die Coefficienten R, R_1, R_2... der unperiodischen Glieder nicht gleich Null sind.

547.

Wenn alle Coefficienten R, R_1, R_2..., den ersten z. B. ausgenommen, Null sind, so reducieren sich die Formeln (c) auf die Formeln (b). Vernachlässigt man die Quadrate und Produkte von u, v, w..., so hat man daher einfach (§. 544)

$$\left.\begin{aligned}
x &= p + (a N + b N' + c N'' + \ldots) R \sin(t\sqrt{\varrho} - r)\\
y &= p_1 + (a_1 N + b_1 N' + c_1 N'' + \ldots) R \sin(t\sqrt{\varrho} - r)\\
z &= p_2 + (a_2 N + b_2 N' + c_2 N'' + \ldots) R \sin(t\sqrt{\varrho} - r)\\
x' &= p' + (a' N + b' N' + c' N'' + \ldots) R \sin(t\sqrt{\varrho} - r)\\
y' &= p_1' + (a_1' N + b_1' N' + c_1' N'' + \ldots) R \sin(t\sqrt{\varrho} - r)\\
z' &= p_2' + (a_2' N + b_2' N' + c_2' N'' + \ldots) R \sin(t\sqrt{\varrho} - r)
\end{aligned}\right\} \quad (d)$$

Da die ersten Glieder p, p_1,... ebenso wie die Coefficienten der zweiten Glieder, constant sind, so folgt daraus, dafs in diesem Falle alle Punkte des Systems, nach der Richtung einer jeden ihrer Coordinaten, Schwingungen von gleicher Dauer und beständiger Weite machen werden, deren Dauer für alle diese Körper und nach allen Richtungen dieselbe und gleich $\frac{2\pi}{\sqrt{\varrho}}$ seyn wird.

Das Verhältniſs der Weiten für zwei verschiedene Punkte oder Richtungen wird bestimmt seyn und von der Beschaffenheit des Systems und der Wurzel ϱ der Gleichung $\Delta = o$ abhängen. Ihre vom Factor R abhängende absolute Gröſse wird willkührlich seyn und auf die Dauer der Schwingungen keinen Einfluſs haben. Alle Körper kommen zu gleicher Zeit zu ihrer Gleichgewichtslage zurück, die, nach der Voraussetzung (§. 546), $u = o$, $v = o$, $w = o \ldots$ oder $x = p$, $y = p, \ldots$ entspricht; die erste Rückkehr hat am Ende der Zeit $t = \frac{r}{\sqrt{\varrho}}$ statt, welche, ebenso wie R, von ihrer anfänglichen Verrückung abhängt.

Ein System von materiellen Punkten, bei welchem die Verbindung dieser Punkte eine Anzahl n der Veränderlichen unabhängig läſst und das man um noch so wenig vom Zustande des Gleichgewichtes entfernt, kann n Bewegungen annehmen, die der vorhergehenden ähnlich sind und den n Wurzeln der Gleichung $\Delta = o$ entsprechen. Auſserdem können in Folge der Formeln (c) und der entsprechenden Werthe der Coordinaten $x, y, \ldots$ alle diese kleinen Bewegungen oder blos einige derselben zu gleicher Zeit in diesem Systeme statt haben, und umgekehrt, wie auch die anfängliche Verrückung beschaffen sey, so kann man immer die Bewegung eines jeden dieser Punkte, parallel mit jeder Coordinatenaxe, in n oder weniger als n einfache Schwingungen zerlegen, wie diejenigen sind, welche den Gleichungen (d) entsprechen, deren von der anfänglichen Verrückung unabhängige Dauer $\frac{2\pi}{\sqrt{\varrho}}$, $\frac{2\pi}{\sqrt{\varrho_1}}$, $\frac{2\pi}{\sqrt{\varrho_2}}, \ldots$ seyn wird. Wenn diese verschiedenen Zeiträume alle commensurabel sind, so kommt das ganze System, am Ende eines jeden Zeitraums, der dem längsten gleich ist, auf denselben Zustand zurück. Dies hat z. B. bei der Bewegung der schwingenden Saiten statt, und hat nicht statt bei der transversalen Bewegung der elastischen Stäbe (§. 490 u. 525).

In diesem allgemeinen Lehrsatze besteht das Princip der Coexistenz der kleinen Schwingungen. Es hat auch noch statt, wenn die Anzahl der Punkte $m, m', m''...$ des Systems unendlich grofs ist. Die Anzahl der einfachen Schwingungen, die alsdann möglich sind, kann ebenfalls unendlich seyn, ihre Dauer und die Verhältnisse ihrer Weiten sind nichts desto weniger bestimmte Gröfsen. Bei der transversalen Bewegung einer gespannten Saite, deren Länge, Gewicht und Spannung l, p und Π sind, kann die Dauer der einfachen Schwingungen nur die Gröfse $2\sqrt{\frac{pl}{g\Pi}}$ oder ein aliquoter Theil dieser Gröfse seyn, insofern g die Schwere bezeichnet, und, nach der Formel (d) des §. 489, verhalten sich die Weiten der Schwingung, die einem beliebigen aliquoten Theile i entspricht, für die Punkte der Saite, deren Abstände von einem der Endpunkte derselben x und x' sind, wie $\sin\frac{i\pi x}{l}$ zu $\sin\frac{i\pi x'}{l}$.

548.

Wenn die Punkte $m, m', m''...$ in einem widerstehenden Mittel schwingen, so enthalten die Seitenkräfte $X, Y,...$ der sie treibenden Kräfte in ihren Ausdrücken die Seitengeschwindigkeiten $\frac{dx}{dt}, \frac{dy}{dt}...$ der Geschwindigkeiten dieser Körper. Ist der Widerstand des Mittels dem Quadrate oder einer höheren Potenz der Geschwindigkeit proportional, so hat sie auf die Bewegung des Systems, bei dem Grade von Annäherung, mit welchem wir uns begnügen, keinen Einflufs, weil die Glieder $\frac{du^2}{dt^2}, \frac{dv^2}{dt^2}, \frac{dw^2}{dt^2}...$, die sich daraus in den Ausdrücken $X, Y,...$ ergeben würden, von demselben Range, wie die vernachlässigten Gröfsen sind. Sind aber die Bewegungen der Punkte $m, m', m''...$ nicht sehr schnell, so mufs man, wie im Falle der sehr kleinen Schwingungen eines einfachen Pendels (§. 187), den Widerstand der ersten Potenz der Geschwindigkeit proportional setzen, welche Annahme in die Ausdrücke $X, Y,...$ und daher in die Gleichungen (a) Glieder einführt, die mit $\frac{dx}{dt}, \frac{dy}{dt}, \frac{dz}{dt}...$ multipliciert sind, die man nicht vernachlässigen darf.

Diese Gleichungen, welche ich durch (e) bezeichne, haben alsdann die Gestalt

$$\left.\begin{aligned} D\frac{d^2u}{dt^2} + E\frac{d^2v}{dt^2} + F\frac{d^2w}{dt^2} + \ldots \\ + Gu + Hv + Kw + \ldots. \\ = D'\frac{du}{dt} + E'\frac{dv}{dt} + F'\frac{dw}{dt} + \ldots \end{aligned}\right\} \quad (e)$$

wo D', E', F' u. s. w. ebenfalls constante Coefficienten sind, die der Dichtigkeit des Mittels proportional sind, und im Allgemeinen, im Verhältniſs zu denjenigen, die im ersten Theile vorkommen, sehr klein sind.

Man leistet aber diesem Systeme von Gleichungen, vermittelst der mit Exponentialgröſsen multiplicierten Formeln (b) Genüge, d. h. indem man

$$\left.\begin{aligned} u &= RN \sin(t\sqrt{\varrho} - r)\, e^{-\omega t} \\ v &= RN' \sin(t\sqrt{\varrho} - r)\, e^{-\omega' t} \\ w &= RN'' \sin(t\sqrt{\varrho} - r)\, e^{-\omega'' t} \end{aligned}\right\} \quad (f)$$

u. s. w.

setzt, wo e die Basis der natürlichen Logarithmen ist, und ω, ω', ω''... constante und sehr kleine Gröſsen bezeichnen. Ich vernachlässige ihre Quadrate und die Produkte aus diesen Unbekannten in die Coefficienten D', E', F'.... Da die Werthe von u, v, w... schon den Gleichungen (e) ohne zweite Theile Genüge leisten, wenn man die Exponentialgröſsen unberücksichtigt läſst, so giebt ihre Substitution in die Gleichungen (e) eine Anzahl n von Gleichungen, die in der Form

$$2DN\omega + 2EN'\omega' + 2FN''\omega'' + \ldots = D'N + E'N' + \ldots$$

enthalten sind, woraus man die Werthe der n Unbekannten ω, ω', ω'' u. s. w. findet.

Diese Werthe sind positiv, weil die Wirkung des Widerstandes eines Mittels darin besteht, daſs sie allmälich die Weiten der Schwingungen vermindert. Diese Verminderung ist für die verschiedenen unabhängigen Veränderlichen u, v, w... mehr oder weniger schnell; sie hängt auch von der Wurzel ϱ der Gleichung $\Delta = o$ ab, die in den Werthen von N, N', N''... vorkommt, so daſs die Weiten der einfachen Schwingungen, welche das System annehmen kann, nicht alle mit derselben Geschwindigkeit abnehmen. Der Widerstand des Mittels hat übrigens keinen Einflufs auf die Dauer einer jeden Art von Schwingung, welche immer für die der Wurzel ϱ entsprechende $\frac{2\pi}{\sqrt{\varrho}}$ seyn wird. Nimmt man die Summen der Formeln (f) in Beziehung auf alle Wurzeln der Gleichung $\Delta = o$, so hat man, wie früher, die allgemeinsten Werthe von u, v, w u. s. w.

549.

Aus dem Principe des §. 547 folgt, dafs, wenn die Punkte des Systems so mit einander verbunden sind, dafs nur eine unabhängige Veränderliche übrig bleibt, sie nur eine Art von Schwingungen machen können, für welche die Dauer und die Verhältnisse der auf alle verschiedenen Körper bezüglichen Weiten von den sie treibenden Kräften und der Natur des Systems abhangen. Dieser Fall hat z. B. bei der Bewegung zweier materieller Punkte m und m' statt, die mit einander durch einen Faden von beständiger Länge verbunden sind, und sich auf gegebenen krummen Linien bewegen müssen.

Wenn dagegen die Punkte $m, m', m''\ldots$ nicht unter einander verbunden und nicht gezwungen sind, auf gegebenen Oberflächen oder krummen Linien zu bleiben, was nicht verhindert, dafs sie ihren wechselseitigen Anziehungen oder Abstofsungen und ähnlichen nach festen Punkten gerichteten Kräften unterworfen sind, so sind alle ihre Coordinaten unabhängige Veränderliche, und in diesem Falle, der das Umgekehrte des vorhergehenden ist, ist die Anzahl der einfachen Schwingungen, die statt haben können, das Dreifache von dem dieser materiellen Punkte. Dies findet wirklich bei der Aufgabe des §. 534 statt, die sich auf die sehr kleine Bewegung eines Punktes m bezieht, den man sich als völlig frei, und Kräften, die nach vier festen Punkten gerichtet sind, unterworfen, denkt.

Um noch ein Beispiel von der Anwendung des vorhergehenden Princips zu geben, betrachte man die kleinen Schwingungen eines schweren materiellen Punktes m auf der Oberfläche eines Ellipsoids, dessen eine Axe vertical ist. Sey $2c$ die Länge dieser Axe, $2a$ und $2b$ die der zwei horizontalen Axen, und daher

$$\frac{x^2}{a^2} + \frac{y^2}{b^2} + \frac{z^2}{c^2} = 1$$

die Gleichung der Oberfläche, wenn der Anfangspunkt der Coordinaten in ihrem Mittelpunkte ist. Verlegt man diesen Anfangspunkt nach dem tiefsten Punkte, und sind die positiven z von unten nach oben gerichtet, so mufs man $c - z$ an die Stelle von z in diese Gleichung setzen. Da man annimmt, dafs die Schwingungen des Körpers auf beiden Seiten dieses tiefsten Punktes, sehr klein sind, so ist dies bei den horizontalen Abscissen x und y von m ebenfalls der Fall und die verticale Ordinate z wird im Verhältnisse zu x und y sehr klein seyn. Vernachlässigt man das Quadrat von z, nachdem man $c - z$ an die Stelle von z gesetzt hat, so hat man alsdann

$$z = \frac{cx^2}{2a^2} + \frac{cy^2}{2b^2},$$

und wenn man h und k die Krümmungshalbmesser der zwei Hauptschnitte der Oberfläche nennt, die sich auf ihren tiefsten Punkt, oder $x = o$ und $y = o$ beziehen, so findet man daraus

$$h = \frac{a^2}{c}, \quad k = \frac{b^2}{c}.$$

In dieser Frage kommen zwei unabhängige Veränderliche vor, nämlich x und y; daher kann der Körper nur zwei Arten von einfachen Schwingungen ausführen und seine allgemeinste Bewegung folgt aus der Coexistenz dieser zwei besonderen Bewegungen. Es ist aber einleuc'.tend, dafs, wenn man den Körper von dem tiefsten Punkte des Ellipsoids, in dem Schnitte, dessen horizontale Axe $2a$ ist, entfernen und ihm eine in der Ebene dieses Schnittes gerichtete Geschwindigkeit mittheilen würde, er während der ganzen Bewegung nicht aus dieser Ebene heraustreten würde. Bezeichnet man durch g die Schwere, so wäre alsdann die Dauer dieser kleinen Schwingungen $2\pi\sqrt{\frac{h}{g}}$, wie die des einfachen Pendels, dessen Länge h ist (§. 183), und in einem beliebigen Augenblicke hätte man

$$x = R \sin\left(t\sqrt{\frac{g}{h}} - r\right), \quad y = o,$$

wo R und r, wie vorher, zwei willkührliche Constanten sind.

In dem Falle, wo die kleinen Schwingungen in der Ebene des Schnittes statt haben, dessen horizontale Axe $2b$ ist, wäre ihre Dauer $2\pi \sqrt{\frac{k}{g}}$, und man hätte in einem beliebigen Augenblicke

$$x = o, \quad y = R' \sin \left(t \sqrt{\frac{g}{k}} - r' \right),$$

wo R' und r' ebenfalls zwei willkührliche Constanten sind. Die allgemeinsten Werthe von x und y sind daher die Summen dieser besonderen Werthe, d. h.

$$x = R \sin \left(\sqrt{\frac{g}{h}} - r \right), \quad y = R' \sin \left(t \sqrt{\frac{g}{k}} - r' \right).$$

Um die vier willkührlichen Constanten R, R' r, r', zu bestimmen, sey, im Anfange der Bewegung,

$$t = o, \quad x = p, y = q, \quad \frac{dx}{dt} = p', \quad \frac{dy}{dt} = q';$$

hieraus ergiebt sich

$$R \sin r = - p, \quad R' \sin r' = - q$$

$$R \cos r = p' \sqrt{\frac{h}{g}}, \quad R' \cos r' = q' \sqrt{\frac{k}{g}}.$$

Wenn man daher die Werthe von h und k berücksichtigt, so hat man, in einem beliebigen Augenblicke,

$$x = p \cos t \frac{\sqrt{gc}}{a} + \frac{p'a}{\sqrt{gc}} \sin t \frac{\sqrt{gc}}{a}$$

$$y = q \cos t \frac{\sqrt{gc}}{b} + \frac{q'b}{\sqrt{gc}} \sin t \frac{\sqrt{gc}}{b}.$$

Ist $a = b = c$, so müssen diese Formeln mit denen des §. 207 zusammenfallen, wenn man, wie in diesen,

$$x = a\vartheta \cos \psi, \quad y = a\vartheta \sin \psi$$

setzt.

Sie werden nemlich alsdann

$$a\vartheta \cos \psi = p \cos t \sqrt{\frac{g}{a}} + p' \sqrt{\frac{a}{g}} \sin t \sqrt{\frac{g}{a}}$$

$$a\vartheta \sin \psi = q \cos t \sqrt{\frac{g}{a}} + q' \sqrt{\frac{a}{g}} \sin t \sqrt{\frac{g}{a}}.$$

In diesem §. wurde aber

$$\vartheta = \alpha, \quad \psi = o, \quad \frac{d\vartheta}{dt} = o, \quad a\vartheta \frac{d\psi}{dt} = \beta\sqrt{ga}$$

für $t = o$ gesetzt, was erfordert, daſs man

$$p = a\alpha, \quad p' = o, \quad q = o, \quad q' = \beta\sqrt{ga}$$

nimmt. Hieraus ergiebt sich also

$$\vartheta \cos\psi = \alpha \cos t\sqrt{\frac{g}{a}}, \quad \vartheta \sin\psi = \beta \sin t\sqrt{\frac{g}{a}},$$

woraus man

$$\vartheta^2 = \tfrac{1}{2}(\alpha^2 + \beta^2) + \tfrac{1}{2}(\alpha^2 - \beta^2)\cos 2t\sqrt{\frac{g}{a}},$$

$$\alpha \operatorname{tang}\psi = \beta \operatorname{tang} t\sqrt{\frac{g}{a}},$$

wie in dem angeführten §., findet.

550.

Man nehme nun an, es seyen im Allgemeinen

$$u = U, \quad v = V, \quad w = W \text{ u. s. w.}$$

die Werthe der unabhängigen Veränderlichen in einem beliebigen Augenblicke, wenn man

$$u = u_1, \quad v = v_1, \quad w = w_1 \ldots$$

$$\frac{du}{dt} = u_{,}, \quad \frac{dv}{dt} = v_{,}, \quad \frac{dw}{dt} = w_{,} \ldots$$

im Anfange der Bewegung hat. Man habe auch, in einen beliebigen Augenblicke,

$$u = U', \quad v = V', \quad w = W' \ldots,$$

wenn man

$$u = u_1', \quad v = v_1', \quad w = w_1' \ldots$$

$$\frac{du}{dt} = u_{,}', \quad \frac{dv}{dt} = v_{,}', \quad \frac{dw}{dt} = w_{,}' \ldots$$

für $t = o$ hat u. s. w. Ich behaupte nun, daſs man am Ente einer beliebigen Zeit t

$$\left.\begin{aligned} u &= U + U' + U'' + \ldots \\ v &= V + V' + V'' + \ldots \\ w &= W + W' + W'' + \ldots \end{aligned}\right\} \quad (g)$$

u. s. w.

haben wird, wenn man, im Anfange der Bewegung,

$$u = u_1 + u_1' + u_1'' + \dots$$
$$v = v_1 + v_1' + v_1'' + \dots$$
$$w = w_1 + w_1' + w_1'' + \dots$$

u. s. w.

$$\frac{du}{dt} = u_{,} + u_{,}' + u_{,}'' + \dots$$
$$\frac{dv}{dt} = v_{,} + v_{,}' + v_{,}'' + \dots$$
$$\frac{dw}{dt} = w_{,} + w_{,}' + w_{,}'' + \dots$$

setzt.

Denn vermöge der ersten Annahmen, die man über die Anfangswerthe von $u, v, w \dots \frac{du}{dt}, \frac{dv}{dt}, \frac{dw}{dt}$ u.s.w. gemacht hat, genügen die Formeln (g) offenbar für $t = o$ diesen letzten Gleichungen. Da außerdem die besonderen Werthe von $u, v, w, \dots$, der Annahme gemäß, den Differentialgleichungen der Bewegung Genüge leisten, so werden ihnen ihre Summen oder die Formeln (g) ebenfalls Genüge leisten, da diese Gleichungen linear sind und keine Glieder enthalten, die von den Unbekannten $u, v, w \dots$ (§. 546) unabhängig sind. Daher erfüllen die Formeln (g) alle Bedingungen der Frage, und sind daher die Werthe der Unbekannten in einem beliebigen Augenblicke.

551.

Diesen allgemeinen Lehrsatz kann man das Princip der Uebereinanderlagerung der kleinen Bewegungen nennen. Man muſs es nicht mit dem Principe der Coexistenz der kleinen Schwingungen verwechseln, es hängt nicht von den besonderen Gesetzen der kleinen Bewegungen, die man betrachtet, ab, und ergiebt sich blos daraus, daſs die Verrückungen und Geschwindigkeiten der Körper wie unendlich kleine Gröſsen behandelt werden, weil man ihre Produkte und höheren Potenzen vernachlässigt.

In Folge dieses Princips verbreiten sich die von verschiedenen Punkten ausgehenden Schallwellen, und legen sich in der Luft über einander, ohne sich zu modificieren, so daſs, in jedem Augenblicke, die Verrückung und Geschwindigkeit eines Lufttheilchens, nach einer beliebigen Richtung, die Summen der Verrückungen und Geschwindigkeiten sind, die allen diesen besonders betrachteten Wellen entsprechen würden, wodurch wir die durch verschiedene tönende Körper erzeugten Töne, mit Bestimmtheit und ohne Undeutlichkeit zu gleicher Zeit hören können. Die gleichzeitigen Töne können auch aus der Coexistenz der kleinen Schwingungen in demselben tönenden Körper entstehen. Wenn z. B. eine gespannte Saite, zu gleicher Zeit, Schwingungen macht, die ihrer Länge, und andere, die dem dritten Theile derselben entsprechen, so ist die Bewegung der Luft dieselbe, als wenn zwei Saiten, deren Längen sich zu einander wie eins zu drei verhalten, zu gleicher Zeit die langsamsten Schwingungen, die sie annehmen können, machen würden, und man hört, zu gleicher Zeit, den Grundton der gegebenen Saite, und einen anderen höheren Ton, der die Quinte der höheren Octave ist. Daher hört man auch mit Bestimmtheit die Töne, welche durch die longitudinalen und die transversalen Schwingungen hervorgebracht werden, die zu gleicher Zeit in derselben gespannten Saite oder in demselben elastischen Stabe statt haben.

Vermöge desselben Princips verbreiten sich die an verschiedenen Punkten der Oberfläche des Wassers erzeugten Wellen gleichzeitig um diese verschiedenen Mittelpunkte, und können sich in jedem Sinne auf dieser Oberfläche durchkreuzen, ohne sich wechselseitig zu modificieren, so daſs, in einem beliebigen Augenblicke, die Höhe des Wassers, in einem beliebigen Punkte, die Summe der positiven oder negativen Höhen ist, die in Folge aller dieser einzeln betrachteten Wellen statt haben würden.

Die Erklärung der Erscheinung der Interferenzen in der Theorie der leuchtenden Schwingungen, gründet sich ebenfalls auf das Princip der Uebereinanderlagerung der kleinen Bewegungen, welches, wie man sieht, viele Anwendungen zulaſst.

Um es zu vervollständigen, setze ich noch hinzu, daſs, wenn Kräfte, die von beweglichen Mittelpunkten ausgegangen sind, auf die Punkte des Systems wirken, die zweiten Theile der Gleichungen (a) ihrer kleinen Bewegungen (§. 545) lineare Functionen der Seitenkräfte der gegebenen Kräfte seyn werden. Ebenso ist es in Beziehung auf die vollständigen Integrale derselben Differentialgleichungen, woraus man den Schlufs zieht, dafs die Theile u, v, w..., die von dem anfänglichen Zustande des Systems unabhängig sind, und daher auch die ähnlichen Theile der Coordinaten der Körper, die Summen der Werthe seyn werden, welche sie haben würden, wenn die gegebenen Kräfte getrennt wirken würden. So z. B. ist bei der Erscheinung der Ebbe und Fluth die ganze Erhebung des Meeres in jedem Punkte und in jedem Augenblicke die Summe der Erhebungen mit ihrem Zeichen genommen, welche durch die einzelnen Wirkungen der Sonne und des Mondes hervorgebracht würden, und aus diesem Grunde ist, bei sonst gleichen Umständen, die hohe Fluth am betrachtlichsten in den Syzygien und am kleinsten in den Vierteln.

III. Princip der Erhaltung der Bewegung des Schwerpunktes und die Erhaltung der Flächen.

552.

Weil die Bewegung des Schwerpunktes eines völlig freien Systems dieselbe ist, als wenn die Massen aller Körper in demselben vereinigt wären, und ihre bewegenden Kräfte parallel mit ihren Richtungen, dorthin versetzt würden, so folgt hieraus, dafs die gegebenen Krafte, deren mit jeder Coordinate parallele Seitenkräfte gleich und entgegengesetzt sind, nicht in den Differentialgleichungen dieser Bewegung vorkommen werden. Dies ist aber der Fall bei bewegenden Kraften, die von den wechselseitigen Wirkungen der Punkte des Systems herrühren, und zwar in Folge des allgemeinen Gesetzes, dafs Wirkung und Gegenwirkung gleich sind, welches man immer, wie sogleich erklärt werden soll, in der Natur beobachtet.

Wenn ein materieller Punkt, der in M liegt, auf einen anderen, der in M' liegt, eine Wirkung ausübt, und ihm, in einem Augenblicke, eine unendlich kleine Gröfse der Bewegung, die ich durch μ bezeichne, mittheilt oder mitzutheilen strebt, so bemerkt man immer:

1) Dafs diese Wirkung nach der vom Punkte M' zum Punkte M gezogenen geraden Linie oder nach deren Verlängerung über M' hinaus gerichtet ist.

2) Dafs zu gleicher Zeit der in M' liegende Punkt auf den in M liegenden Punkt zurückwirkt, und zwar nach der von M nach M' gezogenen Linie oder deren Verlängerung über M hinaus.

3) Dafs diese Gegenwirkung dem in M liegenden Punkte eine Gröfse der Bewegung mittheilt oder mitzutheilen strebt, die genau gleich μ ist.

Man sagt, dafs zwischen diesen zwei materiellen Punkten Anziehung oder Abstofsung statt findet, je nachdem ihre wechselseitige Wirkung den Abstand MM' zu vermehren oder zu vermindern strebt. Sind sie völlig frei und werden ihre Massen durch m und m' dargestellt, so werden die Geschwindigkeiten, die sie annehmen, $\frac{\mu}{m}$ und $\frac{\mu}{m'}$ seyn, d. h. im umgekehrten Verhältnisse ihrer Massen stehen, und die Gröfsen, um welche sie sich, während einer unendlich kleinen Zeit, einander nähern oder von einander entfernen, sind diesen Geschwindigkeiten, multipliciert mit der Hälfte dieser Zeit, gleich (§. 114). Aufserdem kann die Gröfse μ von der Beschaffenheit der Körper, welchen m und m' angehören, abhängen, oder davon unabhängig und dem Produkte mm' dieser Massen proportional seyn (§. 241), wie im Falle der allgemeinen Anziehung.

Die erste dieser drei Behauptungen kann als von selbst einleuchtend angesehen werden. Denn wenn materielle Gröfsen m und m' auf unendlich kleine Dimensionen reduciert sind und in einer endlichen Entfernung von einander abstehen, so ist kein Grund vorhanden, weswegen die Wirkung eines dieser Punkte auf den anderen nach einer bestimmten Seite der sie verbindenden Linie, um welche alles ähnlich ist, gerichtet seyn sollte. Die zwei anderen Behauptungen aber können für uns nur Resultate der Erfahrung seyn, die wir durch Induction generalisieren und durch alle daraus abzuleitenden Folgerungen bestätigen können. Wir können es nemlich a priori nicht als eine Unmöglichkeit betrachten, dafs ein materieller Punkt m auf einen anderen m' wirke, ohne dafs dieser wieder auf den ersten in entgegengesetztem Sinne und mit gleicher Intensität zurück wirke. Wir werden daher das Princip, dafs die Gegenwirkung der Wirkung gleich und entgegengesetzt ist, wie ein allgemeines Naturgesetz betrachten, welches uns durch die Beobachtung gegeben ist, ebenso wie das Gesetz, daſs die allgemeine Anziehung im umgekehrten Verhältnisse des Quadrates der Entfernung steht.

553.

Dies vorausgesetzt, sind nun alle materiellen Punkte eines völlig freien Systems nur ihren wechselseitigen Wirkungen unterworfen, so werden sich diese bewegenden Kräfte, wenn man sie an den Schwerpunkt des Systems anbringt, dort paarweise aufheben. Daher wird die Bewegung dieses Schwerpunktes geradlinig und gleichförmig seyn und beständig ihre anfängliche Geschwindigkeit und Richtung behalten, wodurch dieser Lehrsatz den Namen des Princips der Erhaltung der Bewegung des Schwerpunktes erhalten hat.

Diese Bewegung wird durch den Stoſs der Körper nicht geändert, welches auch der Grad ihrer Elasticität sey (§. 541) und wirklich wird die Erscheinung des Stoſses, wie schon (§. 499) gesagt worden ist, durch die wechselseitigen Wirkungen der Theilchen des stoſsenden und gestoſsenen Körpers hervorgebracht, die in unmeſsbaren aber endlichen Abständen ausgeübt werden, und für welche das Gesetz, daſs die Gegenwirkung der Wirkung gleich und entgegengesetzt ist, statt haben muſs. Aus demselben Grunde werden, wenn sich ein fester Körper bewegt und durch eine innere Explosion zerbrochen wird, die Richtung und Geschwindigkeit des Schwerpunktes aller seiner Theile, nach dieser Explosion, dieselben seyn, wie die Richtung und die Geschwindigkeit des Schwerpunktes, die vorher statt hatten. Im Allgemeinen sind die plötzlichen Aenderungen der Geschwindigkeit, welche bei den Stöſsen oder Explosionen vorkommen, die Folge der wechselseitigen Wirkungen der Theilchen. Diese Kräfte ändern sich in sehr groſsen Verhältnissen, wenn sich die Theilchen einander nähern oder von einander entfernen, und daher machen sie auch, daſs sich die Geschwindigkeiten der Körper, während sehr kurzer Zeiträume, ändern.

Das besprochene Princip hängt nicht von der Verbindung der Punkte des Systems ab, sobald keiner derselben mit anderen Punkten, die nicht zu dem Systeme gehören, verbunden ist, und nicht gezwungen ist, sich auf einer festen oder beweglichen Oberfläche oder krummen Linie zu bewegen. Bedingungen dieser Art, wenn sie vorhanden sind, machen, dafs Kräfte entstehen, die man nach dem Schwerpunkte verlegen mufs, und durch welche seine Geschwindigkeit abgeändert werden könnte. Eben dasselbe ist der Fall, wenn Kräfte an Punkte des Systems angebracht sind, die nicht von ihren wechselseitigen Wirkungen herrühren, und in diesem Falle können die wechselseitigen Wirkungen einen indirecten Einflufs auf die Bewegung des Schwerpunktes haben, indem man die Abstände der Punkte des Systems von den festen oder beweglichen Punkten, von welchen die fremden Kräfte ausgehen, vermindert oder vergröfsert und daher ihre Intensitäten ändert.

Die Trägheit eines materiellen Punktes besteht darin, dafs er sich nicht von selbst in Bewegung setzen, auch nicht die Bewegung, die er erhalten hat, modificieren kann, ohne dafs Kräfte, die von anderen Punkten ausgehen, auf ihn einwirken. Die Trägheit eines Systems von Körpern besteht ebenso darin, dafs die wechselseitige Wirkung seiner Theile die Bewegung seines Schwerpunktes weder hervorbringen, noch modificieren kann, ohne dafs Stützpunkte oder fremde Kräfte mitwirken. Daher mufs die Bewegung des Schwerpunktes der Sonne, der Planeten, der Trabanten und der Kometen geradlinig und gleichformig im Raume seyn, insofern man von der Wirkung, die die Fixsterne auf diese Körper ausüben, und vom Widerstande des Mittels, wenn ein solcher vorhanden ist, absieht.

Die Art, wie die verschiedenen Theile eines Muskels auf einander wirken, um Bewegungen hervorzubringen, ist uns unbekannt; vielleicht werden wir niemals erfahren, durch welches Mittel der Wille diese Theile von verschiedener Beschaffenheit in die bezügliche Stellung versetzt, welche erforderlich ist, damit sie wechselseitig ihre Anziehungen oder Abstofsungen ausüben. Wie dem nun auch sey, so können wir nicht bezweifeln, dafs diese Wirkungen dem Gesetze der Wechselwirkung unterworfen sind, wie alle übrigen natürlichen Krafte, woraus hervorgeht, dafs ein Thier, wie es sich auch anstellen mag, nie seinen Schwerpunkt durch seinen blofsen Willen und ohne Hülfe eines äufseren Stützpunktes ändern kann. Der Mensch und die Thiere können ihren Schwerpunkt vertical erheben oder senken, indem sie sich gegen die Erde stemmen; sie können auch horizontal, vermittelst der Reibung gegen die Oberfläche, sich fortbewegen. Diese Bewegung würde ihnen aber auf einer völlig polierten Oberfläche, wo dieser Widerstand gänzlich unmerkbar wäre, unmöglich seyn. Bei dem Fluge der Vögel, bleibt der Schwerpunkt des Thieres und der ganzen Luftmasse, die es in Bewegung setzt, beständig in Ruhe, und im leeren Raume könnte es den Ort seines Schwerpunktes nicht verändern, wie schnell auch die Bewegung seiner Flügel sey. Aufserdem leidet es keinen Zweifel, dafs die imponderabeln Flüssigkeiten dem Gesetze, dafs die Gegenwirkung der Wirkung gleich und entgegengesetzt ist, unterworfen sind, und dafs das daraus folgende Princip der Erhaltung der Bewegung des Schwerpunktes in ihren Bewegungen ebensowohl bemerkt werden mufs, wie in der aller übrigen Substanzen, von welchen sie sich nur durch ihre aufserordentliche Feinheit unterscheiden. Wenn daher die Electricität, die Wärme, das Licht auf einer Seite aus einem Körper entweichen, so mufs dieser Körper in entgegengesetztem Sinne zurückweichen, damit der Schwerpunkt des ganzen Systems in Ruhe bleibe; die Gröfse der Bewegung aber, die er annimmt, wird nur dann merkbar seyn, wenn die der unwägbaren Flüssigkeit es ebenfalls ist, ungeachtet der Feinheit ihrer Masse und im Verhältnisse der Gröfse ihrer Geschwindigkeit. Dies kann nur durch sehr feine Beobachtungen entschieden werden.

554.

Die Kräfte, die von der wechselseitigen Wirkung der Punkte m, m', m'', eines völlig freien Systems herrühren, kommen nicht blos in den Gleichungen (7) ihrer fortschreitenden Bewegung nicht vor, sondern sie verschwinden auch aus den Gleichungen (9) seiner drehenden Bewegung um den Anfangspunkt der Coordinaten (§. 538 und 539).

Sey nemlich F die von der wechselseitigen Wirkung von m und m' herrührende Kraft, welche für die zwei materiellen Punkte dieselbe, und, unter der Voraussetzung, dafs sie eine anziehende ist, von m gegen m' für den Punkt m, und von m' gegen m für den Punkt m' gerichtet ist. Nennt man ϱ den Abstand dieser zwei Punkte, so sind die Cosinus der Winkel, welche die Linie mm' mit Linien, die den Axen der x, y, z parallel, durch den Punkt m gezogen sind, einschliefst,

$$\frac{x'-x}{\varrho},\ \frac{y'-y}{\varrho},\ \frac{z'-z}{\varrho};$$

in Beziehung auf die Kraft F hat man daher

$$mX = \frac{(x'-x)F}{\varrho},\ mY = \frac{(y'-y)F}{\varrho},\ mZ = \frac{(z'-z)F}{\varrho}$$

für die Seitenkräfte der bewegenden Kraft des Punktes m, und findet ebenso

$$m'X' = \frac{(x'-x)F}{\varrho},\ m'Y' = \frac{(y-y')F}{\varrho},\ m'Z' = \frac{(z-z')F}{\varrho}$$

für die Seitenkräfte der bewegenden Kraft von m', die von dieser Kraft F herrührt. Vermöge dieser Werthe hat man daher

$$m(xY - yX) + m'(x'Y' - y'X') = o,$$
$$m(zX - xZ) + m'(z'X' - x'Z') = o,$$
$$m(yZ - zY) + m'(y'Z' - z'Y') = o.$$

Daher heben sich die von der wechselseitigen Wirkung der Punkte des Systems herrührenden Glieder einander in den zweiten Theilen der Gleichungen (9) des §. 539 paarweise auf.

Giebt es daher keine anderen bewegenden Kräfte, die auf die Punkte m, m', m''... wirken, so wird die Umdrehungsbewegung des Systems um den Anfangspunkt der Coordinaten lediglich von den anfänglichen Geschwindigkeiten, die diesen Punkten mitgetheilt wurden, herrühren, so dafs ohne Einwirkung fremder Kräfte oder Stützpunkte die aufserhalb desselben liegen, d. h. durch die blofse wechselseitige Wirkung seiner Theile, kein System von Körpern eine fortschreitende oder Umdrehungsbewegung hervorbringen kann, die allen Punkten gemeinschaftlich ist, oder, auf irgend eine Weise, die ursprunglich erhaltene Bewegung modificieren kann.

555.

Die zweiten Theile der Gleichungen (9) sind noch Null, wenn die Punkte des Systems, unabhängig von ihrer wechselseitigen Wirkung, auch durch Kräfte getrieben werden, die gegen den Anfangspunkt der Coordinaten gerichtet sind. Denn für eine solche an den Punkt m angebrachte Kraft, verhalten sich die Seitenkräfte mX, mY, mZ zu einander, wie die Coordinaten x, y, z dieses Punktes. Man hat daher

$$xY = yX, \quad zX = xZ, \quad yZ = zY,$$

und das davon herrührende Glied verschwindet aus jeder der Gleichungen (9).

In jedem Systeme, welches völlig frei ist, oder nur einen festen Punkt enthalt, und dessen Punkte m, m', m''... ihrer wechselseitigen Wirkung und Kräften, die nach diesem festen Punkte gerichtet sind, unterworfen sind, hat man daher, wenn man diesen Punkt als Anfangspunkt der Coordinaten nimmt,

$$\left.\begin{aligned} \Sigma m\left(x\frac{d^2y}{dt^2} - y\frac{d^2x}{dt^2}\right) &= o \\ \Sigma m\left(z\frac{d^2x}{dt^2} - x\frac{d^2z}{dt^2}\right) &= o \\ \Sigma m\left(y\frac{d^2z}{dt^2} - z\frac{d^2y}{dt^2}\right) &= o. \end{aligned}\right\} \quad (a)$$

Ist kein fester Punkt in dem Systeme, und sind die Körper blos ihren wechselseitigen Wirkungen unterworfen, so kann man jeden beliebigen Punkt als Anfangspunkt der Coordinaten nehmen, und da sich, in demselben Falle, die Gleichungen (7) des §. 538 auf

$$\Sigma m\frac{d^2x}{dt^2} = o, \quad \Sigma m\frac{d^2y}{dt^2} = o, \quad \Sigma m\frac{d^2z}{dt^2} = o \qquad (b)$$

reducieren, so folgt daraus, daſs man auch für diesen Anfangspunkt einen Punkt nehmen kann, der eine geradlinige und gleichförmige Bewegung im Raume hat.

Denn bezeichnet man durch α, β, γ die Coordinaten dieses beweglichen Punktes, so hat man

$$\frac{d^2\alpha}{dt^2} = o, \quad \frac{d^2\beta}{dt^2} = o, \quad \frac{d^2\gamma}{dt^2} = o;$$

um den Anfangspunkt der Coordinaten dorthin zu verlegen, muſs man

$$x = \alpha + x_1, \quad y = \beta + y_1, \quad z = \gamma + z_1$$

in Beziehung auf den Punkt m setzen. Substituiert man aber diese Werthe in die erste Gleichung (a), so kann man sie unter die Form

$$\Sigma m \left(x, \frac{d^2 y,}{dt^2} - y, \frac{d^2 x,}{dt^2}\right) + \frac{d^2 \beta}{dt^2} \Sigma m x, - \frac{d^2 \alpha}{dt^2} \Sigma m y,$$

$$+ \alpha \Sigma m \frac{d^2 x}{dt^2} - \beta \Sigma m \frac{d^2 y}{dt^2} = o$$

bringen. Vermittelst der vorhergehenden Gleichungen reduciert sie sich daher auf

$$\Sigma m \left(x, \frac{d^2 y,}{dt^2} - y, \frac{d^2 x,}{dt^2}\right) = o,$$

und ebenso findet man, dafs die zwei übrigen Gleichungen (a) ihre Gestalt nicht ändern und

$$\Sigma m \left(z, \frac{d^2 x,}{dt^2} - x, \frac{d^2 z,}{dt^2}\right) = o$$

$$\Sigma m \left(y, \frac{d^2 z,}{dt^2} - z, \frac{d^2 y,}{dt^2}\right) = o$$

werden, wenn man den Anfangspunkt der Coordinaten nach dem Punkte verlegt, dessen Bewegung geradlinig und gleichförmig ist.

Da bei dem Falle, den wir betrachten, die Bewegung des Schwerpunktes des Systems geradlinig und gleichförmig ist (§. 553), so folgt daraus, dafs die Gleichungen (a) bestehen müssen, wenn man diesen Punkt als Anfangspunkt der Coordinaten nimmt.

556.

Multipliciert man die Gleichungen (a) mit dt, und bemerkt, dafs man

$$x \frac{d^2 y}{dt} - y \frac{d^2 x}{dt} = d\left(x \frac{dy}{dt} - y \frac{dx}{dt}\right),$$

$$z \frac{d^2 x}{dt} - x \frac{d^2 z}{dt} = d\left(z \frac{dx}{dt} - x \frac{dz}{dt}\right),$$

$$y \frac{d^2 z}{dt} - z \frac{d^2 y}{dt} = d\left(y \frac{dz}{dt} - z \frac{dy}{dt}\right)$$

hat, integriert und bezeichnet durch c, c', c'' die willkührlichen Constanten, so erhält man

$$\left.\begin{aligned}\Sigma m\left(x\frac{dy}{dt}-y\frac{dx}{dt}\right)&=c\\ \Sigma m\left(z\frac{dx}{dt}-x\frac{dz}{dt}\right)&=c'\\ \Sigma m\left(y\frac{dz}{dt}-z\frac{dy}{dt}\right)&=c''\end{aligned}\right\}\quad(c)$$

welche Gleichungen zeigen, dafs bei der Bewegung eines völlig freien Systems, wo die Körper nur ihren wechselseitigen Wirkungen oder Kräften, die nach einem festen Mittelpunkte gerichtet sind, unterworfen sind, die Momente der Gröfsen der Bewegung aller Punkte des Systems, in Beziehung auf drei rechtwinklige Axen, die sich in diesem Punkte schneiden, und daher in Beziehung auf jede andere gerade Linie, die durch diesen Punkt gezogen ist, beständige Gröfsen seyn werden. Diese Momente ändern ihren Werth nicht, wenn die Körper des Systems einen Stofs erleiden oder wenn einer oder mehrere derselben zerspringen, weil die Kräfte, welche diese Erscheinungen hervorbringen, die wechselseitigen Wirkungen ihrer Theilchen sind, was mit dem Resultate des §. 541 übereinstimmt.

Sind keine nach einem bestimmten Punkte gerichtete Kräfte vorhanden, so folgt aus dem vorhergehenden §., dafs dieser Lehrsatz noch in Beziehung auf eine beliebige Axe statt hat, die sich parallel mit sich selbst fortbewegt, indem sie beständig durch den Schwerpunkt des Systems oder allgemeiner durch einen Punkt geht, dessen Bewegung geradlinig und gleichförmig ist. In demselben Falle findet man aus den Gleichungen (b), dafs die Summen der Grofsen der Bewegung aller Punkte des Systems, nach drei rechtwinkligen Richtungen, und daher nach einer beliebigen Richtung, ebenfalls beständige Gröfsen sind, welchen Lehrsatz man auch als in demjenigen enthalten betrachten kann, welcher den Momenten dieser Kräfte entspricht, indem man den Mittelpunkt der Momente und den Anfangspunkt der Coordinaten ins Unendliche entfernt.

557.

Die Werthe der Constanten c, c', c'' hängen von der Richtung der rechtwinkligen Axen ab, die man für die der Coordinaten nimmt. Setzt man aber

$$c^2 + c'^2 + c''^2 = \gamma^2,$$

so wird die Gröſse γ nicht blos von t, sondern auch von dieser Richtung unabhängig seyn. Denn sie drückt das Hauptmoment eines Systems von Kräften aus (§. 281), dessen Werth nicht von der willkührlichen Richtung der Linien, nach welchen diese Kräfte zerlegt sind, abhängen kann. Ist kein fester Punkt in dem Systeme, so findet man daher denselben Werth von γ, wenn man ihn zu zwei verschiedenen Zeitpunkten der Bewegung berechnet und den Schwerpunkt als Anfangspunkt der Coordinaten nimmt, wie auch sonst, in diesen verschiedenen Zeitpunkten, ihre Richtung, die in beiden Fällen dieselbe, oder verschieden seyn kann, beschaffen sey. Bei diesen Berechnungen wendet man nur die auf die gegebenen Zeitpunkte bezüglichen Lagen und Geschwindigkeiten der Körper an, nemlich die senkrechten Linien x, y, z, die von jedem Punkte m auf drei willkührlich durch den Schwerpunkt gezogene rechtwinklige Ebenen gefällt sind, und die Gröſsen $\frac{dx}{dt}, \frac{dy}{dt}, \frac{dz}{dt}$, welche den Ueberschuſs der Seitengeschwindigkeiten der Geschwindigkeit von m, die mit ihren Durchschnitten parallel sind, über die nach denselben Richtungen zerlegten Seitengeschwindigkeiten der Geschwindigkeit des Schwerpunktes, angeben. Selbst wenn zwischen den zwei Zeitpunkten, für welche man auf diese Weise den Werth von γ berechnet hat, ein oder mehrere Stöſse oder Explosionen der Körper des Systems eintreten, so wird hierdurch dieser Werth nicht geändert worden seyn, sobald man nur, im Falle einer Explosion, bei der Berechnung des zweiten Zeitpunktes alle Theile des zerbrochenen Körpers mit in Rechnung gezogen haben wird. Findet man daher, daſs dieser Werth in dem zweiten Zeitpunkte ein anderer, als im ersten ist, so kann man hieraus den Schluſs ziehen, daſs in der Zwischenzeit fremde Kräfte auf die Körper gewirkt haben, oder daſs sie andere Körper, die nicht zu dem Systeme gehören, gestoſsen haben.

Nennt man $\alpha, \alpha', \alpha''$ die Winkel, welche die Axe des Hauptmomentes mit den Axen der z, y, x einschlieſst, deren Anfangspunkt im Schwerpunkte liegt, so hat man (§. 281),

$$\cos\alpha = \frac{c}{\gamma}, \quad \cos\alpha' = \frac{c'}{\gamma}, \quad \cos\alpha'' = \frac{c''}{\gamma};$$

nimmt man daher an, dafs diese Axen beständig mit sich selbst parallel sind, so ändern sich die Gröfsen c, c', c'' nicht, und die Richtung der Axe des Hauptmomentes wird ebenso unveränderlich seyn, wie die Gröfse des darauf bezüglichen Momentes. Dasselbe hat in Beziehung auf einen festen Punkt statt, wenn einer in dem Systeme vorhanden ist, und man ihn als Anfangspunkt der Coordinaten nimmt; wie man schon in §. 416, in Beziehung auf einen festen Korper, gesehen hat.

558.

Es darf nicht übersehen werden, dafs die von der wechselseitigen Wirkung des Systems herrührenden Glieder in den zweiten Theilen der Gleichungen (9) des §. 539 verschwinden, selbst wenn sich die Intensität dieser Wirkung unabhängig von dem Abstande, mit der Zeit ändert, d. h. wenn die Seitenkräfte dieser Kraft die Zeit t entwickelt enthalten. Die Gleichungen (e), und, was hieraus folgt, die Unveränderlichkeit des Hauptmomentes und der Richtung seiner Axe, haben daher noch in diesem Falle statt, welcher z. B. vorkommt, wenn die Punkte des Systems einen Theil ihrer Warme, als strahlende Wärme verlieren, wodurch, bei gleichen Abständen, die Intensität ihrer wechselseitigen Wirkung vermindert wird.

Wenn man daher die Wirkung der Sonne und des Mondes auf die Masse der Erde unberücksichtigt läfst, und annimmt, dafs unser Planet früher im gasformigen Zustande war, und durch die Erkaltung zu einem festen Körper geworden ist, ohne einen Theil seiner wägbaren Masse zu verlieren, so kann man sicher seyn, dafs, bei dieser Umbildung, das Hauptmoment der Grofsen der Bewegung aller seiner Punkte weder seine Gröfse, noch die Axe seiner Richtung geändert hat. Diese Linie ist die geometrische Axe der Erde geworden, um welche sie sich jetzt dreht, und es ist leicht zu sehen, dafs man, bei dieser Bewegung,

$$\gamma = \omega M k^2$$

als Werth des Hauptmomentes hat (§. 386), wo ω die Winkelgeschwindigkeit der Umdrehung, M die Masse und Mk^2 das Trägheitsmoment in Beziehung auf die geometrische Axe ist. Wenn nun die Erkaltung und Umdrehung der Erde noch immer fortdauert, und ihr Halbmesser daher abnimmt, so wird der Werth von k in demselben Verhältnisse abnehmen. Da nun die Gröfse γ constant ist, so nimmt daher der Werth von ω im umgekehrten Verhältnisse des Quadrates von k zu, und die Dauer des Tages nimmt dem Quadrate des Halbmessers proportional ab. Eine, von dieser Ursache herrührende Verminderung von einem Zehnmilliontel in der Dauer des Tages, würde eine Abnahme von einem Zwanzigmilliontel in der Länge des Halbmessers voraussetzen, und da man sicher ist, dafs der Tag keine solche Verminderung seit 2500 Jahren erlitten hat (§. 443), so folgt daraus, dafs der mittlere Halbmesser der Erde sich nicht um ein Zwanzigmilliontel, oder um ungefähr drei Meter, in diesem langen Zeitraume, durch die Einwirkung der Erkaltung geändert hat, wenn die mittlere Temperatur der Erde noch nicht in einen dauernden Zustand gekommen ist.

Da die Erdbeben, die vulkanischen Ausbrüche, die Windstöfse an den Küsten, die Reibungen und der Stofs des Meeres gegen den festen Theil des Erdsphäroids, wechselseitigen Wirkungen der Theile des Systems entsprechen, so kann daraus keine Aenderung der Gröfse γ folgen, und da die Verrückungen dieser Theile, die bei allen diesen Umständen statt haben, nicht beträchtlich genug sind, um merkliche Aenderungen im Werthe von k hervorzubringen, so können diese verschiedenen Ursachen keine mefsbaren Aenderungen in der Schnelligkeit der Geschwindigkeit ω oder in der Dauer des Tages hervorbringen.

559.

Die aus den Gleichungen (c) folgenden Lehrsätze können noch auf andere Weise ausgesprochen werden.

Zu diesem Ende bemerke man, dafs die Formel $\frac{1}{2}(xdy - ydx)$ die während des Augenblickes dt beschriebene Fläche oder das Differential der, während der Zeit t, von dem Radius Vector der Projection des Punktes m auf die Ebene der x und y, beschriebenen Fläche ist, indem sich dieser von der Axe der positiven x gegen die Axe der positiven y bewegte (§. 154). Ebenso ist die Formel $\frac{1}{2}(zdx - xdz)$ das Differential der Fläche, welche durch den Radius Vector der Projection desselben Punktes m auf die Ebene der z und x beschrieben wird, indem er sich von der Axe der z gegen die Axe der x bewegt, und $\frac{1}{2}(ydz - zdy)$ drückt das Differential der Fläche aus, die durch den Radius Vector der Projection dieses Punktes auf die Ebene der y und z beschrieben wird, indem sich dieser von der Axe der y gegen die Axe der z bewegt.

Dies vorausgesetzt, betrachte man die Flächen als positive oder negative Gröfsen, je nachdem sie auf jeder Ebene in dem angegebenen Sinne oder in dem entgegengesetzten beschrieben sind. Sey $\frac{1}{2}\lambda$ die Summe der, während der Zeit t, durch die Radius Vector der Projectionen aller Punkte des Systems beschriebenen Flächen, die bezüglich durch die Massen m, m', m''... multipliciert sind. Man nenne $\frac{1}{2}\lambda'$ die Summe der Flächen, die, während derselben Zeit, auf der Ebene der z und x durch die Radius Vector der Projectionen dieser materiellen Punkte beschrieben werden, und die ebenfalls durch deren Masse multipliciert seyn soll. Endlich sey $\frac{1}{2}\lambda''$ die Summe der Flächen, die, während der Zeit t, auf der Ebene der y und z durch die Radius Vector der Projectionen dieser Punkte beschrieben werden, welche man mit deren Massen multipliciert hat. Diese drei Summen sind Functionen von t, deren Werthe mit dieser Veränderlichen verschwinden und deren Differentiale

$$\frac{1}{2}d\lambda = \frac{1}{2}\Sigma m(xdy - ydx),$$
$$\frac{1}{2}d\lambda' = \frac{1}{2}\Sigma m(zdx - xdz),$$
$$\frac{1}{2}d\lambda'' = \frac{1}{2}\Sigma m(ydz - zdy)$$

sind. In Folge der Gleichungen (c) hat man daher

$$d\lambda = cdt, \quad d\lambda' = c'dt, \quad d\lambda'' = c''dt,$$

und wenn man integriert, so findet man

$$\lambda = ct, \quad \lambda' = c't, \quad \lambda'' = c''t.$$

Bei der Bewegung eines völlig freien Systems, dessen Punkte nur ihrer wechselseitigen Wirkung unterworfen sind, sind die Summen der durch $\frac{1}{2}\lambda$, $\frac{1}{2}\lambda'$, $\frac{1}{2}\lambda''$ bezeichneten Flächen, der Zeit, die zu ihrer Beschreibung verwendet wird, proportional, und die Summen der während der Einheit der Zeit beschriebenen Flachen behalten ihre Anfangswerthe während der ganzen Dauer der Bewegung. Der Mittelpunkt der

Flächen ist hierbei ein fester Punkt, der Schwerpunkt des Systems z. B., oder jeder andere Punkt, dessen Bewegung geradlinig und gleichförmig ist.

Hierin besteht das Princip der Erhaltung der Flächen. Es hat noch statt, wenn in dem Systeme ein fester Punkt vorhanden ist, gegen welchen die Kräfte gerichtet sind, die auf einen oder mehrere der Korper wirken, sobald man nur alsdann diesen festen Punkt als Mittelpunkt der Flächen nimmt, was den auf einen isolierten materiellen Punkt bezüglichen Lehrsatz des §. 154 enthält.

Ich bemerke, dafs, wenn die Punkte m, m', m''... sich in demselben Sinne um den Mittelpunkt der Flächen drehen, wie es die Mittelpunkte der Planeten um die Sonne thun, dasselbe bei ihren Projectionen auf die Coordinatenebenen der Fall seyn wird, so dafs alle Glieder der Summen $\frac{1}{2}\lambda$, $\frac{1}{2}\lambda'$, $\frac{1}{2}\lambda''$ dasselbe Zeichen haben werden. Dagegen werden sie verschiedene Zeichen haben und diese Summen können alsdann positive oder negative Gröfsen seyn, wenn sich ein Theil der Körper in einem und der andere Theil in dem entgegengesetzten Sinne dreht, wie es bei der Bewegung der Kometen um die Sonne der Fall ist.

560.

Sey nun O (Fig. 31) der feste oder bewegliche Mittelpunkt der Flächen, Ox, Oy, Oz die Richtungen der rechtwinkligen Coordinatenaxen, M und M_1 die Lagen eines beliebigen Punktes m am Ende der Zeiten t und $t + dt$; P und P_1 die Projectionen von M und M_1 auf die Ebene der x und y. Das Dreieck MOM_1 ist die ebene Fläche, welche während der Zeit dt durch den Radius Vector von m beschrieben wird, und seine Projection auf die Ebene der x und y ist das Dreieck POP_1, oder die Fläche, welche der Radius Vector der Projection von m, während dieser Zeit auf dieser Ebene beschreibt. Die Projectionen von MOM_1 auf die zwei anderen Coordinatenebenen, sind ebenfalls die Flächen, welche durch die Radius Vector der Projectionen von m auf diese Ebenen beschrieben werden. Eben dies ist bei den Flächen der Fall, die während aller unendlich kleinen Theile der Zeit t, durch die Radius Vector aller Punkte des Systems beschrieben werden und mit ihren Massen multipliciert sind, oder, mit anderen Worten, bei allen diesen Flächen, die im Verhältnisse der Massen m, m', m''... zur Einheit vermehrt sind. Die so eben betrachteten Gröfsen $\frac{1}{2}\lambda$, $\frac{1}{2}\lambda'$, $\frac{1}{2}\lambda''$, sind daher die Summen der Projectionen dieser unendlich kleinen Flächen auf die drei Coordinatenebenen, und man kann die Lehrsätze des §. 276 und der folgenden §§. auf dieses System ebener Flächen und ihre Projectionen anwenden.

Unter allen Ebenen, die man durch den Punkt O ziehen kann, giebt es daher eine, auf welcher die Summe der Projectionen der ebenen Flacheu, wenn man sie mit den Zeichen, die sich für jede derselben aus dem Sinne ihrer Bewegung ergiebt, nimmt, ein Maximum ist. Bezeichnet man den Werth dieser grofsten Fläche durch μ, so hat man

$$\mu^2 = \lambda^2 + \lambda'^2 + \lambda''^2,$$

und wenn OH die auf seine Ebene gefällte senkrechte Linie ist und man

$$zOH = \beta, \quad yOH = \beta', \quad xOH = \beta''$$

setzt, so hat man auch

$$\cos\beta = \frac{\lambda}{\mu}, \quad \cos\beta' = \frac{\lambda'}{\mu}, \quad \cos\beta'' = \frac{\lambda''}{\mu}.$$

Vermöge der Werthe von λ, λ', λ'' sind diese Formeln dasselbe wie

$$\cos\beta = \frac{c}{\gamma}, \quad \cos\beta' = \frac{c'}{\gamma} \quad \cos\beta'' = \frac{c''}{\gamma}, \qquad (d)$$

wo c, c', c'', γ, dieselben Constanten, wie vorher sind. Hieraus ergiebt sich also, dafs die Richtung der Ebene der gröfsten Fläche, während der ganzen Dauer der Bewegung, constant bleibt, und die durch den Mittelpunkt der Flächen auf diese Ebene gezogene Normale immer mit der Axe des Hauptmomentes der Grofsen der Bewegung aller Punkte des Systems zusammenfallen wird.

Hieraus schliefst man, dafs bei der Bewegung eines jeden vollig freien Systems, dessen materielle Punkte nur ihren wechselseitigen Wirkungen unterworfen sind, immer eine durch den Schwerpunkt gehende Ebene vorhanden ist, die sich immer parallel bleibt, und deren Richtung man, in jedem Augenblicke. vermittelst der Massen aller dieser Punkte, ihrer auf den Schwerpunkt als Anfangspunkt bezogenen Coordinaten und des Ueberschusses der Seitengeschwindigkeiten ihrer Geschwindigkeiten über die der Geschwindigkeit dieses Schwerpunktes bestimmen kann.

Diesen Lehrsatz verdankt man Laplace, der die besprochene Ebene die unveränderliche Ebene genannt, und den Vorschlag gemacht hat, sie in der Astronomie anzuwenden, um auf ihre constante Richtung die veränderlichen Richtungen der Ebenen der Planetenbahnen (§. 244) zu beziehen.

561.

Die Astronomen beziehen die Lagen der Planeten und die Richtungen der Ebenen, in welchen sie sich bewegen, auf die Ebene der Erdbahn und eine Linie, die, in dieser Ebene, durch den Mittelpunkt der Sonne und mit der Linie der Aequinoctien parallel gezogen ist. Da sich die wahre Ekliptik und die Linie der Aequinoctien im Raume bewegen, so bestimmt man ihre Lagen in einem beliebigen Augenblicke, indem man sie mit den Lagen der Fixsterne vergleicht. Indessen ist hierbei zu befürchten, dafs die gröfsten Theils unbekannte eigene Bewegung der Fixsterne uns nach mehreren Jahrhunderten, in Beziehung auf die absoluten Verrückungen der Erdbahn irre leite, und um diesem Uebelstande vorzubeugen, ist es nützlich, ihre wahre Richtung in einem bebestimmten Augenblicke angeben zu können.

Man nehme daher an, die Ebene der x und y sey die Ebene der Ekliptik in einem bestimmten Augenblicke, oder genauer eine Ebene, die der der Ekliptik parallel und durch den Schwerpunkt O des Sonnensystems gezogen ist. Durch den Punkt O (Fig. 32) ziehe man in dieser Ebene willkührlich die Axen Ox und Oy, und man habe auch die Werthe der Gröfsen c, c', c'' aus den Coordinaten und gegenwärtigen Geschwindigkeiten aller Punkte des Systems, die auf die rechtwinkligen Axen Ox, Oy, Oz bezogen sind, und den Massen dieser Punkte berechnet. Steht OH senkrecht auf der unveränderlichen Ebene dieses Systems, und ist EOE' der Durchschnitt dieser Ebene mit der der x und y, so geben die Gleichungen (d)

$$\cos HOz = \frac{c}{\gamma}, \quad \text{tang}\, EOx = \frac{c'}{c''}, \qquad (e)$$

wodurch man die Richtung der unveränderlichen Ebene in Beziehung auf die Ebene der x und y erfahrt. Um aber umgekehrt durch diese Ebene die absolute Richtung der Ebene der Ekliptik, die mit der der x und y parallel ist, zu erfahren, muſs auf der unveränderlichen Ebene eine Linie vorhanden seyn, die beständig mit sich parallel bleibt, und deren Richtung in jedem Augenblicke bekannt ist. Ist diese Linie OK, so kennt man den Winkel KOx, für den Zeitpunkt, den man betrachtet; aus diesem Winkel, verbunden mit HOz und EOx, findet man den Winkel EOK, und die zwei Winkel HOz und EOK bestimmen vollkommen die absolute Richtung der Ebene der Ekliptik.

Das Vorhandenseyn einer unveränderlichen Ebene in dem Sonnensysteme setzt voraus, daſs man die Wirkung der Fixsterne auf die Sonne und die Planeten unberücksichtigt läſst, und daſs alle Theile des Systems blos ihren wechselseitigen Wirkungen unterworfen sind. In diesem Falle ist aber die Bewegung des Schwerpunktes O geradlinig und gleichförmig. Wenn daher die Richtung dieser Bewegung nicht genau senkrecht auf der unveränderlichen Ebene ist, so hat man eine Linie OK, die immer mit sich selbst parallel ist, wenn man die Linie, welche der Punkt O im Raume beschreibt, auf diese Ebene projiciert. Es ist nicht ersichtlich, welche andere Linie man statt der Linie OK nehmen könnte; um aber die angedeutete anwenden zu können, muſs man vorläufig durch Beobachtung die Richtung der Bewegung des Schwerpunktes unseres Universums finden, was wir nur noch sehr unvollkommen kennen.

Vergleicht man die Werthe der Winkel HOz und EOK, die zu zwei verschiedenen Zeiten bestimmt worden sind, so kennt man die wirklichen Verrückungen der Ekliptik, die in der Zwischenzeit statt gefunden haben, und welche der bloſse Winkel HOz, der die Neigung der beweglichen Ebene gegen die unbewegliche angiebt, nicht vollständig bestimmen konnte. Sind jedoch die Groſsen c' und c'' sehr klein im Verhältnisse zu c, so ist auch der Winkel HOz sehr klein, und sehr kleine Unterschiede in den Werthen von c' und c'' bringen sehr groſse in den Werthen von EOx und daher auch in denen von EOK hervor, so daſs es in diesem Falle scheinen würde, als ob der Durchschnitt OE der Ekliptik und der unveränderlichen Ebene eine sehr beträchtliche Verrückung auf dieser Ebene erlitten hätte. Im Allgemeinen würde aber diese Verrückung nicht wirklich statt finden, denn die kleinen Unterschiede der Werthe von c' und c'' kommen zum grofsen Theil von den unvermeidlichen Irrthümern in den Beobachtungen her, welche dazu dienen, diese Werthe zu bestimmen und von den Gröfsen, die man bei ihrer Berechnung vernachlässigen mufs.

Uebrigens hat der Winkel EOK, den man nur sehr schwer bestimmen kann, wenn der Winkel HOz sehr klein ist, d. h. wenn die Ekliptik nur sehr wenig gegen die unveränderliche Ebene geneigt ist, nur sehr wenig Einflufs auf die wahre Richtung der Ebene der Erdbahn.

562.

Da die Anzahl und die Masse der Kometen unbekannt ist, so ist man gezwungen, die ihnen entsprechenden Glieder in den Werthen von c, c', c'', die sich auf das Sonnensystem beziehen, zu vernachlässigen. Die Werthe von c, c', c'', die durch die Formeln (c) gegeben sind, werden aber durch diese Vernachlässigung sehr wenig geändert, da diese Massen sehr klein sind und die den Kometen entsprechenden Glieder dieser Formeln sich zum grofsen Theile, durch die Verschiedenheit der Zeichen aufheben (§. 559).

Man kann die der Sonne, den Planeten und Trabanten entsprechenden Theile von c, c', c'' auf folgende Weise berechnen.

Sey M die Masse eines dieser Körper, und dm das Element dieser Masse, dessen auf die Axen Ox, Oy, Oz bezogene Coordinaten x, y, z sind. Man nenne x_1, y_1, z_1 die Coordinaten des Schwerpunktes von M in Beziehung auf dieselben Axen, und $x_{,}$, $y_{,}$, $z_{,}$ die Coordinaten von dm, welche sich auf Linien beziehen, die mit diesen Axen parallel durch den Schwerpunkt gezogen sind, so dafs man, in einem beliebigen Augenblicke,

$$x = x_1 + x_{,}, \quad y = y_1 + y_{,}, \quad z = z_1 + z_{,},$$

$$\frac{dx}{dt} = \frac{dx_1}{dt} + \frac{dx_{,}}{dt}, \quad \frac{dy}{dt} = \frac{dy_1}{dt} + \frac{dy_{,}}{dt}, \quad \frac{dz}{dt} = \frac{dz_1}{dt} + \frac{dz_{,}}{dt}$$

hat.

Da der Anfangspunkt der Coordinaten $x_{,}$, $y_{,}$, $z_{,}$, im Schwerpunkte von M liegt, so hat man

$$\int x_{,} dm = o, \quad \int y_{,} dm = o, \quad \int z_{,} dm = o,$$

und daher

$$\int \frac{dx_{,}}{dt} dm = o, \quad \int \frac{dy_{,}}{dt} dm = o, \quad \int \frac{dz_{,}}{dt} dm = o,$$

wo sich die Integrale auf die ganze Masse ausdehnen. Wenn man hiernach die Werthe von x, y, z, $\frac{dx}{dt}$, $\frac{dy}{dt}$, $\frac{dz}{dt}$ in die erste Gleichung (c) substituiert, und dm und $\int$ statt m und Σ setzt, so findet man

$$c = M\left(x_1 \frac{dy_1}{dt} - y_1 \frac{dx_1}{dt}\right) + \int \left(x_{,} \frac{dy_{,}}{dt} - y_{,} \frac{dx_{,}}{dt}\right) dm,$$

woraus hervorgeht, dafs das Moment der Gröfsen der Bewegung von M, in Beziehung auf die Axe Oz, aus zwei Theilen besteht. Der erste hängt nur von der Bewegung des Schwerpunktes von M ab, und ist derselbe, als wenn diese Masse in diesem Punkte concentriert wäre; der zweite ist von dieser Bewegung unabhängig, und derselbe, als wenn der Schwerpunkt von M in Ruhe, und die Axe Oz, parallel mit sich selbst, nach diesem Punkte versetzt wäre. Dasselbe Resultat findet auch bei den Grofsen c' und c'' statt, und pafst überhaupt in Beziehung auf jede beliebige Axe.

Seyen nun A, B, C, die Trägheitsmomente von M, in Beziehung auf die drei Hauptaxen, die sich in seinem Schwerpunkte schneiden; p, q, r, die Seitengeschwindigkeiten der Umdrehungsgeschwindigkeit, in Beziehung auf dieselben Axen, λ, μ, ν, die Winkel, welche ihre Richtungen mit einer, der Axe Oz parallel, durch ihren Durchschnittspunkt gezogenen Linie einschliefsen. Nach dem, was man in §. 409 gesehen hat, hat man

$$\int \left(x_{,} \frac{dy_{,}}{dt} - y_{,} \frac{dx_{,}}{dt}\right) dm = Ap \cos\lambda + Bq \cos\mu + Cr \cos\nu$$

für das auf diese Parallellinie bezogene Moment der Gröfsen der Bewegung aller Punkte von M, die von seiner Umdrehung um den Schwerpunkt herrühren.

Hieraus folgt, dafs der vollständige Werth von c

$$c = \Sigma m\left(x_1 \frac{dy_1}{dt} - y_1 \frac{dx_1}{dt}\right) + \Sigma(Ap \cos\lambda + Bq \cos\mu + Cr \cos\nu) \qquad (f)$$

ist, wo sich die zwei Summen Σ auf die Sonne, auf alle Planeten und ihre Trabanten beziehen, und daher aus 30 Gliedern bestehen. Da aber das Verhältnifs von A, B, C zu M von der inneren Beschaffenheit dieses Körpers M abhängt, so wird es uns ohne Zweifel immer unbekannt bleiben. Wir wissen blos, dafs diese Verhältnisse wenig von einander verschieden sind, da die Gestalt der himmlischen Körper beinahe kugelförmig ist, und dafs sie kleiner sind, als wenn diese Körper gleichartig wären, weil die Dichtigkeit der concentrischen Schichten vom Mittelpunkte nach der Oberfläche von M hin abnehmen. Es wäre daher unmöglich, den Werth von c und ebenso den Werth von c' und c'' zu berechnen, wenn man den Theil einer jeden dieser Gröfsen berücksichtigen müfste, der von der Umdrehung der Himmelskörper herrührt. Wie aber auch die Gestalt von M und seine innere Beschaffenheit sey, so bleibt der Theil von $Ap \cos\lambda + Bq \cos\mu + Cr \cos\nu$, der vom anfänglichen Zustande dieses festen Körpers herrührt, während der ganzen Dauer seiner Bewegung constant, so dafs die Grofse sich bei jedem Himmelskörper nur in Folge der Anziehungen der anderen Körper ändern kann, insofern ihre Mittelkraft nicht genau durch den Schwerpunkt von M geht, d. h., insofern sie auf den Theil von M, der nicht sphärisch ist, ausgeübt werden.

Hieraus ergiebt sich, dafs für jeden himmlischen Körper der veränderliche Theil des zweiten Gliedes der Formel (f) sehr klein ist und im Verhältnisse zu dem Theile des ersten Gliedes, der sich auf denselben Körper bezieht, vernachlässigt werden kann. Wenn man daher z. B. durch h den Halbmesser der Erdkugel, durch ω die Winkelgeschwindigkeit seiner Umdrehungsbewegung, die um die Axe seiner Figur statt hat, und durch δ den Winkel, den diese Axe mit der Linie, die mit der Axe Oz parallel gezogen ist, einschliefst, bezeichnet, so wird das zweite Glied der Formel (f), welches der Erde entspricht, geringer als $\frac{2Mh^2}{5}\omega\cos\delta$ seyn, was sein Werth seyn würde, wenn die Erde gleichartig wäre.

Seyen auch ϱ und ϑ der mittlere Halbmesser der Erdbahn und die mittlere Geschwindigkeit ihrer jährlichen Bewegung. Das erste Glied der Formel (f), in Beziehung auf die Erde, wird daher $M\varrho^2\vartheta$ seyn. Wenn aber die Axe Oz auf der Ebene dieser Bahn senkrecht steht, in welchem Falle δ die Schiefe der Ekliptik bezeichnet, so sieht man, dafs eine Veränderung von fünf Graden, in der Gröfse dieses Winkels, keine Aenderung im Werthe von $\frac{2Mh^2}{5}\omega\cos\delta$ hervorbringt, die ein Hunderttausentel von $M\varrho^2\vartheta$ wäre. Man kann sich hiervon überzeugen, wenn man bemerkt, dafs das Verhältnifs von ω zu ϑ kaum mehr als 366 ist, dafs das Verhältnifs von ϱ zu h ungefähr 24000, und der Winkel δ beinahe $23^0 28'$ beträgt. Ebenso ist es in Beziehung auf alle übrigen Planeten. Hinsichtlich der Sonne ist es wahrscheinlich, dafs der veränderliche Theil des zweiten Gliedes der Formel (f), der ihr entspricht, ganz unmerklich ist, da, nach den Beobachtungen, ihre Gestalt kugelförmig ist, und man annehmen kann, dafs dies auch bei den inneren Schichten der Fall ist, da, in den verschiedenen Punkten dieses Körpers, die Centrifugalkraft im Vergleiche mit der Schwere sehr klein ist (§. 250); woraus man den Schlufs zieht, dafs die Mittelkraft der Anziehungen der Planeten beständig durch den Schwerpunkt der Sonne gehen mufs und keine Störung in ihrer Umdrehungsbewegung um diesen Punkt hervorbringt.

Wenn man, nach diesen Betrachtungen, das zweite Glied des zweiten Theils der Gleichung (f) in den ersten Theil übergehen läfst, so kann man den unveränderlichen Theil dieses zweiten Gliedes, mit entgegengesetztem Zeichen genommen, in der Constanten c begreifen, und wenn man blos den veränderlichen Theil vernachlässigt und ebenso bei den Gleichungen verfahrt, die die Werthe von c' und c'' angeben, so hat man mit einem Grade von Annäherung, welcher den der Beobachtungen weit übertrifft,

$$\left.\begin{aligned} c &= \Sigma M\left(x_1\frac{dy_1}{dt} - y_1\frac{dx_1}{dt}\right) \\ c' &= \Sigma M\left(z_1\frac{dx_1}{dt} - x_1\frac{dz_1}{dt}\right) \\ c'' &= \Sigma M\left(y_1\frac{dz_1}{dt} - z_1\frac{dy_1}{dt}\right) \end{aligned}\right\} \quad (g)$$

563.

Der Anfangspunkt der Coordinaten x_1, y_1, z_1, welche in diesen Formeln vorkommen, ist im Schwerpunkte des Sonnensystems; zur gröſseren Einfachheit ist es gut, sie nach dem Schwerpunkte der Sonne zu verlegen.

Zu diesem Ende seyen g, h, k, die Coordinaten dieses Punktes, die auf dieselben Axen, wie x_1, y_1, z_1, bezogen sind; man nenne x, y, z die auf parallele Axen, die durch den Schwerpunkt der Sonne gehen, bezogenen Coordinaten des Schwerpunktes von M, so hat man

$$x_1 = x - g, \quad y_1 = y - h, \quad z_1 = z - k.$$

Substituiert man diese Werthe in die erste Gleichung (g), so wird diese daher

$$c = \Sigma M\left(x\frac{dy}{dt} - y\frac{dx}{dt}\right) + \left(g\frac{dh}{dt} - h\frac{dg}{dt}\right)\Sigma M$$
$$- g\,\Sigma M\,\frac{dy}{dt} + h\,\Sigma M\,\frac{dx}{dt} + \frac{dg}{dt}\,\Sigma My - \frac{dh}{dt}\,\Sigma Mx,$$

und ebenso kann man die Ausdrücke von c' und c'' umbilden. Da ferner der Anfangspunkt der Coordinaten x_1, y_1, z_1, im Schwerpunkte des Systems ist, so findet man hieraus

$$g\,\Sigma M = \Sigma Mx, \quad h\,\Sigma M = \Sigma My, \quad k\,\Sigma M = \Sigma Mz,$$

und daher

$$\frac{dg}{dt}\Sigma M = \Sigma M\frac{dx}{dt}, \quad \frac{dh}{dt}\Sigma M = \Sigma M\frac{dy}{dt}, \quad \frac{dk}{dt}\Sigma M = \Sigma M\frac{dz}{dt}.$$

Vermittelst dieser Gleichungen eliminiere ich g, h, k, $\frac{dg}{dt}$, $\frac{dh}{dt}$, $\frac{dk}{dt}$ aus den Werthen von c, c', c'', welche zuletzt

$$\left.\begin{aligned}
c &= \Sigma M\left(x\frac{dy}{dt} - y\frac{dx}{dt}\right) \\
&\quad - \frac{1}{\Sigma M}\left(\Sigma Mx.\Sigma M\frac{dy}{dt} - \Sigma My.\Sigma M\frac{dx}{dt}\right), \\
c' &= \Sigma M\left(z\frac{dx}{dt} - x\frac{dz}{dt}\right) \\
&\quad - \frac{1}{\Sigma M}\left(\Sigma Mz.\Sigma M\frac{dx}{dt} - \Sigma Mx.\Sigma M\frac{dz}{dt}\right), \\
c'' &= \Sigma M\left(y\frac{dz}{dt} - z\frac{dy}{dt}\right) \\
&\quad - \frac{1}{\Sigma M}\left(\Sigma My.\Sigma M\frac{dz}{dt} - \Sigma Mz.\Sigma M\frac{dy}{dt}\right)
\end{aligned}\right\} \quad (h)$$

werden.

Die Coordinaten x, y, z, des Schwerpunktes eines jeden Planeten und Trabanten und die Seitengeschwindigkeiten $\frac{dx}{dt}$, $\frac{dy}{dt}$, $\frac{dz}{dt}$, seiner Geschwindigkeit können als Angaben der Beobachtung für die verschiedenen Zeitpunkte angesehen werden, für welche man die Werthe von c, c', c'', und alsdann die Winkel HOz und EOx, die sich auf die Richtung der unveränderlichen Ebene beziehen, vermittelst der Gleichungen (e) berechnet. Da nun der Anfangspunkt der Coordinaten der Mittelpunkt der Sonne ist, so enthalten die darauf bezüglichen Summen Σ die Masse der Sonne nicht, welche blos in ΣM vorkommt, und es wird daher das zweite Glied einer jeden der Formeln (h) sehr klein in Beziehung auf das Erste.

IV. Grundsatz der lebendigen Kräfte und der kleinsten Wirkung.

564.

Wenn die Gleichungen (2) des §. 531 die Zeit nicht entwickelt enthalten, so leistet man den Gleichungen (3) desselben §. Genuge, wenn man statt δx, δy, δz, $\delta x'$... die Differentiale dx, dy, dz, dx'..., die sich auf diese Veränderliche beziehen, nimmt. Denn alsdann werden diese letzten Gleichungen die vollständigen Differentiale der ersten seyn, nemlich

$$dL = o, \quad dL' = o, \quad dL'' = o \ldots,$$

und da die Grofsen L, L', L''..., der Voraussetzung gemäfs, während der ganzen Dauer der Bewegung, Null sind, so sind ihre vollständigen Integrale, die unter der Rücksicht, dafs x, y, z, x'... Functionen von t sind, genommen sind, ebenfalls gleich Null. Enthalt aber z. B. L die Zeit t entwickelt, so ist sein vollständiges Differential

$$dL = \frac{dL}{dt} dt + \frac{dL}{dx} dx + \frac{dL}{dy} dy + \frac{dL}{dz} dz + \ldots,$$

und wenn man

$$\delta x = dx, \quad \delta y = dy, \quad \delta z = dz, \quad \delta x' = dx' \ldots$$

nimmt, so stimmt die Gleichung (3) nur für die besonderen Werthe von t mit der Gleichung $dL = o$ überein, wenn solche vorhanden sind, für welche man $\frac{dL}{dt} = o$ hat. Ich werde daher im Folgenden annehmen, daſs die Bedingungen des Systems der materiellen Punkte $m, m', m''\ldots$, die durch die Gleichungen (2) ausgedrückt werden, von der Zeit t unabhängig sind. Auſserdem werden die Gröſsen $L, L', L''\ldots$ beliebige Functionen der Coordinaten dieser Körper seyn, die nicht blos ihre wechselseitigen Abstände enthalten werden, und das System kann feste Punkte und andere, die auf unbeweglichen Oberflächen oder krummen Linien bleiben müssen, enthalten.

Wenn man hiernach die vorhergehenden Werthe von $\delta x, \delta y, \ldots$ in die Gleichung (1) des erwähnten §. substituiert, so wird sie

$$\Sigma m\left(\frac{d^2x}{dt^2}dx + \frac{d^2y}{dt^2}dy + \frac{d^2z}{dt^2}dz\right)$$
$$= \Sigma m(Xdx + Ydy + Zdz).$$

Nennt man $v, v', v'', \ldots$ die Geschwindigkeiten der Punkte $m, m', m''\ldots$ am Ende der Zeit t, so hat man, rücksichtlich eines beliebigen Punktes m,

$$\frac{dx^2}{dt^2} + \frac{dy^2}{dt^2} + \frac{dz^2}{dt^2} = v^2,$$

und wenn man in Beziehung auf t differentiiert, so hat man

$$\tfrac{1}{2}\,d.v^2 = \frac{d^2x}{dt^2}dx + \frac{d^2y}{dt^2}dy + \frac{d^2z}{dt^2}dz,$$

wodurch die vorhergehende Gleichung in folgende übergeht:

$$\tfrac{1}{2}\,d.\Sigma m v^2 = \Sigma m(Xdx + Ydy + Zdz). \qquad (a)$$

Wenn nun die Punkte des Systems durch feste Mittelpunkte angezogen oder abgestoſsen werden und diese Krfäte beliebige Functionen des Abstandes sind, so ist die Formel $Xdx + Ydy + Zdz$ ein genaues Differential (§. 158) für jeden der Körper ins Besondere. Sind auſserdem die Punkte $m, m', m''\ldots$ ihren wechselseitigen Wirkungen unterworfen, deren Intensitäten ebenfalls Functionen des Abstandes sind und die dem Gesetze genügen, daſs die Gegenwirkung der Wirkung gleich und entgegengesetzt ist, so ist die Summe der Gröſsen $Xdx + Ydy + Zdz$ und $X'dx' + Y'dy' + Z'dz'$, die sich auf die wechselseitige Wirkung von m und m' beziehen, noch immer ein genaues Differential (§. 346), und eben dies ist der Fall bei allen übrigen Theilen der Summe Σ, die man paarweise nimmt. Hieraus folgt also, daſs, wenn in dem Systeme keine Kraft ist, die nach einem fremden beweglichen Mittelpunkte gerichtet ist, wodurch die Zeit t in die Ausdrücke von $X, Y\ldots$ eingeführt würde, und auch kein Widerstand eines Mittels vorhanden ist, für welchen diese Ausdrücke die Geschwindigkeiten der Körper enthalten würden und die Punkte $m, m', m''\ldots$ nur ihren wechselseitigen Wirkungen und von festen Mittelpunkten ausgehenden Anziehungen oder Abstoſsungen unterworfen wären, so hat man

$$\Sigma m(Xdx + Ydy + Zdz) = d\varphi(x, y, z, x', \ldots),$$

wo φ eine gegebene Function der Coordinaten von $m, m', m''\ldots$ ist, die von den Gesetzen dieser als Functionen der Abstände gegebenen Kräfte abhängt.

Integriert man alsdann die Gleichung (a) und bezeichnet durch C die willkührliche Constante, so hat man

$$\Sigma m v^2 = C + 2\varphi(x, y, z, x', \ldots).$$

Um C zu eliminieren, seyen $k, k', k''\ldots$ die anfänglichen Geschwindigkeiten von $m, m', m''\ldots$, man bezeichne durch a, b, c, die anfänglichen Coordinaten von m, durch a', b', c', die von $m'\ldots$. Alsdann hat man, im Anfange der Bewegung,

$$\Sigma m k^2 = C + 2\varphi(a, b, c, a'\ldots),$$

und wenn man diese Gleichung von der vorhergehenden abzieht, so hat man, in einem beliebigen Augenblicke,

$$\Sigma m v^2 - \Sigma m k^2 = 2\varphi(x, y, z, x'\ldots) - 2\varphi(a, b, c, a'\ldots). \quad (b)$$

Die Gröſsen $\Sigma m v^2$ und $\Sigma m k^2$ sind die Summen der lebendigen Kräfte aller Punkte des Systems in diesem Augenblicke und im Anfange der Bewegung; diese Gleichung deutet daher an, daſs der Unterschied dieser zwei Summen nur von den Coordinaten der Körper, in diesen zwei Zeitpunkten, abhängt und nicht von ihren Verbindungen oder den Wegen, die sie durchlaufen haben, um von ihren anfänglichen Lagen zu denen überzugehen, die sie am Ende der Zeit t einnehmen. Hierin besteht das Gesetz der Bewegung, welchem man den Namen des Princips der lebendigen Kräfte gegeben hat.

565.

Hieraus ergeben sich unmittelbar folgende Sätze:

1) Dafs die Summe der lebendigen Kräfte constant ist, so oft die Punkte des Systems keiner bewegenden Kraft unterworfen sind, und ihre Geschwindigkeiten, der Gröfse und Richtung nach, sich nur, in Folge ihrer wechselseitigen Verbindungen, oder der Bedingung, welcher sie unterworfen seyn können, sich auf festen gegebenen Oberflächen oder krummen Linien zu bewegen, ändern.

2) Dafs, wenn alle Punkte des Systems dieselben Lagen zu zwei verschiedenen Zeiten einnehmen, auch die Summen ihrer lebendigen Kräfte in diesen zwei Zeitpunkten dieselben sind.

Da die Kräfte, welche den Stofs der Körper von beliebiger Beschaffenheit hervorbringen, die wechselseitigen Wirkungen ihrer Theilchen sind (§. 553), so folgt hieraus, dafs die Gleichung (b) während der ganzen Dauer dieser Erscheinung statt hat. Bei dem Stofse der Körper, die vollkommen elastisch sind, setzt man aber voraus, dafs die Körper nach dem Stofse genau wieder die Gestalt annehmen, die sie vorher hatten, und dafs alle ihre Punkte auf ihre frühere Lage zurückkommen. Wenn dies daher wirklich für zwei oder mehrere Körper von beliebiger Gestalt statt hat, so wird, wenn sie nach dem Stofse sich zu trennen beginnen, die Summe der lebendigen Kräfte aller ihrer Punkte in diesem Augenblicke dieselbe seyn, wie im ersten Momente des Stofses, oder, mit anderen Worten, es wird gar kein Verlust an lebendiger Kraft im Systeme statt finden, wie wir dies schon (§. 361) in dem besonderen Falle zweier gleichartiger Kugeln, deren Mittelpunkte sich nach einer geraden Linie bewegen, gesehen haben.

566.

Bezeichnet man durch R die anziehende oder abstofsende Kraft, die von einem festen Mittelpunkte ausgeht und auf den Punkt m wirkt, und nennt r den Abstand dieser zwei Punkte von einander, so hat man (§. 158)

$$m(Xdx + Ydy + Zdz) = \pm Rdr,$$

wo das obere Zeichen im Falle einer abstofsenden Kraft und das untere im Falle einer anziehenden statt hat, und R eine gegebene Function von r bezeichnet, die man immer als eine positive Gröſse ansieht. Wenn daher der Abstand r im Anfange der Bewegung a und am Ende der Zeit t gleich u ist, so hat man $\pm 2\int_a^u R dr$ für die Veränderung der lebendigen Kraft des Systems, die während der Zeit t durch die Kraft R hervorgebracht wird, d. h. für den Theil des zweiten Theiles der Gleichung (b), welcher dieser Kraft entspricht. Ist sie abstoſsend, so entsteht eine Vermehrung oder Verminderung der lebendigen Kraft, je nachdem der Abstand r vermehrt oder vermindert worden ist, und das entgegengesetzte findet statt, wenn die Kraft R eine anziehende ist.

Nach dem, was man in §. 346 gesehen hat, ist dieses auch bei den wechselseitigen Wirkungen der Punkte des Systems der Fall, und wenn man, wie in §. 554, F die Wechselwirkung von m und m' und ϱ den Abstand mm' nennt, so hat man

$$mX = \mp \frac{(x'-x)F}{\varrho},\ mY = \mp \frac{(y'-y)F}{\varrho},\ mZ = \mp \frac{(z'-z)F}{\varrho},$$

$$m'X' = \mp \frac{(x-x')F}{\varrho},\ m'Y' = \mp \frac{(y-y')F}{\varrho},\ m'Z' = \mp \frac{(z-z')F}{\varrho},$$

je nachdem die Kraft F eine abstoſsende oder anziehende ist; da

$$\varrho^2 = (x-x')^2 + (y-y')^2 + (z-z')^2$$

$$\varrho\delta\varrho = (x-x')(dx-dx') + (y-y')(dy-dy') + (z-z')(dz-dz')$$

ist, so ergiebt sich hieraus

$$m(Xdx + Ydy + Zdz) + m'(X'dx' + Y'dy' + Z'dz') = \pm Fd\varrho,$$

für den Theil des zweiten Theiles der Gleichung (a), der der Kraft F entspricht und daher $\pm 2\int_a^u F d\varrho$ für die Veränderung der lebendigen Kraft des Systems, welche diese Kraft hervorbringt, während der Abstand ϱ von $\varrho = a$ zu $\varrho = u$ übergeht. Da das obere Zeichen im Falle einer abstoſsenden Kraft statt hat und die Gröſse F immer positiv ist, so sieht man, daſs eine Vermehrung oder Verminderung der lebendigen Kraft statt haben wird, je nachdem man $u > a$

oder $u < \alpha$ hat, d. h. je nachdem der Abstand ϱ vergrößert oder vermindert worden ist. Man schließt hieraus z. B., daß die Wechselwirkung der Theilchen einer Gasart, welche ihre wechselseitigen Abstände zu vermehren strebt, immer eine Vergrößerung der lebendigen Kraft in dem Systeme hervorbringt, zu welchem diese Flüssigkeit gehört, wenn es sich wirklich ausdehnt, und eine Verminderung, wenn es sich verdichtet. Dagegen muß die vorhergehende Größe mit dem unteren Zeichen genommen werden, und die Kraft F bringt alsdann die entgegengesetzten Wirkungen hervor, wenn sie eine anziehende ist.

Auch sieht man, daß ein an eine Maschine oder an ein beliebiges System materieller Punkte angebrachtes Gewicht P, eine durch das Produkt $2Ph$ ausgedrückte Vermehrung der lebendigen Kraft hervorbringen wird, wenn es von der Höhe h herabsinkt, und eine Verminderung, die ebenfalls gleich $2Ph$ ist, wenn es sich zu derselben Höhe erhebt, wie auch sonst der Weg, den es in beiden Fällen durchlauft, möge er eine gerade oder krumme Linie seyn, beschaffen ist.

567.

Soll der Punkt m auf einer beweglichen Oberfläche bleiben, und ist $L = o$ die Gleichung dieser Oberfläche, so ist L eine gegebene Function von x, y, z, t. Nennt man N den Widerstand dieser Oberfläche, der nach einem der zwei Theile der Normalen gerichtet ist, und setzt zur Abkürzung

$$V = \left[\left(\frac{dL}{dx}\right)^2 + \left(\frac{dL}{dy}\right)^2 + \left(\frac{dL}{dz}\right)^2\right]^{-\frac{1}{2}}$$

so erfolgt daraus

$$mX = NV\frac{dL}{dx}, \quad mY = NV\frac{dL}{dy}, \quad mZ = NV\frac{dL}{dz},$$

für die Seitenkräfte dieser unbekannten Kraft N; der Theil des zweiten Theils der Gleichung (a), welcher dieser Kraft entspricht, ist daher

$$m(Xdx + Ydy + Zdz) = NV\left(\frac{dL}{dx}dx + \frac{dL}{dy}dy + \frac{dL}{dz}dz\right),$$

und da man, wenn man die Gleichung $L = o$ in Beziehung auf t, x, y, z differentiirt,

$$\frac{dL}{dt}dt + \frac{dL}{dx}dx + \frac{dL}{dy}dy + \frac{dL}{dz}dz = o$$

hat, so sieht man, dafs sich dieser Theil auf $- NV\frac{dL}{dt}dt$ reduciert. Um die Kraft N, bei Berechnung der lebendigen Kraft des Systems zu berücksichtigen, mufs man daher das Doppelte des Integrals dieser Gröfse zum zweiten Theile der Gleichung (b) hinzufügen. Die Aenderung der lebendigen Kraft, welche durch die Kraft N, während der Zeit t hervorgebracht wird, wird daher gleich $-2\int NV\frac{dL}{dt}dt$ seyn, wenn man das Integral auf die Weise nimmt, dafs es Null seyn wird, wenn $t = o$ ist.

Diese Aenderung kann positiv oder negativ seyn, je nachdem das Zeichen von $\frac{dL}{dt}$ und das von V, welches von dem Sinne, in welchem die Kraft N wirkt, abhängt, beschaffen ist. Da die Gröfse dieses Widerstandes N, zum Theil von der Centrifugalkraft des Punktes m abhängt, so ist es, um sie zu kennen, und daher den Werth des vorhergehenden Integrals zu berechnen, erforderlich, dafs die Geschwindigkeit des Punktes m und seine Bahn voraus bestimmt sind, was voraussetzt, dafs die Aufgabe, mit der wir uns beschäftigen, in Beziehung auf den Punkt m aufgelöst ist. Die durch diese unbekannte Kraft hervorgebrachte Aenderung der lebendigen Kraft wird nicht von dem Wege unabhängig seyn, den der Punkt m eingeschlagen hat, indem er von einer Lage in die andere übergieng. Das Princip der lebendigen Kräfte, wie es oben ausgesprochen worden ist, wird nicht mehr statt haben, und wirklich setzt sein Beweis voraus, dafs die Gleichung $L = o$ die Zeit t nicht entwickelt enthalt.

568.

Dieses Princip hat auch nicht mehr statt, wiewohl die Oberfläche, deren Gleichung $L = o$ ist, unbeweglich ist, sobald man die Reibung des Punktes m gegen diese Oberfläche berücksichtigt. Die durch die Reibung erzeugte Aenderung der lebendigen Kraft hängt von dem Drucke ab, der der unbekannten Kraft N gleich und entgegengesetzt ist. Man kann daher a priori die Gröſse dieser Aenderung nicht berechnen. Es ist aber leicht zu zeigen, daſs die Wirkung der Reibung immer eine Verminderung der lebendigen Kraft seyn wird.

Denn da die Reibung dem Drucke proportional ist, so kann man die des Punktes m gegen die Oberfläche, deren Gleichung $L = o$ ist, durch fN ausdrücken, wenn man durch f einen gegebenen Bruch bezeichnet, der eine positive Gröſse seyn wird, ebenso wie die unbekannte Gröſse N. Da auſserdem die Richtung der Reibung die Bahn des Körpers berührt und der Geschwindigkeit entgegengesetzt gerichtet ist, so sind die Seitenkräfte der Kraft fN, wenn man s den Bogen, den der Punkt m während der Zeit t beschreibt, nennt,

$$-fN\frac{dx}{ds}, \quad -fN\frac{dy}{ds}, \quad -fN\frac{dz}{ds},$$

wenn diese Kraft parallel mit den Axen der x, y, z zerlegt wird. Da nun $dx^2 + dy^2 + dz^2 = ds^2$ ist, so reduciert sich das von dieser Kraft herrührende Glied des zweiten Theils der Gleichung (a) auf $-fNds$, und es ergiebt sich daraus, im zweiten Theile der Gleichung (b) ein Glied $-2\int fNds$, in welchem man das Integral auf die Weise nimmt, daſs es mit s verschwindet, und welches offenbar eine Verminderung der lebendigen Kraft ausdrückt.

Dieses Resultat paſst auch auf den Fall, wenn ein Körper des Systems über den anderen gleitet; nimmt man für ds das Element der krummen Linie, die durch ihren Berührungspunkt in Folge dieses Gleitens beschrieben wird, für N den wechselseitigen Druck dieser zwei Körper, und für f einen Coefficienten, der von der Beschaffenheit ihrer Oberfläche abhängt, so drückt die Gröſse $-2\int fNds$ die Verminderung der lebendigen Kraft, die von dieser Reibung herrührt, aus.

Ebenso sieht man, daſs der Widerstand eines Mittels beständig eine Verminderung der lebendigen Kraft hervorbringen wird, die von der Geschwindigkeit der Körper abhängen wird. Daher werden die Reibungen der Theile eines Systems unter einander oder gegen feste Widerstände, und die Widerstände der Mittel, durch welche die Körper gehen müssen, beständig die Summe der lebendigen Kräfte aller dieser Körper vermindern, und auf diese Weise werden diese Kräfte zuletzt immer das ganze System in Ruhe bringen, wenn es in Bewegung gesetzt und dann sich selbst überlassen worden ist, ohne anderen bewegenden Kräften unterworfen zu seyn, die sogleich die durch diese Widerstände zerstörten lebendigen Kräfte wieder erzeugen könnten. Dies thut z. B. die Kraft der Feder in den gewöhnlichen Pendeluhren; ihre Wirkung giebt dem schwingenden Körper die lebendige Kraft wieder, die er, ohne das, bei jeder Rückkehr zu der verticalen Lage verloren hätte, und bewerkstelligt auf diese Weise, dafs er sich beständig wieder zu derselben Höhe erhebt, trotz dem Widerstande der Luft und den Reibungen. In den Uhren mit Gewichten erhält das Pendel die verlorene Kraft durch ein Gewicht wieder, welches während jeder Schwingung um sehr wenig sinkt.

569.

Bezeichnet man durch x_1, y_1, z_1, die Coordinaten des Schwerpunktes des Systems der materiellen Punkte m, m'. m''..., in einem beliebigen Augenblicke, und setzt

$$x = x_1 + x_{,}, \quad y = y_1 + y_{,}, \quad z = z_1 + z_{,},$$

so dafs $x_{,}, y_{,}, z_{,}$ die Coordinaten eines beliebigen Punktes m sind, die auf diesen Mittelpunkt als Anfangspunkt bezogen sind, so hat man

$$\Sigma m \frac{dx_{,}}{dt} = o, \quad \Sigma m \frac{dy_{,}}{dt} = o, \quad \Sigma m \frac{dz_{,}}{dt} = o,$$

und da

$$v^2 = \frac{dx^2 + dy^2 + dz^2}{dt^2}$$

ist, so folgt hieraus

$$\Sigma m v^2 = \left(\frac{dx_1{}^2 + dy_1{}^2 + dz_1{}^2}{dt^2}\right)\Sigma m + \Sigma m \left(\frac{dx_{,}{}^2 + dy_{,}{}^2 + dz_{,}{}^2}{dt^2}\right)$$

oder, was dasselbe ist,

$$\Sigma m v^2 = v_1{}^2 \Sigma m + \Sigma m v_{,}{}^2,$$

wenn man durch v_1 die Geschwindigkeit des Schwerpunktes und durch $v_{,}$ die Geschwindigkeit des Punktes m in seiner Bewegung um diesen Mittelpunkt nennt. Daher hat man die Summe der absoluten lebendigen Kräfte aller Punkte des Systems, wenn man das Produkt des Quadrates der Geschwindigkeit ihres Schwerpunktes und der Summe ihrer Massen zu der Summe der lebendigen Kräfte aller dieser Punkte, in ihrer bezüglichen Bewegung um diesen Mittelpunkt, addiert.

Nennt man, nach diesem Lehrsatze, m die Masse eines der Himmelskörper, U die Summe der lebendigen Kräfte aller seiner Punkte in seiner Umdrehungsbewegung um diesen Schwerpunkt, und bezeichnet durch u die Geschwindigkeit dieses Schwerpunktes im Raume, so hat man $U + mu^2$ für die Summe der absoluten lebendigen Kräfte von m. Wendet man die Gleichung (b) auf das Sonnensystem an, so hat man daher

$$\Sigma U + \Sigma m u^2 = D + 2\varphi(x, y, z, x' \ldots),$$

wo die Summen Σ auf die Sonne, die Planeten, die Trabanten und selbst auf die Kometen, wenn deren Massen bekannt wären, ausgedehnt werden müssen; D bedeutet eine willkührliche Constante, die von den Lagen und Geschwindigkeiten aller dieser Körper, in einem gegebenen Augenblicke, abhängt, und φ eine auf ihre wechselseitigen Anziehungen bezügliche Function. In Folge dieses Lehrsatzes hat man auch

$$\Sigma m u^2 = V^2 \Sigma m + \Sigma m \left(\frac{dx_,^2 + dy_,^2 + dz_,^2}{dt^2}\right),$$

wenn man durch V die Geschwindigkeit des Schwerpunktes des Sonnensystems im Raume und durch $x_,$, $y_,$, $z_,$ die Coordinaten des Mittelpunktes der Figur von m, die auf diesen Schwerpunkt als Anfangspunkt bezogen sind, bezeichnet. Daher wird die Gleichung der lebendigen Kräfte

$$\Sigma U + V^2 \Sigma m + \Sigma m \left(\frac{dx_,^2 + dy_,^2 + dz_,^2}{dt^2}\right)$$
$$= D + 2\varphi(x, y, z, x' \ldots). \qquad (c)$$

Um den Ausdruck der Function φ zu erhalten, bemerke man, dafs man die Himmelskörper, wegen ihrer fast kugelförmigen Gestalt und der Kleinheit ihrer Durchmesser, im Verhältnisse zu den sie trennenden Zwischenräumen, wie Massen betrachten kann, die in ihrem Schwerpunkte vereinigt sind (§. 242). Sey daher f die Intensität der allgemeinen Anziehungskraft in der Einheit des Abstandes, die auf Massen, welche man als Einheit genommen hat, bezogen ist, m und m' die Massen zweier dieser Körper, und ϱ der Abstand ihrer Schwerpunkte, so wird ihre wechselseitige Anziehung $\frac{fmm'}{\varrho^2}$.

seyn und der entsprechende Werth der Function φ wird $-\frac{fmm'}{\varrho}$ seyn, woraus sich

$$\varphi(x, y, z, x' \ldots) = -\Sigma \frac{mm'}{\varrho}$$

für seinen vollständigen Werth ergiebt, wo die Summe Σ auf alle Himmelskörper, paarweise genommen, ausgedehnt werden mufs.

Man bemerke nun, um die Gleichung (c) zu vereinfachen, dafs, wenn man die Wirkung der Fixsterne auf die Körper des Sonnensystems unberücksichtigt läfst, die Bewegung seines Schwerpunktes geradlinig und gleichförmig und die Geschwindigkeit V eine beständige Gröfse ist. Wenn man aufserdem die Störungen der Umdrehung eines jeden der Himmelskörper, die von den Anziehungen aller übrigen auf den nicht sphärischen Theil desjenigen, den man betrachtet, herrühren, unberücksichtigt läfst, so ist auch die Gröfse U für jeden Körper insbesondere eine beständige (§. 419). Vernachlässigt man daher den veränderlichen Theil von ΣU, und setzt eine andere beständige Gröfse C an die Stelle von $D - \Sigma m U - V^2 \Sigma m$, so wird die Gleichung (c)

$$\Sigma m \left(\frac{dx_{\prime}^2 + dy_{\prime}^2 + dz_{\prime}^2}{dt^2}\right) = C - 2f\Sigma \frac{mm'}{\varrho}. \quad (d)$$

Will man den Anfangspunkt der Coordinaten nach dem Mittelpunkte der Figur der Sonne verlegen, so bezeichne man durch g, h, k, die Coordinaten dieses Punktes, deren Anfangspunkt im Schwerpunkte des Sonnensystems ist, durch x, y, z, die Coordinaten des Mittelpunktes von m, die auf den der Sonne bezogen sind, so dafs man

$$x_{\prime} = x - g, \quad y_{\prime} = y - h, \quad z_{\prime} = z - k,$$

für die Coordinaten des Mittelpunktes von m hat, deren Anfangspunkt im Schwerpunkte des Systems liegt. Hieraus ergiebt sich

$$\frac{dg}{dt}\Sigma m = \Sigma m \frac{dx}{dt}, \quad \frac{dh}{dt}\Sigma m = \Sigma m \frac{dy}{dt}, \quad \frac{dk}{dt}\Sigma m = \Sigma m \frac{dz}{dt},$$

und da

$$\Sigma m \left(\frac{dx_{\prime}^2 + dy_{\prime}^2 + dz_{\prime}^2}{dt^2}\right) = \Sigma m \left(\frac{dx^2 + dy^2 + dz^2}{dt^2}\right)$$

$$- 2\frac{dg}{dt}\Sigma m\frac{dx}{dt} - 2\frac{dh}{dg}\Sigma m\frac{dy}{dt} - 2\frac{dk}{dt}\Sigma m\frac{dz}{dt}$$
$$+ \left(\frac{dg^2 + dh^2 + dk^2}{dt^2}\right)\Sigma m$$

ist, so geht die Gleichung (d) in folgende über:

$$\Sigma m\left(\frac{dx^2 + dy^2 + dz^2}{dt^2}\right) - \frac{1}{\Sigma m}\left[\left(\Sigma m\frac{dx}{dt}\right)^2 + \left(\Sigma m\frac{dy}{dt}\right)^2 + \left(\Sigma m\frac{dz}{dt}\right)^2\right] = C - 2f\Sigma\frac{mm'}{\varrho},$$

nachdem man die Gröſsen $\frac{dg}{dt}, \frac{dh}{dt}, \frac{dk}{dt}$ eliminiert hat.

Die Summen Σ, Σm und $\Sigma\frac{mm'}{\varrho}$ ausgenommen, enthalten die Masse der Sonne nicht. Man kann auch von diesen zwei Summen die Glieder absondern, die sich auf diesen Himmelskörper beziehen, welche

$$M, \frac{Mm}{r}, \frac{Mm'}{r'}, \frac{Mm''}{r''} \ldots$$

sind, wenn man M die Masse der Sonne, und $r, r', r'' \ldots$ die Abstände der Mittelpunkte von $m, m', m'' \ldots$ vom Mittelpunkte von M nennt. Auf diese Weise wird die auf das Sonnensystem angewandte Gleichung der lebendigen Kräfte zuletzt

$$\Sigma m\left(\frac{dx^2 + dy^2 + dz^2}{dt^2}\right)^2 - \frac{1}{M + \Sigma m}\left[\left(\Sigma m\frac{dx}{dt}\right)^2 + \left(\Sigma m\frac{dy}{dt}\right)^2 + \left(\Sigma m\frac{dz}{dt}\right)^2\right] = C - 2fM\Sigma\frac{m}{r} - 2f\Sigma\frac{mm'}{\varrho},$$

wo sich die Summen Σ nur noch auf die Planeten, die Trabanten und wo möglich auch auf die Kometen beziehen, und der Anfang ihrer Coordinaten nun im Schwerpunkte der Sonne liegt.

Ich bemerke bei dieser Gelegenheit, daſs das directeste Mittel, um zu erfahren, ob die Gesammtwirkung der Kometen einen merkbaren Einfluſs auf das Weltsystem ausübt, darin besteht, daſs man für weit aus einander liegende Zeitpunkte, den aus dieser Gleichung abgeleiteten Werth der Gröſse C, vermöge der relativen Geschwindigkeiten, der wechselseitigen Abstände und der Massen der übrigen Himmelskörper zu diesen verschiedenen Zeitpunkten, berechnete. Fände man, dass diese Werthe von C merklich ungleich wären, so könnte man ihre Aenderungen den Wirkungen der Kometen zuschreiben, indem man noch immer die Wirkung der Fixsterne vernachlässigt, und annimmt, dass in dem Zwischenraume weder ein Stoss noch eine Explosion statt gefunden hat, denn man wird bald sehen, dass die plötzlichen Aenderungen der Geschwindigkeit die Summe der lebendigen Kräfte des Systems ändern, und daher auch eine Aenderung im Werthe der Grösse C hervorbringen.

570.

Nach dem, was man in §. 546 gesehen hat, ist die Function, welche in der Gleichung (b) durch φ bezeichnet wurde, ein Maximum oder ein Minimum für die Werthe der Coordinaten x, y, z, x'..., die einer Gleichgewichtslage des Systems entsprechen. Hieraus folgt also, dass die Summe der lebendigen Kräfte aller Punkte aufhört zu wachsen oder abzunehmen, so oft das System, während seiner Bewegung in eine Lage kommt, in welcher es im Gleichgewichte bleiben würde, wenn seine Punkte nicht schon Geschwindigkeiten erlangt hatten, und da die Maxima und die Minima dieser Function der Zeit abwechselnd statt finden müssen, so ergiebt sich auch daraus, dass die Lagen des Gleichgewichtes, durch welche das System geht, abwechselnd dauernd und nicht dauernd seyn werden, je nachdem die Function φ ein Maximum oder ein Minimum ist.

Das unterscheidende Merkmal der zwei Zustände des Gleichgewichtes ist in §. 347 blos ausgesprochen worden, und es bleibt uns noch übrig zu zeigen, dass die Dauer des Gleichgewichtes statt hat, wenn die Function φ ein Maximum ist, was wir nun vermittelst der Gleichung (b) thun wollen.

Zu diesem Ende seyen a, b, c, a', b', c'... die Coordinaten der Punkte m, m', m''... in einem Gleichgewichtszustande des Systems. Man nehme auch an, man habe sie um ein Weniges aus ihren Lagen entfernt und ihnen sehr kleine Geschwindigkeiten k, k', k''... mitgetheilt. Am Ende der Zeit t sey

$$x = a + p,\quad y = b + q,\quad z = c + r,$$
$$x' = a' + p',\quad y' = b' + q',\quad z' = c' + r',$$
$$\cdot\quad\cdot\quad\cdot\quad\cdot\quad\cdot\quad\cdot$$

die Coordinaten derselben Punkte. Es handelt sich nun darum, zu zeigen, daſs die Veränderlichen p, q, r, p',... immer sehr klein bleiben, wenn die Gröſse φ $(a, b, c, a', ...)$ ein Maximum ist.

Ich entwickele nemlich φ $(x, y, z, x', ...)$ nach den Potenzen und Produkten von p, q, r, p',.... Vermöge der den Maximis und Minimis gemeinschaftlichen Eigenschaft, ist die Summe der von den ersten Potenzen dieser Veränderlichen abhängigen Glieder immer Null, wie auch die Anzahl der unabhängigen Veränderlichen, die in der Frage vorkommen, beschaffen sey. Man beweist auch in der Differentialrechnung, daſs die Summe der von den Quadraten und Produkten von p, q, r, p'... abhängigen Glieder, d. h. die Summe der Glieder, die in Beziehung auf diese Gröſsen von der zweiten Ordnung sind, im Falle des Maximum, in mehrere Quadrate zerlegt werden kann, die mit dem negativen Zeichen genommen werden und deren Anzahl der der unabhängigen Veränderlichen gleich ist. Bezeichnet man durch R den Rest der Reihe, welcher die Glieder der dritten und der höheren Ordnungen enthält, so hat man daher

$$\varphi(x, y, z, x', ...) = \varphi(a, b, c, a'...)$$
$$- (s^2 + s'^2 + s''^2 + ...) + R,$$

wo s, s', s''... lineare Functionen von p, q, r, p'... sind, die alle zugleich mit diesen Veränderlichen Null werden. Die Substitution dieses Werthes von φ in die Gleichung (a) giebt

$$\tfrac{1}{2}\Sigma m v^2 = \tfrac{1}{2}\Sigma m k^2 - (s^2 + s'^2 + s''^2 + ...) + R.$$

Im Anfange der Bewegung sind aber die Veränderlichen p, q, r, p',... sehr klein; so lange dies dauert, sind auch die Gröſsen s, s', s'',... sehr klein, und umgekehrt entsprechen den sehr kleinen Werthen von s, s', s''... immer ähnliche Werthe von p, q, r, p',.... Auſserdem ist für solche Werthe jedes Glied der zweiten Ordnung, ohne Rücksicht auf das Zeichen, gröſser als R, welches nur Glieder von einer höheren Ordnung als die zweite enthält. So lange daher alle Quadrate s^2, s'^2, s''^2,... noch sehr klein sind, übertrifft jedes derselben den Werth von R.

Dies vorausgesetzt, können wir behaupten, dafs alle Grösen $s, s', s''\ldots$ immer sehr klein bleiben werden und dafs jede derselben nie gröfser als $\sqrt{\frac{1}{2}\Sigma k^2}$ seyn wird; denn da diese Gröfsen sich stetig ändern, so könnte dies nicht eher der Fall seyn, als bis die gröfste derselben, welche z. B. s seyn soll, gleich $\sqrt{\frac{1}{2}\Sigma k^2}$ geworden ist, und da dieser Werth von s noch sehr klein wäre, weil alle Gröfsen $k, k', k'',\ldots$ der Voraussetzung gemäfs, sehr klein sind, so hätte man zu gleicher Zeit

$$s^2 = \tfrac{1}{2}\Sigma k^2, \quad s'^2 > R, \quad s''^2 > R, \ldots$$
$$\tfrac{1}{2}\Sigma m v^2 = -(s'^2 + s''^2 + \ldots) + R,$$

was ungereimt wäre, da $\frac{1}{2}\Sigma m v^2$ eine positive Gröfse ist. Daher werden auch die Veränderlichen $p, q, r, p',\ldots$ immer sehr klein bleiben und das System wird nur um seine Gleichgewichtslage, die alsdann eine dauernde ist, Schwingungen machen, was zu beweisen war.

Ist die Gröfse $\varphi\,(a, b, c, a'\ldots)$ ein Minimum, so ist die Summe der Glieder der zweiten Ordnung, in der Entwickelung von $\varphi\,(x, y, z, x'\ldots)$ eine positive Gröfse. Alsdann kann die Gleichung der lebendigen Kräfte noch bestehen, ohne dafs die Veränderlichen $p, q, r, p',\ldots$ immer sehr klein sind. Dies ist jedoch nicht hinreichend, um daraus zu schliefsen, dafs sie wirklich aufhören werden, es am Ende einer gewissen Zeit zu seyn, wie klein man sie auch im Anfange der Bewegung annimmt, ebenso wie die anfänglichen Geschwindigkeiten $k, k', k'',\ldots$, und man kann sich nur, wenn man in jeder Aufgabe ihre Werthe als Functionen von t bestimmt, davon überzeugen, dafs sie nicht begränzt sind.

571.

Die anfänglichen Geschwindigkeiten, deren Seitengeschwindigkeiten durch $a, b, c, a', b', c'\ldots$ in §. 535 dargestellt worden sind, und welche die Punkte $m, m', m''\ldots$ wirklich annahmen, als die Bewegung des Systems anfieng, genügen nothwendig den gegebenen Bedingungen, welche die Korper unter einander und mit anderen Punkten im Raume verbinden, und da, der Voraussetzung gemäfs, diese Bedingungen durch Gleichungen ausgedrückt werden, nemlich durch die

Gleichungen (2) des §. 531, so folgt daraus, dafs, wenn man durch ε eine unendlich kleine Zeit bezeichnet und

$$\delta x = a\varepsilon, \quad \delta y = b\varepsilon, \quad \delta z = c\varepsilon, \quad \delta x' = a'\varepsilon, \ldots$$

nimmt, die Verrückungen der Punkte $m, m', m'' \ldots$, welche diesen Zuwächsen ihrer Coordinaten entsprechen und auch die entgegengesetzten Verrückungen den gegebenen Bedingungen, d. h. den Gleichungen (3), welche in §. 531 aus den Gleichungen (2) abgeleitet worden sind, Genüge leisten werden. Man kann daher diese Werthe von $\delta x, \delta y \ldots$ in der Gleichung (5) des §. 535 anwenden, so dafs man im Anfange der Bewegung, und wenn man den allen Gliedern gemeinschaftlichen Factor ε wegläfst, die Gleichung

$$\Sigma m\,[(A-a)a + (B-b)b + (C-c)c] = o, \qquad (e)$$

zwischen den Seitengeschwindigkeiten $A, B, C, A', \ldots$ der Geschwindigkeiten, welche die Punkte $m, m', m'', \ldots$ annehmen würden, wenn sie frei und isoliert wären, und den Seitengeschwindigkeiten der Geschwindigkeiten, die sie wirklich annehmen, findet.

Man kann die Richtigkeit dieser Gleichung in der anfänglichen drehenden Bewegung eines festen Körpers um einen festen Punkt leicht nachweisen. Denn man verwandele m in dm und Σ in $\int$ und setze

$$\int (a^2 + b^2 + c^2)\,dm = h,$$

so dafs h die Summe der lebendigen Kräfte aller Punkte des Körpers darstellt. Die vorhergehende Gleichung wird alsdann

$$\int (Aa + Bb + Cc)\,dm = h. \qquad (f)$$

Aufserdem hat man (§. 408.)

$$a = qz_{,} - ry_{,}, \quad b = rx_{,} - pz_{,}, \quad c = py_{,} - qx_{,},$$

wo $x_{,}, y_{,}, z_{,}$ die drei Coordinaten von dm sind, die sich auf die Hauptaxen des Körpers, die sich im festen Punkte schneiden, beziehen, und p, q, r, die Seitengeschwindigkeiten der Umdrehungsgeschwindigkeit um diese Axen bezeichnen. Nennt man aufserdem k das auf den festen Punkt bezügliche Hauptmoment der Gröfsen der Bewegung, welche allen Punkten des Körpers mitgetheilt worden sind, und α, β, γ, die Winkel, welche die Axe dieses Momentes mit den Axen der $x_{,}, y_{,}, z_{,}$ einschliefst, so hat man

$$S(Bx_{\prime} - Ay_{\prime})\,dm = k\cos\gamma,$$
$$S(Az_{\prime} - Cx_{\prime})\,dm = k\cos\beta,$$
$$S(Cy_{\prime} - Bz_{\prime})\,dm = k\cos\alpha;$$

denn es ist einleuchtend, daſs die ersten Glieder dieser Gleichungen, die auf die Axen der $x_{\prime}$, $y_{\prime}$, $z_{\prime}$, bezogenen Momente der Gröſsen der Bewegung sind, deren Hauptmoment k ist, so daſs man die Werthe dieser Integrale aus dem Werthe von k ableiten kann, wenn man diesen mit $\cos\gamma$, $\cos\beta$, $\cos\alpha$ multipliciert (§. 281). Substituiert man aber die Werthe von a, b, c, in die Gleichung (f) und berücksichtigt diese letzten Gleichungen, so erhält man

$$k(p\cos\alpha + q\cos\beta + r\cos\gamma) = h.$$

Bezeichnet man daher durch Π die Seitengeschwindigkeit der Umdrehungsgeschwindigkeit um die Axe des Hauptmomentes, so daſs man

$$\Pi = p\cos\alpha + q\cos\beta + r\cos\gamma$$

hat, so ergiebt sich daraus

$$k\,\Pi = h,$$

was mit dem Lehrsatze des §. 419 übereinstimmt, nach welchem diese Seitengeschwindigkeit der Umdrehungsgeschwindigkeit der Summe der lebendigen Kräfte, dividiert durch das Hauptmoment der Gröſsen der Bewegung, gleich ist.

572.

Tritt nun während der Bewegung eine plötzliche Aenderung in den Geschwindigkeiten der Körper ein, so kann man für δx, δy, ... in der Gleichung (5) des §. 535, die unendlich kleinen Verrückungen aller Punkte des Systems, die wirklich in einem beliebigen Zeitpunkte dieser Aenderung statt hatten, nehmen, sobald in diesem Augenblicke, wie im folgenden §. erklärt wird, die Punkte, in welchen sich die Theile des Systems berühren, dieselbe Geschwindigkeit, für beide zusammenstoſsende Theile, in der auf ihrer gemeinschaftlichen Oberfläche senkrechten Richtung, haben. Dies vorausgesetzt, muſs man zwei verschiedene Fälle untersuchen.

1) Wenn die plötzliche Aenderung durch das Zusammentreffen zweier oder mehrerer Körper des Systems oder durch den Stoſs dieser Körper gegen feste Widerstände hervorge-

bracht wird, so wird die besprochene Bedingung im Augenblicke der gröſsten Zusammendrückung statt finden (§. 468). Nimmt man nun an, daſs die Seitengeschwindigkeiten a, b, c, a',... der Geschwindigkeiten der Körper sich auf diesen Zeitpunkt, und A, B, C, A',... auf den Anfang des Stoſses beziehen, so kann man, wie im vorhergehenden §.,

$$\delta x = a\varepsilon, \quad \delta y = b\varepsilon, \quad \delta z = c\varepsilon, \quad \delta x' = a'\varepsilon, \ldots$$

setzen, und die Gleichung (e) wird zwischen den Seitengeschwindigkeiten der Geschwindigkeiten in diesen zwei Zeitpunkten statt finden, welche der Anfang und das Ende des Stoſses seyn werden, wenn die Körper gar keine Elasticität haben. Diese Gleichung (e) giebt aber

$$\Sigma m(Aa + Bb + Cc) = \Sigma m(a^2 + b^2 + c^2),$$

und da man identisch

$$\begin{aligned} &\Sigma m[(A-a)^2 + (B-b)^2 + (C-c)^2] \\ &= \Sigma m(A^2 + B^2 + C^2) + \Sigma m(a^2 + b^2 + c^2) \\ &\quad - 2\Sigma m(Aa + Bb + Cc) \end{aligned}$$

hat, so folgt daraus

$$\begin{aligned} &\Sigma m(A^2 + B^2 + C^2) - \Sigma m(a^2 + b^2 + c^2) \\ &= \Sigma m[(A-a)^2 + (B-b)^2 + (C-c)^2], \end{aligned}$$

so daſs der Ueberschuſs der Summe der lebendigen Kräfte aller Punkte des Systems vor dem Stoſse, über die Summe der lebendigen Kräfte nach dem Stoſse, eine gewisse Summe von lebendigen Kräften und daher eine positive Gröſse ist. Daher findet bei plötzlichen Aenderungen der Geschwindigkeit, die vom Stoſse unelastischer Körper gegen einander oder gegen feste Widerstände herrühren, immer Verlust an lebendiger Kraft statt, wie wir es bei dem Stoſse zweier gleichartiger kugelförmiger Körper, deren Mittelpunkte sich auf derselben geraden Linie bewegen, gesehen haben (§. 361).

2) Wenn die plötzliche Aenderung durch innere Explosionen hervorgebracht wird, die einen oder mehrere Körper des Systems zertrümmern, so sind es die Seitenkräfte A, B, C, A',... der Geschwindigkeiten, die am Anfange der Erscheinung statt hatten, und nicht die Seitengeschwindigkeiten a, b, c, a',... der Endgeschwindigkeiten, welche den Bedingungen des §. 536 Genüge leisten, so daſs man in diesem Falle die vorhergehenden Werthe von δx, δy,...

in der Gleichung (5) des §. 535 nicht mehr anwenden kann. Bezeichnet man aber noch immer durch ε eine unendlich kleine Zeit, so kann man

$$\delta x = A\varepsilon,\quad \delta y = B\varepsilon\quad \delta z = C\varepsilon,\quad \delta x' = A\varepsilon' \ldots$$

setzen, wodurch die Gleichung (5) in folgende

$$\Sigma m\,[(A-a)\,A + (B-b)\,B + (C-c)\,C] = o$$

übergeht, woraus man

$$\Sigma m\,(a^2 + b^2 + c^2) - \Sigma m\,(A^2 + B^2 + C^2)$$
$$= \Sigma m\,[(a-A)^2 + (b-B)^2 + (c-C)^2]$$

findet. Dies zeigt, dafs die Summe der lebendigen Kräfte aller Punkte der Theile der Körper, nach der Explosion immer gröfser ist, als die Summe ihrer lebendigen Kräfte vor der Explosion. Es ist nemlich einleuchtend, dafs, wenn die Körper vor der Trennung ihrer Theile in Ruhe sind, immer eine Vermehrung der lebendigen Kräfte, nach dieser Trennung, erfolgen wird. In Folge des eben ausgesprochenen Lehrsatzes bringt aber die plötzliche Aenderung, die durch eine Explosion erzeugt wird, wie auch die fortschreitende und drehende Bewegung des Körpers beschaffen sey, immer eine Vermehrung der lebendigen Kraft und nicht eine Verminderung, wie es bei einem unelastischen Körper der Fall ist, hervor.

Man sieht, ohne dafs es nothig ist etwas zu dem, was wir in §. 469 über den Stofs elastischer Korper gesagt haben, hinzu zu fügen, dafs der erste Theil dieser Erscheinung, vom Anfange an bis zu dem Augenblicke der gröfsten Zusammendrückung, dem ersten der zwei vorhergehenden Fälle, und der zweite Theil, von diesem Augenblicke bis zur Trennung der Körper, dem zweiten dieser zwei Falle, verglichen werden kann. In dem ersten Theile findet daher eine Abnahme und im zweiten ein Zuwachs an lebendiger Kraft statt. Sind aufserdem die Körper vollständig elastisch, so dafs sie, indem sie sich trennen, dieselbe Gestalt annehmen, die sie vor dem Stofse hatten, und sind die zwei Theile der Erscheinung vollkommen ahnlich, so wird die Zunahme der lebendigen Kraft, während des zweiten Theils, der Abnahme, die während des ersten statt hat, gleich seyn. Die Summe der lebendigen Krafte des Systems wird daher vor und nach dem Stofse dieselbe seyn, übereinstimmend mit dem, was wir in §. 565 gesehen haben. Dies setzt jedoch voraus, daſs man von dem Verluste an lebendiger Kraft, der immer statt hat (§. 568), wenn während der Dauer der Berührung der Korper ein Gleiten und eine Reibung der Korper gegen einander statt findet, absieht.

573.

Das **Princip der kleinsten Wirkung**, welches wir noch betrachten müssen, besteht darin, daſs, wenn man bei der Bewegung eines Systems von Körpern, für welches das Princip der lebendigen Kräfte statt hat, das Produkt aus der Geschwindigkeit eines jeden materiellen Punktes des Systems, aus seiner Masse und dem Elemente seiner Bahn bildet, die Summe der ähnlichen Produkte für alle Körper nimmt und diese Summe von einer gegebenen Lage des Systems bis zu einer anderen ebenfalls gegebenen Lage integriert, der Werth dieses Integrals im Allgemeinen ein **Minimum** seyn wird.

Dieser Lehrsatz ist eine Ausdehnung des Lehrsatzes des §. 160 und kann auf dieselbe Weise bewiesen werden. Daher wollen wir hier, der Kürze halber, den Beweis weglassen. Nennt man ds das Element der Bahn von m, dessen Geschwindigkeit v ist, so muſs das Integral von $\Sigma mvds$ im Allgemeinen ein Minimum seyn. In einigen Fallen aber, wie in dem der Bewegung eines materiellen Punktes auf einer geschlossenen Oberfläche kann das Minimum durch das Maximum ersetzt werden, und wir wollen blos beweisen, daſs die unendlich kleine Veränderung von $\int \Sigma mvds$ immer gleich Null ist.

Da $ds = vdt$, so ist das Integral, von dem die Rede ist, dasselbe, wie $\int Vdt$, wenn man $V = \Sigma mv^2$ setzt. Das Princip der kleinsten Wirkung kommt daher darauf zurück, daſs das Integral des Produktes aus der lebendigen Kraft des Systems in das Element der Zeit im Allgemeinen ein Minimum ist, so daſs, in der Natur, ein System von Korpern von einer Lage in die andere gebracht wird, indem es die kleinstmöglichste Quantität von lebendiger Kraft anwendet. Sind die Körper keiner bewegenden Kraft unterworfen, so ist die Gröſse V constant (§. 565) und die Zeit der Bewegung ist alsdann ein Minimum.

Vergleicht man das Princip der kleinsten Wirkung mit den Principen der lebendigen Kräfte, der Erhaltung der Bewegung des Schwerpunktes und der Erhaltung der Flächen, so sieht man, daſs das erste nur eine Regel ist, die Differentialgleichungen der Bewegung zu bilden, die jetzt unnütz ist, weil man diese Gleichungen auf eine directere und allgemeinere Weise, vermittelst der Formel (3) des §. 531 erhalt, während die anderen Principe, auſserdem, daſs sie wichtige Eigenschaften der Bewegung enthalten, noch den Vortheil haben, die Integrale dieser Differentialgleichungen anzugeben, welche die einzigen sind, die man bei den meisten Aufgaben kennt.

Das Princip der Erhaltung der Bewegung des Schwerpunktes giebt drei Integrale in geschlossener Form, nemlich

$$\Sigma m x = a \Sigma m + A t,$$
$$\Sigma m y = b \Sigma m + B t,$$
$$\Sigma m z = c \Sigma m + C t,$$

wo a, b, c, A, B, C die sechs willkührlichen Constanten sind, von welchen die drei ersten die Coordinaten des Schwerpunktes des Systems im Anfange der Bewegung bezeichnen, und die drei anderen die Summen der Gröſsen der Bewegung sind, die zu dieser Zeit, allen Punkten des Systems, parallel mit den Axen der Coordinaten, mitgetheilt worden sind. Die aus dem Principe der Erhaltung der Flächen entspringenden Integrale sind die drei ersten Integrale, nemlich

$$\Sigma m\,(x dy - y dx) = c dt,$$
$$\Sigma m\,(z dx - x dz) = c' dt,$$
$$\Sigma m\,(y dz - z dy) = c'' dt,$$

wo c, c', c'', die drei willkührlichen Constanten sind, welche die Momente der anfänglichen Gröſsen der Bewegung aller Punkte des Systems, in Beziehung auf die Axen der z, y, x, oder das Doppelte der, in der Einheit der Zeit, um diese Axen beschriebenen Flächen ausdrücken. Endlich giebt das Princip der lebendigen Kräfte nur ein einziges Integral, welches die Gleichung (b) des §. 564 ist, und das man auf folgende Weise schreiben kann:

$$\tfrac{1}{2}\,\Sigma m\left(\frac{dx^2 + dy^2 + dz^2}{dt^2}\right) = D + \varphi(x, y, z, x' \ldots)$$

wo D eine willkührliche Constante ist.

Fünftes Buch.

Hydrostatik.

Erstes Kapitel.

Einleitende Begriffe.

574.

Die Hydrostatik ist der Theil der Statik, welcher das Gleichgewicht der Flussigkeiten behandelt. Man betrachtet hierbei die Flüssigkeit als eine Sammlung materieller Punkte, die dem geringsten Versuche, sie zu trennen, nachgeben. Die Flüssigkeiten, die sich in der Natur finden, nähern sich diesem Zustande einer vollkommenen Flüssigkeit mehr oder weniger; der Zusammenhang, der zwischen den Theilchen mehrerer dieser Substanzen herrscht, und das hervorbringt, was man ihre Zahigkeit nennt, widersetzt sich der Trennung ihrer Theile. In der Theorie, die wir hier behandeln, werden wir uns jedoch nur mit vollkommnen Flüssigkeiten beschäftigen, und nimmt man einige Flüssigkeiten, bei welchen die Zähigkeit sehr beträchtlich ist, aus, so kann man die Gesetze des Gleichgewichtes, die wir erhalten werden, ohne merklichen Fehler auf alle übrigen Flüssigkeiten ausdehnen.

Diese Substanzen sind, wie die festen Körper, aus unzusammenhängenden Moleculen, die durch leere Räume getrennt sind, zusammengesetzt. Theilt man aber die Flüssigkeit in unmefsbare Theilchen, von welchen jedoch jedes eine grofse Anzahl von Moleculen enthalten kann, so kann man annehmen, dafs die Bedingungen des Gleichgewichtes eines solchen Theilchens dieselben sind, als wenn es unendlich klein wäre, einen flüssigen Zustand beibehielte und dieselbe Dichtigkeit wie der Körper hätte, wie nach der in §. 98 gegebenen Definition. Dies kommt darauf zurück, daſs man eine Flussigkeit wie eine zusammenhängende Masse ansieht, deren Dichtigkeit constant ist oder sich in unmerklichen Zwischenstufen verändert.

575.

Man unterscheidet zwei Arten von Flüssigkeiten, nemlich die **tropfbaren** und die **luftförmigen**.

Die tropfbaren Flüssigkeiten nennt man auch **unzusammendrückbare**; in Wahrheit sind sie aber Substanzen, die sich nur unter sehr groſsem Drucke merklich zusammendrücken lassen. Ist z. B. ein verticaler Cylinder bis zu einer gewissen Höhe mit Wasser gefüllt, erleidet dieses Wasser zuerst gar keinen Druck an seiner Oberfläche und wird es nachher mit einem Gewichte belastet, das dem atmosphärischen Drucke gleich ist, so ergiebt die Beobachtung, daſs die ursprungliche Hohe des Wassers nur um 46 Milliontel abnimmt, wenn man annimmt, daſs der Cylinder seinen Durchmesser behalt und seine Wände nicht dem Drucke, der ihnen durch die Flüssigkeit mitgetheilt wird, nachgeben. Vermehrt man die Last der Flüssigkeit und bringt sie bis auf den Druck von mehreren hundert Atmosphären, so wachst, wie die Beobachtung zeigt, die Verdichtung des Wassers in demselben Verhaltnisse wie diese Last. Das Quecksilber läſst sich noch weniger zusammendrucken als das Wasser, und trotz aller Versuche ist es nicht gelungen, sein Volumen auf eine merkbare Weise zu vermindern.

Die luftförmigen Flüssigkeiten, d. h. die atmosphärische Luft und die übrigen Gasarten, lassen sich zusammendrücken und sind vollkommen elastisch, so daſs sie zu gleicher Zeit, unter dem Drucke, Gestalt und Volumen ändern, und, sobald der Druck aufhort, wieder genau ihre ursprungliche Gestalt annehmen konnen. Man nennt sie deswegen auch **elastische Flüssigkeiten**. Die **Dampfe** sind ebenfalls elastische Flüssigkeiten; jedoch kann ein gegebener Raum, für eine gegebene Temperatur, nur eine bestimmte Quantitat Dampf enthalten, so daſs sich ein Theil des Dampfes in Wasser verwandelt, sobald der Dampf diese Gränze erreicht hat und man den Raum oder die Temperatur, wenn auch nur um ein Weniges, vermindert. Die Erfahrung hat gelehrt, daſs dieses Maximum des Dampfes bei gleicher Temperatur, im luftleeren Raume eben so groſs ist, wie in einem Raume, der mit mehr oder weniger verdünnter oder verdichteter Luft angefüllt ist.

Die Dichtigkeit des Dampfes ist, im Allgemeinen, im Verhältnisse zu der der Flüssigkeit, aus welcher er entsteht, unbeträchtlich; ist aber eine Flüssigkeit in einem verschlossenen Gefäſse enthalten, dessen Hälfte oder dritten Theil sie einnimmt, und erhebt man ihre Temperatur auf einen sehr hohen Grad, so verwandelt sich die ganze Flüssigkeit, nachdem sie sich ausgedehnt hat, plötzlich in einen durchsichtigen Dampf, dessen Dichtigkeit die Hälfte oder der dritte Theil der ursprünglichen Dichtigkeit dieser Flüssigkeit ist.

Die atmosphärische Luft und die Gasarten nennt man permanente Flüssigkeiten, im Gegensatze zu den Dämpfen, man vermuthet aber mit Grund, daſs sie durch hohen Druck oder starke Kälte ebenfalls in Flüssigkeit verwandelt werden können, und dies hat man wirklich bei einigen durch Versuche bewiesen.

576.

Die characteristische Eigenschaft der Flüssigkeiten, die sie wesentlich von den festen Körpern unterscheidet und als Grundlage ihrer Gleichgewichtslehre dient, ist ihre Fähigkeit, den Druck, der auf ihre Oberflächen ausgeübt wird, nach allen Richtungen gleichmäſsig fortzupflanzen. In meiner Abhandlung über die allgemeinen Gleichungen des Gleichgewichtes und der Bewegung der elastischen Körper und der Flüssigkeiten*), habe ich gezeigt, wie diese Eigenschaft von der gegenseitigen Anordnung der Molecule der Flüssigkeit herrührt, zu welcher sie sehr schnell wieder zurückkehrt, wenn sie verdichtet oder ausgedehnt worden ist, und wie die Mittelkraft der Molecularanziehungen oder Abstoſsungen, die die inneren Drucke hervorbringt, in groſsem Verhältnisse sich ändern kann, wenn auch die Veränderungen der Abstände der Molecule, die in den Flussigkeiten statt haben, nur sehr klein sind. In diesem Werke wollen wir jedoch

*) Journ. de l'Ecole Polytechn. cah. 20.

die erwähnte Eigenschaft als eine Angabe der Erfahrung ansehen, die von allen Physikern und Mathematikern, welche sich mit der Hydrostatik beschäftigt haben, angenommen wird, und deren Genauigkeit keinen Zweifel zuläfst. Ebenso sind wir bei Behandlung des Gleichgewichtes der elastischen Platte (§. 306), von einem secundären Grundsatze ausgegangen, statt auf die Molecularwirkungen, aus welchen er entspringt, zurück zu gehen.

577.

Um uns eine richtige Vorstellung von dem Grundsatze der Gleichheit des Druckes nach allen Richtungen zu bilden, betrachte man zuerst die unzusammendrückbaren Flüssigkeiten.

Man nehme an, ein Gefafs, das die Gestalt eines geraden Prisma hat und auf einer horizontalen Ebene liegt, so dafs $ABCD$ (Fig. 33) einen verticalen Durchschnitt desselben vorstellt, sey bis EF mit einer Flüssigkeit, z. B. mit Wasser, gefüllt. Man nehme auch an, über diesem Wasser befinde sich ein horizontaler Stempel, der das Gefäfs genau schliefst. Um die Frage zu vereinfachen, lasse man die Schwere des Wassers unberücksichtigt, so dafs diese Flüssigkeit für sich selbst keinen Druck auf die Wände des Gefafses ausübt. Endlich beschwere man den Stempel mit einem gegebenen Gewichte P, in welchem zugleich das Gewicht des Stempels selbst enthalten seyn soll. Es ist einleuchtend, dafs die horizontale Basis des Prisma auf dieselbe Weise gedrückt wird, als wenn das Gewicht P unmittelbar auf dieser Basis läge und gleichförmig über ihre ganze Fläche vertheilt wäre. Alle Punkte derselben erleiden gleichen verticalen Druck, der Druck eines Theils α dieser Basis ist α proportional, er ist einer verticalen Kraft gleich, die an den Schwerpunkt der Fläche α angebracht ist und durch $\frac{P\alpha}{a}$ ausgedrückt wird, wenn man durch a die Fläche der ganzen Basis des Prisma bezeichnet, die zugleich die der Basis des Stempels, welche mit der Flüssigkeit in Berührung steht, ist. Das Princip des nach allen Richtungen gleichen Druckes besteht darin, dafs der Druck, welchen das Gewicht P auf den oberen Theil des Wassers ausübt, vermittelst der Flüssigkeit, sich nicht blos zu der Basis des Gefäfses, sondern auch zu den Seitenwänden fortpflanzt. Alle Punkte des Gefäſses werden auf gleiche Weise nach Richtungen gedrückt, die auf den Wänden senkrecht stehen, und eine Fläche α auf einer der Seitenwände des Prisma erleidet denselben Druck $\frac{P\alpha}{a}$, als wenn sie ein Theil der horizontalen Basis wäre.

Im Allgemeinen habe das Gefäſs die Gestalt eines beliebigen Polyeders, von welchem die Figur 34 einen Durchschnitt darstellt. Dies Gefäſs sey von allen Seiten geschlossen und unverrückbar befestigt, und man denke sich, es sey genau mit einer Flüssigkeit ohne Gewicht angefüllt. Nimmt man eine Seite dieses Gefäſses weg und ersetzt sie durch einen Stempel, an welchen man eine gegebene Kraft P, die auf der Oberfläche der anliegenden Flüssigkeit senkrecht steht, anbringt, so bleiben die Flüssigkeit und das Gefaſs in Ruhe, und vermöge des Grundsatzes, den wir erläutern, wird sich der Druck, den die Kraft P auf die anliegende Oberfläche ausübt, vermittelst der Flüssigkeit, allen Seiten des Vielecks mittheilen. Alle Punkte des Gefäſses, die Punkte der Grundfläche des Stempels mit inbegriffen, werden von innen nach auſsen, nach Richtungen, die auf den Wanden senkrecht stehen, auf gleiche Weise gedrückt, und rücksichtlich einer Fläche α, die auf einer der Wände oder der Oberflache des Stempels genommen wird, ist der Druck eine Kraft, die auf ihrer Ebene senkrecht steht, an ihren Schwerpunkt angebracht und gleich $\frac{P\alpha}{a}$, wo a die ganze Fläche der mit der Flüssigkeit in Berührung stehenden Basis des Stempels ist.

Dieser mitgetheilte Druck wirkt auf dieselbe Weise im Inneren der Flüssigkeit, und betrachtet man einen Theil der Flüssigkeit, die durch ebene Flächen begränzt wird, oder ein in dieselbe getauchtes festes Polyeder, so erleidet auch jeder Theil α einer der Flächen, von auſsen nach innen, einen senkrechten Druck, der gleich $\frac{P\alpha}{a}$ ist.

Man kann diese Resultate, ohne Schwierigkeit, auf den Fall ausdehnen, wenn man annimmt, daſs die den Druck erleidende Oberfläche keine ebene ist; es ist alsdann hinreichend, sie in unendlich kleine Elemente zu zerlegen, die man als die ebenen Flächen eines aus unendlich vielen Seiten bestehenden Polyeders betrachtet, und wenn man durch ω die Fläche eines dieser Elemente bezeichnet, so hat man $\frac{P\omega}{a}$ für den senkrechten Druck, den es erleidet, wo a die Fläche des Stempels und P die senkrecht an dieselbe angebrachte Kraft ist. Bezeichnet man durch p den beständigen Druck, den eine ebene Fläche, die man als Einheit betrachtet, erleiden würde, so hat man $\frac{P}{a} = p$, und die Produkte $p\omega$ und pa geben den Druck an, der auf das Element ω und auf die ebene Fläche, die gleich a ist, ausgeübt wird.

Hat die Flüssigkeit einen gewissen Grad von Zähigkeit, so findet die Eigenschaft des nach allen Seiten gleichen Druckes noch immer statt. Nur wird alsdann der Druck nach den Seiten hin nicht mit derselben Geschwindigkeit, wie nach der Richtung der Kraft P selbst, fortgepflanzt; nach einer gewissen Zeit wird aber der Seitendruck dem directen Drucke gleich, und in diesem Augenblicke betrachtet man das Gleichgewicht der Flüssigkeit.

578.

Ist die in dem Gefäfse enthaltene Flüssigkeit schwer, so pflanzt sie den Druck, den man auf ihre Oberfläche ausübt, auf dieselbe Weise fort, als wenn sie kein Gewicht hat. Aufserdem aber übt sie auf die Wände des Gefäfses einen Druck aus, der von ihrem Gewichte herrührt, und von einem Punkte zum anderen veränderlich ist. Ebenso ist es in Beziehung auf eine Flüssigkeit, deren Punkte sämmtlich durch die Schwere oder durch andere gegebene Kräfte getrieben werden, und welche in einem Gefäfse im Gleichgewichte ist. Sind die Wände des Gefäfses zur Erhaltung des Gleichgewichtes nothwendig, so dafs man keine Oeffnung in dasselbe machen kann, ohne dafs die Flüssigkeit sogleich entweicht, so mufs man daraus schliefsen, dafs die Wände, in jedem Punkte, einen besonderen Druck erleiden, der von innen nach aufsen nach einer Linie, die auf der Oberfläche des Gefäfses senkrecht steht, gerichtet ist. Denn nur nach dieser Richtung kann eine Oberfläche einen materiellen Punkt, der mit ihr in Berührung steht, verhindern, sich zu bewegen, und durch ihren Widerstand die bewegende Kraft dieses Körpers aufheben.

Dasselbe hat im Inneren der Flüssigkeit statt, wie in dem vorhergehenden §. bemerkt worden ist, sowohl bei Theilen der Flüssigkeit selbst, als auch bei Körpern, die in dieselbe getaucht sind. Der Druck in einem beliebigen Punkte ist eine unbekannte Gröfse, die wir in der Folge bestimmen werden und welche von der Lage dieses Punktes und den an die Flüssigkeit angebrachten Kräften abhängt. Da er sich, im Allgemeinen, von einem Punkte zum anderen ändert, so kann man ihn, in aller Strenge, nur in einer unendlich kleinen Ausdehnung als constant ansehen. Um aber den auf ein bestimmtes Element einer Oberfläche ausgeübten Druck zu messen, denkt man sich eine ebene Fläche, die man für die Einheit nimmt, und die in ihrer ganzen Ausdehnung denselben Druck wie dieses Element erleidet. Ist p der ganze Druck, den diese Fläche erleidet, und ω die unendlich kleine Ausdehnung dieses Elementes, so ist $p\omega$ der diesem Elemente entsprechende Druck, welcher auf der Oberfläche, zu der es gehört, senkrecht steht. Der Coefficient p ist eine Function der Coordinaten dieses Elements, welchen wir den auf die Einheit der Oberfläche bezogenen Druck nennen werden.

Dies vorausgesetzt, nimmt man nun einen ebenen Theil der Oberfläche des Gefäfses weg und ersetzt ihn durch einen Stempel von derselben Ausdehnung, und bringt an diesen Stempel eine Kraft an, die derjenigen, welche dieser Theil des Gefäfses erleiden würde, gleich und entgegengesetzt ist, so wird das Gleichgewicht wie früher bestehen. Ist aufserdem das Gefäfs von allen Seiten geschlossen, überall mit der Flüssigkeit in Berührung und unverrückbar befestigt, so wird das Gleichgewicht nicht gestört, wenn man zu dieser ersten Kraft eine andere Kraft P hinzufügt. Denn da die an die Punkte der Flüssigkeit angebrachten Kräfte im Gleichgewichte sind, so mufs sich alles, in Beziehung auf die Kraft P ebenso zutragen, als wenn diese Kräfte nicht vorhanden wären, und gerade so, wie im vorhergehenden §. Der Druck, den die Kraft P auf die mit dem Stempel in Berührung stehende Flüssigkeit ausübt, wird, vermittelst der Flüssigkeit, nach allen Richtungen auf gleiche Weise fortgepflanzt, und der auf die Einheit der Oberfläche bezogene Druck p, wird in jedem Punkte um eine beständige Gröfse, die gleich $\frac{P}{a}$ ist, vermehrt seyn, wo a noch immer die mit der Flüssigkeit in Berührung stehende Fläche des Stempels ist.

Es ist wichtig, wie wir es hier thun, die zwei Arten von Druck zu unterscheiden, die auf die Wände eines Gefäfses, das eine im Zustande des Gleichgewichtes befindliche Flüssigkeit enthält, ausgeübt werden, oder welche die Theile der Flüssigkeit selbst auszuhalten haben. Der eine Druck, welcher sich von einem Punkte zum anderen ändert, rührt von dem Gewichte und den anderen bewegenden Kräften der flüssigen Masse her, der andere, welcher überall derselbe ist, rührt von den Kräften her, die an ihre Oberfläche angebracht sind und vermittelst ihrer fortgepflanzt werden. Diese zwei Drucke verbinden sich in jedem Punkte, um den ganzen Druck hervorzubringen.

579.

Vermöge der Eigenschaft, den auf die Oberfläche ausgeübten Druck nach allen Seiten auf gleiche Weise fortzupflanzen, mufs man eine unzusammendrückbare Flüssigkeit, die in einem unverrückbar befestigten Gefäfse enthalten ist, als eine wahre Maschine ansehen. Denn im Allgemeinen ist eine Maschine eine Vorrichtung, vermittelst deren eine Kraft auf Punkte wirkt, die aufser ihrer Richtung liegen, und auf diese Punkte gröfsere oder kleinere Wirkungen ausübt, als wenn sie unmittelbar an dieselben angebracht wäre*), was auch bei der Kraft P, die wir im Vorhergehenden betrachtet haben, der Fall ist.

Das Princip der virtuellen Geschwindigkeiten findet bei dem Gleichgewichte dieser Maschine, wie bei dem aller übrigen bekannten Maschinen statt. Um es zu beweisen, betrachte man ein unbewegliches Gefäfs von beliebiger Gestalt (Fig. 35), welches eine beliebige Anzahl von Oeffnungen hat; an jede

*) Diese Erklärung des Wortes Maschine stimmt nicht ganz mit der überein, welche der Verf. später (§. 680) giebt. In §. 40. wird auch der mathematische Hebel eine Maschine genannt.

Anmerk. des Uebers.

dieser Oeffnungen bringe man einen Cylinder an, der außerhalb der Röhre unbegränzt fortlauft. Man fülle dieses Gefäß mit einer Flüssigkeit, z. B. mit Wasser, indem man auf das Gewicht der Flüssigkeit keine Rücksicht nimmt. Das Wasser soll sich durch alle Cylinder bis zu einem gewissen Abstande von ihren Mündungen verbreiten, und dort durch ebene Oberflächen, die auf den Längen der Cylinder senkrecht stehen, begränzt seyn. Endlich setze man auf die Oberflachen EF, $E'F'$, $E''F''$... Stempel, die sie genau schliefsen und dennoch ohne Reibung längs der Cylinder gleiten können. Seyen a, a', a''... die Grundflächen dieser Stempel, welche auch die der Cylinder sind. Man bringe an diese Körper Krafte P, P', P''... an, die auf ihren Grundflächen senkrecht stehen und von aufsen nach innen gerichtet sind, und nehme an, dafs diese gegebenen Krafte, welche vermittelst des Wassers auf einander wirken, sich im Gleichgewichte halten. In diesem Zustande mufs der auf die Einheit der Oberfläche bezogene Druck auf alle Wände des Gefäfses, die Grundflachen der Stempel mit inbegriffen, derselbe seyn (§. 577). Bezeichnet man ihn daher durch p, so hat man pa, $p'a$, $p''a$,... für die sämmtlichen Drucke, welche die Grundflächen der Stempel von innen nach aufsen erleiden. Für das Gleichgewicht müssen diese Drucke den Kraften P, P', P''... bezüglich gleich seyn. Daher hat man

$$P = ap,\quad P' = a'p,\quad P'' = a''p\ \ldots \qquad (a)$$

Eine dieser Gleichungen dient dazu, den Werth von p zu bestimmen, und substituiert man diesen in alle übrigen, so hat man die Gleichungen des Gleichgewichtes des Systems, deren Zahl der Zahl der Stempel weniger eins gleich seyn wird.

Man denke sich jetzt, dem Ausdrucke des Grundsatzes der virtuellen Geschwindigkeiten gemäfs, die Theile des Systems würden verrückt, so dafs die Stempel wirklich den Schnitten CD, $C'D'$, $C''D''$... der Cylinder entsprechen. Ein Theil dieser Körper wird vorwärts und ein anderer rückwärts gegangen seyn. Ich bezeichne die Verrückungen durch h, h', h''... und betrachte diese Gröfsen als positive oder negative, je nachdem die Stempel vorwärts oder rückwärts gegangen sind. So ist, in der Figur, der zwischen den Schnitten EF

und CD enthaltene Abstand h positiv und der zwischen den Schnitten $E'F'$ und $C'D'$ enthaltene Abstand h' negativ. Die Volumen Wasser, die aus den Cylindern in das Gefäſs treten, entsprechen den positiven Werthen von $h, h', h''...$, und diejenigen, welche aus dem Gefaſse in die Cylinder treten, den negativen Werthen; sie werden sämmtlich, ohne Rücksicht auf das Zeichen, durch die Produkte ah, $a'h'$, $a''h''$... ausgedruckt. Da nun das Wasser als unzusammendrückbar und die Gestalt des Gefaſses als unveranderlich betrachtet wird, so muſs die Summe dieser positiven oder negativen Produkte Null werden, und man hat

$$ah + a'h' + a''h'' + ... = o. \qquad (b)$$

Ich multipliciere diese Gleichung mit p, und erhalte, mit Berücksichtigung der Gleichungen (a),

$$Ph + P'h' + P''h'' + ... = o, \qquad (c)$$

welche Gleichung aus dem Principe der virtuellen Geschwindigkeiten entspringt, wenn dieses auf die Krafte P, P', P''... und die Verrückungen h, h', h''... ihrer Angriffspunkte angewandt wird.

Die Bedingung des Systems, welche hier die Unveränderlichkeit des Volumens der Flüssigkeit ist, wird durch die Gleichung (b) ausgedrückt. Diese Bedingung wird nicht blos durch die Verrückungen h, h', h''..., sondern auch durch die entgegengesetzten Verrückungen $-h$, $-h'$, $-h''$,... erfullt, wie es das Princip der virtuellen Geschwindigkeiten verlangt (§. 331). Die Groſsen h, h', h''... konnen endliche Groſsen haben, wenn nur keiner der Stempel in das Gefaſs tritt, oder aus dem Cylinder, in welchem er enthalten seyn muſs, heraus geht.

580.

Das Princip des nach allen Richtungen gleichen Druckes gilt für die elastischen Flüssigkeiten ebensowohl, wie für die tropfbaren; in Beziehung auf die ersten ist es jedoch nicht nothwendig, daſs die bewegenden Kräfte auf ihre Molecule wirken, oder daſs man auf ihre Oberflachen einen Druck ausübe, wenn sie selbst die Wände der Gefäſse, in welchen sie enthalten sind, drücken sollen; es genugt hierzu ihre Elasticität, in Folge deren diese Flüssigkeiten beständig das Bestreben haben, einen gröſseren Raum einzunehmen. Nimmt man daher an, daſs eine Luft-, Gas- oder Dampfmasse in einem völlig verschlossenen Gefäſse enhalten ist, und läſst man die Schwere der Flüssigkeit unberücksichtigt, so werden die Wände des Gefäſses in allen Punkten gleichen Druck erleiden, der von innen nach auſsen nach den auf diesen Wänden senkrecht stehenden Linien gerichtet ist. Der auf die Einheit der Oberfläche bezogene Druck wird in der ganzen Ausdehnung des Gefäſses derselbe seyn; um ihn zu bestimmen, mache man an einer beliebigen Stelle des Gefaſses ein Loch, bringe dort einen Stempel und an diesen eine hinreichende Kraft an, um ihn im Gleichgewichte zu halten. Dividiert man diese Kraft durch den Flächeninhalt der Grundflache des Stempels, die die Flüssigkeit berührt, so hat man den verlangten Druck, und man findet immer denselben Quotienten, welches auch die Stelle sey, an welche der Stempel angebracht worden ist. Ist z. B. das durch Figur 35 angedeutete Gefaſs mit einer elastischen Flüssigkeit angefüllt, so werden die Krafte P, P', P''..., die man an die Stempel, welche die Cylinder verschlieſsen, anbringen muſs, um sie am Gleiten zu hindern, den Grundflächen a, a', a''... proportional seyn; das Verhaltniſs jeder Kraft zu der entsprechenden Grundfläche ist für alle Stempel dasselbe, und die Gleichung (ϵ) hat noch immer statt, jedoch nur für die Bewegungen des Systems, bei welchen sich das ganze Volumen der Flussigkeit nicht andert.

Dieser beständige Druck, den eine elastische Flüssigkeit auf die Wande des Gefäſses, das sie enthält, ausubt, hängt von seinem Stoffe, seiner Dichtigkeit und Temperatur ab. Man nennt ihn auch die elastische Kraft der Flussigkeit. Die Erfahrung lehrt, daſs die elastische Kraft fur dieselbe Flussigkeit bei unveränderter Temperatur, der Dichtigkeit proportional ist, so daſs, wenn man durch p das Maaſs der elastischen Kraft, d. h. den auf die Einheit der Oberflache bezogenen Druck, und durch ϱ die Dichtigkeit bezeichnet, bei jeder Flüssigkeit

$$p = k\varrho$$

ist, wo k einen Coefficienten bedeutet, der nur von dem Stoffe und der Temperatur der Flussigkeit abhängt.

Wenn man die Schwere der Flüssigkeit berücksichtigt, oder allgemeiner, wenn ihre Molecule durch gegebene Kräfte getrieben werden, so ändert sich der Druck p von einem Punkte des Gefäfses zum anderen, nach einem Gesetze, das von diesen Kräften abhängt und in der Folge bestimmt werden soll.

Zweites Kapitel.

Allgemeine Gleichungen des Gleichgewichtes der Flüssigkeiten.

581.

Um die Frage auf die allgemeinste Weise zu behandeln, betrachte man eine flüssige Masse $ABCD$ (Fig. 36), die gleichartig oder ungleichartig, zusammendrückbar oder nicht zusammendrückbar seyn kann, und deren materielle Punkte sämmtlich von gegebenen Kraften getrieben werden, und suche nun die Bedingungen des Gleichgewichtes durch Gleichungen auszudrücken.

Seyen x, y, z, die Coordinaten eines beliebigen Punktes M dieser Masse, die den rechtwinkligen Axen Ox, Oy, Oz parallel sind. Um einen bestimmten Fall zu betrachten, nehme ich an, dafs die Ebene der x und y horizontal, die Axe Oz im Sinne der Schwere gerichtet und die Masse $ABCD$ unter der Ebene der x und y in dem durch die drei Ebenen der positiven Coordinaten gebildeten körperlichen Winkel enthalten ist. Man theile die flüssige Masse in Theile, die wir als unendlich kleine Elemente betrachten werden, nach dem, was früher (§. 574) gesagt worden ist. Man nehme an, diese Elemente seyen zwischen Ebenen enthalten, die einen unendlich kleinen Winkel einschliefsen und den Coordinatenebenen parallel sind, so dafs diese Elemente rechtwinklige Parallelopipeda bilden, deren zusammenstofsende Seiten den Axen parallel und den Differentialen der Coordinaten gleich sind. Die beiden horizontalen Grundflächen desjenigen Elements, das einem Punkte M entspricht und in der Figur dargestellt ist, werden gleich $dx dy$ seyn, die verticale Höhe MM' wird dz und $dx dy dz$ sein Volumen seyn.

Nennt man ρ die Dichtigkeit der Flüssigkeit in diesem Punkte M, wie sie in §. 98 definiert worden ist, und bezeichnet durch dm das Differentialelement der diesem Punkte entsprechenden Masse, so hat man daher

$$dm = \rho dx dy dz.$$

Der Factor ρ ist eine beständige Grofse in den gleichartigen Flussigkeiten, wenn man von den kleinen Zusammendruckungen, die sie erleiden und die in den verschiedenen Punkten ungleich seyn können, absieht; ρ ist eine bekannte oder unbekannte Function der Coordinaten x, y, z, bei den ungleichartigen Flussigkeiten und ebenso bei den elastischen Flüssigkeiten, die nicht überall auf gleiche Weise comprimiert sind.

Seyen auch Xdm, Ydm, Zdm, die den Axen der x, y, z parallelen Seitenkrafte der gegebenen bewegenden Kraft, die auf das Element dm wirkt, so dafs X, Y, Z die Seitenkräfte dieser auf die Einheit der Masse bezogenen Kraft, oder der auf den Punkt M bezüglichen beschleunigenden Kraft sind. Jede dieser drei Grofsen ist eine Function von x, y, z, deren Werthe man als positive oder negative betrachtet, je nachdem die Kraft die ihr parallele Coordinate zu vermehren oder zu vermindern strebt. Das Element dm wird aufserdem von innen nach aufsen durch die umgebende Flussigkeit, einen Druck auf seine sechs Flachen erleiden, und damit es in Ruhe bleibe, müssen die äufseren Drucke den inneren Kräften Xdm Ydm, Zdm das Gleichgewicht halten.

Dies vorausgesetzt, sey $pdxdy$ der verticale Druck, der auf die obere Fläche $dxdy$ im Sinne der Schwere ausgeübt wird, so dafs p den auf die Einheit der Oberflache bezogenen Druck angiebt, der dieser unendlich kleinen Grundflache entspricht (§.577). Diese Grofse p ist eine unbekannte Function der Coordinaten x, y, z; im Punkte M', dessen Coordinaten $x, y, z + dz$ sind, wird sie $p + \frac{dp}{dz}dz$, und giebt den verticalen Druck an, der sich auf die Einheit der Oberfläche und die untere Grundfläche von dm bezieht. Diese zweite Grundflache erleidet daher, im Sinne der Schwere, einen Druck, der gleich $\left(p + \frac{dp}{dz}dz\right)dxdy$ ist. Der Widerstand der Flüssigkeit, auf welche sich das Element dm stützt, ist eine Kraft, die diesem Drucke gleich und entgegengesetzt ist, so dafs dieses Element vertical durch die zwei entgegengesetzten Kräfte $pdxdy$ und $\left(p + \frac{dp}{dz}dz\right)dxdy$

oder durch eine Kraft, die ihrem Unterschiede $\frac{dp}{dz} dx\,dy\,dz$ gleich und von unten nach oben gerichtet ist, getrieben wird. Damit aber dieses Element dm sich weder hebt noch senkt, mufs diese Kraft der verticalen Seitenkraft Zdm der bewegenden Kraft, die im entgegengesetzten Sinne wirkt, gleich seyn. Daher hat man zuerst

$$\frac{dp}{dz} dx\,dy\,dz = Zdm.$$

Ebenso findet man die Gleichungen

$$\frac{dq}{dr} dx\,dy\,dz = Ydm, \quad \frac{dr}{dx} dx\,dy\,dz = Xdm,$$

welche erforderlich sind, damit das Element dm sich weder in dem Sinne der y, noch in dem Sinne der x bewegt, und in welchen q und r die auf die Einheit der Oberflächen bezogenen Drucke angiebt, die den Flächen von dm entsprechen, welche den Ebenen der x und z und der y und z parallel und diesen Ebenen am nächsten sind. Substituiert man in diesen drei Gleichungen den vorhergehenden Werth von dm, und läfst den gemeinschaftlichen Factor $dx\,dy\,dz$ weg, so werden sie

$$\frac{dp}{dz} = \varrho Z, \quad \frac{dq}{dy} = \varrho Y, \quad \frac{dr}{dx} = \varrho X. \qquad (1)$$

582.

Man bemerke nun, dafs, wenn die Elemente, in welche wir die Masse $ABCD$ getheilt haben, feste wären, so dafs diese Masse eine Sammlung rechtwinkliger, fester, nebeneinander liegender Parallelopipeda wäre, so wäre zwischen den Drucken, welche jedes Parallelopipedum auf seine nicht parallelen Flächen erleiden würde, gar kein nothwendiger Zusammenhang. Das Element dm z. B. könnte einen beliebigen Druck auf seine horizontalen Grundflächen erleiden, während seine verticalen Flächen gar nicht gedrückt würden. Da man aber dieses unendlich kleine Element als flüssig ansehen mufs, ebensowohl wie alle Theile der ganzen Masse, die eine endliche Gröfse hätten (§. 574), so folgt aus der Grundeigenschaft der Flussigkeiten, dafs die drei Gröfsen p, q, r, gleich seyn müssen, oder wenigstens, dafs nur ein unendlich kleiner

26*

Unterschied zwischen denselben seyn kann, den man in den Gleichungen (1) vernachlässigen kann.

Denn der Druck, den die umgebende Flussigkeit auf jede der Flächen des Parallelopipedum $dxdydz$ ausubt, pflanzt sich, vermittelst der Flüssigkeit, aus welcher das Element dm besteht, auf die anderen Flachen fort. Diese Fortpflanzung geschieht auf die Weise, die fruher erklärt worden ist, und aus welcher sich ergiebt, dafs, wenn man $pdxdy$ den Druck genannt hat, der, von aufsen nach innen, auf die obere horizontale Grundfläche ausgeubt wird, man zu gleicher Zeit $pdxdz$ und $pdydz$ die auf die Seitenflachen fortgepflanzten Drucke nennen mufs, die von innen nach aufsen wirken. Aufserdem mufs man zu diesen fortgepflanzten Drucken noch diejenigen hinzufügen, die sich aus der bewegenden Kraft der Flussigkeit dm ergeben. Nennt man daher γ den von dieser Kraft herruhrenden Druck, der z. B. auf die Flache $dydz$, die der Ebene der y und z am nachsten ist, ausgeubt wird, so hat man $pdydz + \gamma$ fur den ganzen Druck, der, von innen nach aufsen, oder von der Rechten zur Linken, auf diese Fläche ausgeübt wird. Von der anderen Seite ist der von der umgebenden Flussigkeit herrührende Druck, der von aufsen nach innen, oder von der Linken zur Rechten, auf diese Flache $dydz$ wirkt, durch $rdydz$ dargestellt worden. Diese Kraft ist der Widerstand, den die umgebende Flussigkeit dem inneren Drucke $pdydz + \gamma$ entgegensetzt, daher muss man

$$rdydz = pdydz + \gamma$$

haben.

Wiewohl aber der Werth von γ unbekannt ist, so wissen wir wenigstens mit Bestimmtheit, dafs diese Gröfse nur ein unendlich Kleines von der dritten Ordnung seyn kann, eben so wie die bewegende Kraft dm, aus welcher sie entspringt.

Vernachlassigt man daher γ im Verhältnisse zu $pdydz$, so hat man $r = p$, und kann ebenso beweisen, dafs man auch $q = p$ haben mufs.

Der Schlufs wäre noch derselbe, wenn das Element dm kein rechtwinkliges Parallelopipedum, sondern ein beliebiges Polyeder wäre, dessen Dimensionen immer unendlich klein waren, und man würde ebenso beweisen, dafs der aufsere Druck, den die Flüssigkeit senkrecht auf alle Flächen ausübt, ihrem bezüglichen Flächeninhalte proportional und von der bewegenden Kraft des Polyeders unabhängig ist. Hieraus folgt also, dafs alle Elemente der Oberfläche, die durch den Punkt M gehen, denselben auf die Einheit der Oberfläche bezogenen Druck erleiden, und dafs, wenn ω der Flächeninhalt eines derselben ist, der senkrechte Druck, den es auf der einen oder der anderen seiner beiden Seiten erleidet, gleich $p\omega$ ist, wie auch die Richtung der Ebene, in welcher es liegt, beschaffen sey. Vermöge der Bedingungen $r = q = p$ werden die Gleichungen (1)

$$\frac{dp}{dx} = \varrho X, \quad \frac{dp}{dy} = \varrho Y, \quad \frac{dp}{dz} = \varrho Z, \qquad (2)$$

und sie sind die allgemeinen Gleichungen der Hydrostatik, die gefunden werden sollten.

583.

Die Bedingungen des Gleichgewichtes, die sie ausdrücken, reducieren sich in jedem besonderen Falle darauf, dafs man für p eine Function von x, y, z finden kann, die zugleich diesen drei Gleichungen genügt. Addiert man sie aber zusammen, nachdem man sie mit dx, dy, dz multipliciert hat, so erhalt man

$$dp = \varrho(Xdx + Ydy + Zdz); \qquad (3)$$

daher mufs, wenn der Werth von p möglich seyn soll, das Produkt aus ϱ in die Formel $Xdx + Ydy + Zdz$ ein genaues Differential einer Function der drei unabhängigen Veränderlichen x, y, z seyn. Ist umgekehrt diese Bedingung erfüllt, so nimmt man für p das Integral dieses Produktes, und leistet auf diese Weise den Gleichungen (2) Genüge.

Setzt man in diesem Werthe von p, an die Stelle von x, y, z die Coordinaten eines beliebigen Punktes der Oberflache von $ABCD$, so hat man den Druck, der in diesem Punkte auf die Wand des Gefäfses ausgeübt wird, in welchem diese flussige Masse enthalten seyn wird, welcher Druck immer aufgehoben wird, sobald diese Wand fest ist und einen unbegränzten Widerstand leisten kann. In den Stellen aber, wo das Gefäfs offen oder die Flüssigkeit völlig frei ist, kann nichts den Druck p aufheben. Daher mufs sein Werth für alle Punkte der freien Oberfläche einer flussigen Masse, die im Gleichgewichte ist. Null seyn, woraus sich

$$Xdx + Ydy + Zdz = o \qquad (4)$$

für die Differentialgleichung dieser Oberfläche ergiebt.

Diese Gleichung besteht auch noch, wenn man einen beständigen Druck auf die freie Oberfläche der Flussigkeit ausübt, denn alsdann mufs für alle ihre Punkte $dp = o$ seyn, und da die Dichtigkeit ϱ nicht Null ist, so ergiebt sich alsdann die Gleichung (4) aus der Formel (3). Wenn man, durch irgend ein Mittel, einen Druck, der von einem Punkte der freien Oberflache einer Flüssigkeit zum anderen veränderlich wäre, ausüben würde, und würde dieser auf die Einheit der Oberfläche bezogene Druck durch $f(x, y, z)$ bezeichnet, so müfste der aus der Gleichung (4) abgeleitete Werth von p mit dieser gegebenen Function von x, y, z für alle Punkte der freien Oberfläche zusammen fallen, und in diesem Falle wäre die Differentialgleichung dieser Oberflache

$$\varrho(Xdx + Ydy + Zdz) = df(x, y, z).$$

In der Folge werden wir immer annehmen, dafs der äufsere Druck Null oder in der ganzen Ausdehnung der freien Oberfläche einer im Gleichgewichte befindlichen Flüssigkeit constant ist.

Da der Druck p, bei den elastischen Flüssigkeiten, der Dichtigkeit proportional ist (§. 580), so folgt hieraus, dafs dieser Druck nie bei einer Flüssigkeit dieser Art Null werden kann, so lange die Dichtigkeit nicht Null ist, d. h. so lange die Flüssigkeit vorhanden ist, und nicht, durch die Kalte, ihre ganze elastische Kraft verloren hat. Eine elastische Flussigkeit kann daher nur dann im Gleichgewichte seyn, wenn sie in einem Gefafse enthalten ist, das von allen Seiten geschlossen ist, oder wenn man auf ihre Oberfläche einen von aufsen nach innen gerichteten Druck ausübt.

584.

Aus der Gleichung (4) folgt, dafs die Mittelkraft der beschleunigenden Kräfte X, Y, Z, die auf jeden Punkt einer im Gleichgewichte befindlichen Flüssigkeit wirken, welcher in der freien Oberfläche liegt, auf dieser Oberfläche senkrecht steht, sey es nun, dafs gar kein Druck von aufsen dort vorhanden ist, oder dafs man auf diese Oberflache einen in allen Punkten gleichen Druck ausübt. Denn man ziehe auf der freien Oberfläche eine beliebige krumme Linie, und es sey ds das Differentialelement dieser krummen Linie, welches dem Punkte entspricht, dessen Coordinaten x, y, z sind, so dafs $\frac{dx}{ds}, \frac{dy}{ds}, \frac{dz}{ds}$, die Cosinus der Winkel sind, welche die Tangente der krummen Linie in diesem Punkte, mit Linien einschliefst, die den Coordinatenaxen parallel sind. Man nenne R die Mittelkraft der Kräfte X, Y, Z; so werden die Cosinus der Winkel, welche ihre Richtung mit diesen Parallellinien einschliefst, $\frac{X}{R}, \frac{Y}{R}, \frac{Z}{R}$ seyn. Dividiert man aber die Gleichung (4) durch Rds, so hat man

$$\frac{X}{R}\frac{dx}{ds} + \frac{Y}{R}\frac{dy}{ds} + \frac{Z}{R}\frac{dz}{ds} = o,$$

woraus hervorgeht, dafs die Richtung der Kraft R und die Berührungslinie der krummen Linie, die man willkührlich auf der Oberfläche gezogen hat, auf einander senkrecht stehen und dafs daher diese Richtung mit der in dem betrachteten Punkte senkrecht stehenden Linie zusammenfällt. Diese Kraft wirkt im Allgemeinen von aufsen nach innen; wenn aber der äufsere Druck nicht Null ist, so kann er im Gegentheile von innen nach aufsen gerichtet seyn.

Integriert man die Gleichung (4), und giebt der in ihrem Integrale enthaltenen willkührlichen Constanten so viel besondere Werthe, als man will, so werden die sich daraus ergebenden bestimmten Gleichungen eben so viel Oberflächen angehören, von welchen jede die Gleichung (4) zur Differentialgleichung hat, und daher die Eigenschaft besitzt, dafs sie in ihrer ganzen Ausdehnung auf gleiche Weise gedruckt wird und in allen Punkten die Richtung der Mittelkraft der Kräfte X, Y, Z unter rechten Winkeln schneidet.

Diejenigen unter diesen Oberflächen, welche, vermöge des Werthes der willkührlichen Constanten, durch das Innere der Flüssigkeit gehen, nennt man Oberflächen des Gleichgewichtes. Läfst man diese Constante durch unendlich kleine Stufen wachsen, so theilt man die flüssige Masse in eine unendliche Anzahl unendlich dünner Schichten, die zwischen zwei auf einander folgenden Oberflachen des Gleichgewichtes enthalten sind, und die man daher **Schichten des Gleichgewichtes nennt.**

Der der äufseren Oberfläche entsprechende Werth der Constanten wird, in jedem Falle, aus dem gegebenen Volumen der Flüssigkeit bestimmt, so dafs der äufsere Druck weder auf die Gestalt des Gleichgewichtes, noch auf die Dimensionen der als unzusammendrückbar angenommenen Flussigkeit irgend einen Einfluls hat. Das Gleichgewicht wird nicht gestort, wenn die Flüssigkeit in feste Form übergeht. Hieraus folgt also, dafs ein beständiger senkrechter Druck, der von aufsen nach innen auf alle Elemente der Oberfläche eines festen oder flüssigen Korpers ausgeubt wird, sich von selbst aufhebt und diesem Körper keine fortschreitende oder drehende Bewegung mittheilen kann. Für eine Flüssigkeit ergiebt sich das Gleichgewicht der äufseren Drucke aus der characteristischen Eigenschaft der Flüssigkeiten, dafs sie die auf ihre Oberfläche ausgeübten Drucke nach allen Richtungen auf gleiche Weise fortpflanzen (§. 577). In der Folge wird gezeigt werden, dafs dies von dieser Eigenschaft unabhängig ist und ebenso bei einem festen Korper von beliebiger Gestalt statt hat.

585.

Man nehme nun an, die im Gleichgewichte befindliche Flüssigkeit sey aus einem gleichartigen Stoffe gebildet und habe überall dieselbe Temperatur und dieselbe Dichtigkeit. Da die Grofse ϱ constant ist, so mufs die Formel $Xdx + Ydy + Zdz$, vermöge der Gleichung (3), das vollständige Differential einer Function dreier unabhangiger Veranderlichen seyn. Ist dies nicht der Fall, so kann die flüssige Masse nicht im Gleichgewichte seyn, welche Gestalt sie auch habe, und selbst, wenn sie in einem von allen Seiten geschlossenen Gefafse enthalten ist.

Die Bedingung, dafs diese Formel integriert werden kann, ist aber immer bei den Naturkräften erfullt, die Anziehungen oder Abstofsungen sind, deren Intensitäten sich nach Functionen der Abstände von den Mittelpunkten, aus welchen sie ausgehen, ändern (§. 158). Das Gleichgewicht einer gleichartigen Flüssigkeit, die ähnlichen Kräften unterworfen ist, ist daher möglich, und damit es wirklich statt habe, mufs man der Flüssigkeit eine Gestalt geben, der Art, dafs ihre freie

Oberfläche, in ihrer ganzen Ausdehnung, die Mittelkraft dieser anziehenden oder abstofsenden Kräfte schneidet.

Ist z. B. die flüssige Masse völlig frei, übt man auf ihre Oberfläche einen beständigen Druck aus und ist nur eine nach einem festen Mittelpunkte gerichtete Kraft vorhanden, so wird die Gestalt der Masse *ABCD*, die um diesen Punkt im Gleichgewichte ist, eine Kugel seyn, deren Mittelpunkt dieser Punkt ist, und deren Halbmesser aus dem gegebenen Volumen dieser Masse gefunden wird. Nimmt man an, dafs die gegen den festen Mittelpunkt gerichtete Kraft eine Anziehung ist, die sich im umgekehrten Verhältnisse des Quadrates des Abstandes ändert, bezeichnet durch g die Intensität dieser beschleunigenden Kraft an der Oberfläche der Flüssigkeit, durch a ihren Halbmesser und durch Π den äufseren Druck, so ist $\frac{g a^2}{r^2}$ die Anziehung in dem Abstande r, und man findet aus der Gleichung (4),

$$p = \Pi + \frac{g \varrho a^2}{r} - g \varrho a$$

für den Druck in demselben Abstande. Dasselbe hat auch statt, wenn man den festen Mittelpunkt durch eine feste Kugel ersetzt, deren sämmtliche Punkte die der Flussigkeit, im umgekehrten Verhaltnisse des Quadrates des Abstandes anziehen. Ist aber alsdann c der Halbmesser dieser Kugel, so kann der Werth von p nur auf die Werthe von r angewandt werden, die zwischen $r = c$ und $r = a$ enthalten sind. Geht die Anziehung in eine Abstofsung über, so braucht man nur das Zeichen von g zu ändern, so dafs man

$$p = \Pi + g \varrho a - \frac{g \varrho a^2}{r}$$

hat. Der kleinste Werth von p entspricht $r = c$ und ist

$$p = \Pi - \frac{g \varrho a (a - c)}{c}.$$

Er mufs positiv seyn, weil sonst die flüssige Schichte sich von dem festen Körper trennen und im Raume zerstreut würde. Daher mufs der äufsere Druck Π gröfser als $\frac{g \varrho a (a - c)}{c}$ seyn. Im Allgemeinen ist es bei dem Gleichgewichte einer Flussigkeit nothwendig, dafs der Druck p, in der ganzen

Ausdehnung seiner Masse, einen positiven Werth hat, damit die zusammenstofsenden Theile sich überall gegen einander stützen, und die Flüssigkeit sich nicht theilt.

Ist der Halbmesser c sehr grofs, so ist die gegen den Mittelpunkt der Kugel gerichtete Anziehungskraft fast parallel, und die Oberfläche der Flüssigkeit fast eine Ebene und in einer geringen Ausdehnung auf der Richtung dieser Kraft senkrecht. Dies ist bei einer schweren Flüssigkeit der Fall, die wir im folgenden Capitel besonders betrachten werden.

586.

Wie auch die nach festen Mittelpunkten gerichteten anziehenden oder abstofsenden Kräfte beschaffen seyen, die auf alle Punkte einer flüssigen Masse $ABCD$ wirken, so setze man

$$Xdx + Ydy + Zdz = d\varphi,$$

wo φ eine Function der Coordinaten x, y, z bezeichnet, die von den Gesetzen der als Functionen der Abstände gegebenen Kräfte abhängt.

Die Gleichung (3) wird alsdann

$$dp = \varrho d\varphi.$$

Damit sie statt habe, wenn die Dichtigkeit ϱ veränderlich ist, so mufs diese Dichtigkeit eine Function der Gröfse φ seyn, und ist umgekehrt diese Bedingung erfüllt, so giebt es immer einen Werth von p, der dieser Gleichung des Gleichgewichtes Genüge leistet. Vermöge der Gleichung (4) ist aber die Gröfse φ in der ganzen Ausdehnung jeder Schichte des Gleichgewichtes, eine beständige. Daher ist es bei einer ungleichartigen Flüssigkeit und einer zusammendrückbaren Flüssigkeit im Zustande des Gleichgewichtes nothwendig, dafs die Dichtigkeit in der ganzen Ausdehnung derselben Schichte constant ist, und da die oberste Schichte, die einem beständigen gegebenen Drucke unterworfen ist, eine Schichte des Gleichgewichtes ist, so mufs sie in ihrer ganzen Ausdehnung dieselbe Dichtigkeit haben.

Ist die Flüssigkeit nicht zusammendrückbar, so kann die Dichtigkeit ϱ eine beliebige continuierliche oder discontinuierliche Function von φ seyn. Ist sie gegeben, so findet man daraus den Werth von p als Function von ϱ, wenn man die

Formel $\varrho\, d\varphi$ integriert und die willkührliche Constante vermöge der constanten und gegebenen Grüfse des äufseren Druckes bestimmt.

Ist die Flüssigkeit eine ungleichartige, die einer Centralkraft unterworfen ist, so mufs, wenn Gleichgewicht vorhanden seyn soll, ihre Masse aus kugelförmigen concentrischen Schichten bestehen, deren Dichtigkeit in der ganzen Ausdehnung einer jeden derselben dieselbe ist und von einer Schichte zur anderen sich willkührlich ändern kann. Sind mehrere schwere Flüssigkeiten in einem Gefafse enthalten, so muls, wenn Gleichgewicht vorhanden seyn soll, jede horizontale unendlich dünne Schichte nur eine Flüssigkeit enthalten, welche Bedingung erfüllt ist, wenn die obere Oberfläche, von der man annimmt, dafs sie einem beständigen Drucke unterworfen ist, und die Trennungsflache zweier arf einander folgender Flüssigkeiten alle horizontale Ebenen sind. Die Dauer des Gleichgewichtes erfordert aufserdem, dafs die Dichtigkeiten der über einanderliegenden Flüssigkeiten von der tiefsten bis zur höchsten Flüssigkeit abnehmen, damit der Schwerpunkt dieses Systems schwerer Körper, so tief als möglich liege (§. 348).

587.

In einer elastischen Flüssigkeit ist die Dichtigkeit mit dem Drucke verbunden und kann nicht willkührlich gegeben seyn, wie bei einer unzusammendrückbaren und ungleichartigen Flüssigkeit. Dividiert man die Gleichungen $dp = \varrho\, d\varphi$ und $p = k\varrho$ durch einander, so erhält man

$$\frac{dp}{p} = \frac{d\varphi}{k}. \qquad (5)$$

Ist die Temperatur uberall dieselbe, so ist k eine beständige Gröfse, und, wenn man integriert, so hat man

$$p = \Pi e^{\frac{\varphi}{k}}, \quad \varrho = \frac{\Pi}{k}\, e^{\frac{\varphi}{k}}, \qquad (6)$$

um die Gesetze des Druckes und der Dichtigkeit, im Zustande des Gleichgewichtes der Flüssigkeit auszudrücken, wo e die Basis der natürlichen Logarithmen und Π eine willkührliche Constante ist, die einen gewissen Druck bezeichnet und aus dem Drucke, der in einem gegebenen Punkte statt hat, bestimmt wird.

Aendert sich die Temperatur von einem Punkte zum anderen, so ändert sich auch k, damit aber die Gleichung (5) statt habe, mufs diese Gröfse eine Function von φ seyn, die willkührlich gegeben seyn kann. Die Temperatur mufs daher ebenfalls eine Function von φ seyn und ist mithin in der ganzen Ausdehnung jeder Schichte des Gleichgewichtes einer im Gleichgewichte befindlichen elastischen Flüssigkeit dieselbe. Ist diese Bedingung erfullt, so mufs man die Gleichungen (6) durch folgende

$$p = \Pi e^{\int \frac{d\varphi}{k}}, \quad \varrho = \frac{\Pi}{k} e^{\int \frac{d\varphi}{k}}$$

ersetzen.

Abgesehen von der Centrifugalkraft und der Abplattung der Erde, ist die Schwere der Lufttheilchen gegen den Mittelpunkt der Erde gerichtet und die Schichten des Gleichgewichtes der Erde sind kugelförmig und concentrisch. Sollte daher die Atmosphäre im Gleichgewichte bleiben, so müfste die Temperatur überall, in derselben Hohe über der Oberfläche der Erde, dieselbe seyn und sich nur mit der Höhe der concentrischen Schichten ändern. Dies ist aber nicht der Fall und die Sonne erhitzt die verschiedenen Punkte der Oberfläche der Erde und jeder atmosphärischen Schichte auf ungleiche Weise. Da die Temperatur von der Breite abhängt, so verhindert dieser Umstand, dafs das Gleichgewicht statt hat, und bringt die beständigen Winde hervor, die man wirklich in der Nahe des Aequators beobachtet. Uebrigens konnte uns die Bedingung des Gleichgewichtes der atmospharischen Schichte uber die Aenderung der Temperatur in verticalem Sinne gar keinen Aufschlufs geben. Denn die Gleichung (5) hat statt, wie auch der Werth von k, der als Function von ϱ gegeben ist, und wie daher auch das Gesetz dieser Aenderung beschaffen sey.

Ist die Masse $ABCD$ aus mehreren Gasarten von verschiedener Art zusammengesetzt, so konnen die Bedingungen des Gleichgewichtes auf zwei verschiedene Arten erfullt werden, wenn diese Gasarten nemlich vollkommen unter einander gemischt sind, so dafs sie eine in allen Theilen gleichartige Flussigkeit bilden, oder wenn sie in ubereinander liegenden Schichten geordnet sind, deren Trennungsflächen sämmtlich

Oberflächen des Gleichgewichtes sind. Der erste Fall hat in der Atmosphäre statt, deren Zusammensetzung in allen Höhen dieselbe ist. Dieser Zustand einer vollkommnen Mischung ist der des dauernden Gleichgewichtes, und wenn die verschiedenen Gasarten in einem von allen Seiten verschlossenen Gefäfse über einander gelagert sind, so werden sie sich zuletzt genau mischen, wenn man das diese Flüssigkeiten enthaltende Gefäfs nicht vor den kleinsten Bewegungen schützt.

588.

Die Mittelpunkte der anziehenden oder abstofsenden Kräfte, die auf jeden Punkt M der flussigen Masse $ABCD$ wirken, konnen alle übrigen materiellen Punkte dieser Masse seyn. In diesem Falle sind die Seitenkräfte X, Y, Z der ganzen beschleunigenden Kraft des Punktes M aus einer unendlichen Anzahl von Gliedern zusammengesetzt. Demungeachtet können sie gewisse Functionen von x, y, z seyn, die allen Punkten der Flussigkeiten gemeinschaftlich sind, indem man annimmt, dafs das Naturgesetz, dafs die Wirkung der Gegenwirkung gleich und entgegengesetzt ist, bei den wechselseitigen Anziehungen und Abstofsungen statt hat, und alle Punkte aufserdem denselben fremden Kraften unterworfen sind.

In der Natur sind diese wechselseitigen Wirkungen von zwei verschiedenen Arten. Die einen ändern sich im umgekehrten Verhaltnisse des Quadrates des Abstandes und die Intensitäten der anderen werden durch Functionen ausgedrückt, die mit grofser Schnelligkeit abnehmen und nur in unmefsbaren Abständen mefsbare Werthe haben. Die Seitenkräfte X, Y, Z der Kräfte der ersten Art findet man, wenn man die Masse von $ABCD$ in unendlich kleine Elemente theilt (§. 98) und alsdann, vermittelst der Integralrechnung, die Summen der Anziehungen oder Abstofsungen aller Punkte, nach jeder Richtung nimmt. Was die Wirkungen der zweiten Art betrifft, die man eigentlich die Molecularkräfte nennt und die anziehende oder abstofsende sind, je nachdem die Anziehung des wägbaren Stoffes gröfser oder kleiner ist als die Abstofsung durch die Wärme, so darf man sie bei der Berechnung der Krafte X, Y, Z, die sich auf einen inneren Punkt M beziehen, nicht mit in Erwägung bringen; denn gerade diese Molecularkräfte sind es, welche den nach allen Richtungen um M gleichen Druck p hervorbringen, den man schon berücksichtigte, als man die Gleichungen des Gleichgewichtes bildete.

Aus dieser letzten Betrachtung ergiebt sich, dafs die Gleichungen (2) die nothwendigen und hinreichenden Bedingungen des Gleichgewichtes aller Krafte sind, die Molecularkafte, die auf ein beliebiges Element dm der flüssigen Masse wirken, mit eingeschlossen; so dafs das Gleichgewicht sicher statt hat, wenn ein Werth von p vorhanden ist, der diesen Gleichungen fur alle Punkte der Flussigkeit Genuge leistet, welcher mit dem direct gegebenen Werthe des Druckes auf die freie Oberfläche zusammen fallt und der in keinem Punkte negativ wird, damit die Theile der Flüssigkeit im Zusammenhange bleiben.

Wäre das als Function des Abstandes ausgedrückte Gesetz der Molecularkrafte gegeben und konnte man aus diesen Kräften den Ausdruck der Grofse p als Function des mittleren Zwischenraums der Molecule finden (§. 98), so würde man diesen Ausdruck in die Gleichungen (2) substituieren. Eine derselben würde die Gröfse dieses Zwischenraums bestimmen, welcher, im Zustande des Gleichgewichtes, um den Punkt M statt haben würde, und die beiden anderen würden die Bedingungen dieses Gleichgewichtes ausdrücken. Der numerische Werth von p würde sich alsdann aus dem des mittleren Zwischenraums oder aus dem entsprechenden Werthe der Dichtigkeit ergeben, und ich habe in der oben angeführten Abhandlung (§. 576) gezeigt, wie dieser Druck p sich, in sehr grofsen Verhaltnissen, für sehr kleine Aenderungen in der Dichtigkeit, die man bei den Flussigkeiten bemerkt, andern kann. Da aber die directe Bestimmung des Druckes p unmoglich ist, so ist man gezwungen, seinen Werth aus den Bedingungen des Gleichgewichtes selbst, oder aus der Formel (3), die daraus folgt, abzuleiten.

Liegt der Punkt M auf der Oberflache der Flüssigkeit, oder ist er um weniger als der Halbmesser der Wirkung der Molecularkräfte davon entfernt, so muls man diese Kräfte und die schnelle Aenderung der Dichtigkeit an der Oberflache, bei der Berechnung der Seitenkrafte X, Y, Z, und daher auch des aus der Formel (3) abgeleiteten Werthes von p berücksichtigen. Es ergiebt sich daraus ein Einflufs der Molecularkräfte auf die Gestalt der im Gleichgewichte befindlichen Flüssigkeit, welcher im Allgemeinen nicht merklich ist und es nur bei den Wirkungen der Haarröhrchenkraft wird. Man wird dies jedoch in diesem Lehrbuche unberücksichtigt lassen, und ich verweise in Beziehung auf Alles, was die Erscheinungen der Haarrohrchenkraft betrifft, auf meine Neue Theorie der Haarröhrchenkraft.

589.

Dreht sich eine gleichartige oder ungleichartige Flüssigkeit gleichformig um eine feste Axe, so geben die vorhergehenden Formeln die Bedingungen an, die nothwendig und hinreichend sind, damit sie eine beständige Gestalt behalte und sich wie ein fester Korper bewege. Es ist hierzu hinreichend, mit den Seitenkraften X, Y, Z die der aus dieser Umdrehung entspringenden Centrifugalkraft zu verbinden.

Man nehme alsdann die Umdrehungsaxe für die der z. Sey r der Abstand eines beliebigen Punktes M von dieser Linie, so dafs man

$$r^2 = x^2 + y^2$$

hat. Sey α die beständige Winkelgeschwindigkeit, die allen Punkten der Flüssigkeit gemeinschaftlich ist; $r\alpha$ wird die absolute Geschwindigkeit des Punktes M seyn, und da er einen Kreis beschreibt, dessen Halbmesser r ist, so ist der Werth der Centrifugalkraft $r\alpha^2$ (§. 174). Da diese Kraft nach der Verlängerung von r gerichtet ist, so erhält man ihre mit den Axen der x und y parallelen Seitenkräfte, wenn man sie mit $\frac{x}{r}$ und $\frac{y}{r}$ multipliciert, was $x\alpha^2$ und $y\alpha^2$ giebt, und diese Gröfsen mufs man zu den Kräften X und Y addieren, und da die Kraft Z sich nicht ändert, so wird die Formel (3)

$$dp = \varrho(Xdx + Ydy + Zdz + \alpha^2 xdx + \alpha^2 ydy). \quad (a)$$

Die in den Klammern eingeschlossene Gröfse ist noch immer ein genaues Differential, nemlich das Differential der Function φ des §. 586, welche um $\frac{1}{2}\alpha^2(x^2+y^2)$ oder $\frac{1}{2}\alpha^2 r^2$ vermehrt ist. Daher wird die bestandige Gestalt der Flüssigkeit möglich seyn, und wenn die freie Oberfläche derselben in ihrer ganzen Ausdehnung einen constanten Druck erleidet, so wird die dieser Oberfläche und allen Oberflächen des Gleichgewichtes gemeinschaftliche Gleichung

$$Xdx + Ydy + Zdz + \alpha^2(xdx + ydy) = o \qquad (b)$$

seyn.

Ist die Flüssigkeit gleichartig, so ist es hinreichend, wenn die freie Oberfläche durch das Integral dieser Differentialgleichung bestimmt ist, dessen willkührliche Constante man vermittelst des ganzen Volumens der Flüssigkeit bestimmt, wie sogleich an einem Beispiele gezeigt werden soll. Ist die Flüssigkeit ungleichartig, so muſs sie auſserdem aus gleichartigen Schichten zusammengesetzt seyn, deren Gestalt ebenfalls durch das Integral derselben Gleichung bestimmt ist und von der äuſseren Gestalt nur durch die Werthe der willkührlichen Constanten verschieden ist.

590.

Man wende die Gleichung (b) auf den Fall einer gleichartigen Flüssigkeit an, die der Schwerkraft unterworfen ist, sich um eine verticale Axe dreht und in einem Gefaſse enthalten ist, das an seinem oberen Theile offen ist.

Nennt man g die Schwere und zählt die positiven z in dem dieser Kraft entgegengesetzten Sinne, so hat man

$$X = o, \quad Y = o, \quad Z = -g.$$

Die Gleichung (b) wird daher

$$gdz = \alpha^2(xdx + ydy),$$

woraus man, wenn man integriert, und durch c die willkührliche Constante bezeichnet,

$$z = \frac{\alpha^2}{2g}(x^2 + y^2) + c$$

findet, woraus hervorgeht, daſs die freie Gestalt der Flüssigkeit ein Rotationsparaboloid ist, dessen Axe die Umdrehungsaxe ist.

Um die Constante c zu bestimmen, sey das Gefaſs ein verticaler Cylinder mit kreisrunder Grundfläche, dessen geometrische Axe mit der Axe der z oder der Umdrehungsaxe zusammenfallt. Sey sein Halbmesser a und h die zu der absoluten Geschwindigkeit $a\alpha$ gehörende Höhe h, so daſs man

$a^2\alpha^2 = 2gh$ und daher $z = \frac{hr^2}{a^2} + c$ hat. Sey auch b die Höhe des Wassers vor der Bewegung, so wird $\pi a^2 b$ das Volumen der Flüssigkeit seyn, welches sich während der Umdrehung nicht ändert. Theilt man aber das Paraboloid in cylindrische unendlich dünne Schichten, deren gemeinschaftliche Axe die der z ist, so hat man $2\pi r dr$ für den Werth der Grundfläche, und $2\pi z r dr$ für den Werth des Volumens der Schichte, deren Halbmesser r und deren Dicke dr ist. Das ganze Volumen erhält man daher, wenn man $2\pi z r dr$ von $r = o$ bis $r = a$ integriert, woraus man

$$a^2 b = 2\int_o^a z\,r\,dr$$

findet. Substituiert man für r seinen Werth und führt die Integration aus, so findet man

$$c = b - \tfrac{1}{2}h$$

für den Werth von c.

Die Gleichung der oberen Oberfläche der Flüssigkeit ist daher

$$z = \frac{hr^2}{a^2} + b - \tfrac{1}{2}h.$$

Der kleinste und gröfste Werth von z, welcher bezüglich $r = o$ und $r = a$ entspricht, ist $b - \frac{1}{2}h$ und $b + \frac{1}{2}h$, so dafs die aus der Umdrehung entspringende Senkung der Flüssigkeit in der Axe und Erhebung derselben im Umkreise dieselben sind, und ihr Werth die Hälfte der zu der Geschwindigkeit des Umkreises gehörenden Höhe ist.

591.

Wenn die Kräfte, deren Seitenkräfte X, Y, Z sind, von den im umgekehrten Verhältnisse des Quadrates der Abstände, oder nach anderen Gesetzen, wirkenden Anziehungen aller Punkte der Flüssigkeit herrühren, so hängen die völligen Werthe von X, Y, Z, im Allgemeinen, von der Gestalt der Flussigkeit und ihrer Schichten des Gleichgewichtes ab, und umgekehrt hängt diese Gestalt von den Werthen dieser Seitenkräfte ab. Wegen dieser wechselseitigen Abhängigkeit der Anziehungen der Flüssigkeit und ihrer Gestalt wird die Bestimmung der letzteren, vermittelst der Gleichungen (b), sehr schwierig. Selbst wenn die Flüssigkeit gleichartig ist, ist es bis jetzt, bei dem gewohnlichen Falle, dafs die Anziehung im umgekehrten Verhaltnisse des Quadrates der Abstände steht, nur dann möglich, die Frage aufzulosen, wenn man annimmt, dafs die Centrifugalkraft unbeträchtlich ist, so dafs sich die Flüssigkeit wenig von der Kugelgestalt entfernt, die sie annehmen würde, wenn diese Kraft völlig Null, d. h. wenn die Flüssigkeit in Ruhe wäre. Man beweist alsdann durch eine auf die Betrachtung der Reihen gegründete Analyse, die hier nicht Platz finden kann, dafs die Gestalt der Flüssigkeit nothwendig die eines Rotationsellipsoids ist, dessen Abplattung man aus dem Vergleiche der Gröfse der Centrifugalkraft am Aequator mit der Anziehung der Flüssigkeit in demselben Punkte bestimmt.

Es ist aber leicht, zu beweisen, dafs die elliptische Gestalt immer der Gleichung (b) Genüge leistet, wenn die Geschwindigkeit α nicht über eine gewisse Gränze hinausgeht und dafs es alsdann zwei Rotationsellipsoide giebt, die demselben Werthe dieser Umdrehungsgeschwindigkeit entsprechen. Man nehme an, die Gleichung der Oberfläche der Flüssigkeit in ihrem permanenten Zustande sey

$$\frac{z^2}{c^2} + \frac{x^2 + y^2}{c^2(1+\gamma^2)} = 1, \qquad (c)$$

welches die Gleichung eines Rotationsellipsoids ist, dessen geometrische Axe $2c$ ist, während der Durchmesser ihres Aequators $2c\sqrt{1+\gamma^2}$ ist. Man nenne X, Y, Z die Seitenkräfte der beschleunigenden Kraft, die von der ganzen Anziehung, welche dieser Körper auf den den Coordinaten x, y, z, entsprechenden Punkt der Oberfläche ausübt, herrührt, welche Seitenkräfte nach den Verlängerungen dieser Coordinaten, d. h. im entgegengesetzten Sinne der Seitenkräfte, deren Ausdrücke in §. 106 gegeben worden sind, gerichtet sind. Aendert man die Zeichen dieser Ausdrücke, und bemerkt, dafs $\frac{4}{3}\pi\varrho c^3(1+\gamma^2)$ die Masse des Ellipsoids ist, so hat man

$$X = \frac{2\pi f\varrho x}{\gamma^3}\,[\gamma - (1+\gamma^2)\,\text{arc}\,(\text{tang} = \gamma)],$$

$$Y = \frac{2\pi f\varrho y}{\gamma^3}\,[\gamma - (1+\gamma^2)\,\text{arc}\,(\text{tang} = \gamma)],$$

$$Z = \frac{4\pi f\varrho(1+\gamma^2)z}{\gamma^3}\,[\text{arc}\,(\text{tang} = \gamma) - \gamma],$$

wo f, wie in dem erwähnten §., die Intensität der Anziehung in der Einheit des Abstandes und zwischen Massen, deren jede der Einheit gleich ist, bedeutet. Es muſs bewiesen werden, daſs diese Werthe, verbunden mit der Gleichung (c), der Gleichung (b) Genüge leisten. Substituiert man sie in diese Gleichung, multipliciert alle Glieder mit γ^5, was voraussetzt, daſs γ nicht Null ist, und setzt zur Abkürzung

$$\frac{\alpha^2}{4\pi f\varrho} = \varepsilon,$$

so erhält man

$$[\tfrac{1}{2}\gamma - \tfrac{1}{2}(1+\gamma^2)\,\text{arc}\,(\text{tang} = \gamma) + \varepsilon\gamma^5]\,(x\,dx + y\,dy) + (1+\gamma^2)\,[\text{arc}\,(\text{tang} = \gamma) - \gamma]\,z\,dz = o.$$

Differentiiert man die Gleichung (c), so hat man

$$x\,dx + y\,dy + (1+\gamma^2)\,z\,dz = o,$$

und damit diese Differentialgleichung mit der vorhergehenden zusammenfalle, ist es hinreichend und nothwendig, daſs man

$$\tfrac{1}{2}\gamma - \tfrac{1}{2}(1+\gamma^2)\,\text{arc}\,(\text{tang} = \gamma) + \varepsilon\gamma^5 = \text{arc}\,(\text{tang} = \gamma) - \gamma,$$

oder, wenn man reduciert,

$$\frac{3\gamma + 2\varepsilon\gamma^5}{3+\gamma^2} - \text{arc}\,(\text{tang} = \gamma) = o \qquad (d)$$

hat, so daſs man sich nur noch zu überzeugen braucht, ob diese Gleichung reelle Wurzeln hat, und ihre Zahl zu bestimmen.

Zu diesem Ende sey β der erste Theil und man zeichne eine krumme Linie, deren unbestimmte Coordinaten γ und β sind. Diese krumme Linie schneidet die Abscissenaxe im Anfangspunkte der Coordinaten; die Wurzel $\gamma = o$ ist aber der Frage fremd, so lange die Geschwindigkeit α und daher ε nicht Null ist. Die anderen Wurzeln der Gleichung (d) sind paarweise gleich mit entgegengesetzten Zeichen; es ist jedoch hinreichend nur die positiven Wurzeln z. B. zu betrachten, da die Gleichung (c) nur das Quadrat von γ enthält.

Dies vorausgesetzt, setzt man nun das Differential von β gleich Null, so findet man

$$\varepsilon\gamma^4 + 2(5\varepsilon - 1)\gamma^2 + 9\varepsilon = o, \qquad (e)$$

27 *

um die den Maximis und Minimis dieser Ordinate entsprechenden Abscissen zu bestimmen. Da aber diese Gleichung, in Beziehung auf γ^2, vom zweiten Grade ist, so folgt hieraus, daſs nur ein Maximum und ein Minimum auf jeder Seite des Anfangspunktes der Abscissen seyn kann, woraus man zuerst den Schluſs zieht, daſs die krumme Linie die Axe der positiven Abscissen nur in zwei Punkten jenseits dieses Anfangspunktes schneiden kann, so daſs die Gleichung (*d*) höchstens zwei relle positive Wurzeln hat. Man bemerke auſserdem, daſs, wenn die Gleichungen (*d*) und (*e*) für denselben Werth von γ statt haben, die krumme Linie die Abscissenaxe in einem Punkte berühren wird, der einer doppelten Wurzel der Gleichung (*d*) entspricht. Man findet aber aus der Gleichung (*e*)

$$\varepsilon = \frac{2\gamma^2}{(1+\gamma^2)(9+\gamma^2)};$$

substituiert man diesen Werth in die Gleichung (*d*), so findet man

$$\frac{7\gamma^5 + 30\gamma^3 + 27\gamma}{(1+\gamma^2)(3+\gamma^2)(9+\gamma^2)} = \text{arc}(\text{tang} = \gamma),$$

welche Gleichung nur eine positive Wurzel, auſser $\gamma = 0$, haben kann. Diese Wurzel ist wirklich vorhanden, und durch Versuche findet man als Naherungswerth derselben

$$\gamma = 2,5293.$$

Der entsprechende Werth von ε ist

$$\varepsilon = 0,1123,$$

woraus wir schlieſsen können, daſs für kleinere Werthe von ε, als dieser Bruch ist, zwei verschiedene Durchschnitte der Axe der positiven Abscissen und zwei ungleiche Wurzeln der Gleichung (*d*) vorhanden sind; daſs sich, für diesen Werth von ε, diese Durchschnitte in eine Berührung verwandeln und alsdann die Wurzeln gleich werden, und daſs endlich, für gröſsere Werthe von ε, die Durchschnitte nicht mehr statt haben, eben so wenig wie die reellen Wurzeln der Gleichung (*d*). Es ist gewiſs, daſs diese Wurzeln den kleinsten und nicht den gröſsten Werthen von ε entsprechen. Denn für $\varepsilon = \infty$, hat die Gleichung (*d*) keine von Null verschiedene Wurzel, wenn dagegen ε ein sehr kleiner Bruch ist, so bestimmt man leicht die zwei reellen Wurzeln dieser Gleichung.

Hat man, vermittelst der Gleichung (d), die zwei Näherungswerthe von γ bestimmt, die einem gegebenen Werthe von ε, der kleiner als der vorhergehende Bruch ist, entsprechen, so geben die vorhergehenden Werthe von X, Y, Z, die Anziehung der Flüssigkeit in einem beliebigen Punkte im Inneren derselben oder auf ihrer Oberfläche an, und man findet die Werthe von c aus dem gegebenen Volumen der Flüssigkeit. Ist der Werth von ε gröfser als dieser Bruch, so darf man nicht daraus schliefsen, dafs die permanente Gestalt der Flüssigkeit unmöglich sey, sondern blofs, dafs sie kein Rotationsellipsoid seyn kann. Denn nimmt man den Fall aus, in welchem diese Gestalt wenig von einer Kugel verschieden ist, so ist noch nicht bewiesen worden, dafs die Gestalt des Rotationsellipsoids die einzige sey, welche dem Gleichgewichte der Centrifugalkräfte und der wechselseitigen Wirkungen der Molecule entspricht. Man hat nicht einmal bewiesen, dafs die Kugel die einzige Gestalt ist, welche eine in Ruhe befindliche flüssige Masse, deren Molecule sich wechselseitig anziehen, annimmt, wie natürlich dies auch erscheint.

592.

Ist ε ein sehr kleiner Bruch, so leistet man der Gleichung (d) Genüge, wenn man für γ eine sehr kleine Gröfse nimmt. Man hat alsdann

$$\operatorname{arc}(\operatorname{tang}\gamma) = \gamma - \tfrac{1}{3}\gamma^3 + \cdots$$

$$\frac{1}{3+\gamma^2} = \tfrac{1}{3} - \frac{\gamma^2}{9} + \cdots$$

und wenn man diese Werthe in die Gleichung (d) substituiert, den Factor γ wegläfst, der allen Gliedern gemeinschaftlich ist, und alsdann die Potenzen von γ, die höher als die erste sind, vernachlässigt, so findet man

$$\gamma^2 = \frac{15\,\varepsilon}{2},$$

was einem sehr wenig abgeplatteten Ellipsoide entspricht. Die Abplattung ist beinahe $\tfrac{1}{2}\gamma^2$, weil die zwei Halbaxen c und $c\sqrt{1+\gamma^2}$ sind. Man kann $u^2 c$ fur die Centrifugalkraft am Aequator und $\tfrac{4}{3}\pi f r c$ für die Anziehung in einem Punkte der Oberfläche nehmen, welches die genauen Werthe dieser zwei Kräfte seyn würden, wenn der Körper genau kugelförmig wäre. Das Verhältnifs des ersten zum zweiten ist 3ε; wenn sich daher eine gleichartige Flüssigkeit um eine feste Axe dreht und sich wenig von der Kugelgestalt entfernt, so ist ihre Abplattung dem Fünffachen der Centrifugalkraft am Aequator, dividiert durch das Vierfache der Anziehung an der Oberfläche, gleich. Man beweist auch, dafs, wenn die Flüssigkeit aus sehr wenig abgeplatteten Schichten besteht, deren Dichtigkeiten vom Mittelpunkte nach der Oberfläche hin abnehmen, alsdann die Abplattung immer kleiner seyn wird, als wenn die Flüssigkeit gleichartig ist, und dennoch grofser, als zwei Fünftel derjenigen, die diesem Falle entspricht.

Bei der Umdrehungsbewegung der Erde, ist das Verhaltnifs der Centrifugalkraft zur Schwerkraft, oder der Anziehung der Erde ungefahr $\frac{1}{288}$ (§. 177) am Aequator. Wäre die Erde eine gleichartige flüssige Masse, so wäre daher ihre Abplattung $\frac{1}{232}$, und zwei Fünftel hiervon $\frac{1}{580}$. Ihr wahrer Werth $\frac{1}{290}$, der sich aus der Beobachtung ergiebt, ist zwischen diesen Gränzen eingeschlossen, wie bei dem Falle einer Flüssigkeit, deren Dichtigkeit vom Mittelpunkte nach der Oberfläche hin abnimmt.

Setzt man

$$z = c, \quad \sqrt{x^2 + y^2} = c\sqrt{1 + \gamma^2}$$

in den Werthen von Z und $\sqrt{X^2 + Y^2}$, und entwickelt alsdann nach den Potenzen von γ, so findet man

$$Z = -\frac{4\pi f \varrho c}{3}\left(1 + \frac{4\gamma^2}{10} + \ldots\right)$$

$$\sqrt{X^2 + Y^2} = -\frac{4\pi f \varrho c}{3}\left(1 + \frac{3\gamma^2}{10} + \ldots\right)$$

für die Anziehungen, die an den Polen und am Aequator statt haben. Ich addiere zu der zweiten die Centrifugalkraft $\alpha^2 c$, deren Werth $4 f \pi \varrho c \varepsilon$, oder das Produkt aus $\frac{4}{3}\pi f \varrho c$ in $\frac{4\gamma^2}{10}$ nach dem Vorhergehenden, ist, so erhält man,

$$\sqrt{X^2 + Y^2} + \alpha^2 c = -\frac{4\pi f \varrho c}{3}\left(1 - \frac{\gamma^2}{10} + \ldots\right)$$

für die Schwere am Aequator. Zieht man die Schwere am Pole Z davon ab und dividiert durch diese, so hat man

$$\frac{\sqrt{X^2+Y^2}+\alpha^2 c - Z}{Z} = \tfrac{1}{2}\gamma^2 - \ldots$$

so dass, wenn man das Quadrat von γ^2 vernachlässigt, dieses Verhältniss der Abplattung $\frac{1}{2}\gamma^2$ gleich ist, die Summe dieser zwei Grössen ist daher dem Fünffachen der Centrifugalkraft, dividiert durch das Doppelte der Schwere am Aequator, gleich, was mit dem in §. 193 angeführten Lehrsatze übereinstimmt.

In demselben Falle, wenn ε sehr klein ist, leistet man der Gleichung (d), vermittelst eines sehr grossen Werthes von γ, Genüge.

Man hat identisch

$$\text{arc}\,(\text{tang} = \gamma) = \tfrac{1}{2}\pi - \text{arc}\left(\text{tang} = \frac{1}{\gamma}\right);$$

für einen ähnlichen Werth von γ hat man daher, in einer convergierenden Reihe,

$$\text{arc}\,(\text{tang} = \gamma) = \tfrac{1}{2}\pi - \frac{1}{\gamma} + \tfrac{1}{3}\frac{1}{\gamma^3} - \tfrac{1}{5}\frac{1}{\gamma^5} + \ldots$$

Ebenso hat man

$$\frac{1}{\gamma^2+3} = \frac{1}{\gamma^2} - \frac{3}{\gamma^4} + \ldots$$

und wenn man diese Entwickelungen in die Gleichung (d) substituiert, so findet man daraus alsdann einen Werth von γ, der nach den wachsenden Potenzen von ε geordnet ist, nemlich

$$\gamma = \frac{\pi}{4\varepsilon} - \frac{8}{\pi} + \ldots$$

was die zweite reelle Wurzel dieser Gleichung ist.

Ausführlicheres über diese Theorie und ihre Anwendung auf die Gestalt der Erde findet man in dem zweiten und fünften Theile der *mécanique céleste*.

593.

Es ist ein wesentlicher Unterschied zwischen den Oberflächen des Gleichgewichtes, die im Inneren einer Flüssigkeit gezogen sind, die der Wechselwirkung aller ihrer Punkte unterworfen ist, und denjenigen, die in einer Flüssigkeit beschrieben sind, deren Punkte nur durch fremde Kräfte getrieben werden, d. h. durch Anziehungen und Abstoſsungen, die von festen Mittelpunkten ausgehen und Functionen der Abstände von diesen Mittelpunkten sind. Sey *ABCD* (Fig. 37) die freie Oberfläche einer Flüssigkeit, die entweder in Ruhe ist, oder, zu gröſserer Allgemeinheit, sich um eine feste Axe dreht. Sey *EFGH* eine in ihrem Inneren gezogene Oberfläche des Gleichgewichtes und *R* die Mittelkraft aller auf einen beliebigen Punkt *M* dieser Oberfläche wirkenden Kräfte. In beiden hier unterschiedenen Fällen, wird diese Kraft nach der in diesem Punkte senkrecht stehenden Linie *NMP* gerichtet seyn. Da aber, im zweiten Falle, ihre Gröſse und Richtung von keiner Wirkung der Punkte der Flüssigkeit abhängt, so wird sie noch auf der Oberfläche *EFGH* senkrecht bleiben, wenn man die zwischen *EFGH* und *ABCD* enthaltene Schichte der Flüssigkeit wegnimmt, so daſs alsdann noch die durch *EFGH* begränzte Flüssigkeit in Ruhe bleibt. Wenn aber die Punkte des Systems eine wechselseitige Wirkung ausüben, so hängt die Kraft *R* von der Wirkung dieser inneren Flüssigkeit und der der äuſseren Schichte ab. Sie ändert, im Allgemeinen, ihre Gröſse und Richtung, wenn man die zwischen *ABCD* und *EFGH* enthaltene Schichte wegläſst, und das Gleichgewicht der durch *EFGH* begränzten Flüssigkeit hat nicht mehr statt. Damit es sich herstelle, muſs sich die Oberfläche *EFGH* ändern und in jedem Punkte *M*, bloſs auf dem bleibenden Theile der Kraft *R*, senkrecht seyn.

Die Wirkung der äuſseren zwischen *ABCD* und *EFGH* enthaltenen Schichte wird bei allen Punkten der inneren Flüssigkeit und der Oberfläche *EFGH* Null seyn, wenn die ganze Masse der Flüssigkeit gleichartig ist, sich wenig von der Kugelgestalt entfernt und ihre Punkte nur durch ihre wechselseitigen im umgekehrten Verhältnisse des Quadrates ihrer Abstände wirkenden Kräfte und durch die Centrifugalkraft getrieben werden. Denn alsdann sind alle Oberflächen des Gleichgewichtes ähnliche Ellipsoide, und daher übt die zwischen zwei solchen Oberflächen *ABCD* und *EFGH* enthaltene Schichte keine Wirkung auf die im inneren Raume gelegenen Punkte aus (§. 105). Diese Unwirksamkeit einer durch zwei Oberflachen des Gleichgewichtes begränzten Schichte auf die innere Flüssigkeit, ist keine Bedingung des Gleichgewichtes der Flüssigkeiten. Bleiben z. B. die Kräfte dieselben, wie sie hier angenommen wurden, so hat sie z. B. nicht mehr statt, wenn die Flüssigkeit ungleichartig ist, wodurch die Oberflächen des Gleichgewichtes unähnlich werden, indem sie noch immer elliptisch und so beschaffen sind, daſs die Ellipticitat einer beliebigen Oberfläche *EFGH* von der Dicke und Beschaffenheit der äuſseren Schichte abhängt.

In dem besonderen Falle, wenn die Flüssigkeit gleichartig ist, kann man nach Belieben die zwischen *ABCD* und *EFGH* enthaltene elliptische Schichte wegnehmen oder wieder herstellen, ohne daſs hierdurch das Gleichgewicht gestort oder die Gestalt der inneren Flüssigkeit geändert wird, wenn man annimmt, daſs die Umdrehungsgeschwindigkeit immer dieselbe ist. Es giebt aber auch andere Schichten, die man zu der durch *EFGH* begränzten Flüssigkeit hinzu setzen kann und die das Gleichgewicht nicht stören, wiewohl die Anziehung, die sie auf die Punkte dieser Flussigkeit ausüben, nicht Null ist. Es ist einleuchtend, daſs die äuſsere Oberflache der hinzukommenden Schichte ein Ellipsoid seyn kann, das *EFGH* ahnlich ist und dessen Mittelpunkt ein vom Punkte *O* verschiedener Punkt der Umdrehungsaxe ist. Die auſsere Oberflache dieser krummen Linie kann auch diesen Punkt zum Mittelpunkte haben, und ein Ellipsoid seyn, dessen Abplattung von der der inneren Oberfläche verschieden ist. Um dies zu beweisen, seyen *ABCD* und *A'B'C'D'* (Fig. 38) die zwei verschiedenen Ellipsoide, welche der Bedingung des Gleichgewichtes einer und derselben gleichartigen Flüssigkeit, die sich mit einer gegebenen Winkelgeschwindigkeit um eine feste Axe dreht (§. 591), entspricht. Seyen auch *EFGH* und *E'F'G'H'* zwei Oberflächen des Gleichgewichtes, die im Inneren dieser Ellipsoide gezogen, den äuſseren Oberflächen ähnlich sind, denselben Mittelpunkt *O*, wie diese haben und sich im Punkte *M* schneiden. Man kann, ohne das Gleichgewicht der Flüssigkeit zu stören, die durch *EFGH* begränzt wird, noch die zwischen den zwei Oberflächen *EFGH* und *A'B'C'D'*, die unähnlich und concentrisch sind, enthaltene Schichte hinzu addieren. Man bemerke, daſs nicht bloſs die

Wirkung dieser Schichte auf die Punkte der inneren Flüssigkeit und der Oberfläche $EFGH$ nicht Null ist, sondern daſs die Wirkung auf jeden Punkt der Oberfläche nicht nach der Normalen gerichtet ist. So ist im Punkte M, die Wirkung der zwischen den Oberflächen $EFGH$ und $A'B'C'D'$ enthaltenen Schichte nicht nach der Normalen NMP der ersten Oberflache gerichtet. Denn es ist schon die Wirkung der inneren, durch diese Oberfläche begränzten, Flüssigkeit nach NMP gerichtet, und wenn die Wirkung der hinzukommenden Schichte ebenfalls diese Richtung hätte, so wäre die Wirkung der ganzen durch die Oberflache $A'B'C'D'$ begränzten Flüssigkeit, noch nach dieser Normalen gerichtet, während sie nach der Normalen $N'M'P'$ der anderen Oberfläche des Gleichgewichtes $E'F'G'H'$ gerichtet seyn muſs.

Wie auch die Kräfte beschaffen seyen, welche auf eine gleichartige oder ungleichartige Flüssigkeit wirken, die sich um eine feste Axe dreht, so darf man nie vergessen, daſs die einzige Bedingung des Gleichgewichtes das Vorhandenseyn einer Gröſse p ist, welche der Gleichung (a) genügt und an der freien Oberfläche der Flüssigkeit Null oder constant ist. Jede andere Bedingung, die man noch hinzu fügen würde, ist schon in dieser enthalten, oder ist unrichtig.

594.

Unter den verschiedenen Gesetzen der Anziehung giebt es eins, das nicht in der Natur vorkommt, aber eine merkwürdige Eigenschaft hat. Dieses Gesetz ist das der Anziehung im geraden Verhältnisse des Abstandes, und die erwähnte Eigenschaft besteht darin, daſs die Mittelkraft der Wirkungen aller Punkte eines Körpers auf einen beliebigen Punkt, von der Gestalt und Beschaffenheit dieses Körpers, der gleichartig oder ungleichartig seyn kann, abhängt und dieselbe ist, als wenn die ganze Masse in seinem Schwerpunkte vereinigt wäre.

Denn es seyen x, y, z die Coordinaten des angezogenen Punktes, x', y', z' die eines anziehenden Punktes, μ die Masse dieses zweiten materiellen Punktes, u der Abstand dieser zwei Punkte, $k\mu u$ die beschleunigende Kraft, die vom ersten Punkte nach dem zweiten gerichtet ist, wo k einen constanten Coefficienten bedeutet. Die Seitenkräfte dieser Kraft, die nach Linien, die mit den Coordinatenaxen parallel durch den anziehenden Punkt gezogen sind, gerichtet sind, werden $k\mu(x'-x)$, $k\mu(y'-y)$, $k\mu(z'-z)$, weil die Cosinus der Winkel, die ihre Richtung mit diesen Linien einschliefst, die Unterschiede $x'-x$, $y-y$, $z'-z$, dividiert durch u, sind. Nennt man daher X, Y, Z die ganzen Seitenkräfte der beschleunigenden Kraft des anziehenden Punktes, so hat man

$$X = k\Sigma\mu x' - kx\Sigma\mu,$$
$$Y = k\Sigma\mu y' - ky\Sigma\mu,$$
$$Z = k\Sigma\mu z' - kz\Sigma\mu,$$

wo sich die Summen Σ auf alle Punkte dieses anziehenden Körpers erstrecken. Nennt man aber m die ganze Masse dieses Korpers, und x_1, y_1, z_1 die drei Coordinaten seines Schwerpunktes, so hat man

$$\Sigma\mu = m,$$
$$\Sigma\mu x' = mx_1,$$
$$\Sigma\mu y' = my_1,$$
$$\Sigma\mu z' = mz_1,$$

hieraus ergiebt sich also

$$X = km(x_1 - x),$$
$$Y = km(y_1 - y),$$
$$Z = km(z_1 - z),$$

welche Gleichungen offenbar den zu beweisenden Satz enthalten.

Substituiert man diese Werthe von X, Y, Z in die Gleichung (b), und setzt, zur Abkürzung, $\frac{a^2}{km} = \varepsilon$, so erhält man

$$(x_1 - x)dx + (y_1 - y)dy + (z_1 - z)dz + \varepsilon(xdx + ydy) = o,$$

woraus man, wenn man integriert und durch c die willkührliche Constante bezeichnet,

$$(x - x_1)^2 + (y - y_1)^2 + (z - z_1)^2 - \varepsilon(x^2 + y^2) = c$$

findet. Diese Gleichung ist die der Oberflächen des Gleichgewichtes in einer Flüssigkeit, die sich um die Axe der z dreht, und deren Punkte sich im Verhältnisse des Abstandes anziehen; sie zeigt, daſs alle diese Oberflächen concentrisch und vom zweiten Grade seyn werden. Verlegt man auſserdem den Anfangspunkt der Coordinaten nach ihrem gemeinschaftlichen Punkte, d. h. nach dem Schwerpunkte der Flüssigkeit, so müssen die ersten Potenzen der Coordinaten verschwinden, was nicht anders seyn kann, als wenn man $x_1 = o$, $y_1 = o$, $z_1 = o$ hat. Die vorhergehende Gleichung reduciert sich daher auf

$$z^2 + (1 - \varepsilon)(x^2 + y^2) = c; \qquad (f')$$

die Oberflächen des Gleichgewichtes sind daher Rotations-Ellipsoide oder Hyperboloide, je nachdem man $\varepsilon < 1$ oder $\varepsilon > 1$ hat, und in diesen beiden Fallen haben sie alle dieselbe geometrische Axe, welche die Umdrehungsaxe ist.

Da das Volumen der Flüssigkeit gegeben ist, so kann nur dann das Hyperboloid entstehen, wenn die Flüssigkeit in einem Gefäſse enthalten ist, und alsdann paſst die Gleichung (f') nur auf den freien Theil der Oberfläche. Hat man daher $\varepsilon > 1$, so ist die permanente Gestalt einer von allen Seiten freien Flüssigkeit, in dem Falle, den wir betrachten, unmöglich. Hat man $\varepsilon < 1$, so sind alle Oberflächen des Gleichgewichtes Ellipsoide, die sich durch die Werthe von c unterscheiden. Um den Werth dieser Gröſse, die der äuſseren Oberfläche entspricht, zu bestimmen, setzt man den Werth des Volumens des Ellipsoids, dessen Ausdruck $\frac{4\pi c\sqrt{c}}{3(1-\varepsilon)}$ ist, dem gegebenen Volumen der Flüssigkeit gleich. Es ist bemerkenswerth, daſs in diesem Beispiele das Gesetz der Dichtigkeiten der Schichten der Flussigkeit keinen Einfluſs auf seine äuſsere Gestalt und auf die seiner Schichten des Gleichgewichtes hat.

Drittes Kapitel.

Ueber das Gleichgewicht der schweren Flüssigkeiten.

595.

Sey $ABCD$ (Fig. 39) ein an seinem oberen Theile offenes Gefäfs, dessen horizontale Grundfläche AB auf einer festen Ebene liegt. Man nehme an, eine schwere gleichartige Flüssigkeit erhebe sich in diesem Gefafse bis $A'B'$. Für das Gleichgewicht dieser Flüssigkeit ist es erforderlich, dafs die freie Oberfläche $A'B'$ horizontal oder auf der Richtung der Schwere senkrecht ist, und dieses Gleichgewicht wird nicht gestört werden, wenn man auf diese Oberfläche einen Druck ausübt, der constant und beliebig grofs ist.

Der auf die Einheit der Oberfläche bezogene Druck ist in der ganzen Ausdehnung jedes horizontalen Schnittes der Flüssigkeit derselbe. Bezeichnet man ihn in der Tiefe z unter $A'B'$ durch p, und nennt ϱ die constante Dichtigkeit der Flüssigkeit und g die Schwere, so hat man $dp = \varrho g dz$, vermöge der Gleichung (3) des §. 583. Integriert man, so hat man daher

$$p = \varrho g z + \Pi,$$

wo Π der äufsere Druck ist, der im Allgemeinen der atmosphärische Druck seyn wird, der $z = o$ entspricht. Dieser beständige Druck verpflanzt sich, ohne Aenderung, auf alle Elemente der Wände des Gefäfses und der Körper, die in die Flüssigkeit getaucht sind; er verbindet sich in jedem Punkte (§. 578) mit dem veränderlichen, von der Schwere der Flüssigkeit herrührenden Drucke. Es ist daher leicht, ihn zu berücksichtigen, und zur gröfseren Einfachheit können wir ihn Null setzen und die vorhergehende Gleichung auf

$$p = \varrho g z$$

reducieren. Sey b die Grundfläche AB des Gefäfses, P der ganze auf diese Grundfläche ausgeübte Druck, h der Abstand $A'B'$ von dieser Grundflache oder die Höhe der Flüssigkeit; so hat man zu gleicher Zeit

$$z = h, \quad P = bp = \varrho g b h,$$

woraus hervorgeht, dafs der auf die horizontale Grundfläche des Gefäfses ausgeübte Druck dem Gewichte eines mit Flüssigkeit gefüllten Gefafses gleich ist, dessen Grundfläche die des Gefafses, dessen Hohe die der Flüssigkeit ist und dessen Volumen und Masse daher $b\,h$ und $\varrho\,b\,h$ sind.

Dieser Druck P ist daher von der Gestalt des Gefafses unabhangig, so dafs für drei durch die Figur 40 dargestellte Gefafse, die gleiche Grundflächen haben und auf derselben horizontalen Ebene liegen, und in welchen dieselbe Flüssigkeit sich bis zu einer Hohe erhebt, die ebenfalls bei allen dieselbe ist, die auf ihre Grundflächen ausgeübten Drucke dieselben seyn werden, wiewohl eins der Gefäfse ein gerader Cylinder ist, ein anderes sich von der Grundfläche aus erweitert und das dritte immer enger wird. Dieser Druck ist, für jede der drei Grundflächen, das Gewicht der in dem cylindrischen Gefäfse enthaltenen Flüssigkeit; ein sehr merkwürdiges Resultat, das durch die Erfahrung vollkommen bestatigt wird.

Sind mehrere Flüssigkeiten in einem Gefäfse übereinander gelagert, so ist es für ihr Gleichgewicht nothwendig und hinreichend, dafs die Trennungsfläche der beiden auf einander folgenden Flüssigkeiten horizontal ist (§. 586), und wenn dieses der Fall ist, so wird jede neue darüber gelagerte Flüssigkeit auf alle Punkte seiner Grundflache einen bestandigen Druck ausüben, welcher das Gleichgewicht der unteren Flussigkeit nicht stört. Man kann den ganzen auf den Boden des Gefäfses ausgeübten Druck auf folgende Weise bestimmen.

596.

Man giefse auf die im Gefäfse $ABCD$ (Fig. 39) enthaltene und im Gleichgewichte befindliche Flüssigkeit eine andere Flüssigkeit, deren Dichtigkeit ϱ' ist, deren obere Oberfläche $A'B''$, wie die der ersten, horizontal ist und sich bis zur Hohe h' über die Fläche $A'B'$ der ersten Flüssigkeit erhebt; diese beiden Flüssigkeiten werden alsdann im Gefafse in Ruhe bleiben. Nennt man b' den Flächeninhalt von $A'B'$, welches die Grundfläche der zweiten Flüssigkeit ist, so übt sie auf diese Grundflache einen Druck aus, der gleich $\varrho'\,g\,b'\,h'$ ist. Dieser Druck wird, vermittelst der unteren Flüssigkeit, bis zum Boden AB des Gefäfses fortgepflanzt, und da der Flächeninhalt von AB gleich b ist, so ergiebt sich hieraus, auf diese ebene Oberfläche, ein Druck, der gleich $\varrho' g h' b'$ ist (§. 577). Der ganze Druck, den beide Flüssigkeiten auf die horizontale Grundfläche des Gefäſses ausüben, ist daher $\varrho g h b + \varrho' g h' b$.

Gieſst man in das Gefäſs eine dritte Flüssigkeit, deren Oberfläche $A''' B'''$ noch immer horizontal ist, so wird das Gleichgewicht nicht gestört; ist seine Dichtigkeit ϱ'', h'' die Höhe der Fläche $A''' B'''$ über der oberen Oberfläche $A'' B''$ der zweiten Flüssigkeit, und b'' der Flächeninhalt dieser zweiten Oberfläche, so übt diese dritte Flüssigkeit auf ihre Grundfläche $A'' B''$ einen Druck aus, der gleich $\varrho'' g h'' b''$ ist, und welcher, vermittelst der zweiten Flüssigkeit, fortgepflanzt und $\varrho'' g h'' b'$ auf der oberen Oberfläche $A' B'$ oder b' der unteren Flüssigkeit wird. Dieser Druck wird ebenso, vermittelst der unteren Flüssigkeit, fortgepflanzt, und wird $\varrho'' g h'' b$ auf dem Boden des Gefäſses. Die drei übereinandergelagerten Flüssigkeiten üben also auf den Boden des Gefäſses einen Druck aus, der gleich $\varrho g h b + \varrho' g h' b + \varrho'' g h'' b$ oder $(\varrho h + \varrho' h' + \varrho'' h'') g b$ ist.

Fährt man auf diese Weise fort, so sieht man, daſs, wenn eine beliebige Anzahl verschiedener Flüssigkeiten übereinandergelagert und in einem Gefäſse im Gleichgewichte ist, der Druck, den sie auf die horizontale Grundfläche dieses Gefäſses ausüben, nur von der Ausdehnung dieser Grundfläche, den Höhen dieser verschiedenen Flüssigkeiten und ihren Dichtigkeiten abhängt. Im Falle eines cylindrischen und verticalen Gefäſses ist er der Summe der Gewichte aller Flüssigkeiten gleich, und ändert sich nur, wenn man die Gestalt des Gefäſses ändert, vorausgesetzt, daſs sich die Ausdehnung der Grundfläche nicht ändert, ebensowenig, wie die Höhe und die Dichtigkeit jeder Flüssigkeit.

Dieses Resultat hängt von der Höhe der horizontalen Schichten nicht ab, es besteht noch, wenn diese Schichten unendlich dünn sind, d. h wenn sich die Dichtigkeit der flüssigen Masse stetig in verticalem Sinne ändert, und gilt daher auch für die zusammendrückbaren Flüssigkeiten. Ebenso wahr ist es, daſs sich die Schwere von einer Schichte zur anderen mit der Dichtigkeit ändert, was der Fall ist, wenn die Höhe der Flüssigkeit im Verhältnisse zum Halbmesser der Erde nicht vernachlässigt werden darf. Dies kann man auch aus der Gleichung $dp = \varrho g dz$ finden, welche für das Gleichgewicht aller schweren, zusammendrückbaren oder nicht zusammendrückbaren, Flüssigkeiten gilt und in welcher man die Schwere g und die Dichtigkeit ϱ als Functionen der verticalen Ordinate z ansehen kann.

597.

Man betrachte jetzt das Gleichgewicht schwerer Flüssigkeiten, die in verschiedenen Gefäfsen enthalten sind und vermittelst Seitenoffnungen von einem in das andere fliefsen können. Schliefst man zu gleicher Zeit alle diese Oeffnungen, so wird hierdurch das Gleichgewicht nicht gestort; es müssen daher die Flüssigkeiten anfangs in jedem Gefäfse in horizontalen Schichten geordnet seyn. Diese Bedingung ist jedoch nicht hinreichend, und es mufs aufserdem, wenn die Oeffnungen nicht geschlossen sind, ein gewisses Verhaltnifs zwischen den Hohen der Flüssigkeiten in den verschiedenen Gefäfsen statt finden, das von dem Verhaltnifs ihrer Dichtigkeit abhängt.

Ist in verschiedenen communicierenden Gefafsen nur eine Flüssigkeit enthalten, so mufs das Niveau dieser Flüssigkeit dasselbe in allen diesen Gefafsen seyn. Denn man betrachte eine in zwei Gefäfsen z. B. enthaltene Flüssigkeit, welche durch die Rohre EF' mit einander in Verbindung stehen (Fig. 41) und auf festen horizontalen Ebenen liegen. Man nehme an, diese Flüssigkeit stehe in dem einen Gefäfse bis AB und in dem anderen bis CD, und diese zwei horizontalen Schnitte lägen nicht in einer Ebene, so dafs die Verlangerung der Ebene des Schnittes CD des einen dieser Gefäfse das andere Gefafs in $\alpha\beta$ trifft, welche Ebene in dem Abstande δ unter AB liegt. Findet in diesem Zustande Gleichgewicht statt, so wird dieses nicht gestort, wenn man den Schnitt CD durch eine feste Wand ersetzt. Die zwischen AB und $\alpha\beta$ enthaltene Flüssigkeit übt auf $\alpha\beta$ einen Druck aus, der gleich $\varrho g \gamma \delta$ ist, wenn man ϱ die Dichtigkeit und γ den Flacheninhalt dieses Schnittes $\alpha\beta$ nennt. Dieser Druck pflanzt sich, vermittelst der in beiden Gefafsen enthaltenen Flüssigkeit, bis zu der Wand CD fort, und es entspringt daraus ein Druck auf diese horizontale Ebene, der von unten nach oben gerichtet ist und durch $\varrho g \gamma c$ ausgedrückt wird, wenn man durch c den Flächeninhalt von CD bezeichnet. Das Gleichgewicht hat daher nicht mehr statt, wenn man die Wand CD wegnimmt, wenn nicht der Unterschied δ der Höhe der Flüssigkeit in beiden Gefäſsen Null ist, was zu beweisen war.

Sind die beiden Schnitte AB und CD in derselben Ebene enthalten, und man gieſst über AB eine Flüssigkeit, die sich bis $A'B'$ erhebt und deren Dichtigkeit ϱ' ist, so übt sie auf AB einen Druck aus, der gleich $\varrho' g b h$ ist, wo b und h der Flächeninhalt von AB und der zwischen den horizontalen Schichten AB und $A'B'$ enthaltene Abstand ist. Dieser Druck pflanzt sich auf CD fort, wo er gleich $\varrho' g c h$ ist und von unten nach oben wirkt, und um ihn aufzuheben, muſs man das Gefäſs in CD durch eine feste Wand schlieſsen, oder über CD eine Flüssigkeit gieſsen, deren Druck auf CD, $\varrho' g c h$ gleich und entgegengesetzt ist. Steht in diesem letzteren Falle die Flüssigkeit bis $C'D'$, bezeichnet man durch $\varrho_,$ ihre Dichtigkeit, und durch k den zwischen $C'D'$ und CD enthaltenen Abstand, so ist der Druck, den diese Flüssigkeit auf CD ausübt, $\varrho_, \gamma c k$, und wenn Gleichgewicht statt finden soll, muſs $\varrho_, k = \varrho' h$ seyn.

Man sieht daher, daſs es zum Gleichgewichte verschiedener in communicierenden Gefäſsen enthaltener Flüssigkeiten nothwendig ist, daſs ihre Dichtigkeiten im umgekehrten Verhältnisse ihrer Höhen über die durch dieselbe horizontale Ebene gemachten Durchschnitte dieser Gefäſse stehen. Gieſst man neue Flüssigkeiten über die so eben betrachteten, so sieht man, daſs, wenn man durch h, h', h''... die Dicke der einzelnen Flüssigkeiten in einem der Gefäſse und durch ϱ', ϱ'', ϱ''',... ihre Dichtigkeiten bezeichnet und durch k, $k_,$, $k_{,,}$, ... $\varrho_,$, $\varrho_{,,}$, $\varrho_{,,,}$,... die analogen Gröſsen in einem anderen Gefäſse darstellt, die Gleichung

$$\varrho' h + \varrho'' h' + \varrho''' h'' + \ldots = \varrho_, k + \varrho_{,,} k_, + \varrho_{,,,} k_{,,} + \ldots$$

statt hat, aus welcher sich ergiebt, daſs die auf die Einheit der Oberflächen bezogenen Drucke auf beiden oberen Oberflächen AB und CD der gleichartigen Flüssigkeit, die von einem Gefäſse zum anderen geht, gleich sind, welche z. B. diejenige, deren Dichtigkeit ϱ' oder deren Dichtigkeit $\varrho_{,}$, oder allgemeiner, irgend eine beliebige Flüssigkeit seyn kann, sobald die sie begränzenden zwei Oberflächen in derselben horizontalen Ebene enthalten sind.

Man bemerke, dafs unendlich dünne Schichten, die in verschiedenen Gefafsen und zwischen denselben horizontalen Ebenen enthalten sind, denselben auf die Einheit der Oberfläche bezogenen Druck erleiden. Ueber der Ebene aber, welche die untere Flüssigkeit begränzt, können sie verschiedene Flüssigkeiten enthalten, so dafs die Eigenschaften der Schichten des Gleichgewichtes, d. h. solcher, die auf der Richtung der Schwere senkrecht stehen, wohl in Beziehung auf die Gleichheit des Druckes, nicht aber in Beziehung auf die Gleichartigkeit der Flüssigkeit statt haben (§. 586), wenn die Schichten durch feste Wände unterbrochen sind.

598.

Die Gesetze des Gleichgewichtes der schweren Flüssigkeiten in communicierenden Röhren sind einer grofsen Anzahl von Anwendungen fähig, von welchen wir nur die gewohnlichsten angeben wollen.

Diejenige, welche sich zuerst darbietet, und die wir nur andeuten wollen, ist die Theorie des Nivellierens und der Instrumente, die man Wasserwagen nennt.

In dem Heber, dessen zwei Schenkel an ihrem oberen Ende frei sind und der Wasser oder eine andere Flüssigkeit enthält, hat das Gleichgewicht statt, wenn beide Oberflächen der Flüssigkeit in derselben Ebene liegen, wie auch die Grofse des atmosphärischen Druckes an diesen Punkten beschaffen sey. Das Gleichgewicht kann auch in dem umgekehrten Heber statt finden, wenn nur alsdann der atmosphärische Druck eine passende Grofse hat.

Sey ABC (Fig. 42) diese umgekehrte Rohre, B ihr höchster Punkt, E und F die Punkte, bis zu welchen die Flüssigkeit in beiden Schenkeln reicht, und die in derselben horizontalen Ebene liegen. Nennt man ϱ die Dichtigkeit der Flüssigkeit, und h die Höhe des Punktes B über dieser Ebene, so ist der auf die Einheit der Flache bezogene Druck, den die Flüssigkeit in den Punkten E und F ausübt, gleich

$\varrho g h$. Nennt man Π den atmosphärischen Druck, der von unten nach oben in jedem dieser Punkte ausgeübt wird, so muſs man $\Pi > \varrho g h$ oder wenigstens $\Pi = \varrho g h$ haben, wenn dieser Druck die Flüssigkeit verhindern soll, heraus zu fliefsen. Im zweiten Falle ist der Druck im Punkte B Null; im ersten ist er gleich $\Pi - \varrho g h$, und wenn man $\Pi < \varrho g h$ hätte, so wäre der Druck im Punkte B negativ, die Flüssigkeit würde sich in diesem Punkte theilen, und aus beiden Schenkeln des Hebers ausfliefsen. Uebrigens ist im umgekehrten Heber das Gleichgewicht nur ein augenblickliches und kann nur vermöge des Zusammenhanges der Molecule der Flüssigkeit unter einander oder mit dem Inneren der Röhre beobachtet werden. Sobald das Ende F ein Wenig unter oder über dem Ende E liegt, ist der Ueberschuſs des atmosphärischen Druckes über den Druck der Flüssigkeit im Punkte E gröſser oder kleiner als im Punkte F, und die Flüssigkeit flieſst durch den Schenkel BC oder BA des Hebers ab. Bei dem gewöhnlichen Gebrauche des umgekehrten Hebers ist der kürzere Schenkel BA in ein Gefäſs H getaucht, das eine Flüssigkeit enthält, die bis zu dem Punkte D der Röhre reicht. Indem man die in der Röhre enthaltene Luft aussaugt, macht man einen leeren Raum, die Flüssigkeit erhebt sich über ihre ursprüngliche Höhe, bis sie die Spitze B der Röhre erreicht hat, alsdann senkt sie sich bis zu dem Punkte C herab und flieſst zuletzt zu diesem Ende der Röhre heraus. Das Ausfliefsen hörte auf, wenn der Punkt D, der im Schenkel BA immer tiefer sinkt, unter dem Punkte C läge, was aber nicht der Fall seyn kann, weil man annimmt, daſs AB der kürzeste Schenkel ist.

Die hydraulische Presse, deren Erfindung man Pascal zuschreibt, besteht in einem prismatischen verticalen Gefäſse H (Fig. 43), das an seinem oberen Theile offen und bis AB mit Wasser gefüllt ist. Ein Deckel, der auf AB liegt, verschlieſst das Gefäſs genau, jedoch so, daſs er längs seiner Wände gleiten kann. Unter AB ist eine Oeffnung C, an welche man eine gebogene Röhre CDE anbringt, deren verticaler Schenkel DE an seinem oberen Theile E offen ist. Das Wasser im Gefäſse flieſst durch die Oeffnung C ab, und erhebt sich, wegen des Deckels, der auf AB liegt, in der Röhre DE, bis zum Punkte F, der über der Verlängerung des horizontalen Schnittes AB liegt. Vermehrt man nun das Gewicht des Deckels mit einem neuen Gewichte X, so sinkt die Flüssigkeit in $A'B'$ im Gefäfse H, und steigt in F' im Gefäfse DE. Wegen dieses neuen Gewichtes X, ist der auf die Einheit der Oberfläche bezogene Druck in $A'B'$ um $\frac{X}{b}$ gröfser als in AB, wenn man durch b den Flächeninhalt des horizontalen Schnittes von H bezeichnet. Zugleich wird der ebenfalls auf die Einheit der Oberfläche bezogene Druck, der von dem Gewichte des in der verticalen Rohre DE enthaltenen Wassers herrührt, um $\varrho g x$ zunehmen, wenn man durch ϱ die Dichtigkeit der Flüssigkeit und durch x die Hohe des Punktes F' über dem Punkte F bezeichnet. Damit das Gleichgewicht statt habe, mufs

$$X = \varrho g b x$$

seyn, durch welche Gleichung das Gewicht X sich aus der Beobachtung von x ergiebt. Man macht b sehr grofs, damit unbetrachtliche Hohen des Wassers in der verticalen Rohre sehr grofsen Lasten des beweglichen Deckels entsprechen, und zu ihrem Maafse dienen können. Der horizontale Durchschnitt der Rohre ist sehr klein im Verhältnifs zu b, und es ergiebt sich daraus, dafs das Sinken des Deckels in dem Gefafse H sehr unbetrachtlich im Verhaltnisse zu dem Steigen des Wassers in der Röhre ist. Denn wenn man y den zwischen AB und $A'B'$ enthaltenen Abstand und c den horizontalen Schnitt der Rohre nennt, so hat man $by = cx$, weil das ganze Volumen des Wassers unveränderlich seyn mufs. Uebrigens könnte die Röhre DE auch nicht vertical und cylindrisch oder prismatisch seyn, die vorhergehende Formel würde immer den Werth von X geben, wenn x der zwischen den zwei Hohen des Wassers in F und F' enthaltene Abstand ist.

Ein Barometer ist, im Allgemeinen, eine Rohre ABC (Fig. 44), deren zwei Zweige BA und BC vertical sind und die am Ende A von BA verschlossen, am Ende C von BC aber offen ist. Man macht diese Rohre genau luftleer, giefst alsdann Quecksilber hinein, welches bis D in der Röhre AB und bis zu einer geringeren Hohe, bis E, in dem offenen Zweige CB steigt. Zieht man durch den Punkt E eine horizontale Ebene, die den Zweig AB in F schneidet, so ist das unter dieser Ebene liegende Quecksilber von selbst im Gleichgewichte, und damit dieser Zustand dauere, müssen die auf die Einheit der Oberfläche bezogenen Drucke, welche das Quecksilber FD in F und die Atmosphäre in E ausübt, gleich seyn. Hiernach nenne ich Π den atmosphärischen Druck, bezeichne durch m die Dichtigkeit des Quecksilbers und durch h die verticale Höhe des Punktes D über dem Punkte F, d. h. den Unterschied der Höhen D und F der Flüssigkeit in den zwei Zweigen des Barometers. Der Werth des Druckes des Quecksilbers im Punkte F ist mgh, und man hat daher

$$mgh = \Pi.$$

Das Gleichgewicht des Quecksilbers wird nicht gestört, wenn man sich denkt, dafs der Zweig BC bis zu der Gränze der Atmosphäre vertical verlängert wird. Daher ist der atmosphärische Druck Π, welcher mit dem des Quecksilbers im Gleichgewichte ist, nichts Anderes, als das Gewicht der in einem verticalen Cylinder enthaltenen Luft, dessen Grundfläche die Einheit der Oberfläche ist und der sich unbegränzt in der Atmosphäre ausdehnt. Dieser Druck hängt von der Abnahme der Schwere in gröfserer Entfernung über der Oberfläche der Erde, von der Dichtigkeit und Temperatur der Luftschichten, und den Wasserdämpfen, die sie enthalten konnen, ab. Da sich dieses Gewicht an demselben Orte der Erde ändern kann, so ändert sich auch die barometrische Hohe h, sie ändert sich auch wegen der verticalen Winde, durch welche der Druck gröfser oder kleiner wird als er im Zustande der Ruhe der Luft seyn würde. In Paris ist der gewöhnlichste Werth von h gleich $0{,}^{m}76$.

Gösse man statt Quecksilber eine andere Flüssigkeit in die Rohre, so würde sich die Höhe h im umgekehrten Verhältnisse der Dichtigkeit dieser Flüssigkeit zur Dichtigkeit des Quecksilbers ändern, indem man immer voraussetzt, dafs über D, in dem geschlossenen Schenkel des Barometers, ein fast völlig leerer Raum ist. Bei dem Wasser ist diese Höhe ungefähr $10{,}^{m}4$, und dies ist auch die grofste Hohe, zu der sich das Wasser in einer Pumpe über ihrem äufseren Niveau erhebt. Ist zwischen der Oberfläche der Flüssigkeit und dem Stempel eine Luftschichte enthalten, so dehnt sich die

Luft aus, sie übt auf die innere Flüssigkeit einen geringeren Druck, als der der Atmosphäre ist, aus, der aber die Höhe des Wassers vermindert und sie auf eine Gröſse reduciert, die wir in einem der folgenden Kapitel bestimmen werden.

599.

Wir wollen uns jetzt mit der Berechnung der Drucke beschäftigen, die schwere Flüssigkeiten auf geneigte oder gekrümmte Wände der sie enthaltenden Gefäſse, oder auf die Oberflächen fester Körper, die man in dieselben taucht, ausüben.

Der Druck, den eine gleichartige Flüssigkeit auf eine geneigte ebene Wand ausübt, ist dem Gewichte eines Prisma derselben Flüssigkeit gleich, dessen Grundfläche diese Wand und dessen Höhe der Abstand seines Schwerpunktes vom Niveau der Flüssigkeit ist. Denn es sey ω ein Element dieser Wand, und z sein Abstand vom Niveau der Flüssigkeit, so wird der auf dieses Element ausgeübte Druck $p\omega$ oder $\varrho g z \omega$ seyn, wenn man statt p seinen vorhergehenden Werth setzt (§. 595), und da die auf alle Elemente ausgeübten Drucke auf der ebenen Wand senkrecht stehen, so ist der Werth der Mittelkraft dieser parallelen Kräfte das Produkt aus ϱg in das auf die ganze Wand ausgedehnte Integral von $z\omega$. Dieses Integral ist aber $bz_{,}$, wenn man b den Flächeninhalt der Wand und $z_{,}$ den Abstand ihres Schwerpunktes vom Niveau der Flüssigkeit nennt, daher ist der Druck auf die geneigte Ebene $\varrho g b z_{,}$, wie behauptet wurde.

Befinden sich mehrere Flüssigkeiten über einander in dem Gefäſse, so bestimmt man die Drucke, welche auf die geneigte Wand ausgeübt oder fortgepflanzt werden, für jede dieser Flüssigkeiten besonders, und ihre Summe ist der ganze Druck, den diese ebene Oberfläche auszuhalten hat. Der Druck Π der Atmosphäre vermehrt diesen ganzen Druck um eine Gröſse, die gleich $b\Pi$ ist.

Da alle Punkte der horizontalen Grundfläche des Gefäſses gleichen Druck erleiden, so geht die Mittelkraft dieser parallelen Kräfte durch den Schwerpunkt dieser Grundfläche, ist aber eine geneigte Wand vorhanden, so erleiden ihre unteren Elemente einen gröſseren Druck als die oberen, und der Punkt, in welchem die Mittelkraft die Wand trifft, den man den Mittelpunkt des Druckes nennen kann, liegt immer tiefer als der Schwerpunkt dieser Oberfläche. Dreht sich eine ebene, in eine gleichartige Flüssigkeit getauchte Wand um ihren Schwerpunkt, so ändert sich die Gröfse des Druckes, den sie erleidet, nicht, dagegen ändert sich aber die Lage des Angriffspunktes dieser senkrechten und beständigen Kraft auf dieser Oberfläche.

600.

Um ein Beispiel der Bestimmung des Mittelpunktes des Druckes zu geben, sey die ebene Wand ein Trapez $ABCD$ (Fig. 45), dessen zwei Grundlinien AB und CD horizontal sind. Theilt man diese Oberfläche in Elemente, die diesen Grundlinien parallel sind und eine unendlich kleine Höhe haben, so erleidet jedes dieser Elemente denselben Druck in seiner ganzen Länge, und der Mittelpunkt des Druckes liegt in seiner Mitte. Verlängert man aber die Seiten AC und BD des Trapezes, bis sie sich in K schneiden, und zieht die Linie KH, die von diesem Punkte nach der Mitte H von AB geht, so geht diese Linie auch durch die Mitte G von CD und durch die Mitte aller Elemente des Trapezes, sie enthält daher den verlangten Mittelpunkt des Druckes, und es mufs nur noch der Abstand dieses Punktes von AB bestimmt werden.

Sey x' dieser Abstand, x der eines beliebigen Elementes von derselben Grundlinie AB, u die Länge MN dieses Elementes, z sein Abstand vom Niveau der Flüssigkeit, h die Höhe des Trapezes. Der Flächeninhalt dieses Elementes und der Druck, den es erleidet, sind udx und $\varrho gzudx$. Der ganze Druck ist $\int_0^h \varrho gzudx$, und, vermöge der Theorie der Momente paralleler Kräfte, hat man

$$x' \int_0^h \varrho gzudx = \int_0^h x\varrho gzudx.$$

Sey auch c der Abstand von AB vom Niveau der Flüssigkeit, man nenne α den Winkel, der zwischen der verticalen Ebene, die von dieser Linie nach dem Niveau der Flüssigkeit gezogen ist, und der Verlängerung der Ebene des Trapezes enthalten ist. Alsdann hat man

$$z = c + x \cos\alpha;$$

und wenn man diesen Werth von z in die vorhergehende Gleichung substituiert und den beständigen Factor $g\varrho$, der beiden Theilen der Gleichung gemeinschaftlich ist, wegläſst, so hat man

$$x' \left(c\int_0^h u\,dx + \cos\alpha\int_0^h x\,u\,dx\right)$$
$$= c\int_0^h x\,u\,dx + \cos\alpha\int_0^h x^2 u\,dx.$$

Ich bezeichne durch a und b die Längen der zwei Grundlinien AB und CD, und durch k die vom Punkte K auf CD oder b gefällte Senkrechte. Die von demselben Punkte auf AB oder a gefällte Senkrechte wird $k+h$ seyn, und die auf MN oder u gefällte wird $k+h-x$ seyn, und da diese drei Linien a, b, u parallel sind, so hat man

$$u : b = k + h - x : k$$
$$a : b = k + h : k.$$

Ich nehme den Werth von k aus der zweiten Proportion, und substituiere ihn in die erste, was

$$k = \frac{bh}{a-b}, \quad u = \frac{ah - (a-b)\,x}{h}$$

giebt.

Setzt man diesen Werth von u in die vorhergehende Gleichung, und führt die Integrationen aus, so findet man

$$x' = \frac{2hc(a+2b) + h^2(a+3b)\cos\alpha}{6c(a+b) + 2h(a+2b)\cos\alpha}.$$

Wenn man daher in diesem Abstande x' eine Linie EF parallel mit AB zieht, so wird der Punkt P, in welchem sie die Linie GH schneidet, die von der Mitte von AB nach der Mitte von CD geht, der Mittelpunkt des Druckes des Trapezes seyn.

In der Figur 45 wird angenommen, daſs die obere Grundlinie AB die gröſste ist, findet das Entgegengesetzte statt, so sieht man leicht, daſs es hinreichend ist, den Winkel α durch sein Supplement zu ersetzen, oder das Zeichen von $\cos\alpha$ in dieser Formel zu ändern.

Ist $\alpha = 90^0$, so ist die Wand horizontal, und die Formel reduciert sich auf

$$x' = \frac{h(a+2b)}{3(a+b)},$$

was wirklich mit dem Abstande des Schwerpunktes des Trapezes von der Grundlinie a zusammenfällt.

Wie auch der Winkel α beschaffen sey, hat man $c = o$, wenn diese Grundlinie im Wasserspiegel liegt, und der allgemeine Werth von x' wird

$$x' = \frac{h(a+3b)}{2(a+2b)},$$

so dafs er, in diesem Falle, von der Neigung der Wand unabhängig ist. Das Trapez geht dann in ein Parallelogramm über, wenn man $b = a$ setzt, und man hat alsdann

$$x = \tfrac{2}{3}h.$$

Ist $b = o$, oder $a = o$, so geht es in ein Dreieck über, und man hat in diesen beiden Fällen

$$x' = \tfrac{1}{2}h, \quad x' = \tfrac{3}{4}h.$$

Im ersten Falle liegt die Grundlinie des Dreiecks im Wasserspiegel, und x' ist der Abstand des Mittelpunktes des Druckes von dieser Grundlinie; im zweiten Falle ist x' der Abstand von der Spitze, die auf der Oberfläche der Flüssigkeit liegt.

601.

Die auf einen Theil einer krummen Oberfläche ausgeübten Drucke bestimmt man, wenn man zuerst den auf jedem Elemente senkrecht stehenden Druck in drei Kräfte zerlegt, die den Coordinatenaxen parallel sind, und alsdann durch doppelte Integrale die vollständigen Seitenkräfte nach diesen drei Richtungen berechnet, welche sich wenigstens auf zwei Kräfte reducieren, die meistens nicht auf eine einzige reduciert werden können (§. 264). Ist aber von Drucken die Rede, die auf die ganze Oberfläche eines in eine Flüssigkeit eingetauchten Körpers, ausgeübt werden, so lassen sich die Kräfte immer auf eine einzige reducieren, und diese einzige Mittelkraft ist vertical, wie sogleich gezeigt werden soll.

Sey AMB (Fig. 46) der Körper, von dem die Rede ist, man bezeichne durch x, y, z, die rechtwinkligen Coordinaten eines beliebigen Punktes M seiner Oberfläche, und nehme das Niveau der Flüssigkeit für die Ebene der x und y; die Axe der z sey vertical und im Sinne der Schwere gerichtet. Man nenne ω das Differentialelement der Oberfläche und p den auf die Einheit der Oberfläche bezogenen Druck, welche beide dem Punkte M entsprechen, so dafs $p\omega$ der auf dieses Element ausgeübte und nach der inneren Normalen MN gerichtete Druck ist. Der Werth von p ist für alle Punkte, die in demselben Abstande z vom Niveau der Flüssigkeit stehen, derselbe, sey es nun, dafs diese ruhig stehende Flüssigkeit gleichartig oder nur aus horizontalen Schichten zusammengesetzt ist, deren Dichtigkeit sich nur von einer Schichte zur anderen ändert. Seyen auch α, β, γ die Winkel, welche die Normale MN mit Linien einschliefst, die den Axen der x, y, z parallel durch den Punkt M im Inneren des Körpers gezogen sind. Endlich projiciere man ω auf die drei Coordinatenebenen und bezeichne die Projectionen dieses Elementes durch a auf die Ebene der y und z, durch b auf die der z und x und durch c auf die der x und y. Bemerkt man, dafs α, β, γ die Neigungen der in M berührenden Ebene gegen diese drei Ebenen sind, so hat man (§. 10)

$$a = \omega \cos \alpha, \quad b = \omega \cos \beta, \quad c = \omega \cos \gamma,$$

und wenn man diese Gleichungen mit p multipliciert, so ergiebt sich

$$pa = p\omega \cos \alpha, \quad pb = p\omega \cos \beta, \quad pc = p\omega \cos \gamma,$$

woraus hervorgeht, dafs die Produkte pa, pb, pc, die den Axen der x, y, z parallelen Seitenkräfte des senkrechten Druckes $p\omega$ sind, so dafs die auf jeder Coordinatenebene und allgemein auf jeder beliebigen Ebene senkrecht stehende Seitenkraft aus $p\omega$ gefunden wird, wenn man das Element ω durch seine Projection auf diese Ebene ersetzt.

Dies vorausgesetzt, ist nun der Körper AMB auf allen Seiten begränzt, so giebt es wenigstens ein zweites Element der Oberfläche, welches dieselbe Projection auf jede gegebene Ebene, wie das Element ω, hat. Fällt man daher vom Punkte M eine Senkrechte MP auf die Ebene der y und z, so trifft diese Senkrechte oder ihre Verlängerung die Oberflache dieses Körpers in einem Punkte M', und die Projection dieses Elements ω', welches diesem Punkte entspricht, ist gleich a auf diese Ebene, wie die des Elementes ω. Da die beiden Elemente in demselben Abstande vom Niveau der Flüssigkeit liegen, so erleiden sie die senkrechten Drucke $p\omega$ und $p\omega'$, die sich wie die Flächen ω und ω' verhalten, deren Verhältniſs eine beliebige Gröſse haben kann. Ihre der Axe der x parallelen Seitenkräfte haben den gemeinschaftlichen Werth pa, und da die Kräfte $p\omega$ und $p\omega'$ nach den inneren Normalen MN und $M'N'$ wirken, so wirken diese gleichen Seitenkräfte offenbar in entgegengesetztem Sinne, nemlich von M nach M' im Punkte M, und von M' nach M im Punkte M'. Die der Axe der x parallele Seitenkraft des auf ω ausgeübten Druckes, wird durch die nach derselben Richtung wirkende Seitenkraft des auf ein anderes Element ω' ausgeübten Druckes aufgehoben. Ebenso sieht man, daſs die mit der Axe der y parallele Seitenkraft von $p\omega$ ebenfalls durch die nach dieser Richtung wirkende Seitenkraft des auf ein drittes Element bezüglichen Druckes aufgehoben wird, welches einem Punkte entspricht, wo die von M auf die Ebene der x und z gefällte Senkrechte zum zweiten Male die Oberfläche des Körpers trifft. Man findet aber hieraus, daſs die horizontalen Seitenkräfte der Drucke, die auf die Elemente der Oberfläche des eingetauchten Körpers ausgeübt werden, sich in jedem der horizontalen und unendlich dünnen Schnitte und also auf der ganzen Oberfläche aufheben. Hieraus folgt auch, daſs alle Drucke sich auf eine einzige Kraft reducieren, welche die Mittelkraft ihrer verticalen Seitenkräfte ist, und von dem Uebergewichte des Werthes von p im unteren Theile des Körpers herrührt.

Würde p aus einem auf die Oberfläche der Flüssigkeit ausgeübten Drucke entspringen, so wäre sein Werth in der ganzen Ausdehnung der Oberfläche AMB constant, und die Seitenkräfte der Drucke würden sich paarweise aufheben, sowohl im verticalen Sinne, als auch nach horizontalen Richtungen. Wie daher auch die Gestalt eines festen oder flüssigen Körpers beschaffen sey, so kann ein beständiger senkrechter Druck, der auf alle Punkte der Oberfläche ausgeübt wird, weder eine fortschreitende noch eine Umdrehungsbewegung hervorbringen, wie wir dies früher bemerkt haben (§.584).

602.

Um die Mittelkraft der verticalen auf AMB ausgeübten Drucke zu bestimmen, fälle ich von einem beliebigen Punkte M eine Senkrechte auf die horizontale Ebene der x und y, welche diese Oberfläche AMB in $M_{,}$ trifft. Die den Punkten M und $M_{,}$ entsprechenden Elemente ω und $\omega_{,}$ haben dieselbe Projection c auf diese Ebene. Die auf die Einheit der Oberfläche bezogenen Drucke sind aber bei denselben verschieden, und wenn man sie durch p und $p_{,}$ bezeichnet, so wird der Theil des Körpers, der durch diese zwei Elemente begränzt wird und dessen Länge MN ist, von unten nach oben vertical durch eine Kraft $pc - p_{,}c$ getrieben. Ich nehme zur gröſseren Einfachheit an, daſs die Flüssigkeit, in welche der Körper getaucht ist, gleichartig ist; ich bezeichne durch ϱ ihre Dichtigkeit und durch l die Länge von $MM_{,}$, so hat man $p - p_{,} = \varrho g l$, und der verticale Druck $\varrho g l c$ wird das Gewicht des Volumens lc der Flüssigkeit seyn, d. h. das Gewicht des Volumens der Flüssigkeit, dessen Raum dieser Theil des Körpers einnimmt. Zerlegt man den Korper in verticale unendlich dünne Streifen, so wird jeder dieser Streifen von unten nach oben durch eine ähnliche Kraft getrieben, woraus man den Schluſs zieht, daſs die Mittelkraft aller verticalen Drucke sich von dem Gewichte der flüssigen Streifen, welche durch die des eingetauchten Körpers ersetzt werden, nur durch die Richtung ihrer Wirkung unterscheiden, so daſs sie dem ganzen Gewichte des Volumens der Flüssigkeit, welche der feste Körper verdrängt, gleich und in dem der Schwere entgegengesetzten Sinne am Schwerpunkte dieses Volumens angebracht seyn wird, welcher Schwerpunkt mit dem des Körpers selbst zusammenfallt, wenn dieser gleichartig ist.

Wäre der Körper nicht ganz in die Flüssigkeit getaucht, so könnte man bei der Berechnung des Druckes, den er erleidet, von dem über dem Niveau der Flüssigkeit liegenden Theil abstrahiren, der Punkt $M_{,}$ gehörte alsdann zu dem Schnitte des Korpers, den die Verlängerung der Ebene dieses Niveau macht, und wenn man $p_{,} = o$ setzte, so käme dieser Fall auf den vorhergehenden zurück. Die Mittelkraft der verticalen Drucke, welche immer die aller Drucke ist, ist alsdann dem Gewichte des Volumens der Flüssigkeit, die durch den eingetauchten Theil des schwimmenden Körpers verdrängt worden ist, gleich, und ihr Angriffspunkt ist der Schwerpunkt dieses Volumens.

603.

Diese Resultate haben auch statt, wenn die Flüssigkeit aus horizontalen Schichten zusammengesetzt ist. Man kann sie auch durch eine indirecte Betrachtung erhalten, die ich hier angeben will.

Da das Gleichgewicht in dieser Flüssigkeit statt hat, so wird es nicht gestört, wenn man sich einen Theil der Flüssigkeit als fest denkt, so dafs dieser Theil ein eingetauchter oder schwimmender Körper wird. Damit aber die durch die umgebende Flüssigkeit auf die Oberfläche des Körpers ausgeübten normalen Drucke dem Gewichte dieses festen Theils das Gleichgewicht halten, müssen sie sich auf eine einzige Kraft reducieren, die seinem Gewichte gleich und ihm direct entgegengesetzt ist. Ersetzt man aufserdem den festgewordenen Theil der Flüssigkeit durch einen anderen Körper, der genau dieselbe Oberfläche hat, so ist es einleuchtend, dafs hierdurch Nichts in dem Drucke der umgebenden Flussigkeit geändert wird. Die auf die Oberfläche eines ganz oder theilweise in eine ruhende, gleichartige oder ungleichartige Flüssigkeit, eingetauchten Körpers ausgeübten Drucke reducieren sich daher immer auf eine einzige Kraft, die dem ganzen Gewichte der horizontalen Schichten der Flüssigkeit, deren Stelle dieser Körper einnimmt, gleich und im entgegengesetzten Sinne der Schwere, an den Schwerpunkt dieser Schichten angebracht ist.

Hieraus schliefst man, dafs es für das Gewicht eines völlig in eine Flüssigkeit eingetauchten Körpers erforderlich ist, dafs die mittlere Dichtigkeit desselben der der Flüssigkeit, deren Stelle er einnimmt, gleich, und dafs sein Schwerpunkt und der dieses Theils der Flüssigkeit, in derselben Verticalen liegen. Die zweite Bedingung ist immer erfüllt, wenn der Körper wie die Flüssigkeit gleichartig ist. Was dagegen die theilweise eingetauchten Körper, und die auf der Oberfläche der Flüssigkeit schwimmenden, betrifft, so werden wir die Bedingungen ihres Gleichgewichtes in dem folgenden Capitel untersuchen.

604.

Gewöhnlich drückt man das eben bewiesene Gesetz der Hydrostatik so aus, daſs man sagt, ein in die Flüssigkeit eingetauchter Körper verliere dort einen Theil seines Gewichtes, der dem Gewichte der verdrängten Flüssigkeiten gleich ist (§. 191).

Hieraus ergiebt sich, daſs man, um das wahre Gewicht eines Körpers zu erfahren, ihn im leeren Raume abwägen muſs. Zwei Körper, die in der Luft, im Wasser oder in jeder anderen Flüssigkeit abgewogen werden, und sich, vermittelst einer guten Wage, im Gleichgewichte halten, haben verschiedenes Gewicht, wenn sie nicht gleiche Volumina haben. Das gröſste Gewicht ist das des Körpers, der das gröſste Volumen hat, weil er, wiewohl er einen gröſseren Verlust in der Flüssigkeit erlitten hat, noch dem anderen das Gleichgewicht hält.

Wird derselbe Körper allmälich im leeren Raume und im Wasser abgewogen, und ist P sein Gewicht im leeren Raume und P' sein Gewicht im Wasser, so sind P und $P - P'$ die absoluten Gewichte dieses Körpers und des Wassers bei gleichem Volumen, sie verhalten sich also zu einander, wie die Dichtigkeiten dieser beiden Substanzen (§. 60). Wenn man daher die Dichtigkeit des Wassers als Einheit nimmt, und die des Körpers D nennt, so hat man

$$D = \frac{P}{P - P'}.$$

Vermöge dieser Formel bestimmt man die Dichtigkeiten der Körper, die im Wasser abgewogen werden können, ohne sich aufzulösen, vermittelst der hydrostatischen Wage.

605.

Der Beweis des §. 601 paſst auch auf die Seitenwände eines Gefaſses, das eine Flüssigkeit enthält, und man findet daraus, daſs die horizontalen Seitenkräfte der von innen nach auſsen auf die ganze innere Oberfläche des Gefaſses ausgeübten Drucke sich paarweise aufheben, so daſs, wenn der Boden des Gefäſses auf einer festen horizontalen Ebene liegt, die Wirkung der darin enthaltenen Flüssigkeit es nicht bewegen kann. Dies ergiebt sich auch aus dem Principe der

Erhaltung der Bewegung des Schwerpunktes (§. 553). Macht man aber in einer der Seitenwände eine Oeffnung unter dem Niveau der Flüssigkeit, so fliefst diese durch die Oeffnung ab, und da der Druck auf den Theil der Wand, den man weggenommen hat, nicht mehr statt hat, so wird der auf den entgegengesetzten Theil des Gefäfses ausgeübte nicht mehr aufgehoben. Daher wird das Gefäfs im entgegengesetzten Sinne des Abflusses der Flüssigkeit in Bewegung gesetzt. Dieses ist das Princip der verschiedenen Arten von Reactionsmaschinen, auf welches sich auch das von D. Bernoulli angegebene Mittel, die Schiffe ohne Hülfe von Rudern und Wind zu bewegen, gründet.

Man kann sich durch dieselbe Betrachtung, wie in §. 602, überzeugen, dafs der ganze auf den Boden des Gefäfses und die Seitenwände ausgeübte Druck, immer dem Gewichte der Flüssigkeit, die es enthält, gleich und im Sinne der Schwere an den Schwerpunkt der Flüssigkeit angebracht ist. Jeder verticale Streifen der Flüssigkeit, der, ohne Unterbrechung, sich von seinem Niveau nach einem beliebigen Punkte des Gefäfses hin erstreckt, übt auf diesen Punkt einen senkrechten Druck aus, dessen Seitenkraft dem Gewichte dieses Streifens gleich ist. Derjenige, welcher in zwei Punkten die innere Oberfläche des Gefäfses trifft, die zugleich den Boden und die Seitenwände enthält, übt in diesen zwei Punkten Drucke aus, deren verticale Seitenkräfte in entgegengesetztem Sinne gerichtet sind. Die dem untersten Punkte entsprechende Seitenkraft ist im Sinne der Schwere gerichtet, und übertrifft die andere um eine Gröfse, die dem Gewichte dieses Streifens gleich ist, und auf diese Weise ist die Mittelkraft der verticalen Drucke aller dieser flüssigen Streifen nichts Anderes, als das Gewicht der besprochenen Flüssigkeit selbst.

Man mufs diesen Druck von dem unterscheiden, der nur auf den Boden des Gefäfses statt hat (§. 595) und dem Gewichte der Flüssigkeit nur dann gleich ist, wenn das Gefäfs ein Cylinder oder ein gerades Prisma ist. Er ist geringer als dieses Gewicht, wenn das Gefäfs vom Boden nach seinem höheren Theile zu breiter wird, weil die verticalen Streifen der Flüssigkeit, die von seinem Niveau ausgehen und durch die Seitenwände unterbrochen werden, nicht auf den Boden des Gefäſses drücken. Dagegen ist er immer gröſser, als das Gewicht der Flüssigkeit, wenn das Gefäſs immer enger wird, weil die verticalen Fäden, die von dem Boden des Gefäſses ausgehen und durch die Seitenwände unterbrochen werden, immer denselben verticalen Druck auf den Boden des Gefaſses ausüben, als wenn sie sich bis zum Niveau der Flüssigkeit ausdehnten, da das, was dem Gewichte eines jeden dieser unvollständigen Streifen abgeht, durch den Widerstand der Wand, welche sie begränzt, ersetzt wird.

Viertes Kapitel.

Ueber das Gleichgewicht und die Bewegung schwimmender Körper.

606.

Damit ein schwerer Körper an der Oberfläche einer ruhenden Flüssigkeit im Gleichgewichte bleiben könne, ist es nothwendig, daſs sein Gewicht geringer sey, als das eines gleichen Volumens der Flüssigkeit; jedoch giebt es Fälle, wo sich um einen schwimmenden Körper ein leerer Raum von geringer Ausdehnung bildet, der noch zu seinem Volumen hinzu addiert werden muſs und daher seine mittlere Dichtigkeit vermindert, so daſs Körper von geringem Volumen schwimmen können, wiewohl ihre eigene Dichtigkeit gröſser, als die der Flüssigkeit ist. Wir werden diesen Umstand unberücksichtigt lassen, weil er sich auf die Theorie der Capillarerscheinungen bezieht, von denen in diesem Lehrbuche nicht gehandelt wird (§. 588).

Wenn die Dichtigkeit eines schweren Körpers, wenn er gleichartig ist, oder seine mittlere Dichtigkeit, wenn er es nicht ist, geringer als die der Flüssigkeit ist, so taucht sich der Körper in die Flüssigkeit ein, bis das Gewicht der Flüssigkeit, die er verdrängt, seinem ganzen Gewichte gleich geworden ist, und wenn diese Gleichheit statt hat, so bleibt der Körper in Ruhe, wenn sein Schwerpunkt und der der verdrängten Flüssigkeit in derselben Verticalen liegen. Denn der Druck der Flüssigkeit, welcher dem Gewichte des Körpers das Gleichgewicht halten muſs, ist dem Gewichte der verdrängten Flüssigkeit gleich und an seinen Schwerpunkt in entgegengesetztem Sinne der Schwere angebracht (§. 602).

Ist der schwimmende Körper, ebenso wie die Flüssigkeit, gleichartig, so fällt der Schwerpunkt der verdrängten Flüssigkeit mit dem des eingetauchten Theils des Körpers zusammen. Im Zustande des Gleichgewichtes verhält sich das Volumen dieses Theils des Körpers zu dem des ganzen Körpers, wie die Dichtigkeit des Körpers zu der der Flüssigkeit, und die Bestimmung der Lagen des Gleichgewichtes eines schwimmenden Körpers reduciert sich auf eine geometrische Aufgabe, die, wie folgt, ausgesprochen werden kann. Man soll einen Korper durch eine Ebene schneiden, dergestalt, dafs das Volumen eines Segments zu dem des Korpers in einem gegebenen Verhältnisse steht und die Schwerpunkte des Segments und des Korpers in derselben auf der schneidenden Ebene senkrecht stehenden Linie liegen. Hat man einen Schnitt des Korpers bestimmt, welcher diesen zwei Bedingungen genügt, so bringt man ihn in das Niveau der Flüssigkeit, so dafs das Segment, dessen Volumen man betrachtet, unter demselben liegt, und man hat alsdann eine Lage des Gleichgewichtes des schwimmenden Körpers.

In jedem besonderen Falle drückt man diese zwei Bedingungen durch Gleichungen aus, deren vollständige Auflosung alle Lagen des Gleichgewichtes dieses Körpers angiebt. Zuweilen ist ihre Anzahl unendlich, wie bei Rotationskörpern, deren Axe horizontal ist, zuweilen ist diese Zahl endlich und bestimmt; jedoch ist es schwer, a priori zu beweisen, dafs es immer eine Lage des Gleichgewichtes giebt, wie auch die Gestalt des Körpers beschaffen sey.

607.

Ich wähle, als Beispiel für die angedeutete Aufgabe, den Fall eines geraden dreieckigen Prisma, dessen Kanten horizontal sind. Die schneidende Ebene ist ihnen offenbar parallel. Aufserdem ist ihre Richtung von dem zwischen den beiden Grundflächen enthaltenen Abstande unabhangig. Man kann daher die Länge des Prisma unberücksichtigt lassen und blos den Durchschnitt der schneidenden Ebene mit einer der Grundflächen bestimmen, so dafs die Aufgabe sich auf die ebene Geometrie bezieht, was auch in dem Falle eines horizontalen Prisma oder Cylinders mit beliebiger Grundfläche statt haben würde.

Sey ABC (Fig. 47) eine der Grundflächen des gegebenen Prisma. Es kann sich nun ereignen, dafs zwei Spitzen dieses Dreiecks in die Flüssigkeit getaucht sind, oder dafs nur eine einzige unter dem Niveau liegt. Ich werde zuerst den Fall untersuchen, wenn nur eine Spitze unter dem Wasser liegt; man wird alsdann sehen, wie sich der andere Fall auf diesen zurück führen laſst. Sey daher C diese eingetauchte Spitze und MN der Durchschnitt der schneidenden Ebene mit der Grundfläche ABC, der bestimmt werden soll und das Niveau der Flüssigkeit darstellt. Ich nenne a, b, c, die gegebenen Seiten dieses Dreiecks ABC, die bezüglich den Winkeln A, B, C, entgegengesetzt sind, und bezeichne durch x und y die unbekannten Seiten CM und CN des Dreiecks MNC, so daſs man

$$BC = a, \quad AC = b, \quad AB = c, \quad CM = x, \quad CN = y$$

hat.

Der Flächeninhalt eines beliebigen Dreiecks ist dem Produkte zweier seiner Seiten in den Sinus des eingeschlossenen Winkels gleich. Man hat daher

$$ABC = \tfrac{1}{2} ab \sin C, \quad MNC = \tfrac{1}{2} xy \sin C.$$

Das ganze Prisma und das in die Flüssigkeit eingetauchte, verhalten sich zu einander, wie ihre Grundflächen ABC und MNC; man muſs daher

$$MNC : ABC = r : 1$$

haben, wo r eine Gröſse ist, die kleiner als die Einheit ist und das Verhaltniſs der Dichtigkeit des schwimmenden Körpers zu der der Flüssigkeit angiebt. Setzt man statt ABC und MNC ihre vorhergehenden Werthe, so giebt dieses Verhaltniſs

$$xy = rab. \qquad (1)$$

Sey nun D die Mitte der Grundlinie AB, man ziehe die Linie CD und nehme auf dieser Linie $DG = \tfrac{1}{3} DC$; der Punkt G ist der Schwerpunkt des Dreiecks ABC. Ist ebenso E die Mitte von MN, und man nimmt auf CE einen Theil $EF = \tfrac{1}{3} CE$, so ist der Punkt F der Schwerpunkt von MNC. Die Linie GF muſs daher senkrecht auf MN stehen; weil aber die Linien CD und CE in den Punkten G und F in proportionale Theile getheilt sind, so sind die Linien DE und GF parallel. Daher ist auch die Linie DE, welche die Mitten der beiden Grundlinien AB und MN verbindet, ebenfalls auf MN senkrecht, und es ergiebt sich daraus, daſs die beiden Linien DM und DN gleich sind.

Ist umgekehrt $DM = DN$, so steht die Linie DE, ebenso wie die ihr parallele GF, auf MN senkrecht: soll daher die Linie, welche die beiden Schwerpunkte G und F verbindet, auch auf dem Durchschnitte MN senkrecht stehen, so ist es nothwendig und hinreichend, dafs die Werthe von DM und DN gleich sind.

Dies vorausgesetzt, sey $CD = h$, und α und β die beiden Theile DCA und DCB des Winkels ACB. Betrachtet man die zwei Dreiecke DCM und DCN, so hat man

$$DM^2 = h^2 + x^2 - 2hx\cos\alpha$$
$$DN^2 = h^2 + y^2 - 2hy\cos\beta,$$

und wenn man diese Werthe einander gleich setzt, so ergiebt sich

$$x^2 - 2hx\cos\alpha = y^2 - 2hy\cos\beta. \qquad (2)$$

Die Gleichungen (1) und (2) sind diejenigen, welche dazu dienen müssen, x und y zu bestimmen. Durch die Elimination von y findet man daraus

$$x^4 - 2hx^3\cos\alpha + 2hrab\,x\cos\beta - r^2a^2b^2 = o. \quad (3)$$

Man kann daher den Werth von x aus dieser Gleichung des vierten Grades finden und hat $y = \frac{rab}{x}$ für den entsprechenden Werth von y.

Da die Gleichung (3) vom vierten Grade und ihr letztes Glied negativ ist, so folgt hieraus, dafs sie eine positive und eine negative Wurzel hat. Die zwei anderen Wurzeln können reell oder imaginär seyn. Sind sie reell, so zeigt die Cartesische Regel, dafs die Gleichung (3) drei positive und eine negative Wurzel hat; denn wenn man die Zeichen ihrer Glieder betrachtet, und dem dritten Gliede, das man sich mit dem Coefficienten Null denken kann, das positive oder negative Zeichen giebt, so findet man immer drei Zeichenwechsel und eine Zeichenfolge.

Da die unbekannten Gröfsen x und y, welche die Seiten des Dreiecks MNC sind, nur positive Gröfsen seyn können, die bezüglich kleiner als die Seiten CA und CB des Dreiecks ACB sind, so kann man die negative Wurzel der Gleichung (3), die Werthe von x, die gröfser als a sind, und diejenigen, welche einen gröfseren Werth von y als b geben, als der Aufgabe fremd, wegwerfen. Daher giebt es nur höchstens drei Lagen des Gleichgewichtes, für welche blos die Spitze C in die Flüssigkeit getaucht ist.

608.

Nimmt man an, dafs diese Spitze aufserhalb der Flüssigkeit liegt und die Punkte A und B unter dem Niveau MN liegen, so wird die Aufgabe dieselbe, wie im vorigen Falle seyn, mit dem blofsen Unterschiede, dafs die Gröfse r in den Gleichungen (1) und (3) durch $1 - r$ ersetzt werden mufs. Denn da die Schwerpunkte des Dreiecks ABC und seiner zwei Theile MNC und $MNBA$ auf derselben Linie liegen, und die von ABC und des zweiten Theils auf einer auf MN senkrechten Linie liegen müssen, so müssen die Dreiecke ABC und MNC ihre Schwerpunkte auf derselben Senkrechten haben, so dafs man sogleich, ohne irgend eine Aenderung, die Gleichung (2) hat, welche diese Bedingung ausdrückt. Aufserdem kann die Proportion

$$MNBA : ABC = r : 1,$$

die jetzt statt haben mufs, in folgende

$$MNC : ABC = 1 - r : 1$$

geändert werden, wodurch die Gleichung (1) in folgende

$$xy = (1 - r)ab$$

übergeht.

Wendet man diese letzte Gleichung an, um y aus der Gleichung (2) zu eliminieren, so findet man die Gleichung (3) wieder, in welcher das Verhältnifs r durch $1 - r$ ersetzt seyn wird, d. h. man hat

$$x^4 - 2hx^3 \cos\alpha + 2h(1-r)abx\cos\beta - (1-r)^2a^2b^2 = o. \quad (4)$$

Stellt man dieselbe Betrachtung, wie früher, an, so findet man aus dieser Gleichung, dafs es höchstens drei Lagen des Gleichgewichtes giebt, für welche die zwei Spitzen A und B des Körpers in die Flüssigkeit getaucht sind.

Betrachtet man allmälich die drei Spitzen A, B, C, und untersucht für jede den Fall, wo sie allein in die Flüssigkeit getaucht und allein aufserhalb der Flüssigkeit ist, so bestimmt man alle horizontalen Lagen des Gleichgewichtes des gegebenen Prisma, und es ergiebt sich aus dem Vorhergehenden, dafs diese Zahl nie gröfser als 18 seyn kann.

609.

Ist das Dreieck ABC gleichschenklig, so kann man die Gleichungen (3) und (4) entbehren, und die Gleichungen in x und y direct auflosen. Ich nehme an, es sey $b = a$, so werden die Dreiecke CAD und CBD rechtwinklig und gleich seyn; man hat

$$\beta = \alpha, \quad h^2 = a^2 - \tfrac{1}{4} c^2, \quad a \cos \alpha = h,$$

und die Gleichungen (1) und (2) werden

$$xy = r a^2, \quad y^2 - x^2 - \frac{4(a^2 - c^2)}{2a}(y - x) = o. \quad (5)$$

Man genügt ihnen zuerst, wenn man

$$x = y = a\sqrt{r}$$

setzt, welche Werthe zulässig sind, weil $r < 1$ und $a\sqrt{r} < a$ ist.

Hieraus ergiebt sich eine erste Lage des Gleichgewichtes, in welcher MNC ein gleichschenkliges Dreieck ist und die Grundlinie AB des Dreiecks ABC mit MN parallel oder horizontal seyn wird. Nimmt man $1 - r$ statt r, so hat man eine zweite Lage, bei welcher der Punkt C aufserhalb der Flüssigkeit liegt und die Grundlinie AB horizontal ist. Es können aber auch noch andere Lagen des Gleichgewichtes vorhanden seyn, für welche diese Grundlinie geneigt ist.

Denn wenn man den Factor $y - x$ der zweiten Gleichung (5) wegläfst, so erhält man

$$y + x = \frac{4a^2 - c^2}{2a}.$$

Da diese und die erste Gleichung (5) die Summe und das Produkt der zwei Unbekannten x und y geben, so folgt hieraus, dafs diese zwei Grofsen die Wurzeln einer und derselben Gleichung des zweiten Grades sind, welche Wurzeln die Werthe

$$\frac{1}{4a}\left[4a^2 - c^2 \pm \sqrt{(4a^2 - c^2) - 16 r a^4}\right]$$

haben. Man nimmt allmälich jede derselben für x und die andere für y, und wenn sie beide reell und kleiner als a sind, so ergeben sich daraus zwei neue Lagen des Gleichgewichtes, bei welchen die Grundlinie AB aufserhalb der Flüssigkeit liegt. Setzt man $1 - r$ statt r, und nimmt noch immer an, dafs die reellen Wurzeln kleiner als a sind, so hat man zwei andere Lagen, bei welchen diese Grundlinie eingetaucht ist.

Sind die eben gefundenen Wurzeln gleich, so ist die Basis AB horizontal und diese neuen Lagen des Gleichgewichtes müssen mit den vorhergehenden zusammenfallen, und wirklich hat man alsdann $4a^2 - c^2 = 4a^2\sqrt{r}$, was $y = x = a\sqrt{r}$ giebt.

610.

Im Falle des gleichseitigen Dreiecks setzt man, in den vorhergehenden Formeln, $c = a$. Die gleichen Werthe von x und y werden hierdurch nicht geändert, ihre ungleichen Werthe werden

$$\frac{a}{4}\left(3 \pm \sqrt{9 - 16r}\right),$$

wenn nur eine Spitze eingetaucht ist, und

$$\frac{a}{4}\left(3 \pm \sqrt{16r - 7}\right),$$

wenn nur eine Spitze aufserhalb der Flüssigkeit ist. Es kommt daher darauf an, zu wissen, wie der Bruch r beschaffen seyn mufs, damit diese Werthe reell und kleiner als a sind

Hat man aber $r < \frac{9}{16}$ und $> \frac{1}{2}$, so ist die erste Formel reell, und ihre zwei Werthe sind geringer als a, aufserhalb dieser Granzen ist diese Formel imaginar, oder einer ihrer Werthe ist gröfser als a, und ebenso ist es nothwendig und hinreichend, dafs man $r < \frac{1}{2}$ und $> \frac{7}{16}$ hat, wenn die Werthe der zweiten Formel reell und kleiner als a seyn sollen. Man sieht daher, dafs von $r = \frac{9}{16}$ bis $r = \frac{1}{2}$ nur die erste Formel zulassig ist, dafs dagegen nur die zweite von $r = \frac{1}{2}$ bis $r = \frac{7}{16}$ zulässig ist, und dafs beide Formeln für $r > \frac{9}{16}$ oder $r < \frac{7}{16}$ untauglich sind.

Da Alles in Beziehung auf die drei Spitzen des gleichseitigen Dreiecks ähnlich ist, so ist die Anzahl der Lagen des Gleichgewichtes immer ein Vielfaches von drei, und diese ganze Zahl kann, nach dem Werthe von r, sechs oder achtzehn seyn.

611.

Aufser den horizontalen Lagen des Gleichgewichtes haben die gleichartigen Prismen und Cylinder auch Lagen des Gleichgewichtes, bei welchen ihre Kanten vertical und ihre Grundflachen dem Niveau der Flüssigkeit parallel sind, und solcher giebt es für jeden Körper zwei, weil jede der Grundflächen in die Flüssigkeit getaucht seyn kann. Die Schwerpunkte eines verticalen Prisma und seines eingetauchten Theils liegen auf derselben auf dem Niveau senkrecht stehenden Linie; das Verhältnifs ihrer Volumina ist dasselbe, wie das ihrer Hohen, und daher verhält sich die Höhe des eingetauchten Prisma zu der des ganzen, wie die Dichtigkeit des Körpers zu der der Flüssigkeit, was hinreicht, um zu bestimmen, wie tief sich der Korper, in seiner Lage des Gleichgewichtes, eintaucht.

Die Rotationskorper, und allgemein alle Korper, die um eine Axe symmetrisch sind, haben ebenso zwei Lagen des Gleichgewichtes, bei welchen diese Linie vertical ist, und die man ohne Schwierigkeit bestimmt. Es sey z. B. ein gleichartiges Ellipsoid gegeben, dessen drei Halbaxen a, b, c sind. Die Axe $2c$ sey vertical, und u der Abstand der Ebene der beiden anderen Axen, von dem Schnitte, der im Wasserspiegel liegt, wo u eine positive oder negative unbekannte Gröfse ist, je nachdem dieser Schnitt unter oder über dem Mittelpunkte des Ellipsoids liegt. Sey auch Z der Flächeninhalt des horizontalen Schnittes dieses Korpers in einem beliebigen Abstande z von seinem Mittelpunkte. Da das Volumen des halben Ellipsoids $\frac{2\pi}{3}abc$ ist, so hat man das des eingetauchten Segments, wenn man von $\frac{2\pi}{3}abc$ das Integral $\int_o^u Zdz$ abzieht, welches den Werth der zwischen dem im Wasserspiegel liegenden Schnitte und dem durch den Mittelpunkt des Körpers gelegten horizontalen Schnitte enthaltenen Schichte ergiebt, und dasselbe Zeichen wie u hat. Im Falle des Gleichgewichtes hat man daher

$$\frac{2\pi}{3}abc - \int_o^u Zdz = \frac{4\pi}{3}abcr,$$

wo r immer das Verhältnifs der Dichtigkeit des schwimmenden Körpers zu der der Flüssigkeit angiebt. Da dieser Körper ein Ellipsoid ist, so hat man (§. 89)

$$Z = \frac{\pi ab}{c^2}(c^2 - z^2),$$

und die Gleichung des Gleichgewichtes wird

$$u^3 - 3c^2u - 2(2r - 1)c^3 = o.$$

Sie hat immer eine reelle Wurzel, die zwischen $\pm c$ enthalten ist, und die positiv oder negativ seyn wird, je nachdem man $r > \frac{1}{2}$ oder $r < \frac{1}{2}$ hat. In den Gränzfällen, wenn $r = o$ oder $r = 1$ ist, ist diese Wurzel $u = c$ und $u = -c$.

Wird ein Körper, der um eine verticale Axe symmetrisch ist, allmälich und mit demselben Theile in verschiedene Flüssigkeiten getaucht, so wird er in derselben so weit einsinken, daſs die eingetauchten Volumina im umgekehrten Verhältnisse der Dichtigkeiten der Flüssigkeit stehen. Auf diesem Principe beruht der Gebrauch der Aräometer, um die Dichtigkeiten verschiedener Flüssigkeiten mit einander zu vergleichen.

612.

Unter den verschiedenen Lagen des Gleichgewichtes eines und desselben festen Körpers, der auf der Oberfläche einer Flüssigkeit schwimmt, giebt es einige, die dauernd, und andere, die es nicht sind, und nach dem, was man in §. 570 gesehen hat, werden bei diesem Körper, den man z. B. um eine horizontale Axe dreht, die auf einander folgenden Lagen des Gleichgewichtes abwechselnd dauernde und augenblickliche seyn. Es ist wichtig, die ersten von den letzten wohl zu unterscheiden, welche nicht hinlänglich lange bestehen, als daſs man sie beobachten könnte, wenn nicht eine kleine Adhasion zwischen dem schwimmenden Körper und der Flüssigkeit, mit welcher er in Berührung ist, statt fände.

Man nehme zuerst an, der schwimmende Körper sey, sowohl in Beziehung auf die Gestalt als die Dichtigkeit seiner Theile, auf beiden Seiten eines verticalen Schnittes $ABCD$ (Fig. 48) vollkommen symmetrisch. Sey G sein Schwerpunkt, der in diesem Schnitte liegt. Im Zustande des Gleichgewichtes sey auch AC die Linie, in welcher dieser Schnitt von dem Niveau der Flüssigkeit getroffen wird, das durch das Innere des Korpers gezogen ist, und H der Schwerpunkt des Volumens der durch den Korper verdrängten Flüssigkeit. Dieser Punkt gehort auch dem Schnitte $ABCD$ an, und liegt auf der Senkrechten BGK, die von G auf AC gefallt ist. Ist der Korper gleichartig, so ist H unter G, wie es die

Figur voraussetzt, hat man aber den schwimmenden Körper beschwert, d. h. hat man die Dichtigkeit seines unteren Theils vermehrt, so kann der Punkt *G* unter den Punkt *H* fallen.

Dies vorausgesetzt, denke man sich nun, der schwimmende Körper werde ein wenig aus seiner Gleichgewichtslage entfernt, indem man ihn sich um eine auf *ABCD* senkrechte Axe drehen lafst, und ihn alsdann sich selbst, ohne Anfangsgeschwindigkeit, überläfst. Wie nun auch die Bewegung, welche der Korper annimmt, beschaffen sey, so bleibt der Schnitt *ABCD* immer vertical und enthalt beständig den Schwerpunkt *G*. In dieser neuen Lage sey *A'C'* (Fig. 49) die Linie, welche das Niveau der Flüssigkeit darstellt und *AC* im Punkte *E* schneidet, so dafs das Segment des Körpers, welches *AEA'* entspricht, in die Flüssigkeit gedrungen ist, dasjenige dagegen, welches *CEC'* entspricht, aus derselben heraus getreten ist. Ich nehme an, dafs die Volumina dieser beiden Segmente gleich sind. Hieraus ergiebt sich, dafs das Volumen der durch den Korper verdrängten Flüssigkeit sich nicht geändert hat; das Gewicht dieses Volumens der Flussigkeit ist daher dem des Körpers gleich, wie im Zustande des Gleichgewichtes. Da aber der Schwerpunkt *G* des schwimmenden Körpers sich so bewegen mufs, als wenn die Masse dieses Korpers in demselben vereinigt und das Gewicht dieses Korpers und der Druck der Flüssigkeit an denselben angebracht ware (§. 438), und diese zwei verticalen Kralte, die in entgegengesetztem Sinne wirken, nach unserer Voraussetzung gleich sind, so braucht man nur die Bewegung des Punktes *G* zu betrachten.

Sey *H'* der Schwerpunkt des Volumens der verdrangten Flüssigkeit, nachdem der Körper aus seiner Lage des Gleichgewichtes herausgebracht worden ist. Dieser Punkt gehört, wie der Schwerpunkt *G*, dem Schnitte *ABCD* an. Sie werden aber im Allgemeinen nicht auf derselben Verticalen liegen. Daher wird der Druck der Flüssigkeit den Körper um eine Linie drehen, die durch den Punkt *G* geht und auf dem Schnitte *ABCD* senkrecht ist, und es kommt nur darauf an, zu wissen, ob diese Bewegung den Korper in seine Lage des Gleichgewichtes zurückzubringen, oder ihn mehr davon zu entfernen strebt.

Zieht man aber durch den Punkt H' die verticale Linie $H'M$, welche die auf AC senkrechte Linie BGK im Punkte M trifft, so ist es einleuchtend, dafs der von unten nach oben nach der Richtung $H'M$ ausgeübte Druck der Flüssigkeit die Linie BGK in ihre verticale Lage, welche dem Gleichgewichte entspricht, zurück zu führen oder sie noch mehr davon zu entfernen strebt, je nachdem der Punkt M über oder unter dem Punkte G liegt. Im ersten Falle ist das Gleichgewicht dauernd, im zweiten dagegen nicht. Fallen die Punkte M und G zusammen, so bleibt der Körper noch im Gleichgewichte, wenn man ihn in die benachbarte Lage derjenigen, in welche man ihn zuerst gebracht hat, bringt.

Fällt der Schwerpunkt G unter den des Volumens der verdrängten Flüssigkeit, welcher, im Zustande des Gleichgewichtes, H war, d. h. liegt der Punkt G zwischen den Punkten B und H auf der Linie BK, so liegt der Punkt M unter G und das Gleichgewicht ist nothwendig ein dauerndes. Ist dagegen der Punkt G über H, wie im Falle eines homogenen Körpers, so kann der Punkt M über oder unter G liegen und das Gleichgewicht kann ein dauerndes oder nur ein augenblickliches seyn. Der Punkt M, dessen Betrachtung dazu dient, die zwei Zustände des Gleichgewichtes eines schwimmenden Körpers zu unterscheiden, der in Beziehung auf einen verticalen Schnitt symmetrisch ist, nennt man das Metacentrum. Ich werde aber eine andere, aus dem Principe der lebendigen Kräfte abgeleitete Regel geben, vermöge deren man, in allen Fällen, die Dauer des Gleichgewichtes erkennen kann.

613.

Zu diesem Ende betrachte man einen Körper von beliebiger Gestalt, sey er gleichartig oder ungleichartig, der auf der Oberflache des Wassers im Gleichgewichte ist. Sey $ABCD$ (Fig. 50) der Durchschnitt dieses Körpers mit dem durch das Innere desselben verlängerten Niveau des Wassers und G der Schwerpunkt des Korpers, H der des durch den eingetauchten Theil dieses Korpers verdrängten Wassers, V das Volumen dieses Theils und M die Masse des ganzen Körpers. Da man annimmt, dafs er im Gleichgewichte ist: so steht die Linie GH senkrecht auf $ABCD$, und die Masse des verdrängten

Wassers ist der des Körpers gleich, so dafs, wenn man ρ die Dichtigkeit des Wassers nennt,

$$M = V\rho$$

ist. Man nehme an, der Schnitt $ABCD$ werde um sehr Wenig über das Niveau des Wassers gehoben oder unter dasselbe gesenkt (Fig. 51), und zu gleicher Zeit werde die Ebene dieses Schnittes um sehr Wenig geneigt, aufserdem nehme man zur gröfseren Allgemeinheit an, dafs die Punkte des Korpers kleine Geschwindigkeiten erhalten hätten. Das Gleichgewicht wird hierdurch gestort, und die Frage über die Dauer desselben besteht darin, zu untersuchen, ob in Folge der Bewegung, die der Körper annimmt, der im Inneren des Körpers feste Schnitt $ABCD$ sich immer mehr vom Niveau der Flüssigkeit entfernen, oder streben wird, dahin zurück zu kommen, indem er auf beiden Seiten des Niveau kleine Schwingungen macht. Wahrend dieser Bewegung schneidet das natürliche Niveau des Wassers den schwimmenden Körper nach einem veränderlichen Schnitte im Inneren desselben, den man die Schwimmebene nennt. In einem beliebigen Augenblicke sey $A'B'C'D'$ dieser Schnitt, $AB''CD''$ ein anderer veränderlicher Schnitt dieses Korpers, den eine horizontale Ebene macht, die durch den Schwerpunkt des Schnittes $ABCD$ geht, AC der Durchschnitt von $ABCD$ und $AB''CD''$, der auf $ABCD$ veranderlich ist, ϑ die Neigung dieser zwei Schnitte gegen einander, ζ der Abstand der Ebene $AB''CD''$ von der Schwimmebene, welchen man als positiv oder negativ ansieht, je nachdem dieser Schnitt unter oder über dem Niveau des Wassers liegt. Die veränderlichen Grofsen ϑ und ζ sollen am Anfange der Bewegung sehr klein seyn, und es kommt nun darauf an, zu wissen, ob sie während der ganzen Dauer derselben sehr klein bleiben.

614.

Nennt man u die veränderliche Geschwindigkeit eines beliebigen Elementes dm der Masse des Korpers, so ist die Summe der lebendigen Krafte aller ihrer Punkte durch das auf die ganze Masse ausgedehnte Integral $\int u^2 dm$ gegeben, und die aus dem allgemeinen Principe der lebendigen Krafte entspringende Gleichung ist (§. 564)

$$\int u^2 dm = c + 2\varphi, \qquad (a)$$

wo c eine willkührliche Constante, und φ eine von den an die Punkte des Körpers angebrachten Kräften abhängige Function ist.

Diese Kräfte sind die Schwere, welche auf alle Punkte wirkt, und die verticalen Drucke, welche die Flüssigkeit auf den eingetauchten Theil der Oberfläche des Körpers ausübt. Man kann aber statt dieser Drucke bewegende Kräfte nehmen, die auf alle Elemente dm seiner Masse wirken, welche unter dem Niveau des Wassers liegen, wenn man für jedes Element eine Kraft nimmt, die im entgegengesetzten Sinne der Schwere gerichtet und dem Gewichte des Volumens Wasser, das es verdrängt, gleich ist. Denn die Mittelkraft dieser bewegenden Kräfte hat dieselbe Grofse, dieselbe Richtung und denselben Angriffspunkt, wie die der verticalen Drucke (602). Bezeichnet man durch g die Schwere und durch dv das Element des Volumens des Korpers, welches dem Elemente dm der Masse entspricht, so ist die bewegende Kraft von dm gleich $gdm - g\varrho dv$, wenn dieser materielle Punkt unter dem Niveau des Wassers liegt, und gleich gdm, wenn er über demselben liegt. Sey aufserdem z der veränderliche Abstand des Elements dm von der Schwimmebene, welcher positiv oder negativ ist, je nachdem dm unter oder über dieser Ebene liegt. Aus dem allgemeinen Werthe der Function φ, der im §. 564 gegeben ist, ergiebt sich, dafs man bei der hier vorliegenden Frage

$$\varphi = \int zgdm - \int zg\varrho dv$$

haben mufs, wo sich das erste Integral auf die ganze Masse des schwimmenden Körpers und das zweite blofs auf den eingetauchten Theil seines Volumens bezieht.

Fallt man vom Schwerpunkte G der Masse M eine senkrechte Linie GE auf die Ebene $A'B'C'D'$ und setzt $GE = z_{\prime}$, so hat man zuerst

$$\int zgdm = gMz_{\prime}$$

als Werth des ersten Integrals. Ich theile das zweite in zwei Theile, von welchen sich der eine auf das Volumen V bezieht, das unter $ABCD$, im Zustande des Gleichgewichtes, liegt, das andere dagegen auf das zwischen den Schnitten $ABCD$ und $A'B'C'D'$ enthaltene Volumen. Ich habe alsdann $gV\varrho z'$ als Werth des ersten Theils, wo z' der veränderliche Abstand des Schwerpunktes H des Volumens V von der Schwimmebene, d. h. die Länge der vom Punkte H auf die Ebene $A'B'C'D'$ gefallten senkrechten Linie HF ist. Bezeichnet man daher für den Augenblick durch k den Werth des auf alle Elemente dv des zwischen $ABCD$ und $A'B'C'D'$ enhaltenen Volumens ausgedehnten Integrals $\int z dv$, so ist $g\varrho k$ der zweite Theil des zweiten in dem Ausdrucke von φ enthaltenen Integrals und man hat

$$\varphi = gMz_, - g\varrho Vz' - g\varrho k$$

als vollständigen Werth dieser Grofse. Da aber die Linie GH auf der Ebene $ABCD$ senkrecht steht, so ist der Winkel, den sie mit der Verticalen GE einschliefst, die Neigung ϑ der Ebene $ABCD$ gegen eine horizontale Ebene, nennt man daher a die beständige Lange von GH, so hat man

$$z_, = z' \pm a \cos\vartheta,$$

wo das obere Zeichen statt hat, wenn der Punkt G unter dem Punkte H liegt, und das untere in dem entgegengesetzten Falle. Substituiert man diesen Werth von $z_,$ in den von φ, und bemerkt, dafs $M = V\varrho$ ist, so erhalt man

$$\varphi = \pm g\varrho a V \cos\vartheta - g\varrho k,$$

und es mufs nur noch der Werth des durch k bezeichneten Integrals bestimmt werden.

615.

Um ihn zu erhalten, zerlege ich den Flächeninhalt des Schnittes $ABCD$ in unendlich kleine Elemente, projiciere sie alle auf die Schwimmebene $A'B'C'D'$, wodurch das zwischen diesen zwei Schnitten des Korpers enthaltene Volumen in eine unendliche Anzahl verticaler Cylinder zerlegt wird, deren Grundflachen die horizontalen Projectionen der Elemente von $ABCD$ sind. Ich schneide alsdann einen beliebigen Cylinder durch eine unendliche Anzahl horizontaler Ebenen und nehme für das Element dv des Volumens, welches ich betrachte, den zwischen zwei auf einander folgenden Ebenen enthaltenen Theil dieses Cylinders, deren Abstände von der Schwimmebene z und $z + dz$ sind, so dafs dieses Element der Grundfläche des Cylinders, mit dz multipliciert, gleich ist. Ist aber $d\lambda$ das Differentialelement des Schnittes $ABCD$, so ist die horizontale Projection oder die Grundfläche des entsprechenden Cylinders $d\lambda \cos\vartheta$, weil ϑ die Neigung der Ebene von $d\lambda$ gegen die Projectionsebene ist. Man hat daher

$$dv = dz\, d\lambda \,.\cos\vartheta;$$

folglich ist das Integral $\int z\, dv$, das sich auf einen der verticalen Cylinder bezieht, das Produkt aus $d\lambda \cos\vartheta$ in $\int z\, dz$ oder gleich $\frac{1}{2} y^2 \cos\vartheta \,.\, d\lambda$, wenn man y die Höhe dieses Cylinders oder die von $d\lambda$ auf die Schwimmebene gefallte senkrechte Linie nennt. Die durch k bezeichnete Grofse ist daher

$$k = \tfrac{1}{2} \cos\vartheta \int y^2 d\lambda,$$

wo das Integral auf die ganze Fläche von $ABCD$ ausgedehnt werden mufs.

Diese senkrechte Linie y besteht aus zwei Theilen, einer ist zwischen den zwei parallelen Ebenen $A'B'C'D'$ und $AB''CD''$ enthalten und durch ζ bezeichnet worden, der andere ist zwischen $d\lambda$ und der zweiten Ebene enthalten und gleich $l \sin\vartheta$, wenn man durch l den Abstand dieses Elementes von dem Durchschnitte AC der beiden Ebenen $ABCD$ und $AB''CD''$ bezeichnet. Man hat daher

$$y = \zeta + l \sin\vartheta,$$

wo man l als eine positive oder negative Gröfse ansieht, je nachdem $d\lambda$ unter oder über der zweiten Ebene liegt. Substituiert man diesen Werth in die vorhergehende Gleichung und bemerkt, dafs ζ und ϑ bei der angezeigten Integration constant sind, so findet man

$$k = \tfrac{1}{2}\zeta^2 \cos\vartheta \int d\lambda + \sin\vartheta \cos\vartheta \int l\, d\lambda \pm \tfrac{1}{2} \sin^2\vartheta \cos\vartheta \int l^2 d\lambda.$$

Ich nenne b den Flächeninhalt des Schnittes $ABCD$ oder den Werth von $\int d\lambda$ Da die Linie AC, nach der Voraussetzung, den Schwerpunkt dieses Schnittes enthält, so ist das Integral $\int l\, d\lambda$ Null, und wenn man

$$\int l^2 d\lambda = b\gamma^2$$

setzt, so dafs γ eine von der Gestalt und Ausdehnung von $ABCD$ abhängende Linie ist, so hat man zuletzt

$$k = \tfrac{1}{2} b \cos\vartheta\, (\zeta^2 + \gamma^2 \sin^2\vartheta).$$

Diese Formel giebt nicht den genauen Werth von k, sollte sie ihn ausdrücken, so müfste das zwischen den Schnitten $A'B'C'D'$ und $ABCD$ enthaltene Volumen ein verticaler, durch die Ebene des Schnittes $ABCD$ abgestumpfter Cylinder seyn. Wie aber auch seine Gestalt beschaffen sey, so sieht man, daſs der genaue Werth von k sehr wenig von dem vorhergehenden verschieden seyn wird, so lange die Veränderlichen ζ und ϑ sehr klein sind, und es ist leicht, zu zeigen, daſs der Unterschied dieser Werthe eine Gröſse der dritten Ordnung im Verhaltnisse zu ζ und ϑ ist. Substituiert man den Näherungswerth von k in den Ausdruck von φ und setzt

$$\sin\vartheta = \vartheta - \frac{\vartheta^3}{2.3.}\ldots., \qquad \cos\vartheta = 1 - \frac{\vartheta^2}{2}\ldots$$

und vernachlässigt alle Glieder, die im Verhältniſs zu diesen Veränderlichen ϑ und ζ von der dritten Ordnung sind, so hat man daher

$$\varphi = \pm g\varrho Va \mp \tfrac{1}{2} g\varrho Va\vartheta^2 - \tfrac{1}{2} g\varrho b(\zeta^2 + g^2\vartheta^2),$$

wodurch die Gleichung (a) in folgende

$$\int u^2 dm + g\varrho\,[b\zeta^2 + (b\gamma^2 \mp Va)\,\vartheta^2] = c, \qquad (b)$$

übergeht, wenn man das Glied $\pm 2g\varrho Va$ mit in der willkührlichen Constante c begreift.

616.

Den Werth dieser Constanten bestimmt man aus den Werthen von u, ζ, ϑ, im Anfange der Bewegung, die sehr klein angenommen worden sind; c ist daher ebenfalls eine sehr kleine Grolse, und auſserdem zeigt die Gleichung (b), daſs ihr Werth positiv ist, wenn der Coefficient $b\gamma^2 \pm Va$, im Anfange der Bewegung, positiv ist. Bleibt dieser Coefficient, wahrend der ganzen Dauer der Bewegung, positiv, so kann man aus derselben Gleichung, durch die schon in §. 570 angewandte Betrachtung, schlieſsen, daſs die Veranderlichen ζ und ϑ beständig sehr klein bleiben, so dals man, in einem beliebigen Augenblicke,

$$\vartheta < \sqrt{\frac{c}{g\varrho(b\gamma^2 \pm Va)}}, \quad \zeta < \sqrt{\frac{c}{g\varrho b}}$$

hat; woraus hervorgeht, daſs die Dauer des Gleichgewichtes des schwimmenden Korpers von dem Zeichen $b\gamma^2 \pm Va$ abhängt und daſs dieses Gleichgewicht ein dauerndes seyn wird, wenn diese Gröſse im Anfange und wahrend der ganzen Dauer der Bewegung positiv ist.

Das durch $b\gamma^2$ bezeichnete Integral $\int l^2 d\lambda$ kann nur eine positive Gröfse seyn, weil alle seine Elemente positiv sind. Das Glied $\pm Va$ mufs mit dem $+$ Zeichen genommen werden, wenn der Punkt G tiefer als der Punkt H liegt; in diesem Falle ist daher der Coefficient $b\gamma^2 \pm Va$ positiv und das Gleichgewicht ein dauerndes. Ist mithin der Schwerpunkt der ganzen Masse eines schwimmenden Körpers tiefer, als der des Volumens Wasser, welches er in der Lage des Gleichgewichtes aus seiner Stelle drängt, so kann man sicher seyn, dafs dieses Gleichgewicht, in Beziehung auf alle kleinen Bewegungen, die man diesem Korper mittheilen kann, ein dauerndes ist.

Ist dagegen der Punkt H tiefer als der Punkt G, so mufs das Glied $\pm Va$ mit dem negativen Zeichen genommen werden, und alsdann mufs $b\gamma^2 > Va$ seyn, wenn der Coefficient $b\gamma^2 \pm Va$ positiv und man über die Dauer des Gleichgewichtes sicher seyn soll. Die Grofse der Linie γ ändert sich aber mit der Lage der Linie AC, die immer durch den Schwerpunkt des Schnittes $ABCD$ geht und sich, während der Dauer der Bewegung, um diesen Punkt drehen kann. Läfst man aber die Linie AC eine ganze Umdrehung machen, so ist es einleuchtend, dafs es eine Lage geben wird, in welcher die Linie γ kleiner als in jeder anderen seyn wird; berechnet man daher diesen kleinsten Werth von γ und findet $b\gamma^2 > Va$, so ist es gewifs, dafs der Coefficient $b\gamma^2 \pm Va$ nicht negativ werden kann, und daher das Gleichgewicht ein dauerndes ist.

In einem Schiffe z. B. ist, wie man leicht sieht, die Linie AC, welcher das Minimum des Integrals $\int l^2 d\lambda$ entspricht, die Linie, die vom Vordertheile nach dem Hintertheile geht. Man theilt die Fläche des im Wasserspiegel liegenden Schnittes in unendlich kleine Elemente, bestimmt alsdann durch die Integralrechnung die Summe aller dieser Elemente, nachdem man sie bezüglich mit dem Quadrate ihrer Abstände von dieser Linie multipliciert hat, und sobald dieses Integral gröfser ist, als das Produkt aus dem durch das Schiff verdrängte Volumen Wassers in den Abstand des Schwerpunktes dieses Volumens von dem des Schiffes, so kann man sicher seyn, dafs das Gleichgewicht in Beziehung auf alle kleinen Bewegungen des Schiffes ein dauerndes ist, selbst wenn der zweite Schwerpunkt hoher liegt als der erste.

617.

Nachdem wir uns mit dem Gleichgewichte der schwimmenden Korper und dessen Dauer beschäftigt haben, so wollen wir nun ihre Bewegung bestimmen, wenn man sie ein wenig von der Lage des dauernden Gleichgewichtes entfernt hat. Um die Frage auf eine erschöpfende Weise zu lösen, mufs man zu gleicher Zeit diese Bewegung und die der Flüssigkeit berücksichtigen, dies werde ich in einem anderen Werke auszuführen suchen. Jetzt lasse ich die Bewegung der Flüssigkeit unberücksichtigt, und um die Frage in Beziehung auf einen festen Korper zu vereinfachen, nehme ich an, dafs er auf beiden Seiten einer Ebene, die während der ganzen Bewegung vertical bleibt, symmetrisch ist.

Diese Ebene enthält die Schwerpunkte G und H des Korpers und des Volumens der Flüssigkeit, die er im Zustande des Gleichgewichtes verdrängt. In diesem Zustande ist die Linie GH vertical; man neigt sie, indem man sie sich in dieser Ebene um den Punkt G drehen läfst, senkt oder hebt alsdann diese Linie, parallel mit sich selbst, in derselben Ebene, und überlafst alsdann den Körper der Wirkung der Schwere und der umgebenden Flüssigkeit, ohne ihm irgend eine Anfangsgeschwindigkeit mitzutheilen. Es ist offenbar, dafs der Schnitt des Korpers durch die besprochene Ebene, welche ihn in zwei symmetrische Theile theilt, beständig vertical bleibt. Der Durchschnitt AC der beiden Schnitte $ABCD$ und $AB''CD''$ bleibt immer senkrecht auf dieser verticalen Ebene, und da die Linie AC, der Voraussetzung nach, den Schwerpunkt von $ABCD$ enthält, so folgt daraus, dafs dieser Mittelpunkt der Punkt K seyn wird, in welchem sie dieselbe Ebene schneidet und die Linie AC immer den Umfang von $ABCD$ in denselben Punkten A und C treffen wird. Unabhängig von der Symmetrie des Korpers im Verhältnifs zu der auf AC senkrecht stehenden Ebene, nehme ich aufserdem, um die Aufgabe noch mehr zu vereinfachen, an, dafs die Linie GK auf der Ebene des Schnittes $ABCD$ senkrecht steht, was z. B. statt hat, wenn die Ebene der beiden Linien

GK und AC auch den Körper in zwei symmetrische Theile theilt.

Am Ende einer beliebigen Zeit t, die vom Anfange der Bewegungen gezählt wird, bezeichne ich durch $z_{,}$ den Abstand GE des Punktes G von der festen Ebene $A'B'C'D'$, durch ζ den wechselseitigen Abstand der zwei horizontalen Ebenen $AB''CD''$ und $A'B'C'D'$, durch ϑ den Winkel KGE, der zwischen der Linie GK und der Verticalen GE enthalten ist, durch y den Abstand des beliebigen Elements $d\lambda$ des Schnittes $ABCD$ von der Ebene $A'B'C'D'$ und durch x seinen Abstand von der verticalen Ebene, die durch den Punkt G parallel mit der Linie AKC gezogen ist. Ich bezeichne auch durch l den constanten Abstand dieses Elementes von dieser Linie und durch h die gegebene Länge von GK. Hiernach sieht man leicht, daſs man

$$z_{,} = \zeta + h \cos \vartheta, \quad y = \zeta + l \sin \vartheta, \quad x = l \cos \vartheta + h \sin \vartheta$$

haben wird, wo man $l, h, \zeta,$ als positve oder negative Grofsen ansieht, je nachdem das Element $d\lambda$ auf der rechten oder linken Seite der Linie AKC, die Linie GK auf der rechten oder linken Seite der verticalen Linie GE und die Ebene $AB''CD''$ unter oder über $A'B'C'D'$ liegt. Endlich, da b der Flächeninhalt des Schnittes $ABCD$ und γ dieselbe Linie wie vorher ist, so hat man auch

$$\int d\lambda = b, \quad \int l d\lambda = o, \quad \int l^2 d\lambda = b\gamma^2, \qquad (1)$$

wo die Integrale sich auf alle Elemente von b erstrecken. Die Veränderlichen ζ und ϑ geben die Lage des Korpers in jedem Augenblicke an. Für $t = o$ hat man

$$\vartheta = \alpha, \quad \zeta = \beta, \quad \frac{d\vartheta}{dt} = o, \quad \frac{d\zeta}{dt} = o,$$

weil man annimmt, daſs die anfänglichen Geschwindigkeiten aller Punkte des Korpers Null sind, und α und β sehr kleine gegebene Gröſsen bezeichnen. Die Frage besteht darin, daſs man die Werthe von ϑ und ζ als Functionen von t bestimmt, wenn man annimmt, daſs diese Veränderlichen, wahrend der ganzen Dauer der Bewegung, sehr klein bleiben; welche Voraussetzung uns erlaubt, das Quadrat von ϑ und das Produkt von ϑ und ζ zu vernachlassigen, und das zwischen $ABCD$ und $A'B'C'D'$ enthaltene Volumen wie einen abgestumpften Cylinder anzusehen.

618.

Der Schwerpunkt G bewegt sich, als wenn die Masse M des Körpers in demselben vereinigt, und das Gewicht Mg des Körpers und die Mittelkraft der Drucke der Flüssigkeit an denselben angebracht wären. Diese Mittelkraft ist im entgegengesetzten Sinne von Mg gerichtet, sie ist gleich $(V + U)\varrho g$, wenn man durch V das Volumen des durch den Körper im Zustande des Gleichgewichtes verdrängten Wassers und durch $V + U$ dieses Volumen am Ende der Zeit t bezeichnet. Die im Sinne der Schwere gerichtete bewegende Kraft des Punktes G, ist daher $Mg - (V + U)\varrho g$ oder einfach $- U\varrho g$, weil $M = V\varrho$ ist; da seine Anfangsgeschwindigkeit Null ist, so geht er nicht aus der verticalen Linie heraus, in welcher er im Anfange der Bewegung ist, und die Gleichung seiner Bewegung auf dieser Linie ist

$$M \frac{d^2 z_{\prime}}{d t^2} = - \varrho g U.$$

Abgesehen vom Zeichen ist U das zwischen den zwei Schnitten $ABCD$ und $A'B'C'D'$ enthaltene Volumen, so dafs, wenn man dieses Volumen in verticale Prismen, wie vorher, zerlegt,

$$U = \int y \cos \vartheta \, d\lambda$$

ist, wo das Integral auf alle Elemente von b ausgedehnt werden mufs. Setzt man statt y seinen vorhergehenden Werth, so findet man

$$U = b \zeta \cos \vartheta.$$

Nimmt man daher in diesem Werthe und in dem von $z_{\prime}$ die Einheit fur $\cos \vartheta$, substituiert sie alsdann in die Gleichung der Bewegung des Punktes G und setzt auch $V\varrho$ statt M, so erhält man

$$\frac{d^2 \zeta}{d t^2} + \frac{g b \zeta}{V} = 0. \qquad (2)$$

Zu gleicher Zeit dreht sich der Korper um den Punkt G, als wenn er fest ware und die ihn treibenden Kräfte sich nicht geändert hätten (§. 438). Diese drehende Bewegung hat daher um die durch den Punkt G gezogene Axe statt, die auf der Ebene, welche den Körper in zwei symmetrische Theile theilt, senkrecht steht, und ruhrt blofs von dem Drucke der umgebenden Flüssigkeit her, weil das Gewicht des Korpers beständig durch diesen Punkt geht. Daher ist die Gleichung dieser Bewegung (§. 392)

$$Mk^2 \frac{d\omega}{dt} = \mu,$$

wenn man durch Mk^2 das Trägheitsmoment des Körpers in Beziehung auf die Drehungsaxe, durch ω die Winkelgeschwindigkeit der Umdrehung am Ende der Zeit t, und durch μ das ganze Moment der Drucke in demselben Augenblicke und in Beziehung auf dieselbe Axe bezeichnet. Die Geschwindigkeit ω betrachtet man als positiv oder negativ, je nachdem die Bewegung in dem durch den Pfeil s angegebenen Sinne oder in dem entgegengesetzten statt hat, so dafs man

$$\omega = -\frac{d\vartheta}{dt}, \quad \frac{d\omega}{dt} = -\frac{d^2\vartheta}{dt^2}$$

hat, und das vorausgesetzt, mufs man in dem Werthe von μ die Momente der Drucke mit dem positiven oder negativen Zeichen nehmen, je nachdem sie im Sinne des Pfeils s, oder in entgegengesetztem Sinne zu drehen streben.

Das ganze Moment μ kann in zwei Theile getheilt werden, von welchen sich einer auf das constante Volumen V, und der andere auf das veränderliche Volumen U bezieht. Der Theil des dem ersten Volumen entsprechenden Druckes ist gleich $V\varrho g$, wirkt am Punkte H, und ist nach HF gerichtet. Die vom Punkte G, auf diese, wenn es nothwendig ist, verlängerte Linie gefällte Senkrechte, ist gleich $a \sin\vartheta$, wenn man durch a den Abstand GH bezeichnet. Der erste Theil des Momentes μ ist daher $\pm V a \varrho g \sin\vartheta$, wo man das obere oder untere Zeichen annimmt, je nachdem der Punkt H höher oder tiefer als der Punkt G ist. Was den U entsprechenden Theil von μ betrifft, so findet man, wenn man dieses Volumen in verticale Prismen zerlegt, und den einem beliebigen Prisma $y \cos\vartheta\, d\lambda$ entsprechenden Druck betrachtet, welcher dem Gewichte des Volumens Wasser, das er verdrängt, gleich und entgegengesetzt ist, so hat man $\varrho g x y \cos\vartheta\, d\lambda$ für das Moment dieses Druckes und daher $\varrho g \int xy \cos\vartheta\, d\lambda$ für den zweiten Theil von μ, wo sich das Integral auf die ganze Fläche b erstreckt. Setzt man für x und y ihre Werthe, und berücksichtigt die Gleichungen (1), so wird diese Gröfse $(\gamma^2 \cos\vartheta + h\zeta)\varrho g b \cos\vartheta \sin\vartheta$; daher ist der vollständige Werth von μ

$$\mu = (b\gamma^2 \cos^2\vartheta \pm Va + bh\zeta \cos\vartheta)\varrho g \sin\vartheta.$$

Ich reduciere in diesem Werthe $\cos\vartheta$ und $\sin\vartheta$ auf die Einheit und ϑ, vernachlässige das Produkt aus ζ in ϑ, substituiere ihn alsdann, mit den Werthen von M und ω in die Gleichung der Umdrehungsbewegung, welche daher

$$\frac{d^2\vartheta}{dt^2} + \frac{(b\gamma^2 \pm Va)g\vartheta}{Vk^2} = o \qquad (3)$$

wird.

Die Aufgabe hängt daher von den zwei Differentialgleichungen (2) und (3) ab; und da die Veränderlichen ϑ und ζ getrennt sind, so folgt daraus, dafs die drehende Bewegung des schwimmenden Körpers und die seines Schwerpunktes von einander unabhängig sind; welcher Umstand daher rührt, dafs man die Linie GK, die vom Schwerpunkte des Körpers nach dem von $ABCD$ geht, als auf diesem Schnitte senkrecht stehend angenommen hat.

Integriert man diese zwei Gleichungen und bestimmt die willkührlichen Constanten aus den Anfangswerthen ζ, ϑ, $\frac{d\zeta}{dt}$, $\frac{d\vartheta}{dt}$, so hat man

$$\zeta = \beta \cos t \sqrt{\frac{gb}{V}}, \quad \vartheta = \alpha \cos \left[\frac{t}{k}\sqrt{\frac{g(b\gamma^2 \pm Va)}{V}}\right].$$

Da die verticale Ordinate des Schwerpunktes gleich $h + \zeta$ ist, wenn man das Quadrat von ϑ vernachlässigt, so folgt daraus, dafs die Bewegung dieses Punktes dieselbe ist, wie die eines einfachen Pendels, dessen Länge $\frac{V}{b}$ seyn wird. Damit der Werth von ϑ nicht unbestimmt wächst, d. h. damit das Gleichgewicht, von welchem man den schwimmenden Körper entfernt hat, ein dauerhaftes ist, ist es nothwendig und hinreichend, dafs die Gröfse $b\gamma^2 \pm Va$ positiv ist, was mit dem Lehrsatze des §. 616 übereinstimmt. Ist diese Bedingung erfüllt, so sind die Schwingungen der Linie GK, auf beiden Seiten der verticalen Linie GE, dieselben, wie die eines einfachen Pendels, dessen Länge $\frac{Vk^2}{b\gamma^2 \pm Va}$ wäre.

Wäre der schwimmende Körper nicht auf beiden Seiten der Ebene der Linien GK und AKC symmetrisch und die vom Punkte G auf den Schnitt $ABCD$ gefällte senkrechte Linie von GK verschieden, so wären die veränderlichen ζ und ϑ in den Gleichungen (2) und (3) nicht mehr getrennt; die erste enthielte ein mit $\frac{d^2\vartheta}{dt^2}$ multipliciertes Glied, und die zweite ein Glied, das den Factor ζ enthält. Die drehende Bewegung und die Bewegung des Punktes G wären nicht mehr von einander unabhängig, und der Körper könnte vier Arten von einfachen Schwingungen ausführen, bei welchen sich seine Bewegung immer, dem Princip der Coexistenz der kleinen Schwingungen gemäfs, zerlegen würde, und im besonderen Falle, den wir eben betrachtet haben, reduciert sich die Anzahl dieser Schwingungen auf zwei.

Fünftes Kapitel.

Ueber barometrische Höhenmessungen.

619.

Nach dem, was man in §. 598 gesehen hat, ist die Gleichung des Gleichgewichtes zwischen dem in dem geschlossenen Schenkel der Rohre enthaltenen Quecksilber und dem atmospharischen Drucke, welcher im offenen Schenkel statt hat,

$$mgh = \Pi, \qquad (1)$$

wo Π diesen auf die Einheit der Oberfläche bezogenen Druck, g die Schwere, m die Dichtigkeit des Quecksilbers und h den Unterschied des Niveau dieser Flüssigkeit in beiden Schenkeln des Barometers bezeichnet, und vorausgesetzt wird, dafs über dem Niveau im geschlossenen Schenkel kein merklicher Druck ist.

Aus dem Umstande, dafs das Gleichgewicht nicht gestört wird, wenn man annimmt, dafs der offene Schenkel des Barometers bis zu den Gränzen der Atmosphäre reicht, haben wir geschlossen, dafs der Druck Π das Gewicht einer verticalen cylindrischen Säule der Atmosphäre ist, deren Grundfläche die Einheit der Oberfläche und deren Hohe die dieser Flüssigkeit ist. Dieses Gewicht ist daher das eines Quecksilbercylinders, der dieselbe Grundflache hat und dessen Hohe ungefahr $0^{m},76$ beträgt, und es ergiebt sich hieraus, dafs der Druck der Atmosphäre auf jedes Quadratmeter der Oberfläche der Erde ungefahr 10000 Kilogramm ist.

Erhebt man sich über diese Oberfläche, so nimmt das Gewicht und die Hohe der Luftsäule, welche auf das Quecksilber des Barometers drückt, immer mehr und mehr ab. Daher mufs auch die Hohe h abnehmen, und es mufs ein Verhaltnifs zwischen dieser Hohe und der, um welche man sich erhebt, bestehen, vermittelst dessen man die eine durch die andere erfahrt. Diese Bestimmung ist der besondere Gegenstand dieses Kapitels, jedoch sollen zuerst einige Folgen aus der Gleichung (1) gezogen und die Gesetze des Druckes der Luft oder einer Gasart, mit Rücksicht auf ihre Dichtigkeit und Temperatur erläutert werden.

620.

Nennt man S die ganze Oberfläche der Erde, in Quadratmeter ausgedrückt, so ist die Masse der Atmosphäre gleich $mS(0^m,76)$, wo m immer die Dichtigkeit des Quecksilbers ist. Die Masse der Erde ist $\frac{1}{3}\delta Sr$, wenn r ihren Halbmesser und δ ihre mittlere Dichtigkeit bezeichnet. Bezeichnet daher der Bruch f das Verhältnifs der ersten Masse zur zweiten, so hat man

$$f = \frac{3m(0^m,76)}{\delta r},$$

und da man

$$2\pi r = 40000000^m, \quad m = 13^m,5975, \quad \delta = 5^m,50$$

hat, so findet man hieraus

$$f = 0,0000008854,$$

so dafs die Masse der Atmosphäre weniger als ein Milliontel der Masse der Erde beträgt.

Hätte die Luft in der ganzen Höhe der atmosphärischen Säule dieselbe Dichtigkeit, so würden die Höhe dieser Säule und die Höhe h des Quecksilbers im Barometer im umgekehrten Verhaltnisse der Dichtigkeiten der Luft und des Quecksilbers stehen. Nennt man l die Höhe der Atmosphäre unter dieser Voraussetzung, und bezeichnet durch ϱ die Dichtigkeit der Luft bei der Temperatur Null und unter dem barometrischen Drucke $0^m,76$, so hat man daher

$$l = \frac{m}{\varrho}(0^m,76),$$

und da (§. 61)

$$\frac{m}{\varrho} = 10462$$

ist, so ergiebt sich hieraus beinahe

$$l = 7950^m.$$

Die Atmosphäre mufs sich offenbar auf viel gröfsere Hohen erstrecken, weil die Dichtigkeit und das Gewicht ihrer Schichten abnimmt, so wie sie sich mehr über die Oberfläche der Erde erheben.

Man kann eine Gränze, welche sie nicht erreichen kann, angeben, wenn man die Hohe bestimmt, in welcher die Centrifugalkraft der Schwerkraft gleich ist. Denn jenseits dieser Granzen würde die Centrifugalkraft die Lufttheilchen im Raume zerstreuen. Am Aequator ist diese Gränze am wenigsten hoch; dort ist aber die Centrifugalkraft $\frac{g}{289}$ (§. 178) an der Oberfläche der Erde. In einer Höhe z über dieser Oberfläche wird sie $\frac{g(r+z)}{289\,r}$, und die Intensität der Schwere ist $\frac{g\,r^2}{(r+z)^2}$, wenn man durch r den Halbmesser der Erde bezeichnet. Die fragliche Gränze ist daher durch die Gleichung

$$\frac{r+z}{289\,r} = \frac{r^2}{(r+z)^2}$$

bestimmt, aus welcher man, für diese Gränze,

$$z = r\,(\sqrt[3]{289} - 1),$$

d. h. beinahe das Fünffache des Erdhalbmessers findet. Es ist jedoch wahrscheinlich, dafs die Luft, noch ehe sie diese Granze erreicht, durch die Kälte in den flüssigen Zustand verwandelt wird, welche, so wie man sich in der Atmosphare erhebt, sehr schnell zunimmt. Das Gesetz dieser Zunahme ist uns in Beziehung auf die freie Luft unbekannt, welches man nicht mit dem, das man auf Bergen beobachtet, verwechseln darf, wo die Temperatur der Luft und die des Bodens einen wechselseitigen Einflufs ausuben. Die einzige Erfahrung, die wir über diesen Gegenstand haben, ist die, welche sich aus Gay Lussac's Luftschifffahrt ergiebt, bei welcher er sich bis zur Höhe von 6980^m erhob. Die Temperaturen der Luft an der Oberfläche der Erde, und in dieser Höhe waren $30^0{,}75$ und $-\,9^0{,}50$ nach der hunderttheiligen Skale, was eine Verminderung von einem Grade fur 175^m Höhe giebt, wenn man annimmt, dafs die Abnahme der Wärme gleichformig ist.

621.

Verschliefst man in C (Fig. 44) den offenen Schenkel des Barometers, oder allgemeiner, bringt man diesen Schenkel in ein völlig verschlossenes Gefäfs H (Fig. 52), so wird das Gleichgewicht des Systems nicht gestort. Alsdann halt der in E

durch die in diesem Gefäfse enthaltene Luft ausgeübte Druck dem Drucke der Quecksilbersäule, die sich in dem geschlossenen Schenkel über dem Niveau E des offenen Schenkels befindet, das Gleichgewicht. Dieser auf die Einheit der Oberfläche bezogene Druck, oder das, was man die elastische Kraft der Luft nennt, wird daher durch den Druck mgh des Quecksilbers gemessen und ist dem Gewichte Π der Luftsäule gleich. Ein Barometer, welches auf diese Weise in einem geschlossenen Gefäfse enthalten ist, und dazu dient, die elastische Kraft der Luft oder eine beliebige Flüssigkeit, die im Gefäfse enthalten ist, zu messen, ist das, was man ein Manometer nennt. Das Gewicht mgh des Quecksilbers hängt von der Natur, der Dichtigkeit und der Temperatur dieser elastischen Flüssigkeit ab.

Bringt man ein Manometer von einem Orte zum anderen, und ist die Temperatur und die Dichtigkeit der in dem Gefäfse H enthaltenen Luft an beiden Oertern dieselbe, so mufs die Hohe des Quecksilbers im umgekehrten Verhältnisse der Schwere sich ändern, damit das Gewicht der Quecksilbersäule dasselbe bleibt. Die Beobachtung dieser Höhe in verschiedenen Breiten könnte daher dazu dienen, die Veränderungen der Schwere zu messen: sollten aber diese Messungen genau seyn, so müfste man die Zunahme des Volumens, welches die in H enthaltene Luft einnimmt, berücksichtigen, die sich aus einer Zunahme der Hohe des Quecksilbers im geschlossenen Schenkel ergeben würde.

Man nehme z. B. an, g und h seyen die Schwerkraft und die Höhe DF des Quecksilbers an einem Orte der Erde; wird das Manometer an einen anderen Ort gebracht, wahrend die Temperatur dieselbe bleibt, so mag das Quecksilber von D bis D' in dem geschlossenen Schenkel gestiegen seyn und sich zu gleicher Zeit in dem offenen Schenkel von E bis E' gesenkt haben. Durch den Punkt E' lege man eine horizontale Ebene, die in F' den geschlossenen Schenkel schneidet, bezeichne durch h' den Unterschied $D'F'$ des Niveau des Quecksilbers in den beiden Schenkeln und durch g' die entsprechende Schwerkraft. Die barometrischen Drucke verhalten sich daher wie gh und $g'h'$ bei den beiden Beobachtungen. sie sind den Dichtigkeiten der in H enthaltenen Flüssigkeit proportional und stehen daher im umgekehrten Verhältnisse der Volumina, die sie in diesem Gefäſse einnimmt. Nennt man diese Volumina V und V', so hat man daher

$$\frac{g'h'}{gh} = \frac{V}{V'}.$$

Nennt man aber c den Flächeninhalt des horizontalen Schnittes des Gefäſses im Punkte D, so ist das Volumen des zwischen D und D' enthaltenen Quecksilbers $(h' - h)c$; da aber diese Flüssigkeit nicht zusammendrückbar ist, so muſs, wie auch die Gestalt des Gefäſses H beschaffen sey, das Volumen V' um $(h' - h)c$ gröſser als das Volumen V seyn. Man hat daher

$$V' = V + (h' - h)c,$$

und findet aus der vorhergehenden Gleichung

$$\frac{g'}{g} = \frac{Vh}{[V + (h' - h)c]h'}$$

für das Verhältniſs der Intensitäten der Schwere an den beiden Beobachtungsorten. Welche Sorge man aber auch auf die Abmessung der Gröſsen, die diese Formel enthält, verwende, so ist dennoch dieses Verfahren immer nur einer geringeren Genauigkeit fähig, als das, welches sich auf die Pendelversuche gründet.

622.

Man verschlieſse jetzt in C (Fig. 44) den offenen Schenkel des Barometers und öffne in A den geschlossenen Schenkel. Indem nun der atmosphärische Druck zu dem des Quecksilbers hinzukommt, so wird die in EC enthaltene Luft verdichtet, und daher steigt das Niveau des Quecksilbers in diesem Schenkel und senkt sich in dem anderen. Man gieſse in diesen anderen Schenkel noch eine neue Quantität Quecksilber, so daſs der Unterschied des Niveau in den beiden Schenkeln noch, wie vorher, gleich h ist. Ist in diesem Zustande das Quecksilber von D nach D' und von E nach E' gestiegen, und zieht man durch den Punkt E'' eine horizontale Ebene, welche den anderen Schenkel in F'' schneidet, so hat man $D'F'' = DF$. Im Punkte F'' ist der Druck des Quecksilbers mgh; addiert man den atmosphärischen Druck Π, der bei dem Niveau D' statt hat, hinzu, so hat man $mgh + \Pi$ oder $2mgh$. Die elastische Kraft der in CE' enthaltenen Luft, die auf das Niveau E' wirkt und diesem ganzen Drucke das Gleichgewicht hält, ist das Doppelte derjenigen, welche statt hatte, als die Luft den Raum CE einnahm. Die Erfahrung lehrt aber, dafs der Raum CE' die Hälfte von CE ist, sie zeigt auch, dafs, wenn man den Druck durch eine genügende hinzugegossene Quantität Quecksilber verdreifacht, der Raum, welchen die Luft einnahm, auf den dritten Theil reduciert wird, und im Allgemeinen findet man, dafs das Volumen der Flüssigkeit sich im umgekehrten Verhaltnisse des Druckes, den sie erleidet, ändert, oder, mit anderen Worten, dafs die Dichtigkeit in demselben Verhältnisse, wie die elastische Kraft wächst.

Dieses Verhältnifs nennt man das Mariottesche Gesetz, nach dem Namen des Physikers, der es aus der Erfahrung abgeleitet hat. Es setzt voraus, dafs die Flüssigkeit keine Wärmeanderung erleidet, so dafs man, wenn man es genau beobachten will, der in CE enthaltenen Luft die Zeit lassen mufs, die Zunahme an Wärme, welche sie durch das Zusammendrücken erhält, wieder zu verlieren und auf die ursprüngliche Temperatur zurück zu kommen. Es hat für alle Gasarten und auch für die Dämpfe statt, wenn der Druck kleiner als derjenige ist, welcher sie in den flüssigen Zustand verwandelt. Endlich besteht es auch für die Mischungen verschiedener Flüssigkeiten, und wenn z. B. zwei Gasarten dieselbe Temperatur und dasselbe Volumen V haben, und p die elastische Kraft des einen, p' die des anderen ist, und man sie unter dem Volumen V vereinigt, so ist die Temperatur der Mischung noch dieselbe, und die elastische Kraft oder der Druck, den sie auf die Einheit der Oberfläche ausübt, ist $p+p'$.

623.

Vermittelst des Mariotteschen Gesetzes kann man leicht die Hohe des Wassers in einer Pumpe berechnen, wenn sich zwischen dieser Flüssigkeit und dem Stempel Luft befindet, welche Hohe, wie früher (§. 598) gesagt wurde, $10^{m},4$ ist, wenn das Wasser mit dem Stempel in Berührung ist.

Es sey nemlich $ABCD$ (Fig. 53) die cylindrische verticale Rohre einer Pumpe, die bis EF in Wasser getaucht ist, und

GH die horizontale Basis des Stempels. Der atmosphärische Druck wirkt auf das äufsere Niveau des Wassers, welches dasselbe ist, wie das innere Niveau EF. Dieser auf die Einheit der Oberfläche bezogene Druck ist gleich $g\,l$, wenn man die Dichtigkeit des Wassers als Einheit nimmt und durch l die Höhe $10^{\text{m}},4$ der Wassersäule, die ihm das Gleichgewicht hält, bezeichnet. Der zwischen EF und GH enthaltene Raum ist mit Luft gefüllt, dessen elastische Kraft dem äufseren Drucke das Gleichgewicht hält und dessen Maafs ebenfalls $g\,l$ ist. Unter diesen Umständen nenne ich a die gegebene Höhe von GH über EF, nehme alsdann an, dafs man den Stempel bis $G'H'$ erhebt, und bezeichne durch c die ebenfalls gegebene Höhe von $G'H'$ über GH. Das Wasser steigt im Inneren der Punkte bis $E'F'$ zu einer Höhe x über EF, und sinkt aufserhalb der Pumpe bis zum Niveau eines Schnittes $E_{,}F_{,}$ der Pumpe, der in einem Abstande y unter EF liegt. Nennt man b den horizontalen Schnitt der Pumpe, und β den des Behälters, in welchem sie steht, so hat man zuerst

$$y = \frac{b\,x}{\beta},$$

weil die Flüssigkeit unzusammendrückbar ist, und die Frage reduciert sich darauf, den Werth von x zu bestimmen. Die Luft, welche den Raum $EFHG$ einnahm, wird nun den Raum $E'F'H'G'$ einnehmen, und da letzter sich zum ersten wie $a + c - x$ zu a verhält, so folgt hieraus, dafs die elastische Kraft $g\,l$ der Flüssigkeit in dem umgekehrten Verhältnisse vermindert und $\frac{g\,l\,a}{a + c - x}$ wird. Dies ist der auf die Einheit der Oberfläche bezogene Druck, welcher auf $E'F'$ statt hat, addiert man ihn zu dem Drucke des zwischen $E'F'$ und $E_{,}F_{,}$ enthaltenen Wassers, dessen Werth $g\,(x + y)$ ist, so hat man den ganzen Druck, der auf das innere Niveau $E_{,}F_{,}$ ausgeübt wird, welcher dem äufseren Drucke $g\,l$ das Gleichgewicht halten muſs; wonach man

$$\frac{l\,a}{a + c - x} + x + \frac{b\,x}{\beta} = l$$

haben muſs, wenn man den gemeinschaftlichen Factor g wegläſst und statt y seinen vorhergehenden Werth substituiert.

Diese Gleichung ist vom zweiten Grade und kann auf folgende Weise geschrieben werden:

$$x^2 - x(lf + a + c) + clf = o,$$

wenn man reduciert, und zur Abkürzung

$$\frac{\beta}{\beta + b} = f$$

setzt.

Löst man diese Gleichung auf, so findet man zwei reelle positive Werthe von x; es ist jedoch leicht, zu sehen, daſs einer derselben hier unstatthaft ist.

Denn die Erhebung $x + y$ des Wassers über das äuſsere Niveau kann nicht gröſser als l seyn; da $x + y = \frac{x}{f}$ ist, so hat man daher $x < fl$. Auſserdem ist es einleuchtend, daſs man auch $x < a + c$ haben muſs; da aber die Summe der zwei Wurzeln der vorhergehenden Gleichungen $fl + a + c$ ist, so ist, wenn eine kleiner als $a + c$ ist, die andere gröſser als fl, oder wenn eine kleiner als fl ist, die andere gröſser als $a + c$; daher ist nur eine der zwei Wurzeln zulassig, und die andere muſs als der Frage fremd abgewiesen werden.

In Folge der Gleichung des Gleichgewichtes ist die elastische Kraft $\frac{gla}{a + c - x}$ der zwischen $E'F'$ und $G'H'$ enthaltenen Luft gleich $gl - g(x + y)$. Hieraus ergiebt sich auf die untere Grundfläche des Stempels ein Druck, der der Schwere entgegengesetzt gerichtet und gleich $glb - g(x + y)b$ ist. Die obere Grundflache dieses Korpers wird im entgegengesetzten Sinne durch den atmosphärischen Druck, der gleich glb ist, fortgetrieben; die Last, welche der Stempel trägt, oder der Ueberschuſs dieser zweiten Kraft über die erste, ist daher $g(x + y)b$, d. h. das Gewicht des zwischen E, F, und $E'F'$ enthaltenen Wassers, welches uber dem Niveau der äuſseren Flüssigkeit steht, was man a priori als einleuchtend betrachten kann.

624.

Es muſs nun noch das Gesetz der elastischen Kraft der Luft, im Verhaltniſs zur Temperatur betrachtet werden.

Befindet sich die Luft und die verschiedenen Gasarten, die einem beständigen bei allen gleichen Drucke unterworfen sind, in einem Raume, dessen Temperatur sich von einem Augenblicke zum anderen ändert, so zeigt die Beobachtung, dafs alle diese Flüssigkeiten sich auf gleiche Weise ausdehnen. Nimmt man eine derselben, z. B. die Luft, als Thermometer, d. h. theilt man ihre ganze Ausdehnung in gleiche Theile, welche die Grade der Temperatur angeben, so ergiebt sich hieraus, dafs die Zunahmen des Volumens aller Gasarten für gleiche Wärmezunahmen dieselben und diesen Zunahmen proportional sind. Die Beobachtung zeigt auch, dafs, in einer sehr grofsen Ausdehnung, die Angaben des Luftthermometers sehr wenig von denen des Quecksilberthermometers verschieden sind, so dafs, innerhalb dieses Raumes, die Ausdehnung einer beliebigen Gasart ihrer Wärmezunahme, die durch die Grade eines gewöhnlichen Thermometers angegeben wird, proportional ist. Endlich hat Gay-Lussac gefunden, dafs das Volumen der einem constanten Drucke unterworfenen Luft, und daher auch das einer jeden Gasart, von Null bis 100°, d. h. von der Temperatur des schmelzenden Eises bis zu der des kochenden Wassers im Verhältnisse von 1 zu 1,375 zunimmt, was eine Ausdehnung von 0,00375 für jeden Grad des hunderttheiligen Thermometers giebt.

Hiernach sey V das Volumen einer beliebigen Gasart bei der Temperatur Null, Π ihre elastische Kraft und D ihre Dichtigkeit. Wenn der auf die Einheit der Fläche bezogene Druck derselbe bleibt, und die Anzahl der Wärmegrade ϑ wird, so sey V' und D' das, was dieses Volumen und die Dichtigkeit des Gases wird. Man hat daher

$$V' = V(1 + \alpha\vartheta),$$

wenn man

$$\alpha = 0{,}00375$$

setzt, und da die Dichtigkeit sich im umgekehrten Verhältnisse des Volumens ändert, so hat man auch

$$D' = \frac{D}{1 + \alpha\vartheta}.$$

Man nehme nun an, der Druck ändere sich, ohne dafs die Temperatur ϑ wechselt. Seyen p und ϱ das, was zu gleicher Zeit der Druck und die Dichtigkeit werden, die Π und D' waren. Nach dem Mariotteschen Gesetze hat man

$$p = \frac{\varrho\Pi}{D'},$$

und wenn man für D' seinen vorhergehenden Werth nimmt, und

$$\frac{\Pi}{D} = k$$

setzt, so ergiebt sich hieraus

$$p = k\varrho(1 + \alpha\vartheta) \qquad (2)$$

als Ausdruck der elastischen Kraft einer beliebigen Gasart als Function ihrer Dichtigkeit und ihrer Temperatur.

625.

Diese Formel gilt für Gasarten, für Dämpfe und deren Mischungen. Da die Temperatur ϑ durch das Quecksilberthermometer angegeben wird, so hat sie, für negative Werthe von ϑ, bis beinahe — 36^0 statt, d. h. bis zu einer Temperatur, die ein Wenig unter dem Gefrierpunkte dieser Flüssigkeit liegt. Sie ist auch für Temperaturen, die weit über 100^0 liegen, durch Versuche bestätigt worden, und der Unterschied zwischen den Gesetzen der Ausdehnung der Luft und des Quecksilbers wird nur dann beträchtlich, wenn x über 300^0 beträgt.

Der Coefficient k ist für verschiedene Flüssigkeiten verschieden. In Beziehung auf die atmosphärische Luft haben Biot und Arago auf dem Pariser Observatorium

$$\frac{m}{D} = 10462$$

für das Verhältniſs der Dichtigkeit des Quecksilbers zu der der Luft, unter dem barometrischen Drucke $0^m,76$ und der Temperatur Null gefunden (§. 61). Setzt man daher zu gleicher Zeit

$$\Pi = mGh, \quad h = 0^m,76,$$

so ist der Werth von k

$$k = (7951,12)\,G,$$

und in diesem Werthe muſs man statt G die Schwere an dem Orte nehmen, an welchem das Verhältniſs $\frac{m}{D}$ bestimmt worden ist, d. h. in der Breite von Paris, für welche man

$$G = 9^m,80896$$

hat.

Der Coefficient von G bezieht sich auf die vollkommen trockne Luft; wäre die Luft feucht, so wäre ihre Dichtigkeit, unter demselben Drucke und bei derselben Temperatur, geringer, und der Werth von k würde sich im umgekehrten Verhältnisse dieser Dichtigkeit ändern. Unter dem barometrischen Drucke von $0^m,76$ und bei der Temperatur Null sey z. B. δ das Verhältnifs der Dichtigkeit der Luft im Maximum der Feuchtigkeit zur Dichtigkeit der vollkommen trockenen Luft. Man hat, wie spater gezeigt werden soll,

$$\delta = \frac{0^m,76 - 0^m,00508}{0^m,76} + \frac{10}{16}\,\frac{0^m,00508}{0^m 76} = 0,99749.$$

Theilt man daher den vorhergehenden Werth von k durch diesen Werth von δ, so hat man den Werth von k, welcher dem Maximum der Feuchtigkeit der Luft entspricht, nemlich

$$k = 7971^m,09.$$

626.

Wir werden jetzt, ohne Schwierigkeit, die verschiedenen Gleichungen des Gleichgewichtes einer atmosphärischen Säule bilden können. Man nehme an, diese Säule sey cylindrisch und vertical, und ihre Grundfläche sey auf der Oberflache der Erde, und erstrecke sich bis zur Gränze der Atmosphäre. Sey A der Flacheninhalt des horizontalen Schnittes. Man theile diese Säule in horizontale unendlich dünne Schichten und nehme an, dafs die Oberflache A sehr wenig Ausdehnung hat, damit sich die Dichtigkeit und Temperatur von einem Punkte einer beliebigen Schichte zum anderen nur wenig ändere. Man nenne p, ϱ, ϑ, die elastische Kraft der Luft, ihre Dichtigkeit und Temperatur, welche in dem Abstande z von der Oberfläche der Erde statt haben. Sey auch g' die Schwere in diesem Abstande; $Ag'\varrho dz$ wird das Gewicht der Schichte seyn, deren Dicke dz ist, und deren zwei Flächen z und $z - dz$ entsprechen. Der Druck, den sie auf ihrer oberen Oberfläche erleidet, wird Ap seyn, der, welcher auf ihrer unteren Oberflache statt hat, wird gleich $A\left(p - \frac{dp}{dz}dz\right)$ seyn. Geht man aber von der ersten zur zweiten Fläche, so mufs der Druck um $Ag'\varrho dz$ zunehmen; daher mufs man

$$A\left(p - \frac{dp}{dz}dz\right) = Ap + Ag'\varrho dz,$$

oder einfach

$$dp = -g'\varrho dz \qquad (3)$$

haben, was mit der Gleichung zusammenfällt, die man aus der Formel (3) des §. 583 findet, wenn man in derselben

$$X = o, \quad Y = o, \quad Z = -g'$$

setzt. Eliminiert man ϱ vermittelst der Gleichung (2), so ergiebt sich

$$\frac{dp}{p} = -\frac{g'dz}{k(1+\alpha\vartheta)}.$$

Nennt man r den Halbmesser der Erde und g die Schwere an ihrer Oberfläche, so hat man

$$g' = \frac{gr^2}{(r+z)^2}$$

in der Höhe z, wenn man die Aenderung der Centrifugalkraft ebenso wie die Wirkung der zwischen den zwei kugelförmigen und concentrischen Oberflächen, deren Halbmesser r und $r+z$ sind, enthaltenen Luftmasse, welche Wirkung nicht im Werthe von g vorkommt, und zu dem Werthe von g' addiert werden müſste (§. 101), vernachlässigt. Auf diese Weise hat man

$$\frac{dp}{p} = -\frac{gr^2dz}{k(1+\alpha\vartheta)(r+z)^2}.$$

Um diese Formel zu integrieren, müſste man noch den Werth von ϑ als Function von z kennen; da aber das Gesetz der Temperaturen unbekannt ist, so ist man gezwungen, ϑ als eine beständige Gröſse zu betrachten, und man nimmt in jedem Falle, für seinen Werth, das Mittel aus den Temperaturen, welche den äuſsersten Punkten der Luftsäule, auf welche man diese Gleichung anwendet, entsprechen. Ihr Integral ist alsdann

$$\log p = \frac{gr^2}{k(1+\alpha\vartheta)(r+z)} + C,$$

wo C die willkührliche Constante ist. Bezeichnet man den atmosphärischen Druck, welcher an der Oberfläche der Erde statt hat, durch Π, so hat man zu gleicher Zeit

$$z = o, \quad p = \Pi, \quad \log \Pi = \frac{gr}{k(1+\alpha\vartheta)} + C,$$

und es ergiebt sich hieraus, in einer beliebigen Höhe z über dieser Oberfläche

$$\log \frac{p}{\Pi} = - \frac{g r z}{k(1 + \alpha \vartheta)(r + z)}. \qquad (4)$$

In Folge dieser Gleichung und der Formel (2), und wenn man durch e die Basis der natürlichen Logarithmen bezeichnet, hat man nun

$$p = \Pi e^{\frac{-grz}{k(1+\alpha\vartheta)(r+z)}}, \quad \varrho = \frac{\Pi}{k(1+\alpha\vartheta)} e^{\frac{-grz}{k(1+\alpha\vartheta)(r+z)}}$$

für den Werth der elastischen Kraft und der Dichtigkeit der Luft, von der Oberfläche der Erde bis zur Höhe, in welcher diese Flüssigkeit durch die Kälte ihre ganze Elasticität verloren hat.

Nach dem, was in §. 619 gesagt worden ist, mufs das Gewicht der Luftsäule, deren Grundfläche die Einheit der Oberfläche ist, so viel betragen als der Druck Π, der sich auf den tiefsten Punkt bezieht, und dieses Gewicht ist wirklich durch das Integral $\int_0^\infty \varrho g' dz$, dessen Werth Π ist, vermöge der Werthe von ϱ und g' gegeben.

627.

Die bewegende Kraft eines Ballons, der sich vertical in der Luft erhebt, ist der Ueberschufs des Gewichtes der Luft, die er in jedem Augenblicke aus ihrer Stelle treibt, über sein eigenes Gewicht. Nennt man μ seine Masse und V sein Volumen, so ist daher diese Kraft $V\varrho g' - \mu g'$ in der Höhe z über der Erde; daher hat man

$$\mu \frac{d^2 z}{dt^2} = V\varrho g' - \mu g'$$

als Differentialgleichung der verticalen Bewegung dieses Körpers, am Ende einer beliebigen Zeit t. Nennt man c seine mittlere Dichtigkeit, so dafs man $\mu = cV$ hat, und substituiert statt ϱ und g' ihre vorhergehenden Werthe, so wird diese Gleichung

$$c \frac{d^2 z}{dt^2} = \frac{\Pi g r^2}{k(1+\alpha\vartheta)(r+z)^2} e^{\frac{-grz}{k(1+\alpha\vartheta)(r+z)}} - \frac{c g r^2}{(r+z)^2}.$$

Multipliciert man mit $2dz$, integriert und bezeichnet durch C die willkührliche Constante, so erhält man

$$\frac{c\,dz^2}{dt^2} = C - 2\Pi e^{\frac{-grz}{k(1+\alpha\vartheta)(r+z)}} + \frac{2cgr^2}{r+z}.$$

Nimmt man an, daſs der Körper von der Oberfläche der Erde mit einer Geschwindigkeit Null ausgegangen ist, so hat man zu gleicher Zeit $z = o$ und $\frac{dz}{dt} = o$; man muſs daher

$$C = 2\Pi - 2cgr$$

haben, und es ergiebt sich hieraus

$$\frac{dz^2}{dt^2} = \frac{2\Pi}{c}\left[1 - e^{\frac{-grz}{k(1+\alpha\vartheta)(r+z)}}\right] - \frac{2grz}{r+z},$$

für das Quadrat der Geschwindigkeit in einer beliebigen Höhe. Löst man diese Gleichung in Beziehung auf dt auf, so bestimmt man alsdann, durch die Methode der Quadraturen, die Zeit, welche der Körper braucht, um zu einer gegebenen Höhe zu gelangen.

Setzt man den Werth von $\frac{d^2z}{dt^2}$ gleich Null, so bestimmt man die Höhe, in welcher der Körper im Gleichgewichte bleiben würde, wenn er daselbst, ohne erlangte Geschwindigkeit, ankäme, und ebenso giebt die Gleichung $\frac{dz^2}{dt^2} = o$ die gröſste Höhe an, bis zu welcher sich der Ballon in der Atmosphäre erheben würde, wenn man annähme, daſs seine Masse und sein Volumen sich nicht änderten. Die erste dieser zwei Höhen drückt man vermittelst eines Logarithmen aus; die zweite hängt von einer transcendenten Gleichung ab und kann nur annäherungsweise gefunden werden.

628.

Es soll jetzt die Gleichung (4) zur Ausmessung verticaler Höhen angewandt werden.

Seyen h und h' die Höhen des Quecksilbers im Barometer an dem unteren und oberen Standpunkte, T und T' die entsprechenden Temperaturen des Quecksilbers, t und t' die der Luft, die von T und T' verschieden seyn werden, wenn das Quecksilber im Barometer nicht die Zeit gehabt hat, sich während der Beobachtungen mit der umgebenden Luft ins Gleichgewicht der Wärme zu setzen. Ist m die Dichtigkeit des Quecksilbers an dem unteren Standpunkte, so wird $\left(1 + \frac{T - T'}{5550}\right) m$ seine Dichtigkeit am oberen Standpunkte seyn, weil die Dichtigkeit dieser Flüssigkeit um $\frac{1}{5550}$ für jeden Grad der Wärmeabnahme zunimmt. Zur gröfseren Einfachheit werde ich den Factor $1 + \frac{T - T'}{5550}$ mit in der Höhe h' begreifen, die alsdann die beobachtete Höhe mit dieser Gröfse multipliciert seyn wird, und wir nehmen alsdann an, dafs m die Dichtigkeit des Quecksilbers an diesen zwei Standpunkten ist. Auf diese Weise hat man

$$\Pi = mgh, \quad p = mg'h' = \frac{mgr^2h'}{(r+z)^2},$$

wodurch die Gleichung (4)

$$\log \frac{h}{h'} + 2 \log \frac{r+z}{r} = \frac{grz}{k(1+\alpha\vartheta)(r+z)} \qquad (5)$$

wird.

Wie es früher gesagt wurde, mufs man $\frac{1}{2}(t + t')$ statt ϑ nehmen. Der Werth von α ist 0,00375 für die trockene Luft, ebenso wie für die, welche Wasserdampf in beständiger Quantität und beliebigem Verhältnisse enthält. Man mufs jedoch bemerken, dafs, wenn die Temperatur steigt, die Menge des Dampfes im Allgemeinen in der Atmosphäre zunimmt, und da sich die Dichtigkeit des Dampfes zu der der Luft, unter dem gewöhnlichen Drucke $0^m,76$, wie 10 zu 16 verhält, so folgt daraus, dafs die Dichtigkeit der freien Luft, deren Temperatur steigt, in einem gröfseren Verhältnisse abnehmen mufs, als dasjenige ist, welches dem Coefficienten 0,00375 entspricht. Um soviel als möglich die Menge des Dampfes, die sich in der Atmosphäre befindet, zu berücksichtigen, wollen wir daher den Coefficienten α vergröfsern, und werden ihn, zur Bequemlichkeit der Rechnung, gleich 0,004 setzen, so dafs man

$$\alpha\vartheta = \frac{2(t + t')}{1000}$$

hat.

Die Logarithmen, welche in dem ersten Theile der vorhergehenden Gleichung vorkommen, sind natürliche; um sie in briggische Logarithmen zu verwandeln, multipliciere ich diese Gleichung mit dem Modulus der letzteren, den ich M nenne und dessen Werth

$$M = 0,4342945$$

ist. Die Schwere g, welche ihr zweiter Theil enthält, ist diejenige, welche dem unteren Standpunkte, und der Breite des Beobachtungsortes entspricht. Bezeichnet man diesen Winkel durch ψ und vergleicht die Schwere g mit der, welche in den Werthen von k des §. 625 vorkommt und der Breite von Paris entspricht, so hat man

$$g = \frac{(1 - 0,002588 \cos 2\,\psi)\,G}{1 - 0,002588 \cos 2\,(48^{0}50'\,14'')}.$$

Aufserdem entspricht in diesen zwei Werthen von k der eine Coefficient von G der äufsersten Trockenheit, der andere der äufsersten Feuchtigkeit; man kann daher die halbe Summe dieser zwei Gröfsen oder $7961^{m},10$ für den dem gewöhnlichen Zustande der Atmosphäre entsprechenden Coefficienten nehmen. Alsdann hat man

$$\frac{k}{M}\,[1 - 0,002588 \cos 2\,(48^{0}50'\,14'')] = (18337^{m},46)\,G$$

und vermittelst dieses Werthes und des Werthes von g findet man aus der Gleichung (5)

$$\left.\begin{aligned} z = \frac{(18337^{m},46)\left[1 + \frac{2\,(t + t')}{1000}\right]}{1 - 0,002588 \cos 2\,\psi}\left[\log \frac{h}{h'}\right. \\ \left. + 2 \log\left(1 + \frac{z}{r}\right)\right]\left(1 + \frac{z}{r}\right), \end{aligned}\right\} \quad (6)$$

in welcher Formel die Logarithmen briggische sind.

Um diese Gleichung anwenden zu können, vernachlassigt man zuerst den in ihrem zweiten Theile enthaltenen Bruch $\frac{z}{r}$, wodurch man einen ersten Näherungswerth von z erhält, substituiert man diesen in den zweiten Theil, so erhält man einen zweiten mehr genäherten Werth, als der erste ist und bei welchem man immer stehen bleiben kann.

Ersetzt man die Zahl 18337,46 in dieser Gleichung durch einen unbekannten Coefficienten, und bestimmt a aus dem

Mittel einer grofsen Anzahl von Höhen z, die trigonometrisch gemessen worden sind, so findet man

$$a = 18336^{m},$$

was sehr wenig von dem Coefficienten 18337,46, den wir direct berechnet haben, verschieden ist.

629.

Will man die Formel (6) zur Bestimmung der Höhe eines Ortes der Erde über der Meeresfläche anwenden, so mufs man T', t', h' auf diesen Ort, T, t, h auf den nächsten Rand des Meeres beziehen, und zur gröfseren Genauigkeit mufs man für ψ eine mittlere Breite zwischen diesen Punkten nehmen. Vermöge der Bemerkung des §. 255 mufs man auch in den Ausdrücken der Schwere g' die Wirkung der Erdschichte, deren Höhe z ist, berücksichtigen; nimmt man an, dafs ihre Dichtigkeit der Hälfte der mittleren Dichtigkeit der Erde gleich ist, so hat man alsdann

$$g' = \frac{g r^2}{(r+z)^2} + \frac{3 g z}{4 r},$$

und wegen der Kleinheit des Bruches $\frac{z}{r}$ findet man, dafs, wenn man diese Schwere g' anwendet, die in der Formel (6) enthaltene Gröfse $1 + \frac{z}{r}$ durch $1 + \frac{5z}{8r}$ ersetzt werden mufs.

Um ein Beispiel der Berechnung dieser so modificierten Formel zu geben, will ich das im Annuaire du bureau des longitudes angeführte wählen, welches sich auf die Höhe von Guanaxuato über der Meeresfläche bezieht.

Die gegebenen Stücke sind in diesem Beispiele

$$h = 0^{m},76315, \quad T = t = 25^{0},3$$

$$h' = 0^{m},60095, \quad T' = t' = 21^{0},3, \quad \psi = 21^{0}.$$

Wird die Höhe h' corrigiert und mit dem Factor $1 + \frac{T - T'}{5550}$ multipliciert, wie dies in der Formel (6) vorausgesetzt wird, so hat man

$$h' = 0^{m},60138.$$

Vernachlässigt man den Bruch $\frac{z}{r}$ in dieser Formel, so findet man

$$z = 2077^{m}.98$$

als ersten Näherungswerth von z, und wenn man diesen Werth in dieselbe Formel substituiert, $1 + \frac{5z}{8r}$ statt $1 + \frac{z}{r}$ setzt, wie eben gesagt worden ist, und bemerkt, dafs man

$$r = 6366198^{m}$$

hat, so findet man

$$z = 2081^{m},96$$

für die gesuchte Höhe, welche ungefähr $2\frac{1}{2}$ Meter weniger als die im Annuaire angegebene beträgt.

630.

Ist die Höhe z nicht sehr beträchtlich, so kann man den Bruch $\frac{z}{r}$ in der Formel (6) vernachlässigen, und zu gleicher Zeit die Zahl $18337^{m},46$ durch einen gröfseren Coefficienten ersetzen. Derjenige, welcher sich aus zahlreichen Beobachtungen, die Ramond im südlichen Frankreich angestellt hat, ergiebt, ist 18393 Meter. Die entsprechende Breite ist ungefähr $\psi = 45^{0}$, und hiernach reduciert sich die Gleichung (6) auf

$$z = 18393^{m}\left[1 + \frac{2(t+t')}{1000}\right]\log\frac{h}{h'};$$

dies ist die barometrische Formel, die gewöhnlich angewandt wird.

In demselben Gefäfse und unter demselben Drucke fängt das Sieden des destillierten Wassers immer bei derselben Temperatur an, und diese Temperatur wird niedriger, je mehr der äufsere Druck abnimmt. Hat man daher, nach der Erfahrung, eine Tabelle der Temperaturen entworfen, bei welchen das Wasser unter Temperaturen, die in sehr kleinen Graden abnehmen, zu sieden anfängt, und bringt ein Wasser enthaltendes Gefäfs in verschiedene Höhen über die Erde, so kann man aus den Temperaturen, bei welchen dieses Wasser zu kochen anfängt, vermittelst dieser Tafel, die entsprechenden barometrischen Höhen erfahren, die man in der vorhergehenden Formel anwenden kann. Hierauf beruht der Vorschlag, die Unterschiede der Höhen über der Erde, vermittelst der Beobachtung des Siedepunktes des Wassers und ohne die barometrischen Messungen direct anzuwenden, zu finden.

631.

Ich will dieses Kapitel mit einigen auf das Gewicht und die elastische Kraft der Dämpfe, welche Kraft man auch die Spannung dieser Flüssigkeiten nennt, bezüglichen Bemerkungen beschliefsen.

Enthält ein geschlossenes Gefäfs eine Flüssigkeit in hinreichender Menge, um den gesammten Dampf zu liefern, der sich in demselben bilden kann, so erreicht der sich aus dieser Flüssigkeit entwickelnde Dampf, schneller oder langsamer ein Maximum, welches nur von der Temperatur abhängt, und dasselbe ist, wenn das Gefäfs luftleer ist, oder Luft oder Gas, in verdichtetem oder ausgedehntem Zustande enthält. Mag nun diese Dampfmenge ihr Maximum erreicht haben, oder noch unter demselben seyn, so wird ihre Spannung immer zu der des trockenen Gases hinzukommen, und ihre Summe die elastische Kraft der Mischung bilden. Bei derselben Temperatur ist die gröfste Spannung für verschiedene Dämpfe verschieden, und das Gesetz, welches sie bei einem und demselben Dampfe befolgt, ist noch nicht als Function der Temperatur bekannt. In Beziehung auf den Wasserdampf, sind die ausgedehntesten Versuche, die man bis jetzt besitzt, die der Commissäre der pariser Akademie der Wissenschaften, über welche man in dem zehnten und elften Theile ihrer Abhandlungen Nachricht findet.

Die gröfste elastische Kraft des Wasserdampfes, der im leeren Raume, bei der Temperatur $18^{0},75$ z. B. gebildet wird, wird durch eine barometrische Höhe von $0^{m},016$ gemessen, bildet er sich in trockener Luft, bei derselben Temperatur und unter dem Drucke $0^{m},76$, so kommt seine elastische Kraft zu der dieses Druckes hinzu, und die Erfahrung giebt wirklich $0^{m},776$ für den durch die Mischung ausgeübten Druck. Könnte man, ohne den isolierten Dampf in den flüssigen Zustand zurück zu führen, seine Spannung von $0^{m},016$ auf $0^{m},76$ erheben, so verhielte sich seine Dichtigkeit, nach Gay Lussac's Bestimmungen, zu der der trockenen Luft, unter demselben Drucke und derselben Temperatur, wie 10 zu 16. In Folge des Mariotteschen Gesetzes ist daher die Dichtigkeit des Dampfes, den wir als Beispiel gewählt haben, $\frac{10}{16}\cdot\frac{0,016}{0,76}$;

wenn die der Luft bei der Temperatur $18^0,75$ und unter dem Drucke $0^m,76$ als Einheit genommen wird. Nennt man daher P das Gewicht eines Liters dieser Luft, und P' die eines Liters Wasserdampfes, so hat man

$$P' = \frac{P}{76}.$$

Bei der Temperatur Null wäre P gleich 1000 Gramm, dividiert durch 769,4 (§. 61); um seinen Werth bei der Temperatur $18^0,75$ zu erhalten, mufs man diesen Quotienten durch $1 + (18,75)\ (0,00375)$, vermöge des Gesetzes der Dichtigkeit der Luft, dividieren. Hieraus ergiebt sich

$$P = 1^{gr},21433,$$

und hieraus findet man

$$P' = 0^{gr},01597.$$

Das Gewicht eines Liter Dampfes, bei der Temperatur $18^0,75$ und im Maximum der Dichtigkeit, mufs dem der gröfsten Quantität Dampf gleich seyn, welche ein Liter Luft bei dieser Temperatur enthalten kann, wie auch ihre Dichtigkeit beschaffen sey. Durch einen directen Versuch hat aber Saussure gefunden, dafs das gröfste Gewicht des Wasserdampfes, der sich in einem Cubikfufse Luft, unter dem gewöhnlichen Drucke, und der gegebenen Temperatur entwickeln kann, 10 Grain ist; hieraus ergiebt sich für das Cubikdecimeter 0,01546 Gramm, was von dem vorhergehenden Resultate wenig verschieden ist. Im Allgemeinen hat man unter dem barometrischen Drucke h, und bei einer beliebigen Temperatur, wenn man Δ die Dichtigkeit der trockenen Luft, Δ' die der feuchten Luft und a die Spannung des Dampfes, die sie enthält, nennt,

$$\Delta' = \frac{\Delta}{h}\left(h - a + \frac{10}{16}a\right).$$

Denn ein beliebiges Volumen A feuchter Luft besteht aus einem gleichen Volumen trockener Luft, deren elastische Kraft auf $h - a$ und deren Dichtigkeit auf $\frac{\Delta}{h}(h - a)$ reduciert ist, verbunden mit einem gleichen Volumen Dampf, dessen Dichtigkeit $\frac{10}{16}\frac{a}{h}\Delta$ ist. Daher drückt die Summe beider Dichtigkeiten, multipliciert mit A, die Masse $A\Delta'$

der Mischung aus, und wenn man den gemeinschaftlichen Factor A wegläfst, so hat man die vorhergehende Gleichung. Diese Gleichung dient dazu, das Gewicht eines gegebenen Volumens feuchter Luft zu bestimmen, wenn man das Gewicht desselben Volumens trockener Luft bei derselben Temperatur, und die Spannung des in der feuchten Luft enthaltenen Wasserdampfes kennt. Setzt man $h = 0^m,76$, nimmt an, dafs die Temperatur Null ist, und bemerkt, dafs bei dieser Temperatur die gröfste Spannung des Wasserdampfes $0^m,00508$ ist, so findet man daraus den Werth von δ des §. 625.

632.

Wäre die uns umgebende Atmosphäre nicht vorhanden, so würde sie durch eine andere, aus dem sich über dem Meere erhebenden Dampfe gebildete, ersetzt werden. Das Gesetz der Dichtigkeiten ihrer Schichten und die ganze Höhe würde von dem Gesetze der Temperatur, welche in dieser aus Wasserdampf gebildeten Atmosphäre statt hätte, und welches wir nicht kennen können, abhängen. Wie es aber immer beschaffen sey, so wird stets das ganze Gewicht einer verticalen cylindrischen Säule dieses Dampfes, dessen Grundfläche die Einheit der Oberfläche ist, der elastischen Kraft, die ihrem tiefsten Punkte entspricht, gleich seyn (§. 626), und wenn ihre Dichtigkeit, in diesem Punkte, das Maximum erreicht hat, so wird diese Kraft nur noch von der entsprechenden Temperatur abhängen. Freilich wissen wir nicht, wie diese Temperatur beschaffen seyn würde, und es ist wahrscheinlich, dafs sie viel niedriger seyn würde, als diejenige, welche jetzt an der Oberfläche der Erde statt hat, weil die Flüssigkeit, welche mit dieser Oberfläche in Berührung wäre, eine viel geringere Dichtigkeit, als die der atmosphärischen Luft ist, hätte. Um einen bestimmten Fall zu betrachten, sey diese Temperatur noch immer $18^0,75$. Das Gewicht der aus Wasserdampf gebildeten atmosphärischen Säule, deren Grundfläche ein Cubikdecimeter ist, kann nicht gröfser als die eines Quecksilberprisma seyn, das dieselbe Grundfläche und die Höhe $0^m,016$ hat, d. h. als das Gewicht von 16 Hundertel eines Liter Quecksilber oder ungefähr 2300 Gramm. Das ganze Gewicht des Wasserdampfes, welcher in einer Säule unserer

Atmosphäre enthalten seyn kann, hängt von dem Gesetze der Abnahme der Temperatur, im verticalen Sinne, ab, und kann nicht berechnet werden. Ist aber die Grundfläche der Säule ein Quadratdecimeter und die untere Temperatur 18°,75, so kann man sich leicht überzeugen, daſs dieses Gewicht mehr als 2300 Gramm betragen muſs wenn man bemerkt, daſs in dem ganzen Theil dieser Säule, deren Temperatur wenig von 18°,75 verschieden ist, und bis zu der Höhe, in welcher der Druck nicht auf 0^{m},016 reduciert ist, jedes Liter Luft ungefähr 16 Milligramm Dampf enthalten kann.

Die Atmosphäre, welche auf die Oberfläche der Erde drückt, ist daher keinesweges, wie man früher glaubte, die Ursache, welche die Flüssigkeiten verhindert zu verdunsten und sich im Raume zu zerstreuen, vielmehr macht es ihre Gegenwart den Dämpfen möglich, sich über der Erde in gröſserer Menge zu erhalten, als wenn die Atmosphäre nicht vorhanden wäre.

Sechstes Kapitel.

Ueber die elastische Kraft und die Wärme der Gasarten.

633.

Das Mariottesche Gesetz setzt, wie wir (§. 622) gesagt haben, voraus, daſs man der ausgedehnten oder verdichteten Flüssigkeit die Zeit gelassen hat, zu ihrer ursprünglichen Temperatur zurück zu kehren. Vernachlässigt man diese Vorsicht, so nimmt die Temperatur in derselben Zeit, wie die Dichtigkeit, zu oder ab, und da die elastische Kraft auf diese Weise, im Verhältnisse der Dichtigkeit und der Temperatur, zu oder abnimmt, so sieht man, daſs sie sich, für dieselbe Flüssigkeit in einem gröſseren Verhältnisse als die Dichtigkeit ändern muſs. Ist die Flüssigkeit in einem Gefäſse enthalten, dessen Wände für die Wärme undurchdringlich sind, so behält diese, wenn sie sich ausdehnt oder verdichtet, allen ihren Wärmestoff, und ihre Temperatur nimmt daher zu oder ab. Dasselbe ist der Fall, so oft die Veränderungen der Dichtigkeit schnell genug sind, damit ihre eigene Wärme nicht, im Falle einer Verdichtung, die Zeit hat, als strahlende Wärme zu entweichen, oder sich durch Berührung den benachbarten Körpern mitzutheilen, und damit, im Falle der Ausdehnung, diese Körper, vermittelst der Ausstrahlung oder der Berührung keine merkliche Quantität von Wärmestoff der Flüssigkeit mittheilen können. Dies nimmt man z. B., wie in der Folge erklärt werden soll, in Beziehung auf die Veränderungen der Dichtigkeit an, welche bei den Schallwellen statt haben, deren Dauer nur einige Tausendel einer Secunde beträgt. Bei dieser Frage und vielen anderen wäre es wichtig, den Ausdruck für die elastische Kraft eines Gases als Function der Dichtigkeit und des entsprechenden Steigens oder Sinkens der Temperatur zu kennen, wenn die Wärmemenge der flüssigen Masse unveränderlich bleibt. Bei dem gegenwärtigen Zustande mangeln uns jedoch die nöthigen Angaben für die vollständige

Lösung dieser Aufgabe und ich will in diesem Capitel erläutern, was Rechnung und Erfahrung uns bis jetzt über diesen Gegenstand gelehrt haben.

634.

Sey ϱ die Dichtigkeit einer Gasart, ϑ ihre Temperatur in Graden des hunderttheiligen Thermometers und p der Druck, den sie auf jede Einheit der Oberfläche ausübt, oder das Maafs ihrer elastischen Kraft, so hat man (§. 624)

$$p = k\varrho(1 + \alpha\vartheta), \qquad (1)$$

wo α und k zwei von ϱ und ϑ unabhängige Coefficienten sind, von welchen der erste für alle Gasarten derselbe und gleich 0,00375 ist, der zweite dagegen für jede Gasart besonders gegeben seyn mufs.

Die ganze Menge der in einem gegebenen Gewichte des Körpers, in einem Gramm z. B., enthaltenen Wärme, kann nicht berechnet werden; man betrachtet sie als unerschöpflich und als sehr beträchtlich im Verhältnisse zu den Gröfsen, um welche sie sich ändert, wenn sich die Dichtigkeit oder die Temperatur dieses Körpers ändert. Diese zu addierenden oder abzuziehenden Gröfsen sind es, welche man untereinander vergleicht und der Rechnung unterwirft. Wir werden daher durch q den Ueberschufs der in einem Gramme Gas enthaltenen Wärme, über die, welche dieses Gramm in dem Falle, wenn das Gas eine beliebige Temperatur und Dichtigkeit hat, enthält und die z. B. die Temperatur Null und die Dichtigkeit $0^{m},76$ seyn sollen, betrachten. Diese Gröfse q wird eine Function von p, ϱ, ϑ oder einfach von p und ϱ seyn, weil diese drei Veränderlichen durch die vorhergehende Gleichung untereinander verbunden sind. Man hat daher

$$q = f(p, \varrho),$$

wo f eine Function bedeutet, deren Gestalt bestimmt werden soll.

Die specifische Wärme dieses Gramms ist die Wärmemenge, welche man ihm mittheilen müfste, um seine Temperatur um einen Grad zu erheben, oder so zu sagen die Geschwindigkeit des Wachsthums von q in Beziehung auf ϑ, deren Werth $\frac{dq}{d\vartheta}$ ist. Man kann sie aber unter zwei verschiedenen Gesichtspunkten betrachten, einmal, indem man den Druck p als constant annimmt, und dem Gase die Freiheit sich auszudehnen läſst, oder, indem man es unter einem beständigen Volumen erhält und annimmt, daſs der Druck p mit der Temperatur zunimmt. In Folge der Gleichung (1) hat man

$$\frac{d\varrho}{d\vartheta} = -\frac{\alpha\varrho}{1+\alpha\vartheta},$$

wenn man p als eine beständige Gröſse ansieht, und

$$\frac{dp}{d\vartheta} = \frac{\alpha p}{1+\alpha\vartheta},$$

wenn man ϱ als unveränderlich betrachtet. Nennt man daher c die specifische Wärme des Gases bei beständigem Drucke, und $c_{\prime}$ seine specifische Wärme bei beständigem Volumen, so daſs man

$$c = \frac{dq}{d\varrho}\,\frac{d\varrho}{d\vartheta}, \quad c_{\prime} = \frac{dq}{dp}\,\frac{dp}{d\vartheta}$$

hat, so ergiebt sich hieraus

$$c = -\frac{dq}{d\varrho}\,\frac{\alpha\varrho}{1+\alpha\vartheta}, \quad c_{\prime} = \frac{dq}{dp}\,\frac{\alpha p}{1+\alpha\vartheta}, \qquad (2)$$

und daher

$$\varrho\frac{dq}{d\varrho} + \gamma p\frac{dq}{dp} = o, \qquad (3)$$

wenn man durch γ das Verhältniſs der zwei specifischen Wärmen bezeichnet, d. h. wenn man

$$\gamma = \frac{c}{c_{\prime}}$$

setzt.

Es ist a priori einleuchtend, daſs dieses Verhältniſs γ gröſser als die Einheit seyn muſs. Denn man braucht mehr Wärme, um die Temperatur eines Gases zu vermehren und es zu gleicher Zeit auszudehnen, als um seine Temperatur um dieselbe Gröſse zu vermehren, ohne seine Theilchen von einander zu entfernen. Die Erfahrung allein kann aber nur den Werth von γ für die verschiedenen Gasarten angeben, und wie dieser Werth von dem Drucke und der Dichtigkeit abhängt. Diesen Werth findet man, wie sogleich gezeigt werden soll, aus der Zunahme der einer kleinen Verdichtung des Gases, bei welcher keine Wärme verloren gieng, entsprechenden Temperatur.

635.

Man bezeichne immer durch ϑ die Temperatur des Gases; sey $\vartheta + \omega$ das, was sie wird, wenn die Dichtigkeit der Flüssigkeit, durch eine sehr schnelle Verdichtung, in dem Verhältnisse von $1 + \delta$ zur Einheit vermehrt worden ist, wo δ ein sehr kleiner Bruch ist. Ist der während dieser Zusammendrückung statt gehabte Wärmeverlust unmerklich, so ist die Zunahme ω der Wärme, welche der sehr kleinen Verdichtung δ entspricht, die Gröſse, welche zuerst durch folgenden Versuch bestimmt werden soll.

Man nehme an, die Gasart sey atmosphärische Luft, die in einem geschlossenen Gefäſse enthalten ist und deren Druck, Dichtigkeit und Temperatur dieselben, wie auſserhalb sind, wo sie, während der Dauer der Beobachtung, durch p, ϱ, ϑ bezeichnet werden sollen. Man nimmt einen kleinen Theil der inneren Luft weg, und nachdem die übrige Luft ihre ursprüngliche Temperatur wieder angenommen hat, bezeichnet man durch p' und ϱ' ihren Druck und ihre Dichtigkeit. Man stellt alsdann die Verbindung mit der äuſseren Luft wieder her; der Druck, die Dichtigkeit und die Temperatur nehmen zu gleicher Zeit zu, so daſs, nach einer sehr kurzen Zeit, der innere Druck dem äuſseren Drucke gleich ist. In diesem Augenblicke unterbricht man die Verbindung, und es sey nun ϱ'' und $\vartheta + \omega$ die innere Dichtigkeit und Temperatur. Diese Zunahme ω der Temperatur verliert sich, und ohne daſs die Dichtigkeit ϱ'' sich ändert, nimmt der innere Druck ab und wird p''. Da die Dichtigkeit der inneren Luft sehr schnell von ϱ' zu ϱ'' übergegangen ist, so wird, wenn man

$$\delta = \frac{\varrho'' - \varrho'}{\varrho'}$$

setzt, und die kleine Wärmemenge, welche das Gefäſs vielleicht, während der Zeit dieses Ueberganges, absorbiert hat, vernachlassigt, die Zunahme der Temperatur ω diejenige seyn, welche der Verdichtung δ entspricht und deren Werth man sucht. Die Angabe eines in die innere Luft getauchten Thermometers wäre zu langsam, um diese Zunahme der Temperatur anzugeben, welche nur während einer sehr kurzen Zeit vorhanden ist; man kann aber den Werth von ω aus den drei Drucken p, p', p'', oder den drei entsprechenden Barometerhöhen finden, zu deren Beobachtung man Zeit hat.

Es giebt nemlich, bei dem eben beschriebenen Versuche, zwei Zeitpunkte, in welchen die Temperatur ϑ zwei verschiedene Dichtigkeiten ϱ' und ϱ'' und den gegebenen Drucken p' und p'' entspricht. Nach dem Mariotteschen Gesetze hat man daher

$$\frac{\varrho''}{\varrho'} = \frac{p''}{p'},$$

und mithin

$$\delta = \frac{p'' - p'}{p'},$$

woraus man die Verdichtung δ findet. Aufserdem giebt es zwei Zeitpunkte, in welchen dieselbe Dichtigkeit ϱ'' für die Temperaturen $\vartheta + \omega$ und ϑ, unter dem Drucke p und p'', statt hat. Vermöge des Gesetzes der elastischen Kräfte bei gleicher Dichtigkeit hat man daher auch

$$\frac{p}{p''} = \frac{1 + \alpha(\vartheta + \omega)}{1 + \alpha\vartheta}, \qquad (4)$$

woraus man den Werth von ω, der der Verdichtung δ entspricht, findet.

Bei einem Versuche der Herren Desormes und Clément, bei welchem der Uebergang von der Dichtigkeit ϱ' zur Dichtigkeit ϱ'' in weniger als einer halben Secunde statt hatte, war

$$p = 0^{m},7665, \quad p' = 0^{m},7527, \quad p'' = 0^{m},7629;$$

was

$$\delta = 0,0133$$

giebt. Man hatte auch $\vartheta = 12^{0},5$; und da $\alpha = 0,00375$ ist, so findet man aus der Gleichung (4)

$$\omega = 1^{0},3173;$$

hieraus folgt, dafs für eine Verdichtung von 0,0133, ohne Wärmeverlust, die Temperatur der Luft um $1^{0},3173$ oder beinahe um einen Grad für eine Verdichtung

$$\delta = \frac{0,01331}{1,3173} = 0,0101$$

zunimmt.

Diese Wärmezunahme kann man auch aus der Geschwindigkeit des Schalles finden, und auf diese Weise habe ich früher eine Zunahme von einem Grade für eine Verdichtung $\frac{1}{116}$, ohne Warmeverlust, gefunden, welches Resultat sich von dem eben angeführten Versuche nicht sehr entfernt.

636.

Ich behaupte nun, dafs der Werth des Verhältnisses γ des §. 634

$$\gamma = 1 + \frac{a\omega}{(1 + a\vartheta)\delta} \qquad (5)$$

ist. Denn es sey, wie vorher, p die elastische Kraft, ϑ die Temperatur eines Gases, und die Verdichtung δ derjenigen gleich, welche die Flüssigkeit erleidet, wenn man ihre Temperatur um sehr wenig vermindert, ohne den Druck zu ändern. Bezeichnet man diese kleine Wärmeänderung durch ε, so hat man

$$\delta = \frac{a\varepsilon}{1 + a\vartheta}.$$

Man nenne Γ die Wärmemenge, die man einem Gramme des Gases, welches man betrachtet, mittheilen müfste, um seine Temperatur von $\vartheta - \varepsilon$ auf ϑ zu erheben, ohne den Druck p zu ändern. Ist die specifische Wärme bei beständigem Drucke c, so hat man auch

$$\Gamma = c\varepsilon.$$

Man nehme nun an, dafs man die Flüssigkeit, nachdem ihr diese Wärme mitgetheilt worden ist, plotzlich zusammendrücke, so dafs man sie auf ihr anfängliches Volumen zurückführt. Sie wird alsdann eine Verdichtung δ erleiden, und wenn sie keine Wärme verloren hat, so wird ihre Temperatur um ω zugenommen haben und $\vartheta + \omega$ geworden seyn. In diesem Zustande wird der Druck der Flüssigkeit gröfser geworden seyn als p; läfst man aber, ohne das Volumen zu ändern, die Temperatur bis $\vartheta - \varepsilon$ sinken, so nimmt dieser Druck ebenfalls ab und wird wieder gleich p. Während dieses Sinkens der Temperatur wird das Gas eine Menge von Wärme verlieren, die der kleinen Verminderung der Temperatur $\varepsilon + \omega$ proportional ist und durch $c_{,}(\varepsilon + \omega)$ ausgedrückt wird, weil $c_{,}$ seine specifische Wärme bei beständigem Volumen ist. Da das Volumen, die Temperatur und der Druck, nach diesem Wärmeverlust, dieselben sind, wie sie waren, ehe die Wärmemenge Γ der Flüssigkeit mitgetheilt wurde, so ist es nothwendig, dafs der Verlust $c_{,}(\varepsilon + \omega)$ der Wärme gleich Γ sey; man hat daher

$$c\varepsilon = c_{,}(\varepsilon + \omega),$$

woraus man

$$\gamma = \frac{c}{c_{,}} = 1 + \frac{\omega}{\delta}$$

findet, und wenn man den vorhergehenden Werth von δ berücksichtigt, so sieht man, daſs dieser Werth von γ mit der Formel (5) zusammenfällt.

637.

Setzt man in dieser Formel $\frac{p'' - p'}{p'}$ an die Stelle von δ, und statt ω seinen aus der Gleichung (4) abgeleiteten Werth, so hat man

$$\gamma = 1 + \frac{(p - p'')p'}{(p'' - p')p''},$$

wodurch man den Werth von γ, vermöge der Drucke p, p', p'', oder der entsprechenden barometrischen Höhen erfahrt, der sich aus dem oben beschriebenen Versuche ergiebt.

Wendet man die früher angeführten Zahlenwerthe von p, p', p'' an, so findet man

$$\gamma = 1,3482$$

für den Werth des Verhaltnisses der beiden specifischen Wärmen c und $c_{,}$, bei der atmosphärischen Luft.

Gay Lussac und Welter haben durch ein ähnliches Verfahren einen etwas verschiedenen Werth dieses Verhältnisses gefunden, nemlich

$$\gamma = 1,3748,$$

und sich überzeugt, daſs diese Gröſse von der Temperatur und dem Drucke der Luft unabhängig ist: so daſs man in der auf diese Flüssigkeit angewandten Gleichung (3), die Groſse γ als eine beständige ansehen kann. Durch ein anderes Verfahren hat Dulong für vollkommen trockene Luft *)

$$\gamma = 1,421,$$

und einen fast gleichen Werth für Sauerstoff- und Wasserstoffgas gefunden. Für andere Flüssigkeiten aber, wie z. B. für Kohlensaure und ölbildendes Gas, hat dieses Verfahren, welches in der Folge vorkommen wird, sehr ungleiche Werthe von γ gegeben, die weniger als die vorhergehenden betragen,

*) Mémoires de l'Acad. des Sciences. T. X.

so dafs dieses Verhältnifs im Allgemeinen von der Natur des Gases, dem es entspricht, abhängt.

638.

Betrachtet man γ als eine beständige Gröfse, so ist das Integral der partiellen Differentialgleichung (3)

$$q = f\left(\frac{p^{\frac{1}{\gamma}}}{\varrho}\right),$$

wo f die willkührliche Function bezeichnet. Umgekehrt hat man

$$p = \varrho^\gamma \varphi q,$$

und vermöge der Gleichung (1)

$$\vartheta = \frac{1}{\alpha k}\varrho^{\gamma-1}\varphi q - \frac{1}{\alpha},$$

wo φ die umgekehrte Function von f ist.

Bleibt die Gröfse q dieselbe, wenn p, ϱ, ϑ in p', ϱ', ϑ' übergehen, so hat man ebenso

$$p' = \varrho'^{\gamma}\varphi q, \quad \vartheta' = \frac{1}{\alpha k}\varrho'^{\gamma-1}\varphi q - \frac{1}{\alpha}.$$

Man hat $\frac{1}{\alpha} = 266,67$; und wenn ϑ und ϑ' Grade der hunderttheiligen Scale seyn sollen, so mufs dieser Factor ihres Werthes ähnliche Grade ausdrücken. Eliminiert man aufserdem φq aus diesen zwei letzten Gleichungen und der vorhergehenden, so ergiebt sich

$$\left.\begin{aligned} p' &= p\left(\frac{\varrho'}{\varrho}\right)^\gamma \\ \vartheta' &= (266^0,67 + \vartheta)\left(\frac{\varrho'}{\varrho}\right)^{\gamma-1} - 266^0,67 \end{aligned}\right\} \quad (6)$$

Diese Gleichungen (b) enthalten die Gesetze der elastischen Kraft und der Temperatur der Gase, die ohne Aenderung in ihrer Wärmemenge zusammengedrückt oder ausgedehnt werden. Sie beruhen auf der einzigen Voraussetzung, dafs das Verhältnifs γ der zwei specifischen Wärmen sich nicht für dieselbe Flüssigkeit, mit dem Drucke und der Temperatur ändert, welche Voraussetzung in Beziehung auf die atmosphärische Luft durch die im vorhergehenden §. angeführten Versuche bestätigt worden ist.

639.

Man mufs noch eine zweite Voraussetzung machen, um die willkührliche Function f zu bestimmen, welche der Werth von q enthält. Das Einfachste ist, anzunehmen, dafs eine Gasart, unter beständigem Drucke, sich für gleiche Zunahme an Wärmemenge gleichförmig ausdehnt, was darauf zurückkommt, dafs die specifische Wärme c constant ist, wenn die Zunahme von einem Wärmegrade, dem sie entspricht (634), durch ein Luftthermometer gemessen wird. Unter dieser Voraussetzung mufs q eine lineare Function von ϑ seyn, substituirt man aber in der Function f, den aus der Gleichung (1) gefundenen Werth von ϱ, so hat man

$$q = f\left[a k p^{\frac{1}{\gamma}-1}\left(\frac{1}{a}+\vartheta\right)\right].$$

Daher ist

$$q = A + B\,(266^0{,}67 + \vartheta)\,p^{\frac{1}{\gamma}-1}, \qquad (7)$$

wo A und B Gröfsen bedeuten, die von p und ϑ unabhängig sind und von der Natur der betrachteten Gasart abhängen.

Vermöge der Gleichung (2) hat man

$$c = B p^{\frac{1}{\gamma}-1}, \quad c_{,} = \frac{B}{\gamma}\,p^{\frac{1}{\gamma}-1},$$

und um die specifische Wärme einer Gasart, bei beständigem Drucke oder beständiger Dichtigkeit, unter jedem Drucke zu kennen, ist es hinreichend, dafs sie unter einem bestimmten Drucke bekannt sey. Nach Laroche und Bérard hat man z. B. $c = 0{,}2669$ für die trockene Luft unter dem Drucke von $0^m{,}76$, wenn die specifische Wärme des Wassers als Einheit genommen wird. Nennt man Π den dieser barometrischen Höhe entsprechenden Druck, so hat man daher

$$0{,}2669 = B\,\Pi^{\frac{1}{\gamma}-1},$$

und wenn man auch h die Höhe des Barometers, in Metern ausgedrückt, nennt, die einem beliebigen Drucke entspricht, so dafs man $\frac{p}{\Pi} = \frac{h}{0{,}76}$ hat, so ergiebt sich hieraus

$$c = 0{,}2669\left(\frac{0{,}76}{h}\right)^{1-\frac{1}{\gamma}},$$

woraus man den Werth von $c_{,}$ findet, wenn man durch die

Constante γ dividiert. Da diese Constante gröfser als die Einheit ist, wodurch der Exponent $1 - \frac{1}{\gamma}$ positiv wird, so sieht man, dafs die specifische Wärme eines Grammes Luft abnimmt, wenn seine elastische Kraft oder die Höhe h zunimmt.

Bezeichnet man durch m die Wärmemenge, welche ein Gramm Luft verliert, wenn seine Temperatur um n Grade abnimmt, ohne dafs sich die elastische Kraft ändert, so hat man

$$m = n\,(0{,}2669)\left(\frac{0{,}76}{h}\right)^{1-\frac{1}{\gamma}}.$$

Bei gleichem Volumen und gleicher anfänglicher Temperatur nimmt das Gewicht dieser Luft in dem Verhältnisse von h' zu h, unter einem Drucke, der durch eine andere Höhe h' des Barometers gemessen wird, zu. Nennt man m' die Wärmemenge, welche dieses Volumen, unter diesem anderen Drucke, bei einer Wärmeabnahme n, verloren hat, so hat man daher

$$m' = \frac{h'n}{h}\,(0{,}2669)\left(\frac{0{,}76}{h'}\right)^{1-\frac{1}{\gamma}},$$

woraus man

$$\frac{m'}{m} = \left(\frac{h'}{h}\right)^{\frac{1}{\gamma}}$$

für das Verhältnifs der Wärmemengen, die dasselbe Volumen Luft unter verschiedenen Drucken verloren hat, findet.

In einem Falle, bei welchem

$$h' = 1^{\mathrm{m}}{,}0058,\quad h = 0^{\mathrm{m}}{,}7405$$

war, fanden Laroche und Bérard

$$\frac{m'}{m} = 1{,}2396$$

als Mittel aus zwei Beobachtungen. Setzt man $\gamma = 1{,}421$, so giebt die Formel für diese Werthe von h und h'

$$\frac{m'}{m} = 1{,}2405,$$

was nicht merklich von dem Resultate des Versuches verschieden ist.

640.

Will man die Formel (7) auf den Wasserdampf anwenden, so mufs man annehmen:

1) daſs, wenn ein Gramm Luft gebildet ist und sich kein Theil desselben niederschlägt, noch von Neuem Dampf hinzu kommt, das durch γ bezeichnete Verhaltniſs seiner specifischen Wärme bei beständigem Drucke zu seiner specifischen Wärme unter beständigem Volumen, sich nicht mit der Temperatur und Dichtigkeit ändert.

2) daſs die Wärmemenge, welche nothwendig ist, um die Temperatur dieses Grammes Dampf um eine gewisse Zahl von Graden zu erhöhen, sey es nun unter beständigem Drucke oder unter unveränderlichem Volumen, dieser Zahl proportional ist, wenn die Temperatur durch ein Luftthermometer angegeben wird.

Dies vorausgesetzt, nennt man nun C die Wärmemenge, welche erforderlich ist, um, unter dem barometrischen Drucke $0^{m},76$ und bei der Temperatur 100^0, ein Gramm Wasser, dessen anfängliche Temperatur Null ist, in Dampf zu verwandeln, bezeichnet durch q die Wärmemenge, die man anwenden muſs, um dieses Gramm Wasser in Dampf zu verwandeln, und dem Dampf eine Temperatur ϑ unter einem beliebigen Drucke p zu geben, bezeichnet man endlich durch c die specifische Wärme des Wasserdampfes unter dem beständigen Drucke von $0^{m},76$ und ersetzt in der Gleichung (7) den Druck p durch die barometrische Höhe, durch welche er gemessen wird und die wir durch h bezeichnen, so muſs diese Formel $q = C$ geben, wenn $h = 0^{m},76$ und $\vartheta = 100^0$ ist, und $\frac{dq}{d\vartheta} = c$ geben, wenn $h = 0^{m},76$ ist.

Bestimmt man aber durch diese Bedingungen die zwei willkührlichen Constanten A und B, die sie enthalt, so wird sie alsdann

$$q = C + c\left[(266^0,67 + \vartheta)\left(\frac{0^{m},76}{h}\right)^{\frac{\gamma-1}{\gamma}} - 366^0,67\right] \quad (8)$$

Es wäre zu wünschen, daſs man durch Versuche den Grad der Genauigkeit dieser Formel erforschte, und daſs die drei Constanten C, c, γ, die sie enthält, mit Genauigkeit bestimmt würden. Nimmt man die specifische Wärme eines Grammes Wasser bei der Temperatur Null als Einheit, so hat man

$$C = 550,$$

wenn man für C das Mittel aus den Werthen dieser Gröfse nimmt, welche verschiedene Physiker erhalten haben. Zu gleicher Zeit hat man

$$c = 0{,}847$$

nach einem unzuverlässigen Versuche, der wiederholt zu werden verdiente. Was den Werth von γ betrifft, so ist er bis jetzt ganz unbekannt.

641.

Sey es nun, dafs die Dichtigkeit ϱ des Wasserdampfes, welche dem Drucke p und der Temperatur ϑ entspricht, ihr Maximum erreicht hat, oder unter demselben ist, immer wird die für Dämpfe und permanente Gasarten gültige Gleichung (1) den Werth von ϱ angeben, wenn die Werthe von p und ϑ gegeben sind. Nennt man D die Dichtigkeit bei der Temperatur von 100^0 und unter dem gewöhnlichen Drucke von $0^m,76$, und bezeichnet, wie früher, durch h die barometrische Höhe, welche p entspricht, so findet man aus dieser Gleichung (2)

$$\varrho = \frac{Dh}{0^m,76}\,\frac{366^0,67}{266^0,67 + \vartheta}.$$

Da das Gewicht eines Liters trockener Luft, bei der Temperatur Null und unter dem Drucke von $0^m,76$, nach §. 631, $1^{gr},21433$ beträgt, so wird es, bei der Temperatur 100^0,

$$\frac{1^{gr},21433}{1,375},$$

oder $0^{gr},883$, und das Gewicht eines Liters Wasserdampf, bei derselben Temperatur und unter demselben Drucke, ist $\frac{10}{16}(0^{gr},883)$ oder $0^{gr},55$; daher hat man

$$\frac{v\varrho}{D}(0^{gr},55) = \frac{vh}{0^m,76}\cdot\frac{201^{gr},66}{266,67 + \vartheta}$$

für das Gewicht eines Volumens v von Dampf bei der Temperatur ϑ und unter dem beliebigen Drucke h. Nennt man daher V die Wärmemenge, welche erforderlich ist, um dieses Gewicht Dampf zu bilden, wenn das Wasser ursprünglich die Temperatur Null hatte, so ist V das Produkt aus dieser Anzahl von Grammen in die Gröfse q, die durch die Formel (8) gegeben ist; so dafs man

$$V = \frac{vhq}{0^m,76} \cdot \frac{201^{gr},66}{266,67 + \vartheta}$$

hat.

Die Einheit, auf welche diese Gröfse V nun bezogen wird, ist die Wärmemenge, welche erforderlich ist, um die Temperatur eines Grammes Wasser, von Null bis zu einem Grade zu erheben; und diese Einheit ist, wie man weifs, dem 75-fachen der Wärmemenge gleich, die man anwenden mufs, um ein Gramm Eis bei der Temperatur Null zu schmelzen, ohne diese Temperatur zu vermehren.

Verschiedene Beobachtungen haben manche Physiker auf den Gedanken gebracht, dafs, wenn der Wasserdampf das Maximum seiner Dichtigkeit erreicht hat, welches seiner Temperatur entspricht, die Wärmemenge, welche wir durch q bezeichnet haben, sich nicht mit dieser Temperatur ändert. In diesem Zustande braucht man diese Flüssigkeit bei den Dampfmaschinen. Das Verhältnifs der erzeugten Wärmemenge V, zu der Spannung h, stände alsdann, bei sonst gleichen Umständen, im umgekehrten Verhältnisse von $266^0,67 + \vartheta$. Daher würde das Verhaltnifs des Wärmeaufwandes zu der auf den Stempel ausgeübten Wirkung, deren Maafs h ist, abnehmen, wenn die Temperatur gröfser würde, und dieses Verhältnifs wäre bei Hochdruckmaschinen am kleinsten. Indessen wäre alsdann die Ersparung an Brennmaterial, die sich zu ihrem Vortheil ergeben würde, weit von der entfernt, die die Erfahrung anzugeben scheint, und diese Maschinen verdanken daher ihren Vorzug ohne Zweifel anderen Umständen.

642.

Man denke sich, der Theil des verticalen Cylinders $ABCD$ (Fig. 53), der zwischen der Oberfläche des Wassers EF und der Flache des Stempels GH enthalten ist, sey mit Wasserdampf im Maximum der Dichtigkeit angefüllt, welches der Temperatur ϑ dieses Dampfes, des unteren Wassers, des Cylinders und des Stempels entspricht. In diesem Zustande sey die elastische Kraft des Dampfes im Gleichgewichte mit dem Gewichte des Stempels, so dafs, wenn man diese Kraft p, dieses Gewicht, den äufseren Druck, den der Stempel erleidet, mit eingerechnet, P und λ den Flächeninhalt seiner horizontalen Grundfläche nennt,

$$P = \lambda p$$

ist.

Vermehrt man das Gewicht P, so dafs es $P + \Pi$ wird, so sinkt der Stempel, und der Raum, den der Dampf einnimmt, wird kleiner; da man aber angenommen hat, dafs er im Maximum seiner Dichtigkeit ist, so wird sich ein Theil in Wasser verwandeln, und ist die Temperatur unveränderlich, so wird es der Druck p auch seyn. Im ersten Momente der Zusammendrückung wird freilich die Temperatur ϑ zunehmen, so dafs vielleicht der Uebergang in den flüssigen Zustand nicht sogleich statt hat, und der Druck p kann zunehmen. Ist aber die Bewegung des Stempels nicht sehr schnell, so verschwindet diese Zunahme der Wärme, ehe die Verrückung des Körpers merklich wird, und man mufs alsdann ϑ und p, während der ganzen Bewegung als beständige Gröfsen ansehen. Man mufs auch bemerken, dafs die Verdichtung der Flüssigkeit, die sie in Wasser verwandelt und unmittelbar an dem oberen Theile GH, der mit dem Stempel in Berührung steht, erzeugt wird, sich bis EF fortpflanzt, und zwar in einer sehr kurzen Zeit, während welcher die Verrückung des Stempels unmerklich ist; hieraus folgt, dafs die Dichtigkeit der Flüssigkeit in ihrer ganzen Hohe, während des Sinkens des Stempels, merklich dieselbe ist. Dies vorausgesetzt, wird die bewegende Kraft dieses Körpers constant, und dem Ueberschusse von $P + \Pi$ über λp oder Π gleich seyn. Vernachlässigt man die Reibung gegen die Wände des Cylinders, so ist seine Bewegung gleichförmig beschleunigt, und wenn man die dem Dampfe mitgetheilte Bewegung unberücksichtigt läfst, d. h. wenn man seine Masse im Verhaltnifs zu der des Gewichtes Π vernachlässigt, so ist die beschleunigende Kraft dieser Bewegung die im Verhaltnifs von Π zu $P + \Pi$ verminderte Schwere. Nennt man daher l die Hohe von GH über EF, so ist der Werth der durch den ganzen Fall des Stempels hervorgebrachten lebendigen Kraft $2\Pi l$.

Man nehme an, dafs, während der Stempel zuerst in GH angehalten wurde, die Temperatur des unteren Wassers plotzlich abgenommen habe, und ϑ', kleiner als ϑ, geworden sey.

Die mit EF in Berührung befindliche Dampfschichte wird durch die Kälte in Wasser verwandelt; sie wird durch eine andere ersetzt, die sich ebenfalls in Wasser verwandelt, und wenn die Wassermasse hinlänglich grofs ist, damit diese auf einander folgenden Dampfschichten seine Temperatur nicht merklich ändern, so wird der Uebergang des Dampfes in Wasser fortdauern, bis die ganze Dampfmasse die elastische Kraft p' hat, welche der Temperatur ϑ' und dem Maximum der zu dieser Temperatur gehörenden Dichtigkeit entspricht. Indessen wird die Temperatur der Dampfsäule, ebenso wie die Dichtigkeit, nicht in ihrer ganzen Höhe dieselbe seyn, und es wäre eine interessante Aufgabe, die Gesetze ihrer Temperatur und Dichtigkeit aus den Temperaturen ϑ und ϑ' zu bestimmen, die beständig an ihren beiden Endpunkten statt haben, und indem man die Dichtigkeit jeder Schichte als Function ihrer Temperatur betrachtet, so dafs die elastische Kraft constant und gleich p' ist. Diese Beständigkeit des Druckes in der ganzen Höhe der Dampfsäule ist offenbar die Bedingung des Gleichgewichtes der auf einander folgenden Schichten, und ist das Gleichgewicht hergestellt, so ist es einleuchtend, dafs der Werth des beständigen Druckes nicht gröfser seyn kann als der, welcher der kleinsten der zwei Temperaturen ϑ und ϑ' entspricht, während er kleiner als die der gröfsten entsprechenden elastischen Kraft seyn kann. Uebrigens zeigt die Erfahrung, dafs der Dampf, in einer sehr kurzen Zeit, in den erwähnten Zustand des Gleichgewichtes kommt, so dafs, wenn Wasserdampf, im Maximum der Dichtigkeit und des Druckes, in einem geschlossenen Raume enthalten ist, dessen Wände überall dieselbe Temperatur wie er haben, und man die Temperatur eines Theils dieser Wände ungleich vermindert, ein Theil des Dampfes in den flüssigen Zustand übergehen, und der übrige Theil, in seiner ganzen Ausdehnung, mit grofser Schnelligkeit, die gröfste elastische Kraft annehmen wird, die der kleinsten Temperatur entspricht.

Wird nun der Stempel nicht mehr zurückgehalten, so sinkt er, und man sieht, wie im vorhergehenden Falle, dafs seine Bewegung gleichförmig beschleunigt, seine bewegende Kraft gleich $P - \lambda p'$ oder $\lambda(p - p')$, seine beschleunigende Kraft der Schwere, multipliciert mit dem Verhältnisse $\frac{p-p'}{p}$ und endlich die lebendige Kraft, die das ganze Sinken des Stempels hervorbringt, gleich $2\lambda(p-p')l$ ist. Ist der Stempel nach EF gekommen und man erhebt die Temperatur des unteren Wassers, so dafs dieses einen Dampf erzeugt, dessen beständiger Druck gegen die Grundfläche des Stempels gröfser als das Gewicht dieses Körpers ist, so steigt er mit gleichförmig beschleunigter Bewegung, und wenn er die Länge l' durchlaufen haben wird, so ist die erzeugte lebendige Kraft dem Doppelten von l', multipliciert mit dem Ueberschusse dieses Druckes über dieses Gewicht, gleich, wenn man immer die Reibung vernachlässigt.

Nach diesen Betrachtungen berechnet man die lebendige Kraft, die von dem Sinken oder Steigen des Stempels in den Dampfmaschinen herrührt, welche Kraft sich alsdann in dem Systeme vertheilt, an welches die Maschine angebracht ist und dort zum Theil durch die Reibungen aufgehoben, zum Theil angewandt wird, um einen Nutzeffect hervor zu bringen. Anders wäre die Rechnung, wenn die Dichtigkeit des in dem Stiefel enthaltenen Dampfes nicht im Maximum wäre, was wirklich der Fall ist, während man die Verbindung des Dampfes mit dem Kessel unterbricht und sich der Dampf ausdehnt, ohne dafs man neuen zuführt. Die Bewegung des Stempels ist alsdann die in §. 358 betrachtete, und nach dem, was man in dem folgenden §. gesehen hat, ist der Werth der lebendigen Kraft, welche, während der Stempel eine beliebige Länge durchläuft, erzeugt wird, gleich $2pv\log\frac{p'}{p}$, wenn man durch v das anfängliche Volumen der Flüssigkeit und durch p und p' ihre elastischen Kräfte im Anfang und Ende der Bewegung bezeichnet.

643.

Es müssen jetzt noch die elastischen Kräfte und die Wärmemengen der Mischungen verschiedener Gasarten, im Vergleich mit denen dieser Flüssigkeiten, betrachtet werden.

Man habe zwei verschiedene Gasarten von derselben Temperatur ϑ und unter demselben Drucke p, deren Volumina a und a' sind. Bringt man sie in einem geschlossenen Gefäfse über einander, das den Raum $a+a'$ enthält, so ist es einleuchtend, dafs sie sich in demselben im Gleichgewichte halten können, weil sie dieselbe Temperatur haben und denselben Druck gegen einander ausüben. Die Erfahrung zeigt jedoch, dafs dieses Gleichgewicht nicht dauernd ist, vielmehr lehren die Versuche, dafs die zwei Flüssigkeiten sich allmälich durchdringen, bis sie vollständig gemischt sind, und sie zeigen auch, dafs, bei diesem Vorgange, keine Aenderung der Temperatur und kein Verlust oder Absorption von Wärme statt findet, so dafs nach einer gewissen, für verschiedene Flüssigkeiten verschiedenen Zeit, sich eine gleichartige Mischung bildet, in welcher das Verhältnifs der beiden Gasarten überall dasselbe ist und deren Temperatur und elastische Kraft immer ϑ und p sind. Aus diesen durch die Beobachtung bestätigten Thatsachen kann man einen Schlufs ziehen, der ebenfalls durch die Erfahrung bestätigt wird.

Hat man zwei Gasarten, die unter einander gemischt sind, und ein Volumen v, bei der Temperatur ϑ, einnehmen, und bezeichnet man durch p und p' die auf die Einheit der Oberfläche bezogenen Drucke, welche diese zwei Gasarten, in getrenntem Zustande, bei derselben Temperatur und unter demselben Volumen v, ertragen, so ist die elastische Kraft der Mischung $p + p'$. Denn man nehme zuerst an, die zwei Gasarten seyen getrennt, und man habe $p' > p$. Dehnt man das dem Drucke p' unterworfene Gas aus, ohne seine Temperatur zu ändern, und so, dafs sich seine elastische Kraft auf p reduciert, so ist sein Volumen, nach dem Mariotteschen Gesetze, $\frac{vp'}{p}$. Man nehme alsdann an, die beiden Gasarten würden in einem geschlossenen Gefäfse, das den Raum $v + \frac{vp'}{p}$ oder $\frac{v}{p}(p + p')$ fafst, über einander gebracht, so werden sich diese Gase, wie so eben gesagt wurde, ohne Aenderung der Temperatur, mischen, und es wird daraus ein gleichartiges Gemenge bei der Temperatur ϑ und unter dem Drucke p entstehen. Da aber das Mariottesche Gesetz ebensowohl auf Mischungen von Gasarten als auf einfache Gase pafst, so geht die elastische Kraft p in $p + p'$ über, wenn man diese Mischung ohne Aenderung der Temperatur zusammendrückt, bis das Volumen $\frac{v}{p}(p + p')$ auf v reduciert ist. Dasselbe

Princip hat auch bei drei und mehr Gasen und für eine Mischung von Gas und Dämpfen statt. Der Druck der Mischung wird immer die Summe der Drucke seyn, welche diese Flüssigkeiten isoliert erleiden würden, wenn sie dieselbe Temperatur und dasselbe Volumen hätten wie die Mischung.

644.

Seyen nun n und n' die Anzahl Gramme der zwei Gasarten, die unter einander gemischt sind und ein Volumen v bei der Temperatur ϑ und unter dem Drucke p füllen. Man bezeichne durch c und c' die specifische Wärme eines Grammes dieser Gasarten unter einem beständigen Drucke, der gleich p ist, und durch c'' die specifische Warme eines Grammes der Mischung unter demselben Drucke; so hat man

$$(n + n')\,c'' = nc + n'c'. \qquad (9)$$

Ich nehme nemlich an, dafs die zwei Gasarten, statt vollständig gemischt zu seyn, nur über einander stehen, so dafs sie getrennte Theile a und a' des Volumens v einnehmen. Nach dem früher Gesagten wird die Wärmemenge in beiden getrennten Gasarten dieselbe seyn, wie in der Mischung der beiden Gase, und diese Gleichheit der Wärme besteht auch noch, wenn man die Temperatur ϑ der zwei Gase und der Mischung um einen Grad vermehrt. Damit aber diese Vermehrung statt haben soll, mufs man, bei demselben Drucke p, der Mischung eine Wärmemenge $(n + n')\,c''$ zuführen, und den beiden Gasen die Mengen nc und $n'c'$. Die erste Gröfse mufs daher der Summe der beiden anderen gleich seyn, was die Gleichung (9) giebt, die man leicht auf eine beliebige Anzahl elastischer Flüssigkeiten ausdehnen kann. Sie giebt die specifische Wärme einer Mischung, wenn die aller Gasarten oder Dämpfe, aus welchen sie besteht, und die Verhaltnisse dieser Flüssigkeiten bekannt sind. Umgekehrt kann man sich dieser Formel bedienen, um die specifische Wärme eines Bestandtheils aus der aller übrigen und der ganzen Mischung zu bestimmen, und es ist bemerkenswerth, dafs hierbei nicht vorausgesetzt wird, dafs die specifischen Wärmen der gemischten Gase von ihrer gemeinschaftlichen Temperatur unabhängig sind.

Statt die specifischen Wärmen c, c', c'', der Gase und der Mischung unter beständigem Drucke zu betrachten, hatte man auf dieselbe Weise ihre specifischen Wärmen bei beständigem Volumen betrachten können, und bezeichnet man sie durch $c_{,}, c_{,}', c_{,}''$, so erhielte man eine ähnliche Gleichung wie die vorhergehende, nemlich

$$(n+n')\,c_{,}'' = nc_{,} + n'c_{,}'. \qquad (10)$$

Setzt man aber

$$\frac{c}{c_{,}} = \gamma, \quad \frac{c'}{c_{,}'} = \gamma', \quad \frac{c''}{c_{,}''} = \gamma'',$$

so findet man aus den Gleichungen (9) und (10)

$$\gamma'' = \frac{n\gamma c_{,} + n'\gamma' c_{,}'}{nc_{,} + n'c_{,}'}, \qquad (11)$$

welche Gleichung das auf die Mischung bezügliche Verhältnifs γ'' angiebt, wenn die ähnlichen Gröfsen γ und γ' und die Werthe $c_{,}$ und $c_{,}'$ für die zwei gemischten Gase bekannt sind. Mag man nun $\gamma = 1{,}375$ oder $\gamma = 1{,}421$ (§. 637) für den Werth von γ bei trockener Luft nehmen, und wie auch der unbekannte Werth von γ', der dem Wasserdampfe entspricht, beschaffen sey, immer wird der auf die gewohnliche Luft bezügliche Werth von γ'' wenig von γ verschieden seyn, weil diese Luft nur wenig Dampf enthält.

Aus dem in §. 639 Gesagten folgt, dafs, wenn die Verhältnisse γ und γ' vom Drucke p unabhängig aber für die beiden Gase veschieden sind, die Gröfsen $c_{,}$ und $c_{,}'$ durch ungleiche Potenzen von p ausgedrückt werden; woraus also in Folge der Gleichung (11) hervorgeht, dafs das auf die Mischung bezügliche Verhältnifs γ'' nicht von dem Drucke unabhängig seyn kann. Die Voraussetzung der Unveränderlichkeit des Verhältnisses der specifischen Wärme einer Flüssigkeit unter beständigem Drucke, zu ihrer specifischen Wärme unter demselben Volumen, und die daraus abgeleiteten Formeln konnen daher nicht zu gleicher Zeit auf die einfachen Gase, für welche dieses Verhältnifs nicht dasselbe ist, und ihre Mischungen in beliebigen Verhältnissen passen; und wenn dieses Verhältnifs bei den Versuchen mit Luft unter verschiedenem Drucke constant zu seyn schien (§. 637), so rührt dies daher, weil es für Luft und Sauerstoff und daher auch für Sauerstoff und Stickstoff, aus welchen die Luft besteht, fast dasselbe ist.

Sechstes Buch.

Hydrodynamik.

Erstes Kapitel.

Allgemeine Gleichungen der Bewegung der Flüssigkeiten.

645.

Die Gleichungen des Gleichgewichtes der Flüssigkeiten, die wir in §. 582 gefunden haben, beruhen auf der charakteristischen, allen tropfbaren und luftförmigen Flüssigkeiten gemeinschaftlichen, Eigenschaft, dafs sie auf gleiche Weise nach allen Richtungen die auf ihre Oberflächen angebrachten Drucke fortpflanzen und um jeden Punkt ihrer Masse, in Folge der Molecularwirkung, nach allen Richtungen gleiche Drucke ausüben. Diese Eigenschaft rührt, wie wir es früher (§. 576) gesagt haben, daher, dafs die Theilchen einer Flüssigkeit, die man zusammengedrückt oder ausgedehnt hat, sehr schnell in eine ähnliche Lage zurückkommen, wie die, welche ursprünglich um einen beliebigen Punkt statt hatte, so dafs eine Flüssigkeit, nach ihrer Zusammendrückung oder Ausdehnung, ein System von materiellen Punkten, ähnlich dem früheren, ist, das nur für einen kleineren oder gröfseren Maafsstab construiert ist. Die Zeit dieser Rückkehr zu einem ähnlichen Zustande hat auf die Gesetze des Gleichgewichtes, die man nur, wenn sie verflossen ist, bemerkt, keinen Einflufs. Wie klein sie aber immer sey, so sieht man, dafs sie auf die Gesetze der Bewegung Einflufs haben kann, besonders in dem Falle, wenn die Schwingungen der flüssigen Theilchen mit grofser Schnelligkeit ausgeführt werden, so dafs das Princip der Gleichheit des Druckes nach allen Richtungen für die Hydrostatik passen, nicht aber auf die Hydrodynamik, d. h. auf den Theil der Mechanik, welcher die Bewegung der Flüssigkeiten behandelt, anwendbar seyn kann.

Einen analogen Unterschied zwischen dem Zustande des Gleichgewichtes und der Bewegung hat schon Laplace in Beziehung auf das Mariottesche Gesetz bemerkt. Dieses Gesetz fordert, dafs die Temperatur der Flüssigkeit, nach der Zusammendrückung, dieselbe wie früher geworden sey, und das Princip der Gleichheit des Druckes nach allen Richtungen setzt ebenso voraus, dafs die Theilchen der Flüssigkeit die Zeit gehabt haben, in eine ihrer früheren ähnliche Lage zurück zu kommen. Es hat nicht mehr statt oder mufs wenigstens modificiert werden, wenn man die sehr schnellen Schwingungen der Gase betrachtet, bei welchen die anfängliche Temperatur nicht die Zeit hat, sich wieder herzustellen, und ebenso ist das Princip der Gleichheit des Druckes nach allen Richtungen nicht streng und immer anwendbar, wenn man die Bewegungen der tropfbaren oder luftförmigen Flüssigkeiten betrachtet. Bei der Schnelligkeit der Ausbreitung des Schalles hat man den Einflufs dieser Modification des Mariotteschen Gesetzes erkannt, und es giebt ohne Zweifel auch Erscheinungen bei der Bewegung der Flüssigkeiten im Allgemeinen, die von der Ungleichheit des Druckes nach verschiedenen Richtungen, die von der angegebenen Ursache herrührt, abhängen. Dieser Umstand bringt Glieder in die allgemeinen Gleichungen der Bewegung der Flüssigkeiten, die nicht aus den Gleichungen des Gleichgewichtes abgeleitet werden können. Ich habe sie in der schon (§. 576) angeführten Abhandlung berücksichtigt und werde in der Folge auf diese wichtige Betrachtung zurück kommen. In diesem Lehrbuche werde ich jedoch, nach der gewöhnlichen Methode, annehmen, dafs die Eigenschaft der Gleichheit des Druckes nach allen Richtungen dem Zustande des Gleichgewichtes und der Bewegung gemeinschaftlich ist, und unter dieser Voraussetzung, lassen sich die auf diese Eigenschaft gegründeten Gleichungen der Hydrostatik unmittelbar auf die Hydrodynamik ausdehnen, wenn man den D'Alembertschen Grundsatz, der auf alle Systeme materieller Punkte anwendbar ist, zu Hülfe nimmt.

646.

Man betrachte wieder die flüssige Masse $ABCD$ (Fig. 36), deren Gleichungen des Gleichgewichtes wir bestimmt haben; man nehme jetzt an, sie sey in Bewegung und alle Bezeichnungen des §. 581 entsprächen dem Ende der beliebigen Zeit t, die vom Anfange dieser Bewegung an gerechnet wird. Die flüssige Masse kann gleichartig oder ungleichartig, tropfbar oder luftförmig seyn; x, y, z sind, am Ende der Zeit t, die Coordinaten eines beliebigen Elementes dm dieser Masse, ϱ bezeichnet die Dichtigkeit der Flüssigkeit, die in diesem Punkte und in diesem Augenblicke statt hat, und Xdm, Ydm, Zdm sind die den Axen der x, y, z parallelen Seitenkräfte der bewegenden Kraft von dm in diesem Augenblicke. Die Gröſsen X, Y, Z sind gegebene Functionen von x, y, z, wenn sie von Anziehungen oder Abstoſsungen herrühren, die von festen Mittelpunkten ausgehen. Diese gegebenen Functionen enthalten die Zeit entwickelt, wenn die Mittelpunkte der Kräfte in Bewegung sind. Sind diese Punkte die der Flüssigkeit, so sind X, Y, Z Functionen von x, y, z, t, die von ihrer Gestalt in jedem Augenblicke und dem Gesetze der Dichtigkeiten in ihrem Inneren abhängen.

Die Coordinaten x, y, z ändern sich mit der Zeit; sie ändern sich auch von einem Punkte der Flüssigkeit zum anderen, und wenn man durch x', y', z' ihre anfänglichen Werthe, d. h. die Coordinaten des Punktes im Raume bezeichnet, welchen das Element dm im Anfange der Bewegung einnahm, so sind die Coordinaten x, y, z desselben Elementes am Ende der Zeit t unbekannte Functionen von x', y', z', t. Die vollständige Auflösung der Aufgabe würde daher darin bestehen, diese drei Functionen der vier unabhängigen Veränderlichen zu bestimmen.

Nennt man u, v, w die den Axen Ox, Oy, Oz parallelen Seitenkräfte der Geschwindigkeit, die das Element dm am Ende der Zeit t hat, so findet man

$$u = \frac{dx}{dt}, \quad v = \frac{dy}{dt}, \quad w = \frac{dz}{dt}; \qquad (1)$$

man kann u, v, w als unbekannte Functionen von t, x', y', z', oder von t, x, y, z ansehen. Wir werden diese drei Gröſsen unter diesem zweiten Gesichtspunkte betrachten, und um alsdann ihre Zuwächse im Augenblicke dt zu erfahren, mufs man sie in Beziehung auf t und in Beziehung auf die Coordinaten x, y, z differentiieren. Bezeichnet man aber durch q eine beliebige Function vor t, x, y, z, und durch $q'dt$ ihr Differential in Beziehung auf t und die Veränderlichen x, y, z, die man als Functionen von t ansieht, so hat man, nach der bekannten Regel der Differentiation der Functionen

$$q' = \frac{dq}{dt} + \frac{dq}{dx}\frac{dx}{dt} + \frac{dq}{dy}\frac{dy}{dt} + \frac{dq}{dz}\frac{dz}{dt},$$

oder, wenn man die Gleichungen (1) berücksichtigt,

$$q' = \frac{dq}{dt} + u\frac{dq}{dx} + v\frac{dq}{dy} + w\frac{dq}{dz}. \qquad (2)$$

Bezeichnet man die Zuwächse von u, v, w durch $u'dt$, $v'dt$, $w'dt$, so hat man daher

$$u' = \frac{du}{dt} + u\frac{du}{dx} + v\frac{du}{dy} + w\frac{du}{dz}$$

$$v' = \frac{dv}{dt} + u\frac{dv}{dx} + v\frac{dv}{dy} + w\frac{dv}{dz}$$

$$w' = \frac{dw}{dt} + u\frac{dw}{dx} + v\frac{dw}{dy} + w\frac{dw}{dz}$$

und auf diese Weise sind die Seitenkräfte der Geschwindigkeit desselben Elementes dm, in den zwei Lagen, die es allmälich einnimint, u, v, w und $u + u'dt$, $v + v'dt$, $w + w'dt$. Was die Dichtigkeit ϱ betrifft, so ist sie eine gegebene Constante, wenn die Flüssigkeit gleichartig ist und als unzusammendrückbar angesehen wird. Ist die Flüssigkeit ungleichartig, so ist die Dichtigkeit ϱ, welche einem bestimmten Elemente dm entspricht, eine gegebene Function seiner drei anfanglichen Coordinaten x', y', z'. Ist endlich die Flüssigkeit zusammendrückbar, so ist diese Dichtigkeit ϱ eine unbekannte Function von t, x', y', z', von welcher nur der anfängliche Werth gegeben ist. Den Fall ausgenommen, in welchem ϱ eine Constante ist, mufs diese, auf die Lage von dm am Ende der Zeit t bezogene Dichtigkeit immer als eine unbekannte Function von x, y, z, t angesehen werden. Bezeichnet man alsdann durch $\varrho'dt$ ihren Zuwachs während des Augenblickes dt, so hat man, nach der Formel (2),

$$\varrho' - \frac{d\varrho}{dt} + u\frac{d\varrho}{dx} + v\frac{d\varrho}{dy} + w\frac{d\varrho}{dz},$$

und im Falle einer unzusammendrückbaren, gleichartigen oder ungleichartigen Flüssigkeit muſs sich dieser Werth von ϱ' auf Null reducieren.

647.

Die Seitenkräfte der Kraft, welche das Element dm während der Zeit dt verliert, sind

$$(X-u')dm,\quad (Y-v')dm,\quad (Z-w')dm,$$

substituiert man daher $X-u'$, $Y-v'$, $Z-w'$ statt X, Y, Z in die Gleichungen (2) des §. 582, so ergeben sich die drei Gleichungen seiner Bewegung

$$\frac{dp}{dx}=\varrho(X-u'),\quad \frac{dp}{dy}=\varrho(Y-v'),\quad \frac{dp}{dz}=\varrho(Z-w'),$$

wo p der auf die Einheit der Oberfläche bezogene Druck ist, der am Ende der Zeit t, im Punkte, der den Coordinaten x, y, z entspricht, statt hat, und welchen man als nach allen Richtungen gleich annimmt.

Gehört dieser Punkt einer festen Wand an, so ist p der senkrechte Druck, welchen diese Oberfläche erleidet und welcher durch ihren Widerstand aufgehoben werden muſs. Gehört dieser Punkt der freien Oberfläche einer Flüssigkeit an, so muſs man $p=o$, oder allgemeiner $dp=o$ haben, so daſs die Differentialgleichung der freien, in Bewegung begriffenen Oberfläche der Flüssigkeit,

$$(X-u')dx+(Y-v')dy+(Z-w')dz=o$$

ist.

Nach der Bemerkung des §. 585 muſs der Werth von p, wenn man ihn bestimmt hat, beständig im Inneren dieser Flüssigkeit constant seyn, wenn man will, daſs seine Masse sich während der Bewegung nicht theilen soll. Ist er in einem Punkte der Wand negativ, was nur bei einer Flüssigkeit statt finden kann, so wird diese Oberflache nicht mehr von Auſsen nach Innen gedrückt, und die Flüssigkeit entfernt sich von derselben.

Vermittelst der Werthe von u', v', w', werden die vorhergehenden Gleichungen

$$\left.\begin{aligned}\frac{1}{\varrho}\frac{dp}{dx}&=X-\frac{du}{dt}-u\frac{du}{dx}-v\frac{du}{dy}-w\frac{du}{dz}\\ \frac{1}{\varrho}\frac{dp}{dy}&=Y-\frac{dv}{dt}-u\frac{dv}{dx}-v\frac{dv}{dy}-w\frac{dv}{dz}\\ \frac{1}{\varrho}\frac{dp}{dz}&=Z-\frac{dw}{dt}-u\frac{dw}{dx}-v\frac{dw}{dy}-w\frac{dw}{dz}\end{aligned}\right\}\quad(3)$$

Da die Gröfse p, die sie enthalten, ebenso wie jede der Geschwindigkeiten u, v, w, eine unbekannte Function von x, y, z, t ist, so mufs man noch eine vierte Gleichung damit verbinden, wenn die Gröfse ϱ eine gegebene Constante und die zwei anderen Gleichungen, im allgemeinen Falle, in welchem diese Gröfse ebenfalls eine unbekannte Function von x, y, z, t ist. Diese Gleichungen erhalt man auf folgende Weise.

648.

Jedes der Elemente dm der flüssigen Masse ändert, während der Zeit dt, seine Gestalt, und ändert selbst sein Volumen, wenn die Flussigkeit zusammendrückbar ist. Da aber seine Masse immer dieselbe bleiben mufs, so folgt hieraus, dafs das Produkt aus seinem Volumen am Ende der Zeit $t + dt$ in seine Dichtigkeit $\varrho + \varrho' dt$, die demselben Augenblicke entspricht, dieselbe seyn mufs, wie am Ende der Zeit t; die Veränderung dieses Produktes in der Zeit dt ist gleich Null, was eine neue allgemeine Gleichung der Bewegung giebt.

Um sie zu bilden, betrachte man das rechtwinklige Parallelopipedum, dessen Volumen $dx\,dy\,dz$ am Ende der Zeit t ist, und suche die Gestalt, welche dieses Element der Flüssigkeit am Ende der Zeit $t + dt$ annimmt. Sey M (Fig. 54) die Spitze dieses Parallelopipedums, welche den Coordinaten x, y, z entspricht; seyen auch MA, MB, MC die drei in dieser Spitze zusammenstofsenden Seiten, die bezüglich den Axen Ox, Oy, Oz parallel sind, so dafs man

$$MA = dx, \quad MB = dy, \quad MC = dz$$

hat. Seyen D, E, F, G die vier anderen Spitzen, und während der Zeit dt sollen die acht Punkte M, A, B, C, D, E, F, G nach M', A', B', C', D', E', F', G' gekommen seyn. Ich behaupte nun, dafs das Polyeder, dessen Spitzen die letzteren Punkte sind, ein schiefwinkliges Parallelopipedum seyn wird, und um es zu beweisen, will ich die Längen der zwölf Seiten $M'A'$, $M'B'$, ... bestimmen und unter einander vergleichen.

Die Coordinaten x, y, z des Punktes M werden

$$x + u\,dt, \quad y + v\,dt, \quad z + w\,dt,$$

am Ende der Zeit dt; diese Gröfsen sind daher die Coordinaten des Punktes M'. Hieraus findet man die einer jeden anderen Spitze, wenn man x, y, z durch die ursprünglichen Coordinaten dieser Spitze ersetzt; so erhält man die Coordinaten von C', wenn man x und y beibehält und $z + dz$ an die Stelle von z setzt, weil $x, y, z + dz$ die Coordinaten von C sind. Auf diese Weise werden die Coordinaten von C'

$$x + udt + \frac{du}{dz} dzdt$$

$$y + vdt + \frac{dv}{dz} dzdt$$

$$z + dz + wdt + \frac{dw}{dz} dzdt,$$

und wenn man sie mit denen von M' vergleicht, so findet man

$$M'C' = \sqrt{\left(\frac{du}{dz}\right)^2 dz^2dt^2 + \left(\frac{dv}{dz}\right)^2 dz^2dt^2 + \left(dz + \frac{dw}{dz}dzdt\right)^2};$$

zieht man die Quadratwurzel, und vernachlässigt die unendlich kleinen Gröfsen der dritten Ordnung, so hat man daher

$$M'C' = dz + \frac{dw}{dz} dzdt.$$

Die Coordinaten von D' findet man aus denen von M', und die Coordinaten von G' aus denen von C', wenn man $x + dx$ und $y + dy$ an die Stelle von x und y setzt; daher findet man die Lange der Seite $D'G'$ aus der Seite $M'C'$, was

$$D'G' = dz + \frac{dw}{dz} dzdt + \frac{d^2w}{dxdz} dxdzdt + \frac{d^2w}{dydz} dydzdt$$

giebt.

Vernachlassigt man daher die zwei letzten Glieder, die von der dritten Ordnung sind, so ist der Werth von $D'G'$ derselbe, wie der von $M'C'$. Ebenso findet man, dafs die Seiten $A'E'$ und $B'F'$ der Seite $M'C'$ gleich sind, wenn man die Grofsen der dritten Ordnung vernachlässigt, so dafs man

$$M'C' = A'E' = B'F' = D'G'$$

hat.

Setzt man y statt z, v statt w, in dem Werthe von $M'C'$, so erhält man den Werth von $M'B'$, nemlich

$$M'B' = dy + \frac{dv}{dy} dydt;$$

setzt man ebenso x statt z, u statt w, so hat man den Werth von $M'A'$, welcher

$$M'A' = dx + \frac{du}{dx}\,dx\,dt$$

seyn wird, und man findet auch

$$M'B' = A'D' = C'F' = E'G',$$
$$M'A' = B'D' = C'E' = F'G'.$$

Wir sehen daher, dafs die Seiten, welche im ursprünglichen Parallelopipedum einander gleich waren, auch gleich geblieben sind, nachdem es seine Gestalt geändert hat. Der Parallelismus der Seiten ist eine Folge ihrer Gleichheit; daher behält das Element des Volumens, das wir betrachten, am Ende der Zeit dt, die Gestalt eines Parallelopipedum, welches aber nicht mehr, wie im Anfange dieses Augenblickes, rechtwinklig ist.

Man erhält das Volumen dieses schiefwinkligen Parallelopipedum, wenn man eine seiner Flächen, z. B. die Fläche $M'A'D'B'$ mit der von C' auf diese Fläche gefällten senkrechten Linie multipliciert. Die Fläche des Parallelogramms $M'A'D'B'$ ist dem Produkte der zwei Seiten $M'A'$ und $M'B'$, multipliciert mit dem Sinus des Winkels $A'M'B'$, gleich, und die senkrechte $C'P'$ findet man aus der Seite $C'M'$, wenn man diese mit sin $C'M'P'$ multipliciert. Daher ist der Werth des neuen Parallelopipedum

$$M'A'.M'B'.M'C' \sin A'M'B'.\sin C'M'P'.$$

Die Winkel $A'M'B'$ und $C'M'P'$ waren bei dem ursprünglichen Parallelopipedum rechte Winkel; jeder derselben kann daher jetzt nur um ein unendlich Kleines von einem rechten Winkel verschieden seyn. Der Sinus eines jeden dieser Winkel wird daher nur um ein unendlich Kleines der zweiten Ordnung von der Einheit verschieden seyn. Vernachlässigt man daher die unendlich Kleinen der fünften Ordnung, so mufs man $\sin A'M'B' = 1$ und $\sin C'M'P' = 1$ in dem vorhergehenden Produkte setzen, was dasselbe auf

$$M'A'.M'B'.M'C'$$

reduciert. Setzt man daher für jeden dieser Factoren seinen vorhergehenden Werth, führt die Multiplication aus und vernachlässigt die unendlich kleinen Grofsen der fünften Ordnung, so wird dieses Produkt

$$\left(1 + \frac{du}{dx}dt + \frac{dv}{dy}dt + \frac{dw}{dz}dt\right)dx\,dy\,dz.$$

Dies ist daher, am Ende der Zeit $t + dt$, das Volumen des Elementes, welches, am Ende der Zeit t, $dx\,dy\,dz$ war. Zu gleicher Zeit ist die Dichtigkeit ϱ in $\varrho + \varrho'\,dt$ übergegangen. Multipliciert man daher dieses Volumen mit $\varrho + \varrho' dt$ und zieht von dem Produkte die ursprüngliche Masse $\varrho dx dy dz$ ab, so hat man die Aenderung dieser Masse während der Zeit dt, und da diese Aenderung Null wird, so ergiebt sich daraus die Gleichung

$$\varrho' + \varrho\left(\frac{du}{dx} + \frac{dv}{dy} + \frac{dw}{dz}\right) = o,$$

wenn man die unendlich kleinen Größsen der fünften Ordnung vernachlässigt und alsdann den gemeinschaftlichen Factor $dt\,dx\,dy\,dz$ wegläfst. Vermöge des Werthes von ϱ' im vorhergehenden §., wird daher die vierte Gleichung der Bewegung, die gebildet werden sollte,

$$\frac{d\varrho}{dt} + \frac{d.\varrho u}{dx} + \frac{d.\varrho v}{dy} + \frac{d.\varrho w}{dz} = o \qquad (4)$$

seyn.

649.

Diese Gleichung gilt für tropfbare und luftförmige Flüssigkeiten, da aber die Gleichung ϱ', wenn die Flüssigkeiten als unzusammendrückbar angesehen werden, Null ist, so theilt sich alsdann diese Gleichung in zwei andere, nemlich

$$\left.\begin{aligned} \frac{d\varrho}{dt} + u\frac{d\varrho}{dx} + v\frac{d\varrho}{dy} + w\frac{d\varrho}{dz} &= o \\ \frac{du}{dx} + \frac{dv}{dy} + \frac{dw}{dz} &= o \end{aligned}\right\} \qquad (5)$$

Verbindet man sie mit den drei Gleichungen (3), so hat man eine Anzahl von Gleichungen, die den der fünf Unbekannten ϱ, p, u, v, w gleich ist, die vermittelst derselben als Functionen von x, y, z, t bestimmt werden sollen. Ist die Flüssigkeit gleichartig, so ist die Dichtigkeit ϱ eine gegebene Constante, wodurch die Unbekannten auf vier reduciert werden und zugleich verschwindet die erste Gleichung (5).

In Beziehung auf die elastischen Flüssigkeiten hat man auch nur vier Gleichungen, nemlich die Gleichungen (3) und (4); alsdann ist aber die Dichtigkeit mit dem Drucke verbunden, was die zwei unbekannten Grofsen ϱ und p auf eine einzige reduciert. Nimmt man an, daſs die Temperatur in der ganzen Masse der Flüssigkeit, im Zustande der Ruhe dieselbe ist, so werden die Ausdehnungen oder Zusammendrückungen der Elemente der Flüssigkeit, welche während seiner Bewegung statt haben werden, diese Temperatur verändern, und der Druck p wird der Dichtigkeit ϱ nicht mehr im Zustande der Bewegung proportional seyn, wie dies im Zustande des Gleichgewichtes der Fall war. In der Folge wird man sehen, wie man diesen Umstand, im Falle einer sehr schnellen Bewegung, berücksichtigen kann. Jetzt nehme ich an, daſs von einer Bewegung die Rede ist, die so langsam ist, daſs sie gar keinen merklichen Einfluſs hat, so daſs der als Function von ϱ gegebene Werth von p derjenige ist, welcher fur den Zustand des Gleichgewichtes paſst, nemlich (§. 624)

$$p = k\varrho(1 + \alpha\vartheta), \tag{6}$$

wo ϑ die allen Punkten der Flüssigkeit gemeinschaftliche Temperatur, α der Coefficient 0,00375 der Ausdehnung der Gase, und k eine auf den Stoff der betrachteten Flüssigkeit bezügliche Constante k ist.

Sind die Werthe von ϱ, p, u, v, w entweder vermittelst der fünf Gleichungen (3) und (5), oder vermittelst der fünf Gleichungen (3), (4), (6) bestimmt worden, so findet man aus denselben die Werthe von x, y, z als Functionen von t und ihrer anfänglichen Werthe x', y', z', vermittelst der Gleichungen (1). Die Integrale aller dieser partiellen Differentialgleichungen enthalten willkührliche Functionen, die noch aus dem anfanglichen Zustande der Flüssigkeit und vermittelst gewisser später zu erwahnenden auf die Oberflache bezüglichen Bedingungen zu bestimmen sind.

650.

Ist im Anfange der Bewegung die Temperatur nicht in der ganzen flüssigen Masse dieselbe, so ändert sie sich von einem Punkte zum anderen, und, für denselben Punkt, von einem Augenblicke zum anderen; so daſs, wenn man am Ende der Zeit t durch ϑ die Temperatur bezeichnet, die den Punkten entspricht, deren Coordinaten x, y, z sind, diese Gröſse ϑ eine unbekannte Function von t, x, y, z seyn wird, und um sie zu bestimmen, muſs man mit den vorhergehenden noch eine neue Gleichung verbinden. Diese Gleichung wird für jeden der zwei Fälle, wenn die Flüssigkeit eine tropfbare oder eine luftförmige ist, eine andere seyn, und wir wollen diese daher nach einander betrachten.

1) Man nehme z. B. an, die Flüssigkeit sey eine tropfbare, gleichartige, wie das Wasser. Da sich die Temperatur ϑ von einem Punkte zum anderen ändert, so ändert sich auch die Dichtigkeit ϱ und ist eine bestimmte Function von ϑ, die ich durch $f\vartheta$ bezeichne *). Die Gröfse ϱ' ist nicht mehr Null und die Gleichung (4) läfst sich nicht mehr in die zwei Gleichungen (5) zerlegen. Die specifische Wärme der Flüssigkeit und das Maafs ihrer Leitungsfähigkeit sind ebenfalls bestimmte Functionen von ϑ; setzt man aber voraus, dafs die Mittheilung der Wärme im Inneren des Wassers, wie in einem festen Körper, durch ein Ausstrahlen auf unmefsbare Abstände statt hat, so gilt die Gleichung für die Bewegung der Warme in einem ungleichartigen Körper, die ich an einem anderen Orte gefunden habe, auch für die Wassermasse, die wir betrachten. Denn sie giebt den augenblicklichen Zuwachs der Temperatur an, der in einem beliebigen Punkte eines Körpers statt hat, in welchem die specifische Warme und die Leitungsfähigkeit sich von einem Punkte zum anderen willkührlich ändern, und vermöge der Art, wie sie gebildet wurde, hängt sie weder von der Bewegung des materiellen Punktes, den man betrachtet, noch von der Bewegung der benachbarten Punkte ab. Nennt man daher $\vartheta' dt$ den Zuwachs von ϑ während der Zeit dt, so hat man **)

$$g\vartheta' = \frac{d.h\frac{d\vartheta}{dx}}{dx} + \frac{d.h\frac{d\vartheta}{dy}}{dy} + \frac{d.h\frac{d\vartheta}{dz}}{dz}, \qquad (7)$$

in welcher Gleichung man, vermöge der Formel (2),

$$\vartheta' = \frac{d\vartheta}{dt} + u\frac{d\vartheta}{dx} + v\frac{d\vartheta}{dy} + w\frac{d\vartheta}{dz}$$

setzt, und wo g und h Functionen von ϑ sind, welche die

*) In Beziehung auf diese Function vergleiche man Biot's Traité de physique. T. I. chap. XI.

**) Journal de l'École Polyt. cah. 19. p. 87.

auf die Einheit der Masse bezogene specifische Wärme und das Maafs der Leitungsfähigkeit vorstellen. Jede dieser Functionen wird als bekannt vorausgesetzt, ebenso wie $f\vartheta$, so dafs die Anzahl der Gleichungen (3), (4), (7) der Anzahl der unbekannten Gröfsen ϑ, p, u, v, w, die sie enthalten, gleich ist. Im Falle einer ungleichartigen Flüssigkeit hängen die drei Grofsen ϱ, g, h, die sich auf den Punkt der Masse, dessen Coordinaten x, y, z sind, beziehen, von der Temperatur ϑ und dem Stoffe der Flüssigkeit in diesem Punkte ab und sind daher gegebene Functionen von ϑ und den anfänglichen Coordinaten x', y', z' desselben Punktes.

2) Ist die Flüssigkeit, die man betrachtet, Luft oder eine beliebige Gasart, deren Temperatur ϑ sich von einem Punkte zum anderen ändert, und wird, im Zustande der Bewegung, der Druck immer der Dichtigkeit proportional gesetzt, wie im vorhergehenden §., so hat die Gleichung (6) immer statt; die Gleichung (7) besteht aber nicht mehr, denn sie gründet sich auf die Annahme, dafs die Mittheilung der Wärme im Inneren des Körpers durch ein Ausstrahlen in unmefsbarem Abstande geschieht. Die strahlende Wärme durchdringt aber im Gegentheile die luftförmigen Flüssigkeiten in sehr beträchtlichen Dicken, so dafs zwischen sehr entfernten Theilchen ein Austausch der Wärme statt findet. Diese Gleichung mufs daher durch eine andere ersetzt werden, die man mit den Gleichungen (3), (4), (6) verbindet, um eine Anzahl von Gleichungen zu haben, die der der Unbekannten ϱ, p, ϑ, u, v, w gleich ist. Bei der Aufgabe der Passatwinde z. B., die durch die Unterschiede der Temperatur oder Luftschichten hervorgebracht werden, bildet man diese sechste Gleichung auf folgende Weise, die ich hier blos andeute.

Die Wärmemenge, die ein beliebiges Element dm der flüssigen Masse wahrend der Zeit dt erhält und die man $dm\,dt$ proportional setzen kann, besteht aus der Sonnenwärme, die dm wahrend der dt absorbiert hat, zu welcher man noch die strahlende Wärme hinzufügen mufs, welche dieses Element, in demselben Augenblicke, von einem Theile der Oberfläche der Erde und dem Theile der Atmosphäre erhält, dessen Verbindung mit dm nicht durch diese Oberfläche unterbrochen ist, und aufserdem kommt noch der Theil der Wärme hinzu, welchen dm durch die benachbarten Elemente, wie bei den festen Körpern, erhält. Zieht man von dieser Summe die Wärmemenge ab, welche das Element dm, während der Zeit dt, durch Mittheilung oder durch Ausstrahlung auf grofse Abstände, abgiebt, so hat man die augenblickliche Zunahme der Wärme von dm, die man durch $\Delta dmdt$ ausdrücken kann, wo Δ ein Coefficient ist, dessen Ursprung ich hier nur andeute. Andererseits ist diese Zunahme an Wärme gleich $g\vartheta' dt dm$, wenn man immer durch g und $\vartheta' dt$ die auf die Einheit der Masse bezogene specifische Wärme und die augenblickliche Wärmezunahme bezeichnet. Man hat daher $\vartheta dmdt = g\vartheta' dmdt$ oder $\Delta = g\vartheta'$, für die verlangte Gleichung, die man statt der Gleichung (7) substituieren mufs.

651.

Ehe ich weiter gehe, mufs ich eine wichtige Bemerkung in Beziehung auf die Gleichung (4) machen.

Vermöge ihrer Entstehung drückt sie aus, dafs die Masse des Differentialelementes dm der Flüssigkeit sich nicht während der Zeit dt ändert; zur Abkürzung hat man aber das Volumen dieses Theils der Flüssigkeit als unendlich klein betrachtet, und wenn man das ganze Volumen in Theile von endlicher aber unmefsbarer Grofse theilt, von welcher jeder dennoch eine aufserordentlich grofse Anzahl von Moleculen enthält, so drückt die Gleichung (4) wirklich aus, dafs jeder der Theile immer dieselbe Molecule enthält und daher seine Masse unveränderlich ist. Ebendeswegen nennt man dieselbe die Gleichung der Continuität der Flüssigkeit. Es giebt aber Bewegungen, bei welchen diese Continuität nicht statt hat, und man darf die darauf bezügliche Gleichung nicht mehr anwenden.

Man nehme z. B. an, es sey Wasser in einem, an seinem oberen Theile offenen verticalen Cylinder enthalten. Erhitzt man die Flüssigkeit von oben, so wird vom Boden nach der Oberfläche hin die Temperatur zunehmen und die Dichtigkeit abnehmen, die flüssige Masse wird sich ausdehnen, die horizontalen Schichten werden sich allmälich ersetzen und die Gleichung der Continuität wird auf diese Bewegung anwendbar seyn. Wird aber die Flüssigkeit von unten erhitzt, so nimmt die Dichtigkeit von unten nach oben zu, die Temperatur aber ab. Genau genommen können sich die horizontalen Schichten noch immer ersetzen, eine solche Bewegung wäre aber nicht dauernd, und die Beobachtung zeigt, dafs die Wassermoleculen sich von dem Boden nach der Oberfläche erheben, indem sie durch die oberen Schichten gehen. Alle sehr kleinen Theile der Flüssigkeit sind nicht beständig aus denselben Theilchen gebildet; die Gleichung (4) hat daher bei dieser Art von Bewegungen nicht statt, und es ist selbst zweifelhaft, ob die auf das Princip des nach allen Seiten gleichen Druckes gegründeten Gleichungen (3), auf dieselbe anwendbar sind, so dafs wir, nach dem gegenwärtigen Zustande der Wissenschaft, gar kein Mittel haben, die Bewegung einer Flüssigkeit zu bestimmen, deren Schichten sich wechselseitig durchdringen, indem sie theils auf, theils nieder steigen. Dieselbe Bemerkung gilt auch für die verticalen Bewegungen, die in jeder atmosphärischen Säule statt haben können, deren untere Schichten, durch die Erde erwärmt und leichter geworden, sich erheben, indem sie durch die oberen Schichten dringen. Die Bestimmung dieser Bewegungen, die von den bisher betrachteten verschieden sind, und ihr Einflufs auf die täglichen Bewegungen des Barometers, sind Fragen, welche die Aufmerksamkeit der Mathematiker verdienen.

652.

Bei den Bewegungen der Flüssigkeiten, die man gewöhnlich der Rechnung unterwirft, pflegt man anzunehmen, dafs die Punkte, die, zu einer bestimmten Zeit, sich auf einer festen oder beweglichen Wand befinden, oder der freien Oberfläche einer Flüssigkeit angehören, während der ganzen Dauer dieser Bewegung, auf dieser Wand bleiben oder dieser Oberfläche angehören; so dafs man die sehr verwickelten Bewegungen, bei welchen die Punkte der Flüssigkeit, nachdem sie der Oberfläche angehört haben, in das Innere der Flüssigkeit zurückkehren, oder umgekehrt, ausschliefst. Ebenso schliefst man die Fälle aus, in welchen die Punkte einer Flüssigkeit abwechselnd, von der freien Oberfläche zu der Oberfläche gehen würden, die mit einer festen oder beweglichen Wand in Berührung ist. Diese besonderen Bedingungen, welchen man noch die betrachteten Bewegungen unterwirft, können durch folgende Gleichungen ausgedrückt werden.

Seyen immer x, y, z die veränderlichen Coordinaten eines Punktes der Flüssigkeit und

$$f(t, x, y, z) = o$$

die Gleichung einer festen oder beweglichen Oberfläche, die durch diesen Punkt, am Ende der Zeit t geht und zur Abkürzung S heifsen soll. Man bezeichne auch durch x', y', z' die anfänglichen Coordinaten desselben Punktes, so dafs x, y, z Functionen von t, x', y', z' sind. Substituiert man ihre Werthe in die gegebene Gleichung, so geht sie in

$$F(t, x', y', z') = o$$

über, und alle Punkte der Flüssigkeit, deren anfängliche Coordinaten dieser Gleichung Genüge leisten, sind diejenigen, welche, am Ende der Zeit t, der Oberfläche S angehoren. Damit daher diese Punkte beständig dieselben sind, darf die Function F die Veränderliche t nicht enthalten. Ist daher S die freie Oberfläche, oder die einer festen oder beweglichen Wand, so mufs die Function $f(t, x, y, z)$ von t unabhängig seyn, wenn man x, y, z als Functionen dieser Veränderlichen ansieht. Ihr vollständiges Differential in Beziehung auf t mufs daher Null seyn, und vermöge der Formel (2) findet man

$$\frac{df}{dt} + u\frac{df}{dx} + v\frac{df}{dy} + w\frac{df}{dz} = o, \qquad (8)$$

um die oben ausgesprochene Bedingung auszudrücken.

Im Falle einer festen Wand enthält die Function f die die Zeit t nicht entwickelt; bezeichnet man sie durch L, so dafs $L = o$ die gegebene Gleichung der Wand ist, so wird die Gleichung (8)

$$u\frac{dL}{dx} + v\frac{dL}{dy} + w\frac{dL}{dz} = o. \qquad (9)$$

Bezeichnet man durch ζ die Geschwindigkeit, deren Seitengeschwindigkeiten u, v, w sind, und durch α, β, γ die Winkel, die sie mit den Richtungen der x, y, z einschliefst, nennt man auch a, b, c die Winkel, welche die auf der Wand senkrecht stehende Linie mit denselben Richtungen einschliefst, und setzt

$$\left(\frac{dL}{dx}\right)^2 + \left(\frac{dL}{dy}\right)^2 + \left(\frac{dL}{dz}\right)^2 = \lambda^2,$$

so hat man, zu gleicher Zeit,

$$u = \zeta \cos \alpha, \quad v = \zeta \cos \beta, \quad w = \zeta \cos \gamma$$

$$\frac{dL}{dx} = \lambda \cos a, \quad \frac{dL}{dy} = \lambda \cos b, \quad \frac{dL}{dz} = \lambda \cos c,$$

und wenn man diese Werthe in die Gleichung (9) substituiert und alsdann den gemeinschaftlichen Factor $\zeta\lambda$ wegläfst, so wird sie

$$\cos \alpha \cos a + \cos \beta \cos b + \cos \gamma \cos c = o.$$

Diese Gleichung (9) drückt daher aus, dafs die Geschwindigkeit eines jeden Punktes der Flüssigkeit, der an eine feste Wand gränzt, auf dieser Oberfläche senkrecht steht, und dies ist wirklich die Bedingung, die nothwendig und hinreichend ist, damit sich dieser Punkt nicht von der Wand entfernt und nur über ihre Oberflache gleitet.

An der freien Oberfläche einer Flüssigkeit ist der Druck p, im Allgemeinen, eine constante Gröfse; sie kann aber von t abhängen und blos von x, y, z unabhängig seyn, wenn der aufsere Druck, der allen Punkten dieser Oberfläche gemeinschaftlich ist, sich mit der Zeit ändert. Bezeichnet man ihn durch T, so ist daher die Gleichung der freien Oberfläche $p - T = o$, und wenn man $p - T$ statt f in die Gleichung (8) setzt, so hat man

$$\frac{dp}{dt} + u\frac{dp}{dx} + v\frac{dp}{dy} + w\frac{dp}{dz} = \frac{dT}{dt} \qquad (10)$$

für die Gleichung, welche zugleich mit $p - T = o$ oder mit der Differentialgleichung der freien Oberfläche statt hat, die in §. 647 entwickelt worden ist.

Ich bemerke, dafs die Gleichungen (8), (9), (10) noch, ohne merkliche Fehler, statt haben, wenn sich die Punkte der Flüssigkeit nur um unmefsbare Grofsen von der Oberfläche entfernen. Betrachtet man daher, wie im vorhergehenden §., einen Theil der Flüssigkeit, dessen Dimensionen endliche aber unmefsbare Grofsen haben, und welche dennoch eine sehr grofse Anzahl von Moleculen enthalt, und nimmt man an, dafs ein Theil seiner Oberfläche, zu einer bestimmten Zeit, zu der der Flüssigkeit gehört, so drücken diese Gleichungen in Wahrheit aus, dafs dies, während der ganzen Dauer der Bewegung, statt haben wird. Dieser beiden Oberflächen gemeinschaftliche Theil kann übrigens seine Gröfse beliebig ändern, und der kleine in Betracht kommende Theil der Flüssigkeit kann, indem er an der Oberfläche der Flüssigkeit seinen Ort ändert, sich ausdehnen oder zusammenziehen, ohne dafs sich sein Volumen im Falle einer tropfbaren Flüssigkeit, oder seine Masse, im Falle einer beliebigen Flüssigkeit, ändert. Wenn z. B. eine schwere Flüssigkeit in einem an seinem oberen Theile offenen Gefäfse Schwingungen macht, so ändert sich die Gröfse seiner freien Oberfläche und die der Oberfläche, die mit den Wänden des Gefäfses in Berührung steht, während der Bewegung, so dafs die Anzahl der materiellen Punkte der Flüssigkeit, die in der einen oder der anderen dieser Oberfläche liegen, nicht immer dieselbe ist. Die Gleichungen (9) und (10) können aber dennoch statt haben, wenn man bedenkt, dafs sie nicht blos isolierten Punkten entsprechen, sondern sich auf kleine Theile der Flüssigkeit beziehen, deren Grofse unmefsbar und deren Gestalt veränderlich ist.

Diese besonderen Gleichungen, die Lagrange in die Theorie der Flüssigkeiten eingeführt hat, dienen in jedem Falle neben dem anfänglichen Zustande des Systems dazu, die willkührlichen Functionen zu bestimmen, die in den Gleichungen der Bewegung enthalten seyn werden.

653.

In einem sehr ausgedehnten Falle kann man die drei Gleichungen (3) auf eine partielle Differentialgleichung der ersten Ordnung reducieren, und es so einrichten, dafs die drei Unbekannten u, v, w, von einer Grofse abhängen. Dieser Fall hat statt, wenn die Formel $udx + vdy + wdz$ ein genaues Differential einer Function von x, y, z ist, die man als unabhängige Veranderliche betrachtet, und die zu betrachtende Flüssigkeit gleichartig ist und, im Zustande des Gleichgewichtes, immer dieselbe Temperatur hat.

Sey alsdann

$$udx + vdy + wdz = d\varphi,$$

wo φ eine unbekannte Function der vier Veränderlichen

t, x, y, z ist; aber das Differential $d\varphi$ nur in Beziehung auf x, y, z genommen ist, so dafs man

$$u = \frac{d\varphi}{dx}, \quad v = \frac{d\varphi}{dy}, \quad w = \frac{d\varphi}{dz} \qquad (a)$$

hat.

Vermöge der Beschaffenheit der Grofsen X, Y, Z, die immer von Anziehungen oder Abstofsungen herrühren, deren Mittelpunkte feste oder bewegliche Punkte, oder blos Punkte der Flüssigkeit sind, hat man auch

$$X dx + Y dy + Z dz = dV,$$

und daher

$$X = \frac{dV}{dx}, \quad Y = \frac{dV}{dy}, \quad Z = \frac{dV}{dz},$$

wo V eine Function von t, x, y, z ist, die nur in Beziehung auf x, y, z differentiiert ist. Im Falle einer elastischen Flüssigkeit, deren Dichtigkeit im Zustande der Ruhe constant ist, läfst sich das Integral $\int \frac{dp}{\varrho}$ durch einen Logarithmen ausdrücken, wenn man annimmt, dafs das Mariottesche Gesetz noch im Zustande der Bewegung statt hat. Berücksichtigt man die Aenderungen der Temperatur, welche mit denen der Dichtigkeit, während der Bewegung, verbunden sind, so ist dieses Integral eine andere Function von p, und im Falle einer gleichartigen Flüssigkeit reduciert sie sich auf $\frac{1}{\varrho} p$, wenn man die willkührliche Constante unberücksichtigt läfst. Um alle diese Falle in einem einzigen zusammen zu fassen, setze ich

$$\int \frac{dp}{\varrho} = P;$$

hieraus ergiebt sich

$$\frac{1}{\varrho}\frac{dp}{dx} = \frac{dP}{dx}, \quad \frac{1}{\varrho}\frac{dp}{dy} = \frac{dP}{dy}, \quad \frac{1}{\varrho}\frac{dp}{dz} = \frac{dP}{dz},$$

und vermittelst dieser Werthe und der vorhergehenden werden die Gleichungen (3)

$$\frac{dP}{dx} = \frac{dV}{dx} - \frac{d^2\varphi}{dx\,dt} - \frac{d\varphi}{dx}\frac{d^2\varphi}{dx^2} - \frac{d\varphi}{dy}\frac{d^2\varphi}{dx\,dy} - \frac{d\varphi}{dz}\frac{d^2\varphi}{dx\,dz}$$

$$\frac{dP}{dy} = \frac{dV}{dy} - \frac{d^2\varphi}{dy\,dt} - \frac{d\varphi}{dy}\frac{d^2\varphi}{dy\,dx} - \frac{d\varphi}{dy}\frac{d^2\varphi}{dy^2} - \frac{d\varphi}{dz}\frac{d^2\varphi}{dy\,dz}$$

$$\frac{dP}{dz} = \frac{dV}{dz} - \frac{d^2\varphi}{dz\,dt} - \frac{d\varphi}{dx}\frac{d^2\varphi}{dz\,dx} - \frac{d\varphi}{dy}\frac{d^2\varphi}{dz\,dy} - \frac{d\varphi}{dz}\frac{d^2\varphi}{dz^2}.$$

Ich addiere diese Gleichungen, nachdem sie mit dx, dy, dz multipliciert worden sind, so erhält man

$$dP = dV - d.\frac{d\varphi}{dt} + \tfrac{1}{2}d.\left[\left(\frac{d\varphi}{dx}\right)^2 + \left(\frac{d\varphi}{dy}\right)^2 + \left(\frac{d\varphi}{dz}\right)^2\right],$$

und da alle Glieder dieser Gleichung genaue Differentiale der drei Veränderlichen x, y, z sind, so findet man aus denselben unmittelbar

$$V - P = \frac{d\varphi}{dt} + \tfrac{1}{2}\left[\left(\frac{d\varphi}{dx}\right)^2 + \left(\frac{d\varphi}{dy}\right)^2 + \left(\frac{d\varphi}{dz}\right)^2\right] \quad (b)$$

Man kann sich denken, dafs die willkührliche Constante, die man noch zu diesem Integrale hinzufügen müfste, schon in der unbekannten Gröfse φ enthalten ist, und kann die Integrale V und P als völlig bestimmte Gröfsen ansehen.

Diese Gleichung, welche die drei Gleichungen (3) ersetzt, giebt den Werth von p, wenn der von φ bestimmt ist; die Gleichungen (a) bestimmen auch die drei Unbekannten u, v, w, und was den Werth von φ betrifft, so findet man ihn aus der Gleichung (4), die

$$\frac{d\varrho}{dt} + \frac{d.\varrho\frac{d\varphi}{dx}}{dx} + \frac{d.\varrho\frac{d\varphi}{dy}}{dy} + \frac{d.\varrho\frac{d\varphi}{dz}}{dz} = o \quad (c)$$

wird. Ist die Flüssigkeit unzusammendrückbar, so reduciert sich diese Gleichung auf

$$\frac{d^2\varphi}{dx^2} + \frac{d^2\varphi}{dy^2} + \frac{d^2\varphi}{dz^2} = o.$$

Im Falle einer luftförmigen Flüssigkeit setzt man statt ϱ seinen als Function von p gegebenen Werth, und statt p seinen aus der Gleichung (b) abgeleiteten Werth.

654.

Soll die Formel $udx + vdy + wdz$, während der ganzen Dauer der Bewegung, ein vollständiges Integral seyn, so mufs sie es auch im Anfange seyn, und die anfänglichen Werthe von u, v, w, die willkührlich als Functionen von x, y, z gegeben sind, leisten den Bedingungen der Integrierbarkeit Genüge. Umgekehrt kann man annehmen, dafs, wenn diese Formel für einen bestimmten Werth von t ein genaues Differential ist, sie es auch für alle Werthe dieser Gröfse seyn wird. Dieser Satz ist jedoch nicht so allgemein, als man annimmt. Man beweist ihn auf folgende Weise.

Sey $t_,$ ein besonderer Werth von t, für diesen Werth sey

$$u\,dx + v\,dy + w\,dz = d\varphi_{,},$$

wo $\varphi_,$ eine Function von x, y, z ist. Bezeichnet man durch ε einen unendlich kleinen Zeitraum und geht die Zeit t in $t_, + \varepsilon$ über, so ändern sich auch die Gröſsen u, v, w, und wenn man annimmt, daſs ihre als Functionen von t gegebenen Werthe sich nach Potenzen von ε entwickeln lassen, so hat man

$$u = \frac{d\varphi_,}{dx} + \varepsilon u_{,}, \quad = \frac{d\varphi_,}{dy} + \varepsilon v_{,}, \quad w = \frac{d\varphi_,}{dz} + \varepsilon w_{,},$$

und daher

$$u\,dx + v\,dy + w\,dz = d\varphi_, + \varepsilon(u_, dx + v_, dy + w_, dz),$$

wenn man durch $u_,$, $v_,$, $w_,$, Functionen von x, y, z bezeichnet.

Um die Werthe der partiellen Differentiale $\frac{du}{dt}$, $\frac{dv}{dt}$, $\frac{dw}{dt}$ zu haben, die in den Gleichungen (3) vorkommen, muſs man diese Werthe von u, v, w in Beziehung auf ε differentiieren. Dies giebt

$$\frac{du}{dt} = \;,, \quad \frac{dv}{dt} = v_{,}, \quad \frac{dw}{dt} = w_{,}.$$

Substituiert man sie mit denen von u, v, w und ihrer partiellen Differentiale in Beziehung auf x, y, z in diese Gleichungen und läſst alsdann die mit ε multiplicierten Glieder weg, so erhält man

$$\frac{1}{\varrho}\frac{dp}{dx} = X - u_, - \frac{d\varphi_,}{dx}\frac{d^2\varphi_,}{dx^2} - \frac{d\varphi_,}{dy}\frac{d^2\varphi_,}{dx\,dy} - \frac{d\varphi_,}{dz}\frac{d^2\varphi_,}{dx\,dz}$$

$$\frac{1}{\varrho}\frac{dp}{dy} = Y - v_, - \frac{d\varphi_,}{dx}\frac{d^2\varphi_,}{dy\,dx} - \frac{d\varphi_,}{dy}\frac{d^2\varphi_,}{dy^2} - \frac{d\varphi_,}{dz}\frac{d^2\varphi_,}{dy\,dz}$$

$$\frac{1}{\varrho}\frac{dp}{dz} = Z - w_, - \frac{d\varphi_,}{dx}\frac{d^2\varphi_,}{dz\,dx} - \frac{d\varphi_,}{dy}\frac{d^2\varphi_,}{dz\,dy} - \frac{d\varphi_,}{dz}\frac{d^2\varphi_,}{dz^2}$$

woraus man, vermöge der vorhergehenden Bezeichnungen,

$$u_, dx + v_, dy + w_, dz$$

$$= dV - dP - \tfrac{1}{2}\,d.\left[\left(\frac{d\varphi_,}{dx}\right)^2 + \left(\frac{d\varphi_,}{dy}\right)^2 + \left(\frac{d\varphi_,}{dz}\right)^2\right]$$

ableitet, und woraus sich ergiebt, daſs die Groſse $(u_, dx + v_, dy + w_, dz)\varepsilon$, um welche die Formel $u\,dx + v\,dy + w\,dz$, während der Zeit ε, zunimmt, ein genaues Differential ist. Daher wird diese Formel am Ende der Zeit $t, + \varepsilon$ ein genaues Differential seyn, weil man voraussetzt, dafs sie es am Ende der Zeit $t,$ ist; sie wird es auch am Ende der Zeit $t, + 2\varepsilon$ seyn, weil sie es am Ende der Zeit $t, + \varepsilon$ ist u.s.w. Und da man ε positiv oder negativ annehmen kann, so findet man hieraus, dafs diese Formel $udx + vdy + wdz$ für alle Werthe von t ein genaues Differential ist, wenn man sich überzeugt hat, dafs sie es für irgend einen Werth dieser Veränderlichen ist.

Dieser Beweis setzt jedoch voraus, dafs die Werthe von u, v, w, welche $t + \varepsilon$ entsprechen, sich nach Potenzen von ε entwickeln lassen, oder, was dasselbe ist, sie setzt voraus, dafs die als Functionen von t gegebenen Ausdrücke von u, v, w den Gleichungen der Aufgabe und allen übrigen, die aus derselben vermittelst Differentiationen in Beziehung auf t entspringen, Genüge leisten. Dies hat aber nicht immer in Beziehung auf die Ausdrücke für u, v, w, die in Reihen von Exponentialgrofsen und Sinus oder Cosinus, deren Exponenten und Bogen t proportional sind, entwickelt sind, statt. Da hier der Beweis nicht mehr pafst, so kann auch die Behauptung falsch seyn, und sie ist es wirklich, in gewissen Fallen, von welchen ich Beispiele gefunden habe. Bei jeder Aufgabe genügen die Ausdrücke von u, v, w den Gleichungen, die sich auf die Masse und die Oberfläche der in Bewegung befindlichen Flüssigkeiten beziehen. Bestimmt man in denselben die Coefficienten der Exponentialgrofsen und der Sinus und Cosinus auf passende Weise, so bezeichnen sie den anfänglichen gegebenen Zustand aller Punkte der Flüssigkeit, und sind die daraus entspringenden Reihen aufserdem convergierende, so genügt dies, damit sie die Auflösung einer Frage enthalten, wiewohl eine ihrer besonderen Eigenschaften darin besteht, dafs sie nicht immer den Gleichungen genügen, die durch neue Differentiationen aus denen der Bewegung entstehen.

655.

Die Bedingung der Integrierbarkeit der Formel $udx + vdy + wdz$ hat bei der Bewegung einer Flüssigkeit, die sich, ohne ihre Gestalt zu ändern, um eine feste Axe dreht, nicht statt. Denn die Seitengeschwindigkeiten der Geschwindigkeit eines beliebigen Punktes sind alsdann dieselben, wie im Falle eines festen Körpers; nimmt man daher die feste Axe für die der z und bezeichnet durch ω die Winkelgeschwindigkeit der Umdrehung, so hat man (§. 387)

$$u = -y\omega, \quad v = x\omega, \quad w = o,$$

woraus sich

$$udx - xdx + wdv = \omega(xdy - ydx)$$

ergiebt, welche Gröfse kein genaues Differential ist, weil der Factor ω von den Coordinaten x und y unabhängig ist.

Hieraus ergiebt sich, dafs man, um den Druck p in einem beliebigen Punkte zu bestimmen, in diesem Beispiele die Gleichungen (3) zu Hülfe nehmen mufs. Substituiert man in denselben die Werthe von u, v, w und betrachtet ω als eine constante Gröfse in Beziehung auf t, ebenso wie in Beziehung auf x, y, z, so erhält man

$$\frac{1}{\varrho}\frac{dp}{dx} = X + \omega^2 x, \quad \frac{1}{\varrho}\frac{dp}{dy} = Y + \omega^2 y, \quad \frac{1}{\varrho}\frac{dp}{dz} = Z,$$

woraus man

$$\frac{1}{\varrho}dp = Xdx + Ydy + Zdz + \omega^2(xdx + ydy)$$

findet, welche Gleichung mit derjenigen zusammenstimmt, die man in §. 589 aus der Betrachtung des Gleichgewichtes der gegebenen Krafte, die auf alle Punkte der Flüssigkeit wirken, und ihrer aus der drehenden Bewegung entspringenden Centrifugalkräfte gefunden hat.

Zweites Kapitel.

Ueber die Ausbreitung des Schalles.

656.

Es liegt nicht im Plane dieses Werkes, die zahlreichen Resultate anzugeben, die man aus den allgemeinen Gleichungen der Bewegung der Flüssigkeiten abgeleitet hat. Ich begnüge mich damit, die Werke anzudeuten, in welchen man sie finden kann. Im folgenden Kapitel werde ich die Bewegung einer Flüssigkeit, die aus einem Gefäfse fliefst, vermittelst einer besonderen und näherungsweise richtigen Voraussetzung, die im Allgemeinen in der Praxis hinreicht, bestimmen. In diesem Kapitel werde ich als Beispiel der Anwendung der allgemeinen Gleichungen die einfachsten Falle der Theorie des Schalles betrachten.

1) In dem zweiten und fünften Theile der mécanique céleste findet man Alles, was bisher über die Schwankungen des Meeres und der Atmosphäre, die durch die Anziehungen des Mondes und der Sonne entstehen, bekannt ist.

2) Der zweite Theil der mécanique analytique enthält die Bestimmung der Bewegung einer schweren Flüssigkeit, sowohl in einer sehr engen Röhre als in einem sehr tiefen Gefäfse, vermittelst convergierender Reihen.

3) In Beziehung auf die Schwankungen dieser Flüssigkeit in einem Gefäfse von beliebiger Tiefe, verweise ich auf meine Abhandlung im 19ten Theile des Gergonne'schen Journals.

4) In Beziehung auf die Fortpflanzung der Wellen, an der Oberfläche und in dem Inneren des ruhigen Wassers, verweise ich auf meine Abhandlung im ersten Theile der mémoires de l'acad. des sciences *).

5) Ueber das Ausfliefsen elastischer Flüssigkeiten in Gefäfsen und Rohren kann man die Abhandlung des Herrn

---

*) Ueber diesen Gegenstand und mehrere verwandte vergleiche man auch die „Wellenlehre von Weber." Anmerk. des Uebers.

Navier im 9ten Theile der Abhandlungen der Akademie vergleichen.

6) Hinsichtlich alles dessen, was die Theorie des Schalles und allgemein die Fortpflanzung der Bewegung in einem elastischen Mittel, oder in mehreren über einander gelagerten Mitteln betrifft, verweise ich auf die Abhandlungen, die ich über diesen Gegenstand geschrieben habe und die man im 14ten Hefte des Journal de l'école polytechnique und im zweiten und zehnten Theile der mémoires de l'acad. des sciences findet.

657.

Um eine Anwendung der allgemeinen Gleichungen zu geben, betrachte man eine elastische gleichartige Flüssigkeit, deren Temperatur und Dichtigkeit überall, im Zustande des Gleichgewichtes, dieselben sind, und die man um sehr Wenig von diesem Zustande entfernt hat, so daſs, während der daraus entspringenden Bewegung, die Geschwindigkeiten ihrer verschiedenen Punkte sehr klein sind, und die Verdichtungen oder Ausdehnungen, die mit denselben verbunden sind, ebenfalls nur wenig betragen. Wir vernachlässigen daher die Quadrate und Produkte dieser Gröſsen, was die Gleichungen der Bewegung auf die lineare Form reduciert, so daſs man ihre Integrale in geschlossener Form erhalten kann. Ich setze auch die Kräfte X, Y, Z gleich Null, damit die Dichtigkeit der Flüssigkeit, im Zustande des Gleichgewichtes, constant ist, wie hier vorausgesetzt wird.

Sey D diese Dichtigkeit, wenn ϱ diejenige bedeutet, die im Zustande der Bewegung statt hat, am Ende der Zeit t und im Punkte, dessen Coordinaten x, y, z sind, so hat man

$$\varrho = D(1 + s),$$

wenn man durch s einen Bruch bezeichnet, der sehr klein ist, und positiv oder negativ seyn kann. Seyen auch h und gmh die Höhe und der barometrische Druck, welche der Dichtigkeit D entsprechen, wo g die Schwere und m die Dichtigkeit des Quecksilbers bezeichnet. Im Zustande der Bewegung ist der Druck p, welcher der Dichtigkeit ϱ entspricht, $gmh(1 + s)$, vermöge des Mariotteschen Gesetzes, wenn die Temperatur der Flüssigkeit unveränderlich ist. In Folge der positiven oder negativen Verdichtung s, nimmt aber die Temperatur zu oder ab, und ist die Bewegung schnell genug, so dafs die Flüssigkeit nicht die Zeit hat, auf ihre ursprüngliche Temperatur zurück zu kommen, so ändert sich der Druck im grofseren Verhältnisse als die Dichtigkeit. Ich nehme daher an, man habe im Allgemeinen

$$p = gmh\,(1 + s + \sigma)$$

wo σ eine Gröfse bezeichnet, die dasselbe Zeichen wie s hat und eine bestimmte Function davon ist. Da s sehr klein ist, so kann man annehmen, dafs diese Gröfse σ der Grofse s proportional ist, und

$$\sigma = \beta s$$

setzen, wo β ein positiver, von s unabhängiger Coefficient ist.

Vermittelst dieser Werthe hat man

$$dp = gmh(1 + \beta)\,ds$$

und es ergiebt sich daraus

$$\int \frac{dp}{\varrho} = a^2 \log(1 + s),$$

wenn man annimmt, dafs das Integral mit s verschwindet und zur Abkürzung

$$\frac{gmh(1 + \beta)}{D} = a^2$$

setzt.

Vernachlässigt man das Quadrat von s und nimmt dieses Integral für den Werth der in der Gleichung (b) des §. 653 enthaltenen Gröfse, so hat man

$$P = a^2 s;$$

vernachlässigt man auch die Quadrate der Geschwindigkeiten $\frac{d\varphi}{dx}$, $\frac{d\varphi}{dy}$, $\frac{d\varphi}{dz}$, und läfst das von den Kräften X, Y, Z herrührende Glied V weg, so wird diese Gleichung (b)

$$s = -\frac{1}{a^2}\frac{d\varphi}{dt}, \qquad (1)$$

und verbindet man sie mit den Gleichungen (a), nemlich

$$u = \frac{d\varphi}{dx}, \quad v = \frac{d\varphi}{dy}, \quad w = \frac{d\varphi}{dz}, \qquad (2)$$

so geben diese vier Gleichungen die Verdichtung, die Gröfse und Richtung der Geschwindigkeit der Flüssigkeit, am Ende der Zeit t, und im Punkte, dessen Coordinaten x, y, z sind, wenn die Function φ als Function von x, y, z, t bestimmt worden ist.

Nimmt man auch an, dafs die Verrückungen der Punkte der Flüssigkeit sehr klein sind, d. h. dafs die Punkte der Flüssigkeit nur sehr kleine Schwingungen machen und keine gemeinschaftliche fortschreitende oder drehende Bewegung haben, so sind die Veränderlichen x, y, z sehr wenig von den anfänglichen Coordinaten x', y', z' des Punktes, dem sie entsprechen, verschieden; man kann sie x', y', z' gleich setzen, wenn man die Werthe von $u\,dt$, $v\,dt$, $w\,dt$ integriert, um aus denselben in einem beliebigen Augenblicke, die Verrückungen dieses Punktes nach den drei Coordinatenaxen abzuleiten, und alsdann hat man

$$x - x' = \int u\,dt, \quad y - y' = \int v\,dt, \quad z - z' = \int w\,dt,$$

wo die Integrale auf die Weise genommen werden, dafs sie verschwinden, wenn $t = o$ ist.

Was die Gröfse φ betrifft, so setze ich, um die Gleichung, von welcher sie abhängt, zu erhalten, $D(1 + s)$ an die Stelle von ϱ in die Gleichung (c) des angeführten §., und wenn man die Produkte aus s und $\frac{d\varphi}{dx}$, $\frac{d\varphi}{dy}$, $\frac{d\varphi}{dz}$ vernachlässigt, so erhält man

$$\frac{ds}{dt} + \frac{d^2\varphi}{dx^2} + \frac{d^2\varphi}{dy^2} + \frac{d^2\varphi}{dz^2} = o,$$

oder, wenn man statt s seinen vorhergehenden Werth substituiert,

$$\frac{d^2\varphi}{dt^2} = a^2\left(\frac{d^2\varphi}{dx^2} + \frac{d^2\varphi}{dy^2} + \frac{d^2\varphi}{dz^2}\right). \qquad (3)$$

Diese Gleichungen (1), (2), (3), sind die der Theorie des Schalles in einer Luft, deren Temperatur und Dichtigkeit constant sind. Sie setzen voraus, dafs die Formel $u\,dx + v\,dy + w\,dz$ ein vollständiges Differential ist, was wirklich in den beiden besonderen Fällen, auf welche wir sie anwenden wollen, statt hat.

658.

Man nehme zuerst an, die Luft sey in einer cylindrischen Rohre enthalten, und ihre Punkte bewegen sich parallel mit der Axe, die horizontal seyn soll, damit die Schwere die Dichtigkeit nicht verändert. Nimmt man die Axe der x in dieser Richtung, so hat man $v = o$ und $w = o$; die Gröfse φ wird nur eine Function von x und t seyn, und die Gleichung (3) reduciert sich auf

$$\frac{d^2\varphi}{dt^2} = a^2 \frac{d^2\varphi}{dx^2}.$$

Hieraus leitet man dieselben Folgerungen ab, wie es in der Gleichung (1) des §. 494, in Beziehung auf die longitudinalen Schwingungen eines elastischen Stabes, geschehen ist. Erstreckt sich die Röhre auf eine unbestimmte Länge, so ist a die Geschwindigkeit der Ausbreitung des Schalles nach seiner Länge. Ist sie aber begränzt und ihre Länge l, so steht die Anzahl der Schwingungen der Flüssigkeit, in der Einheit der Zeit, die dem tiefsten Tone entspricht, im umgekehrten Verhältnisse von l; wird der Ton höher, so wächst diese Anzahl in demselben Verhältnisse, wie die der Schwingungsknoten, und wenn man durch λ den zwischen zwei auf einander folgenden Knoten enthaltenen Abstand und durch n die entsprechende Anzahl von Schwingungen bezeichnet, so hat man

$$n = \frac{a}{2\lambda}.$$

In diesen Punkten ist die Geschwindigkeit der Luftmolecule Null, die Verdichtung s ist aber nicht Null; dagegen giebt es andere Punkte, in welchen diese Verdichtung Null ist, während die Flüssigkeit in Bewegung ist. Die Abstände, welche diese anderen Punkte trennen, sind dieselben, wie bei den ersten, wie man aus den Formeln des §. 495 sehen kann. Sie besitzen eine Eigenschaft, aus welcher sie durch die Erfahrung bestimmt werden können, und die nur ihnen zukommt. Macht man in einem der Punkte, wo die Verdichtung Null ist, eine Oeffnung in die Röhre, und stellt die Verbindung mit der äufseren Luft her, so wird die Bewegung der inneren Flüssigkeit auf keine Weise geändert, eben so wenig wie der Ton, den sie hören läfst. Nimmt man für λ den Abstand der zwei auf einander folgenden Punkte und für n die dem beobachteten Tone entsprechende Zahl, so giebt die vorhergehende Gleichung den Werth von a und daher den der im Ausdrucke dieser Geschwindigkeit enthaltenen Gröfse β. Es ist besser, hierzu den höheren Ton anzuwenden, der einem aliquoten

Theile von l entspricht, als den Grundton, auf welchen die Art, wie die Luft in die Röhre geblasen wird, und die auf das Anblasen bezüglichen Umstände Einfluſs haben können. Auf diese Weise hat Dulong, für die Luft und die verschiedenen Gasarten, den Werth der Gröſse γ des §. 637 bestimmt, welche Groſse, wie man sogleich sehen wird, gleich $1+\beta$ ist.

659.

Als zweites Beispiel nehme ich an, daſs die Luftmasse sich nach allen Richtungen unbegränzt ausdehnt und auf ähnliche Weise nach allen Richtungen, um einen festen Punkt, den ich für den Anfangspunkt der Coordinaten nehme, erschüttert worden ist. Nennt man r, am Ende der Zeit t, den Radius Vector des Punktes, welcher x, y, z entspricht, und ζ seine Geschwindigkeit, so wird diese nach diesem Halbmesser gerichtet seyn, und ihre Gröſse wird eine Function von r und t, ebenso wie die Verdichtung s, seyn. Denn es ist einleuchtend, daſs Alles um den Anfangspunkt der Coordinaten, während der ganzen Dauer der Bewegung, symmetrisch seyn muſs. Man hat daher

$$u=\frac{\zeta x}{r}, \quad v=\frac{\zeta y}{r}, \quad w=\frac{\zeta z}{r},$$

und da

$$x^2+y^2+z^2=r^2, \quad x dx+y dy+z dz=r dr$$

ist, so ergiebt sich hieraus

$$u dx+v dy+w dz=\zeta dr,$$

so daſs diese Formel das vollständige Differential einer Function von r und t ist. Da diese Function die durch die Gleichung (3) bestimmte Groſse φ ist, so hat man

$$\zeta=\frac{d\varphi}{dr}$$

als Mittelgeschwindigkeit der Geschwindigkeiten u, v, w.

Differentiirt man sie in Beziehung auf x, y, z, so hat man auch

$$\frac{d\varphi}{dx}=\frac{d\varphi}{dr}\,\frac{x}{r}, \quad \frac{d\varphi}{dy}=\frac{d\varphi}{dr}\,\frac{y}{r}, \quad \frac{d\varphi}{dz}=\frac{d\varphi}{dr}\,\frac{z}{r};$$

differentiirt man zum zweiten Male, so erhalt man

$$\frac{d^2\varphi}{dx^2} = \frac{d^2\varphi}{dr^2}\,\frac{x^2}{r^2} + \frac{d\varphi}{dr}\,\frac{y^2+z^2}{r^3}$$

$$\frac{d^2\varphi}{dy^2} = \frac{d^2\varphi}{dr^2}\,\frac{y^2}{r^2} + \frac{d\varphi}{dr}\,\frac{z^2+x^2}{r^3}$$

$$\frac{d^2\varphi}{dz^2} = \frac{d^2\varphi}{dr^2}\,\frac{z^2}{r^2} + \frac{d\varphi}{dr}\,\frac{x^2+y^2}{r^3}$$

und vermöge dieser Werthe wird die Gleichung (3)

$$\frac{d^2\varphi}{dt^2} = a^2\left(\frac{d^2\varphi}{dr^2} + \frac{2}{r}\,\frac{d\varphi}{dr}\right),$$

oder, was desselbe ist,

$$\frac{d^2.r\varphi}{dt^2} = a^2\,\frac{d^2.r\varphi}{dr^2}. \qquad (4)$$

Ihr vollständiges Integral ist (§. 484)

$$r\varphi = f(r+at) + F(r-at),$$

wo f und F die zwei willkührlichen Functionen sind. Setzt man daher

$$\frac{dfz}{dz} = f'z, \quad \frac{dFz}{dz} = F'z$$

für eine beliebige Veränderliche z, so findet man aus diesem Integrale

$$\left.\begin{aligned} \zeta &= \frac{1}{r}\,[f'(r+at) + F'(r-at)] \\ &\quad - \frac{1}{r^2}\,[f(r+at) + F(r-at)] \\ s &= \frac{1}{ar}\,[F'(r-at) - f'(r+at)] \end{aligned}\right\} \qquad (5)$$

und diese Formeln geben die Geschwindigkeit und Verdichtung in einem beliebigen Punkte und beliebigen Augenblicke an, nachdem man die Functionen f und f' für alle Werthe von $r+at$, welches eine positive Veränderliche ist, und die Functionen F und F' für alle positiven oder negativen Werthe von $r-at$ bestimmt hat.

660.

Da Alles, der Voraussetzung gemäſs, um den Anfangspunkt der Coordinaten ähnlich ist, so muſs der Mittelpunkt der Erschütterung der Flüssigkeit, während der ganzen Dauer der

Bewegung, unbeweglich bleiben. Es ist daher nothwendig, dafs die erste Formel (5) mit r verschwindet, was erfordert, dafs man, wenn dieser Halbmesser unendlich klein ist,

$$f(r+at) + F(r-at) = Tr$$
$$f'(r+at) + F'(r-at) = T$$

habe, wo T eine unbekannte Function von t ist. Nimmt man an, dafs der Halbmesser r in der ersten dieser Gleichungen und ihrem Differentiale in Beziehung auf at, nemlich

$$f'(r+at) - F'(r-at) - \frac{r}{a}\,\frac{dT}{dt},$$

gänzlich Null ist, und setzt z statt at, so hat man daher

$$fz + F(-z) = o, \quad f'z - F'(-z) = o, \qquad (6)$$

jedoch nur für die positiven Werthe von z. Diese Gleichungen geben die Werthe von $F(-z)$ und $F'(-z)$ vermöge der Werthe von fz und $f'z$ an, so dafs nur noch die Werthe von fz, $f'z$, Fz und $F'z$ für alle positiven Werthe von z bestimmt werden müssen.

Zu diesem Ende seyen ψr und $\frac{1}{a}\,\Psi r$ die anfänglichen Werthe von ζ und s, so dafs ψr und Ψr Functionen bezeichnen, die von $r=o$ bis $r=\infty$ gegeben sind, von welchen die erste für $r=o$ Null seyn mufs, und die beide gewisse Geschwindigkeiten sind. Setzt man in den Gleichungen (5) $t=o$, so hat man

$$\psi r = \frac{d.\frac{1}{r}fr}{dr} + \frac{d.\frac{1}{r}Fr}{dr}$$

$$r\Psi r = \frac{dFr}{dr} - \frac{dfr}{dr},$$

woraus man

$$\left.\begin{aligned} \frac{1}{r}fr + \frac{1}{r}Fr &= \psi_1 r + b \\ Fr - fr &= \Psi_1 r + c \end{aligned}\right\} \qquad (7)$$

findet, wenn man durch b und c zwei willkührliche Constanten bezeichnet und

$$\int \psi r dr = \psi_1 r, \quad \int r\Psi r dr = \Psi_1 r$$

setzt. Man kann annehmen, dafs diese zwei Integrale für irgend einen Werth von r verschwinden, wir werden sogleich für diesen Werth $r=\infty$ nehmen.

Berücksichtigt man blos die Constanten b und c, so geben die vorhergehenden Gleichungen

$$fr = \tfrac{1}{2}br - \tfrac{1}{2}c,\quad f'r = \tfrac{1}{2}b$$
$$Fr = \tfrac{1}{2}br + \tfrac{1}{2}c,\quad F'r = \tfrac{1}{2}c,$$

hieraus findet man

$$f(r + at) = \tfrac{1}{2}b(r + at) - \tfrac{1}{2}c$$
$$f'(r + at) = \tfrac{1}{2}b;$$

für $r > at$ hat man auch

$$F(r - at) = \tfrac{1}{2}b(r - at) + \tfrac{1}{2}c$$
$$F'(r - at) = \tfrac{1}{2}b,$$

für $r < at$ hat man

$$f(at - r) = \tfrac{1}{2}b(at - r) - \tfrac{1}{2}c$$
$$f'(at - r) = \tfrac{1}{2}b,$$

und in Folge der Gleichungen (6) ergiebt sich

$$F(r - at) = \tfrac{1}{2}b(r - at) + \tfrac{1}{2}c$$
$$F'(r - at) = \tfrac{1}{2}b,$$

wie im Falle wenn $r > at$ ist. Substituiert man aber diese verschiedenen Werthe in die Formeln (5), so findet man, daſs sie sich auf Null reducieren, so daſs die zwei willkührlichen Constanten b und c aus den Werthen von ζ und s verschwinden.

Läſst man sie daher unberücksichtigt, und setzt z statt r in die Gleichungen (7) und ihre Differentiale, so erhält man

$$\left.\begin{aligned} fz &= \tfrac{1}{2}z\psi_1 z - \tfrac{1}{2}\Psi_1 z \\ f'z &= \tfrac{1}{2}\psi_1 z + \tfrac{1}{2}z(\psi z - \Psi' z) \\ Fz &= \tfrac{1}{2}z\psi_1 z + \tfrac{1}{2}\Psi_1 z \\ F'z &= \tfrac{1}{2}\psi_1 z + \tfrac{1}{2}z(\psi z + \Psi' z) \end{aligned}\right\} \qquad (8)$$

für die Werthe, die noch gefunden werden muſsten.

Die Formeln (5) enthalten nichts Unbekanntes mehr, und geben daher die vollständige Auflösung der Aufgabe. Man bemerke, daſs Nichts, in der Frage, dazu dienen könnte, die Werthe von $f(-z)$ zu bestimmen, welche die Formeln (5) nicht als bekannt voraussetzen.

661.

In Beziehung auf die Theorie des Schalles lassen sich nun nachstehende Folgerungen aus diesen Formeln ziehen.

Sey ε der Halbmesser der ursprünglichen Erschütterung, so dafs ψr und Ψr Werthe haben, die von $r = o$ bis $r = \varepsilon$ willkührlich gegeben und von $r = \varepsilon$ bis $r = \infty$ Null sind. Die Integrale $\psi_1 r$ und $\Psi_1 r$ sind für alle Werthe von z, die gröfser als ε sind, constante Gröfsen, und da man annimmt, dafs sie für $r = \infty$ Null sind, so sind sie es auch von $r = \varepsilon$ bis $r = \infty$.

Betrachtet man nun zuerst einen innerhalb der Ausdehnung der ursprünglichen Erschütterung enthaltenen Punkt der Flüssigkeit, so hat man $r < \varepsilon$. So lange t kleiner als $\frac{\varepsilon - r}{a}$ ist, sind die Werthe von $f(r + at)$ und $f'(r + at)$ nicht Null, und man findet sie aus den Gleichungen (8), ebenso ist es in Beziehung auf die Werthe von $F(r - at)$ und $F'(r - at)$, so lange man $t < \frac{r}{a}$ hat; ist t gröfser als $\frac{r}{a}$, so findet man diese Werthe aus denen von $f(at - r)$ und $f'(at - r)$, vermittelst der Gleichungen (6). Ist endlich die Zeit t gröfser als $\frac{r + \varepsilon}{a}$ geworden, so sind alle Glieder der Formeln (5) Null, und alle innerhalb der Ausdehnung der ursprünglichen enthaltenen Punkte werden in den Zustand der Ruhe zurück gekommen seyn. Für alle Punkte, die in der Kugel liegen, deren Halbmesser ε ist, nimmt daher die Dauer der Bewegung, vom Mittelpunkte nach der Oberfläche zwischen den Gränzen $\frac{\varepsilon}{a}$ und $\frac{2\varepsilon}{a}$ ab.

Aufserhalb der ursprünglichen Erschütterung hat man $r + at > \varepsilon$, wodurch $f(r + at)$ und $f'(r + at)$ aus den Formeln (5) verschwindet, so dafs sie in

$$\zeta = \frac{1}{r} F'(r - at) - \frac{1}{r^2} F(r - at)$$

$$s = \frac{1}{ar} F'(r - at)$$

übergehen, wenn man $r > at$ hat, oder, in Folge der Gleichungen (6), in

$$\zeta = \frac{1}{r} f'(at - r) + \frac{1}{r^2} f(at - r)$$

$$s = \frac{1}{ar} f'(at - r),$$

wenn $at > r$ ist. Die Werthe der in diesen Ausdrücken von ζ und s enthaltenen Gröfsen sind durch die Formeln (8) gegeben. Sie sind Null, wenn man $r > at + \varepsilon$ hat, und werden es wieder, sobald $r < at - \varepsilon$ ist; woraus man den Schlufs zieht, dafs der Schall sich in freier Luft mit derselben Geschwindigkeit a, wie im Inneren einer cylindrischen Röhre, ausbreitet; dafs die Bewegung eines jeden Lufttheilchens während eines Zeitraums $\frac{2\varepsilon}{a}$ besteht und die Breite der Schallwelle dem Durchmesser 2ε der ursprünglichen Erschütterung gleich ist.

In einem grofsen Abstande vom Mittelpunkte dieser Erschütterung, kann man die zweiten Glieder der Werthe von ζ, die durch r^2 dividiert sind, im Verhältnifs zu den ersten, die nur durch r dividiert sind, vernachlässigen. Man hat alsdann, während der ganzen Dauer der Bewegung,

$$s = \frac{\zeta}{a},$$

wie in §. 497, wo s die Ausdehnung statt der Verdichtung bezeichnete. Die eigene Geschwindigkeit der Lufttheilchen nimmt alsdann im umgekehrten Verhältnisse von r ab. Man setzt die Intensität des Schalles dem Quadrate dieser Geschwindigkeit proportional, so dafs sie, in einer grofsen Entfernung vom Orte der ursprünglichen Erschütterung, im umgekehrten Verhältnisse des Quadrates dieses Abstandes abnimmt, was der Erfahrung gemäfs zu seyn scheint.

Diese Resultate haben noch statt, wenn die Erschütterung nicht nach allen Richtungen dieselbe ist. In einem im Verhältnisse zu seinem Durchmesser beträchtlichen Abstande ist die Geschwindigkeit des Schalles gleichförmig und der Constanten a gleich. Die Wellen haben eine beinahe kugelförmige Gestalt, und nach der Richtung eines jeden Halbmessers ändert sich die Intensität des Schalles im umgekehrten Verhältnisse des Quadrates des Abstandes, wie auch sonst ihre Aenderung von einem Halbmesser zum anderen beschaffen sey. Diese Intensität nimmt auch mit der Dichtigkeit des Mittels, in welchem der Schall hervorgebracht wird, ab, so dafs sie z. B. abnimmt, so wie man sich der Spitze eines hohen Berges nähert. Betrachtet man die Ausbreitung des Schalles in einer

Luft, die aus Schichten von verschiedener Dichtigkeit zusammengesetzt ist, so findet man, daſs seine Intensität, in gleichem Abstande, nur von der Dichtigkeit, die am Orte der ersten Erschütterung statt findet, abhängt, und hieraus ergiebt sich, daſs Jemand, der sich in einem Luftballon befindet, ein Geräusch an der Oberfläche der Erde ebenso hören muſs, als wenn er selbst auf dieser Oberfläche wäre, während man das Geräusch, das im Luftballon entsteht, an dieser Oberfläche ebenso hört, als wenn man in derselben atmosphärischen Schichte wäre, in welcher der Luftballon ist.

Hängt die Intensität des Tones von der Gröſse der Geschwindigkeiten der Lufttheilchen ab, die das Ohr treffen, wenn die Höhe des Tons sich nach der Anzahl dieser Stöſse in derselben Zeit, d. h. nach der mehr oder weniger häufigen Wiederholung der Luftschwingungen, richtet, so kann man fragen, worin der Unterschied zwischen einer und der anderen Sylbe besteht, wenn beide mit derselben Kraft und mit demselben Tone gesungen werden. Nach Euler muſs dieser Unterschied aus der Gestalt der Function abgeleitet werden, die das Gesetz der auf einander folgenden Geschwindigkeiten der Luft, während jeder Schwingung, ausdrückt; so daſs das Organ der Stimme die Fähigkeit hätte, dieser Function die passende Form zu geben, und das Organ des Gehörs die Fähigkeit, diese verschiedenen Formen zu unterschreiden.

662.

Man kann, ohne die Gestalt der Gleichung (4) zu ändern, den Anfangspunkt der Coordinaten nach anderen Punkten der Flüssigkeit verlegen. Bezeichnet man hiernach durch $r_{,}, r_{,,}, r_{,,,}, \ldots$ die Radius Vector eines Punktes, die von verschiedenen Anfangspunkten an gezählt werden, und nimmt allmälich φ als Function von t und einem jeden dieser Radien, so leistet man der Gleichung (4), vermittelst des Werthes von φ des §. 659 und der Werthe, die sich daraus ergeben, wenn man $r_{,}, r_{,,}, r_{,,,}, \ldots$ statt r setzt und jedesmal die willkührlichen Functionen ändert, Genüge. Wegen der linearen Form dieser Gleichung genügt man ihr auch, wenn man statt φ die Summe aller dieser besonderen Werthe nimmt, was

$$\left.\begin{aligned}\varphi &= \frac{1}{r}\,[f(r+at)+F(r-at)]\\ &+\frac{1}{r_{,}}\,[f_{,}(r_{,}+at)+F_{,}(r_{,}-at)]\\ &+\frac{1}{r_{,,}}\,[f_{,,}(r_{,,}+at)+F_{,,}(r_{,,}-at)]\end{aligned}\right\}\quad(9)$$

giebt.

Man findet aus dieser Formel, dafs, wenn die Luft gleichzeitig um jeden der Anfangspunkte von r, $r_{,}$, $r_{,,}$,... erschüttert wird, die Verdichtung $\frac{d\varphi}{dt}$ in einem beliebigen Punkte und Augenblicke, welche immer durch die Gleichung (1) gegeben seyn wird, der Summe der Verdichtungen, welche in Folge aller einzelnen Erschütterungen statt haben würden, gleich ist.

Aufserdem wird, in Folge der Gleichungen (2), der Werth der Seitengeschwindigkeiten der Geschwindigkeit am Ende der Zeit t und in einem Punkte M, dessen Coordinaten, in Beziehung auf den Anfangspunkt von r, x, y, z sind,

$$u=\frac{d\varphi}{dx}=\frac{d\varphi}{dr}\,\frac{dr}{dx}+\frac{d\varphi}{dr_{,}}\,\frac{dr_{,}}{dx}+\frac{d\varphi}{dr_{,,}}\,\frac{dr_{,,}}{dx}+\ldots$$

$$v=\frac{d\varphi}{dy}=\frac{d\varphi}{dr}\,\frac{dr}{dy}+\frac{d\varphi}{dr_{,}}\,\frac{dr_{,}}{dy}+\frac{d\varphi}{dr_{,,}}\,\frac{dr_{,,}}{dy}+\ldots$$

$$w=\frac{d\varphi}{dz}=\frac{d\varphi}{dr}\,\frac{dr}{dz}+\frac{d\varphi}{dr_{,}}\,\frac{dr_{,}}{dz}+\frac{d\varphi}{dr_{,,}}\,\frac{dr_{,,}}{dz}+\ldots$$

seyn, wo die partiellen Differentiale $\frac{d\varphi}{dr}$, $\frac{d\varphi}{dr_{,}}$, $\frac{d\varphi}{dr_{,,}}$ ... in der Beziehung genommen sind, dafs man r, $r_{,}$, $r_{,,}$, ... als unabhängige Veränderliche betrachtet. Nennt man aber $x_{,}$, $y_{,}$, $z_{,}$ die Coordinaten von M in Beziehung auf den Anfangspunkt von $r_{,}$ und auf Axen, die mit denen der x, y, z parallel sind, so werden diese Coordinaten $x_{,}$, $y_{,}$, $z_{,}$ von x, y, z nur um eine beständige Gröfse verschieden seyn, so dafs man

$$\frac{dr_{,}}{dx}=\frac{dr_{,}}{dx_{,}}=\frac{x_{,}}{r_{,}},\quad \frac{dr_{,}}{dy}=\frac{dr_{,}}{dy_{,}}=\frac{y_{,}}{r_{,}},\quad \frac{dr_{,}}{dz}=\frac{dr_{,}}{dz_{,}}=\frac{z_{,}}{r_{,}}$$

hat, ebenso hat man

$$\frac{dr_{,,}}{dx}=\frac{x_{,,}}{r_{,,}},\quad \frac{dr_{,,}}{dy}=\frac{y_{,,}}{r_{,,}},\quad \frac{dr_{,,}}{dz}=\frac{z_{,,}}{r_{,,}},$$

wenn man durch $x_{,,}$, $y_{,,}$, $z_{,,}$ die Coordinaten desselben Punktes bezeichnet, deren Anfangspunkt der von $r_{,,}$ ist. u. s. w. Die vorhergehenden Formeln werden daher

$$u = \frac{d\varphi}{dr}\frac{x}{r} + \frac{d\varphi}{dr_{,}}\frac{x_{,}}{r_{,}} + \frac{d\varphi}{dr_{,,}}\frac{x_{,,}}{r_{,,}} + \ldots$$

$$v = \frac{d\varphi}{dr}\frac{y}{r} + \frac{d\varphi}{dr_{,}}\frac{y_{,}}{r_{,}} + \frac{d\varphi}{dr_{,,}}\frac{y_{,,}}{r_{,,}} + \ldots$$

$$w = \frac{d\varphi}{dr}\frac{z}{r} + \frac{d\varphi}{dr_{,}}\frac{z_{,}}{r_{,}} + \frac{d\varphi}{dr_{,,}}\frac{z_{,,}}{r_{,,}} + \ldots,$$

woraus man den Schlufs zieht, dafs die Mittelgeschwindigkeit von u, v, w dieselbe ist, wie die der Geschwindigkeiten $\frac{d\varphi}{dr}$, $\frac{d\varphi}{dr_{,}}$, $\frac{d\varphi}{dr_{,,}}$ ..., die nach den Radii Vectores r, $r_{,}$, $r_{,,}$ ... gerichtet sind, und in Folge der Formel (9) wird sie daher, der Gröfse und Richtung nach, dieselbe seyn, als wenn alle Erschütterungen um die Mittelpunkte dieser Radien einzeln statt hätten, was mit dem Grundsatze der Uebereinanderlagerungen der kleinen Bewegungen übereinstimmt.

663.

Diese Formel (9) dient auch dazu, die Reflexion des Schalles auf einer festen Wand zu bestimmen.

Es sey die Luftmasse durch eine feste Ebene AB (Fig. 55) begränzt, und es habe die anfängliche Erschütterung um den Punkt C, den Anfangspunkt des Radius Vector r, statt, und erstrecke sich nicht bis zur Ebene AB. Von diesem Punkte fälle man die senkrechte Linie CD auf diese Ebene, verlängere sie um eine Gröfse $DC_{,}$, die gleich CD ist; nehme an, es sey $C_{,}$ der Anfangspunkt von $r_{,}$, und nehme die Linie $CDC_{,}$ für die Axe der x und der $x_{,}$. Nennt man h die Länge von CD, so hat man $x = h$ und $x_{,} = -h$ für alle Punkte der Ebene AB. Was diese Werthe von x und $x_{,}$ betrifft, so mufs die auf dieser Ebene senkrecht stehende Geschwindigkeit u beständig Null seyn (§. 652). Man leistet aber dieser Bedingung und dem anfänglichen Zustande der Flüssigkeit Genüge, wenn man für φ die auf ihre zwei ersten Glieder reducierte Formel (9) nimmt, nemlich

$$\varphi = \frac{1}{r}[f(r+at) + F(r-at)]$$
$$+ \frac{1}{r_,}[f_,(r_,+at) + F_,(r_,-at)]$$

und die willkührlichen Functionen f, F, $f_,$, $F_,$, auf passende Weise bestimmt.

Bestimmt man nemlich die zwei ersten, wie vorher, aus dem anfänglichen Zustande der Flüssigkeit um den Punkt C, so kann man, da die Punkte, welche $r_, < h$ entsprechen, nicht zu der Flüssigkeit gehören, jeder der Functionen $f_, r_,$ und $F_, r_,$ irgend einen beliebigen Werth geben, ohne diesen anfänglichen Zustand zu ändern; man kann daher für die durch $f_,$ und $F_,$ bezeichneten Functionen dieselben Functionen nehmen, die man für die durch f und F bezeichneten gefunden hat. Die vorhergehende Formel wird alsdann

$$\left.\begin{aligned}\varphi &= \frac{1}{r}[f(r+at) + F(r-at)] \\ &+ \frac{1}{r_,}[f(r_,+at) + F(r_,-at)]\end{aligned}\right\} \quad (10)$$

und enthält nichts Unbekanntes mehr. Außerdem hat man für alle Punkte der Ebene AB, $r_, = r$. Man hat daher $\frac{d\varphi}{dr} = \frac{d\varphi}{dr_,}$, und da man für dieselben Punkte $x = h$ und $x_, = -h$ hat, so ergiebt sich hieraus $u = o$, so daſs die Formel (10) den anfänglichen Zustand der Flüssigkeit bezeichnet und die auf die der Ebene AB anliegenden Punkte bezügliche Bedingung erfüllt, was zu beweisen war.

Sey M der Punkt der Flüssigkeit, dessen zwei Radii Vectores CM und $C_,M$ gleich r und $r_,$ sind; in Folge der zwei Theile der Formel (10) wird dieser Punkt zuerst am Ende der Zeit $\frac{r-\varepsilon}{a}$ und dann am Ende der Zeit $\frac{r_,-\varepsilon}{a}$ erschüttert werden, wenn man immer durch ε den Radius der ursprünglichen Erschütterung bezeichnet. Die erste Bewegung bringt den directen Schall, die zweite den reflectierten hervor. Dieser wird derselbe seyn, als wenn die Ebene AB gar nicht vorhanden wäre, und eine zweite Erschütterung, die identisch mit derjenigen wäre, welche um den Punkt C statt hat, gleichzeitig um den Punkt C_1 statt hätte. Sie pflanzt sich mit derselben Geschwindigkeit a, wie der directe Schall, fort, und hat die Intensität, welche dem Abstande C_1M oder der gebrochenen Linie CEM entspricht, wenn man annimmt, daſs E der Punkt ist, in welchem der Radius C_1M die Ebene AB schneidet. Da endlich EF auf dieser Ebene senkrecht steht, so werden die zwei Theile CE und ME des Schallstrahles, der im Punkte E reflectiert wird, einen Einfallswinkel CEF bilden, der dem Reflexionswinkel MEF gleich ist. Es ergiebt sich also aus der Formel (10), daſs die Gesetze der Reflexion des Schalles auf einer festen Ebene genau dieselben sind, wie die des Lichtes.

664.

Wir wollen nun die durch die Theorie gegebene Geschwindigkeit a mit der, welche die Erfahrung gegeben hat, vergleichen, und zu diesem Ende zuerst die Bedeutung der in ihrem Ausdrucke enthaltenen Gröſse β in Erwägung ziehen.

Vermöge der Werthe von ϱ, p, σ des §. 657 hat man

$$p = \frac{gmh\varrho(1+s+\beta s)}{D(1+s)},$$

oder einfacher

$$p = \frac{gmh}{D}\varrho(1+\beta s) \qquad (a)$$

wenn man das Quadrat von s vernachlässigt. Man nehme an, η sey die Wärmezunahme, welche dieser Verdichtung s entspricht, daſs die Temperatur, welche im Zustande des Gleichgewichtes ϑ war, am Ende der Zeit t, im Zustande der Bewegung, $\vartheta+\eta$ wird. In diesem Augenblicke haben zugleich der Druck p, die Dichtigkeit ϱ und die Temperatur $\vartheta+\eta$ statt. Vermöge der Gleichung (1) des §. 624 hat man daher

$$p = k\varrho[1+\alpha(\vartheta+\eta)]$$

wenn man durch k einen von der Dichtigkeit und Temperatur unabhängigen Coefficienten und durch α den Coefficienten 0,00375 der Ausdehnung der Gase bezeichnet. Im Zustande des Gleichgewichtes hat man

$$p = gmh, \quad \varrho = D, \quad \eta = o;$$

auf diesen Zustand angewandt, wird daher die vorhergehende Gleichung

$$gmh = kD(1+\alpha\vartheta).$$

Daher hat man, im Zustande der Bewegung,

$$p = \frac{gmh}{D} \varrho \left(1 + \frac{\alpha \eta}{1 + \alpha \vartheta}\right),$$

und wenn man diesen Werth von p mit der Formel (a) vergleicht, so ergiebt sich

$$\beta = \frac{\alpha \eta}{(1 + \alpha \vartheta) s}.$$

Nimmt man aber an, daſs die Schwingungen der Luft so schnell sind, daſs die Verdichtung s ohne Wärmeverlust statt hat, so kann man s und η an die Stelle von δ und ω in die Gleichung (5) des §. 636 setzen, was

$$1 + \beta = \gamma$$

giebt, wo γ das Verhältniſs der specifischen Wärme der Luft unter einem beständigen Drucke zu ihrer specifischen Wärme unter beständigem Volumen ausdrückt.

Der Werth von a^2 des §. 657 wird auf diese Weise

$$a^2 = \frac{gmh\gamma}{D}.$$

Nennt man Δ die Dichtigkeit der Luft unter dem Drucke gmh und bei der Temperatur Null, so hat man (§. 624)

$$D = \frac{\Delta}{1 + \alpha \vartheta},$$

und daher

$$a = \sqrt{\frac{gmh\gamma}{\Delta} (1 + \alpha \vartheta)}$$

Da die Gröſse γ als unabhängig von der Temperatur und dem Drucke angesehen wird (§. 637), so sieht man: 1) daſs die Geschwindigkeit a mit der Temperatur ϑ in dem Verhältnisse von $\sqrt{1 + \alpha \vartheta}$ zur Einheit wächst; 2) daſs sie sich nicht mit den barometrischen Höhen ändert, weil h und Δ zu gleicher Zeit und im demselben Verhältnisse wachsen. Die französischen Akademiker, die zum Behufe einer Gradmessung nach Peru geschickt wurden, haben wirklich beinahe dieselbe Geschwindigkeit des Schalles in Quito gefunden, wo der barometrische Druck nicht ganz $0^m,55$ war, wie zu Paris, wo er $0^m,76$ ist. Der hygrometrische Zustand der Luft muſs einen kleinen Einfluſs auf den Werth von a haben, da, bei sonst gleichen

Umständen, die Dichtigkeit abnimmt, so wie die Luft eine gröfsere Masse Dampf enthält, so nimmt die Geschwindigkeit a mit dem Grade der Feuchtigkeit zu. Nach den Angaben des §. 631 ist aber z. B. bei der Temperatur $18^0,75$ die Dichtigkeit der trockenen Luft kaum um mehr als $\frac{1}{125}$ grofser als die mit dem Maximum des Dampfes angefüllte Luft, was nur eine Aenderung von $\frac{1}{250}$ in der Geschwindigkeit des Schalles in diesen zwei äufsersten Zuständen des Hygrometers hervorbringt.

Bei dem neuesten Versuche über die Geschwindigkeit des Schalles, haben die Commissäre des Längenbureaus

$$a = 340^m,89$$

gefunden, wo die Secunde die Zeiteinheit ist und die Temperatur der Luft $15^0,9$ der hunderttheiligen Scale. Setzt man aber in der Formel (b)

$$g = 9^m,80896, \quad h = 0^m,76, \quad \frac{m}{\Delta} = 10,462$$

$$\alpha = 0,00375, \quad \vartheta = 15^0,9, \quad \gamma = 1,3748,$$

so findet man daraus

$$a = 337^m,07,$$

was wenig von dem Resultate der Beobachtung verschieden ist. Nimmt man (§. 637)

$$\gamma = 1,421$$

und behält alle übrigen Angaben bei, so findet man

$$a = 342^m,69.$$

Der Unterschied zwischen diesem Werthe und dem beobachteten ist in entgegengesetztem Sinne des vorhergehenden und immer sehr klein. Wendet man die beobachtete Geschwindigkeit an, um den Werth von γ vermittelst der Formel

$$\gamma = \frac{a^2 \Delta}{g m h (1 + \alpha\vartheta)}$$

zu bestimmen, so erhält man, vermöge der vorhergehenden Angaben

$$\gamma = 1,4061.$$

665.

Wenn man diesen letzten Werth von γ mit dem vorhergehenden vergleicht, so darf man nicht vergessen, dafs sie beide eine hinlänglich schnelle Ausdehnung oder Verdichtung der Luft voraussetzen, damit die Wärmemenge der Flüssigkeit sich nicht merklich ändern kann. Bei der Verbreitung des Schalles in der freien Luft, aus welcher man den Werth $\gamma = 1,4061$ findet, ist es möglich, daſs die Wärme leichter als strahlende Wärme entweicht oder zurückkommt, als bei dem durch die in einer Röhre eingeschlossene Luft erzeugten Schalle, dessen Betrachtung den Werth $\gamma = 1,421$ gegeben hat, und wo die Wärmemenge einer jeden Luftschichte sich nur durch die Berührung mit den Wänden des Gefäſses ändern kann. Diese Bemerkung könnte den Unterschied der zwei Resultate erklären und zu der Ansicht, daſs der gröſsere Werth von γ genauer ist, führen.

Berücksichtigt man diese Wärmemenge nicht, so erhält man als Werth der Geschwindigkeit des Schalles $\sqrt{\frac{gmh}{D}}$, welches die von Newton angegebene Formel ist. Sie ist um mehr als ein Sechstel zu klein. Lagrange hatte schon bemerkt, daſs man, um sie mit der Erfahrung in Einklang zu bringen, annehmen müſste, daſs sich der Druck in einem gröſseren Verhältnisse als die Dichtigkeit änderte und beinahe der Potenz $\frac{4}{3}$ proportional wäre, und wirklich ist der Werth von p, den wir angewandt haben, wenn man das Quadrat von s vernachlässigt,

$$p = gmh(1+s)^{1+\beta}$$

für die Dichtigkeit $D(1+s)$. Er hat aber für diese schnellere Aenderung der elastischen Kraft der Luft gar keinen Grund angegeben, und erst Laplace hat sie aus der Wärmeänderung abgeleitet, welche die abwechselnden Verdichtungen und Verdünnungen der Luft bei der Erscheinung des Schalles begleitet.

Von derselben Ursache rührt auch die Ausbreitung des Schalles in Wasserdampf, der im Maximum der Dichtigkeit ist, her. Läſst man einen tönenden Körper in einem geschlossenen Gefäſse schwingen, welches diesen Dampf ohne Beimischung von Luft enthält, so zeigt die Erfahrung, daſs sich der Schall in diesem Dampfe erzeugt und auſsen gehört wird. Würde aber die Temperatur der diesen tönenden Körper berührenden Dampfschichte nicht vermehrt, wenn sie durch die Schwingungen dieses Körpers verdichtet wird, so würde sie sich in Wasser verwandeln und auf den Körper niederschlagen, da man annimmt, daſs sie in Beziehung auf die Temperatur des Raumes, in welcher sie sich befindet, im Maximum der Dichtigkeit ist. Da aber die Temperatur durch die Zusammendrückung zunimmt, so kann sich die den Körper berührende Schichte in ihrer Dampfform erhalten; sie verdichtet alsdann die folgende Schichte, diese die darauf folgende u. s. w., so daſs sich der Schall, wie in einem permanenten Gase, bis zur inneren Wand des Gefaſses fortpflanzt. Die Ausdehnungen der Dampfschichten, welche auf ihre Verdichtungen folgen, werden von einer Wärmeabnahme begleitet, die sie ebenso wenig in Wasser verwandelt, weil zu gleicher Zeit ihre Dichtigkeit abnimmt, und unter das auf die Temperatur des Raumes, in welchem die Erscheinung sich zeigt, bezügliche Maximum herabsinkt.

666.

Betrachtet man das Wasser wie eine wenig zusammendrückbare und vollkommen elastische Flüssigkeit, so verbreitet sich der Schall in demselben nach denselben Gesetzen, wie in einer Luftmasse. Ist der Schall bis an die Oberfläche des Wassers gelangt, so wird er zum Theil nach auſsen durchgelassen, zum Theil in das Wasser zurückgeworfen; bei dieser Theilung bestimmt man die Richtung der durchgelassenen und zurückgeworfenen Schallwelle nach den Gesetzen der Brechung und Zurückwerfung des Lichtes. Die Schnelligkeit des zurückgeworfenen Schalles wird dieselbe seyn, wie die des directen, und die Verhaltnisse der Intensitäten des durchgelassenen und reflectierten Schalles unter einander und ihr Verhältniſs gegen die Intensität des directen Schalles hängen von dem Verhaltnisse der Geschwindigkeiten der Ausbreitung des Schalles in den beiden über einander stehenden Mitteln, d. h. in Luft und Wasser, ab. Dies kann man in den im Anfange dieses Kapitels angeführten Abhandlungen sehen; hier beschränken wir uns darauf, den numerischen Werth der Geschwindigkeit des Schalles in einer Wassermasse zu berechnen.

Nach dem, was man für den Fall einer elastischen Flussigkeit gesehen hat, wird diese Geschwindigkeit dieselbe seyn, als wenn das Wasser in einer sehr engen Röhre von beständiger Breite enthalten wäre, und in diesem Falle ist diese

Geschwindigkeit ebenfalls dieselbe, wie die der Ausbreitung der Bewegung nach der Länge eines elastischen Stabes, der aus demselben Stoffe, wie das Wasser, besteht. Man nehme aber an, eine Wassersäule, die in einem verticalen Cylinder enthalten ist, sey mit einem Gewichte Δ an seinem oberen Theile belastet; sey l ihre natürliche Länge, und $l - \delta l$ das, was sie durch diesen Druck wird, so dafs δ ein sehr kleiner Bruch ist, der die Verdichtung der Flüssigkeit ausdrückt. Sey auch p ihr Gewicht und g die Schwere. Setzt man, wie in §. 494,

$$\frac{\Delta}{\delta} = q, \quad \frac{glq}{p} = a^2,$$

so ist a die verlangte Geschwindigkeit, wie im §. 497 gezeigt worden ist.

Man nenne b den horizontalen Schnitt der Wassersäule, nehme an, die Last Δ sey dem Gewichte einer Quecksilbersäule gleich, deren Grundfläche b und Höhe h ist; man bezeichne auch durch m die Dichtigkeit des Quecksilbers und durch ϱ die des Wassers, so hat man

$$\Delta = gmhb, \quad p = g\varrho lb,$$

und es ergiebt sich daraus

$$a^2 = \frac{gmh}{\varrho\delta},$$

so dafs es zur Berechnung des Werthes von a genügt, den auf eine gegebene Höhe h bezüglichen Bruch δ zu kennen.

Bei der Temperatur von 10 Graden der hunderttheiligen Scale hat der englische Physiker Canton

$$\delta = 0{,}000046$$

bei einer Last, die dem gewöhnlichen Drucke der Atmosphare gleich war, gefunden. Dieses Resultat ist, wie oben bemerkt wurde (§. 575), durch neuere unter beträchtlicherem Drucke angestellte Versuche bestätigt worden, die eine dem Drucke proportionale und dem vorhergehenden Werthe von δ gleiche Verdichtung für jeden atmosphärischen Druck gegeben haben. Aufserdem haben diese Versuche, wie grofs auch immer der Druck war, nie eine merkliche Zunahme der Temperatur angedeutet; so dafs kein Grund vorhanden ist, anzunehmen, dafs die Ausbreitung des Schalles im Wasser, wie es in der Luft der Fall ist, von einer Wärmeänderung begleitet wird, die auf seine Geschwindigkeit Einflufs haben könnte. Substituiert man hiernach diesen Werth von δ in die vorhergehende Formel und setzt

$$g = 9^{\text{m}},80896,\quad h = 0^{\text{m}},76,\quad \frac{m}{\varrho} = 13,5975,$$

so findet man

$$a = 1484^{\text{m}},$$

so dafs die Geschwindigkeit des Schalles im Wasser seine Geschwindigkeit in der Luft mehr als viermal übertrifft.

Drittes Kapitel.

Ueber die Bewegung der Flüssigkeiten unter einer besonderen Voraussetzung.

667.

Die Voraussetzung, die wir in diesem Kapitel annehmen, ist unter dem Namen der Hypothese des Parallelismus der Schichten bekannt. Sie besteht darin, anzunehmen, dafs, wenn eine schwere Flüssigkeit, z. B. Wasser, aus einem Gefäfse fliefst und durch eine horizontale Oeffnung, die im Boden des Gefäfses angebracht wird, abfliefst, die horizontalen und unendlich dünnen Schichten sich allmälich ersetzen, indem sie mit sich selbst parallel bleiben. Dies kommt darauf zurück, dafs man die Unterschiede der verticalen Geschwindigkeiten der Punkte vernachlässigt, die in derselben horizontalen Schichte liegen, und jede Schichte so betrachtet, als wäre sie, während der ganzen Dauer der Bewegung, aus denselben Punkten der Flüssigkeit zusammengesetzt. Man vernachlässigt auch die horizontalen Geschwindigkeiten, die man im Verhältnisse zu den verticalen Geschwindigkeiten sehr klein annimmt und die auf die allen Punkten derselben Schichte gemeinschaftliche verticale Geschwindigkeit sehr wenig Einflufs haben. Diese Annahmen stimmen desto mehr mit den Beobachtungen überein, je weniger sich die horizontalen Dimensionen des Gefäfses ändern, und je kleiner ihre Unterschiede, von einer Schichte zur anderen sind, wobei man die Höhe der Flüssigkeit über der Oeffnung berücksichtigen mufs. Sind diese Bedingungen erfüllt, so bemerkt man wirklich, dafs kleine Theilchen leichten Staubes, die in das Gefäfs geworfen und durch die Bewegung der Flüssigkeit mit fortgerissen werden, sich beinahe vertical, mit einer fast für alle in derselben horizontalen Schichte befindlichen Theilchen gleichen Geschwindigkeit, bewegen. Sie behalten diese Richtungen, so lange sie nicht der Oeffnung sehr nahe sind; so bald sie in geringem Abstande davon sind und die Ausdehnung der Oeffnung sehr von der der unteren Durchschnitte des Gefäſses verschieden ist, so nehmen sie schiefe Richtungen an, welche zeigen, daſs alsdann der Parallelismus der Schichten nicht mehr zulässig ist. Denn wahrscheinlich haften diese leichten Theilchen an der Flüssigkeit, und nehmen genau die Bewegung der Punkte an, denen sie entsprechen.

Unter der Voraussetzung des Parallelismus der Schichten, wie er so eben erklärt worden ist, hat man daher nur zwei Unbekannte als Functionen zweier veränderlicher Gröſsen zu bestimmen, nemlich, die Geschwindigkeit einer beliebigen Schichte und den Druck, den sie erleidet, als Function des Abstandes von einer horizontalen Ebene und der Zeit. Auf diese Weise ist die Frage auf ihre gröſste Einfachheit zurückgeführt, und, wie man sehen wird, in dem Falle einer gleichartigen unzusammendrückbaren Flüssigkeit einer vollständigen Auflösung fähig.

668.

Sey $ABCD$ (Fig. 56) das Gefäſs, AB die horizontale Oeffnung, EF das Niveau der Flüssigkeit, Ox eine verticale Axe, auf welcher man die Abstände der horizontalen Schichten von einem festen Punkte O, oder einer durch diesen Punkt gezogenen horizontalen Ebene zählt. Sey auch $MNM'N'$ eine beliebige zwischen zwei horizontalen Schichten MN und $M'N'$ des Gefäſses enthaltene Schichte, deren Abstand vom Punkte O am Ende der beliebigen Zeit t gleich x ist und deren Dicke gleich dx ist. Man nenne v ihre Geschwindigkeit in demselben Augenblicke und p den auf die Einheit der Oberfläche bezogenen Druck, welcher an der oberen Grundfläche MN statt hat und, vermittelst der Flüssigkeit, nach der unteren Grundfläche $M'N'$ und den Wänden MM' und NN' des Gefäſses fortgepflanzt wird. Man bezeichne durch y die Fläche des Schnittes MN des Gefäſses, welcher, in jedem Beispiele, als Function von x gegeben seyn wird. Endlich sey g die Schwere und ϱ die beständige Dichtigkeit der Flüssigkeit. Die Frage besteht nun, wie gesagt, darin, die Werthe von v und p als Functionen von t und x zu bestimmen.

Die Masse der Schichte, die wir betrachten, wird das Produkt $\varrho y dx$ der Dichtigkeit ϱ und ihres Volumens $y dx$ seyn. Wäre sie frei, so würde ihre Geschwindigkeit, während der Zeit dt, um gdt zunehmen; sie nimmt aber in Wahrheit um dv zu. Die verlorene Geschwindigkeit ist daher $gdt - dv$ und man hat

$$\left(g - \frac{dv}{dt}\right)\varrho y dx$$

für die verlorene Geschwindigkeit, d. h. für den durch den Druck der anderen Schichten zerstörten Theil des Gewichtes $g\varrho y dx$. Nach D'Alembert's Princip ist daher Gleichgewicht in der Flüssigkeit, wenn man annimmt, daſs alle ihre Schichten durch ähnliche Kräfte getrieben werden; in diesem Zustande wird der Druck py, welcher auf der oberen Grundflache MN der Schichte $\varrho y dx$ statt hat, sich, im Verhältniſs der Oberflächen (§. 577), auf die untere Grundflache $M'N'$ fortpflanzen, und wird daher py', wenn man durch y' den Flächeninhalt von $M'N'$ bezeichnet. Wenn man daher zu diesem fortgepflanzten Drucke die vorhergehende bewegende Kraft addiert, so hat man den ganzen auf $M'N'$ ausgeübten Druck, und wenn man diesen auf die Einheit der Oberfläche bezogenen Druck durch p' bezeichnet, so ergiebt sich

$$p'y' = py' + \left(g - \frac{dv}{dt}\right)\varrho y dx.$$

Die Gröſsen p' und y' sind aber das, was p und y werden, wenn man $x + dx$ statt x setzt; vernachlässigt man die unendlich Kleinen der zweiten Ordnung, so hat man daher

$$p' = p + \frac{dp}{dx}dx, \quad y' = y + \frac{dy}{dx}dx,$$

und daher

$$(p' - p)y' = \frac{dp}{dx}ydx,$$

wodurch die vorhergehende Gleichung auf folgende reduciert wird

$$\frac{dp}{dx} = \varrho\left(g - \frac{dv}{dt}\right), \qquad (1)$$

die man auch erhält, wenn man $g - \dfrac{dv}{dt}$ an die Stelle von X in die dritte Gleichung des Gleichgewichtes des §. 582 setzt.

669.

Die zweite zur Bestimmung der beiden Unbekannten p und v erforderliche Gleichung erhält man durch die Betrachtung der Unzusammendrückbarkeit der Flüssigkeit. Es ergiebt sich daraus, dafs das Volumen der Flüssigkeit, welches, in jedem Augenblicke dt, durch jeden horizontalen Schnitt des Gefäfses geht, für alle Schnitte dasselbe seyn mufs. Daher müssen die Geschwindigkeiten der Flüssigkeiten, die zugleich zweien verschiedenen Schnitten des Gefäfses entsprechen, dem Flächeninhalte dieser Schichte proportional seyn. Nennt man daher, am Ende der Zeit t, u die Geschwindigkeit, die an der horizontalen Oeffnung AB statt hat, bezeichnet durch a die Fläche dieser Oeffnung und vergleicht diese Geschwindigkeit mit der, welche einem beliebigen Schnitte MN entspricht, so hat man

$$v : u = a : y$$

woraus man

$$v = \frac{au}{y} \qquad (2)$$

findet.

In diesem Werthe von v, ist u eine Function von t, und y eine Function von x; man kann daher ihr Differential in Beziehung auf die eine oder die andere dieser Grofsen nehmen. Das Differential in Beziehung auf x würde den Unterschied zwischen den Geschwindigkeiten zweier auf einander folgender Schichten ausdrücken, die in demselben Augenblicke statt haben; differentiiert man in Beziehung auf t, so erhielte man den Unterschied zwischen den Geschwindigkeiten der zwei Schichten der Flüssigkeit, die allmälich demselben Schnitte des Gefäfses entsprechen. Um aber den Unterschied zwischen den auf einander folgenden Geschwindigkeiten derselben Schicht, die sich während des Augenblickes dt verrückt, zu haben, mufs man zu gleicher Zeit den Werth von v in Beziehung auf die zwei Veränderlichen t und x differentiieren, wenn man die zweite als eine Function der ersten ansieht, was

$$\frac{dv}{dt} = \frac{a}{y}\frac{du}{dt} - \frac{au}{y^2}\frac{dy}{dx}\frac{dx}{dt}$$

giebt. Aufserdem hat man $\frac{dx}{dt} = v$, und wenn man die Gleichung (2) berücksichtigt, so ergiebt sich

$$\frac{dv}{dt} = \frac{a}{y}\frac{du}{dt} - \frac{a^2u^2}{y^3}\frac{dy}{dx}.$$

Diesen Werth von $\frac{dv}{dt}$ mufs man in der Gleichung (1) anwenden, die daher

$$\frac{dp}{dx} = g\varrho - \frac{\alpha\varrho}{y}\frac{du}{dt} + \frac{\alpha^2 u^2}{y^3}\frac{dy}{dx}$$

wird. Ich multipliciere die zwei Theile dieser Gleichung mit dx, integriere alsdann in Beziehung auf x, und da die Gröſsen u und $\frac{du}{dt}$ als Constanten betrachtet werden müssen, so erhält man

$$p = \varepsilon + g\varrho x - \alpha\varrho\frac{du}{dt}\int\frac{dx}{y} - \frac{\alpha^2\varrho u^2}{2y^2},$$

wo ε eine willkührliche Constante ist, die eine Function von t seyn kann. Um sie zu bestimmen, bezeichne ich durch Π den atmosphärischen Druck, und nehme an, dafs es derjenige sey, welcher an der oberen Oberfläche EF der Flüssigkeit statt hat. Ehe die Bewegung anfängt, ist diese Oberfläche horizontal, und da man annimmt, dafs jede horizontale Schichte beständig aus denselben Punkten der Flüssigkeit besteht, so ergiebt sich daraus, dafs die Oberfläche EF, während der ganzen Dauer der Bewegung, horizontal bleibt. Am Ende der Zeit t bezeichne ich durch ϑ den Abstand von EF vom Punkte O, und durch ω den Flächeninhalt dieses veränderlichen Schnittes des Gefäſses, so dafs ω dieselbe Function von ϑ wie y von x ist. Man hat zu gleicher Zeit

$$p = \Pi, \quad x = \vartheta, \quad y = \omega,$$

und wenn man annimmt, dafs das Integral $\int\frac{dx}{y}$ bei $x = \vartheta$ anfängt, so giebt die vorhergehende Gleichung

$$\varepsilon = \Pi + \frac{\alpha^2\varrho u^2}{2\omega^2} - g\varrho\vartheta,$$

wodurch diese Gleichung

$$p = \Pi + g\varrho(x - \vartheta) - \alpha\varrho\frac{du}{dt}\int\frac{dx}{y} - \frac{\varrho u^2}{2}\left(\frac{\alpha^2}{y^2} - \frac{\alpha^2}{\omega^2}\right) \quad (3)$$

wird. Die Gleichungen (2) und (3) geben unmittelbar die Werthe der zwei Unbekannten v und p an, wenn man den Werth von u bestimmt hat.

670.

Zu diesem Ende bemerke ich, dafs der an der Oeffnung AB statt habende Druck gegeben seyn wird. Fliefst die Flüssigkeit in die freie Luft ab, so wird es der atmosphärische Druck seyn, wie in dem Niveau EF, fliefst sie in den luftleeren Raum, so ist er Null. Zur gröfseren Allgemeinheit nehme ich an, dafs die Flüssigkeit in eine Luftart abfliefst, deren elastische Kraft dem Drucke Π, weniger dem einer gegebenen Höhe c der Flüssigkeit entsprechenden Drucke $g\varrho c$, gleich ist, so dafs man, wenn man l den Abstand der Oeffnung AB vom Punkte O nennt, beständig

$$p = \Pi - g\varrho c$$

für $x = l$ hat. Ich nenne auch h die Höhe des Niveau EF der Flüssigkeit über dieser Oeffnung, oder den Unterschied $l - \vartheta$, und bezeichne durch $\frac{1}{\lambda}$ den Werth des Integrals $\int \frac{dx}{y}$, wenn dieses auf das ganze Volumen der Flüssigkeit ausgedehnt wird, so dafs λ eine Linie ist, deren Länge eine von der Figur des Gefäfses abhängende und in jedem Beispiele gegebene Function von h ist. An der Oeffnung hat man daher zu gleicher Zeit den vorhergehenden Werth von p und

$$y = \alpha, \quad x = l = \vartheta + h, \quad \int_{\vartheta}^{\vartheta + h} \frac{dx}{y} = \frac{1}{\lambda}.$$

Daher wird die auf diesen Schnitt des Gefafses angewandte Gleichung (3)

$$g(h + c) - \frac{\alpha}{\lambda}\frac{du}{dt} - \tfrac{1}{2}\beta^2 u^2 = o, \qquad (4)$$

wenn man zur Abkürzung

$$1 - \frac{\alpha^2}{\omega^2} = \beta^2$$

setzt.

Man bemerke, dafs diese numerische Gröfse β^2 immer eine positive Grofse seyn wird, die kleiner als die Einheit ist. Denn wenn sie negativ werden sollte, so müfste der Flächeninhalt des kleinsten Schnittes des Gefafses grofser als der der Oeffnung seyn, und die Flussigkeit wurde sich an diesem kleinsten Schnitte von dem Gefäfse trennen, so dafs dieser die wahre Oeffnung werden würde, durch welche das Ausfliefsen statt haben würde.

Wird das Niveau der Flüssigkeit in einer beständigen Höhe über der Oeffnung erhalten, so sind die drei Gröfsen h, ϑ, λ gegebene Constanten, und die Gleichung (4) ist hinreichend, um den Werth von u als Function von t zu erhalten. Sinkt das Niveau EF der Flüssigkeit während des Ausfliefsens, so ist h eine Veränderliche, die man ebenfalls als Function von t bestimmen mufs. Bey diesem Niveau hat man aber $y = \omega$ und $v = \frac{d\vartheta}{dt}$, und da die Summe $\vartheta + h$ eine Constante l ist, so hat man auch $\frac{d\vartheta}{dt} = -\frac{dh}{dt}$. In Folge der Gleichung (2) hat man daher

$$\frac{dh}{dt} + \frac{\alpha u}{\omega} = o, \qquad (5)$$

und die Werthe von u und h hängen von den zwei Differentialgleichungen (4) und (5) ab, die von der ersten Ordnung sind. Man bestimmt die beiden willkührlichen Constanten, welche ihre Integrale enthalten werden, vermittelst der anfänglichen Höhe der Flüssigkeit, und indem man bemerkt, dafs man, im Anfange der Bewegung, $u = o$ hat.

Mag sich nun das Niveau senken oder nicht verändern, so wird, wenn man q das Volumen der am Ende der Zeit aus dem Gefäfse geflossenen Flüssigkeit nennt, sein Differential dem Volumen $\alpha u dt$ der Schichte gleich seyn, welche im Augenblicke dt durch die Oeffnung AB geht. Man hat daher

$$dq = \alpha u dt, \quad q = \alpha \int u dt,$$

wo das Integral auf die Weise genommen ist, dafs es für $t = o$ verschwindet.

Ich werde allmälich diese verschiedenen Formeln auf die zwei Fälle des beständigen und des veränderlichen Niveaus anwenden.

671.

Im ersten Falle giebt die Gleichung (4)

$$\lambda dt = \frac{2\alpha du}{2g(h+c) - \beta^2 u^2},$$

woraus man, wenn man h statt $h + c$ setzt, und integriert,

$$\lambda t = \frac{\alpha}{\beta\sqrt{2gh}} \log \frac{\sqrt{2gh} + \beta u}{\sqrt{gh} - \beta u}$$

findet, man fügt keine willkührliche Constante hinzu, weil man $u = o$ haben muſs, wenn $t = o$ ist. Man könnte, ohne diese Formel zu ändern, nach Belieben β und $\sqrt{2gh}$ als positive oder negative Gröſsen ansehen; wir wollen sie als positive ansehen. Man hat nun

$$\sqrt{2gh} - \beta u = (\sqrt{2gh} + \beta u)\, e^{\frac{-\beta\lambda t\sqrt{2gh}}{a}} \qquad (6)$$

wenn man, wie gewöhnlich, durch e die Basis der natürlichen Logarithmen bezeichnet. So wie t zunimmt, nimmt der zweite Theil dieser Gleichung ab; am Ende einer gewissen Zeit ist er fast Null, und von diesem Zeitpunkte an hat die Geschwindigkeit u einen beinahe beständigen Werth, nemlich

$$u = \frac{1}{\beta}\sqrt{2gh}.$$

In jedem Punkte des Gefäſses werden sich der Druck p und die Geschwindigkeit v mit der Geschwindigkeit u ändern, und in derselben Zeit wie u beinahe beständige Gröſsen werden. Setzt man in der Formel (3), $\frac{du}{dt} = o$ und setzt statt u seinen vorhergehenden Werth, so hat man

$$p = \Pi + g\varrho(x - \vartheta) + \frac{g\varrho h}{\beta^2}\left(\frac{a^2}{\omega^2} - \frac{a^2}{y^2}\right)$$

als endlichen Werth von p in Beziehung auf einen beliebigen Punkt M.

Im Zustande des Gleichgewichtes wäre der Druck in diesem Punkte $\Pi + g\varrho(x - \vartheta)$; er wird daher durch die Bewegung der Flüssigkeit vermehrt oder vermindert, je nachdem das letzte Glied dieser Formel positiv oder negativ ist, d. h. je nachdem der horizontale Schnitt MN oder y gröſser oder kleiner als der Schnitt EF oder ω ist. Die Gleichung (6) giebt

$$u = \frac{\sqrt{2gh}}{\beta}\left(\frac{e^{\frac{\beta\lambda t\sqrt{2gh}}{2a}} - e^{\frac{-\beta\lambda t\sqrt{2gh}}{2a}}}{e^{\frac{\beta\lambda t\sqrt{2gh}}{2a}} + e^{\frac{-\beta\lambda t\sqrt{2gh}}{2a}}}\right);$$

man hat daher, da $q = a\int u\,dt$ und $q = o$ ist, wenn $t = o$ ist,

$$q = \frac{2a^2}{\beta^2\lambda}\log\tfrac{1}{2}\left(e^{\frac{\beta\lambda t\sqrt{2gh}}{2a}} + e^{\frac{-\beta\lambda t\sqrt{2gh}}{2a}}\right)$$

där das Volumen der Flüssigkeit, die während der Zeit t aus dem Gefäfse geflossen ist. Am Ende einer gewissen Zeit kann man die zweite Exponentialgröfse vernachlässigen und hat einfach

$$q = \frac{t\alpha\sqrt{2gh}}{\beta} - \frac{2\alpha^2}{\beta^2\lambda}\log 2.$$

Das erste Glied ist das der constanten Geschwindigkeit $\frac{1}{\beta}\sqrt{2gh}$ des Ausflusses entsprechende Volumen; das ganze Volumen ist kleiner, weil im Anfange der veränderliche Werth von u kleiner als diese Endgeschwindigkeit ist.

672.

Im Falle eines veränderlichen Niveaus betrachte ich u als eine Function von h, und eliminiere dt aus den Gleichungen (4) und (5), was

$$gh + \frac{\alpha^2 u du}{\lambda\omega dh} - \tfrac{1}{2}\beta^2 u^2 = o$$

giebt, wenn man immer die constante c mit in h begreift.

Ich nenne die zur Geschwindigkeit u gehörende Höhe z, so dafs man

$$u^2 = 2gz, \quad udu = gdz$$

hat. Die vorhergehende Gleichung verwandelt sich daher in eine lineare, nemlich

$$\frac{dz}{dh} - \frac{\beta^2\lambda\omega}{\alpha^2} z + \frac{\lambda\omega h}{\alpha^2} = o, \qquad (7)$$

deren Integral sich, wie bekannt, in geschlossener Form darstellen läfst.

Kennt man z und u als Functionen von h, so giebt die Gleichung (5) den Werth von t als Function von h durch unmittelbare Integration, so dafs man die verflossene Zeit kennt, wenn das Niveau der Flüssigkeit in einer Hohe h über der Oeffnung liegt, und umgekehrt kennt man die Hohe h des Niveau EF am Ende einer beliebigen Zeit t. Man erhält die ganze Zeit des Ausflusses der ganzen Flüssigkeit, wenn man den Werth von dt vom Anfangswerthe von h bis $h = o$ integriert. Was das Volumen q der ausgeflossenen Flüssigkeit betrifft, so wird es, in jedem Augenblicke, dem Volumen des

Gefäſses gleich seyn, das zwischen dem veränderlichen Niveau und dem anfänglichen Niveau enthalten ist.

673.

Das Gefäſs sey z. B. ein verticaler Cylinder, der durch ein sehr schmales Segment einer Oberfläche begränzt wird, in welches man eine horizontale Oeffnung AB gebohrt hat. Sey a der unveränderliche Flächeninhalt des horizontalen Schnittes des Cylinders und n das Verhältniſs von a zu α, so daſs man

$$\alpha = \frac{a}{n}, \quad \beta^2 = \frac{n^2 - 1}{n^2}$$

hat. Läſst man das untere Segment des Gefäſses, welches man sehr klein annimmt, unberücksichtigt, so kann man

$$\omega = a, \quad y = a, \quad \frac{1}{\lambda} = \frac{h}{a},$$

in der Gleichung (7), welche alsdann

$$\frac{dz}{dh} - \frac{(n^2 - 1) z}{h} + n^2 = o$$

wird, setzen. Ihr vollständiges Integral wird

$$z = Ch^{n^2 - 1} - \frac{n^2 h}{2 - n^2},$$

wenn man durch C die willkührliche Constante bezeichnet. Nennt man H den anfänglichen Werth von h, so muſs z für $h = H$ verschwinden, so daſs also

$$C = \frac{n^2}{2 - n^2} H^{2 - n^2}$$

seyn muſs, woraus sich, in einem beliebigen Augenblicke,

$$z = \frac{n^2}{2 - n^2} \left(H^{2 - n^2} h^{n^2 - 1} - h\right)$$

ergiebt. Zu gleicher Zeit hat man

$$u = n \sqrt{2gh} \sqrt{\frac{H^{2 - n^2} h^{n^2 - 2} - 1}{2 - n^2}} \qquad (8)$$

und in Folge der Gleichung (5)

$$dt = - \frac{dh}{\sqrt{2gh}} \sqrt{\frac{2 - n^2}{H^{2 - n^2} h^{n^2 - 2} - 1}}. \qquad (9)$$

Diese Formel mufs man also integrieren, um t als Function von h zu erhalten. Ist $n = 1$, so hat man

$$dt = -\frac{dh}{\sqrt{2g}\sqrt{H-h}},$$

woraus man

$$t = \sqrt{\frac{2}{g}}\sqrt{H-h}$$

und daher

$$H-h = \tfrac{1}{2}gt^2$$

findet, wie dies seyn mufs, weil, da die Oeffnung alsdann der Grundfläche des Cylinders gleich ist, die Bewegung der Flüssigkeit dieselbe seyn mufs, wie die eines festen schweren Körpers, der im leeren Raume fällt. Die Formel (9) kann man in geschlossener Form integrieren, wenn man $n^2 = 3$ hat, und dies hat nur für diesen Werth und den Werth $n^2 = 1$ statt. Das bestimmte Integral derselben, welches von $h = H$ bis $h = o$ genommen wird, und welches die Zeit des ganzen Ausflusses der Flüssigkeit ausdrückt, kann aber immer auf Transcendenten reduciert werden, die Legendre Euler'sche Integrale der zweiten Art genannt und für welche er numerische Tafeln berechnet hat. Ich habe an einem anderen Orte *) diese Reduction ausgeführt; hier beschränke ich mich darauf, die Formel (9) auf den Fall $n^2 = 2$ anzuwenden, in welchem sie sich unter der Gestalt $\frac{o}{o}$ zeigt.

Nach der gewöhnlichen Regel ist ihr wahrer Werth

$$dt = -\frac{dh}{\sqrt{2gh}}\left(\log\frac{H}{h}\right)^{-\frac{1}{2}}.$$

Setzt man aber

$$h = He^{-2x^2}, \quad dh = -4He^{-2x^2}x\,dx,$$

so ergiebt sich hieraus

$$dt = 2\sqrt{\frac{2H}{g}}\,e^{-x^2}dx.$$

Die auf x bezüglichen Gränzen, die $h = H$ und $h = o$ entsprechen, sind $x = o$ und $x = \infty$. Nennt man daher T die Zeit des ganzen Ausflusses, so hat man

$$T = 2\sqrt{\frac{2H}{g}}\int_o^\infty e^{-x^2}dx = \sqrt{\frac{2\pi H}{g}},$$

*) Correspondance sur l'École Polytechnique. T. 3. p. 284.

wenn man bemerkt, dafs das Integral $\int_{o}^{\infty} e^{-x^2} dx$ die Hälfte von $\int_{-\infty}^{\infty} e^{-x^2} dx$ ist, dessen Werth, wie in §. 512 gezeigt wurde, $\sqrt{\pi}$ ist. Hieraus folgt, dafs die Zeit T die der kleinen Schwingungen eines einfachen Pendels ist, dessen Länge $\frac{2}{\pi} H$ ist.

674.

Ist die Oeffnung AB im Verhältnisse zu den horizontalen Schnitten des Gefäfses sehr klein, so kann man das mit α multiplicierte Glied in der Gleichung (4) vernachlässigen, wenn der Factor $\frac{du}{dt}$ nicht sehr grofs ist, was wirklich im Anfange der Bewegung, wo sich die Geschwindigkeit u sehr schnell ändert, statt hat. Man kann auch die Einheit an die Stelle von β setzen und alsdann reduciert sich die Gleichung (4), das Niveau EF mag nun sinken oder sich nicht ändern, auf

$$g(h+c) - \tfrac{1}{2} u^2 = o,$$

woraus man

$$n = \sqrt{2g(h+c)}$$

findet. Aus diesem Lehrsatze folgt, dafs die Geschwindigkeit einer Flüssigkeit, die durch eine sehr kleine Oeffnung aus einem Gefäfse abfliefst, derjenigen gleich ist, welche ein schwerer Körper erlangen würde, wenn er im leeren Raume, von einer Hohe fallen würde, die der des Niveau der Flüssigkeit über dieser Oeffnung gleich ist, wenn der obere und untere Druck gleich ist, oder allgemeiner, wenn er von der um die Constante c vermehrten Höhe des Niveaus fallen würde, wenn diese zwei Drucke ungleich sind.

Ist das Niveau constant, so folgt dieser Lehrsatz aus dem letzten, in §. 671 gefundenen Werthe von u, wenn man $\beta = 1$ setzt. Es ergiebt sich auch aus der Formel (8), wenn diese auf den Fall, wo n eine sehr grofse Zahl ist, angewandt wird, damit die Oeffnung α ein sehr kleiner Theil des horizontalen Schnittes a des Cylinders ist. Man kann alsdann n^2 an die Stelle von $n^2 - 2$ setzen, wodurch sogleich die Formel (8) in folgende übergeht

$$u = \sqrt{2gh} \sqrt{1 - \left(\frac{h}{H}\right)^{n^2}}.$$

Sobald aber h merklich kleiner als H ist, so ist die Potenz n^2 des Verhältnisses $\frac{h}{H}$ ein sehr kleiner Bruch, und dieser Werth von u reduciert sich beinahe auf $u = \sqrt{2gh}$.

Da die Oeffnung AB sehr klein ist, wenn der Schnitt MN nicht sehr nahe bei dieser Oeffnung ist, so ist das Verhältnifs $\frac{\alpha^2}{y^2}$, welches in der Formel (3) vorkommt, sehr klein, dies ist auch bei dem Verhältnisse $\frac{\alpha^2}{\omega^2}$ der Fall. Man kann daher das letzte Glied dieser Formel weglassen, und wenn man auch das mit α multiplicierte Glied vernachlässigt, so reduciert sie sich auf

$$p = \Pi + g\varrho(x - \vartheta),$$

woraus man den Schlufs zieht, dafs, bei einer sehr kleinen Oeffnung, der Druck in allen von dieser Oeffnung entfernten Punkten während der Bewegung merklich derselbe ist, wie im Zustande des Gleichgewichtes.

675.

Die Hypothese des Parallelismus der Schichten erfordert im Allgemeinen, dafs die Oeffnung horizontal ist. Im Falle einer sehr kleinen Oeffnung lafst man dieselbe auch noch gelten, wenn die Flüssigkeit durch eine Seitenoffnung ausfliefst, deren Ebene eine beliebige Neigung haben und selbst vertical seyn kann. Die Beobachtung zeigt, dafs alsdann die in geringem Abstande unter der Oeffnung liegende Flüssigkeit ruhig bleibt und die in gleichem Abstande über der Oeffnung liegenden horizontalen Schichten, parallel mit sich selbst, herabsinken, so dafs der Parallelismus der Schichten, wie im Falle einer kleinen horizontalen Oeffnung, nur für den sehr nahe bei der Oeffnung liegenden Theil der Flüssigkeit gestört wird. Man kann daher $\sqrt{2g(h + c)}$ fur die Geschwindigkeit einer Flüssigkeit nehmen, die durch eine sehr kleine Oeffnung abfliefst, wie auch die Neigung dieser Oeffnung beschaffen sey, wo h die veränderliche oder beständige Hohe des Niveaus der Flüssigkeit, über dem Mittelpunkte der Oeffnung, und c die Constante ist, die von dem Unterschiede der aufseren Drucke herrührt, die diesem Niveau und dieser Oeffnung entsprechen

Befindet sich das Gefäfs im leeren Raume, so dafs die zwei Drucke und diese Constante Null sind, so haben die Moleculen der Flüssigkeit, wenn sie aus dem Gefäfse fliefsen, die zur Höhe h gehörende Geschwindigkeit $\sqrt{2gh}$, welche Geschwindigkeit auch erforderlich ist, wenn sie sich, im leeren Raume, zu dieser Höhe erheben sollen (§. 130). Giebt man daher der Flüssigkeit, vermittelst einer Rohre, eine verticale Richtung, so steigt sie aufsen bis zur Höhe ihres inneren Niveaus, was wirklich mit der Erfahrung übereinstimmt. Im Allgemeinen beschreiben die Moleculen der Flüssigkeit im leeren Raume, nach einem sehr kurzen Zeitraume, Parabeln, in welchen die Tangente ihres Ausgangspunktes, von der Richtung des Strahles und der Parameter von der Hohe h oder $h + c$, wenn die Constante c nicht Null ist, abhängt.

Der Druck p wird merklich derselbe seyn, wie im Zustande des Gleichgewichtes, ausgenommen an der Oeffnung, wo er gleich $\Pi - g\varrho c$ statt $\Pi + g\varrho h$ seyn wird. Wäre er aber auch gleich $\Pi + g\varrho h$ auf diesem Theile des Gefafses, so wurden sich die horizontalen Drucke aufheben, und die verticalen Drucke würden sich auf das Gewicht der Flussigkeit, vermehrt um den Druck $\Pi\omega$, der auf der Oberfläche des Niveaus statt hat, reducieren, woraus man den Schlufs ziehen kann, dafs, im Zustande der Bewegung, die ganze Last, die das Gefafs zu tragen hat, aus dem verticalen Drucke besteht, der im Zustande des Gleichgewichtes statt haben würde, und aus einer auf der Ebene der Oeffnung senkrecht stehenden Kraft, die von aufsen nach dem Inneren des Gefäfses gerichtet und dem Ueberschusse des Druckes $(\Pi + g\varrho h)\alpha$ über den Druck $(\Pi - g\varrho c)\alpha$ oder $g\varrho(h + c)\alpha$ gleich ist, wenn man immer durch α den sehr kleinen Flächeninhalt dieser Oeffnung bezeichnet.

676.

Im Falle eines beständigen Niveaus und einer sehr kleinen horizontalen oder geneigten Oeffnung ist der Ausflufs, während der Zeit t, d. h. das Volumen q der Flüssigkeit, welche mit der Geschwindigkeit $\sqrt{2gh}$ aus dem Gefafse fliefst,

$$q = \alpha t \sqrt{2gh},$$

was auch aus dem letzten Werthe von q, der in §. 671 ge-

gefunden wurde, folgt, wenn man das Quadrat von α vernachlässigt. Man darf aber nicht vergessen, dafs die Hypothese des Parallelismus der Schichten, auf welche sich dieser Werth von q gründet, nur eine Annäbrung ist, deren Grad der Genauigkeit nicht a priori ermittelt werden kann, und deren Resultate nicht ohne Beschränkung angewandt werden dürfen. Die Erfahrung stimmt aber nicht immer mit diesem theoretischen Werthe des Ausflusses überein.

Ist die Wand des Gefäfses nicht sehr dünn und die in ihre Dicke gebohrte Oeffnung im Inneren erweitert, so dafs die aus dem Gefäfs strömende Flüssigkeit ein verticaler oder ein gekrümmter Cylinder ist, dessen senkrechte Schnitte eine beständige Gröfse haben und dem Flächeninhalte α der Oeffnung, in sofern diese auf der äufseren Oberfläche des Gefäfses genommen wird, gleich sind, so wird alsdann der beobachtete Ausflufs mit dem vorhergehenden Werthe von q übereinstimmen. Ist aber der Oeffnung eine dünne Wand gemacht, so ist der beobachtete Ausflufs immer dem Flächeninhalte der Oeffnung und der Quadratwurzel der Höhe des Niveaus proportional, wie in der theoretischen Formel; er entfernt sich aber von dieser Formel in seinem absoluten Werthe, der sich von derselben, durch einen beinahe constanten Factor, welcher kleiner als die Einheit ist, unterscheidet. Nach den Versuchen, die das meiste Zutrauen verdienen, ist dieser Factor 0,62, so dafs der Werth von q, den man in der Ausübung anwendet,

$$q = (0{,}62)\,\alpha\, t \sqrt{2gh}$$

für eine sehr kleine Oeffnung in einer dünnen Wand und einer in Beziehung auf die Dimensionen dieser horizontalen oder geneigten Oeffnung, hinlänglich grofsen Höhe des Niveaus ist.

Man leitet diesen Unterschied von den geneigten Richtungen her, welche die Theilchen der Flüssigkeit annehmen, indem sie sich der Oeffnung nähern, die ich, um einen bestimmten Fall zu betrachten, horizontal annehme; welche Richtungen sie auch behalten, wenn sie durch die dünne Wand des Gefäfses gegangen sind. Hieraus ergiebt sich, dafs der äufsere Strahl der Flüssigkeit sich zusammenzieht, bis zu einem kleinen Abstande vom Gefäfse, wo der transversale Schnitt am kleinsten ist und alsdann constant wird. Diese Erscheinung ist das, was man die Zusammenziehung des

Strahls nennt. Der Ausfluſs der Flüssigkeit ist derselbe, als wenn die Oeffnung der Schnitt des Strahls an der Stelle seiner gröſsten Zusammenziehung wäre, so daſs, wenn man a' die Fläche dieses Schnittes und h' seinen beständigen Abstand vom Niveau der Flüssigkeit nennt, die Ausfluſsmenge durch $a' t \sqrt{2gh'}$ oder beinahe durch $a' t \sqrt{2gh}$ ausgedrückt wird, da zwischen h' und h wenig Unterschied ist. Wirklich findet man aber durch directe Messungen des Schnittes a', im Vergleiche zur Oeffnung a, daſs diese zwei Gröſsen in einem beinahe von h unabhängigen Verhältnisse stehen, und daſs man beständig $a' = (0{,}62)\, a$ hat.

Bringt man an die in die dünne Wand gemachte Oeffnung einen cylindrischen Ansatz auſserhalb des Gefäſses an, der auf der Ebene der Mündung senkrecht steht und durch welchen das Abfliesſen statt hat, so zeigt die Erfahrung, daſs die Ausfluſsmenge vermehrt wird und sich auf vier Fünftel des Resultats der Theorie erheben kann. Wird dieser Ansatz in das Innere des Gefäſses eingeschlossen, so wird die Ausfluſsmenge, im Gegentheile, vermindert, und auf die Hälfte der theoretischen Ausfluſsmenge reduciert, so daſs der Factor 0,62, im vorhergehenden Werthe von q, durch 0,80 im ersten Falle, und durch 0,50 im zweiten versetzt werden muſs. Ich beschränke mich darauf, allmälich diese Resultate der Beobachtung kurz anzugeben, da sie bisher auf keine Theorie zurückgeführt worden sind.

677.

Man nimmt auch die Hypothese des Parallelismus der Schichten bei der Bewegung einer elastischen Flüssigkeit an, die durch eine beliebige Oeffnung aus einem Gefaſse flieſst, und sie entfernt sich wenig von der Wahrheit, wenn die mit der Ebene der Oeffnung parallelen Schnitte nicht viel von einander verschieden sind und die Länge des Gefaſses im Verhaltniſs zu ihren Dimensionen hinlänglich groſs ist.

In diesem Falle kann man von der Schwere absehen, und annehmen, daſs die Bewegung blos von der elastischen Kraft der Flüssigkeit herrührt, die im Inneren des Gefaſses groſser oder kleiner als auſsen seyn kann. Man vernachlassigt daher das von g abhangende Glied in der Gleichung (1), welche fur tropfbare und elastische Flüssigkeiten gültig ist. Da aufserdem das Differential von v, welches sie enthält, in Beziehung auf t und auf die als Function von t betrachtete Veränderliche x genommen werden mufs, so hat man

$$dv = \frac{dv}{dt}\,dt + \frac{dv}{dx}\,\frac{dx}{dt}\,dt,$$

und da man auch $\frac{dx}{dt} = v$ hat, so wird diese Gleichung

$$\frac{dp}{dx} + \varrho\,\frac{dv}{dt} + \varrho v\,\frac{dv}{dx} = o. \qquad (a)$$

Da die Flüssigkeit zusammendrückbar ist, so wird nicht mehr, in jedem Augenblicke, dasselbe Volumen durch alle Schnitte des Gefäfses gehen, und die Gleichung (2) hat nicht mehr statt. Die Masse der Flüssigkeit, die während der Zeit dt durch den Schnitt MN geht, ist gleich $\varrho y v dt$; dies ist dieselbe Masse, die den Augenblick nachher, indem sie ihr Volumen ändert, durch den Schnitt $M'N'$ geht, und ihre Gröfse wird sich, während der Dauer der ganzen Bewegung, nicht ändern. Das Differential des Produktes $\varrho y v$, welches in Beziehung auf t und auf die als Function von t betrachtete Veränderliche x genommen wird, wird daher Null seyn, und da y nur eine Function von x ist, und man $\frac{dx}{dt} = v$ hat, so findet man hieraus

$$\varrho v^2\,\frac{dy}{dx} + y\,\frac{d.\varrho v}{dt} + yv\,\frac{d.\varrho v}{dx} = o. \qquad (b)$$

Nimmt man endlich an, dafs die Temperatur, während der Bewegung, in der ganzen Masse der Flüssigkeit constant bleibt, so hat man

$$p = \varrho k,$$

wo k ein beständiger gegebener Coefficient ist.

Setzt man nun $\frac{p}{k}$ statt ϱ in die Gleichungen (a) und (b), so hat man zwei partielle Differentialgleichungen der ersten Ordnung, um die beiden Unbekannten v und p der Aufgabe als Functionen von x und t zu bestimmen. Sie sind nicht in geschlossener Gestalt integrierbar und die Werthe von v und p können nur näherungsweise erhalten werden. Diese Werthe enthalten zwei willkührliche Functionen, die man durch zwei besondere Bedingungen bestimmt. Zu diesem Ende nehme ich einerseits an, dafs der Ausflufs in freier Luft statt hat, so dafs, wenn man durch Π den auf die Einheit der Oberfläche bezogenen atmosphärischen Druck nennt, an der Oeffnung AB, beständig $p = \Pi$ ist. Auf der anderen Seite nehme ich auch an, dafs das Gefäfs mit einem sehr geräumigen Gasometer in Verbindung steht, vermittelst dessen man einen beständigen gegebenen Druck auf eine mit AB parallele und unverrückbare Schichte EF unterhält, so dafs, wenn man diesen auf die Einheit der Oberfläche bezogenen Druck durch Π' bezeichnet, man in diesem Punkte des Gefäfses, während der ganzen Dauer der Bewegung, $p = \Pi'$ hat. Zählt man daher den Abstand x von der Ebene EF aus, und nennt l den zwischen AB und EF enthaltenen Abstand, so hat man, was auch t sey, $p = \Pi'$ für $x = o$ und $p = \Pi$ für $x = l$; was dazu dient, die zwei willkührlichen Functionen zu bestimmen und die Auflösung der Aufgabe zu vervollständigen. Diese Auflösung ist jedoch zu verwickelt, als dafs man irgend ein nützliches Resultat daraus ziehen könnte, und in der Praxis ist es hinreichend, die beständige Geschwindigkeit des Ausflusses durch die Oeffnung AB zu kennen, wenn der Druck p und die Geschwindigkeit v in jedem Punkte des Gefäfses beständig geworden sind, was im Allgemeinen nach einem sehr kurzen Zeitraume der Fall ist.

678.

Man setze daher $\frac{dv}{dt} = o$ und $\frac{dp}{dt} = o$ in den Gleichungen (a) und (b); sie reducieren sich alsdann auf zwei Differentialgleichungen, nemlich

$$\frac{k}{p}\,\frac{dp}{dx} + v\,\frac{dv}{dx} = o, \quad pv\frac{dy}{dx} + y\,\frac{d.pv}{dx} = o, \qquad (c)$$

da $p = k\varrho$ ist.

Das Integral der zweiten dieser Gleichungen ist

$$ypv = c$$

wo c die willkührliche Constante ist. Bezeichnet man immer durch α die Oeffnung AB und durch u die Geschwindigkeit der Flüssigkeit in dieser Oeffnung, so dafs man zu gleicher

Zeit $y = a$, $v = u$, $p = \Pi$, und daher $c = a\,\Pi u$ hat, so ergiebt sich daraus in einem beliebigen Punkte des Gefäfses

$$v = \frac{a\,\Pi u}{y p}. \qquad (d)$$

Substituiert man diesen Werth von v in die erste Gleichung (c), so erhält man

$$\frac{k}{p}\,\frac{dp}{dx} + \frac{a^2 \Pi^2 u^2}{py}\;\frac{d.\frac{1}{py}}{dx} = o,$$

woraus man, wenn man integriert und durch c' die willkührliche Constante bezeichnet,

$$k \log p + \frac{a^2 \Pi^2 u^2}{2 p^2 y^2} = c'$$

findet. Ich bezeichne durch a den Flächeninhalt des Schnittes EF, so dafs man, zu gleicher Zeit, $y = a$ und $p = \Pi'$ hat, daher hat man

$$k \log \Pi' + \frac{a^2 \Pi^2 u^2}{2 \Pi'^2 a^2} = c',$$

und wenn man diese Gleichung von der vorhergehenden abzieht,

$$k \log \frac{p}{\Pi'} + \tfrac{1}{2} a^2 \Pi^2 u^2 \left(\frac{1}{p^2 y^2} - \frac{1}{\Pi'^2 a^2}\right) = o. \qquad (e)$$

Die Gleichungen (d) und (e) geben den Werth der Geschwindigkeit und den Druck in einem beliebigen Punkte des Gefäfses, sobald man die Geschwindigkeit u rücksichtlich der Oeffnung kennt. Setzt man aber $p = \Pi$ und $y = a$ in die Gleichung (e), so findet man hieraus

$$u^2 \left(1 - \frac{a^2 \Pi^2}{a^2 \Pi'^2}\right) = 2 k \log \frac{\Pi'}{\Pi}, \qquad (f)$$

woraus man den Werth von u findet. Man setzt in dieser Formel

$$k = g r h,$$

indem man g die Schwere und r das Verhältnifs der Dichtigkeit des Quecksilbers zu der der inneren Flüssigkeit, unter einem barometrischen Drucke, dessen Höhe h ist, nennt; das Volumen der Flüssigkeit, welches während der Zeit t aus dem Gefäfse fliefst, ist aut.

Ist die Oeffnung sehr klein, so kann man, wie in §. 675. bemerken, dafs sie dem Schnitte EF nicht mehr parallel zu seyn braucht, d. h. dafs sie in der Seitenwand des Gefäfses angebracht seyn und eine beliebige Neigung gegen die Ebene dieses Schnittes haben kann. Man kann alsdann das von $\frac{\alpha^2}{a^2}$ abhängende Glied in dem ersten Theile der Gleichung (f) vernachlässigen, welcher

$$u^2 = 2grh \log \frac{\Pi'}{\Pi}$$

wird; die Geschwindigkeit des Ausflusses der Flüssigkeit durch eine sehr kleine Oeffnung ist daher diejenige, welche zu einer Höhe rh, die mit dem natürlichen Logarithmen des Verhältnisses $\frac{\Pi'}{\Pi}$ multipliciert ist, gehört. Die angenommene Voraussetzung, dafs die Temperatur während der ganzen Dauer der Bewegung unveränderlich ist, erfordert, dafs die Geschwindigkeit u nicht sehr beträchtlich ist, weil sich sonst die Temperatur, wie bei der Fortpflanzung des Schalles, ändern würde.

Zusatz.

Rücksichtlich des Gebrauchs des Princips der lebendigen Kräfte, bei der Berechnung von Maschinen, die in Bewegung sind.

679.

Das Princip der virtuellen Geschwindigkeiten giebt unmittelbar die Bedingungen des Gleichgewichtes der an Maschinen angebrachten Kräfte; das der lebendigen Kräfte enthält ebenso die Theorie ihrer Bewegung, und giebt das directeste Mittel an die Hand, die Wirkungen der an dieselben angebrachten Kräfte zu berechnen. Dieser Gebrauch des Princips der lebendigen Kräfte bildet, so zu sagen, den Verbindungspunkt zwischen der rationellen Mechanik und der industriellen. Ich habe daher geglaubt, in diesem Zusatze die allgemeinsten Begriffe von diesem Gegenstande in der Kürze geben zu müssen. Wer ausführlichere Entwickelungen wünscht, den verweise ich auf die Vorlesungen, die Navier an der École des Ponts et Chaussées, und Poncelet an der École de l'Artillerie et du Génie gehalten haben, welche blos lithographiert erschienen sind, hoffentlich aber eine größere Publicität erhalten werden.

680.

Die Maschinen sind Instrumente oder Systeme von festen Körpern, die dazu bestimmt sind, die Wirkung der Kräfte von einem Theile dieser Verbindungen auf den anderen zu übertragen.

Ist eine Maschine in Bewegung, so sind gewisse Punkte gegebenen Kräften unterworfen und andere Theile üben Drucke auf die äußeren Körper aus, oder werden umgekehrt durch diese Körper gedrückt, welche die Maschine verrücken oder verändern soll. Die ersten Kräfte nennt man bewegende;

ihre Angriffspunkte bewegen sich nach ihren Richtungen, oder allgemeiner, die Richtungen der Bewegungen dieser Punkte schliefsen mit denen der Kräfte spitze Winkel ein. Zum Gegensatz nennt man widerstehende Kräfte die Drucke, welche durch die äufseren Korper ausgeübt werden, und die Richtungen der Bewegungen ihrer Angriffspunkte sind denen dieser Kräfte entgegengesetzt, oder schliefsen wenigstens stumpfe Winkel mit denselben ein.

Die Verbindung der Theile einer Maschine ist der Art, dafs sie, im Allgemeinen, nur zwei einander direct entgegengesetzte Bewegungen annehmen kann; hieraus folgt also, dafs, wenn die Richtung der Bewegung, die sie wirklich annimmt, bekannt ist, man nur eine einzige Gleichung braucht, um diese Bewegung vollständig zu bestimmen. Diese Gleichung ist die, welche man erhält, wenn man die zwei Theile der Gleichung (a) des §. 564, nemlich

$$\tfrac{1}{2}d.\Sigma m v^2 = \Sigma m(Xdx + Ydy + Zdz), \qquad (a)$$

integriert.

Am Ende einer beliebigen Zeit t, die vom Anfange der Bewegung an gerechnet wird, bezeichnet v die Geschwindigkeit des Punktes, dessen drei auf feste rechtwinklige Axen bezogene Coordinaten x, y, z sind, m ist die Masse dieses Punktes, dx, dy, dz sind die Projectionen des Raumes, den er während der Zeit dt durchläuft, auf diese Axen. Man bezeichnet durch mX, mY, mZ die mit diesen Axen parallen Seitenkräfte seiner bewegenden Kraft und die Summen Σ müssen auf alle Punkte m des Systems ausgedehnt werden.

681.

Ehe wir weiter gehen, ist es wichtig, im zweiten Theile der Gleichung (a) die Glieder zu unterscheiden, die von den bewegenden Kräften, und diejenigen, die von den widerstehenden Kräften herrühren, um ihnen eine andere Gestalt zu geben.

Zu diesem Ende sey P eine der bewegenden Kräfte, und α, β, γ die Winkel, welche ihre Richtung mit Linien einschliefst, die den Axen der x, y, z parallel sind; in Beziehung auf diese Kraft hat man

$$mX = P\cos\alpha, \quad mY = P\cos\beta, \quad mZ = P\cos\gamma.$$

Sey auch ds der Raum, den ihr Angriffspunkt während der Zeit dt beschreibt, und λ, μ, ν die Winkel, welche die Richtung von ds mit seinen Projectionen dx, dy, dz einschliefst, so dafs man

$$dx = ds \cos\lambda, \quad dy = ds \cos\mu, \quad dz = ds \cos\nu$$

hat. Endlich bezeichne man durch dp die Projection von ds auf die Richtung der Kraft P und durch σ den zwischen dp und ds enthaltenen Winkel, so hat man

$$dp = ds \cos\sigma, \quad \cos\sigma = \cos\alpha \cos\lambda + \cos\beta \cos\mu + \cos\gamma \cos\nu,$$

und aus diesen verschiedenen Gleichungen findet man

$$m(Xdx + Ydy + Zdz) = Pdp$$

für das Glied des zweiten Theils der Gleichung (a), welches der Kraft P entspricht.

Bezeichnet man durch Q eine der widerstehenden Kräfte und durch dq die Projection des Raumes, welchen ihr Angriffspunkt, während der Zeit dt, durchlaufen hat, auf die Verlängerung ihrer Richtung, so findet man ebenso $-Qdq$ für das Glied dieses zweiten Theils, welches von der Kraft Q herrührt. Auf diese Weise nimmt die Gleichung (a) die Gestalt

$$\tfrac{1}{2} d.\Sigma m v^2 = \Sigma P dp - \Sigma Q dq \qquad (b)$$

an, wo sich eine der im zweiten Theile enthaltenen Summen auf alle bewegenden Kräfte der Maschine erstreckt, die andere dagegen auf alle widerstehenden Kräfte. Nach den Voraussetzungen, die man über die Richtungen dieser zwei Arten von Kräften gemacht hat, mit Berücksichtigung der Richtung der Bewegungen der Punkte, an welchen sie wirken, sind die Grofsen dp und dq positiv, so wie auch P und Q, und daher bestehen die Summen Σ nur aus positiven Gliedern.

682.

Bezeichnet man durch k die Anfangsgeschwindigkeit eines beliebigen Punktes m, oder den Werth von v, der $t = o$ entspricht, und integriert die beiden Theile der Gleichung (b), so hat man

$$\tfrac{1}{2} \Sigma m v^2 - \tfrac{1}{2} \Sigma m k^2 = \int \Sigma P dp - \int \Sigma Q dq; \qquad (c)$$

wo die Integrale auf die Weise genommen werden, dafs sie im Anfange der Bewegung verschwinden.

Unter dieser Gestalt wendet man die Gleichung der lebendigen Kräfte an, um die Wirkungen der sich bewegenden Maschinen zu berechnen; sie fällt mit der Gleichung (*b*) des §. 564 zusammen, wenn man die angedeuteten Integrationen im zweiten Theile ausführen kann.

Die Produkte Pdp und Qdq, deren Summen diesen Integrationen unterworfen sind, haben verschiedene Benennungen erhalten. Man nennt sie Grofsen der Bewegung, Momente der Thätigkeit, dynamische Wirkungen der Kräfte P und Q. Es wäre zu wünschen, dafs man sie immer mit demselben Namen bezeichnete. Herr Coriolis hat vorgeschlagen, sie Gröfsen der elementaren Arbeit zu nennen, wir werden diese Benennung annehmen. Die Summen ΣPdp und ΣQdq sind daher die Gröfsen der elementaren Arbeit, die während ein und desselben Augenblicks durch alle bewegenden und widerstehenden Kräfte hervorgebracht werden, und ihre Integrale $\int\Sigma Pdp$ und $\int\Sigma Qdq$ drücken die bewegende Arbeit und die widerstehende Arbeit aus, welche vom Anfange der Bewegung an bis zu dem betrachteten Augenblicke in der Maschine statt haben.

Daher bezeichnet die Gleichung (*c*), dafs, bei einer Maschine, die in Bewegung ist, der während einer gewissen Zeit statt habende Zuwachs der halben Summe der lebendigen Kräfte aller ihrer Theile immer dem Ueberschusse der bewegenden Arbeit über die widerstehende, während derselben Zeit, gleich ist.

683.

Wenn die bewegende Kraft P oder die widerstehende Kraft Q ein Gewicht Π ist, welches, im ersten Falle, von einer verticalen Hohe h herabsinkt, oder, im zweiten Falle, zu derselben Hohe aufsteigt, so ist der Werth der sich daraus ergebenden, bewegenden oder widerstehenden Arbeit das Produkt Ph, wie auch der Weg, den dieses Gewicht durchläuft, beschaffen sey, so dafs h immer die verticale Projection der geraden oder krummen Linie ist, die sein Schwerpunkt beschrieben hat. Ist diese Linie geschlossen, oder zeigt sie Krümmungen, so findet abwechselnd bewegende und widerstehende Arbeit statt, und da h der Unterschied des Niveau des Anfangspunktes und des Endpunktes ist, so ist Πh der Ueberschufs der ersten Arbeit über die zweite. In dem Falle, wenn keine Abwechselungen statt finden, ist die Gröfse der Arbeit, die einem bis zur Höhe h erhobenen Gewichte entspricht, der Gröfse der Arbeit, die einem anderen, bis zur Höhe h' erhobenen, Gewichte Π' entspricht, gleich, so dafs man $h' = \frac{\Pi h}{\Pi'}$ hat.

Wie auch die Kraft P oder Q beschaffen sey, so ist das Integral $\int Pdp$ oder $\int Qdq$ immer dem Produkte aus einem Gewichte Π und einer Höhe h gleich, und um Arbeiten verschiedener Art unter einander zu vergleichen und in Zahlen auszudrücken, kann man sie auch mit gegebenen Gewichten vergleichen, die bis zu gegebenen Höhen erhoben sind. Für die Einheit der Arbeit, die man gewöhnlich die dynamische Einheit nennt, nimmt man alsdann die einem Gewichte von 1000 Kilogramm entsprechende Arbeit, die man zur Höhe eines Meters erhebt, oder die um ein Meter von der verticalen Höhe herabsinkt. Berechnet man hiernach die numerischen Werthe der Integrale $\int Pdp$ und $\int Qdq$, indem man 1000 Kilogramm als Einheit der Kraft und das Meter als lineare Einheit nimmt, so drücken die auf diese Weise erhaltenen Zahlen, die durch die Integrale angegebenen Grofsen der Arbeit in dynamischen Einheiten aus. Eine beliebige Summe von lebendiger Kraft, wie z. B. $\frac{1}{2}\Sigma mv^2$, kann auch in dynamischen Einheiten ausgedrückt werden; denn wenn man l die zur Geschwindigkeit v gehörende Hohe, g die Schwere und p das Gewicht von m nennt, so hat man

$$v^2 = 2gl, \quad p = gm, \quad \tfrac{1}{2}\Sigma mv^2 = \Sigma pl,$$

und diese Summe ist von derselben Art, wie die Integrale $\int Pdp$ und $\int Qdq$ oder das Produkt Πh.

684.

Wenn die Maschine vom Zustande der Ruhe ausgeht, so reduciert sich die Gleichung (c) auf

$$\tfrac{1}{2}\Sigma mv^2 = \int \Sigma Pdp - \int \Sigma Qdq. \qquad (d).$$

Da der erste Theil eine positive Grofse ist, so mufs in den ersten Momenten die bewegende Arbeit die widerstehende ubertreffen. Da aber die Geschwindigkeiten der Punkte der

Maschine nicht unbegränzt wachsen können, so erreicht dieser erste Theil sein Maximum am Ende einer gewissen Zeit, die im Allgemeinen wenig beträchtlich ist. Vermittelst eines Verfahrens, das sogleich angegeben werden soll, richtet man es so ein, dafs von diesem Augenblicke des Maximums an, die halbe Summe $\frac{1}{2}\Sigma m v^2$ der lebendigen Kräfte constant bleibt, oder nur kleine Aenderungen erleidet, und man sagt alsdann, dafs die Maschine in ihren dauernden Zustand gekommen ist. In diesem Zustande hat man, wenn man die vorhergehende Gleichung differentiirt,

$$\Sigma P dp = \Sigma Q dq,$$

so dafs die Maschine keine weitere Wirkung hat, als dafs sie, in jedem Augenblicke, die elementare bewegende Arbeit in eine gleich grofse widerstehende Arbeit verwandelt. Es ist aber wichtig, zu bemerken, dafs die Gröfse $\int \Sigma Q dq$ der widerstehenden Arbeit, in welche sich die bewegende Arbeit $\int \Sigma P dp$, während einer gewissen Zeit, verwandelt, nicht blofs die Arbeit enthält, die man vermittelst dieser Maschine ausführen will; das Integral $\int \Sigma Q dq$ enthält auch die widerstehende Arbeit, die von der Reibung der Theile der Maschine unter einander oder gegen fremde Körper und von dem Widerstande des Mittels, in welchem sich die Maschine bewegt, herrührt.

Um z. B. die Reibungen zu berücksichtigen, mufs man nach dem, was in §. 568 gesagt worden ist, zu dem Integrale $\int \Sigma Q dq$, welches von der widerstehenden Arbeit im eigentlichen Sinne herruhrt, ein anderes Integral $\int \Sigma f N ds$ hinzufügen, in welchem f der Coefficient der Reibung ist, N der wechselseitige Druck der reibenden Theile und ds das Element der krummen Linie ist, die ihr Beruhrungspunkt beschreibt. Hierdurch geht die Gleichung (d) in folgende über

$$\frac{1}{2}\Sigma m v^2 = \int \Sigma P dp - \int \Sigma Q dq - \int \Sigma f N ds. \qquad (e)$$

Hieraus folgt, dafs, wenn eine Maschine ihren permanenten Zustand erreicht hat, die durch die bewegenden Kräfte, während einer gewissen Zeit, hervorgebrachte Gröfse der Arbeit $\int \Sigma P dp$ nicht vollig durch den nützlichen Theil $\int \Sigma Q dq$ der widerstehenden Arbeit dargestellt wird, welcher Theil immer kleiner als die bewegende Arbeit $\int \Sigma P dp$ ist, und zwar um die ganze Gröfse der Arbeit, die den Reibungen und den anderen Widerständen entspricht. Eine Maschine ist desto besser, je näher der Werth der nützlichen Arbeit $\int \Sigma Q\,dq$ der bewegenden Arbeit $\int \Sigma P\,dp$ kommt. Wie aber auch die Verbindung der Theile der Maschine beschaffen sey, nie kann das erste Integral dem zweiten gleich seyn, noch weniger es übertreffen. Unter die unvollkommnen Maschinen, wo die nützliche Arbeit nur ein sehr kleiner Bruch der bewegenden Arbeit war, und der gröſste Theil von dieser durch Reibungen absorbiert wurde, gehört z. B. die alte Maschine von Marly; die bewegende Arbeit bestand in einem Falle eines beträchtlichen Theiles des Wassers der Seine, und die nützliche Arbeit war die Erhebung einer Quantität Wasser auf eine Höhe, die weit davon entfernt war, das geringe Volumen zu ersetzen.

685.

Die Theile, welche eine Maschine wirklich ausmachen, sind der Theil, an welchen die bewegenden Kräfte angebracht sind, der, welcher den Körper, den man bewegen oder verändern will, berührt, und der Zwischentheil, welcher die Wirkung der bewegenden Kräfte fortpflanzt.

Wenn man den Bedingungen der Festigkeit Genüge leistet, so ist es, für die Ersparung der Baukosten und die Verminderung der Reibungen erforderlich, daſs die ganze Masse der Maschine die möglichst kleine sey; es giebt aber noch eine andere Betrachtung, welche erfordert, daſs man diese Masse vergröſsert und zu den drei wesentlichen Theilen, aus welchen sie besteht, noch ein anderes Stück hinzufügt, das man einen Flügel nennt, und welches im Allgemeinen in einem festen Körper besteht, der sich um eine horizontale Axe dreht.

Da die Bewegungen der drei ersten Theile einer Maschine abwechselnd oder drehend sind, so wird die halbe Summe $\frac{1}{2}\Sigma mv^2$ der darauf bezüglichen lebendigen Kräfte, nachdem sie ihr Maximum erreicht hat, eine periodische Gröſse. Ebenso ist es daher in Beziehung auf den zweiten Theil der Gleichung (e), so daſs, wenn die Maschine auf ihre drei wesentlichen Theile reduciert ist, die bewegende und widerstehende Arbeit, wenn man in letzterer auch die Wirkungen der Reibung einbegreift, sich abwechselnd übertreffen, und wenn die abwechselnden Aenderungen der bewegenden Arbeit $\int \Sigma P\,dp$ und des Theils $\int\Sigma f N ds$ der widerstehenden Arbeit, nicht genau nach den Perioden der Maschine reguliert sind, so ändert sich die Gröfse $\int\Sigma Q dq$ der nützlichen Arbeit beständig. Wenn aber die Arbeiten, die man vermittelst einer Maschine zu Stande bringen will, gut ausgeführt werden sollen, so ist es meistens unumgänglich nöthig, dafs sich die nützliche Arbeit, so viel als möglich, der Gleichförmigkeit nähert, und der Flügel hat gerade die Bestimmung, diese Bedingung zu erfüllen.

Sey nemlich dm ein Element der Masse des Flügels und r sein Abstand von der Drehungsaxe; man nenne ω die Winkelgeschwindigkeit um diese Axe, die allen Elementen dm gemeinschaftlich ist und von einem Augenblicke zum anderen sich ändern kann; $r\omega$ wird die absolute Geschwindigkeit von dm seyn. Daher ist der Werth der Summe der lebendigen Kräfte der ganzen Masse des Flügels $\int r^2 \omega^2 dm$, oder was dasselbe ist, das Produkt $\mu\omega^2$, wenn man durch μ das Trägheitsmoment des Flügels in Beziehung auf seine Axe, d. h. das Integral $\int r^2 dm$, welches auf die ganze Masse ausgedehnt wird, bezeichnet. Wenn man daher $\frac{1}{2}\mu\omega^2$ zum ersten Theile der Gleichung (e) hinzu addiert, und annimmt, dafs die halbe Summe $\frac{1}{2}\Sigma m v^2$ sich auf die drei anderen Theile der Maschine bezieht, so hat man

$$\frac{1}{2}\mu\omega^2 + \frac{1}{2}\Sigma m v^2 = \int\Sigma P dp - \int\Sigma Q dq - \int\Sigma f N ds,$$

woraus man

$$\int\Sigma Q dq = R - \frac{1}{2}\mu\omega^2$$

findet, wenn man, zur Abkürzung,

$$R = \int\Sigma P dp - \int\Sigma f N ds - \frac{1}{2}\Sigma m v^2$$

setzt.

Man sieht aber leicht, dafs die Aenderungen von ω nach denen dieser Gröfse R reguliert werden können, so dafs die ganze Aenderung von $R - \frac{1}{2}\mu\omega^2$ auf sehr kleine Weiten reduciert wird, und daher die widerstehende Arbeit beinahe im permanenten Zustande der Maschine unveränderlich ist. Man sieht auch, dafs, unter sonst gleichen Umständen, die Aenderungen der Geschwindigkeit ω des Flügels desto weniger betragen, je grofser ihr Trägheitsmoment μ ist.

686.

Durch das Hinzukommen eines Flügels wird der Aufwand an bewegender Arbeit, der erforderlich ist, um die Maschine in Bewegung zu setzen und die ganze lebendige Kraft zu vermehren, bis sie ihr Maximum erreicht hat, vermehrt. Ist aber die Maschine in ihren permanenten Zustand gekommen, so haben die Massen ihrer verschiedenen Theile keinen Einflufs auf ihre Arbeit, es sey denn der Einflufs ihres Gewichtes auf die Reibungen.

Ereignet sich während der Bewegung der Maschine ein Stofs zwischen den Theilen selbst oder dieser gegen fremde Körper, und haben die Berührungspunkte nach dem Stofse eine gemeinschaftliche Geschwindigkeit in der auf den Oberflachen senkrechten Richtung, so findet eine Verminderung an lebendiger Kraft in dem Systeme statt; trennen sich die Theile, welche sich stiefsen, in Folge ihrer Elasticität, so ist noch Verlust an lebendiger Kraft vorhanden, wenn diese Theile nicht völlig elastisch sind, und wenn sie es sind, so findet, im ersten Theile des Stofses, ein Verlust an lebendiger Kraft statt, und alsdann im zweiten Theile eine Vermehrung, die diesem Verluste genau gleich ist (§. 572). Um daher die Maschine auf ihren permanenten Zustand zurückzuführen, ohne dafs in der Gröfse der widerstehenden Arbeit eine Verminderung statt findet, müssen die bewegenden Kräfte einen neuen Aufwand an bewegender Arbeit machen, der demjenigen ähnlich ist, welcher im Anfange der Bewegung statt hatte, und der Halfte der bei diesem Stofse verlorenen lebendigen Kraft gleich ist. Aus diesem Grunde mufs man die Stöfse, abgesehen von dem Schaden, den sie in den Maschinen hervorbringen, zur Ersparung der bewegenden Kräfte vermeiden.

687.

Im Allgemeinen ist die widerstehende Arbeit, welche von den Reibungen und der Wirkung des Mittels herrührt, eine beständig wachsende Gröfse; damit auch nützliche Arbeit vorhanden sey, oder blos der Gang der Maschine erhalten werde, ist es daher erforderlich, dafs auch die Grofse der bewegenden Arbeit mit der Zeit in einem Verhältnisse wachse, welches wenigstens dem des Zuwachses der widerstehenden Arbeit gleich ist. Hat dies nicht statt, so ist zuletzt die widerstehende Arbeit der bewegenden gleich. In diesem Augenblicke ist die halbe Summe der lebendigen Kräfte aller Punkte des

Systems gleich Null, die Geschwindigkeiten aller dieser Punkte sind Null und die Maschine steht stille.

Zu den Reibungen und den Widerständen der Mittel, welche diese allmäliche Erschöpfung der lebendigen Kraft hervorbringen, kann man noch das hinzufügen, daſs die Maschine einen Theil ihrer Bewegung den Stützen mittheilt, welcher Theil sich alsdann in den Boden, auf welchem die Maschine ruht, verliert. Dieser Verlust an Bewegung rührt nicht blos vom Mangel an Festigkeit der Stützen her, sondern hat auch in Folge ihrer Elasticität statt, wodurch sich die Bewegung in denselben auf dieselbe Weise, wie der Schall, fortpflanzen kann, und es kann sich aus dieser Fortpflanzung eine Verminderung der Geschwindigkeit der Theile der Maschine ergeben, die derjenigen ähnlich ist, welche durch den Widerstand eines Mittels hervorgebracht wird. Ich habe ein Beispiel dieser besonderen Wirkung bei der Bewegung eines Pendels gegeben, welches am Endpunkte eines elastischen horizontalen Stabes von unbestimmter Länge aufgehängt ist *).

Wenn man die Wirkung der bewegenden Kräfte unterdrückt und die nützliche Arbeit der Maschine ebenfalls aufgehört hat, so geht die Gleichung der lebendigen Kräfte in folgende über

$$\tfrac{1}{2}\Sigma m v^2 = \tfrac{1}{2}\Sigma m k^2 - \int \Sigma f N ds,$$

wo $\Sigma m k^2$ die Summe der lebendigen Kräfte aller Punkte des Systems in diesem Augenblicke, $\Sigma m v^2$ diese Summe in einer folgenden Epoche ist und $\int \Sigma f N ds$ die Arbeit ausdrückt, welche von den Reibungen, dem Widerstande des Mittels und dem Verluste der Bewegung durch die Stützen herrührt, dieses letzte Glied wird aber bald gleich $\tfrac{1}{2}\Sigma m k^2$, die lebendige Kraft der Maschine ist bald vollständig erschöpft, und die Maschine hört auf, sich zu bewegen, wie dies schon in §. 568 gesagt worden ist.

688.

Wenn ein Mensch sein eigenes Gewicht, welches ich Π nenne, auf eine verticale Höhe h über den Ausgangspunkt fortbewegt, so ist die hieraus entspringende Gröſse der Arbeit gleich Πh, nach der in §. 683 gegebenen Regel: diese Gröſse

---

*) Additions à la Connaissance des Tems. 1833. S. 26.

würde aber eine sehr unvollkommene Vorstellung der nothwendigen Muskelanstrengung und der ganzen Kraft geben, welche dieser Mensch angewandt hat. Es wäre schwer, ein genaues Maafs derselben zu erhalten, man kann blos zeigen, dafs sie, oft um sehr Viel, die vorhergehende Grofse übertreffen mufs, welche Null wäre, wenn die Höhe h Null wäre, wiewohl dabei gewifs eine bestimmte mechanische Arbeit vorkommt, die der Bewegung eines Menschen auf einer horizontalen Ebene entspricht.

Ich setze voraus, dafs der Mensch, bei dieser Bewegung, den linken Fufs vor den rechten setzt, sein Schwerpunkt liegt alsdann um eine Gröfse, die ich durch s bezeichnen werde, unter seiner natürlichen Lage. Stützt sich der Mensch auf seinen linken Fufs, und benutzt die Reibung dieses Fufses gegen den Boden, so bringt der Mensch seinen rechten Fufs in das Niveau des linken zurück, alsdann geht der rechte Fufs dem linken voraus und ruht auf dem Boden, was einen ganzen aus zwei Theilen bestehenden Schritt ausmacht. Im ersten Theile erhebt der Mensch seinen Schwerpunkt um die Höhe s, und erzeugt daher eine Gröfse der Arbeit, die gleich Πs ist, zugleich theilt er diesem Punkte eine horizontale Geschwindigkeit mit, die ich, am Ende des ersten Halbschrittes, durch a bezeichne, was einer anderen Gröfse der Arbeit entspricht, die der halben lebendigen Kraft $\frac{1}{2}\frac{\Pi a^2}{g}$ gleich ist, wenn man durch g die Schwere bezeichnet. Man müfste daher zu $\frac{1}{2}\frac{\Pi a^2}{g}$ den Theil der halben Summe der lebendigen Kraft hinzufügen, welcher von den relativen Geschwindigkeiten aller anderen Punkte des Körpers herrührt (§. 569), ich werde sie jedoch bei dieser Schätzung, die nur einen ungefähren Ueberblick geben kann, vernachlässigen. Ich nehme auch an, dafs der zweite Halbschritt in Folge einer am Ende der ersten erlangten Geschwindigkeit und des Gewichtes des Körpers, welches auf die Erde zurückfällt, statt hat, so dafs der Mensch, während des zweiten Halbschrittes, keine Anstrengung weiter macht, und die verticale und horizontale Geschwindigkeit, die seinen Schwerpunkt am Ende des ganzen Schrittes noch bewegt, durch den Stofs und die Reibung des rechten Fuſses gegen den Boden aufgehoben werden. Unter dieser Voraussetzung ist die Gröſse der Arbeit des Menschen, während des ganzen Schrittes, die Summe

$$\Pi\varepsilon + \tfrac{1}{2}\,\frac{\Pi a^2}{g} \text{ oder } \Pi(\varepsilon + \alpha),$$

wenn man α die zur Geschwindigkeit a gehörende Hohe nennt, so daſs man $a^2 = 2g\alpha$ hat.

Hieraus folgt, daſs bei einer Anzahl n gleicher und ähnlicher Schritte die Grofse der Arbeit eines Menschen oder Thieres, welche eine Last tragen und auf einem horizontalen Wege gehen, gleich $nK(\varepsilon + \alpha)$ ist, wenn man durch K ihr um die Last vermehrtes Gewicht Π bezeichnet. Ist das ganze Gewicht vertical um die Hohe h über den Ausgangspunkt erhoben worden, so muſs man Kh zu der Gröſse $nK(\varepsilon + \alpha)$ hinzu setzen, und wenn die Last auf einem Wege gezogen wird, wo sie eine Reibung erleidet, die man durch einen Theil F ihres Gewichtes bezeichnen kann, so ergiebt sich hieraus eine andre Vermehrung der Arbeit, die gleich Fl ist, wenn man l die Länge des durchlaufenen Weges nennt.

689.

Bei Berechnung der Wirkungen der sich bewegenden Maschine ist es oft nützlich, die allen Punkten gemeinschaftlichen und die besonderen Geschwindigkeiten der verschiedenen Punkte zu unterscheiden. Zu diesem Ende seyen x, y, z am Ende der Zeit t, die Coordinaten eines Punktes, dessen Masse m ist; in diesem Augenblicke sind die Seitengeschwindigkeiten seiner absoluten Geschwindigkeit $\frac{dx}{dt}$, $\frac{dy}{dt}$, $\frac{dz}{dt}$, und am Ende der Zeit $t + dt$ werden die Coordinaten desselben Punktes $x + dx$, $y + dy$, $z + dz$. Man kann aber die Bewegung, die das System während der Zeit dt hat, in eine fortschreitende Bewegung und eine allen Punkten gemeinschaftliche Drehung zerlegen, bei welcher ihre Abstände unveränderlich sind, und in besondere Bewegungen, bei welchen diese Abstände sich auf passende Weise ändern. Ich nenne $d'x$, $d'y$, $d'z$ die Zuwächse von x, y, z, die von der gemeinschaftlichen Bewegung herrühren, und $d_{,}x$, $d_{,}y$, $d_{,}z$

diejenigen, welche sich aus der auf m bezüglichen Bewegung ergeben, so dafs man

$$dx = d'x + d_{,}x, \quad dy = d'y + d_{,}y, \quad dz = d'z + d_{,}z$$

hat. Was diesen Punkt m betrifft, so nenne ich auch u', v', w' die drei Seitengeschwindigkeiten der gemeinschaftlichen Geschwindigkeit, die man als gegebene Functionen von t, x, y, z ansieht, und welche

$$u' = \frac{d'x}{dt}, \quad v' = \frac{d'y}{dt}, \quad w' = \frac{d'z}{dt}$$

seyn werden; die seiner besonderen Geschwindigkeit sind auch $\frac{d_{,}x}{dt}$, $\frac{d_{,}y}{dt}$, $\frac{d_{,}z}{dt}$, und man hat

$$\frac{dx}{dt} = u' + \frac{d_{,}x}{dt}, \quad \frac{dy}{dt} = v' + \frac{d_{,}y}{dt}, \quad \frac{dz}{dt} = w' + \frac{d_{,}z}{dt}$$

für die Seitengeschwindigkeiten seiner absoluten Geschwindigkeit, und wenn man differentiiert, so ergiebt sich hieraus

$$\left.\begin{aligned} \frac{d^2x}{dt^2} &= \frac{du'}{dt} + \frac{dd_{,}x}{dt^2} \\ \frac{d^2y}{dt^2} &= \frac{dv'}{dt} + \frac{dd_{,}y}{dt^2} \\ \frac{d^2z}{dt^2} &= \frac{dw'}{dt} + \frac{dd_{,}z}{dt^2} \end{aligned}\right\} \qquad (f)$$

für die beschleunigenden Kräfte dieses Punktes m nach den Coordinatenaxen, wo die angedeuteten Differentiale in Beziehung auf t, sowohl mit Rücksicht auf diese Veränderliche, als auch auf die als Functionen von t betrachteten Coordinaten x, y, z genommen werden.

Mufs dieser Punkt m sich auf einer Oberfläche bewegen, die fest oder beweglich seyn kann, deren Gestalt aber unveränderlich ist, so mufs er beständig, in Folge seiner absoluten Geschwindigkeit, auf dieser Oberfläche bleiben, und man kann auch annehmen, dafs er bestandig, in Folge der gemeinschaftlichen Bewegung des Systems, auf derselben bleibe. Bezeichnet man durch $L = o$ die Gleichung der Oberfläche, so ist L eine gegebene Function der Coordinaten von m, die auf bewegliche Axen bezogen sind, die an der gemeinschaftlichen Bewegung Theil nehmen, und diese Grofse kann in eine Function der Zeit und der auf feste Axen bezogenen Coordinaten von m, d. h. in eine Function von t, x, y, z verwandelt werden. Die Gleichung $L = o$ mufs noch bestehen, wenn man diese vier Veränderlichen durch $t + dt$, $x + dx$, $y + dy$, $z + dz$ bei der absoluten Bewegung von m, oder durch $t + dt$, $x + d'x$, $y + d'y$, $z + d'z$ bei der gemeinschaftlichen Bewegung des Systems ersetzt. Vernachlässigt man die unendlich kleinen Gröfsen der zweiten Ordnung, so hat man daher gleichzeitig

$$\frac{dL}{dt} + \frac{dL}{dx}(d'x + d,x) + \frac{dL}{dy}(d'y + d,y) + \frac{dL}{dz}(d'z + d,z) = o$$

$$\frac{dL}{dt} + \frac{dL}{dx}d'x + \frac{dL}{dy}d'y + \frac{dL}{dz}d'z = o$$

und daher

$$\frac{dL}{dx}d,x + \frac{dL}{dy}d,y + \frac{dL}{dz}d,z = o. \qquad (g)$$

Dies vorausgesetzt, wollen wir nun die Summe der lebendigen Kräfte, die von den besonderen Geschwindigkeiten aller Punkte des Systems herrühren, suchen, und sie mit der Summe der lebendigen Kräfte, die sich aus ihren absoluten Geschwindigkeiten ergeben, vergleichen.

690.

Zu diesem Zwecke nehme man wieder die allgemeine Formel des §. 531 vor, aus welcher die Gleichung (a) des §. 680 abgeleitet worden ist, und bilde allmälich die Glieder dieser Formel, die sich auf die verschiedenen Arten von Kräften beziehen, die auf das betrachtete System wirken können.

Man bezeichne zuerst durch P eine der äufseren gegebenen Kräfte, wo δp die Projection der Verrückung ihres Angriffspunktes auf ihre Richtung ist, und wenn man diese Projection als eine positive oder negative Gröfse ansieht, je nachdem sie auf die Richtung von P selbst oder ihre Verlängerung fallt, so hat man, wie in §. 681,

$$m(X\delta x + Y\delta y + Z\delta z) = P\delta p$$

für den Theil der angeführten Formel, der sich aus dieser Kraft P ergiebt.

Sey auch R die Wechselwirkung zweier Punkte des Systems, deren Massen m und m' sind; man nenne r den Abstand mm', von welchem R eine gewisse Function ist. Sind x, y, z, x', y', z' die Coordinaten von m und m', so hat man

$$r^2 = (x - x')^2 + (y - y')^2 + (z - z')^2,$$

und wenn δr die Aenderung von r ausdrückt, die sich aus ihren Zuwächsen δx, δy, δz, $\delta x'$, $\delta y'$, $\delta z'$ ergiebt, so hat man auch

$$r\delta r = (x - x')(\delta x - \delta x')$$
$$+ (y - y')(\delta y - \delta y') + (z - z')(\delta z - \delta z').$$

Die an den Punkt m angebrachten Seitenkräfte der Kraft R sind

$$mX = \pm \frac{(x - x')R}{r},$$
$$mY = \pm \frac{(y - y')R}{r},$$
$$mZ = \pm \frac{(z - z')R}{r},$$

und die derselben an den Punkt m' angebrachten Kräfte sind

$$m'X' = \pm \frac{(x' - x)R}{r},$$
$$m'Y' = \pm \frac{(y' - y)R}{r},$$
$$m'Z' = \pm \frac{(z' - z)R}{r},$$

woraus man

$$m(X\delta x + Y\delta y + Z\delta z)$$
$$+ m'(X'\delta x' + Y'\delta y' + Z'\delta z') = \pm R\delta r$$

für den Theil der allgemeinen Formel findet, der sich aus der Kraft R ergiebt, wo das obere oder untere Zeichen statt hat, je nachdem diese Kraft eine abstoſsende oder anziehende ist.

Muſs der Punkt m auf einer Oberfläche bleiben, deren Gleichung im vorhergehenden §. durch $L = o$ bezeichnet worden ist, und nennt man ω das Element dieser Oberflache, welchem der Punkt m am Ende der Zeit t entspricht, und ωU den Widerstand, den er von demselben erleidet, so steht diese Kraft auf der gegenwärtigen Lage von ω senkrecht; man hat daher für ihre Seitenkräfte

$$mX = \omega UV \frac{dL}{dx}, \quad mY = \omega UV \frac{dL}{dy}, \quad mZ = \omega UV \frac{dL}{dz},$$

wenn man, zur Abkürzung,

$$V = \left[\left(\frac{dL}{dx}\right)^2 + \left(\frac{dL}{dy}\right)^2 + \left(\frac{dL}{dz}\right)^2\right]^{-\frac{1}{2}}$$

und auch

$$V\left(\frac{dL}{dx}\delta x + \frac{dL}{dy}\delta y + \frac{dL}{dz}\delta z\right) = \delta u$$

setzt, und hieraus folgt $\omega U \delta u$ für das Glied der allgemeinen Formel, welches von dem Widerstande ωU herrührt. Der Factor U drückt diesen auf die Einheit der Oberfläche bezogenen Widerstand aus, δu ist die Projection der Verrückung von m auf die Normale des Elementes ω; sie hat ein doppeltes Zeichen, wegen der Wurzelgröfse V, und man betrachtet δu als eine positive oder negative Gröfse, je nachdem die Projection der Verrückung von m auf die Richtung des Widerstandes ωU selbst, oder auf seine Verlängerung fallt.

Aufser dem normalen Widerstande der Oberfläche, auf welcher der Punkt m sich bewegen mufs, erleidet er noch einen tangentialen Widerstand, der von der Reibung gegen diese Oberflache herrührt, und wenn man diese Kraft durch ωF und durch δs die Projection der Verrückung des materiellen Punktes m auf seine Trajectorie bezeichnet, so ergiebt sich hieraus $\omega F \delta s$, für das entsprechende Glied der Formel des §. 531.

Hiernach kann man diese Formel auch auf folgende Weise schreiben

$$\left.\begin{aligned}\Sigma m \left(\frac{d^2 x}{dt^2}\delta x + \frac{d^2 y}{dt^2}\delta y + \frac{d^2 z}{dt^2}\delta z\right) \\ = \Sigma P \delta p \pm \Sigma R \delta r + \Sigma \omega U \delta u - \Sigma \omega F \delta s\end{aligned}\right\} \quad (h)$$

wo die Summe Σ des ersten Theils allen Punkten des Systems entspricht, und die erste der Summen Σ des zweiten Theils sich auf die Punkte, die äufseren bewegenden Kraften unterworfen sind, die zweite auf die Wechselwirkungen aller Punkte des Systems paarweise genommen, die dritte und vierte auf alle Elemente der widerstehenden und reibenden Oberflächen bezieht. Wenn daher blos die einzige Bedingung, dafs ein Theil der Punkte des Systems auf diesen Oberflächen bleiben müssen, vorhanden ist, welche die Bewegungen des ganzen Systems hindert, so kann man nun alle diese Punkte als völlig frei betrachten, und jede beliebige Voraussetzung über die Aenderungen δx, δy, δz der Coordinaten eines beliebigen Punktes machen.

691.

Ich nehme zuerst an, man setze

$$\delta x = dx, \quad \delta y = dy, \quad \delta z = dz,$$

so daſs die Verrückung eines beliebigen Punktes m diejenige ist, welche wirklich während der Zeit dt statt hat. Zu gleicher Zeit hat man $\delta r = dr$, und man kann δp, δu, δs durch dp, du, ds ersetzen, welche die Projectionen der wirklichen Verrückung des Punktes m auf die Richtungen der Kräfte P, ωU, ωF darstellen. Nennt man v die Geschwindigkeit eines beliebigen Punktes m, und bemerkt, daſs man

$$\frac{d^2x}{dt^2}dx + \frac{d^2y}{dt^2}dy + \frac{d^2z}{dt^2}dz = \tfrac{1}{2}d.v^2$$

hat, so wird die Gleichung (h)

$$\tfrac{1}{2}d.\Sigma mv^2 = \Sigma Pdp \pm \Sigma Rdr + \Sigma\omega Udu - \Sigma\omega Fds.$$

Integriert man, so hat man daher

$$\left.\begin{array}{l}\tfrac{1}{2}\Sigma mv^2 - \tfrac{1}{2}\Sigma mk^2 \\ = \int\Sigma Pdp \pm \int\Sigma R\,dr + \int\Sigma\omega\,Udu - \int\Sigma\omega Fds\end{array}\right\} \quad (i)$$

wo k der anfängliche Werth von v ist, und die Integrale vom Anfangspunkte der Bewegung an genommen werden.

Das Glied $\int\Sigma Pdp$ enthält den Theil der bewegenden Arbeit, der dem Gewichte des Systems entspricht, und wenn man dieses Gewicht Π und ζ die verticale Höhe nennt, von welcher der Schwerpunkt während der Zeit t herabgefallen ist, so ist dieser Theil gleich $\Pi\zeta$.

Bleiben die Abstände der Punkte des betrachteten Systems während der Bewegung unveränderlich, so hat man $dr = o$ und das Glied $\int\Sigma R\,dr$ verschwindet aus der Gleichung (i). Betrachtet man eine Flüssigkeit, so enthält dieses Glied die wechselseitigen Anziehungen oder Abstoſsungen dieser Punkte, welche sich auf groſse Abstände ausdehnen; es enthält auch die wechselseitigen Wirkungen, die man eigentlich Molecularkräfte nennt (§. 588), welche sich nur auf unmeſsbare Abstände erstrecken und die inneren Drucke hervorbringen, welche man bei der Bildung der Gleichung (i) unberücksichtigt gelassen hat. Der Werth dieses Integrals $\int \Sigma R\,dr$ hängt von der Aenderung der Gestalt und den Verdichtungen oder Ausdehnungen der Flüssigkeit während ihrer Bewegung ab, und für sehr kleine Aenderungen der Dichtigkeit, die bei der Flüssigkeit statt haben, kann er sich, wegen der Molecularkräfte und der daraus entspringenden Drucke in sehr großen Verhältnissen ändern (§. 576).

Die in den zwei letzten Integralen enthaltenen Summen $\Sigma\omega U du$ und $\Sigma\omega F ds$ sind selbst doppelte Integrale, die auf alle Elemente ω der widerstehenden und reibenden Oberflächen ausgedehnt sind. Wenn der Theil des Systems, der eine Reibung gegen eine der Oberflächen ausübt, ein fester Körper ist, so ist die Kraft ωF von der Geschwindigkeit dieses Körpers unabhängig, und für jedes Element ω dem entsprechenden Drucke proportional, welcher dem Widerstande ωU gleich und entgegengesetzt ist. Ist dieser reibende Theil des Systems eine Flüssigkeit, so hängt die Kraft ωF von ihrer relativen Geschwindigkeit ab, und ist von dem Drucke unabhängig (§. 456). Ist die Oberfläche, zu der die Gleichung $L = o$ gehört, unbeweglich, so ist die Projection der Verrückung von m auf die Normale dieser Oberfläche Null, weil der Punkt m auf dieser Oberfläche bleiben muſs; man hat daher $du = o$, wodurch das Integral $\int \Sigma\omega U du$ verschwindet, und wenn man auſserdem die Reibung vernachlässigt, so reduciert sich die Gleichung (i) auf die gewöhnliche Gleichung der lebendigen Kräfte.

692.

Man setze nun

$$\delta x = d_{,}x, \quad \delta y = d_{,}y, \quad \delta z = d_{,}z,$$

so daſs die Verrückungen der Punkte des Systems, welche die Gleichung (h) voraussetzt, ihre besonderen Verrückungen sind. Man bezeichne durch $d_{,}p$, $d_{,}u$, $d_{,}s$ die Projectionen der besonderen Verrückungen der Punkte, an welche die Kräfte P, U, F angebracht sind, auf ihre Richtungen. Die Werthe von δp, δu, δs, die wir anwenden, welche denen von δx, δy, δz, entsprechen, sind $d_{,}p$, $d_{,}u$, $d_{,}s$. Da auſserdem die anderen Theile $d'x$, $d'y$, $d'z$ der vollständigen Differentiale dx, dy, dz, der Voraussetzung nach, keinen Einfluſs auf die wechselseitigen Abstände der Punkte des Systems haben, so geht δr in das Differential dr über, wie in dem vorhergehenden §. Die Gleichung (h) wird daher

$$\left.\begin{aligned}\Sigma m\left(\frac{d^2x}{dt^2}d,x+\frac{d^2y}{dt^2}d,y+\frac{d^2z}{dt^2}d,z\right)\\ = \Sigma Pd,p \pm \Sigma Rdr + \Sigma\omega Ud,u - \Sigma\omega Fd,s.\end{aligned}\right\} \quad (k)$$

Nennt man $v,$ die besondere Geschwindigkeit des Punktes m, deren Seitengeschwindigkeiten $\frac{d,x}{dt}$, $\frac{d,y}{dt}$, $\frac{d,z}{dt}$ sind, so hat man

$$v,^2 = \left(\frac{d,x}{dt}\right)^2 + \left(\frac{d,y}{dt}\right)^2 + \left(\frac{d,z}{dt}\right)^2.$$

und wenn man differentiiert,

$$\tfrac{1}{2}d.v,^2 = \frac{dd,x}{dt^2}d,x + \frac{dd,y}{dt^2}d,y + \frac{dd,z}{dt^2}d,z.$$

In Folge der Gleichungen (f) hat man daher

$$\begin{aligned}&\frac{d^2x}{dt^2}d,x + \frac{d^2y}{dt^2}d,y + \frac{d^2z}{dt^2}d,z\\ &= \tfrac{1}{2}d.v,^2 + \frac{du'}{dt}d,x + \frac{dv'}{dt}d,y + \frac{dw'}{dt}d,z.\end{aligned}$$

Setzt man außerdem d,x, d,y, d,z in den Ausdruck von δu des §. 690, um den Werth von d,u zu erhalten, so findet man

$$d,u = V\left(\frac{dL}{dx}d,x + \frac{dL}{dy}d,y + \frac{dL}{dz}d,z\right),$$

welche Größe, in Folge der Gleichung (g), Null ist. Vermittelst dieser Werthe nimmt die Gleichung (k) die Gestalt

$$\begin{aligned}\tfrac{1}{2}d.\Sigma mv,^2 + \Sigma m\left(\frac{du'}{dt}d,x + \frac{dv,}{dt}d,y + \frac{dw'}{dt}d,z\right)\\ = \Sigma Pd,p \pm \Sigma Rdr - \Sigma\omega Fd,s\end{aligned}$$

an, und wenn man integriert, so ergiebt sich

$$\left.\begin{aligned}\tfrac{1}{2}\Sigma mv,^2 - \tfrac{1}{2}\Sigma mk,^2 = \int\Sigma Pd,p \pm \int\Sigma Rdr - \int\Sigma\omega Fd,s\\ - \int\Sigma m\left(\frac{du'}{dt}d,x + \frac{dv'}{dt}d,y + \frac{dw'}{dt}d,z\right)\end{aligned}\right\} \quad (l)$$

wo $k,$ der anfängliche Werth von $v,$ ist und die Integrale vom Anfangspunkte der Bewegung an genommen werden.

693.

Diese Gleichung (l) giebt den Zuwachs an, welchen die halbe Summe der lebendigen Kräfte, während der Zeit t, vermöge der besonderen Geschwindigkeiten aller Punkte des Systems erhält.

Macht man sogleich in der allgemeinen Formel des §. 531 die Voraussetzung, die uns zur Gleichung (l) geführt hat, d. h. setzt man in derselben d,x, d,y, d,z statt δx, δy, δz, so hat man

$$\Sigma m\left(\frac{d^2x}{dt^2}d,x + \frac{d^2y}{dt^2}d,y + \frac{d^2z}{dt^2}d,z\right)$$
$$= \Sigma m\,(Xd,x + Yd,y + Zd,z),$$

oder, nach dem Vorhergehenden,

$$\tfrac{1}{2}d\,.\,mv,^2$$
$$= \Sigma m\left[\left(X-\frac{du'}{dt}\right)d,x+\left(Y-\frac{dv'}{dt}\right)d,y+\left(Z-\frac{dw'}{dt}\right)d,z\right]$$

wo sich die Summe Σ des zweiten Theils auf alle Kräfte erstreckt, die auf die Punkte des Systems wirken, die Kräfte ausgenommen, welche von den senkrechten Widerstanden der festen oder beweglichen Oberflächen herrühren, welche vermöge der Werthe von δx, δy, δz verschwinden. Nennt man aber H die Kraft, deren drei Seitenkräfte

$$m\left(X-\frac{du'}{dt}\right),\quad m\left(Y-\frac{dv'}{dt}\right),\quad m\left(Z-\frac{dw'}{dt}\right)$$

sind, und d,h die Projection der besonderen Verrückung ihres Angriffspunktes auf ihre Richtung, so hat man

$$m\left(X-\frac{du'}{dt}\right)d,x + m\left(Y-\frac{dv'}{dt}\right)d,y$$
$$+ m\left(Z-\frac{dw'}{dt}\right)d,z = \pm\, Hd,h,$$

je nachdem diese Projection d,h auf die Richtung der Kraft H selbst oder ihre Verlängerung fällt. Behält man daher im ersten Falle H und d,h bei, und braucht im zweiten L und d,l, so findet man hieraus

$$\tfrac{1}{2}\Sigma mv,^2 - \tfrac{1}{2}\Sigma mk,^2 = \int \Sigma Hd,h - \int \Sigma L.d,l,$$

wo sich die Summe $\Sigma Hd,h$ auf alle bewegenden Kräfte des Systems, und die Summe $\Sigma Ld,l$ auf alle widerstehenden Kräfte erstreckt.

Diese letzte Gleichung ist nichts anderes, als die Gleichung (l) unter anderer Gestalt. Vergleicht man sie mit der Gleichung (d), so sieht man, dafs das Princip der lebendigen Kräfte noch in Beziehung auf die besonderen Geschwindigkeiten der Punkte des Systems, wie sie in §. 689 erklärt worden sind, statt hat, sobald man nur die gegebenen Kräfte P und Q durch andere Kräfte H und L ersetzt, die von den ersten und der gemeinschaftlichen Bewegung des Systems abhängen.

Diesen Lehrsatz verdankt man Coriolis. Er kann bei vielen Fragen, die diesem Lehrbuche der theoretischen Mechanik fremd sind, mit Nutzen gebraucht werden; wir verweisen in dieser Beziehung auf die Abhandlung über das Princip der lebendigen Kräfte bei den besonderen Bewegungen der Maschinen *).

694.

Das Glied $\int \Sigma R\,dr$, welches von den Molecularkräften herrührt, ist in den zwei Gleichungen (i) und (l) dasselbe; am häufigsten ist auch das Glied, welches den Reibungen entspricht, bei der absoluten und relativen Bewegung des Systems dasselbe, und ändert sich daher nicht, wenn man von einer Gleichung zur anderen übergeht.

Zieht man alsdann die zweite dieser Gleichungen von der ersten ab, so hat man

$$\left.\begin{aligned}&\tfrac{1}{2}\Sigma m(v^2-v_{,}^2)-\Sigma m(k^2-k_{,}^2)=\int\Sigma P(dp-d_{,}p)\\&+\tfrac{1}{2}\int\Sigma m\left(\frac{du'}{dt}d_{,}x+\frac{dv'}{dt}d_{,}y+\frac{dw'}{dt}d_{,}z\right)+\int\Sigma\omega\,U\,du\end{aligned}\right\}\quad(m)$$

Reducieren sich die Kräfte P auf die Gewichte der verschiedenen Theile des Systems, nennt man Π das ganze Gewicht und ζ' die verticale Höhe, welche sein Schwerpunkt, während der Zeit t, bei der allen Punkten gemeinschaftlichen Bewegung beschreibt, so sieht man leicht, dafs man auch

$$\int\Sigma P(dp-d_{,}p)=\Pi\zeta'$$

hat.

Ist aufserdem nur eine widerstehende Oberfläche vorhanden, und ist dies z. B. eine Ebene, die sich parallel mit sich selbst bewegt, so kann man, für die gemeinschaftliche Bewegung des Systems, die gegebene Bewegung dieser Ebene neh-

*) Journal de l'École Polytechnique. cah. 21.

men, denn sie leistet den beiden Bedingungen des §. 689 Genüge, sie ändert die wechselseitigen Abstände der Punkte des Systems nicht, und hindert auch die Punkte, welche diese bewegliche Ebene berühren, nicht, auf ihrer Oberfläche zu bleiben. Aufserdem ist es einleuchtend, dafs diese Bewegung da sie auf der beweglichen Ebene senkrecht steht, keinen Einflufs auf die besonderen Geschwindigkeiten der Punkte ausübt, die über diese Ebene gleiten, ebensowenig wie auf die Linien, die sie auf derselben beschreiben. Hieraus folgt, dafs die von der Reibung gegen diese Ebene herrührende widerstehende Arbeit, bei der absoluten und relativen Bewegung dieselbe ist, wie es die Gleichung (m) voraussetzt.

Um diese Gleichung noch zu vereinfachen, nehme ich an, dafs die Bewegung der widerstehenden Ebene gleichförmig ist, so dafs alle ihre Punkte Linien beschreiben, die auf ihrer anfänglichen Lage senkrecht stehen, und zwar mit einer gemeinschaftlichen Geschwindigkeit, die, durch irgend ein Mittel, unveränderlich und von der Wirkung des Systems auf diese Ebene unabhängig gemacht wird. Die Seitengeschwindigkeiten u', v', w' sind daher constant, und man hat

$$\int \Sigma m \left(\frac{du'}{dt} d_{,}x + \frac{dv'}{dt} d_{,}y + \frac{dw'}{dt} d_{,}z \right) = o.$$

Bezeichnet man diese Geschwindigkeit durch a, und durch α den Winkel, den ihre Richtung mit der der Schwere macht, so hat man auch

$$\zeta' = at \cos\alpha.$$

Sey aufserdem Q der Druck, der am Ende der Zeit t auf die ganze Oberfläche der gegebenen Ebene und im Sinne der Geschwindigkeit a ausgeübt wird. Die widerstehende Arbeit, welche dieser Kraft, die im entgegengesetzten Sinne ihrer Richtung genommen wird, d. h. dem Widerstande der Ebene, entspricht, ist, während der Dauer der Zeit t, $-\int Qadt$, wenn man annimmt, dafs das Integral mit dieser Veranderlichen verschwindet. Setzt man den Factor a aufserhalb des Integrationszeichens, so hat man daher

$$\int \Sigma \omega U du = -a \int Q dt$$

als Werth des letzten Gliedes der Gleichung (m), welche

$$\tfrac{1}{2} \Sigma m (k^2 - k_{,}^2) - \tfrac{1}{2} \Sigma m (v^2 - v_{,}^2) + \Pi a t \cos\alpha = a \int Q dt \quad (n)$$

wird.

Die Geschwindigkeit $v_{,}$ ist die Mittelkraft von v und der Geschwindigkeit a, die im entgegengesetzten Sinne ihrer Richtung genommen wird, gleich. Bezeichnet man daher durch ε den Winkel, welchen die Richtung der Geschwindigkeit v mit der von a macht, so hat man

$$v_{,}^2 = v^2 - 2av\cos\varepsilon + a^2;$$

und wenn man durch δ den anfänglichen Werth von ε bezeichnet, so hat man auf gleiche Weise

$$k_{,}^2 = k^2 - 2ak\cos\delta + a^2,$$

woraus sich

$$\tfrac{1}{2}\Sigma m\,(k^2 - k_{,}^2) = a\Sigma mk\cos\delta - \tfrac{1}{2}a^2\Sigma m$$

$$\tfrac{1}{2}\Sigma m\,(v^2 - v_{,}^2) = a\Sigma mv\cos\varepsilon - \tfrac{1}{2}a^2\Sigma m$$

ergiebt, wodurch die Gleichung (n) in folgende

$$\Sigma mk\cos\delta - \Sigma mv\cos\varepsilon + \Pi t\cos\alpha = \int Q\,dt \qquad (o)$$

übergeht, nachdem man den allen Gliedern gemeinschaftlichen Factor a weggelassen hat.

Die Summen $\Sigma mk\cos\delta$ und $\Sigma mv\cos\varepsilon$ drücken, am Anfange und Ende der Zeit t, die Gröſsen der Bewegung aller Punkte des Systems, in der auf der gegebenen Ebene senkrechten Richtung, aus. Das Produkt $\Pi t\cos\alpha$ ist die Gröſse der Bewegung, welche das Gewicht Π des Systems, nach derselben Richtung, während der Zeit t, hervorbringt, und das Integral $\int Q\,dt$ ist die Gröſse der Bewegung, welche während dieser Zeit, durch den Widerstand der gegebenen Ebene aufgehoben wird. Es ist aber einleuchtend, daſs diese letztere Gröſse dem Ueberschusse der ersten Summe über die zweite, vermehrt um die Gröſse $\Pi t\cos\alpha$, gleich seyn muſs, so daſs die vorhergehende Gleichung, welche diese Gleichheit ausdrückt, als eine Bestätigung unserer Analyse angesehen werden kann.

695.

Wenn die Geschwindigkeit k eines jeden Punktes des Systems plötzlich in die Geschwindigkeit v übergeht, so ist die Wirkung des Systems auf die gegebene Ebene ein Stoſs. Während seiner sehr kurzen Dauer kann man die Wirkung $\Pi t\cos\alpha$ der Schwere vernachlässigen, und die durch die Ebene aufgehobene Gröſse der Bewegung wird der Ueberschuſs von $\Sigma mk\cos\delta$ über $\Sigma mv\cos\varepsilon$ seyn.

Ist das System ein fester Körper, der über der Ebene liegt, und nach dem Stofse auf der Ebene liegen bleibt, so ist die Seitengeschwindigkeit $v \cos \varepsilon$ der Geschwindigkeit v in diesem Augenblicke für alle Punkte des Korpers dieselbe und der Constanten a gleich. Differentiiert man die Gleichung (o) in Beziehung auf t, so hat man daher

$$\Pi \cos \alpha = Q,$$

und da die Geschwindigkeit der Ebene, nach der Voraussetzung, unveränderlich ist, so mufs ihr Widerstand sogleich die Beschleunigungen der Schwere aufheben, die senkrecht auf ihre Oberflache statt hätten. Diese Kraft mufs daher der Seitenkraft des Gewichtes Π, nach dieser Richtung, gleich und entgegengesetzt und der Druck Q dieser Seitenkraft gleich seyn.

Man bemerke, dafs, wenn der Winkel α stumpf ist, der vorhergehende Werth von Q das Minuszeichen hat. Man hat aber früher angenommen, dafs der auf diese Ebene ausgeübte Druck im Sinne der Geschwindigkeit a gerichtet sey; hätte das Entgegengesetzte statt, so müfste man in allen vorhergehenden Gleichungen das Zeichen Q ändern. Der Druck Q wird aber wirklich in dem der Geschwindigkeit a entgegengesetzten Sinne ausgeübt, wenn der Winkel α stumpf ist, der Werth von Q ist daher alsdann $-\Pi \cos \alpha$, oder, mit anderen Worten, dieser Werth ist immer, ohne Rücksicht auf das Zeichen, $\Pi \cos \alpha$.

696.

Die an und für sich selbst schon einleuchtende Gleichung (o) kann dazu dienen, den Druck einer Flüssigkeit zu bestimmen, die sich auf der Ebene AB (Fig. 57) bewegt, die die Geschwindigkeit a senkrecht auf diese Ebene hat, und deren Richtung mit der der Schwere den Winkel α einschliefst.

Um einen bestimmten Fall zu betrachten, nehme man an, die Flüssigkeit komme aus einer horizontalen Oeffnung eines Gefafses und bilde unter der Zusammenziehung des Strahls (§. 676) einen verticalen Cylinder, dessen Punkte eine gemeinschaftliche und verticale Geschwindigkeit haben, die wir durch γ bezeichnen. Man nehme auch an, das Niveau der Flüssigkeit werde auf einer bestandigen Hohe im Gefafse erhalten, wodurch die Geschwindigkeit γ von der Zeit unabhangig ist.

Bis zu einem horizontalen Schnitte CD, der in einem kleinen Abstande über der Ebene AB gemacht wird, behält der Strahl seine cylindrische Gestalt und seine Geschwindigkeit γ; er dehnt sich alsdann über diese Ebene aus und tritt zuletzt über dieselbe hinaus. Am Ende einer gewissen Zeit kommt die Flüssigkeit in einen dauernden Zustand, in welchem die Geschwindigkeit jedes Theilchens nur von dem Orte, den es einnimmt, abhängt, und wo alsdann auch der Druck in einem beliebigen Punkte der Ebene AB von der Zeit unabhängig ist. In diesem Zustande soll der ganze auf die Oberfläche der Ebene ausgeübte Druck Q bestimmt werden.

Der von dem Gewichte der Flüssigkeit herrührende Druck ist die Seitenkraft dieses Gewichtes, senkrecht auf AB, wenn man den Theil dieses Gewichtes, welcher durch die Wände des Gefäfses, aus welchem die Flüssigkeit sich ergiefst, getragen wird, abzieht. Da man diesen immer, bei jedem besonderen Falle, berücksichtigen kann, so werden wir ihn hier unbeachtet lassen, und daher, in der Gleichung (o), $\Pi = o$ setzen. Es ist einleuchtend, dafs man auch, in den Summen $\Sigma m k \cos \delta$ und $\Sigma m v \cos \varepsilon$, die Theilchen der Flüssigkeit, die über CD liegen, unberücksichtigt lassen kann, weil sie immer dieselbe Geschwindigkeit behalten, wodurch der Unterschied dieser zwei Summen verschwindet. Ist endlich der Durchmesser des flüssigen Strahls sehr klein, so ist auch die Dicke der flüssigen Schichte, in einem kleinen Abstande von der Axe des Strahls, sehr klein. In diesem Abstande sind die besonderen Geschwindigkeiten der Punkte der Schichte beinahe, in der ganzen Dicke der Schichte, der Ebene AB parallel, oder, was dasselbe ist, ihre auf dieser Ebene senkrechten Seitengeschwindigkeiten sind gleich a. Aufserdem ist dieser zwischen AB und CD enthaltene Theil der Flüssigkeit viel beträchtlicher, als der benachbarte Theil der Axe des Strahls, wenn die Oberfläche der Ebene AB im Verhältnifs zum Schnitte CD sehr grofs ist. Man kann alsdann, ohne merkliche Fehler, a für die Seitengeschwindigkeit $v \cos \varepsilon$ der Geschwindigkeit v eines jeden Punktes der zwischen AB und CD enthaltenen Flüssigkeit nehmen.

Dies vorausgesetzt, sey $C'D'$ ein anderer Schnitt des Wasserstrahls, der über CD und zwar so gemacht ist, dafs das zwischen CD und $C'D'$ enthaltene Volumen dem zwischen AB und CD enthaltenen Volumen der Flüssigkeit gleich ist. Man nenne ϑ die Zeit, welche das erste Volumen der Flüssigkeit braucht, um durch den Schnitt CD zu gehen, und sich in das zweite Volumen zu verwandeln. Man nehme an, dafs die Summen $\Sigma m k \cos \delta$ und $\Sigma m v \cos \varepsilon$ der Gleichung (o), die auf alle Punkte des zweiten Volumens ausgedehnt werden müssen, sich auf den Anfang und das Ende der Zeit ϑ beziehen. Im Anfange lagen alle diese Punkte über CD, und hatten daher eine Geschwindigkeit γ, die einen Winkel α mit der Geschwindigkeit a einschlofs. Für einen beliebigen Punkt m hat man daher

$$k = \gamma, \quad \delta = \alpha, \quad k \cos \delta = \gamma \cos \alpha.$$

Am Ende der Zeit ϑ hat man, wie so eben gesagt wurde,

$$v \cos \varepsilon = a$$

für einen beliebigen Punkt m der Flüssigkeit, die zwischen AB und CD enthalten ist. Nennt man daher μ die Masse dieser Flüssigkeit, so ergiebt sich hieraus

$$\Sigma m k \cos \delta - \Sigma m v \cos \varepsilon = \mu (\gamma \cos \alpha - a).$$

Da aufserdem der Druck Q constant ist, so ist das Integral $\int Q\,dt$ dem Produkte $Q\vartheta$, für die Dauer der Zeit ϑ, gleich. Vermöge der Gleichung (o) hat man daher

$$\mu (\gamma \cos \alpha - a) = Q\vartheta.$$

Sey n die Zahl, welche angiebt, wie oft die Zeit ϑ in einer beliebigen Zeit t enthalten ist; $n\mu$ wird die Masse der Flüssigkeit seyn, die, während der Zeit t, durch den Schnitt CD geht. Diese Masse ist aber auch $\varrho c \gamma t$, wenn man ϱ die Dichtigkeit der Flüssigkeit, c die Fläche des Schnittes CD nennt, und bemerkt, dafs γ die constante Geschwindigkeit des Durchflusses der Flüssigkeit durch diesen Schnitt ist. Man hat daher

$$n\mu = \varrho c \gamma t;$$

multipliciert man die vorhergehende Gleichung durch n, substituiert in derselben diesen Werth von $n\mu$ und läfst alsdann den allen Gliedern gemeinschaftlichen Factor t weg, so hat man zuletzt

$$Q = \varrho c \gamma (\gamma \cos \alpha - a)$$

als Werth des Druckes, der bestimmt werden sollte.

Man mufs sich erinnern, dafs in dieser Formel der Winkel α als spitz vorausgesetzt worden ist; ist er stumpf, so mufs man, wie früher gesagt wurde, das Zeichen von Q ändern, so dafs man alsdann

$$Q = \varrho c \gamma (\gamma \cos \alpha + a)$$

hat.

Diese zwei Ausdrücke für Q setzen auch voraus, dafs die Ebene AB völlig von dem über ihre Oberfläche ausgedehnten Wasserstrahle bedeckt ist, was erfordert, dafs α kein rechter Winkel ist und sich im Allgemeinen merklich von 90^0 entfernt. Ist die Bewegung der Ebene vertical, so hat man $\alpha = o$ oder $\alpha = 180^0$ und daher

$$Q = \varrho c \gamma (\gamma \mp a),$$

wo das obere Zeichen statt hat, wenn sich die Ebene im Sinne der Schwere bewegt, das untere Zeichen dagegen im entgegengesetzten Falle. Hat man $a = o$, und ist γ die zur Höhe h gehörende Geschwindigkeit, und g die Schwere, so hat man

$$Q = 2 g \varrho c h,$$

so dafs der Druck Q, in diesem Falle, das Gewicht eines Theils des cylindrischen Strahles ist, dessen Länge gleich h ist.

Göttingen, gedruckt in der Dieterich'schen Univ.-Buchdruckereii.

Pflege in Einfacher Sprache

Pflegeprozess
Pflegeplanung
Pflegedokumentation

Dieses Buch gehört

....

....

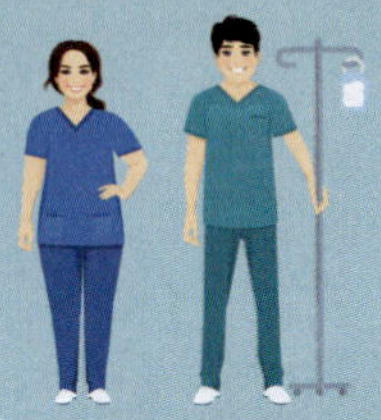

In der Reihe **Pflege in Einfacher Sprache** gibt es folgende Titel

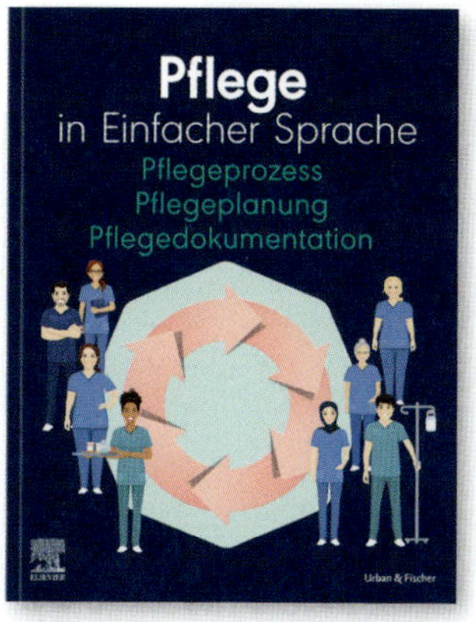

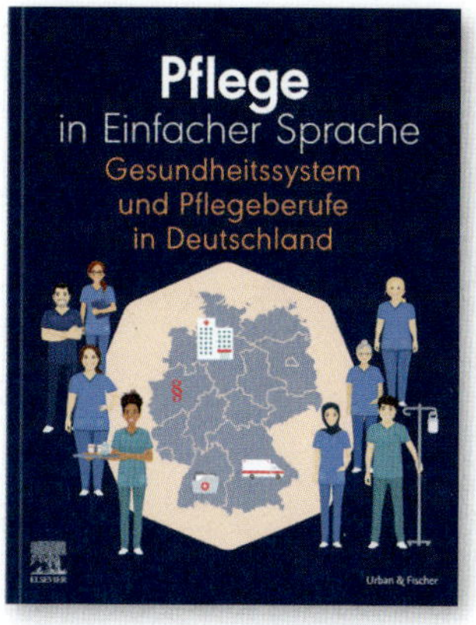

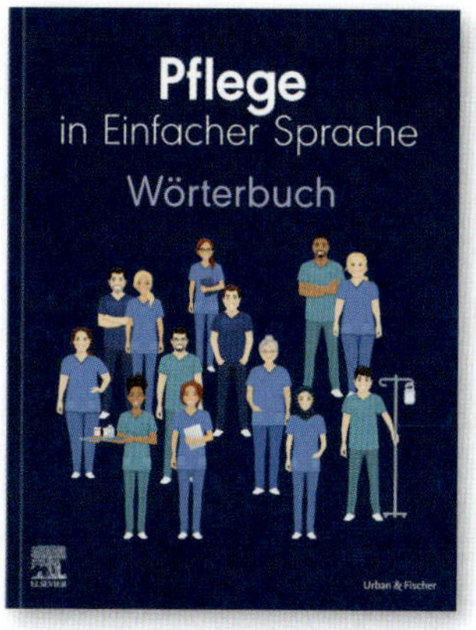

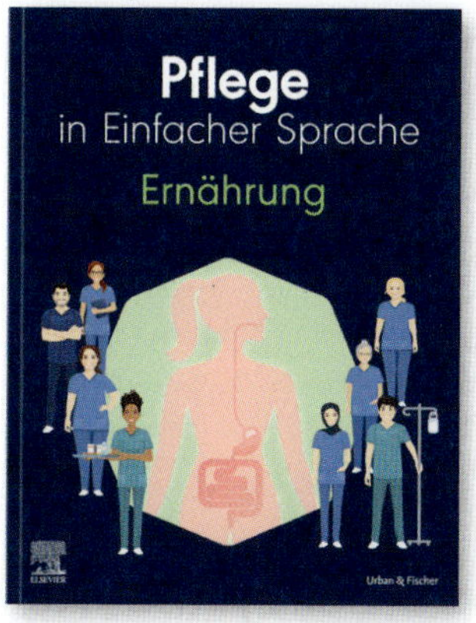

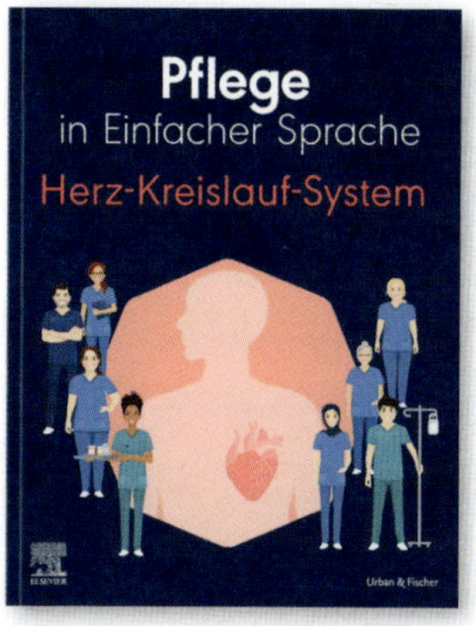

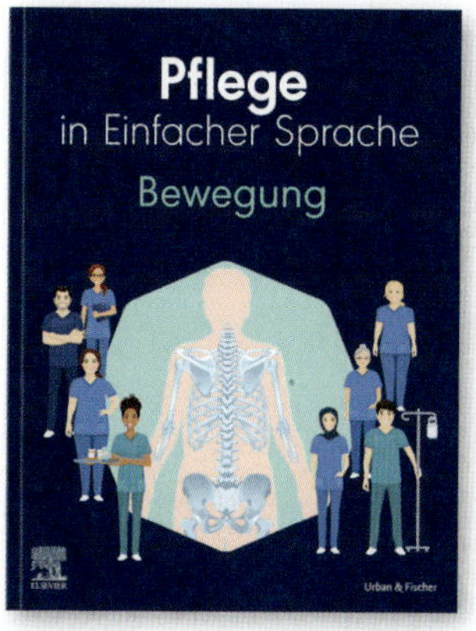

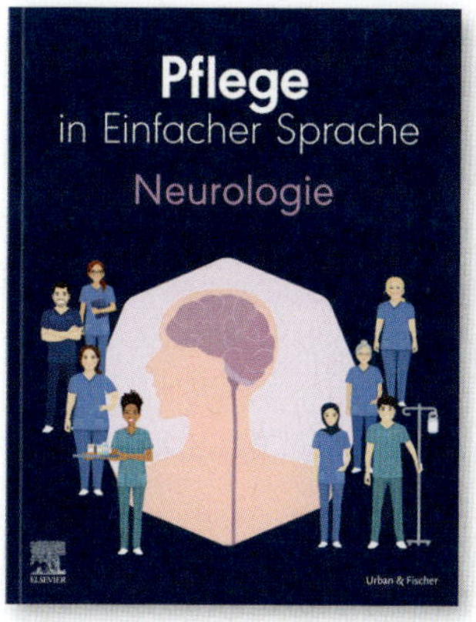

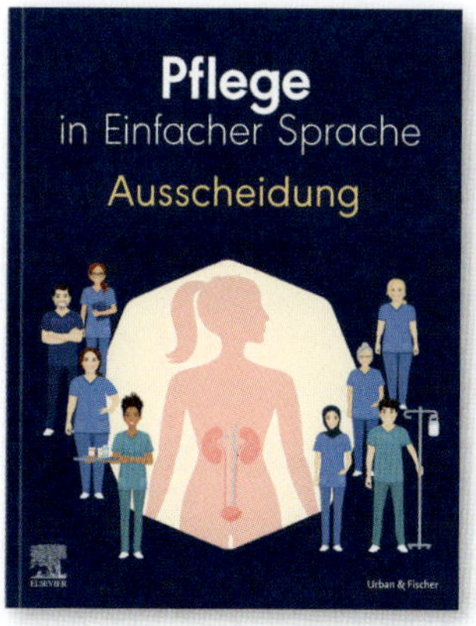

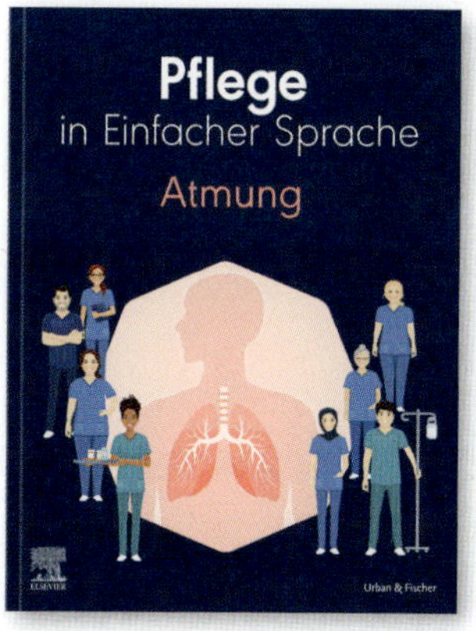

Pflege in Einfacher Sprache

Pflegeprozess
Pflegeplanung
Pflegedokumentation

Auswahl und Zusammenstellung der Inhalte: Diana Baer, Türkheim, und Martina Lauster, München

Sprachliche Redaktion: Annette Gerstenkorn, Bochum

ELSEVIER

Elsevier GmbH, Bernhard-Wicki-Str. 5, 80636 München, Deutschland
Wir freuen uns über Ihr Feedback und Ihre Anregungen an kundendienst@elsevier.com

ISBN 978-3-437-25179-5 eISBN 978-3-437-05765-6

Aus Gründen der Barrierefreiheit sind die Bilder in elektronischen Ausgaben dieses Buches mit Alt-Text-Beschreibungen (Alternativ-Text) versehen, die von Elsevier bereitgestellt werden. Mehr Informationen erhalten Sie unter https://www.elsevier.com/about/accessibility.
Elsevier nimmt eine neutrale Position in Bezug auf territoriale Meinungsverschiedenheiten oder Zuständigkeitsansprüche in seinen veröffentlichten Inhalten ein, einschließlich Landkarten und institutionellen Zugehörigkeiten.

1. Auflage 2025

Wichtiger Hinweis für den Benutzer
Die medizinischen Wissenschaften unterliegen einem sehr schnellen Wissenszuwachs. Der stetige Wandel von Methoden, Wirkstoffen und Erkenntnissen ist allen an diesem Werk Beteiligten bewusst. Sowohl der Verlag als auch die Autorinnen und Autoren und alle, die an der Entstehung dieses Werkes beteiligt waren, haben große Sorgfalt darauf verwandt, dass die Angaben zu Methoden, Anweisungen, Produkten, Anwendungen oder Konzepten dem aktuellen Wissensstand zum Zeitpunkt der Fertigstellung des Werkes entsprechen.
Der Verlag kann jedoch keine Gewähr für Angaben zu Dosierung und Applikationsformen übernehmen. Es sollte stets eine unabhängige und sorgfältige Überprüfung von Diagnosen und Arzneimitteldosierungen sowie möglicher Kontraindikationen erfolgen. Jede Dosierung oder Applikation liegt in der Verantwortung der Anwenderin oder des Anwenders. Die Elsevier GmbH, die Autorinnen und Autoren und alle, die an der Entstehung des Werkes mitgewirkt haben, können keinerlei Haftung in Bezug auf jegliche Verletzung und/oder Schäden an Personen oder Eigentum, im Rahmen von Produkthaftung, Fahrlässigkeit oder anderweitig übernehmen.

Für die Vollständigkeit und Auswahl der aufgeführten Medikamente übernimmt der Verlag keine Gewähr.
Geschützte Warennamen (Warenzeichen) werden in der Regel besonders kenntlich gemacht (®). Aus dem Fehlen eines solchen Hinweises kann jedoch nicht automatisch geschlossen werden, dass es sich um einen freien Warennamen handelt.

Bibliografische Information der Deutschen Nationalbibliothek
Die Deutsche Nationalbibliothek verzeichnet diese Publikation in der Deutschen Nationalbibliografie; detaillierte bibliografische Daten sind im Internet über https://www.dnb.de abrufbar.

25 26 27 28 29 5 4 3 2 1

Für Copyright in Bezug auf das verwendete Bildmaterial siehe Abbildungsnachweis.

In ihren Veröffentlichungen verfolgt die Elsevier GmbH das Ziel, genderneutrale Formulierungen für Personengruppen zu verwenden. Um jedoch den Textfluss nicht zu stören sowie die gestalterische Freiheit nicht einzuschränken, wurden bisweilen Kompromisse eingegangen. Selbstverständlich sind **immer alle Geschlechter** gemeint.

Planung und Inhaltsauswahl: Martina Lauster, München
Projektmanagement: Christine Kosel, Nicole Kopp, München
Redaktion: Annette Gerstenkorn, Bochum
Bildrechteklärung: Katja Sieger-Schauer, München
Herstellung: Kadja Gericke, Dürnau
Satz: Thomson Digital, Noida/Indien
Druck und Bindung: EGEDSA, Sabadell (Barcelona)/Spanien
Umschlaggestaltung: Favoritbuero, München, und SpieszDesign, Neu-Ulm
Titelillustrationen: Personen © Volha Hlinskaya/shutterstock; hintere Umschlaginnenseite: nach Fiechter V, Meier M. Pflegeplanung, 1988. Thieme RECOM GmbH

Aktuelle Informationen finden Sie im Internet unter www.elsevier.de

Vorwort

Liebe Leserin, lieber Leser,

„Wenn man etwas nicht einfach erklären kann, hat man es nicht verstanden."
(A. Einstein)

Wir möchten, dass Sie alle Inhalte in der Pflegeausbildung verstehen.
Wir möchten, dass Sie Ihre Prüfung bestehen.
Wir möchten, dass Sie im Beruf richtig handeln und keine Fehler machen.

Sie interessieren sich für das Thema **Pflegeprozess.**
Zum Thema Pflegeprozess gibt es viele komplizierte Informationen und Zusammenhänge.
Dieses Buch ist deshalb in **Einfacher Sprache** geschrieben.

- Die Texte sind leichter zu verstehen als andere Texte.
- Es gibt wenige Fremdwörter.
- **Fachwörter** finden Sie hinten im Buch erklärt. Zusätzlich gibt es ein Wörterbuch in Einfacher Sprache in dieser Buchreihe.
- **Abbildungen** zeigen Ihnen die Wirklichkeit in der Praxis.
- **Farbige Kästen** heben wichtige Hinweise hervor.

Das bedeutet aber auch: Das Buch enthält nur die wichtigsten Informationen zu diesem Thema. Das Buch dient als Unterstützung und Ergänzung zu anderen Lehrbüchern.

In diesem Buch finden Sie eine Auswahl der Inhalte zum Thema **Pflegeprozess.**
Zum Beispiel:

- Was ist der Pflegeprozess?
- Warum ist der Pflegeprozess so wichtig?
- Wie schreibe ich eine Pflegeplanung?
- Wie dokumentiere ich richtig?
- Was sind Pflegemodelle?

Mit dieser Buchreihe möchten wir Ihnen helfen, komplizierte Zusammenhänge zu verstehen. Damit werden Sie sicher für Ihren Berufsalltag und für die Prüfungen.

München, Januar 2025
Lektorat Pflege im Namen aller Mitwirkenden

Hinweise für Leserinnen und Leser

In diesem Heft finden Sie Informationen zu dem Thema **Pflegeprozess**.

- Allgemeine Grundlagen. Wie funktioniert der Pflegeprozess? Was bedeutet die Pflegeplanung?
- Welche Informationen werden gesammelt?
- Wie plant man Maßnahmen?
- Welche rechtlichen Punkte müssen beachtet werden?
- Was ist die Dokumentation in der Pflege?
- Sie lernen wichtige Pflegemodelle und Pflegetheorien kennen.
- Ein Wörterbuch befindet sich am Ende. Dort können Sie wichtige Fachbegriffe nachlesen.

Wichtige Wörter in diesem Buch sind **fett** gedruckt. Diese Wörter helfen Ihnen dabei, einen schnellen Überblick zu bekommen.
Einige Wörter sind **fett** und gelb markiert. Zum Beispiel: **Evaluation**. Das sind Fachwörter zum Thema Pflegeprozess. Diese Wörter werden am Ende des Buches im Kapitel Fachwörter erklärt.
Einige Wörter sind *kursiv* gedruckt. Zum Beispiel: *Anamnese*. Das sind allgemeine Fachwörter.

Am Ende des Buches finden Sie:

- **Abkürzungen:** Die Bedeutung von Abkürzungen aus dem Buch wird erklärt.
- **Fachwörter:** Hier werden die fett gedruckten und gelb markierten Fachwörter aus dem Buch erklärt.
- **Stichwörter:** Alle wichtigen Stichwörter aus dem Buch sind hier alphabetisch geordnet. Die Seitenzahlen geben an, auf welcher Seite mehr dazu steht.

Zusätzlich gibt es ein Wörterbuch in dieser Buchreihe. Darin werden in Einfacher Sprache viele pflegerische und medizinische Fachwörter erklärt.

Folgende Kästen helfen Ihnen bei der Orientierung.

Begriffserklärung

Dieser Kasten erklärt wichtige Begriffe: Was bedeutet das?

Merkhilfe

Dieser Kasten gibt Hinweise zum einfachen Merken: Was ist wichtig?

Praxistipp

Dieser Kasten gibt Tipps für die Praxis: Wie setze ich das im beruflichen Alltag um?

Fallbeispiel

Dieser Kasten schildert eine Patientensituation: Wie wende ich das Wissen in einem konkreten Fall an?

Hinweis zu den Fallbeispielen

Alle Angaben in den Fallbeispielen sind frei erfunden. Die Angaben sind aber trotzdem nah an der Wirklichkeit. Das betrifft folgende Angaben: die Namen der Patientinnen und Patienten, die Beschreibungen ihrer Erkrankungen, die genannten Orte und die beschriebenen Situationen. Falls es Ähnlichkeiten mit echten Personen, Ereignissen, Orten und Institutionen gibt, dann sind sie zufällig und nicht mit Absicht so geschrieben.

Fehler gefunden?

An unsere Inhalte haben wir sehr hohe Ansprüche. Trotz aller Sorgfalt kann es jedoch passieren, dass sich ein Fehler einschleicht. Oder dass fachlich-inhaltliche Aktualisierungen notwendig geworden sind.
Wenn ein relevanter Fehler entdeckt wird, stellen wir eine Korrektur zur Verfügung. Mit diesem QR-Code können Sie die Korrektur schnell abrufen.

https://else4.de/978-3-437-25179-5

Wir sind dankbar für jeden Hinweis. Damit helfen Sie uns, dieses Werk zu verbessern. Bitte richten Sie Ihre Anregungen, Lob und Kritik an folgende E-Mail-Adresse: kundendienst@elsevier.com

Inhaltsverzeichnis

1 Was ist der Pflegeprozess? 1

1.1 Warum ist der Pflegeprozess notwendig? 1

1.2 Inwiefern ist der Pflegeprozess ein Beziehungsprozess? 6

2 Welche Schritte gibt es im Pflegeprozess? 9

2.1 Informationen sammeln 10

2.2 Pflegeprobleme erkennen und Ressourcen finden 19

2.3 Pflegeziele festlegen 27

2.4 Pflegemaßnahmen planen 30

2.5 Maßnahmen durchführen 33

2.6 Ergebnisse überprüfen 35

3 Wozu braucht man eine Pflegeplanung? 39

4 Wie ist die Zusammenarbeit im Pflegeprozess? 45

5 Wie wird der Pflegeprozess in unterschiedlichen Einrichtungen umgesetzt? 49

5.1 Pflegeprozess in der stationären Akutpflege 49

5.2 Pflegeprozess in der Langzeitpflege 54

6 Was bedeutet Dokumentation in der Pflege? 63

6.1 Dokumentationssysteme in der Pflege 64

6.2 Rechtliche Vorgaben der Dokumentation 70

6.3 Was bedeuten Schweigepflicht und Datenschutz bei der Dokumentation? 71

7 Was ist eine Pflegetheorie? Was ist ein Pflegemodell? 79

8 Welche Pflegemodelle gibt es? 81

9 Abkürzungen und Fachwörter 89

Abkürzungen 89

Fachwörter 90

Verwendete Literatur 95

Abbildungsnachweis 95

Stichwörter 96

1 Was ist der Pflegeprozess?

Jeder Mensch ist anders. Jeder Mensch hat andere Bedürfnisse. Jede Pflegesituation ist anders. Eine pflegerische Handlung soll zu dem Patienten passen. Deshalb betrachten Pflegefachpersonen jede Pflegesituation *individuell,* also auf den einzelnen Patienten bezogen. Pflegefachpersonen sammeln zuerst Informationen über den Patienten. Dann planen sie die pflegerischen Handlungen. Während und nach der Durchführung der pflegerischen Handlungen beobachten Pflegefachpersonen, wie es dem Patienten geht. Anschließend bewerten die Pflegefachpersonen diese Beobachtungen.
Für dieses Vorgehen in einzelnen Schritten benutzen Pflegefachpersonen den Pflegeprozess.

Begriffserklärung

Prozess: Ein Prozess ist eine Abfolge von Handlungen. Die Handlungen sollen zu einem bestimmten Ziel führen. Jede Handlung wird gut geplant. Es wird eine bestimmte Reihenfolge eingehalten. Die Handlungen werden in einer bestimmten Zeit durchgeführt.
Pflegeprozess: eine Methode zur Erfassung, Planung, Durchführung und **Evaluation** pflegerischer Maßnahmen.

1.1 Warum ist der Pflegeprozess notwendig?

Der Pflegeprozess trägt dazu bei, die Pflege zu verbessern:

- Mit dem Pflegeprozess sehen Pflegefachpersonen den Patienten als **gesamte Person.**
- Mit dem Pflegeprozess wird eine **individuelle Pflegeplanung** erstellt.
- Mit dem Pflegeprozess wird die **Qualität der Pflege** gesichert. Und die Qualität der Pflege wird verbessert.
- Mit dem Pflegeprozess kann pflegerisches Handeln **begründet** werden.

Der Pflegeprozess ist im Pflegeberufegesetz als Vorbehaltsaufgabe festgehalten (PflBG 2020, §4). Pflegeberufegesetz vom 17. Juli 2017 (BGBl. I S. 2581), das zuletzt durch Artikel 2a des Gesetzes vom 12. Dezember 2023 (BGBl. 2023 I Nr. 359) geändert worden ist.

Gesetz über die Pflegeberufe (Pflegeberufegesetz – PflBG, 2017)
§ 4 Vorbehaltene Tätigkeiten

(1) Pflegerische Aufgaben nach Absatz 2 dürfen beruflich nur von Personen mit einer Erlaubnis nach § 1 durchgeführt werden. Ruht die Erlaubnis nach § 3 Absatz 3 Satz 1, dürfen pflegerische Aufgaben nach Absatz 2 nicht durchgeführt werden.

(2) Die pflegerischen Aufgaben im Sinne des Absatzes 1 umfassen
1. die Erhebung und Feststellung des individuellen Pflegebedarfs nach § 5 Absatz 3 Nummer 1 Buchstabe a,
2. die Organisation, Gestaltung und Steuerung des Pflegeprozesses nach § 5 Absatz 3 Nummer 1 Buchstabe b sowie
3. die Analyse, Evaluation, Sicherung und Entwicklung der Qualität der Pflege nach § 5 Absatz 3 Nummer 1 Buchstabe d.

(3) Wer als Arbeitgeber Personen ohne eine Erlaubnis nach § 1 oder Personen, deren Erlaubnis nach § 3 Absatz 3 Satz 1 ruht, in der Pflege beschäftigt, darf diesen Personen Aufgaben nach Absatz 2 weder übertragen noch die Durchführung von Aufgaben nach Absatz 2 durch diese Personen dulden.

Abb. 1.1 Auszug aus dem Pflegeberufegesetz
[L294]

Begriffserklärung

Pflegeberufegesetz (PflBG): Gesetz in Deutschland. Dieses Gesetz regelt die Ausbildung zur Pflegefachfrau und zum Pflegefachmann. Und das Gesetz regelt die Ausübung des Berufes in der Pflege.
Vorbehaltsaufgabe: eine Tätigkeit, die aufgrund gesetzlicher Bestimmung nur bestimmten Berufsgruppen zugewiesen wird. Das heißt: Diese Aufgabe darf nur von einer bestimmten Berufsgruppe ausgeführt werden.
Der Pflegeprozess darf nur von Pflegefachpersonen durchgeführt werden.
Pflegefachpersonen dürfen nur die Durchführung der Maßnahmen delegieren.

Begriffserklärung

Profession bedeutet: ein Beruf, der auf bestimmten Kriterien beruht.
Zum Beispiel:

- eine gesetzlich geregelte Ausbildung
- Anwendung von Fachwissen und erlernten Fähigkeiten
- entscheiden können und gestalten können, wie man seinen Beruf ausübt

Das Fachwissen ändert sich fortlaufend. Deshalb muss es ständig erneuert werden.

Der Verantwortungsbereich von Pflegefachpersonen ist eindeutig festgelegt.
Nur ausgebildete Pflegefachpersonen dürfen

- den **Pflegebedarf** erheben und feststellen.
- den **Pflegeprozess** organisieren, gestalten und steuern.
- die **Qualität** der Pflege *analysieren, evaluieren,* sichern und entwickeln.

Das hat wichtige organisatorische und rechtliche Folgen für Pflegefachpersonen.
Die oben genannten Aufgaben dürfen nur noch von Personen übernommen werden, die eine der folgenden Berufsbezeichnungen führen:

- Pflegefachmann und Pflegefachfrau für Menschen in jedem Alter
- Gesundheits- und Krankenpflegerin, Gesundheits- und Krankenpfleger für erwachsene Menschen
- Gesundheits- und Kinderkrankenpfleger, Gesundheits- und Kinderkrankenpflegerin für Kinder und Jugendliche
- Altenpflegerin und Altenpfleger für alte Menschen

Das heißt auch: Ehrenamtliche, Praktikanten, Pflegehelfer oder andere Berufsgruppen wie Ärzte oder Heilpraktiker dürfen den Pflegeprozess nicht durchführen.

Angehörige dürfen pflegerische Handlungen im privaten Bereich durchführen. **Die Vorbehaltsaufgaben gelten bei der beruflichen Ausübung.**

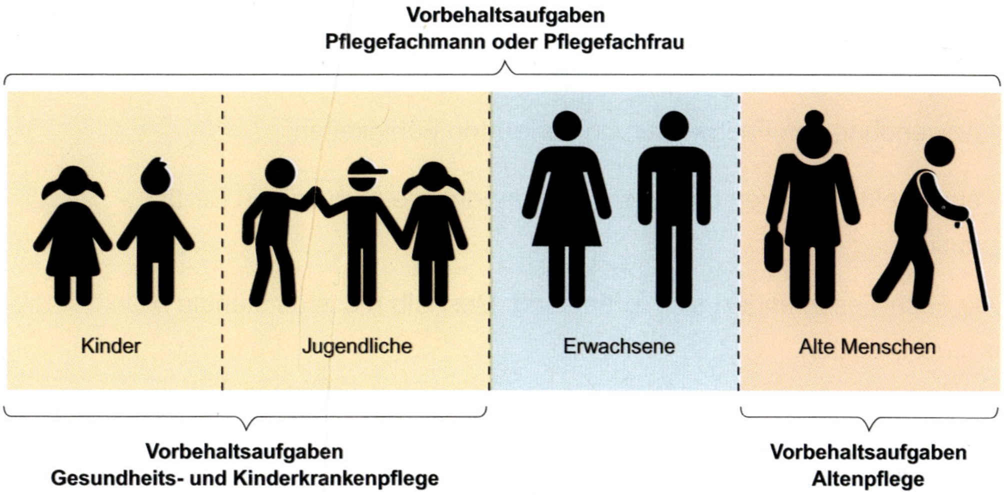

Abb. 1.2 Die Vorbehaltsaufgaben sind abhängig von der Berufsbezeichnung. [L143, P554]

Praxistipp

Übertragung von Vorbehaltsaufgaben
Der Arbeitgeber darf Vorbehaltsaufgaben **nicht** an andere Berufsgruppen übertragen. Zum Beispiel an Pflegehelfer oder Ärzte.

Eine Delegation von Vorbehaltsaufgaben ist nicht möglich.
Das Fachwort für die Übertragung von Aufgaben an eine andere Berufsgruppe heißt: **Delegation.**
Zum Beispiel können Pflegefachpersonen bestimmte Tätigkeiten an Personal delegieren, das weniger *qualifiziert* ist. Die **Verantwortung** bleibt aber bei der Pflegefachperson:

- Hat die Pflegehelferin die notwendige *Qualifikation?* Die Aufgabe muss korrekt angeleitet werden.
- Kann die Pflegehelferin die Tätigkeit korrekt durchführen? Hat die Pflegehelferin ausreichend Kenntnisse? Die Pflegehelferin muss sagen, wenn sie eine Aufgabe nicht ausführen kann. Oder wenn sie unsicher ist. Zum Beispiel: „Ich weiß nicht, wie eine Infusion angehängt wird. Ich weiß nicht, wie ich das machen muss."
- Führt die Pflegehelferin die Tätigkeit korrekt durch? Die Pflegefachperson überwacht die Ausführung der Aufgabe.

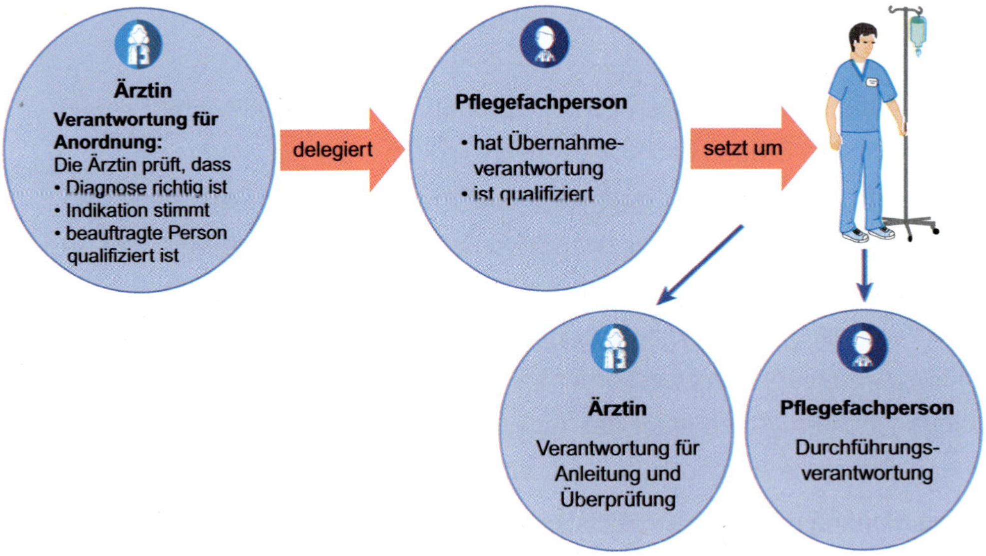

Abb. 1.3 Eine Ärztin kann die Durchführung einer Maßnahme an eine Pflegefachperson delegieren. In diesem Fall die Verabreichung von Medikamenten.
Indikation heißt: Grund für eine Behandlung.
[L143, J787]

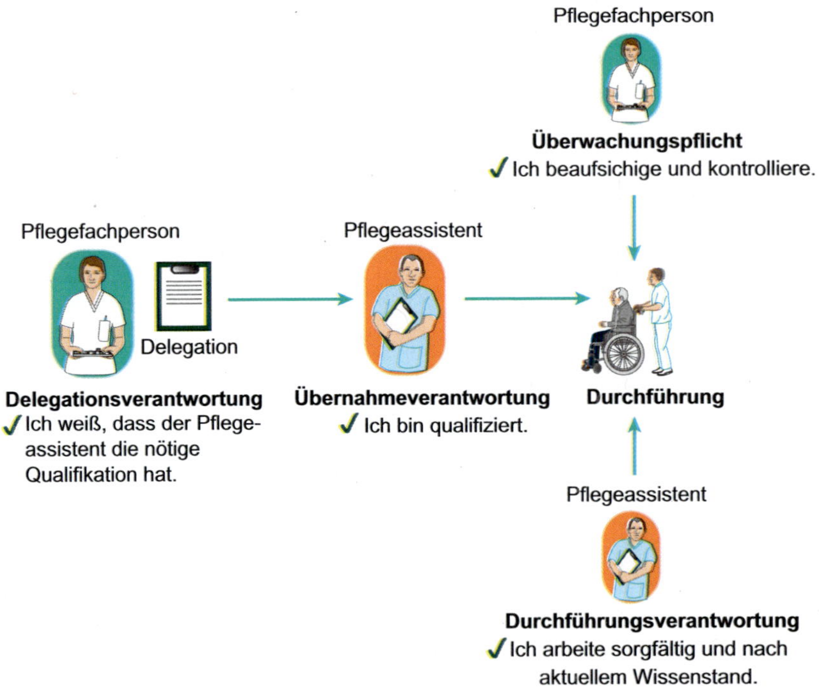

Abb. 1.4 Die Pflegefachperson delegiert eine Maßnahme an den Pflegeassistenten. Die Verantwortung bleibt bei der Pflegefachperson.
[L138]

Fallbeispiel

Frau Yücel

Die Pflegefachfrau Laura Lenz arbeitet bereits seit vielen Jahren auf einer kardiologischen Station des städtischen Klinikums. Dort ist sie für die Betreuung von Frau Yücel zuständig. Frau Yücel ist 70 Jahre alt. Sie leidet seit einigen Monaten an einer *Linksherzinsuffizenz*. Seit heute Morgen hat Frau Yücel Atemnot.

Laura Lenz bittet die Praktikantin Johanna um Unterstützung. Johanna soll Folgendes tun: den Oberkörper von Frau Yücel hochlagern, die Kleidung lockern, lüften und Frau Yücel beruhigen.

Johanna führt die Aufgaben aus. Ist das korrekt?

Ja. Die Planung der Maßnahmen ist eine Vorbehaltsaufgabe. Diese Planung darf nur von der Pflegefachfrau Laura Lenz gemacht werden. Die Durchführung der geplanten Maßnahmen ist keine Vorbehaltsaufgabe. Diese Aufgaben können Hilfskräfte durchführen. Allerdings hat die Pflegefachfrau Laura Lenz die Verantwortung. Die Pflegefachfrau hat auch die Verantwortung dafür, wenn Pflegemaßnahmen neu angepasst werden müssen.

Als Johanna im Zimmer von Frau Yücel ist, klagt die Mitpatientin Frau Müller über Atemprobleme. Johanna setzt Frau Müller die Inhalationsmaske auf und inhaliert mit ihr. Ist das korrekt?

Nein. Das Inhalieren wird vom Arzt verordnet. Es wird von Pflegefachpersonen durchgeführt. Nur wenn die Pflegefachfrau Laura Lenz das Inhalieren an Johanna delegiert, dann darf Johanna diese Aufgabe ausführen.

1.2 Inwiefern ist der Pflegeprozess ein Beziehungsprozess?

Begriffserklärung

Beziehung: Verbindung und *Interaktion* zwischen zwei oder mehreren Personen.

Interaktion: Verhalten zwischen zwei oder mehreren Personen.

Beziehungsprozess: beschreibt die Verbindung zwischen zwei Personen. Diese Verbindung verändert sich mit der Zeit.

Es besteht immer eine **professionelle Beziehung** zwischen der Pflegefachperson und den zu pflegenden Menschen.

Deshalb ist der Pflegeprozess immer auch ein Beziehungsprozess.
Das bedeutet:

- Die Pflegefachperson berücksichtigt die Selbstbestimmung des Patienten.
- Die Pflegefachperson führt den Pflegeprozess gemeinsam mit dem Patienten durch.
- Die Pflegefachperson geht dabei respektvoll mit dem Patienten um.

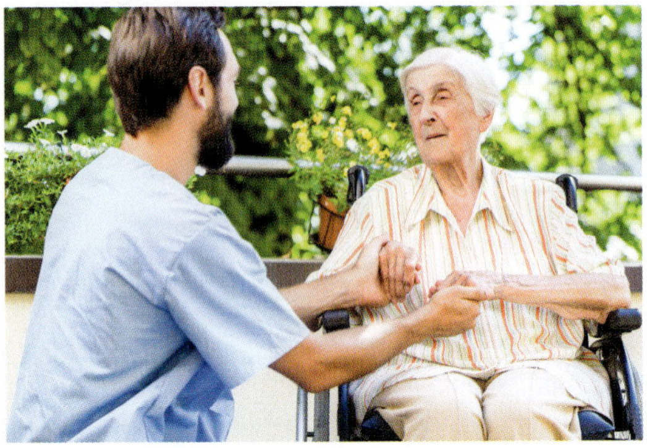

Abb. 1.5 Der Pflegeprozess ist ein Beziehungsprozess. Der Pflegefachmann achtet auf die Bedürfnisse der Bewohnerin. [J787-047]

In der Professionellen Pflege gibt es unterschiedliche Ansätze.
Funktionspflege: Die Pflege wird nach Aufgaben organisiert. Zum Beispiel: Eine Pflegefachfrau verteilt die Medikamente an alle Patienten. Eine andere Pflegefachfrau misst die Vitalzeichen bei allen Patienten. Jede Pflegefachperson hat daher nur einen Teil der Informationen zu den Patienten.
Bezugspflege: Die Aufteilung orientiert sich an den Patienten. Ein Pflegefachmann übernimmt alle Aufgaben bei einem Patienten. Oder bei allen Patienten in einem Patientenzimmer. Die Pflegefachperson hat während der Schicht die Verantwortung für ihre Patienten.
Primary Nursing: Eine Bezugspflegeperson übernimmt die vollständige Verantwortung für den gesamten Pflegeprozess bei einem Patienten. Es wird eine andauernde Beziehung zwischen Bezugspflegeperson und dem Patienten aufgebaut. Die Pflegefachperson hat während des gesamten Aufenthalts die Verantwortung für ihre Patienten.

2 Welche Schritte gibt es im Pflegeprozess?

Begriffserklärung

Pflegeprozess: eine Methode zur Erfassung, Planung, Durchführung und **Evaluation** pflegerischer Maßnahmen.

Es gibt verschiedene Modelle des Pflegeprozesses. Zum Beispiel

- Das 6-Schritte-Modell. Zum Beispiel nach Fiechter und Meier.
- Das 5-Schritte-Modell. Zum Beispiel nach Gordon, NANDA.
- Das 4-Schritte-Modell. Zum Beispiel nach Yura und Walsh, WHO.

Der Pflegeprozess nach **Fiechter und Meier** besteht aus 6 Schritten. Die Schritte bauen immer aufeinander auf.

Schritte des Pflegeprozesses

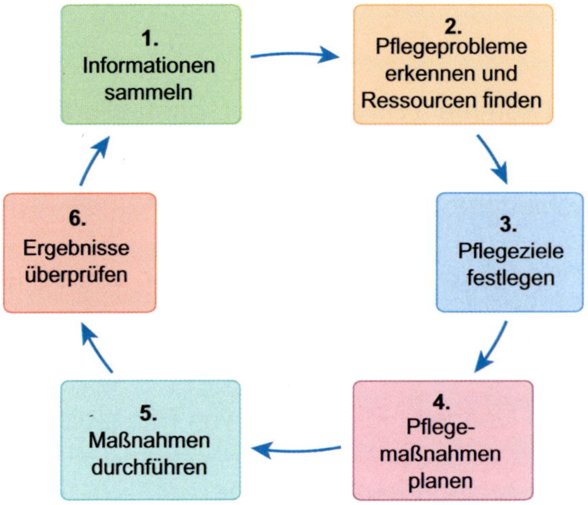

Abb. 2.1 Pflegeprozess in Anlehnung an Fiechter und Meier [G375, L143]

Das sind die 6 Schritte des Pflegeprozesses nach Fiechter und Meier:

1. Informationen sammeln
2. Pflegeprobleme erkennen und Ressourcen finden
3. Pflegeziele festlegen
4. Pflegemaßnahmen planen
5. Maßnahmen durchführen
6. Pflegeergebnisse überprüfen (**Evaluation**)

2.1 Informationen sammeln

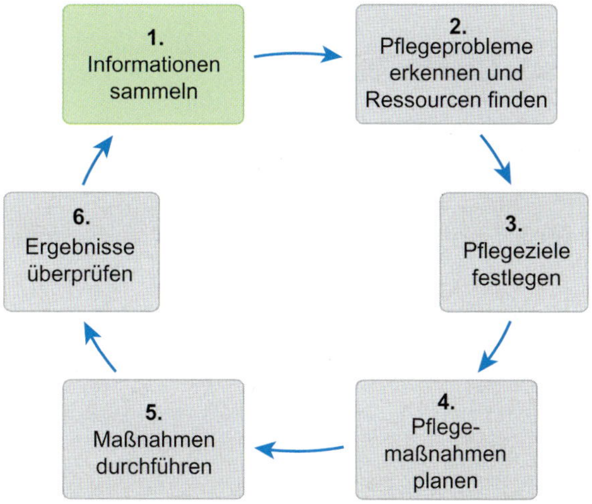

Abb. 2.2 Erster Schritt im Pflegeprozess: Informationen sammeln. [G375, L143]

Zuerst sammeln Pflegefachpersonen alle wichtigen **Informationen** über die Situation des Patienten. Pflegefachpersonen sammeln die Informationen auf verschiedene Weise:

- im Erstgespräch mit dem Patienten und seinen Angehörigen
- in weiteren Gesprächen mit Patienten und Angehörigen
- durch Überleitungsberichte von Pflegediensten oder Pflegeeinrichtungen
- durch Arztbriefe und Befunde
- durch Dokumentation von Gesprächen mit Kolleginnen und anderen Berufsgruppen wie Ärzten oder Physiotherapeuten

- durch Beobachtung des Patienten:
  - Datensammlung durch *Screening-Verfahren.* Zum Beispiel Blutzuckermessung oder Blutdruckmessung.
  - Datensammlung mithilfe von *Assessmentinstrumenten.* Zum Beispiel eine Schmerzskala.

Begriffserklärung

Pflegeanamnese: Die Pflegefachperson erfragt wichtige Informationen aus dem Leben des Patienten. Das betrifft die Bereiche: Gesundheit, soziale Kontakte, Wohnsituation, Gestaltung des Lebens, Berufstätigkeit.
Pflegeassessment: Die Pflegefachperson beurteilt den aktuellen Gesundheitszustand eines Patienten mithilfe von Instrumenten. Zum Beispiel: eine Schmerzskala.
Informationen werden in der Patientenakte dokumentiert. Zum Beispiel in einem **Anamnesebogen.**
Assessmentinstrumente: Hilfsmittel, um den Zustand eines Patienten einzuschätzen. Zum Beispiel ein Fragebogen oder eine Skala.

Beobachtung des Patienten

Die Beobachtung des Patienten bei der pflegerischen Versorgung ist wichtig.

Begriffserklärung

Patientenbeobachtung: Pflegefachpersonen kontrollieren und überwachen den Zustand des Patienten.

- Fortlaufende Beobachtung. Zum Beispiel: durch eine Monitorüberwachung.
- Beobachtung in regelmäßigen Abständen. Zum Beispiel: Kontrolle der Körpertemperatur morgens und abends.
- Beobachtung bei bestimmten Situationen. Zum Beispiel: Messung des Körpergewichts vor einer Operation.
- Beobachtung bei Bedarf. Zum Beispiel: Der Patient klagt über Juckreiz am Rücken. Die Pflegefachperson kontrolliert die Haut am Rücken des Patienten.

Ziele der Beobachtung

- Pflegepersonen bewerten den aktuellen Zustand. Pflegefachpersonen entscheiden, ob Maßnahmen durchgeführt werden müssen.
- Pflegefachpersonen vergleichen den aktuellen Zustand mit der Ausgangssituation. Waren die Maßnahmen wirksam? Gab es eine Verbesserung?
- Pflegefachpersonen bewerten, ob Komplikationen aufgetreten sind.

Die Beobachtung des Patienten ist wichtig beim Sammeln von Informationen. Die Beobachtung kann auf verschiedene Weise erfolgen:

- Mit Hilfsmitteln. Zum Beispiel: Thermometer, Monitor, Waage, Blutdruckmessgerät.
- Mit Assessmentinstrumenten. Zum Beispiel: Schmerzskala, *Glasgow-Koma-Skala*.
- Mit den Sinnen:
  - Mit den Augen (*visuell*). Zum Beispiel: Wie sieht die Haut des Patienten aus?
  - Mit den Ohren (*auditiv*). Zum Beispiel: Wie hört sich der Husten des Patienten an?
  - Mit der Nase (*olfaktorisch*). Zum Beispiel: Wie riecht der Urin des Patienten?
  - Mit dem Tastsinn (*taktil-haptisch*). Zum Beispiel: Wie fühlt sich die Haut des Patienten an?

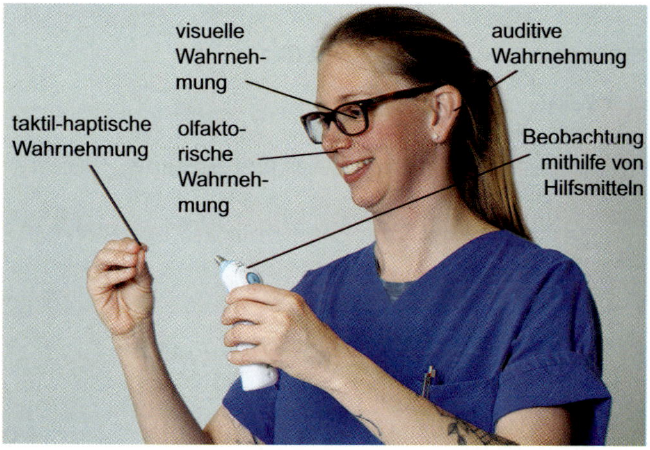

Abb. 2.3 Pflegefachpersonen beobachten zunächst immer mit ihren Sinnesorganen. Im weiteren Verlauf nutzen sie auch Instrumente. [K115]

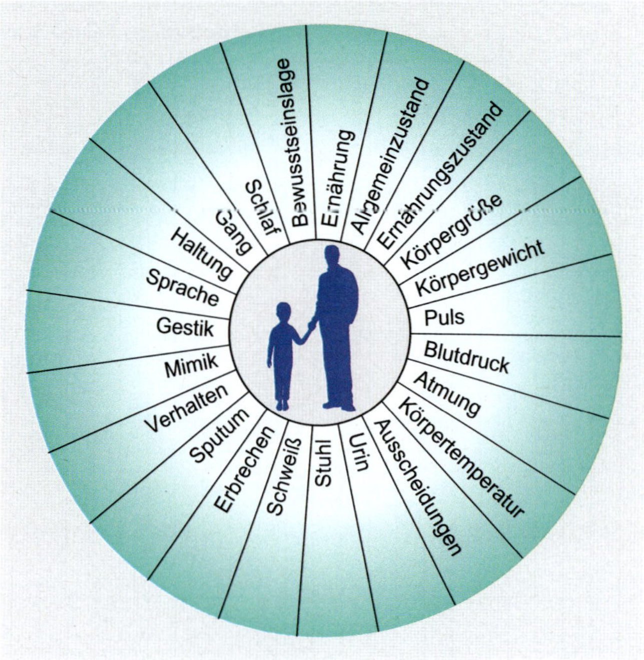

Abb. 2.4 Pflegefachpersonen beobachten die Patienten im Hinblick auf die Lebensaktivitäten. [L138]

Merkhilfe

Informationen: direkt und indirekt

Direkte Information: Diese Informationen sind vom Patienten selbst. Zum Beispiel: im Gespräch mit dem Patienten oder die Pflegefachperson misst den Blutdruck.

Indirekte Information: Die Pflegefachperson erhält die Information von anderen Personen oder aus Dokumenten. Zum Beispiel: im Gespräch mit einem Angehörigen oder aus einem Arztbrief.

Bei indirekten Informationen besteht die Gefahr einer Verwechslung. Und es besteht die Gefahr einer falschen Beurteilung. Direkte Informationen sind daher etwas sicherer.

Informationen: objektiv und subjektiv

Objektive Information: Die Information ist messbar. Zum Beispiel: der Blutdruck oder das Körpergewicht eines Menschen.

Subjektive Information: Die Information wird von einer Person gedeutet. Die Information hängt von der persönlichen Wahrnehmung und Einstellung ab. Zum Beispiel: die Schmerzwahrnehmung.

Die gesammelten **Informationen** sind wichtig für den Pflegeprozess und für die Pflegeplanung. Daher werden Informationen in der Patientenakte **dokumentiert.** Zum Beispiel in einem Anamnesebogen.

6 soziale Bereiche / Ruhen / Schlafen / Beschäftigung

Pflegebegründende Diagnosen	Pflegeplan für Nr.	Tagesstruktur für Nr.
○ nicht vorhanden		
Beobachtbares Verhalten 1. ○ bekannte Personen nicht erkennen 2. ○ Kontakte zu Bewohnern meiden 3. ○ Kontakte zu Angehörigen meiden 4. ○ Zurückgezogenheit		
5. ○ Verlust sozialer Fertigkeiten / Verhaltensregeln 6. ○ soziale Kontakte ablehnen 7. ○ keine Motivationsfähigkeit		
8. ○ mit eigenen Körperteilen beschäftigt sein (Haare, Hände, Füße wippen) 9. ○ stereotype Beschäftigung mit Gegenständen 10. ○ verrücken/zurechtrücken v. Gegenständen		
11. ○ verstecken / verlegen und/oder sammeln von Gegenständen (auch aus fremden Zimmern) 12. ○ beeinträchtigte Koordination 13. ○ beeinträchtigte Feinmotorik 14. ○ verlangsamte Abläufe		
15. ○ beeinträchtigte Konzentrationsfähigkeit 16. ○ beeinträchtigte Motivationsfähigkeit 17. ○ Interesselosigkeit 18. ○ lehnt Beschäftigung ab		
19. ○ nächtliche Unruhe 20. ○ nächtliches Herumirren 21. ○ in fremde Betten legen 22. ○ gestörter Tag-Nacht-Rhythmus 23. ○ ständige Müdigkeit		
24. ○ Fixierung auf Schlafmedikation 25. ○ Einschlafstörung 26. ○ äußert Schlaflosigkeit		
27. ○		

					keine Hilfe	A	B	U	TÜ	VÜ	Hilfe erforderlich in Form von	Hilfsmittel	Pflegeplan	Spezialformular
Pflege sozialer Beziehungen	☐ uneingeschränkt	☐ zeitweise eingeschränkt	☐ eingeschränkt	☐ nicht möglich									○	
Finanzielle Angelegenh.	☐ uneingeschränkt	☐ zeitweise eingeschränkt	☐ eingeschränkt	☐ nicht möglich									○	
	☐ uneingeschränkt	☐ zeitweise eingeschränkt	☐ eingeschränkt	☐ nicht möglich									○	
Eigenständigkeit	☐ uneingeschränkt	☐ zeitweise eingeschränkt	☐ eingeschränkt	☐ nicht möglich							Begleitung bei		○	
Beschäftigung	☐ uneingeschränkt	☐ zeitweise eingeschränkt	☐ eingeschränkt	☐ nicht möglich									○	
Aufstehen	☐ uneingeschränkt	☐ zeitweise eingeschränkt	☐ eingeschränkt	☐ nicht möglich									○	
Hinlegen	☐ uneingeschränkt	☐ zeitweise eingeschränkt	☐ eingeschränkt	☐ nicht möglich									○	

Schlafzeiten aufstehen morgens um Uhr schlafengehen abends um Uhr Ruhezeiten von bis von bis

Schlafgewohnheiten / Rituale

Erschwernisfaktoren ○ häufiges Zubettbringen ○ häufiger Bekleidungswechsel ○ häufiger Bettwäschewechsel

Risikopotenzial ○ Gefahr durch gestörten Tag- /Nachtrhythmus ○ Gefahr durch gestörte Tagesablaufplanung ○ Reizverarmung ○ Reizüberflutung

○ Dekompensation aufgrund von Schlafmangel ○

Ressourcen / Gewohnheiten / Rituale / Wünsche

falls mit **Pflegediagnosen** *gearbeitet wird, bitte hier eintragen*

Notwendige Erstmaßnahmen

○ Abwehrverhalten vorhanden, äußert sich in Form von

empfohlene Verhaltensmaßnahme

Abb. 2.5 Beispiel für einen Anamnesebogen für eine gerontopsychiatrische Station. Auf diesem Blatt werden Informationen zum Verhalten des Patienten gesammelt. [V430]

Beim Sammeln von Informationen können Fehler passieren:

- Geräte funktionieren nicht richtig. Oder Geräte werden falsch verwendet.
- Symptome werden falsch eingeschätzt. Zum Beispiel: Ein Mensch hat einen zu hohen Blutdruck. Ursache kann aber auch sein, dass der Patient beim Arztbesuch sehr aufgeregt ist.
- Aussagen von Patienten werden nicht ernst genommen.

Praxistipp

Pflegefachpersonen achten auf eine korrekte Beobachtung des Patienten. Ein ruhiger Raum ohne Störungen ist dabei hilfreich.

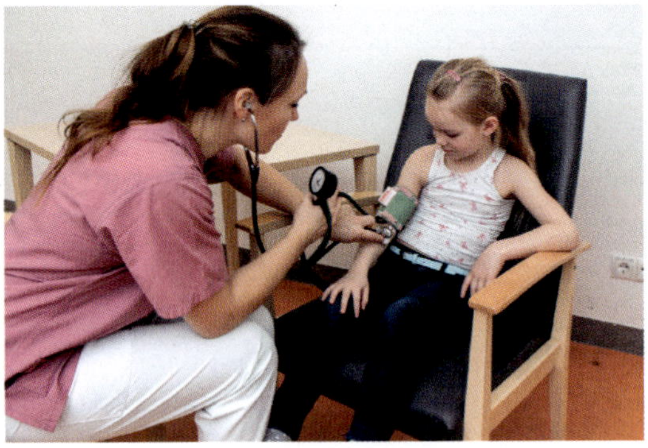

Abb. 2.6 Beim Blutdruckmessen werden Informationen gesammelt. [K115]

Praxistipp

Schmerzskala: Hilfsmittel, um eine Schmerzsituation einzuschätzen. Die Pflegefachperson fragt den Patienten nach seinen Schmerzen. Der Patient schätzt mit einer Skala seine Schmerzen ein. Zum Beispiel:

- **N**umerische **S**kating **S**kala (NRS): Patienten schätzen ihre Schmerzen mit einer Zahl zwischen 0 und 10 ein. 0 bedeutet „kein Schmerz". 10 bedeutet „stärkster Schmerz".
- **V**erbale **R**ang **S**kala (VRS): Patienten schätzen ihre Schmerzen mit Worten ein.
- Gesichterskala: Kinder über 4 Jahre und Menschen mit Entwicklungsstörungen ordnen die Stärke ihrer Schmerzen Gesichtern zu.

Die Abbildung 2.7 zeigt diese Beispiele.

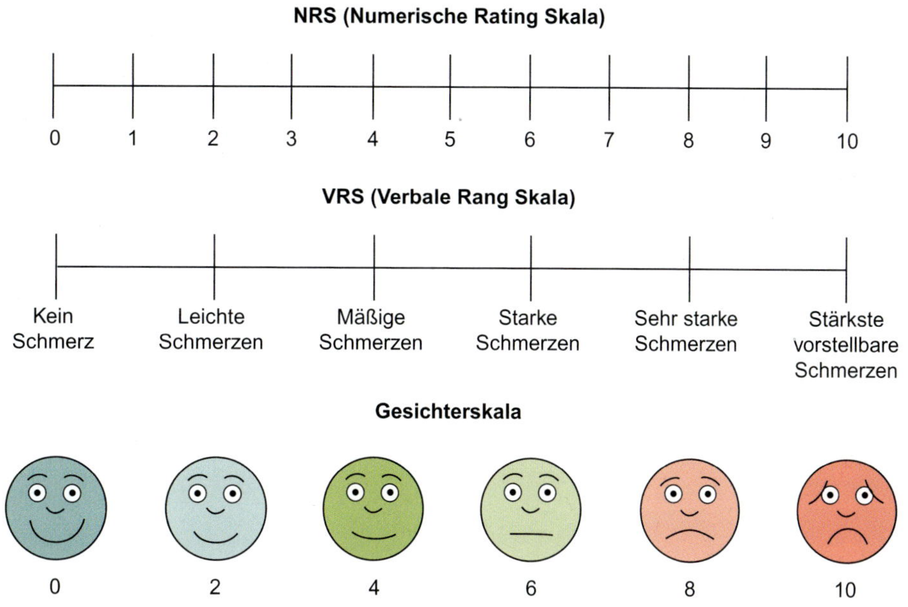

Abb. 2.7 Skalen zur Schmerzerfassung
[L143]

Fallbeispiel

Herr Maier

Herr Maier ist 83 Jahre alt. Er lebt mit seiner Tochter auf einem Bauernhof. Herrn Maiers Frau ist vor vielen Jahren verstorben. Bisher hat er sich selbst versorgt. Herr Maier hat sogar noch auf dem Hof mitgeholfen.

Heute Morgen ist Herr Maier mit starkem Husten und Fieber aufgewacht. Als er Atemnot bekam, hat die Tochter den Krankenwagen gerufen.

Im Krankenhaus wird eine akute Bronchitis festgestellt. Herr Maier wird auf Station 4B verlegt. Pflegefachfrau Laura Lenz übernimmt das Anamnesegespräch.

Herr Maier gibt an, starke Schmerzen zu haben. Beim Gespräch hört Laura Lenz rasselnde Atemgeräusche. Herr Maier äußert den Wunsch, wieder nach Hause zu wollen. Er kann nachts generell schlecht schlafen. Im Krankenhaus wird das nicht besser sein. Außerdem müssen auf dem Hof Arbeiten erledigt werden.

Herr Maier berichtet, dass sein rechtes Bein seit einigen Wochen schmerzt. Er kann nicht mehr so schnell gehen.

Die Tochter berichtet, dass Herr Maier gerne mal eine Zigarre raucht.

Welche Informationen können durch die Anamnese gesammelt werden?

- **Assessment** zur Einschätzung der *Dyspnoe* (Atemnot).
- Wann besteht Dyspnoe?
  - Bei Ruhe?
  - Bei geringer Belastung?
  - Bei mäßiger Belastung?
  - Bei starker Belastung?
- Wie oft tritt Dyspnoe auf?
- Wie geht Herr Maier mit der Dyspnoe um?
- Welche Begleitsymptome treten auf?
- Welche Aktivitäten führen zur Dyspnoe?

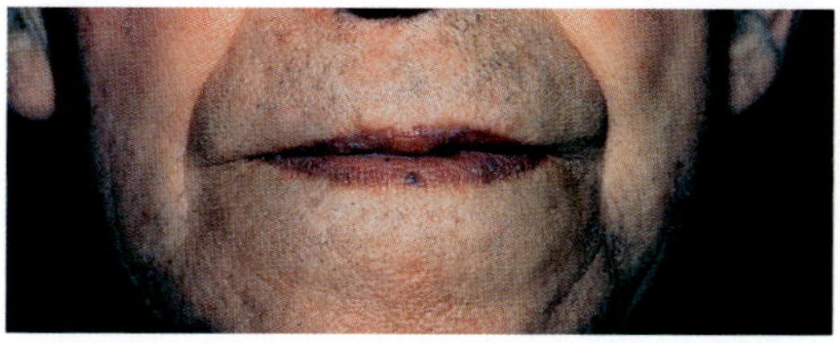

Abb. 2.8 Die Pflegefachperson erkennt eine Blaufärbung der Lippen. Die Blaufärbung ist ein Zeichen bei Sauerstoffmangel. Das Fachwort für die Blaufärbung ist: Zyanose. [G645]

Welche Ursache trifft bei Herrn Maier zu?

- *Bronchitis*

Welche Symptome hat Herr Maier?

- Fieber
- starken Husten
- starke Schmerzen
- Atemnot
- rasselnde Atemgeräusche
- Schmerzen am rechten Bein seit einigen Wochen
- Weitere Symptome?

Wie wirkt sich die Dyspnoe auf die Situation von Herrn Maier aus?

- Braucht Herr Maier wegen der Dyspnoe Unterstützung bei der Bewegung?
- Ist Herr Maier in der Lage, seine Körperpflege allein durchzuführen?
- Vermeidet Herr Maier wegen der Schmerzen tiefes Atmen?

2.2 Pflegeprobleme erkennen und Ressourcen finden

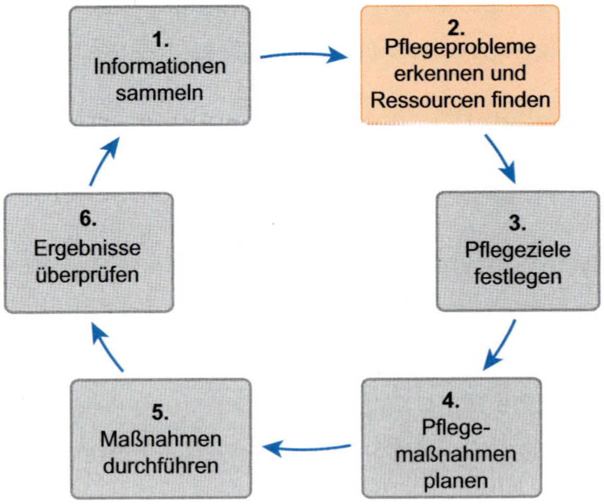

Abb. 2.9 Zweiter Schritt im Pflegeprozess: Pflegeprobleme erkennen und Ressourcen finden. [G375, L143]

Begriffserklärung

Ressource: Hilfsmittel und Fähigkeiten des Patienten zur Bewältigung von Erkrankungen. Ressourcen können sein: körperlich, finanziell, sozial oder psychisch. Eine Ressource dient zur Unterstützung.
Innere Ressourcen: Fähigkeiten, Einstellungen. Zum Beispiel: körperliche Kräfte, Einstellungen, Humor, religiöser Glaube.
Äußere Ressourcen: zum Beispiel Familie, Geld, Arbeit.
Ein Patient kann auf Ressourcen zurückgreifen, um eine Krankheit zu bewältigen.

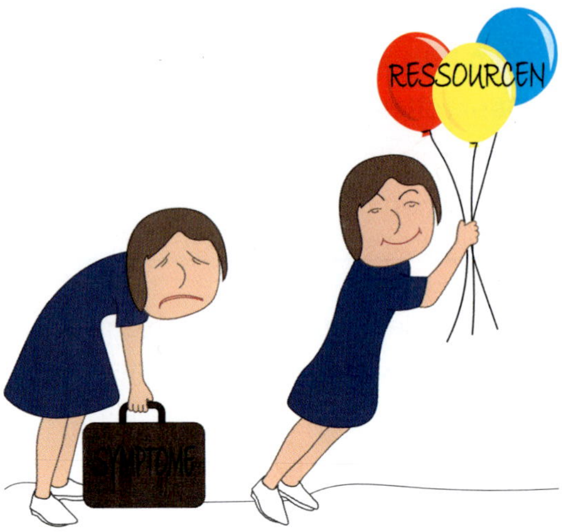

Abb. 2.10 Symptome belasten. Ressourcen helfen. [L138]

Pflegefachpersonen sammeln die Informationen im ersten Schritt. Mit diesen Informationen schätzen Pflegefachpersonen den Pflegebedarf des Patienten ein. Pflegefachpersonen ermitteln Pflegeprobleme und Ressourcen des Patienten.
Bei **Pflegeproblemen** wird unterschieden zwischen:

- **aktuellen** Pflegeproblemen und **potenziellen** Pflegeproblemen
- **individuellen** Pflegeproblemen und **generellen** Pflegeproblemen

Aktuelle Pflegeprobleme sind Probleme, die der Patient jetzt hat. Zum Beispiel: Ein Dekubitus, der eine Wunderversorgung benötigt.
Potenzielle Pflegeprobleme sind Probleme, die sich noch entwickeln können. Potenzielle Pflegeprobleme können zu einer Gefahr für den Patienten werden. Sie treten als Folge von bestehenden Pflegeproblemen auf. Zum Beispiel: Ein Patient ist bettlägerig. Dadurch besteht die Gefahr, dass der Patient eine Thrombose bekommt.
Individuelle Pflegeprobleme betreffen die persönliche Lebenssituation des einzelnen Patienten. Individuelle Probleme beziehen sich auf die einzigartige Situation eines Patienten. Zum Beispiel: Ein Patient ist inkontinent. Deshalb braucht der Patient bestimmte Hilfsmittel.
Generelle Pflegeprobleme sind allgemeine Probleme. Generelle Pflegeprobleme können viele oder alle Patienten betreffen. Zum Beispiel: Viele bettlägerige Patienten haben die Gefahr, dass eine Pneumonie auftritt. Bettlägerigkeit fördert das Risiko der *Pneumonie*.

Merkhilfe

Diagnosen sind keine Pflegeprobleme!
Auch Gegebenheiten wie Blasendauerkatheter oder Stoma sind keine Pflegeprobleme.
Ein Pflegeproblem ergibt sich zum Beispiel aufgrund der medizinischen Diagnose.
Zum Beispiel: Die medizinische Diagnose ist Herzinsuffizienz.
Generelles Pflegeproblem: Atemnot.
Individuelles Pflegeproblem: Eingeschränkte Selbstständigkeit im häuslichen Umfeld. Ursache: Wohnung im 4. Stock ohne Aufzug.

Pflegeprobleme zeigen die fehlenden Fähigkeiten eines Patienten.
Pflegefachpersonen beachten immer die Pflegeprobleme und die **Ressourcen**.

Welche Ressourcen hat der Patient?
Zum Beispiel:

- Hilfe durch Angehörige
- Hilfsmittel. Zum Beispiel: Treppenaufzug, Rollator, Toilettenstuhl.
- Interessen. Zum Beispiel: Musikhören oder Lesen.

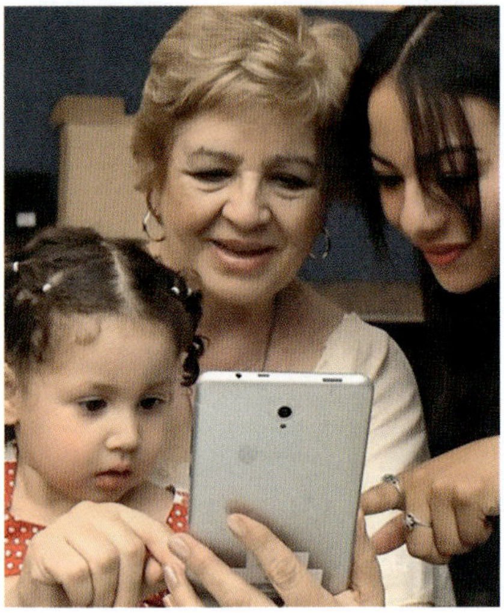

Abb. 2.11 Familie kann eine Ressource sein. [F654-002]

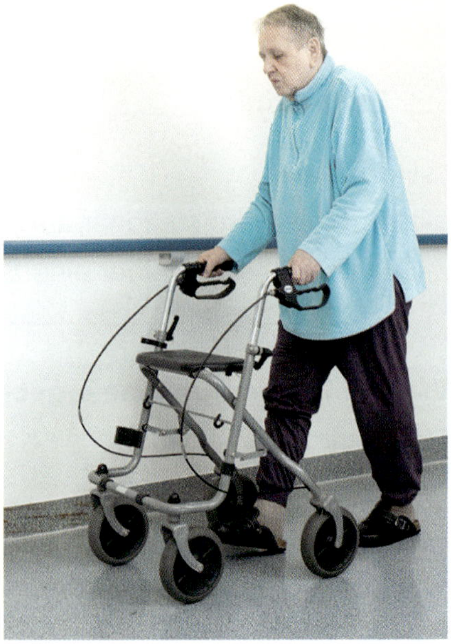

Abb. 2.12 Ein Rollator kann eine Ressource sein. Der Rollator unterstützt die Frau bei der Fortbewegung. [K115]

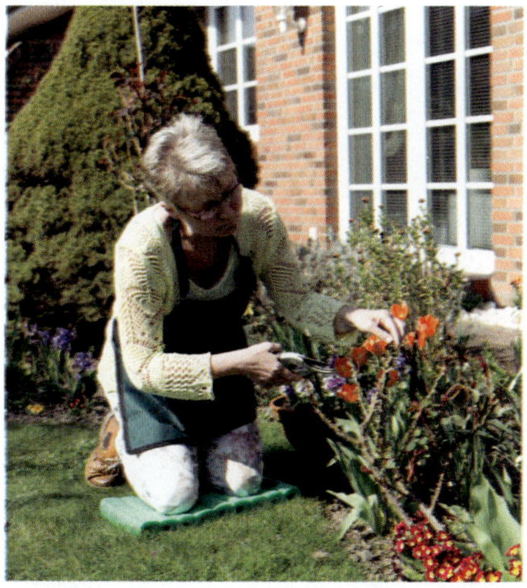

Abb. 2.13 Hobbys sind Ressourcen. Hobbys geben Entspannung und neue Energie. Zum Beispiel: im Garten arbeiten.
[J787]

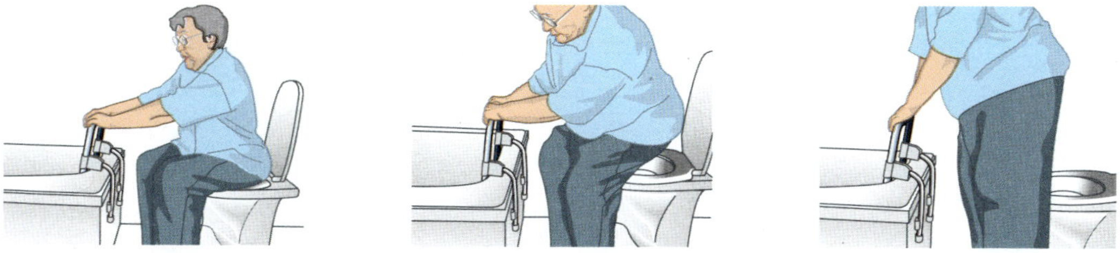

a Die Patientin hält sich mit beiden Händen an der Halterung fest.

b Nun verlagert sie ihr Gewicht nach vorne und zieht sich in den Stand.

c Auch im Stehen gibt die Halterung Sicherheit.

Abb. 2.14 Die Halterung an der Toilette ist eine Ressource. Die Frau kann das Hilfsmittel anwenden. Deshalb kann die Frau allein auf die Toilette gehen.
[L138]

Fallbeispiel

Herr Maier
Herr Maier wird stationär aufgenommen. Der Arzt verordnet eine Sauerstofftherapie über eine Sauerstoffmaske.

Welche Pflegeprobleme ergeben sich bei Herrn Maier aus der Atemnot? Beispiele:

- Herr Maier hat aufgrund der Bronchitis *Dyspnoe* (Atemnot).
- Herr Maier hat Fieber und schwitzt. Es besteht die Gefahr einer *Dehydratation.*
- Gefahr einer *Pneumonie*
- Gefahr einer *Thrombose*
- *Selbstpflegedefizit*

- Gefahr einer *Obstipation*
- Durchblutungsstörungen
- *Immobilität*
- Sturzgefahr

Über welche Ressourcen verfügt Herr Maier?
Beispiele:

- Herr Maier beherrscht atemerleichternde Atemtechniken.
- Herr Maier geht im Zimmer ohne Hilfsmittel und ohne Unterstützung.
- Herr Maier akzeptiert die Sauerstoffmaske.
- Die Tochter von Herrn Maier unterstützt Herrn Maier.

Pflegediagnosen im Pflegeprozess

Die Pflegefachperson hat Informationen über den Patienten gesammelt. Anschließend hat die Pflegefachperson Pflegeprobleme und Ressourcen des Patienten ermittelt. Diese Schritte werden auch als diagnostischer Prozess bezeichnet.
Das **Erstellen einer Diagnose** ist aus der Medizin bekannt. Die Ärztin stellt eine medizinische Diagnose. Zu dieser Diagnose verordnet die Ärztin eine Therapie. Häufig basieren Therapien auf medizinischen Leitlinien. *Medizinische Leitlinien* beruhen auf wissenschaftlichen Erkenntnissen. Medizinische Leitlinien sind Empfehlungen, wie bestimmte Erkrankungen behandelt werden sollen. Zum Beispiel: Leitlinie Schlaganfall.
Die **Pflegediagnostik** geht ähnlich vor. Bestimmte Pflegeprobleme kommen häufig bei verschiedenen Patienten vor. Diese Pflegeprobleme und Pflegeziele müssen nicht immer neu für jeden Patienten formuliert werden. Zum Beispiel: Gefahr einer Thrombose bei Bettlägerigkeit.

Begriffserklärung

Pflegediagnostik: In einem Prozess wird der Gesundheitszustand eines Patienten erfasst. Und es werden die Bedürfnisse des Patienten erfasst. Auf dieser Grundlage ermittelt die Pflegefachperson eine Pflegediagnose. Der diagnostische Prozess ist die Abfolge von:

- Wahrnehmung und Beobachtung (Assessment)
- Analyse, Interpretation und Beurteilung von gesammelten Informationen
- Formulierung einer Pflegediagnose

Pflegediagnose: Die Pflegefachperson beurteilt die *Reaktion* eines Menschen auf ein gesundheitliches Problem. Es gibt bereits ausformulierte Pflegediagnosen in verschiedenen *Pflegeklassifikationssystemen.* Mit Pflegediagnosen soll die Pflegeleistung besser erfasst werden. Die Pflegeleistung kann dann leichter abgerechnet werden.

Pflegediagnosen helfen Pflegefachpersonen,

- Beobachtungen zu strukturieren.
- gesammelte Informationen mit den Merkmalen von Pflegediagnosen zu vergleichen.
- den Patienten gezielt zu beobachten und zu befragen.

Praxistipp

Pflegefachpersonen hinterfragen Pflegediagnosen kritisch.
Für jeden Patienten oder Bewohner muss die Pflegediagnose individuell geprüft werden: Passt die Pflegediagnose zu der aktuellen Situation des Patienten oder Bewohners?

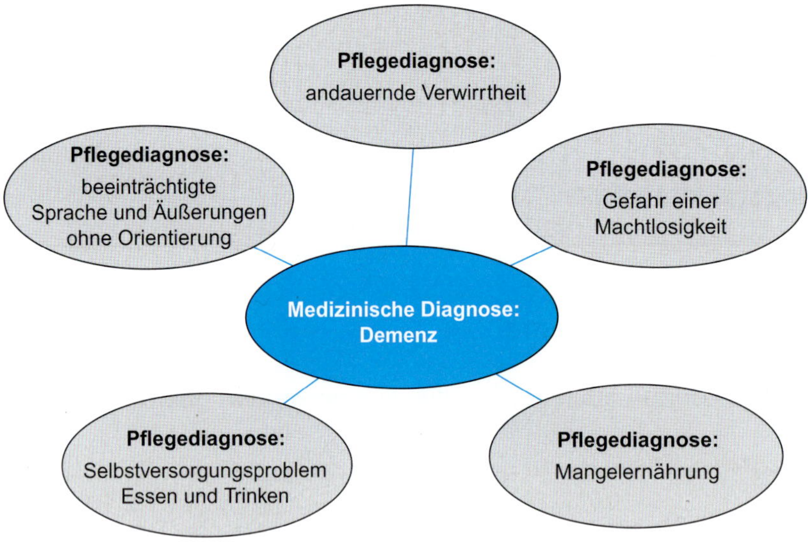

Abb. 2.15 Mögliche Pflegediagnosen bei der medizinischen Diagnose Demenz. [L143]

Welche Pflegediagnosen gibt es?

Es gibt verschiedene Listen mit Pflegediagnosen. Zum Beispiel:

- NANDA steht für: **N**orth **A**merican **N**ursing **D**iagnosis **A**ssociation **I**nternational.
- ENP steht für: **E**uropean **N**ursing Care **P**athways.
- POP steht für: **P**raxis**o**rientierte **P**flegediagnostik.

Einige Kliniken, Pflegeeinrichtungen und Sozialstationen in Deutschland arbeiten mit Pflegediagnosen.

Was spricht für die Nutzung von Pflegediagnosen?
Pflegediagnosen führen zu:

- einem strukturierten, nachvollziehbaren und pflegewissenschaftlich begründbaren Prozess
- einer einheitlichen Pflegesprache
- einer Vergleichbarkeit von Daten
- einem besseren Nachweis von Leistungen

Praxistipp

Anwendbarkeit prüfen

Bevor Pflegediagnosen in der Praxis eingesetzt werden, muss kritisch geprüft werden: Können Pflegediagnosen in der jeweiligen Einrichtung sinnvoll angewendet werden?

Pflegeklassifikationssysteme

Pflegediagnosen können auch in Klassifikationssystemen geordnet werden.

Begriffserklärung

Pflegeklassifikationssysteme: Systeme, um pflegerische Dinge zu **codieren** und Standards festzulegen. Diese Systeme werden weltweit benutzt. Im Laufe der Jahre sind viele verschiedene Pflegeklassifikationssysteme entstanden. Die Systeme haben unterschiedliche Schwerpunkte.

Pflegeklassifikationssysteme

- ermöglichen eine einheitliche, internationale Fachsprache.
- verbessern die Kommunikation zwischen Pflegefachpersonen und anderen Berufsgruppen.
- verbessern die Pflegequalität. Sie bieten Möglichkeiten, um Ergebnisse zu messen und zu bewerten.
- bieten eine Auswahl von Pflegemaßnahmen.
- messen Pflegeleistungen. Zum Beispiel: **LEP**® (**Le**istungserfassung und **P**rozessdokumentation im Gesundheitswesen)

Beispiel für eine **NANDA**-Pflegediagnose:

- Name der Pflegediagnose: beeinträchtigte körperliche Mobilität.
- Definition: Einschränkung der unabhängigen körperlichen Bewegung.
- Bestimmende Merkmale: Abnahme der Bewegungsfähigkeit, verlangsamte Bewegungen.

- Beeinflussende Faktoren: reduzierte Muskelkraft, Schmerzen.
- Risikofaktoren: Dekubitusgefahr.

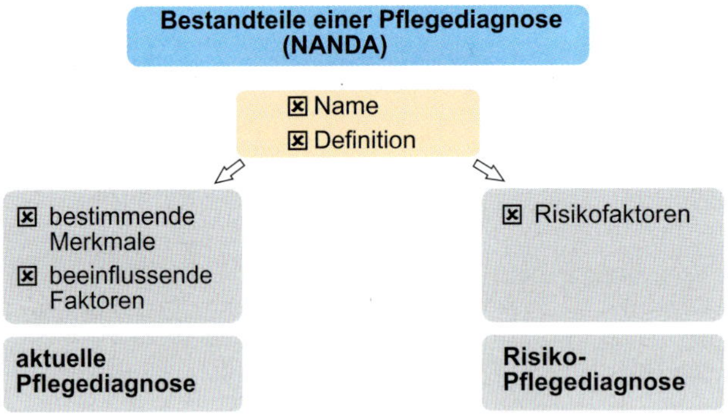

Abb. 2.16 Aufbau einer Pflegediagnose nach NANDA [M595]

Praxistipp

Viele Klassifikationssysteme sind schwierig. Zu Beginn ist die Anwendung ungewohnt. Das Erlernen der Systeme benötigt Zeit. Pflegefachpersonen können die Anwendung in Fortbildungen lernen.

2.3 Pflegeziele festlegen

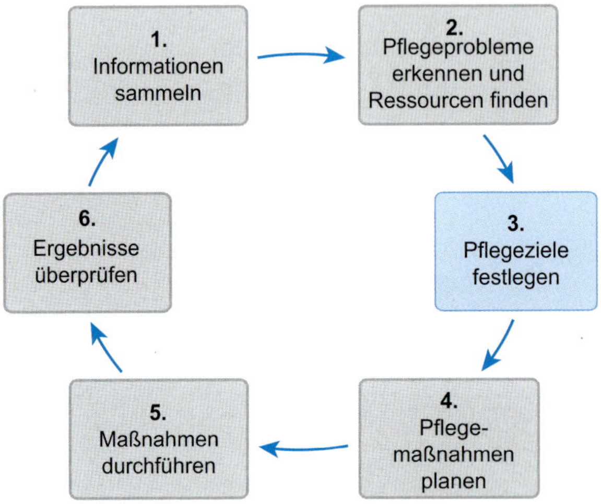

Abb. 2.17 Dritter Schritt im Pflegeprozess: Pflegeziele festlegen. [G375, L143]

Die Pflegefachpersonen dokumentieren alle Informationen, Symptome, Pflegeprobleme und Ressourcen.
Pflegefachpersonen legen fest, welche **Pflegeziele** erreicht werden sollen. Im Normalfall wird zu jedem Pflegeproblem ein Pflegeziel festgelegt.

Pflegeziele werden nach der *SMART-Regel* formuliert. SMART steht für die ersten Buchstaben der folgenden Wörter:

- **S**pezifisch
- **M**essbar
- **A**ngemessen
- **R**ealistisch
- **T**erminiert

Spezifisch bedeutet: Das Pflegeziel soll zur speziellen Situation des Patienten passen.
Messbar bedeutet: Das Pflegeziel soll eindeutig bestimmbar sein.
Angemessen bedeutet: Das Pflegeziel soll den Bedürfnissen des Patienten entsprechen.
Realistisch bedeutet: Es soll möglich sein, dass der Patient das Pflegeziel erreichen kann.
Terminiert bedeutet: Das Pflegeziel soll bis zu einem bestimmten Zeitpunkt erreicht werden.

Pflegeziele sollen immer **positiv** verfasst werden. Zum Beispiel: Mobilität des Patienten gewährleisten. NICHT: Der Patient soll keinen Dekubitus bekommen.
Es gibt **Nahziele** und **Fernziele.**
Beispiel Nahziel: Der Patient führt mithilfe des Toilettenstuhls ab.
Beispiel Fernziel: Der Patient geht selbstständig zur Toilette.

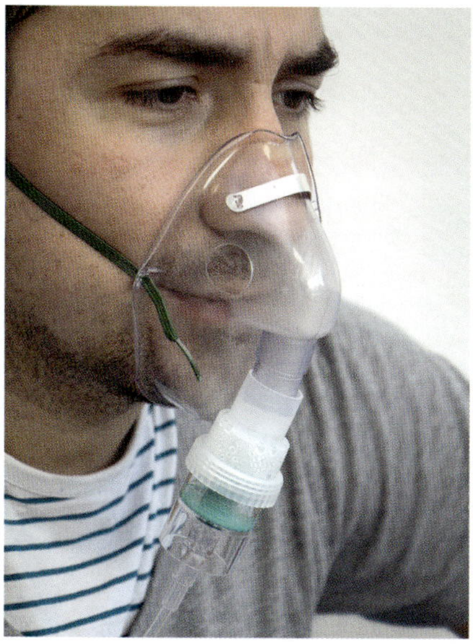

Abb. 2.18 Pflegeziel: Der Patient akzeptiert eine Sauerstoffmaske bei akuter Dyspnoe. [P100]

Welche Pflegeziele werden für Herrn Maier festgelegt?
Beispiele:

- Herr Maier atmet gleichmäßig. Er atmet ohne Atemnot und ohne Schmerzen.
- Herr Maier fühlt sich sicher und entspannt.
- Herr Maier kennt Körperhaltungen zum Unterstützen der Atmung.
- Herr Maier akzeptiert eine Sauerstoffmaske bei akuter Dyspnoe.
- Herr Maier kann die Lippenbremse anwenden.
- Herr Maier hustet selbstständig ab.
- Herr Maier trinkt mindestens 1,5 Liter Tee oder Mineralwasser am Tag.
- Herr Maier hat eine *physiologische* Körpertemperatur.
- Herr Maier wäscht seinen Oberkörper mit geringer Unterstützung.

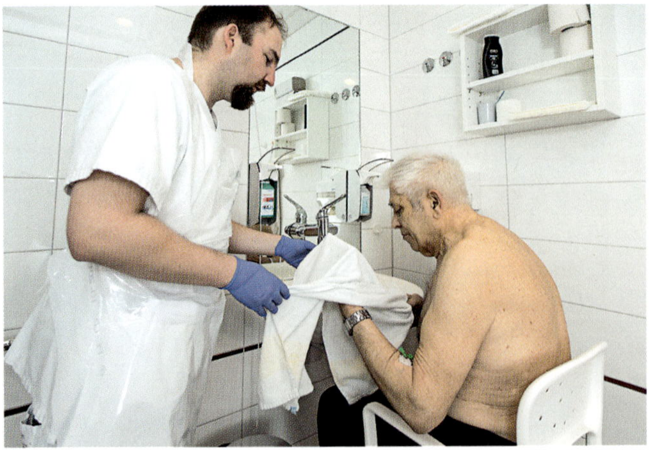

Abb. 2.19 Pflegeziel: Herr Maier wäscht seinen Oberkörper mit geringer Unterstützung selbst. [K115]

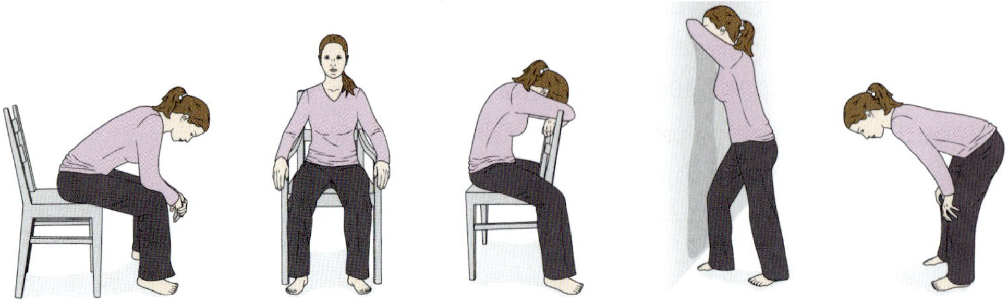

Abb. 2.20 Pflegeziel: Die Patientin kennt atemerleichternde Positionen. [L264]

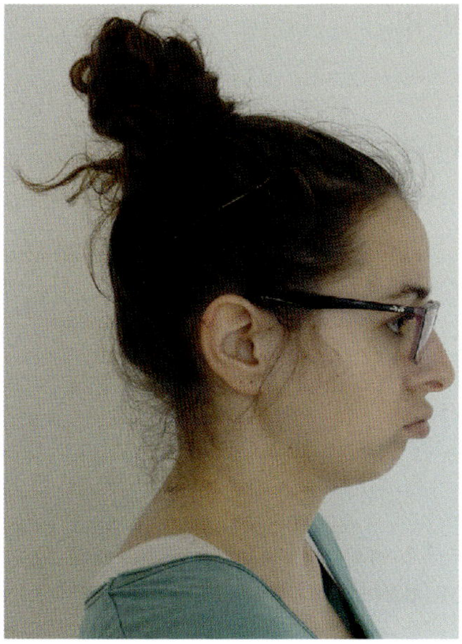

Abb. 2.21 Pflegeziel: Die Patientin kann die Lippenbremse anwenden. [P269]

2.4 Pflegemaßnahmen planen

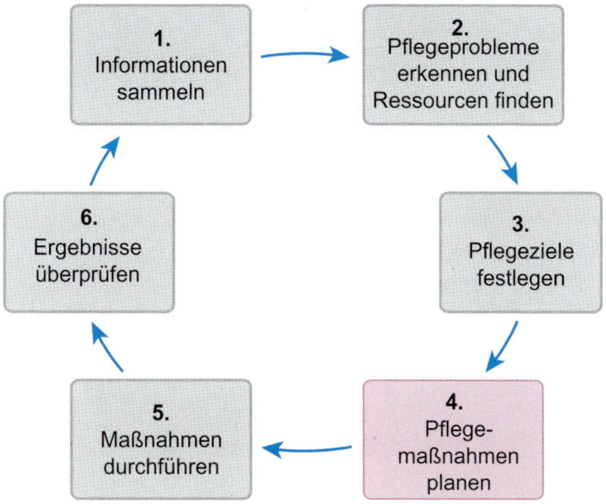

Abb. 2.22 Vierter Schritt im Pflegeprozess: Pflegemaßnahmen planen. [G375, L143]

In der Pflegeplanung werden die **Pflegemaßnahmen** festgelegt. Die Maßnahmen sind wichtig, um die Pflegeziele zu erreichen. Die Ressourcen des Patienten haben Einfluss auf die Wahl der geeigneten Maßnahmen.
Die **Pflegeplanung** wird genau dokumentiert, damit alle Pflegefachpersonen und Pflegeassistenten die Maßnahmen durchführen können.

Bei der **Auswahl** der Pflegemaßnahmen wird vorher abgeklärt:

- Was kann der Patient?
- Wobei benötigt der Patient Anleitung und Unterstützung?
- Was kann der Patient nicht?

Pflegefachpersonen überprüfen, ob alle wichtigen Informationen in die Pflegeplanung aufgenommen wurden. Dazu stellen Pflegefachpersonen folgende Fragen:

- **Welche** Pflegemaßnahmen sollen durchgeführt werden?
- **Wie** und **womit** soll die Pflegemaßnahme durchgeführt werden?
- **Wer** soll die Pflegemaßnahme durchführen?
- **Wie oft** soll die Pflegemaßnahme durchgeführt werden?
- **Wann** soll die Pflegemaßnahme durchgeführt werden?
- **Wo** soll die Pflegemaßnahme durchgeführt werden?
- **Welcher** Unterstützungsbedarf ist notwendig?
  - vollständige Unterstützung?
  - teilweise Unterstützung?
  - Beaufsichtigung?
  - Beratung und Anleitung

Merkhilfe

Maßnahmenplan
Ein guter Pflegeplan gibt Antworten auf die W-Fragen:
„Wer macht was, wie, womit, wann und wie oft?“

Praxistipp

Grundlage der Pflegemaßnahmenplanung sind: Expertenstandards und Richtlinien der Einrichtung.

Welche Maßnahmen werden für Herrn Maier geplant?
Beispiele:

- Atemerleichternde Lagerungen, Oberkörperhochlagerung, Kutschersitz durchführen.
- Zeigen, wie die dosierte Lippenbremse geht.
- Helfen, Angst abzubauen.
- Darauf achten, dass Herr Maier lockere Kleidung trägt.
- Für frische Luft sorgen.
- Medikamentengabe nach ärztlicher Anordnung durchführen.
- Sauerstoffgabe nach ärztlicher Anordnung durchführen.
- Zum produktiven Husten anleiten.
- *Sekret* absaugen, wenn es notwendig ist.
- Inhalieren nach ärztlicher Anordnung.
- Kontrolle der Vitalzeichen.
- Kontrolle der Sauerstoffsättigung.

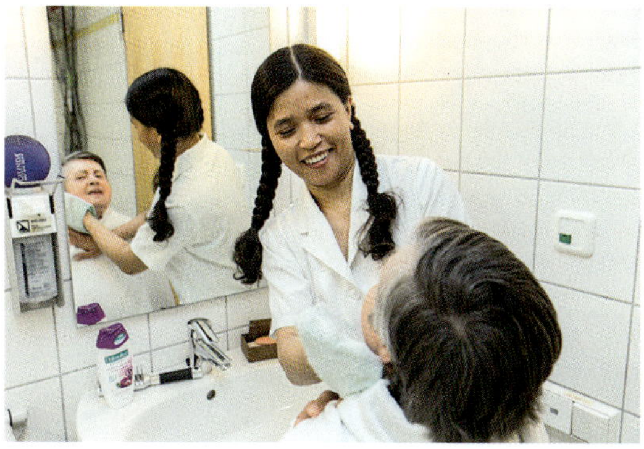

Abb. 2.23 Beispiel für eine geplante Pflegemaßnahme: Unterstützung und Anleitung zur Ganzkörperpflege einmal am Tag.
[K157]

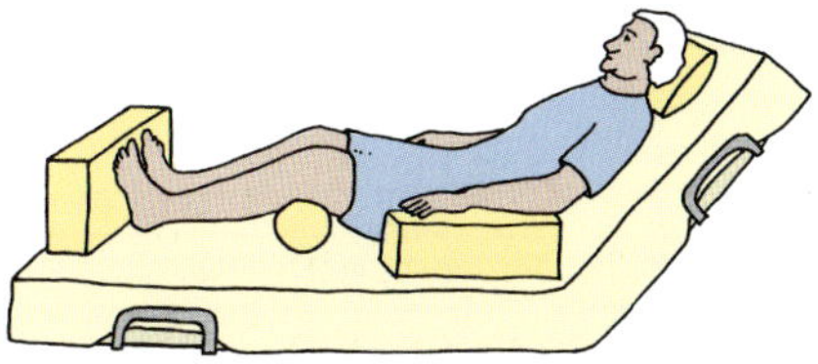

Abb. 2.24 Beispiel für eine geplante Pflegemaßnahme: Oberkörperhochlagerung.
[L119]

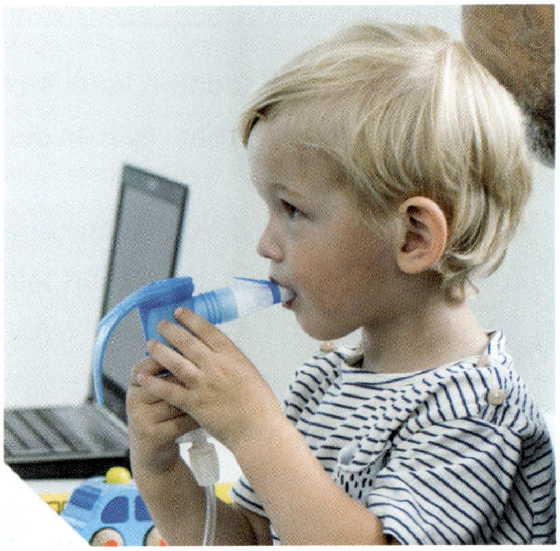

Abb. 2.25 Beispiel für eine Pflegemaßnahme: Das Kind führt Übungen mit einem Gerät zum Atemtraining unter Anleitung durch. [V067]

2.5 Maßnahmen durchführen

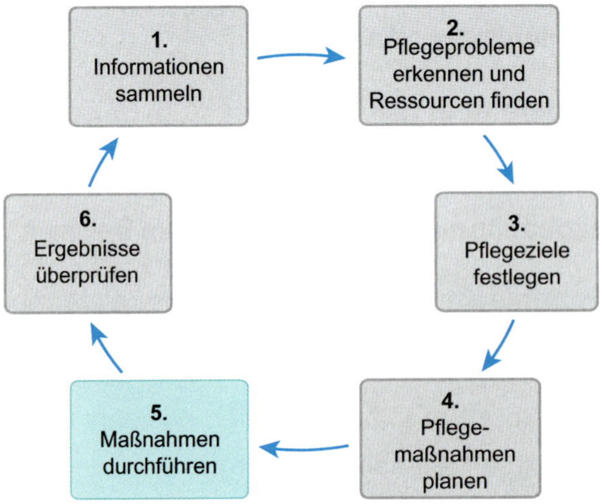

Abb. 2.26 Fünfter Schritt im Pflegeprozess: Maßnahmen durchführen. [G375, L143]

Pflegefachpersonen führen die geplanten Maßnahmen durch. Zum Beispiel:

- Hautpflege, Körperpflege, Essen anreichen
- Durchführen von *Prophylaxen*
- Beraten zu Hilfsmitteln
- Verabreichen von Medikamenten oder Sauerstoff nach ärztlicher Anordnung
- Wundversorgung nach ärztlicher Anordnung.

Alle Pflegemaßnahmen werden zeitnah nach der Durchführung **dokumentiert.**

Merkhilfe

Der Zustand des Patienten kann sich jederzeit verändern!
Pflegefachpersonen halten sich an die Pflegeplanung bei der Durchführung.
Pflegefachpersonen beachten immer die aktuelle Situation und den Zustand des Patienten. Bei Bedarf müssen Probleme und Ziele **neu** formuliert werden. Dann müssen Maßnahmen neu geplant werden.

Bei der Durchführung der Maßnahmen beachten Pflegefachpersonen:

- **Vorbereitung des Raums:** Zum Beispiel: Ist das Fenster geschlossen? Wird ein Sichtschutz benötigt?
- **Vorbereitung der Materialien.** Zum Beispiel: Sind alle Materialien da? Ist ein Abfallbehälter in der Nähe?
- **Kommunikation mit dem Patienten:** Zum Beispiel: Ist der Patient informiert? Hat der Patient Angst?
- **Vorbereitung des Patienten:** Zum Beispiel: Wie muss der Patient positioniert werden? Muss der Patient nüchtern sein?
- **Beobachtung des Patienten:** Zum Beispiel: Wie reagiert der Patient?
- **Hygienisches Arbeiten.** Zum Beispiel: Wann ist eine Händedesinfektion notwendig? Muss die Arbeitsfläche desinfiziert werden?
- **Nachbereitung.** Zum Beispiel: Wie geht es dem Patienten jetzt? Wie werden die benutzten Materialien entsorgt?

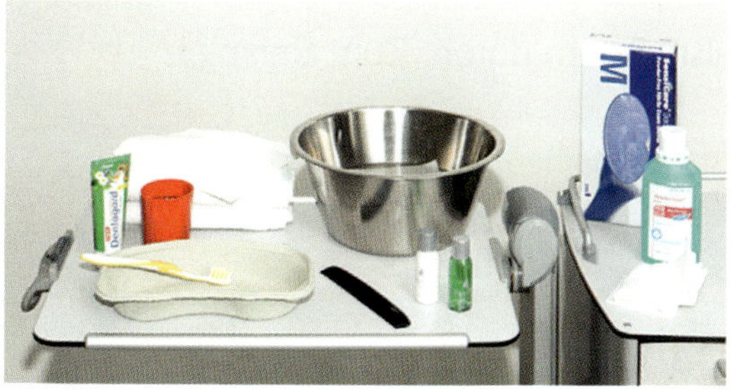

Abb. 2.27 Vorbereitung der Materialien [K115]

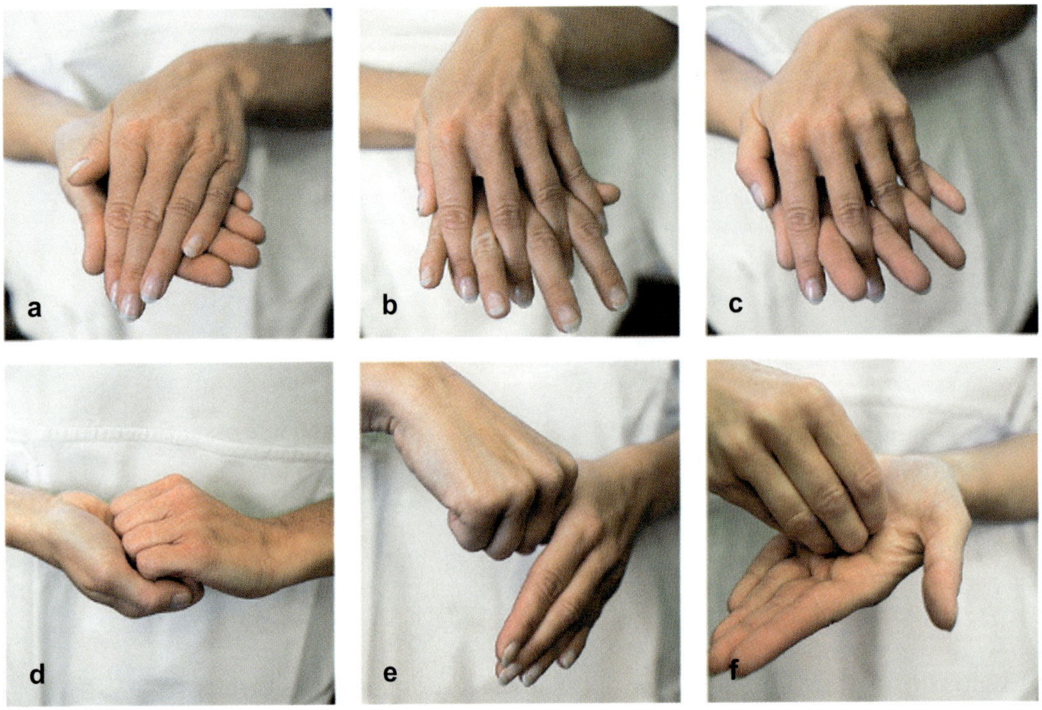

Abb. 2.28 Die 6 Schritte der Händedesinfektion
[K157]

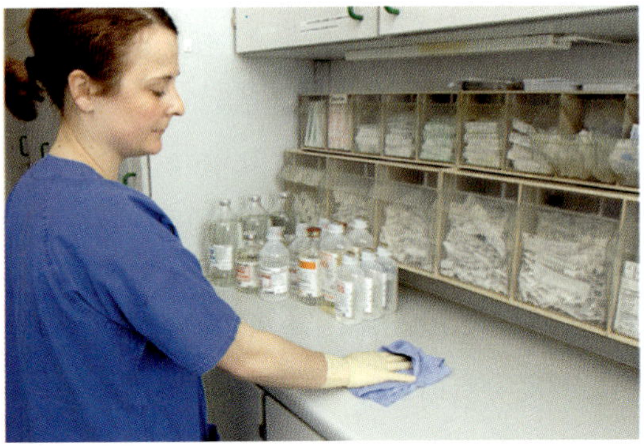

Abb. 2.29 Die Pflegefachfrau desinfiziert die Arbeitsfläche. Danach bereitet sie die Infusion vor.
[K115]

2.6 Ergebnisse überprüfen

Der letzte Schritt im Pflegeprozess ist die Überprüfung (Evaluation) der Pflegeergebnisse. Die Überprüfung erfolgt im täglichen Prozess. Die Überprüfung kann auch erfolgen in:

- der täglichen Übergabe
- einer Fallbesprechung
- einer **Pflegevisite**

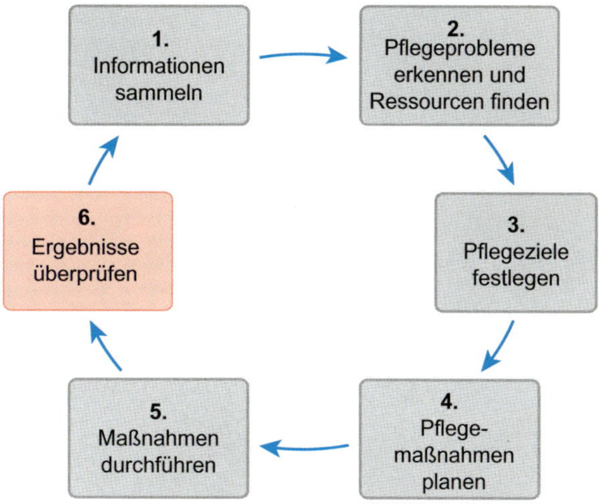

Abb. 2.30 Sechster Schritt im Pflegeprozess: Ergebnisse überprüfen. [G375, L143]

Begriffserklärung

Evaluation: Überprüfung der Ergebnisse. Wurden die Ziele erreicht?

Begriffserklärung

Fallbesprechung und Pflegevisite

Fallbesprechungen: Das gesamte behandelnde Team betrachtet die Situation des Patienten gemeinsam. Also alle Ärzte, Therapeuten, Pflegefachpersonen sprechen über einen Patienten.

Pflegevisite: Ein Treffen der Pflegefachpersonen und anderen Personen des Pflegeteams. Der Pflegezustand des Patienten wird überprüft. Der Pflegeplan wird bewertet. Bei Bedarf wird der Pflegeplan angepasst.

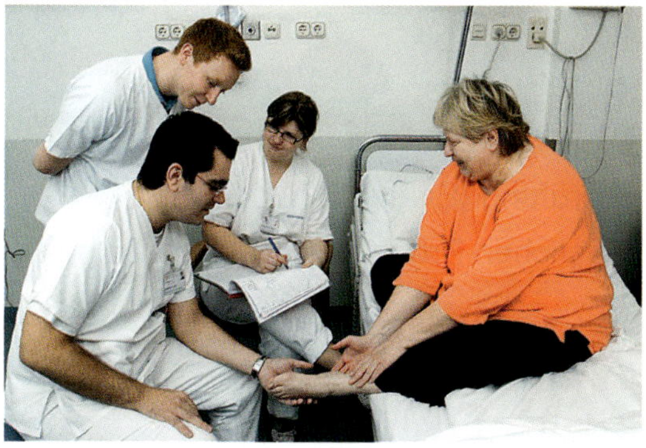

Abb. 2.31 Evaluation: Bei der Pflegevisite können Maßnahmen überprüft werden. [K115]

Pflegefachpersonen überprüfen Folgendes:

- Zeigen die geplanten Pflegemaßnahmen Erfolg?
- Wird ein festgelegtes Ziel erreicht?
  - Wenn das Pflegeziel nicht erreicht wurde: Warum? Wurden die geplanten Maßnahmen nicht durchgeführt, unregelmäßig durchgeführt oder falsch durchgeführt? Wurden falsche Maßnahmen geplant?
  - Wurden Pflegeziele zu hoch geplant?
  - Wurden alle Ressourcen berücksichtigt?
  - Wurden die richtigen Pflegeprobleme erfasst?

Pflegefachpersonen prüfen die Ergebnisse des Pflegeprozesses. Das bedeutet: Pflegefachpersonen nutzen die Evaluation, um die Pflegeplanung anzupassen und zu erneuern.

Mit welchen Fragen überprüft die Pflegefachperson die Pflegeziele von Herrn Maier?
Beispiele:

- Atmet Herr Maier regelmäßig?
- Hat Herr Maier Schmerzen beim Atmen?
- Wie ist die Hautfarbe von Herrn Maier?
- Wie sind die Vitalzeichen von Herrn Maier?
- Wie ist die Sauerstoffsättigung von Herrn Maier?
- Wie viel Flüssigkeit nimmt Herr Maier zu sich?
- Kommt Herr Maier mit der Sauerstoffgabe zurecht?
- Sind die Haut und die Schleimhaut von Herrn Maier intakt?

3 Wozu braucht man eine Pflegeplanung?

Die **Pflegeplanung** ist ein wichtiger Teil des Pflegeprozesses.
Die Pflegeplanung dokumentiert die einzelnen Schritte des Pflegeprozesses.
Die Pflegeplanung wird für jeden Patienten individuell formuliert.
Die Pflegeplanung wird auf der Grundlage einer umfassenden Beobachtung des Patienten erstellt.

Pflegeplanung

Die Pflegeplanung muss immer **schriftlich** dokumentiert werden. Das hat rechtliche Gründe. Es besteht Dokumentationspflicht.

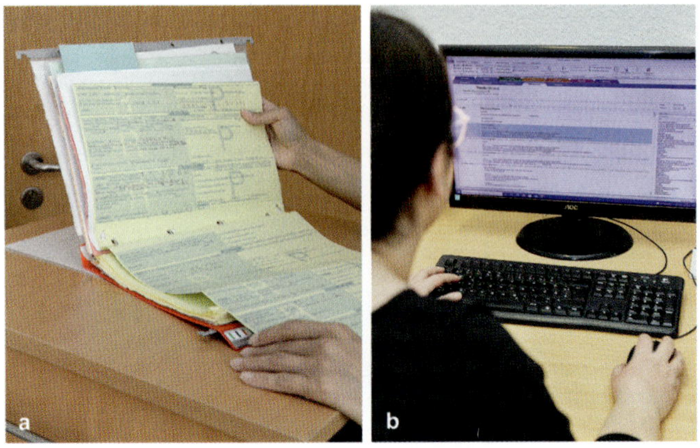

Abb. 3.1 Die Dokumentation kann entweder handschriftlich gemacht werden oder am Computer. [K157]

Zudem findet im Alltag die Übergabe oft mündlich statt. Bei einer dokumentierten Pflegeplanung können Pflegefachpersonen alle wichtigen Informationen lesen.
Mehr Informationen zur Dokumentation: Siehe Kapitel 6 ab Seite 63.

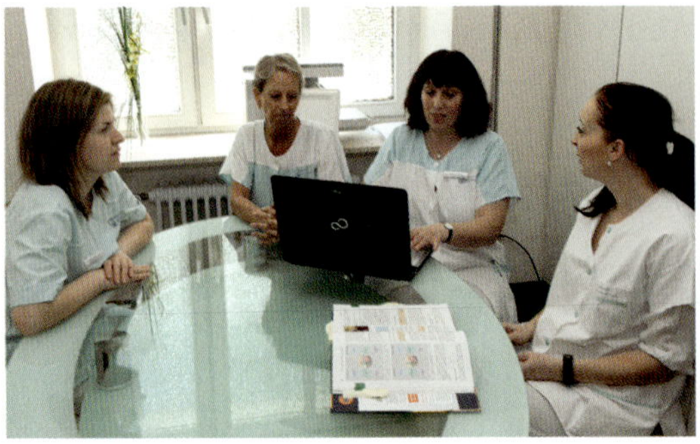

Abb. 3.2 Die Übergabe findet im Krankenhaus entweder im Stationszimmer oder am Patientenbett statt. [K313]

Bausteine einer Pflegeplanung

Eine Pflegeplanung enthält folgende Bausteine:

- **Pflegeproblem:** Was ist das Problem? Welche **Ressourcen** hat der Patient?
- **Pflegeziele:** Was soll erreicht werden?
- **Pflegemaßnahmen:** Welche Maßnahme wird durchgeführt? Wann und wie oft? Womit wird diese Maßnahme durchgeführt?

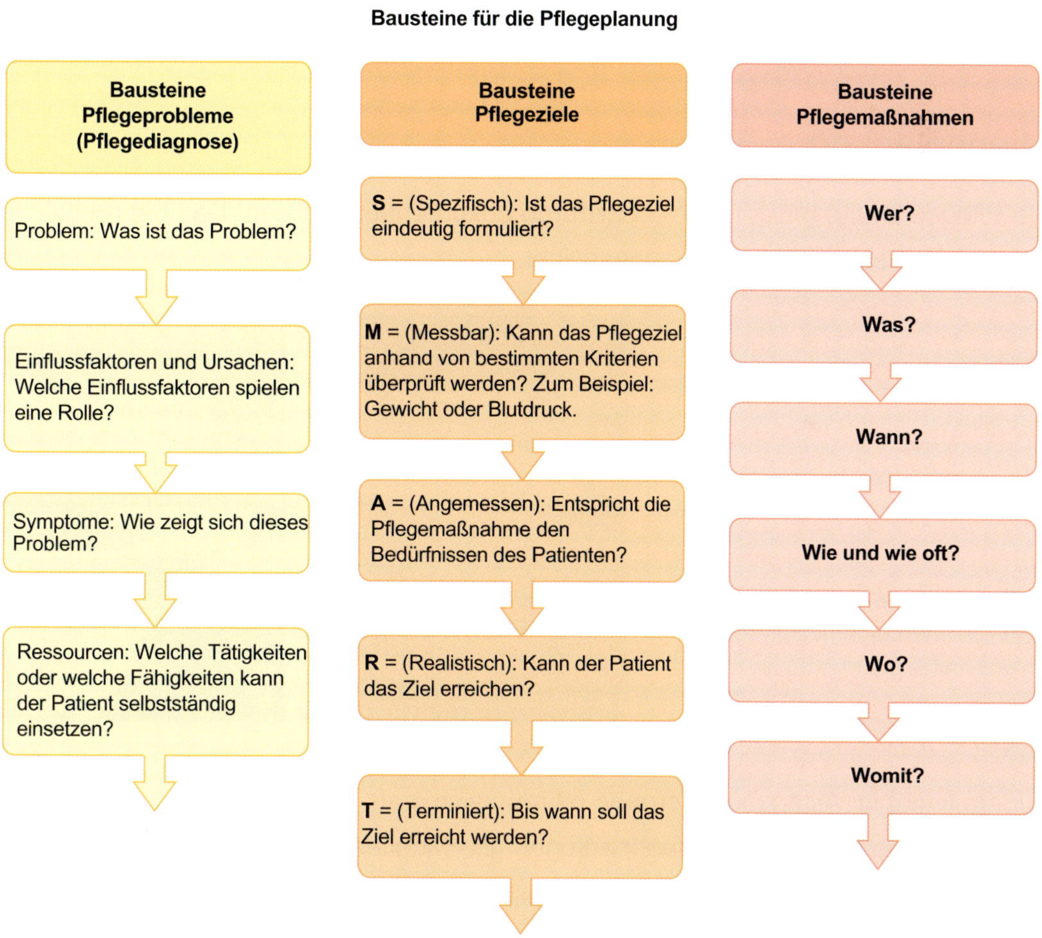

Abb. 3.3 Bausteine für die Pflegeplanung [L143]

Fallbeispiel

Herr Maier

Herr Maier ist 83 Jahre alt. Er lebt mit seiner Tochter auf einem Bauernhof. Herrn Maiers Frau ist vor vielen Jahren verstorben. Bisher hat er sich selbst versorgt. Herr Maier hat sogar noch auf dem Hof mitgeholfen.
Heute Morgen ist er mit starkem Husten und Fieber aufgewacht. Als er Atemnot bekam, hat die Tochter den Krankenwagen gerufen. Im Krankenhaus wird eine akute Bronchitis festgestellt. Herr Maier wird auf Station 4B verlegt. Pflegefachfrau Laura Lenz übernimmt das Anamnesegespräch.
Herr Maier gibt an, starke Schmerzen zu haben. Beim Gespräch hört Laura Lenz rasselnde Atemgeräusche. Herr Maier äußert den Wunsch, wieder nach Hause zu wollen. Er kann nachts generell schlecht schlafen. Im Krankenhaus wird das nicht besser sein. Außerdem müssen auf dem Hof Arbeiten erledigt werden.
Laura Lenz bietet Herrn Maier etwas zu trinken an. Das lehnt er dankend ab. Er gibt zu: Mit dem Gang zur Toilette klappt es nicht mehr so gut. Er schafft es oft nicht rechtzeitig. Außerdem schmerzt sein rechtes Bein seit einigen Wochen. Er kann nicht mehr so schnell gehen.
Die Tochter berichtet, dass Herr Maier gerne mal eine Zigarre raucht.

Aus dem Fallbeispiel lassen sich **Pflegeprobleme** ableiten. Die folgende Tabelle zeigt ein Beispiel.

Pflegeplanung für Herrn Maier			
Ursache: Bronchitis Symptome: Dyspnoe, Fieber, Schmerzen			
Pflegeproblem	**Ressourcen**	**Pflegeziele**	**Pflegemaßnahmen**
Herr Maier hat Atemnot.	Herr Maier versteht die Informationen über die Lippenbremse.	Herr Maier atmet physiologisch und ohne Beschwerden.	• Atmung beobachten: – Atemintensität – Atemfrequenz – Atemgeräusche – Schmerzen – Sauerstoffsättigung • Atemtechniken einüben • Oberkörper erhöht positionieren • für frische Luft sorgen • auf lockere Kleidung achten • Medikamente verabreichen und Inhalieren nach ärztlicher Anordnung • Anleitung zur Atemgymnastik
Herr Maier ist stark verschleimt.		Physiologisches Bronchialsekret Herr Maier trinkt täglich 1 bis 2 Liter.	• Maßnahmen zum Lösen des Sekrets: – Zum Beispiel: Brustwickel, warmer Tee • Maßnahmen, damit das Sekret flüssiger wird: – viel zu trinken anbieten – gegebenenfalls *Dosieraerosol* oder Inhalation nach ärztlicher Anordnung • zum Trinken auffordern • Getränke anbieten • Trinkprotokoll führen
Herr Maier kann das Sekret nicht abhusten.		Herr Maier hustet selbstständig ab.	• Hustentechniken erklären und zum Abhusten anleiten
Herr Maier hat Angst.		Herr Maier fühlt sich sicher und entspannt.	• Stress vermeiden • Herrn Maier beruhigen
Herr Maier hat Fieber.		Herr Maier hat eine physiologische Körpertemperatur.	• Beobachtung der Körpertemperatur und der Haut • fiebersenkende Maßnahmen • Medikamente zur Fiebersenkung nach ärztlicher Anordnung • gegebenenfalls Flüssigkeitsverlust ausgleichen

Pflegeplanung für Herrn Maier			
Potenzielles Pflegeproblem: Pneumonierisiko			
Ursachen	**Ressourcen**	**Pflegeziele**	**Pflegemaßnahmen**
• akute Bronchitis • Rauchen • Immobilität • flache Atmung • schlechte Durchblutung durch Minderbelüftung	Herr Maier versteht, dass er eine Pneumonie bekommen könnte.	Herr Maier atmet physiologisch. Die Lunge von Herrn Maier ist ausreichend belüftet. Herr Maier atmet schmerzfrei. Herr Maier führt Atemübungen aus.	• Kontrolle der Atmung • Kontrolle der Körpertemperatur • Kontrolle des Allgemeinzustandes von Herrn Maier • atemerleichternde Lagerung • Herrn Maier zu Atemübungen anleiten • Atemgymnastik durchführen • Mobilisation • Gehtraining • zum Trinken motivieren, ein Trinkprotokoll führen • Medikamentengabe nach Anordnung

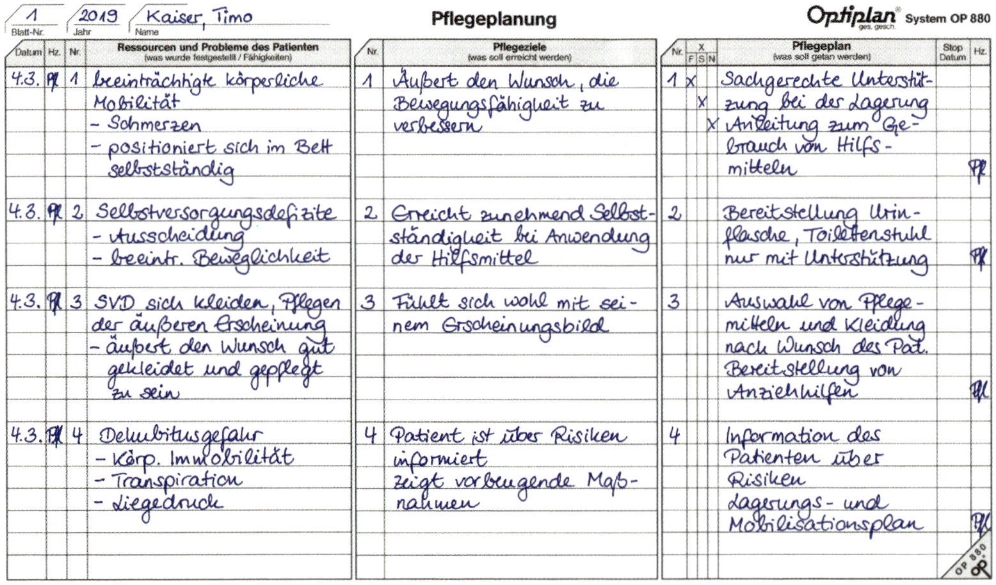
1 Blatt-Nr. 2019 Jahr Kaiser, Timo Name
Pflegeplanung
Optiplan ges. gesch. System OP 880

Datum	Hz.	Nr.	Ressourcen und Probleme des Patienten (was wurde festgestellt / Fähigkeiten)	Nr.	Pflegeziele (was soll erreicht werden)	Nr.	F	S	N	Pflegeplan (was soll getan werden)	Stop Datum	Hz.
4.3.	PK	1	beeinträchtigte körperliche Mobilität – Schmerzen – positioniert sich im Bett selbstständig	1	Äußert den Wunsch, die Bewegungsfähigkeit zu verbessern	1	X	X	X	Sachgerechte Unterstützung bei der Lagerung Anleitung zum Gebrauch von Hilfsmitteln		PK
4.3.	PK	2	Selbstversorgungsdefizite – Ausscheidung – beeintr. Beweglichkeit	2	Erreicht zunehmend Selbstständigkeit bei Anwendung der Hilfsmittel	2				Bereitstellung Urinflasche, Toilettenstuhl nur mit Unterstützung		PK
4.3.	PK	3	SVD sich kleiden, Pflegen der äußeren Erscheinung – äußert den Wunsch gut gekleidet und gepflegt zu sein	3	Fühlt sich wohl mit seinem Erscheinungsbild	3				Auswahl von Pflegemitteln und Kleidung nach Wunsch des Pat. Bereitstellung von Anziehhilfen		PK
4.3.	PK	4	Dekubitusgefahr – Körp. Immobilität – Transpiration – Liegedruck	4	Patient ist über Risiken informiert zeigt vorbeugende Maßnahmen	4				Information des Patienten über Risiken Lagerungs- und Mobilisationsplan		PK

OP 880

Abb. 3.4 Beispiel für ein Formular zur Pflegeplanung [V161]

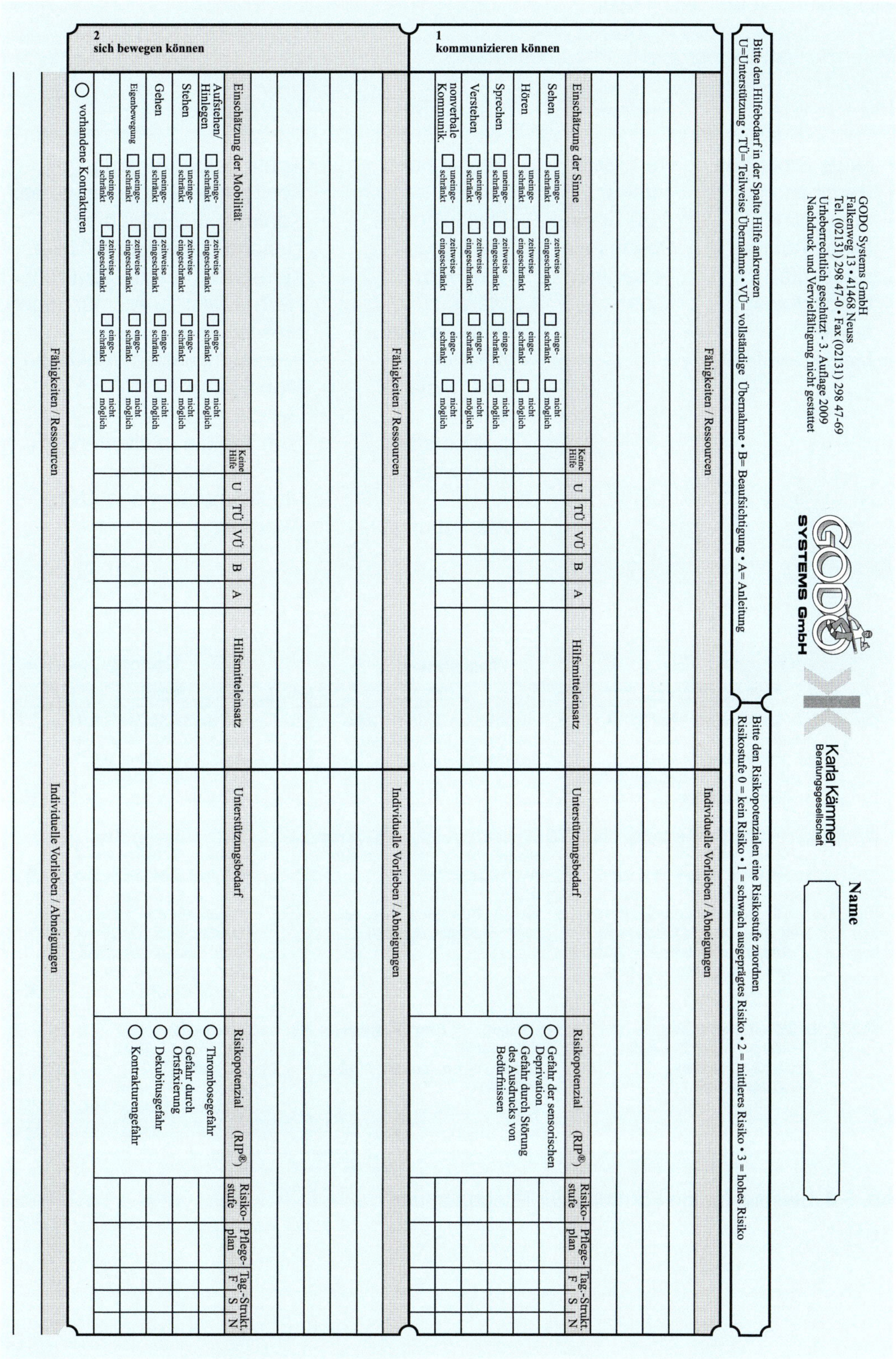

Abb. 3.5 Dokument zur Pflegeplanung
[V430]

4 Wie ist die Zusammenarbeit im Pflegeprozess?

Für den Pflegeprozess ist es wichtig, dass alle Informationen weitergegeben werden. Nur dann kann der Patient gut versorgt werden.

Begriffserklärung

Informationsfluss: die Weitergabe von Informationen, Mitteilungen und Nachrichten.

Es gibt verschiedene **Instrumente** zur Förderung des Informationsflusses. Zum Beispiel:

- Dienstübergabe
- Schichtübergaben
- Pflegevisiten
- *ärztliche Visite*
- Fallbesprechungen
- Teamsitzungen

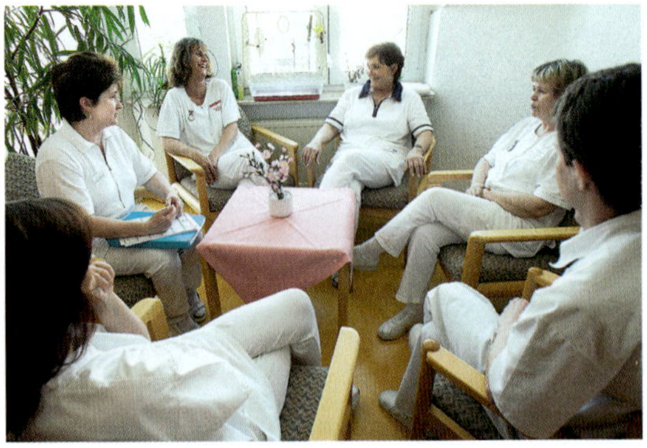

Abb. 4.1 Der Austausch im Team fördert den Informationsfluss.
[K157]

Begriffserklärung

Team: Gruppe von Personen. Die Personen arbeiten eine bestimmte Zeit partnerschaftlich zusammen. Das Team verfolgt gemeinsame Ziele.

Pflegefachpersonen arbeiten mit anderen Menschen in Teams zusammen. Es gibt verschiedene Formen von Teamarbeit:

- **Intradisziplinäre** Teamarbeit: innerhalb einer Berufsgruppe oder einer Station. Zum Beispiel: alle Pflegefachpersonen einer Station.
- **Interdisziplinäre** Teamarbeit: zwischen verschiedenen Fachrichtungen oder Berufsgruppen. Zum Beispiel: alle Pflegefachpersonen, Pflegehelfer, Ärztinnen, Physiotherapeutinnen auf einer Station.
- **Sektorenübergreifende** Teamarbeit: über Versorgungsbereiche hinaus. Zum Beispiel beim Entlassungsmanagement.

Klare Strukturen und Absprachen sind wichtig, damit ein Team gut funktioniert. Die **interdisziplinäre Teamarbeit** ist in Gesundheitseinrichtungen und Pflegeeinrichtungen sehr wichtig. Verschiedene Berufsgruppen haben unterschiedliche Meinungen. Zum Beispiel betrachten Ärzte eine Patientensituation aus einem anderen Blickwinkel als Pflegefachpersonen. Daher ist eine gute Kommunikation untereinander sehr wichtig.

Begriffserklärung

Ärztliche Visite: In der Klinik findet in der Regel täglich eine ärztliche Visite statt. Dabei gehen die Ärzte zum Patienten an das Krankenbett. Die Ärzte beurteilen den Zustand des Patienten aus medizinischer Sicht.
Auch in der häuslichen Versorgung und in einer Pflegeeinrichtung finden ärztliche Visiten statt.
Pflegefachpersonen nehmen meistens an der ärztlichen Visite teil.
Dabei berichten Pflegefachpersonen über die pflegerische Situation des Patienten.

Pflegevisite und ärztliche Visite haben viele Vorteile:

- Das selbstständige Handeln aller beteiligten Personen wird gefördert.
- Die Zusammenarbeit zwischen den Berufsgruppen wird verbessert.
- Die Weitergabe von Informationen wird gesichert.
- Behandlungsziele und Pflegeziele für den Patienten werden verbessert.
- Die Zufriedenheit aller beteiligten Personen wird gesteigert.

Eine gute Visite gelingt unter folgenden Voraussetzungen:

- Alle Berufsgruppen legen gemeinsame Ziele fest.
- Alle Berufsgruppen sprechen gleichberechtigt miteinander.
- Alle Berufsgruppen vereinbaren bestimmte Rahmenbedingungen. Zum Beispiel: Es wird ein Zeitpunkt festgelegt. Die Visite beginnt erst, wenn alle da sind.
- Alle Berufsgruppen respektieren die Arbeit untereinander.

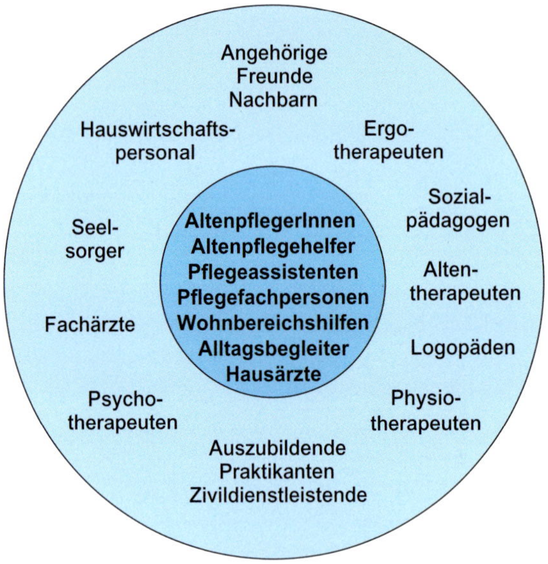

Abb. 4.2 In einer Pflegeeinrichtung arbeiten verschiedene Berufsgruppen und Laien zusammen. [R508]

Begriffserklärung

Alltagsbegleiter oder Betreuungsassistent: übernimmt die soziale Betreuung von Menschen, die Hilfe brauchen. Zum Beispiel: Aktivierung bei Menschen mit Störungen aufgrund von Demenz, Hilfe im Alltag.

Altentherapeut: berät und unterstützt alte Menschen und Angehörige zu Fragen der Altenpflege. Zum Beispiel: Pflegeversicherung, Aktivitäten, soziale Betreuung.

Ergotherapeut: hilft Menschen mit Einschränkungen das Leben eigenständig zu gestalten. Die Behandlung ist in Einzeltherapie und auch in Gruppentherapie möglich. Zum Beispiel: Übungen zur Konzentration oder Nutzung von Hilfsmitteln.

Psychotherapeut: behandelt Menschen mit starken seelischen und psychischen Störungen.

5 Wie wird der Pflegeprozess in unterschiedlichen Einrichtungen umgesetzt?

Der Pflegeprozess wird in den verschiedenen Einrichtungen unterschiedlich umgesetzt.

5.1 Pflegeprozess in der stationären Akutpflege

Begriffserklärung

Stationäre Akutpflege: Medizinische und pflegerische Versorgung in einem Krankenhaus. Eine sofortige Behandlung ist erforderlich. Zum Beispiel: Diagnostik, Operation, Intensivpflege.
Die *kurative,* also heilende, Behandlung einer Krankheit steht meistens im Mittelpunkt.

Im Krankenhaus wiederholen sich viele Behandlungsabläufe. Deshalb wurden für bestimmte Patientensituationen Behandlungspfade eingeführt. Diese Behandlungspfade heißen auch: **Clinical Pathways.**

Begriffserklärung

Clinical pathway: Ein Behandlungspfad legt die Schritte fest, die bei einer bestimmten Erkrankung durchgeführt werden sollen. Es geht um den gesamten Prozess der Patientenversorgung: Diagnose, Behandlung und Nachsorge.
Ein **Standardpflegeplan** beschreibt pflegerische Maßnahmen, die in einer bestimmten Pflegesituation angewendet werden sollen. Zum Beispiel: Standardpflegeplan zur Pneumonieprophylaxe. Oft wird auch verkürzt von „Pflegestandards“ gesprochen.

Standardpflegepläne sind schriftlich festgehalten. In vielen Krankenhäusern sind alltägliche Pflegeprozesse auf Formularen abgedruckt. Pflegefachpersonen können diese Formulare nutzen. Dabei prüfen Pflegefachpersonen, ob die vorgegebenen Inhalte beim jeweiligen Patienten zutreffen.
Bei Abweichungen vom Standardpflegeplan sind Anpassungen notwendig.

Viele Krankenhäuser stellen ihre Dokumentation teilweise oder ganz auf *EDV-gestützte Systeme* um. Also auf eine Dokumentation am Computer. Meistens ist die Pflegeplanung in dem Computerprogramm enthalten. Dann sind Pflegeprobleme, Pflegeziele und Maßnahmen vorformuliert. Pflegefachperson können diese durch Anklicken auswählen.

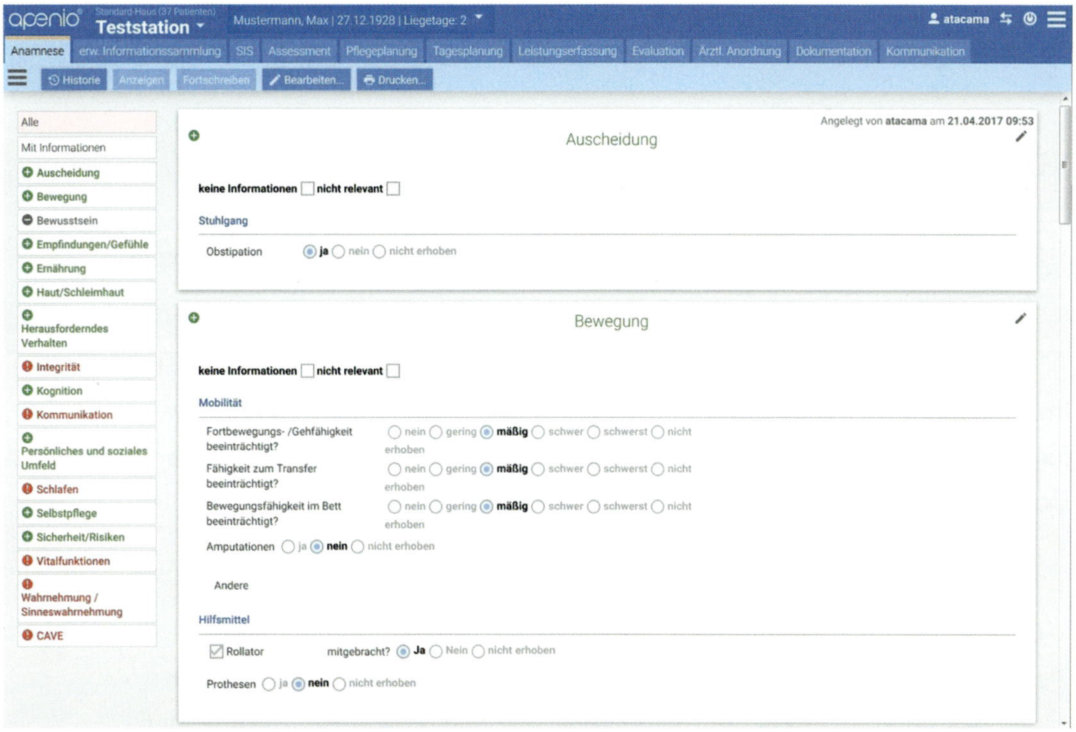

Abb. 5.1 Beispiel für die Dokumentation am Computer
[V547]

Praxistipp

Vorformulierte Standardpflegepläne erleichtern die Pflegeplanung. Und sie erleichtern die Schreibarbeit. Standardpflegepläne ersetzen aber nicht das fachliche Können. Und sie ersetzen nicht die individuelle Beurteilung der Situation des Patienten.
Pflegefachpersonen nutzen Standardpflegepläne nur zur Unterstützung.

Fallbeispiel

Frau Devi

Sunita Devi ist 30 Jahre alt. Sie hatte vor drei Tagen einen Autounfall. Dabei erlitt sie folgende Verletzungen: mehrere Frakturen an Armen und Beinen, Prellungen und eine schwere Gehirnerschütterung.
Heute wird Frau Devi von der Intensivstation auf die Unfallstation verlegt. Frau Devi hat starke Schmerzen. Der Pflegefachmann Yücel Yavuz begrüßt Frau Devi auf Station. Er erhebt den pflegerischen Bedarf.

Informationen sammeln (Beispiel)

Der Pflegefachmann Yücel Yavuz trägt alle wichtigen Informationen zusammen:

- Wie wirken sich der Autounfall und die Folgen auf die Fähigkeiten von Sunita Devi aus? Kann Frau Devi sich selbst versorgen?
- Welche Ressourcen bringt Frau Devi mit?

Pflegefachmann Yücel Yavuz

- hat Fachwissen zu den Folgen einer Gehirnerschütterung und Frakturen. Und er hat pflegerische Erfahrungen.
- sichtet schriftliche Unterlagen. Zum Beispiel: die Unterlagen der Intensivstation.
- führt gezielt Beobachtungen durch.
- führt ein Gespräch mit Frau Devi.
- macht sich ein Gesamtbild von der aktuellen Situation.

Pflegeprobleme und Ressourcen erkennen (Beispiel)

Pflegefachmann Yücel Yavuz hat Informationen gesammelt. Diese Informationen bilden die Grundlage für das Erkennen von Pflegeproblemen und Ressourcen:

- **Pflegeproblem:** Frau Devi hat starke Schmerzen aufgrund der Verletzungen. Dabei handelt es sich um ein aktuelles, individuelles Problem.
- **Potenzielles Problem:** Dekubitusgefahr, denn Frau Devi muss als Folge der Frakturen und Prellungen Bettruhe halten. Und sie ist stark in ihren Bewegungen eingeschränkt.

Potenziell heißt: eine Gefährdung, die eintreten kann, wenn keine wirksamen zielgerechten Maßnahmen eingeleitet werden.

- **Ressource:** Frau Devi kann sich etwas im Bett bewegen. Kleine Positionsveränderungen kann sie allein durchführen. Sie akzeptiert die 30°-Lagerung.
- **Ressource:** Frau Devi kann die Schmerzstärke genau angeben. Sie kann die Wirkung der *Analgetika* beschreiben. Sie weiß, dass sie bei starken Schmerzen ein Bedarfs-*Analgetikum* bekommen kann.

Pflegeziele festlegen (Beispiel)

Pflegefachmann Yücel Yavuz legt gemeinsam mit der Frau Devi die **Pflegeziele** fest:

- Frau Devi hat eine intakte, gut durchblutete Haut. Auch an den Stellen, die für einen Dekubitus gefährdet sind.
- Frau Devi ist schmerzfrei.

Pflegemaßnahmen planen (Beispiel)

Der Pflegefachmann plant die Maßnahmen. Dabei bezieht er die Ressourcen von Frau Devi ein:

- Bewegungsplan erstellen: Positionierungen und Mikrolagerungen mit genauen Zeitangaben festlegen.
- Beobachtung der Haut auf Anzeichen einer Minderdurchblutung.
- Gabe von Schmerzmitteln nach ärztlicher Anordnung.
- Einschätzung der Schmerzsituation gemeinsam mit Frau Devi, 1-mal pro Schicht.
- Anwendungen von Kälte im Bereich der Frakturen und Prellungen. Zum Beispiel Eisbeutel.

Die Maßnahmen werden von Yücel Yavuz und seinen Kolleginnen durchgeführt. Bei jeder Umpositionierung beobachten sie die dekubitusgefährdeten Stellen. Die Pflegefachpersonen überprüfen regelmäßig, ob die Ziele erreicht werden.

Ergebnisse überprüfen (Beispiel)

Nach einigen Tagen **evaluiert** Yücel Yavuz die Pflegeplanung. Der Pflegefachmann stellt fest:

- Dier Haut von Frau Devi ist überall intakt. Die Maßnahmen zur *Dekubitusprophylaxe* waren erfolgreich.
- Der Heilungsprozess ist gut vorangeschritten. Die Bewegungen dürfen langsam gesteigert werden.
- Frau Devi hat nur wenig Schmerzen. Frau Devi kommt gut mit dem Schmerzmanagement zurecht.

Fallbeispiel

Frau Devi

Pflegefachfrau Alina Loy versorgt Frau Devi mehrere Tage. Nach ein paar Tagen bemerkt Pflegefachfrau Alina Loy bei Frau Devi eine veränderte Stimmungslage. Frau Devi spricht kaum, ist sehr still und wirkt bedrückt. Pflegefachfrau Alina Loy spricht Frau Devi darauf an. Frau Devi äußert ihre Ängste: Die Narben könnten nicht schön aussehen.
Die Pflegefachfrau Alina Loy informiert Yücel Yavuz als Bezugspflegekraft. Gemeinsam besprechen sie mit Frau Devi das Problem. Sie sprechen über mögliche Ziele und Maßnahmen. Bezugspflegekraft Yücel Yavuz passt die Pflegeplanung an.

- Formulieren Sie das neue Pflegeproblem.
- Ermitteln Sie, welche Ressourcen Frau Devi helfen könnten.
- Legen Sie ein Pflegeziel für das neue Pflegeproblem fest.
- Planen Sie die notwendigen Maßnahmen.

Ursache: Verändertes Körperbild
Symptome: depressive Verstimmung, Angst

Pflegeproblem	Ressourcen	Pflegeziele	Pflegemaßnahmen
Frau Devi hat Angst, dass Narben zurückbleiben.	Frau Devi kann Ängste und Sorgen ansprechen.	Frau Devi kennt Strategien, um mit der Angst umzugehen. Frau Devi ist angstfrei.	Die Pflegefachperson gibt Frau Devi Zeit, ihre Ängste zu sagen.

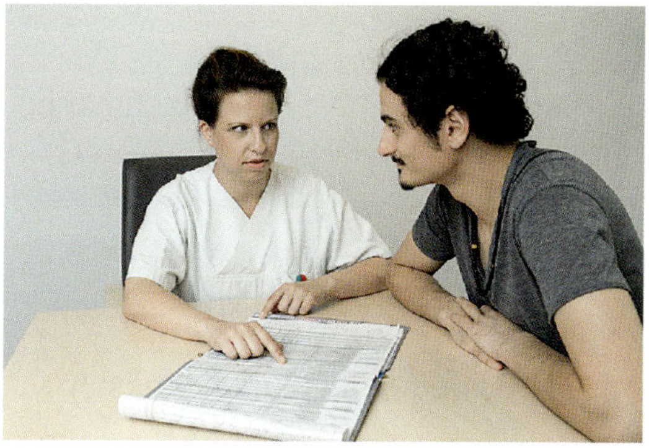

Abb. 5.2 Die Pflegefachfrau bespricht die Pflegeplanung mit dem Patienten. [K115]

5.2 Pflegeprozess in der Langzeitpflege

Begriffserklärung

Langzeitpflege

Pflegerische Versorgung über einen längeren Zeitraum. In einer Pflegeeinrichtung oder im häuslichen Bereich. Die Betreuung beinhaltet:

- Unterstützung bei den alltäglichen Aktivitäten des täglichen Lebens. Zum Beispiel: Körperpflege oder Toilettengang.
- Medizinische Betreuung. Zum Beispiel: Medikamentengabe oder Wundversorgung nach ärztlicher Anordnung.
- Unterstützung in der Hauswirtschaft. Zum Beispiel: Einkaufen oder Wäschewaschen.
- Betreuung und Begleitung. Zum Beispiel: Gymnastik oder Spielnachmittage.

Ambulante Langzeitpflege: Pflegerische Betreuung im Zuhause des Patienten. Meist durch einen Pflegedienst.

Stationäre Langzeitpflege: Pflegerische Betreuung in einer Pflegeeinrichtung.

Kurzzeitpflege: Pflegerische Betreuung in einer Pflegeeinrichtung nur für einen kurzen Zeitraum.

Ziel ist eine umfassende pflegerische Betreuung eines Menschen, der dies nicht mehr selbstständig leisten kann.

Ursache: chronische Erkrankung, Behinderung oder Lebensalter eines Menschen.

Die Aufenthaltsdauer ist im Unterschied zum Akutkrankenhaus länger oder für immer. Es geht nicht um eine Heilung des Patienten. Sondern es geht um eine umfassende pflegerische Betreuung. Der Pflegeprozess geht über einen längeren Zeitraum. Die Pflegeplanung wird für eine längere Zeit angelegt.

Bei der **Anamnese** steht die Lebensgeschichte des Menschen im Mittelpunkt. Es ist wichtig, vieles über den Menschen und seine Vergangenheit zu erfahren. Zum Beispiel durch *Biografiearbeit.* Damit können Pflegefachpersonen die Betreuung auf die individuelle Situation des Patienten oder Bewohners anpassen.

Vorgaben zu Pflegeplanung

Für stationäre und ambulante Pflegeeinrichtungen der Langzeitpflege gibt es Vorgaben. Das sind:

- Vorgaben des Medizinischen Dienstes (MD)
- Vorgaben der Heimaufsichtsbehörden
- Strukturmodell zur Entbürokratisierung der Pflegedokumentation

Begriffserklärung

Medizinischer Dienst (Abkürzung MD)
Alter Name: **M**edizinischer **D**ienst der **K**rankenkassen (MDK). Seit 2020 wird der Name **M**edizinischer **D**ienst (MD) verwendet.
Medizinischer Dienst (MD): unabhängige Organisation im deutschen Gesundheitssystem.
Aufgabe: Beratung und Begutachtung in medizinischen und pflegerischen Fragen.
Begutachtungsassessment des Medizinisches Dienstes: Verfahren zur Begutachtung der Pflegebedürftigkeit eines Menschen. Das Ergebnis ermittelt den *Pflegegrad* eines Menschen und die damit verbundenen Leistungen.

Begriffserklärung

Strukturmodell für die Entbürokratisierung der Pflegedokumentation
Modell für eine Pflegedokumentation nach einem festgelegten Standard.
Ziele:

- Pflegedokumentation einfacher machen. Weniger Bürokratie.
- Qualität der Pflege verbessern.

Die **S**trukturierte **I**nformations**s**ammlung (SIS®) ist wichtiger Teil des Strukturmodells.

Die **Strukturierte Informationssammlung** (SIS®) dient dazu, Informationen zu einem Patienten systematisch zu sammeln. Sie dient als *Initialassessement.* Dafür gib es **6 Bereiche:**

- *kognitive* und kommunikative Fähigkeiten
- Mobilität und Beweglichkeit
- Anforderungen und Belastungen im Zusammenhang mit der Erkrankung
- Selbstversorgung
- Leben in sozialen Beziehungen
- Haushaltsführung (*ambulant*), Wohnen und Häuslichkeit (*stationär*)

Begriffserklärung

Initialassessment: Ersteinschätzung. Bewertung eines Patienten bei Aufnahmen. Es geht um den allgemeinen Zustand des Patienten.
Risikomatrix: Vorlage, um ein Risko für weitere Krankheiten abzuschätzen.

Nach dem Initialassessment werden weitere Risiken erfasst. Zum Beispiel: Dekubitusgefahr, Sturzgefahr und Ernährungssituation. Das Fachwort heißt: **Risikomatrix.**
Die in der SIS® gesammelten Informationen kommen in die Pflegeplanung und sind die Grundlage für die Dokumentation.

Merkhilfe

Die Gliederung der SIS® orientiert sich am **Begutachtungsassessment** des Medizinischen Dienstes im Rahmen der Feststellung der Pflegebedürftigkeit nach § 15 SGB XI.

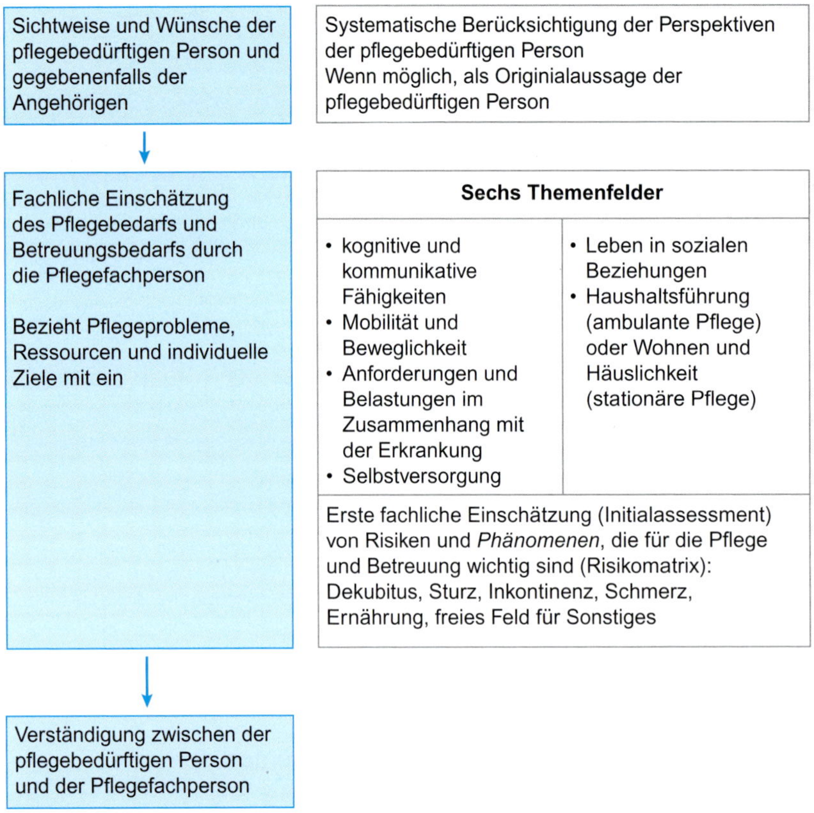

Abb. 5.3 Grundbausteine der Strukturierten Informationssammlung (SIS®) [M632]

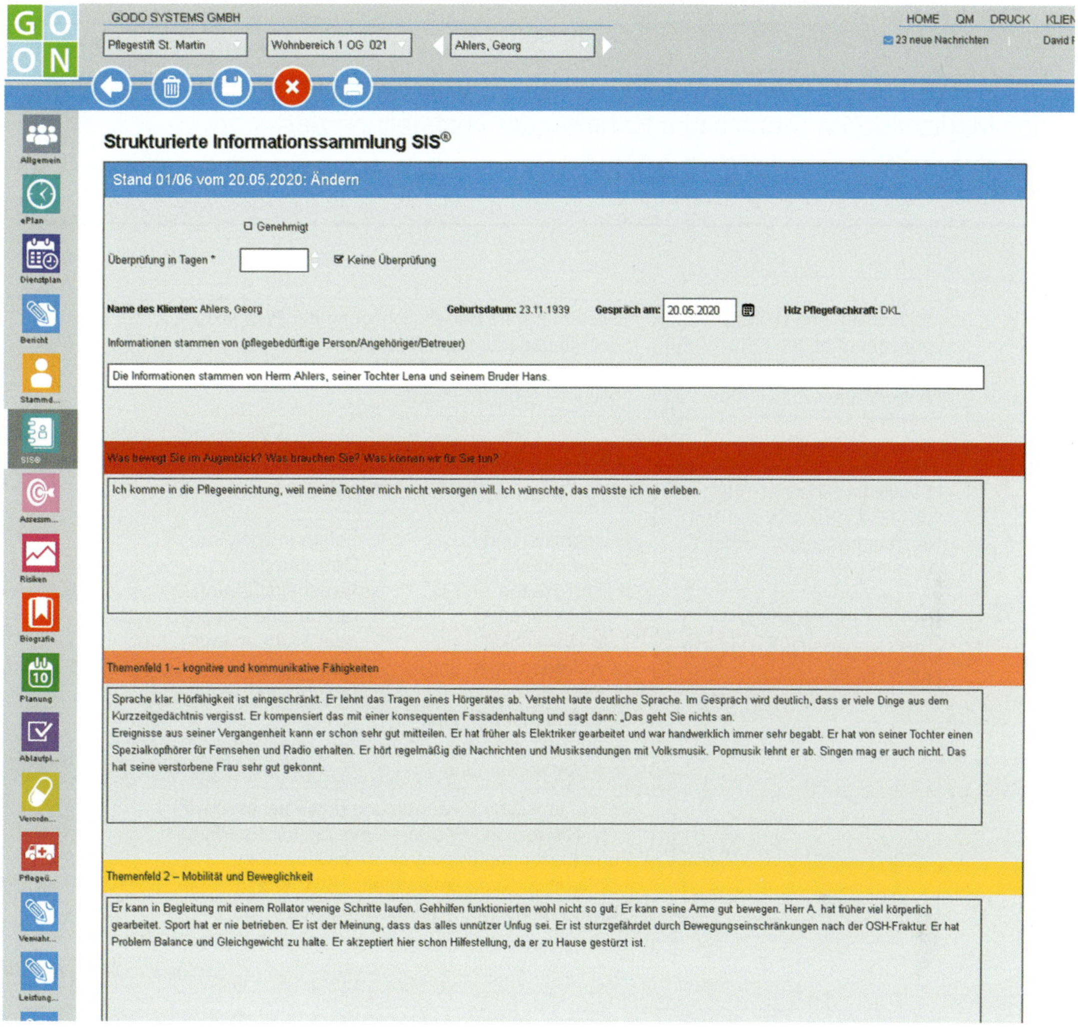

Abb. 5.4 Die SIS® kann auch am Computer bearbeitet werden.
[V430]

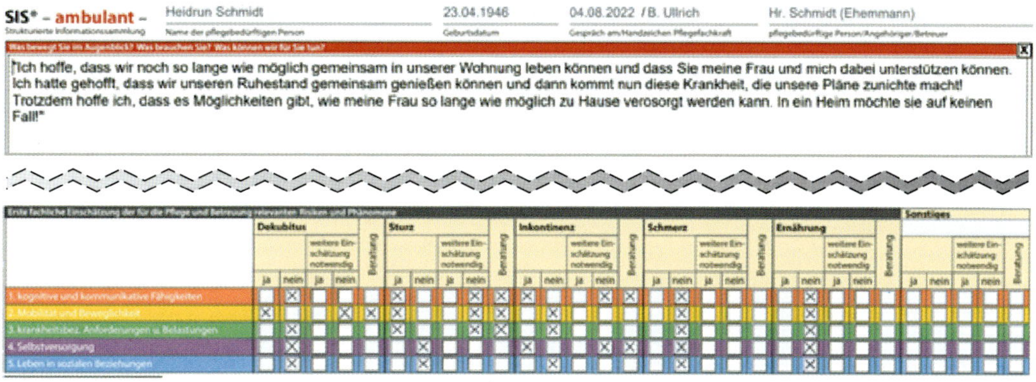

Abb. 5.5 Ausschnitt aus der SIS®
[P1312, V738-001]

Fallbeispiel

Herr Kowalczyk

Tomasz Kowalczyk ist 78 Jahre alt. Er leidet unter einer demenziellen Erkrankung Typ Alzheimer. Er weiß nicht, dass er in einer Pflegeeinrichtung ist.

Herr Kowalczyk vergisst zu essen. Bei der Körperpflege braucht Herr Kowalczyk Unterstützung. Mit Anleitung führt Herr Kowalczyk die Tätigkeiten selbstständig durch.

Herr Kowalczyk füttert gern die Vögel im Garten. Er erzählt oft von seinen drei Töchtern. Alle drei Töchter kommen regelmäßig zu Besuch.

Die Pflegefachperson Julia Früh ermittelt die Informationen zu Herrn Kowalczyk mit der Strukturierten Informationssammlung (SIS®):

Themenfeld 1: Kognitive und kommunikative Fähigkeiten

- Herr Kowalczyk ist zur Person orientiert. Das bedeutet: Herr Kowalczyk kennt seinen Namen. Herr Kowalczyk weiß, wer er ist.
- Herr Kowalczyk ist nicht zeitlich, örtlich und situativ orientiert. Das bedeutet: Herr Kowalczyk weiß nicht,
  - welches Datum heute ist (zeitlich).
  - wo er im Moment ist (örtlich).
  - was gerade passiert (situativ).
- Herr Kowalczyk versteht einfache Sätze. Er kann sich meist verständlich machen: Zum Beispiel sagt Herr Kowalczyk, wenn er Schmerzen hat.
- Herr Kowalczyk führt einfache Anweisungen selbstständig durch.
- Herr Kowalczyk erzählt viel von seinen Töchtern und ihrem Leben. Er verwechselt bei diesen Erzählungen oft die Zeit und den Ort.

Themenfeld 2: Mobilität und Beweglichkeit

Herr Kowalczyk ist altersentsprechend beweglich. Er geht gern in den Garten. Dort füttert er die Vögel. Aufgrund einer peripheren arteriellen Verschlusskrankheit (pAVK) bleibt er allerdings immer wieder stehen und macht Pausen.

Pflegefachfrau Julia Früh schätzt ein, ob in den beiden Themenfeldern ein Risiko vorhanden ist. Dies erfolgt mit Ja-Nein-Fragen in der **Risikomatrix.**
Wenn Pflegefachfrau Julia Früh ein Risiko feststellt, führt sie eine weitergehende Untersuchung durch. Zum Beispiel mit einem **Assessment.** Ein Risiko kann sein: Herr Kowalczyk vergisst die Nahrungsaufnahme bei gleichzeitig hohem Kalorienverbrauch.
Im Strukturmodell werden **keine Pflegeziele** formuliert.

Die **Maßnahmenplanung** erfolgt auf einem weiteren Blatt.
Die Maßnahmenplanung berücksichtigt:

- die Wünsche und Bedürfnisse des Patienten
- wiederkehrende Maßnahmen in der Pflege
- Maßnahmen der Behandlungspflege

Die durchgeführten Maßnahmen werden mit Datum, Uhrzeit und Handzeichen abgezeichnet. Bei Herrn Kowalczyk: 7.00 Uhr Begleitung ins Bad, Anleitung zur selbstständigen Körperpflege mit lauwarmem Wasser und eigenen Pflegeprodukten am Waschbecken.
Das **Berichteblatt** nutzen alle an der Pflege und Betreuung beteiligten Berufsgruppen zur Dokumentation. Dabei werden alle Abweichungen und Veränderungen schriftlich erfasst. Auch aktuelle Ereignisse und Ergebnisse aus zeitlich befristeten Maßnahmen werden hier festgehalten. Diese werden aus der Risikomatrix abgeleitet. Immer wiederkehrende Maßnahmen werden nicht erfasst.
Die **Evaluation,** also das Prüfen der Ergebnisse, findet regelmäßig statt.

5

Tab. 5.1 Pflegeplan für Herrn Kowalczyk (Beispiele)

Unterstützungsbedarf	Mögliche Pflegekrisen	Ressourcen und Wünsche	Maßnahmenplan
Themenfeld 1: Kognitive und kommunikative Fähigkeiten			
Unterstützung bei der Körperpflege	Dekubitusgefahr, Intertrigogefahr	Herr Kowalczyk ist zur Person orientiert. Er versteht einfache Sätze und kann sich meist verständlich machen. Herr Kowalczyk äußert seine Wünsche. Herr Kowalczyk kann sich mitteilen, wenn er Schmerzen hat. Herr Kowalczyk führt einfache Tätigkeiten mit Anleitung selbstständig durch. Die Haut von Herrn Kowalczyk ist gut gepflegt und ohne trockene Stellen.	Die Pflegefachperson stellt die Pflegematerialien für Herrn Kowalczyk bereit. Die Pflegefachperson leitet Herrn Kowalczyk zur Körperpflege an. Die Pflegefachperson achtet darauf, dass Herr Kowalczyk seine eigenen Pflegeprodukte verwenden kann. Die Pflegefachperson beobachtet die Haut von Herrn Kowalczyk auf Veränderungen.
Themenfeld 2: Mobilität und Beweglichkeit			
Unterstützung beim Bewegen	Sturzgefahr	Herr Kowalczyk ist altersentsprechend beweglich. Er geht gerne in den Garten. Dort füttert Herr Kowalczyk die Vögel. Aufgrund einer pAVK macht Herr Kowalczyk häufig Pausen beim Gehen.	Die Pflegefachperson bietet Herrn Kowalczyk Gehhilfen an. Die Pflegefachperson motiviert Herrn Kowalczyk, in den Garten zu gehen. Die Pflegefachperson wendet Maßnahmen zur Sturzprophylaxe an.
Themenfeld 3: Anforderungen und Belastungen			
Unterstützung, damit Herr Kowalczyk sich frei bewegen kann.	Weglaufgefahr	Herr Kowalczyk fühlt sich wohl und bewegt sich frei.	Es werden elektronische Sicherungssysteme verwendet. Zum Beispiel: Fußmatten, die Alarme auslösen. Es werden Reizüberflutungen vermieden: kein Radio, kein Fernseher

Tab. 5.1 Pflegeplan für Herrn Kowalczyk (Beispiele) (Fortsetzung)

Unterstützungsbedarf	Mögliche Pflegekrisen	Ressourcen und Wünsche	Maßnahmenplan
Themenfeld 4: Selbstversorgung			
Unterstützung beim Essen und Trinken	Herr Kowalczyk vergisst, zu essen. Das Körpergewicht von Herrn Kowalczyk wird weniger. Er nimmt ab. Herr Kowalczyk nimmt nicht ausreichend Nährstoffe zu sich.	Herr Kowalczyk ist in der Lage, Nahrung selbstständig zu sich zu nehmen. Herrn Kowalczyks Ernährungszustand ist gut und altersentsprechend. Herr Kowalczyk trinkt ausreichend.	Die Mahlzeiten werden ansprechend angerichtet. Nach Möglichkeit werden Lieblingsspeisen von Herrn Kowalczyk angeboten. Herrn Kowalczyk werden regelmäßig Getränke angeboten.
Themenfeld 5: Leben in sozialen Beziehungen			
Unterstützung bei sozialen Aktivitäten	depressive Verstimmung	Die Töchter von Herrn Kowalczyk kommen regelmäßig zu Besuch.	Einbinden in Gruppenaktivitäten. Zum Beispiel: Bewegungsgruppe, Chor, Frühstücksgruppe.
Themenfeld 6: Wohnen und Häuslichkeit			
Aufenthalt lebenswert gestalten	Anpassungsstörung	Herr Kowalczyk fühlt sich wohl in der Pflegeeinrichtung.	Das Zimmer von Herrn Kowalczyk wird mit eigenen Gegenständen geschmückt. Zum Beispiel: Fotos, Decken, Kissen, Andenken, Lieblingsbuch.

6 Was bedeutet Dokumentation in der Pflege?

Die **Dokumentation** ist ein wesentlicher Teil im Pflegeprozess.
Die Dokumentation ist eine wichtige Aufgabe für Pflegefachpersonen.

Begriffserklärung

Dokumentation: Informationen werden gesichert. Meist erfolgt die Dokumentation in schriftlicher Form. Es ist aber auch zum Beispiel eine mündliche Aufzeichnung möglich.

Ziele der Dokumentation:

- Wissen wird gesichert.
- Informationen werden weitergegeben.
- Rechtliche Anforderungen werden erfüllt.

Warum muss in der Pflege dokumentiert werden?

Viele Personen sind an der Versorgung eines Patienten oder Bewohners beteiligt. Viele Arbeiten werden von verschiedenen Berufsgruppen gemacht. Und in jeder Schicht sind andere Personen für einen Patienten zuständig.
Daher müssen alle Mitglieder des therapeutischen Teams die Informationen zu einem Patienten kennen. Zum Beispiel: alle Beobachtungen, Befunde, Messwerte, Veränderungen.
Die Informationen dürfen nicht nur mündlich weitergegeben werden. Es besteht die Gefahr, dass Inhalte verloren gehen. Und es besteht die Gefahr, dass Inhalte nicht nachgeprüft werden können.
Die Informationen müssen schriftlich in einem bestimmten **Dokumentationssystem** aufgezeichnet werden.
In Deutschland ist die Pflicht zu Dokumentation im Sozialgesetzbuch (SGB) geregelt:

- SGB V (5. Buch, Krankenversicherung)
- SGB XI (11. Buch, Soziale Pflegeversicherung)

Ziele der Dokumentation

- Die Dokumentation ermöglicht eine **professionelle Pflege:** gezielt, auf die aktuelle Situation ausgerichtet und individuell auf den Patienten ausgerichtet.
- Die Dokumentation dient der **Kommunikation.** Die Informationen stehen allen zur Verfügung, die an der Pflege und Therapie beteiligt sind.
- Die Dokumentation hilft, die **Qualität der Versorgung** zu kontrollieren. Wenn das Ergebnis schlecht ist, muss die Planung verändert werden.
- Die Dokumentation führt den **Leistungsnachweis** aus. Leistungen werden erfasst. Leistungen können abgerechnet werden.
- Die Dokumentation gibt **Sicherheit.** Alle Informationen sind übersichtlich geordnet. Informationen können nachgelesen werden. Und Informationen können überprüft werden. Zum Beispiel: bei einer juristischen Überprüfung.
- Die Dokumentation sammelt **Daten** für Erhebungen. Zum Beispiel für die Pflegeforschung.

6.1 Dokumentationssysteme in der Pflege

Nur wenige Einrichtungen entwickeln eigene Dokumentationssysteme. Die meisten Einrichtungen nutzen **standardisierte Dokumentationssysteme.** Es gibt verschiedene Anbieter von Dokumentationssystemen. Der Aufbau ist ähnlich gestaltet.

Was ist zu beachten?

- Das Dokumentationssystem ist eine **Urkunde.**
- **Sicherheit:** Informationen werden immer an der gleichen Stelle dokumentiert. Im Notfall werden die Informationen schnell und gezielt gefunden.
- **Eindeutigkeit:** Keine doppelten Dokumentationen. Zum Beispiel: Verabreichte Medikamente an der entsprechenden Spalte abzeichnen, aber nicht nochmals im Pflegebericht erwähnen.
- **Datenschutz:** Es dürfen nur die Personen das Dokumentationssystem einsehen, die mit dem Patienten arbeiten.
- **Zeitliche Nähe:** Messergebnisse, Maßnahmen, Ereignisse werden sofort oder zeitnah dokumentiert. Einträge zu einem späteren Zeitpunkt können falsch sein, weil

man sich nicht mehr richtig erinnert. Oder Einträge werden vergessen. Es ist wichtig, dass die Informationen jederzeit dem gesamten Team zur Verfügung stehen.

Merkhilfe

Eintrag ins Dokumentationssystem: Was ist zu beachten?

- Nichts mit Bleistift eintragen.
- Nichts überkleben.
- Eintragungen nicht mit Korrekturstiften oder Korrekturflüssigkeit übermalen.
- Alle Maßnahmen und Messwerte erst nach der Durchführung eintragen. Niemals im Voraus.
- Immer persönlich dokumentieren: Die Person, die etwas gemacht hat, dokumentiert das.
- Auch Ärzte müssen ihre Anordnungen selbst abzeichnen.

Wichtig: Die Dokumentation ist eine **Urkunde.** Falsche Anmerkungen sind eine Straftat: Urkundenfälschung.

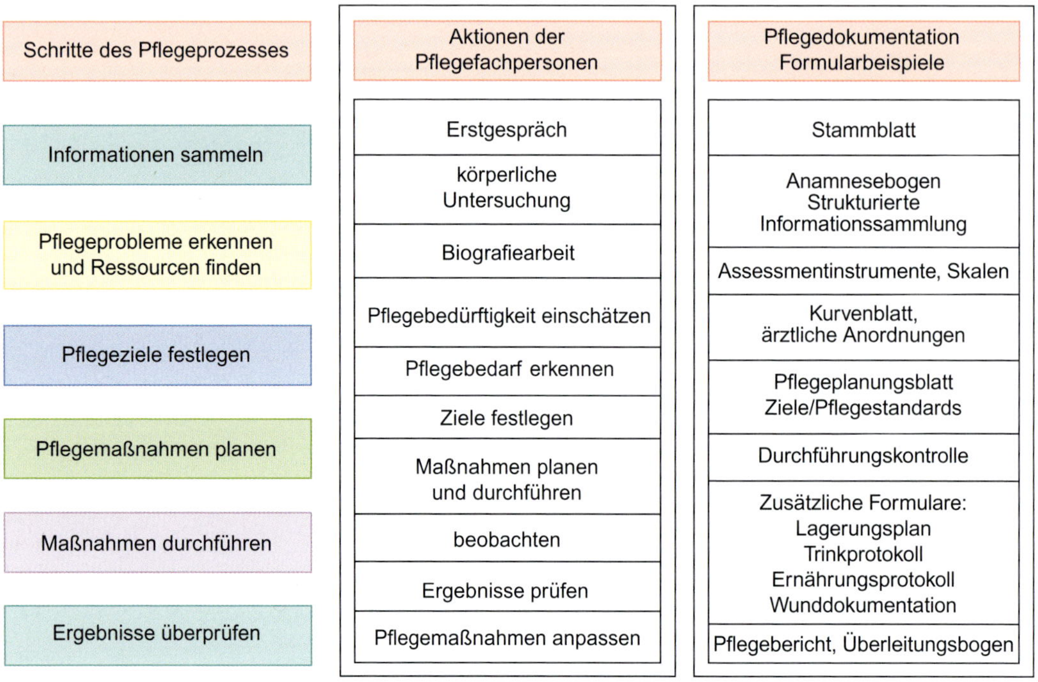

Abb. 6.1 Beispiel: Verbindung Pflegeprozess, Handlungen der Pflegefachpersonen und Dokumentationssystem.
[L143]

Aufbau eines Dokumentationssystems

Für jeden Patienten kann angelegt werden:

- Ein **Stammblatt** mit allen wichtigen Informationen in einer Kurzübersicht: Personalien, Diagnose sowie Name und Telefonnummer von Angehörigen.
- Ein großes **Kurvenblatt** mit Informationen zu:
  - Vitalzeichen wie Temperatur, Puls und Blutdruck
  - Medikamenten: ärztliche Anordnung und Medikamente nach der Verabreichung
  - durchgeführten Untersuchungen
- Ein Blatt zur **Pflegeplanung** einschließlich einem einzelnen Blatt für den **Pflegebericht.**
- Ein **Durchführungsnachweis.** Hier werden alle für den Patienten erbrachten Pflegeleistungen dokumentiert: mit Datum und Uhrzeit sowie dem Handzeichen der Pflegenden.
- Eine Mappe für **Befunde:** zum Abheften der Berichte früherer Krankenhausaufenthalte, Untersuchungsergebnisse.

Auch für die Pflegedokumentation nach SIS® gibt es bestimmte Formulare.

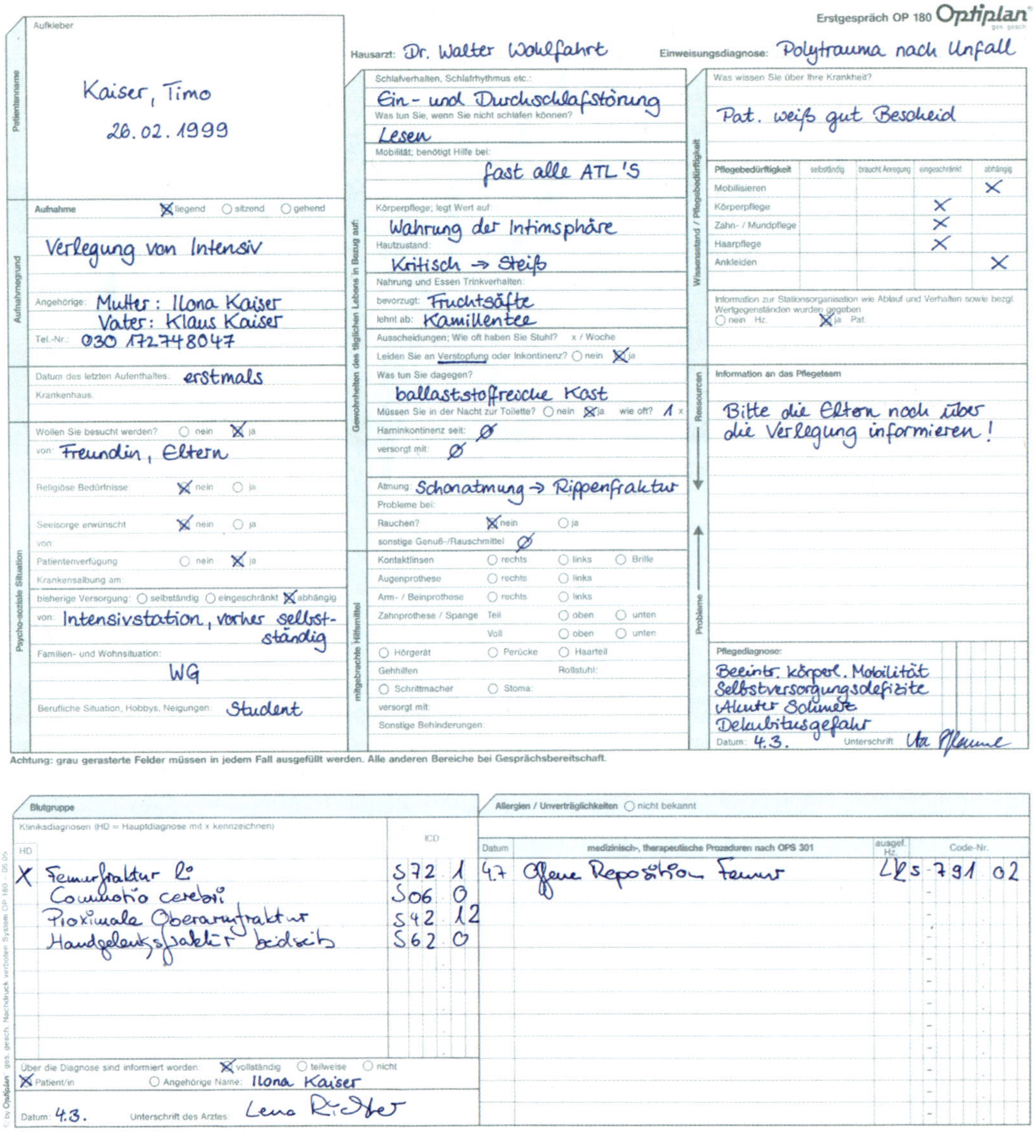

Erstgespräch OP 180 Optiplan ges. gesch.

Aufkleber
Patientenname: Kaiser, Timo 26.02.1999

Hausarzt: Dr. Walter Wohlfahrt
Einweisungsdiagnose: Polytrauma nach Unfall

Aufnahmegrund
Aufnahme: [x] liegend ( ) sitzend ( ) gehend
Verlegung von Intensiv
Angehörige: Mutter: Ilona Kaiser
Vater: Klaus Kaiser
Tel.-Nr.: 030 172748047
Datum des letzten Aufenthaltes: erstmals
Krankenhaus:

Psycho-soziale Situation
Wollen Sie besucht werden? ( ) nein [x] ja
von: Freundin, Eltern
Religiöse Bedürfnisse: [x] nein ( ) ja
Seelsorge erwünscht [x] nein ( ) ja
von:
Patientenverfügung ( ) nein [x] ja
Krankensalbung am:
bisherige Versorgung: ( ) selbständig ( ) eingeschränkt [x] abhängig
von: Intensivstation, vorher selbstständig
Familien- und Wohnsituation: WG
Berufliche Situation, Hobbys, Neigungen: Student

Gewohnheiten des täglichen Lebens in Bezug auf:
Schlafverhalten, Schlafrhythmus etc.: Ein- und Durchschlafstörung
Was tun Sie, wenn Sie nicht schlafen können? Lesen
Mobilität; benötigt Hilfe bei: fast alle ATL'S
Körperpflege; legt Wert auf: Wahrung der Intimsphäre
Hautzustand: Kritisch → Steiß
Nahrung und Essen Trinkverhalten:
bevorzugt: Fruchtsäfte
lehnt ab: Kamillentee
Ausscheidungen; Wie oft haben Sie Stuhl? x / Woche
Leiden Sie an Verstopfung oder Inkontinenz? ( ) nein [x] ja
Was tun Sie dagegen? ballaststoffreiche Kost
Müssen Sie in der Nacht zur Toilette? ( ) nein [x] ja wie oft? 1 x
Harninkontinenz seit: Ø
versorgt mit: Ø
Atmung: Schonatmung → Rippenfraktur
Probleme bei:
Rauchen? [x] nein ( ) ja
sonstige Genuß-/Rauschmittel Ø

mitgebrachte Hilfsmittel
Kontaktlinsen ( ) rechts ( ) links ( ) Brille
Augenprothese ( ) rechts ( ) links
Arm- / Beinprothese ( ) rechts ( ) links
Zahnprothese / Spange Teil ( ) oben ( ) unten
Voll ( ) oben ( ) unten
( ) Hörgerät ( ) Perücke ( ) Haarteil
Gehhilfen Rollstuhl:
( ) Schrittmacher ( ) Stoma:
versorgt mit:
Sonstige Behinderungen:

Wissensstand / Pflegebedürftigkeit
Was wissen Sie über Ihre Krankheit? Pat. weiß gut Bescheid

Pflegebedürftigkeit	selbständig	braucht Anregung	eingeschränkt	abhängig
Mobilisieren				X
Körperpflege			X	
Zahn- / Mundpflege			X	
Haarpflege			X	
Ankleiden				X

Information zur Stationsorganisation wie Ablauf und Verhalten sowie bezgl. Wertgegenständen wurden gegeben ( ) nein Hz. [x] ja Pat.

Ressourcen ↔ Probleme
Information an das Pflegeteam: Bitte die Eltern noch über die Verlegung informieren!

Pflegediagnose:
Beeinträ. körperl. Mobilität
Selbstversorgungsdefizite
Akuter Schmerz
Dekubitusgefahr
Datum: 4.3. Unterschrift Uta Pflaume

Achtung: grau gerasterte Felder müssen in jedem Fall ausgefüllt werden. Alle anderen Bereiche bei Gesprächsbereitschaft.

Blutgruppe

Klinikdiagnosen (HD = Hauptdiagnose mit x kennzeichnen)

HD		ICD
X	Femurfraktur re.	S72.1
	Commotio cerebri	S06.0
	Proximale Oberarmfraktur	S42.12
	Handgelenksfraktur beidseits	S62.0

Über die Diagnose sind informiert worden: [x] vollständig ( ) teilweise ( ) nicht
[x] Patient/in ( ) Angehörige Name: Ilona Kaiser
Datum: 4.3. Unterschrift des Arztes: Lena Richter

Allergien / Unverträglichkeiten ( ) nicht bekannt

Datum	medizinisch-, therapeutische Prozeduren nach OPS 301	ausgef. Hz.	Code-Nr.
4.7	Offene Reposition Femur	LR	5-791.02

© by Optiplan ges. gesch. Nachdruck verboten System OP 180 – 05.05

Abb. 6.2 Stammblatt. Das Stammblatt umfasst alle wichtigen Informationen zu einem Patienten.
[V161]

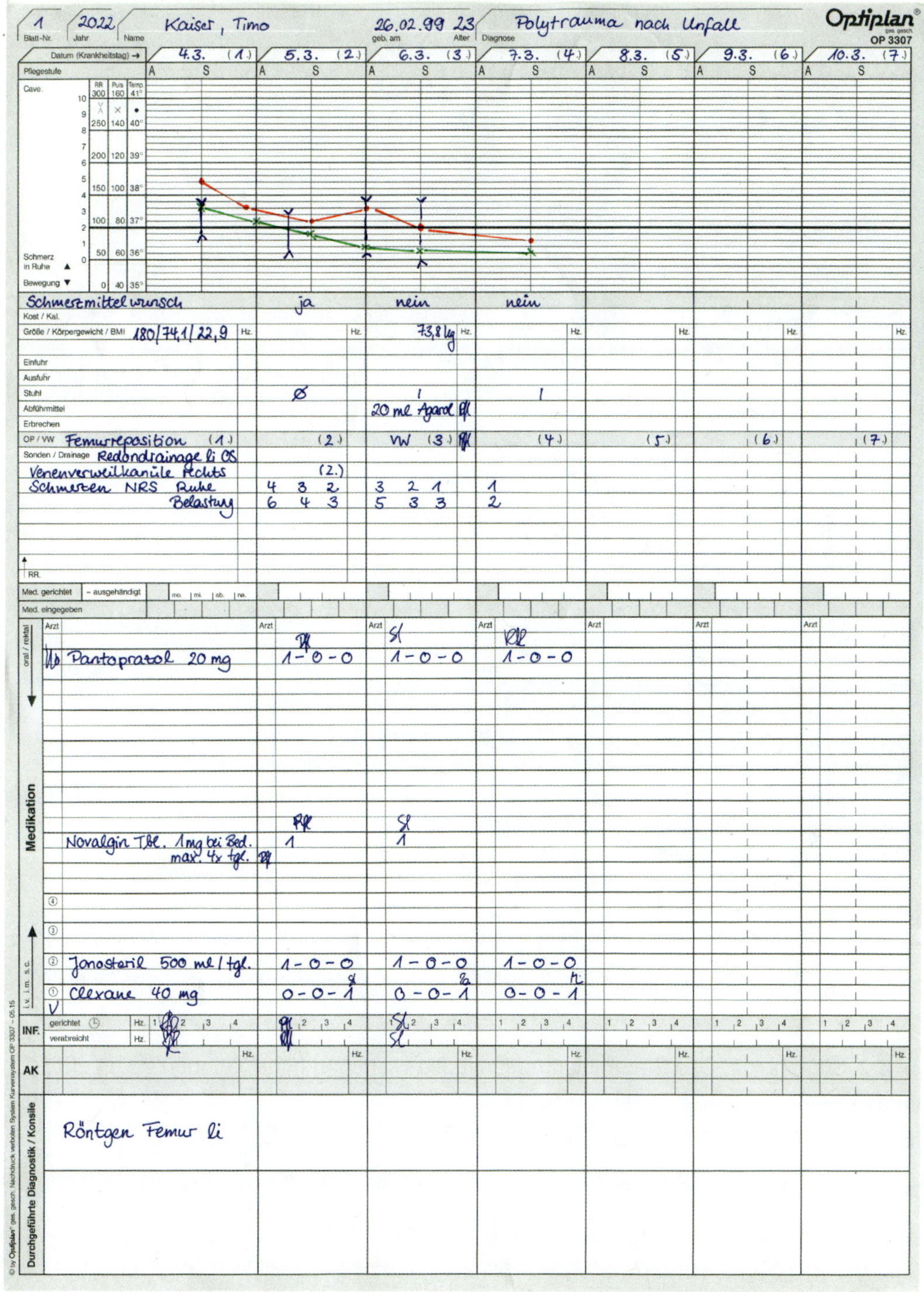
1 Blatt-Nr. 2022 Jahr Kaiser, Timo Name 26.02.99 geb. am 23 Alter Polytrauma nach Unfall Diagnose Optiplan OP 3307

Datum (Krankheitstag) → 4.3. (1.) 5.3. (2.) 6.3. (3.) 7.3. (4.) 8.3. (5.) 9.3. (6.) 10.3. (7.)

Pflegestufe A S

Cave

RR Puls Temp 300 160 41° 250 140 40° 200 120 39° 150 100 38° 100 80 37° 50 60 36° 0 40 35°

Schmerz in Ruhe ▲ Bewegung ▼

Schmerzmittelwunsch ja nein nein

Kost / Kal.

Größe / Körpergewicht / BMI 180/74,1/22,9 73,8 kg

Einfuhr

Ausfuhr

Stuhl Ø I I

Abführmittel 20 ml Agarol

Erbrechen

OP / VW Femurreposition (1.) (2.) VW (3.) (4.) (5.) (6.) (7.)

Sonden / Drainage Redondrainage li OS

Venenverweilkanüle rechts (2.)

Schmerzen NRS Ruhe 4 3 2 3 2 1 1

Belastung 6 4 3 5 3 3 2

RR

Med. gerichtet – ausgehändigt mo. mi. ab. na.

Med. eingegeben

oral / rektal Arzt

Pantoprazol 20 mg 1-0-0 1-0-0 1-0-0

Medikation

Novalgin Tbl. 1 mg bei Bed. max. 4x tgl. 1 1

i.v. i.m. s.c.

② Jonosteril 500 ml / tgl. 1-0-0 1-0-0 1-0-0

① Clexane 40 mg 0-0-1 0-0-1 0-0-1

INF. gerichtet verabreicht Hz.

AK

Durchgeführte Diagnostik / Konsile

Röntgen Femur li

© by Optiplan® ges. gesch. Nachdruck verboten System Kurvensystem OP 3307 – 05.15

Abb. 6.3 Kurvenblatt. Im Kurvenblatt lassen sich Zusammenhänge gut erkennen. [V161]

EDV-gestützte Dokumentationssysteme

Viele Kliniken, Pflegeeinrichtungen und Pflegedienste arbeiten nur noch mit EDV-gestützten Dokumentationssystemen und elektronischen Patientenakten. Die Nutzung der digitalen Pflegedokumentation bietet viele **Vorteile:**

- Pflegestandards sind im System hinterlegt. Die Pflegefachperson nutzt den Standard als Grundlage für die individuelle Pflegeplanung.
- Die Verwaltung kann alle geplanten und erbrachten Leistungen sehen. Und die Verwaltung kann diese Leistungen abrechnen.
- Es kann jederzeit ein Übergabebericht oder Entlassungsbericht erstellt werden. Und der Bericht kann ausgedruckt werden.
- **Scores** und Assessments können digital ausgefüllt werden. Und sie können ausgewertet werden.
- Statistiken können automatisch erstellt werden. Statistiken können ausgewertet werden.
- Alle Anordnungen und Berichte sind gut lesbar. Dadurch sinkt das Risiko für Missverständnisse. Zum Beispiel: die Gabe von falschen Arzneimitteln.

Allerdings muss darauf geachtet werden, dass der Datenschutz eingehalten wird.

Merkhilfe

In der Dokumentation am Computer werden die gleichen Informationen dokumentiert wie auf Papier.

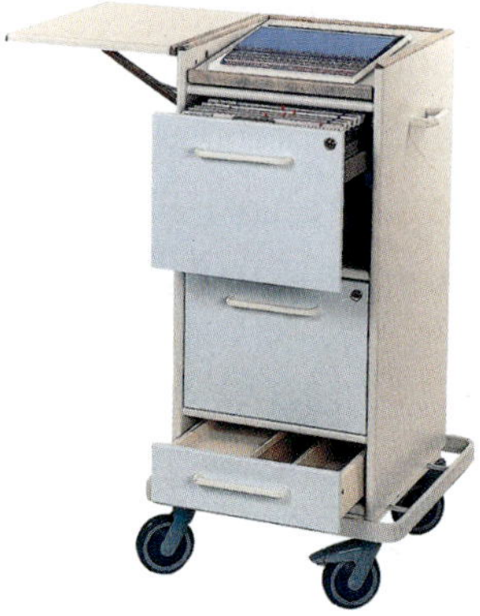

Abb. 6.4 Alle wichtigen Dokumente werden oft in einem Wagen gesammelt. Diese Patientendaten dürfen nicht unbeaufsichtigt sein.
[V780]

6.2 Rechtliche Vorgaben der Dokumentation

Rechtliche Vorgaben zur Dokumentation sind:

- **Dokumentationsklarheit:** Die Dokumentation muss klar und verständlich formuliert werden. Die Einträge sollen gut strukturiert sein. Es dürfen allgemein bekannte Fremdwörter und Abkürzungen verwendet werden. Für Namenskürzel muss es eine Liste geben, aus der sich der volle Name ergibt.
- **Dokumentationswahrheit:** Der Eintrag muss **objektiv** und wahrheitsgemäß sein.
- **Vollständigkeit:** Der Eintrag muss vollständig sein. Was nicht dokumentiert ist, gilt grundsätzlich als nicht geschehen. Aber: Es muss nicht jede Kleinigkeit erfasst werden. Routinemaßnahmen müssen nicht dokumentiert werden, wenn sie in einem Standard geregelt sind. Es sind nur wesentliche Tatsachen zu erfassen. Zum Beispiel: medizinisch-pflegerisch relevante Beobachtungen, *atypische* Verläufe, besondere Vorkommnisse.
- **Zeitliche Nähe:** Die Dokumentation soll zeitnah erfolgen. Die Dokumentation darf nicht erst Tage später erfolgen. Umgekehrt darf eine Dokumentation nicht vor der Durchführung ausgefüllt und abgezeichnet werden.
- **Eigenhändigkeit:** Die Person, die eine Maßnahme durchgeführt hat, dokumentiert dies auch. Die Übertragung auf andere ist manchmal erlaubt. Das kann eine Notlösung sein. Zum Beispiel: wenn die sprachlichen Fähigkeiten einer Pflegenden nicht ausreichen.
- **Kontinuität:** Zeitliche Sprünge vermeiden.
- **Keine Fälschung:** Pflegefachpersonen schreiben nur mit Kugelschreiber in die Dokumentation. Bleistifte, Radierer, Korrekturflüssigkeiten dürfen nicht verwendet werden. Wenn ein Text durchgestrichen wird, muss der darunter stehende Text lesbar bleiben. Die Korrektur wird mit Datum und Namenskürzel versehen. Es muss erkennbar sein, wer den Eintrag korrigiert hat. Und wann der Eintrag korrigiert wurde. Für Computerdokumentationen gilt: Die Software muss sicherstellen, dass Änderungen mit einem entsprechenden Zeitstempel erkennbar sind.

6

Praxistipp

Dokumentation als Beweismittel

Die Pflegedokumentation ist ein rechtliches Dokument. Die Pflegedokumentation dient als Beweis bei rechtlichen Streitigkeiten.
Zum Beispiel: Ein Patient hat einen Dekubitus entwickelt. Der Patient verklagt die Klinik wegen eines Pflegefehlers.
Eine fehlerhafte Pflegedokumentation führt dann zu rechtlichen Problemen. Zum Beispiel: Die Klinik muss beweisen, welche Pflegemaßnahmen wann und warum zur *Dekubitusprophylaxe* durchgeführt wurden.

6.3 Was bedeuten Schweigepflicht und Datenschutz bei der Dokumentation?

Schweigepflicht und Datenschutz gibt es zum Schutz des Patienten. Die persönlichen Informationen des Patienten sollen geschützt werden.

Schweigepflicht

Fallbeispiel

Herr Apfel und Pflegefachfrau Anita Holz

Das Stationstelefon klingelt. Pflegefachfrau Anita Holz nimmt den Anruf entgegen.
Eine Frau meldet sich. Sie gibt an, die Schwester von Herrn Apfel zu sein.
Herr Apfel ist ein Patient auf Station. Herr Apfel hatte einen Herzinfarkt. Die Frau erkundigt sich nach dem Zustand und dem Befinden ihres Bruders.
Anita Holz fragt sich, was sie der Frau über Herrn Apfel sagen darf.

Darf die Pflegefachfrau Anita Holz der Schwester von Herrn Apfel am Telefon Auskunft geben?
Die Pflegefachfrau Anita Holz muss zuerst Herrn Apfel fragen. Nur wenn Herr Apfel zustimmt, kann Anita Holz Informationen an seine Schwester weitergeben.
Eine andere Möglichkeit ist: Anita Holz gibt das Telefon Herrn Apfel. Herr Apfel entscheidet dann selbst, was er erzählt.

Die Patienten entscheiden über die Weitergabe ihrer Informationen immer selbst. Stimmt ein Patient zu, dürfen Informationen an andere Personen weitergegeben werden. Also an Personen, die nicht an der Therapie beteiligt sind. Das sind zum Beispiel: Familie, Freunde, Kollegen, externe Ärzte. Der Patient kann diese Einwilligung jederzeit widerrufen.

Begriffserklärung

Schweigepflicht: Begriff für die Verpflichtung, Informationen nicht weiterzugeben. Wenn ein Mensch Informationen unerlaubt weitergibt, dann spricht man von einer „Verletzung von Privatgeheimnissen". Die Strafe ist im Strafgesetzbuch geregelt: Freiheitsstrafe oder Geldstrafe sind möglich.

Menschen, die einer bestimmten Berufsgruppe angehören, müssen die Schweigepflicht beachten. Das sind zum Beispiel: Pflegefachpersonen, Ärztinnen, Anwälte, Psychologen, Pflegeassistenten, Therapeuten, Sozialarbeiter. Diese Regelung gilt für Informationen im beruflichen Umfeld. Zum Beispiel im Krankenhaus oder in einer Pflegeeinrichtung.

Warum ist die Schweigepflicht wichtig?

Ziel der Schweigepflicht:

- Die Privatsphäre des Patienten wird geschützt.
- Das Vertrauen zwischen dem Patienten und dem pflegerischen und medizinischen Personal wird gesichert.

Praxistipp

Wenn eine Pflegefachperson eine Information unerlaubt weitergibt, dann kann sie bestraft werden. Die Pflegefachperson begeht eine Verletzung von Privatgeheimnissen.

Diese Regelung **gilt nicht für das Privatleben.**

Fallbeispiel

Pflegefachfrau Anita Holz

Eine Freundin von Pflegefachfrau Anita Holz berichtet über ein Ereignis aus ihrem privaten Leben. Wenn Anita Holz diese Informationen an eine andere Person weitergibt, ist dies keine Verletzung der Schweigepflicht. Grund: Beide Frauen kennen sich nur privat. Sie haben kein Arbeitsverhältnis zueinander.

Folgende Daten fallen unter die Schweigepflicht:

- **Persönliche Daten:** Name, Postanschrift, E-Mail-Adresse, Telefonnummer, Geburtsdatum, Familienstand.
- **Medizinische Daten:** Informationen zur Diagnose, zur Therapie, zum Verlauf der Erkrankung, zu Medikamenten.
- **Sensible Daten:** Informationen zum Privatleben des Patienten. Zum Beispiel: Familie, sexuelle Orientierung, Lebensstil, Arbeitssituation.
- **Gespräche:** Der Austausch von Informationen zwischen dem Patienten, Pflegefachpersonen, Ärzten und Therapeuten.

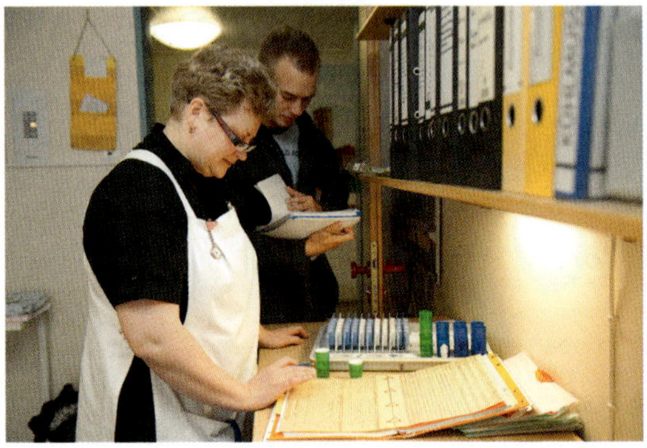

Abb. 6.5 Inhalte der Pflegedokumentation unterliegen der Schweigepflicht. [K157]

Im Krankenhaus oder in einer Pflegeeinrichtung wird ein Patient von vielen Menschen versorgt. In diesem Fall dürfen Informationen weitergegeben werden. Das ist auch ohne die Zustimmung des Patienten möglich. Das ist wichtig. Nur so ist eine pflegerische und medizinische Versorgung möglich.

Die Schweigepflicht gilt nicht

- in therapeutischen Teams.
- unter den Pflegefachpersonen, die sich um denselben Patienten kümmern. Allerdings gilt für alle Mitarbeiter die Schweigepflicht gegenüber anderen Personen, die nicht dort arbeiten. Das bedeutet: Eine Pflegefachperson darf anderen Personen nur Auskunft erteilen, wenn der Patient vorher eingewilligt hat.

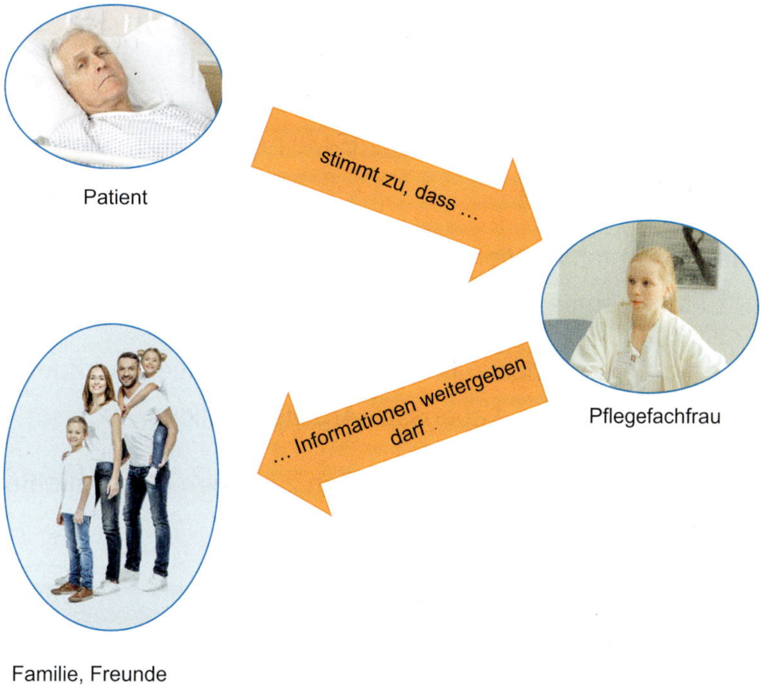

Abb. 6.6 Nur der Patient kann die Pflegefachfrau von der Schweigepflicht entbinden. [J787, K115]

Fallbeispiel

Pflegefachfrau Anita Holz und Auszubildende Selina Minelli

Die Auszubildende Selina Minelli unterstützt die Pflegefachfrau Anita Holz bei der Versorgung von Herrn Apfel. Herr Apfel möchte aufstehen und zur Toilette gehen. Frau Minelli fragt sich, ob der Zustand von Herrn Apfel dies zulässt. Die Pflegefachfrau Anita Holz darf Informationen zu Herrn Apfel an die Auszubildende Selina Minelli weitergeben.

Grund: Beide arbeiten zusammen. Die Information ist für die Versorgung von Herrn Apfel notwendig.

Merkhilfe

Schweigepflicht bei Kindern und Jugendlichen
Die Schweigepflicht gilt für alle Patienten. Auch für Kinder und Jugendliche. Eltern und Erziehungsberechtigte haben aber das Recht, medizinische Informationen zu ihrem Kind zu bekommen. In Deutschland gilt das für Kinder bis zum 14. Lebensjahr.
Das bedeutet: Jugendliche ab 14 Jahren können selbst entscheiden, wer Auskunft bekommt. Pflegefachpersonen dürfen Informationen an Eltern und Erziehungsberechtige von Jugendlichen ab 14 Jahren nur dann geben, wenn der Jugendliche dies erlaubt.
Kindeswohlgefährdung:
Wenn das Wohl und die Gesundheit des Kindes gefährdet sind, gilt diese Regelung nicht.

Begriffserklärung

Offenbaren heißt: Ein Geheimnis, das der Schweigepflicht unterliegt, an andere Personen weiterzugeben. Zum Beispiel: Name des Patienten, Diagnose.

Es gibt Situationen, in denen Offenbaren immer erlaubt ist:

- Im Krankenhaus: Patientendaten werden an die Krankenkasse gegeben. Die Krankenkasse benötigt diese Daten, um die Behandlung abzurechnen.
- Meldepflicht bei bestimmten Infektionskrankheiten. Zum Beispiel: Tuberkulose, Hepatitis, COVID-19. Zum Schutz der Bevölkerung wird hier die ärztliche Schweigepflicht gebrochen. Patientendaten werden dem Gesundheitsamt gemeldet: Name, Diagnose, behandelndes Krankenhaus. Das **I**nfektions**s**chutz**g**esetz (IfSG) regelt das.

In anderen Situationen ist Offenbaren nur erlaubt,

- wenn der Patient zustimmt.
- wenn der Patient es wollen würde, er es im Moment jedoch nicht selbst entscheiden kann.
- wenn der Patient in einer Notlage ist und Gefahren abgewendet werden.
- aufgrund gesetzlicher Vorschriften wie Infektionsschutzgesetz, Gesetz zur Kooperation und Information im Kinderschutz.

6

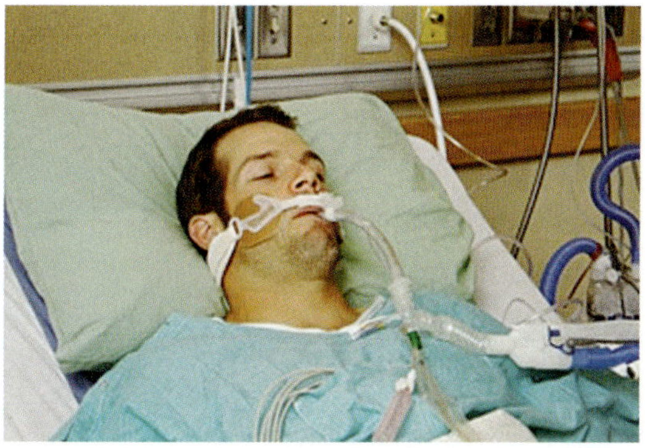

Abb. 6.7 Auf der Intensivstation wird oft von der mutmaßlichen Einwilligung ausgegangen. Ebenso in Notfallsituationen. [E1394]

Datenschutz

Datenschutz und Schweigepflicht sollen den Patienten schützen.
Die Schweigepflicht sichert das Vertrauen in einem beruflichen Verhältnis.
Der Datenschutz geht weiter. Der Datenschutz beinhaltet Regeln für den Umgang mit Daten in vielen verschiedenen Situationen.

Begriffserklärung

Datenschutz: Begriff für verschiedene Regeln zum Schutz der persönlichen Daten eines Menschen.
Die Regeln betreffen die

- Sammlung von Informationen.
- Speicherung von Informationen.
- Verarbeitung von Informationen.
- Weitergabe von Informationen.

Ziel: Es soll verhindert werden, dass persönliche Daten missbraucht werden.

In Gesundheitsunternehmen fallen sehr viele Informationen an. Ein großer Teil sind persönliche Daten und Daten zur Gesundheit eines Menschen. Diese Daten sind sehr *sensibel.* Deshalb müssen diese Daten ganz besonders geschützt werden.
Die Schweigepflicht verhindert, dass persönliche Informationen von Patienten weitergegeben werden. Wenn der Patient zustimmt, dann ist die Schweigepflicht ausgesetzt. Das nennt man: Entbindung von der Schweigepflicht. Der Datenschutz gilt aber weiterhin.

Fallbeispiel

Frau Slovenki

Frau Emilia Slovenki hatte eine Hallux Valgus-Operation im Krankenhaus. Bei der Aufnahme hat Frau Slovenki viele Formulare ausgefüllt. Sie hat auch unterschrieben und erlaubt, dass ihr Hausarzt über den Verlauf informiert werden darf. Nach der Entlassung leitet das Krankenhaus den Arztbrief direkt an den Hausarzt weiter. Ist das eine Verletzung der Schweigepflicht?

Nein. Frau Slovenki hat zugestimmt, dass ihr Hausarzt diese Informationen bekommen darf. Daher ist es keine Verletzung der Schweigepflicht.

Zusätzlich ist der Datenschutz zu beachten. Zum Beispiel:

- Wie werden die Daten übermittelt? Per Post oder E-Mail? Ist es sicher, dass kein anderer den Arztbrief liest?
- Wie werden die Daten gespeichert? Hebt das Krankenaus eine Kopie des Arztbriefes auf? Wo speichert der Hausarzt den Brief ab?
- Wie lange werden die Daten aufgehoben?

Einen Tag nach der Entlassung bekommt Frau Slovenki eine E-Mail von einem Sanitätshändler. Der Online-Händler bietet zum Verkauf verschiedene Hilfsmittel und Fußeinlagen, die speziell nach einer Hallux Valgus-Operation helfen.

- Woher hat der Online-Händler die E-Mail-Adresse von Frau Slovenki?
- Woher weiß der Online-Händler, dass Frau Slovenki eine Hallux Valgus-Operation hatte?

Wahrscheinlich waren die Daten von Frau Slovenki im Krankenhaus oder beim Hausarzt nicht ausreichend geschützt.

Praxistipp

Patientendaten oder Dokumentationssysteme dürfen nie offen herumliegen! Unbefugte könnten Daten einsehen. Das ist eine Verletzung des Datenschutzes.

6

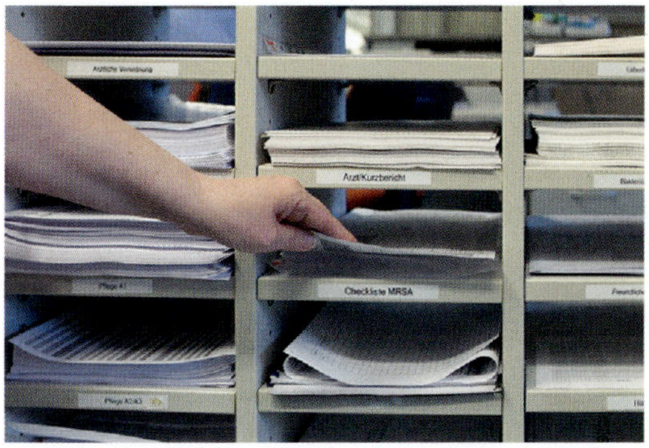

Abb. 6.8 Patientendaten dürfen nicht öffentlich zugänglich sein.
[K115]

Praxistipp

Patienten haben das Recht, Einsicht in ihre Dokumente zu nehmen.

7 Was ist eine Pflegetheorie? Was ist ein Pflegemodell?

Begriffserklärung

Pflegetheorien und Pflegemodelle sind der theoretische Rahmen zur *professionellen* Pflege. Pflegetheorien und Pflegemodelle

- beschreiben die professionelle Pflege.
- geben Ideen und Konzepte zur Pflege.
- sind schriftliche Beschreibungen, Anleitungen und Empfehlungen für pflegerische Handlungen.

Eine **Pflegetheorie** ist umfassend und allgemein. Eine Pflegetheorie beschäftigt sich mit dem Hintergrund: Warum wird eine Pflegehandlung durchgeführt? Wie ist die Beziehung zwischen zwei Menschen?
Pflegemodelle werden aus Pflegetheorien abgeleitet. Sie beschreiben genauer die Ziele und Aufgaben der Pflegefachpersonen. Pflegemodelle bieten einen Rahmen für die Handlungen. Was wird gemacht? Wann wird es gemacht?

Ziele von Pflegetheorien und Pflegemodellen

- Verständnis und Orientierung in der Pflege geben.
- Empfehlungen für pflegerische Handlungen geben.
- Antworten auf Fragen geben. Zum Beispiel:
  - Wie funktioniert Pflege?
  - Wie versorgen Pflegefachpersonen einen Patienten am besten?
  - Wie wird die Pflege in der Gesellschaft wahrgenommen?
  - Welche Auswirkungen hat eine pflegerische Handlung?
- Professionalisierung der Pflege entwickeln. Pflegetheorien basieren auf wissenschaftlichen Erkenntnissen.

Grundlage von Pflegetheorien und Pflegemodellen

- Gedanken und Überlegungen
- Erfahrungen aus dem beruflichen Alltag
- wissenschaftliche Erkenntnisse

Durch Pflegetheorien und Pflegemodelle wird pflegerisches Handeln erklärt, strukturiert und durch wissenschaftliche Methoden begründet.

8 Welche Pflegemodelle gibt es?

Pflegemodelle sind eine Art Landkarte für Pflegefachpersonen. Pflegemodelle tragen zum Verständnis bei.
Pflegemodelle helfen Pflegefachpersonen zu wissen, was ihre Aufgabe ist.

Begriffserklärung

Modell: einfache Darstellungen eines Problems, eines Gegenstands oder einer Handlung. Modelle ermöglichen die Umsetzung und Überprüfung von Wissen im Alltag. Zum Beispiel: anatomisches Modell eines Herzens.
Pflegemodell: Pflegemodelle formulieren Ziele und Aufgaben für Pflegefachpersonen. Pflegemodelle machen Aussagen über Gesundheit, Krankheit, über den Menschen und seine Umwelt.
Pflegemodelle geben eine Struktur für die Pflegeplanung.
Pflegemodelle sind theoretische Ansätze. Pflegemodelle beschreiben die professionelle Pflege. Pflegemodelle erklären die professionelle Pflege. Durch Pflegemodelle wird die professionelle Pflege als eigene Fachrichtung gegenüber anderen Fachrichtungen abgegrenzt.
Pflegemodelle beeinflussen die Gestaltung des Pflegeprozesses.

Es gibt viele Pflegetheorien und Pflegemodelle.
Das erste pflegetheoretische Modell ist das Modell nach der britischen Krankenschwester **Florence Nightingale.** Es stammt aus dem Jahr 1860.
Florence Nightingale gilt als die erste Pflegewissenschaftlerin und Begründerin der modernen Krankenpflege. Im Krimkrieg arbeitete Florence Nightingale bei der britischen Armee. Dort kam sie zu folgenden Erkenntnissen:

- Die Umgebung ist wichtig für die Genesung der Soldaten.
- Eine saubere und ruhige Umgebung fördert die Genesung. Ebenso regelmäßiges Lüften.
- Die Aufgabe der Pflegenden ist es, diese Bedingungen herzustellen.

Florence Nightingale verbesserte die medizinische Versorgung und die Hygiene in den Militärkrankenhäusern. Dadurch nahm die Sterblichkeitsrate enorm ab.
Daraus entwickelte Florence Nightingale die Pflegetheorie, dass Umweltfaktoren wichtig für die Gesundheit eines Menschen sind.
Florence Nightingale grenzte die Pflege als eigenständige Profession zur Medizin ab. Sie organisierte die Pflege neu.

Merkhilfe

Florence Nightingale
Florence Nightingale wurde am 12. Mai 1820 in der italienischen Stadt Florenz geboren. Daher ist ihr Vorname Florence.
An ihrem Geburtstag, am 12. Mai, wird jedes Jahr der internationale Tag der Pflegenden gefeiert. Auch in Deutschland finden viele Veranstaltungen an diesem Tag statt.
Florence Nightingale gründete die erste professionelle Krankenpflegeschule am St. Thomas Hospital in London.

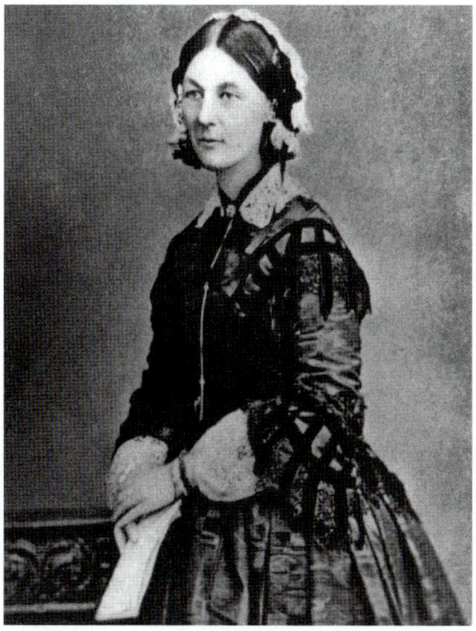

Abb. 8.1 Florence Nightingale. [X412]

Seit dieser Zeit kamen immer weitere Theorien dazu.
Beispiele für **Pflegemodelle** sind:

- Pflegemodell der **L**ebens**a**ktivitäten (LA) nach Roper, Logan und Tierney
- **A**ktivitäten des **t**äglichen **L**ebens (ATL) nach Juchli
- **A**ktivitäten, **B**eziehungen und existenzielle **E**rfahrungen **d**es **L**ebens (ABEDL) nach Krohwinkel

- Modell der psychobiografischen Pflege nach Erwin Böhm
- 14 Grundbedürfnisse nach Virginia Henderson
- Selbstpflegedefizit nach Dorothea Orem
- Transkulturelle Pflege nach Madeline Leininger
- Trajectory-Work-Modell nach Corbin und Strauss
- Adaptionsmodell nach Callista Roy
- Pflegeergebnismodell nach Martha Elisabeth Rogers
- Human-Becoming-Modell nach Rosemarie Rizzo-Parse
- Modell des systemischen Gleichgewichts nach Marie-Luise Friedemann

LA (RLT) (nach Roper, Logan, Tierney)	ATL (nach Juchli)	ABEDL (nach Krohwinkel)
1. atmen	1. atmen	1. kommunizieren können
2. essen und trinken	2. essen und trinken	2. sich bewegen können
3. ausscheiden	3. ausscheiden	3. Vitalfunktionen des Lebens aufrecht erhalten können
4. sich bewegen	4. sich bewegen	4. sich pflegen können
5. schlafen	5. wach sein und schlafen	5. sich kleiden können
6. sich sauber halten und kleiden	6. sich waschen und kleiden	6. ausscheiden können
7. regulieren der Körpertemperatur	7. Körpertemperatur regulieren	7. essen und trinken können
8. für eine sichere Umgebung sorgen	8. sich sicher fühlen und verhalten	8. ruhen, schlafen, sich entspannen können
9. kommunizieren	9. Raum und Zeit gestalten	9. sich beschäftigen, lernen und entwickeln können
10. sich als Mann oder Frau fühlen und verhalten	10. kommunizieren	10. seine eigene Sexualität leben können
11. arbeiten und spielen	11. Kind sein, Frau sein, Mann sein	11. für eine sichere und fördernde Umgebung sorgen können
12. sterben	12. Sinn finden im Werden, Sein, Vergehen	12. soziale Bereiche sichern und gestalten können
		13. mit existenziellen Erfahrungen des Lebens umgehen können

Abb. 8.2 Pflegemodelle im deutschsprachigen Raum
[L143]

Pflegemodell der Lebensaktivitäten (LA) nach Roper, Logan und Tierney

Das Pflegemodell der **Lebensaktivitäten** (LA) von Patienten wurde Mitte der 1970er-Jahre von **Nancy Roper,** Winfried Logan und Alison J. Tierney erarbeitet. Es besteht aus **vier** Elementen:

- Lebensspanne
- Umgebungsfaktoren
- Lebensaktivitäten
- Kontinuum

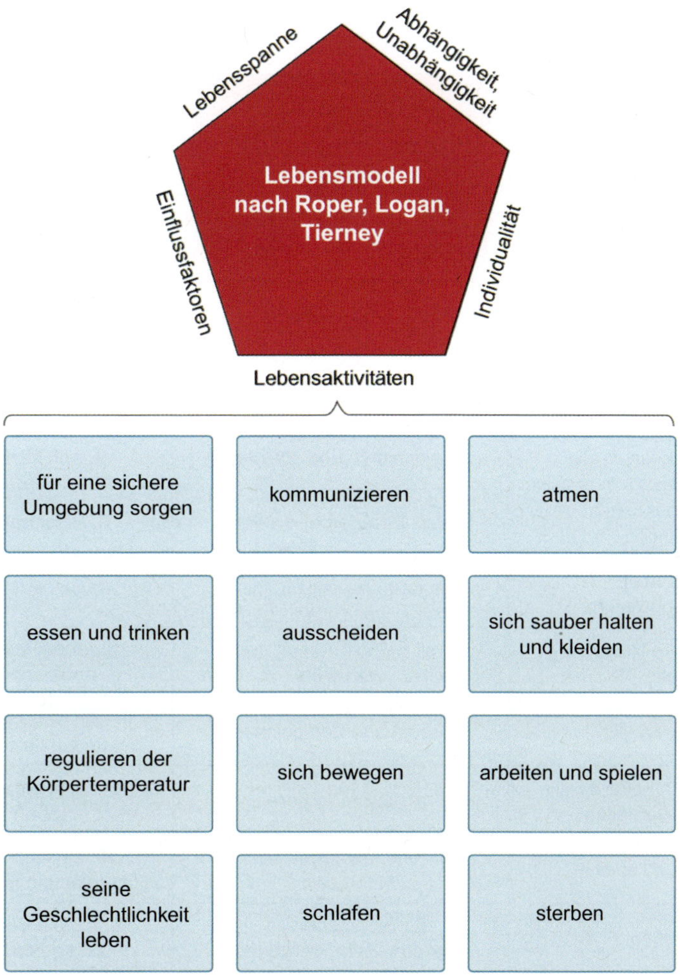

Abb. 8.3 Lebensmodell nach Roper, Logan und Tierney [E1395, L143]

Pflegefachpersonen berücksichtigen diese **Elemente.**

Element	Erklärung
Lebensspanne	Die Zeit von der Geburt bis zum Tod
Umgebungsfaktoren	*physiologische*, *psychologische*, *soziokulturelle* und *politisch-ökonomische* Einflussfaktoren
Lebensaktivitäten	Kernpflegeelemente: • für eine sichere Umgebung sorgen • kommunizieren • atmen • essen und trinken • ausscheiden • sich sauber halten und kleiden • regulieren der Körpertemperatur • sich bewegen • arbeiten und spielen • seine Geschlechtlichkeit leben, sich als Mann oder Frau fühlen • schlafen • sterben
Kontinuum	Die Fähigkeit, ob die Lebensaktivitäten selbst durchgeführt werden können oder nicht.

Aktivitäten des täglichen Lebens (ATL) nach Juchli

Das **Modell nach Juchli** ist eine Weiterentwicklung des Modells der Lebensaktivitäten. Die katholische Ordensschwester Liliane Juchli entwickelte 12 Aktivitäten des täglichen Lebens (ATL) zur ganzheitlichen Pflege von Patienten. Nach Juchli gibt es **drei Bedürfniselemente:**

- physische Ebene
- psychosoziale Ebene
- geistige Ebene

Daraus werden **vier Einflussfaktoren:**

1. Körperliche Faktoren. Zum Beispiel: Wie ist der körperliche Zustand des Patienten?
2. Seelisch-geistige Faktoren. Zum Beispiel: Wie ist das Wohlbefinden des Patienten?
3. Soziale, wirtschaftliche, kulturelle und gesellschaftspolitische Faktoren. Zum Beispiel: Welchen Beruf hat der Patient? Welche Religion? Wie viel Geld hat der Patient?
4. Ökologische Faktoren. Zum Beispiel: Welche Faktoren aus der Umwelt gibt es?

Die **12 Kernpflegeelemente** werden für eine ganzheitliche Sicht zur Pflege berücksichtigt. Diese Bedürfniselemente helfen Pflegefachpersonen, Pflegeplanungen für Patienten individuell zu erstellen. Dabei ist es wichtig, die Selbstständigkeit und Lebensqualität zu fördern.

Aktivitäten, Beziehungen und existenzielle Erfahrungen des Lebens (ABEDL)

Das Modell der **A**ktivitäten, **B**eziehungen und existenziellen **E**rfahrungen **d**es **L**ebens (ABEDL-Modell) von Monika Krohwinkel ist eine Erweiterung des LA und ATL-Modells.

Begriffserklärung

Existenziell: betrifft das „Dasein". Grundlegende Dinge des menschlichen Lebens.
Existenzielle Erfahrungen nach Krohwinkel: Umgang mit grundlegenden Erfahrungen im Leben wie Krankheit, Schmerz, Trauer, Angst und Sterben.

Die Pflegetheorie des ABEDL-Modells nach Krohwinkel umfasst insgesamt 5 unterschiedliche Modelle:

1. **Pflegerahmenmodell ganzheitlich fördernder Prozesspflege:** Prozesspflege wird erklärt. Die pflegerischen Ziele und die pflegerische Unterstützung werden erklärt. Es wird erklärt, was für die Pflege wichtig ist. Das sind die betroffenen Menschen, die Ziele von Pflege und die Handlungen der Pflege.
2. **Pflegeprozessmodell:** Pflege ist immer auch ein Prozess zum Aufbau einer Beziehung zwischen Menschen, zur Bearbeitung von Problemen und ein Prozess zur Entwicklung.
3. **AEBDL-Strukturierungsmodell:** Die 13 Bereiche des menschlichen Lebens werden als Struktur festgelegt (Pflegekernelemente).
4. **Managementmodell:** Die Rahmenbedingungen in der Pflege werden festgelegt. Dabei geht es um zeitliche, personelle und strukturelle Ressourcen.
5. **Qualitätsmanagementmodell**

8

Das ABEDL-Modell nach Krohwinkel ist eine Ergänzung der Kernpflegelemente, also der Aktivitäten des Lebens. Insgesamt hat das ABEDL-Modell **13 Pflegekernelemente.** Diese stehen miteinander in Beziehung:

- kommunizieren können
- sich bewegen können
- vitale Funktionen des Lebens aufrechterhalten können
- sich pflegen können
- essen und trinken können
- ausscheiden können
- sich kleiden können
- ruhen und schlafen können
- sich beschäftigen können
- sich als Frau oder Mann fühlen und verhalten können
- für eine sichere Umgebung sorgen können
- soziale Bereiche des Lebens sichern können
- mit existenziellen Erfahrungen des Lebens umgehen können

Pflegefachpersonen sollen alle 13 Kernpflegelemente des Modells bei der Versorgung von Menschen berücksichtigen.
Pflegefachpersonen unterstützen, beraten und leiten an zur: Wiederherstellung und zur Förderung der Gesundheit. Dabei sind alle Elemente gleichwertig.

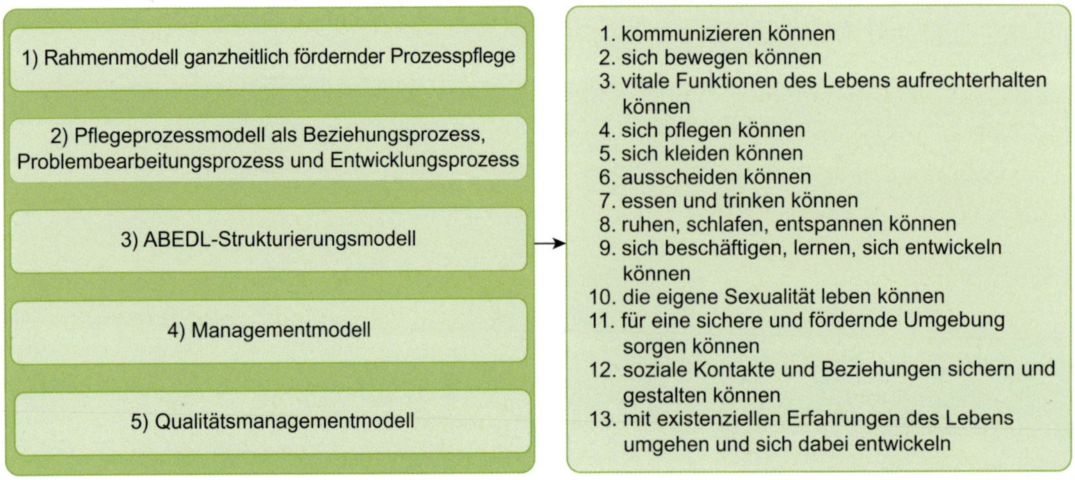

Abb. 8.4 Das ABEDL-Strukturmodell
[L143]

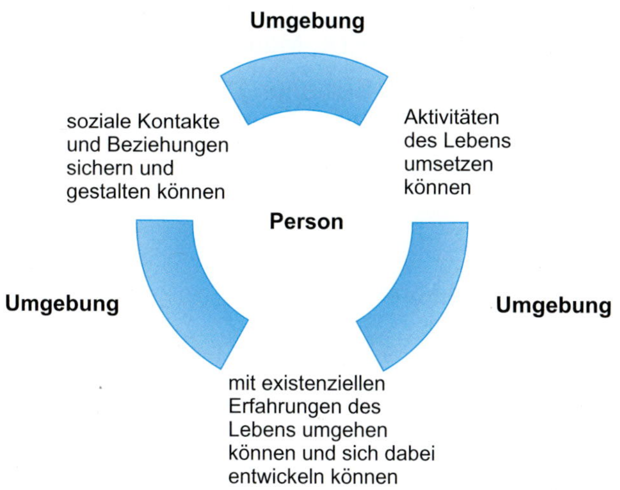

Abb. 8.5 Wechselwirkungen zwischen Person, Umgebung und ABEDL. [O552]

Merkhilfe

Häufig wird das **ABEDL-Modell** als Grundlage genutzt zur Pflegeplanung und zur Gestaltung des Pflegeprozesses. Inzwischen wird in Deutschland die Strukturierte Informationssammlung (SIS®) als Element des Strukturmodells genutzt. Dadurch wird das ABEDL-Modell ergänzt oder ersetzt.

9 Abkürzungen und Fachwörter

Hier finden Sie Erklärungen für wichtige Abkürzungen und Fachwörter aus diesem Buch. Beide Listen sind nach dem Alphabet geordnet.

Abkürzungen

Abkürzung	Bedeutung	Erklärung
§	Zeichen für Paragraf	Paragrafen teilen Gesetzesbücher in verschiedene Abschnitte auf.
ABEDL	**A**ktivitäten, soziale **B**eziehungen, existenzielle **E**rfahrungen **d**es **L**ebens	Pflegemodell nach Monika Krohwinkel
ATL	**A**ktivitäten des **t**äglichen **L**ebens	Pflegemodell nach Juchli
EDV	**E**lektronische **D**aten**v**erarbeitung	digitale Erfassung und Verarbeitung von Daten
LA	**L**ebens**a**ktivitäten	Pflegemodell nach Roper, Logan und Tierney
LEP®	**Le**istungserfassung und **P**rozessdokumentation im Gesundheitswesen	Instrument zur Erfassung von pflegerischen Tätigkeiten
MD	**M**edizinischer **D**ienst	Organisation der Krankenkassen. Der MD führt Beratungen und Begutachtungen von Pflegeempfängern und deren Angehörigen durch.
MDK	**M**edizinischer **D**ienst der **K**rankenkassen	alte Bezeichnung, siehe MD
NANDA	**N**orth **A**merican **N**ursing **D**iagnosis **A**ssociation	Pflegewissenschaftliche Vereinigung zur Formulierung, Überprüfung und Entwicklung von Pflegediagnosen.
SGB	**S**ozial**g**esetz**b**uch	
SIS®	**S**trukturierte **I**nformations**s**ammlung	Strukturmodell zur Vereinfachung der Dokumentation in der Pflege
SMART	SMART steht für die ersten Buchstaben der folgenden Wörter: • **S**pezifisch • **M**essbar • **A**ngemessen • **R**ealistisch • **T**erminiert	Pflegeziele werden nach der SMART-Regel formuliert.

Fachwörter

Im Buch ist eine Auswahl von Fachwörtern fett gedruckt und gelb hinterlegt. Hier finden Sie die Erklärung zu diesen Fachwörtern.

A	
ärztliche Visite	Ärzte begutachten den Zustand des Patienten aus medizinischer Sicht. Dazu gehen die Ärzte ans Patientenbett und sprechen mit dem Patienten.
Anamnese	Erfragen und Zusammentragen der Krankheitsgeschichte des Patienten. Sammlung von Informationen über den Patienten. Inhalt sind Daten über: Erkrankungen, soziales Umfeld, Lebensumstände, Pflegebedarf.
Analgetikum, Analgetika	Schmerzmittel
analysieren	untersuchen, prüfen
Assessment	Prozess zur Beurteilung eines Zustands. Dabei werden Informationen gesammelt und bewertet. Im Gesundheitswesen wird ein Assessment genutzt, um den gesundheitlichen Zustand eines Menschen zu beurteilen.
Assessmentinstrument	Hilfsmittel, um den Zustand eines Patienten einzuschätzen. Zum Beispiel ein Fragebogen oder eine Skala.
auditiv	Wahrnehmung durch Hören
B	
Begutachtungsassessment	Besonderes Assessment zur Pflegebegutachtung. Damit wird der Pflegebedarf einer Person festgestellt. Der MD verwendet das Begutachtungsassessment für die Einstufung eines Patienten in einen Pflegegrad.
C	
codieren	verschlüsseln
D	
Delegation	Übertragung von verantwortlichen Aufgaben an andere Personen
E	
Evaluation	Auswertung, Beurteilung, Bewertung
existenziell	Betrifft das „Dasein". Grundlegende Dinge des menschlichen Lebens.
existenzielle Erfahrungen nach Krohwinkel	Umgang mit grundlegenden Erfahrungen im Leben wie Krankheit, Schmerz, Trauer, Angst und Sterben.
H	
Hierarchie	Eine Hierarchie ist eine Rangordnung innerhalb einer Organisation. Jede Person hat bestimmte Aufgaben. Zum Beispiel in einem Krankenhaus: Pflegedienstleitung, Stationsleitung, Pflegefachperson.

I	
Indikation	Grund für eine Behandlung
Interaktion	Verhalten zwischen zwei oder mehreren Personen
Initialassessement	Ersteinschätzung. Bewertung eines Patienten bei Aufnahmen. Es geht um den allgemeinen Zustand des Patienten.
interdisziplinär	Zusammenarbeit mit anderen Fachrichtungen. Zum Beispiel: Pflegefachperson und Physiotherapeutin.
individuell	betrifft den einzelnen Menschen
intradisziplinär	Zusammenarbeit innerhalb der eigenen Fachrichtung. Zum Beispiel: zwei Pflegefachpersonen.
K	
Klassifikation	strukturierte Zuordnung von Daten in ein System
Kompetenz	Wissen und Können, um eine Aufgabe zu lösen
O	
objektiv	Von außen betrachtend. Ohne die eigenen Gefühle und Meinungen betreffend.
Objektivität	Betrachtung ohne Einfluss der persönlichen Meinung
olfaktorisch	Wahrnehmung durch Riechen
optisch	Wahrnehmung durch Sehen
P	
Pflegeanamnese	Die Pflegefachperson erfragt wichtige Informationen aus dem Leben des Patienten. Das betrifft die Bereiche: Gesundheit, soziale Kontakte, Wohnsituation, Gestaltung des Lebens, Berufstätigkeit.
Pflegeberufegesetz	Gesetz in Deutschland. Dieses Gesetz regelt die Ausbildung zur Pflegefachfrau und zum Pflegefachmann. Das Gesetz regelt auch die Ausbildungen in der Altenpflege und in der Gesundheits- und Kinderkrankenpflege. Und das Gesetz regelt die Ausübung des Berufes in der Pflege.
Pflegediagnose	Einschätzung zur Pflegebedürftigkeit und zu pflegerischen Eingriffen bei einem Patienten.
Pflegegrad	Ein Pflegegrad beschreibt die Pflegebedürftigkeit eines Menschen. Die Einteilung erfolgt in 5 Pflegegrade. Grad 1 bedeutet geringe Beeinträchtigung. Pflegegrad 5 bedeutet sehr schwere Beeinträchtigung und hohe Anforderung an die pflegerische Versorgung.
Pflegeklassifikationssysteme	Systeme, um pflegerische Dinge zu codieren und Standards festzulegen. Diese Systeme werden weltweit benutzt. Im Laufe der Jahre sind viele verschiedene Pflegeklassifikationssysteme entstanden. Die Systeme haben unterschiedliche Schwerpunkte.
Pflegemodell	Pflegemodelle formulieren Ziele und Aufgaben für Pflegefachpersonen. Pflegemodelle machen Aussagen über Gesundheit und Krankheit.

P	
Pflegeprozess	Eine Methode zur Erfassung, Planung, Durchführung und Evaluation pflegerischer Maßnahmen. Der Pflegeprozess ist die Grundlage für die professionelle Versorgung eines Patienten.
Pflegetheorie	Wissenschaftliches Konzept zur Einschätzung von Pflegesituationen. Eine Pflegetheorie ist umfassend und allgemein. Eine Pflegetheorie beschäftigt sich mit dem Hintergrund: Warum wird eine Pflegehandlung durchgeführt? Wie ist die Beziehung zwischen zwei Menschen?
Pflegevisite	Ein Treffen der Pflegefachpersonen und anderen Personen des Pflegeteams. Der Pflegezustand des Patienten wird überprüft. Der Pflegeplan wird bewertet. Bei Bedarf wird der Pflegeplan angepasst.
ökonomisch	die Wirtschaft betreffend
Primary Nursing	Bezugspflege. Eine fest zugeordnete Pflegefachperson versorgt einen Patienten. Sie versorgt den Patienten von der Aufnahme bis zur Entlassung.
Profession	anerkannte und anspruchsvolle Ausübung einer beruflichen Tätigkeit
Prozess	Abfolge von Handlungen. Die Handlungen sollen zu einem bestimmten Ziel führen. Jede Handlung wird gut geplant. Es wird eine bestimmte Reihenfolge eingehalten. Die Handlungen werden in einer bestimmten Zeit durchgeführt.
potenzielles Pflegeproblem	Ein Pflegeproblem besteht im Moment nicht. Durch die Situation des Patienten besteht aber die Gefahr, dass dieses Pflegeproblem entstehen kann.
Q	
Qualifikation	Die Fähigkeit, eine bestimmte Aufgabe zu erfüllen oder einen bestimmten Beruf auszuüben.
R	
Ressource	Vorhandene Fähigkeiten zur Zielerreichung. Hilfsmittel des Patienten zur Bewältigung von Erkrankungen. Die Hilfsmittel können sein: körperlich, finanziell, sozial oder psychisch.
Risikomatrix	Matrix: Anordnung von Symbolen, Zahlen oder Zuständen zum Beispiel in einer Tabelle. Risikomatrix: Bestehende Risiken werden in einer Matrix eingetragen. An der Position lässt sich ableiten, wie hoch das Risiko ist. Zum Beispiel: Bewertung des Sturzrisikos eines Patienten. Vorlage, um ein Risiko für weitere Krankheiten abzuschätzen.
Roper, Nancy	Pflegewissenschaftlerin und Begründerin des Pflegemodells ATL

9

S	
Score	Vergabe von Punkten in einem Instrument oder Klassifikationssystem
Screening-Verfahren	Untersuchung zur Feststellung von Krankheiten oder Fähigkeiten
Selbstpflegedefizit	Pflegetheorie nach Orem. Zustand, wenn Selbstpflege nicht eigenständig geleistet werden kann.
Skala	System zur Beurteilung. Zum Beispiel: Schmerzskala.
Symptom	Krankheitszeichen
sektorenübergreifend	über das eigene Fachgebiet hinaus
subjektiv	Eine Beurteilung wird von eigenen Erfahrungen, Gefühlen und Wahrnehmungen beeinflusst.
T	
taktil-haptisch	Wahrnehmung durch Tasten
V	
Visite	Aufsuchen des Patienten durch die behandelnden Personen. Besprechung des aktuellen Zustands.
visuell	Wahrnehmung durch Sehen
Vorbehaltsaufgabe	Eine Tätigkeit, die aufgrund gesetzlicher Bestimmung nur bestimmten Berufsgruppen zugewiesen wird. Das heißt: Diese Aufgabe darf nur von einer bestimmten Berufsgruppe ausgeführt werden.

Verwendete Literatur

Checklisten Pflegeplanung. 6. Aufl. München: Elsevier, 2024.
Huhn, S. Organisation der Pflegetätigkeit. In: Altmann, K., Keller, C. (Hrsg.) Pflegeassistenz heute. München: Elsevier, 2021.
Jaek, E. Recht. In: Altmann, K., Keller, C. (Hrsg.) Pflegeassistenz heute. München: Elsevier, 2021.
Keller, C. (Hrsg.) PFLEGEN Grundlagen und Interventionen. 4. Aufl. München: Elsevier, 2025.
Mayer, H., Lehmann, Y. Pflegewissenschaft. In: Menche, N., Keller C., Teigeler, B. (Hrsg.) Pflege Heute. 8. Aufl. München: Elsevier, 2023.
Schmal S. Recht. In: Pflege Heute. 7. Aufl. München: Elsevier, 2019. Vorbehaltene Tätigkeiten. § 4 v. 17.07.2017 BGBl. I S. 2581 (Nr. 49); zuletzt geändert durch Artikel 16G.v. 15.08.2019 BGBl. I S. 1307. Geltung ab 01.01.2020, abweichend siehe Artikel 15; FNA: 2124–25
Siefarth, T. Aufbauwissen Pflege Recht. 2. Aufl. München: Elsevier, 2023.

Abbildungsnachweis

Hinter den Texten zu den Abbildungen steht eine Angabe in eckigen Klammern. Zum Beispiel [L143]. Diese Angabe nennt den Urheber der Abbildung.

E1394	Raymond JL, Morrow K. Krause and Mahan's Food and the Nutrition Care Process, 16. Aufl., Elsevier Inc. 2023
E1395	Roper N, Logan WW, Tierney AJ. The Roper Logan Tierney Model of Nursing. 1. Aufl., Elsevier Ltd. 2000
F654-002	Wilson D, Hockenberry M. Wong's Nursing Care of Infants and Children, 11. Aufl., Elsevier Inc. 2018
G375	Fiechter V, Meier M. Pflegeplanung, 1988. Thieme RECOM GmbH
G645	Robertson C, Nicol F, Douglas G. Macleod's Clinical Examination. 13th ed. Elsevier Ltd. 2013
J787	Colourbox.com
J787–047	Colourbox.com/Kzenon
K115	Andreas Walle, Hamburg
K157	Werner Krüper, Steinhagen
K313	Stefan Vavra, München
L119	Karin Wurlitzer, Greifswald
L138	Martha Kosthorst, Borken
L143	Heike Hübner, Berlin
L264	Claudia Flüss, München
L294	Kadja Gericke, Herrenberg
M595	Prof. Dr. Peter König, Freiburg / Ilona Grammer, Freiburg
M632	Jens Kreikenbaum, Ludwigshafen
O552	Prof. Krohwinkel, 2007
P100	Dr. med. Stefan Dreesen, Essen
P269	Silke Klarmann, Mielkendorf
P554	Jörg Schmal, Waldburg
P1312	Dr. Philipp Dahlmann, Innsbruck
R508	Mötzing, Schwarz. Leitfaden Altenpflege, 4. Aufl., Urban & Fischer/Elsevier, 2010
V067	Pari GmbH, Starnberg
V161	Optiplan GmbH, Düsseldorf
V430	GODO Systems GmbH, Düsseldorf Neuss
V547	atacama Software GmbH
V738-001	EinSTEP Projektbüro, SIS® Version 2.0 – 2017, Berlin
X412	Library of Congress, Washington DC

Stichwörter

Hier finden Sie wichtige Stichwörter aus dem Buch in alphabetischer Reihenfolge. Die Stichwörter können Sie auf den angegebenen Seitenzahlen nachschlagen.

A

ABEDL 86
ambulante Langzeitpflege 54
Anamnese 55
ärztliche Visite 46
Assessment 17
Assessmentinstrumente 11
ATL 85

B

Begutachtungsassessment 55
Behandlungspfade 49
Berichteblatt 60
Beziehungsprozess 6
Bezugspflege 7

C

Clinical Pathways 49
codieren 26

D

Datenschutz 76
Delegation 4
Dokumentation 63
Dokumentationspflicht 39
Dokumentationssystem 64
Durchführungsnachweis 66

E

ENP 25
Evaluation 36

F

Fallbesprechung 36
Fernziel 28
Fiechter und Meier 9
Funktionspflege 7

G

Gesichterskala 16

I

Information
– direkte Information 13
– indirekte Information 13
– objektive Information 13
– subjektive Information 13
Informationsfluss 45
Initialassessment 56

J

Juchli, Liliane 82, 85

K

Kontinuum 85
Krohwinkel, Monika 82, 86
Kurvenblatt 66
Kurzzeitpflege 54

L

Langzeitpflege 54
Lebensaktivitäten 84
Lebensspanne 85
Leistungsnachweis 64

M

Maßnahmenplan 31
Medizinische Leitlinien 23
Medizinischer Dienst (MD) 55

N

Nahziele 28
NANDA 25, 26
Nightingale, Florence 81
Numerische Skating Skala (NRS) 16

P

Patientenbeobachtung 11
Pflegeanamnese 11
Pflegeassessment 11
Pflegeberufegesetz (PflBG) 2
Pflegediagnose 24
Pflegediagnostik 23
Pflegedokumentation 64
Pflegeklassifikationssysteme 26
Pflegemaßnahmen 30
Pflegemodelle 79, 81
Pflegeplanung 30, 39, 50, 81
Pflegeprobleme 20, 41, 51
Pflegeprozess 1, 7, 23, 45, 65
Pflegestandards 49
Pflegetheorie 79
Pflegevisite 36, 46
Pflegeziele 27, 37
POP 25
Primary Nursing 7
Profession 3
Prozess 1

R

Ressource 19, 37, 51, 61
Risikomatrix 56
Roper, Nancy 82, 84

S

Schmerzskala 16
Schweigepflicht 71
SIS® 59, 88
SMART-Regel 28
Sozialgesetzbuch (SGB) 63
Stammblatt 66
Standardpflegeplan 49
stationäre Akutpflege 49
stationäre Langzeitpflege 54
Strukturierte Informationssammlung (SIS®) 56, 88

T

Teamarbeit 46

V

Verbale Rang Skala (VRS) 16
Vorbehaltsaufgaben 2

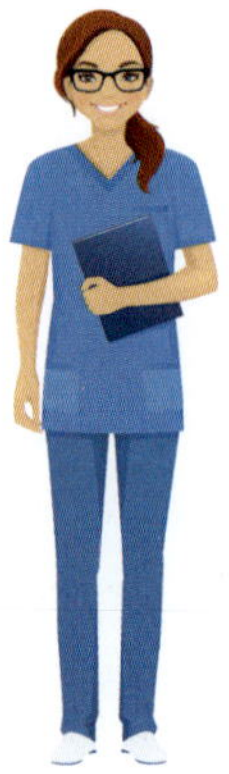

TAF. III.

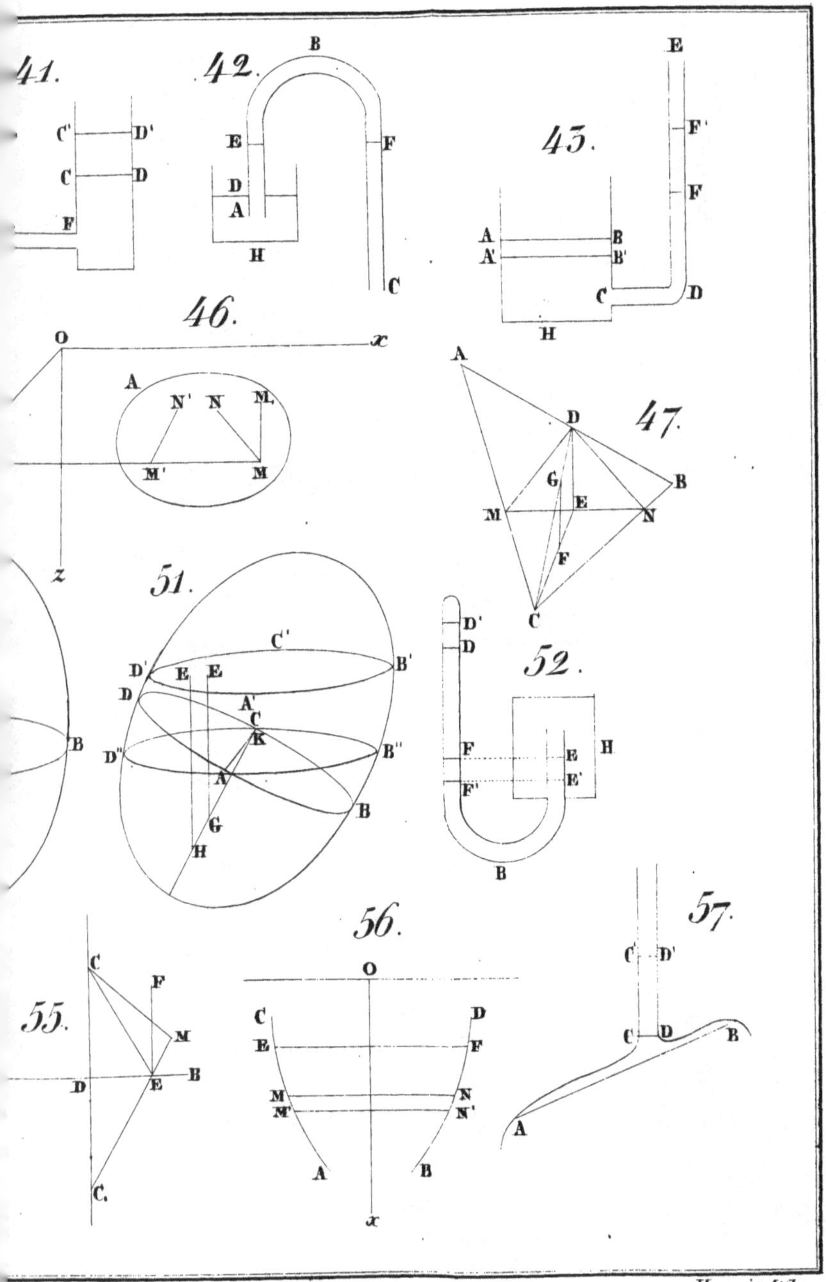

Herwig, lith.

Fig. 39.

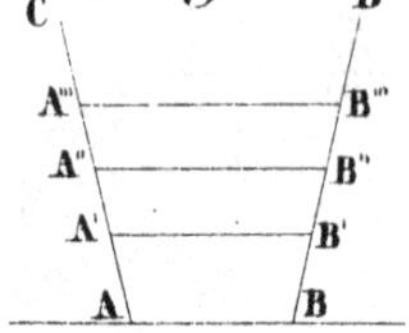

40.

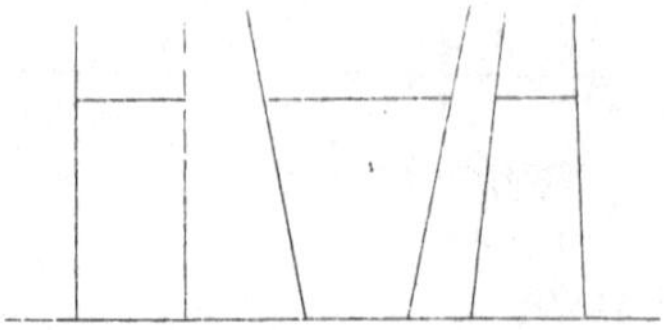

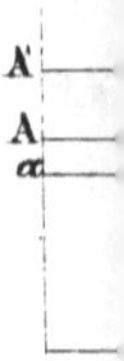

44.

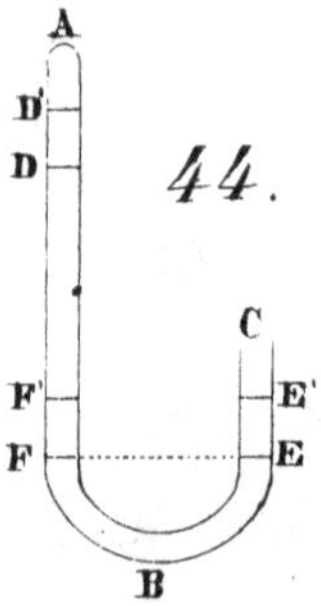

45.

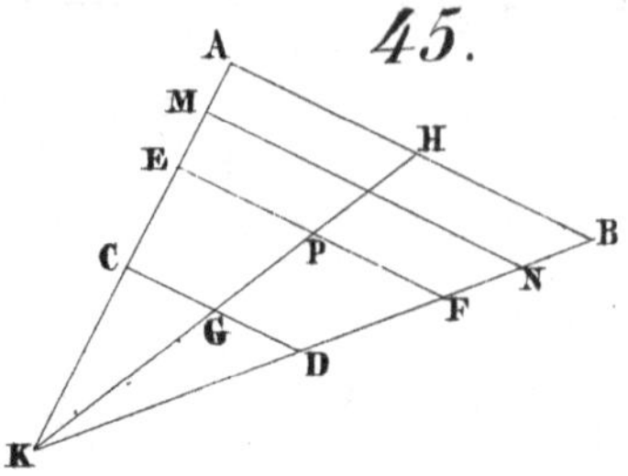

50.

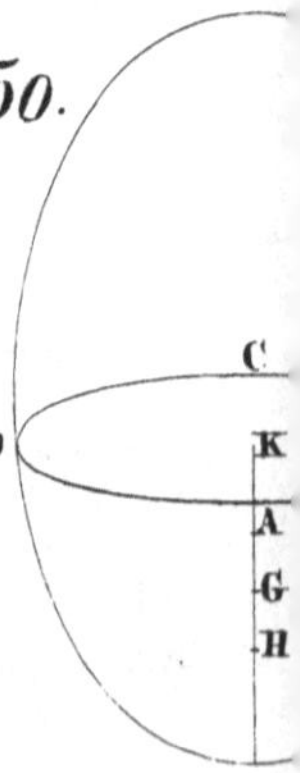

48.

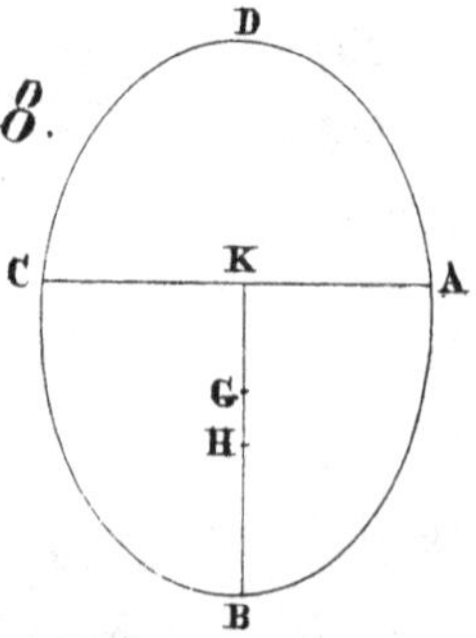

49.

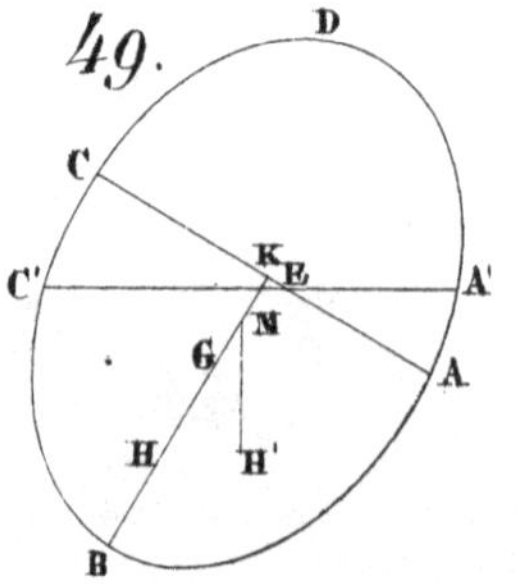

53.

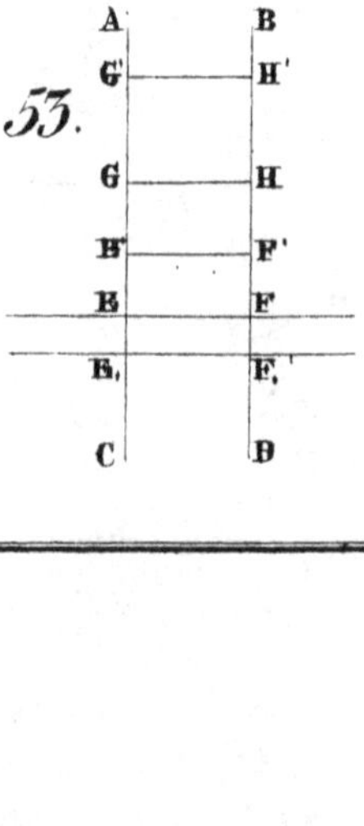

54.

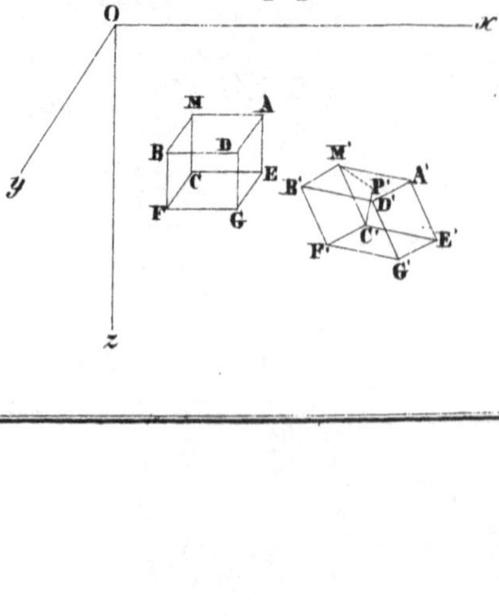

TAF. II.

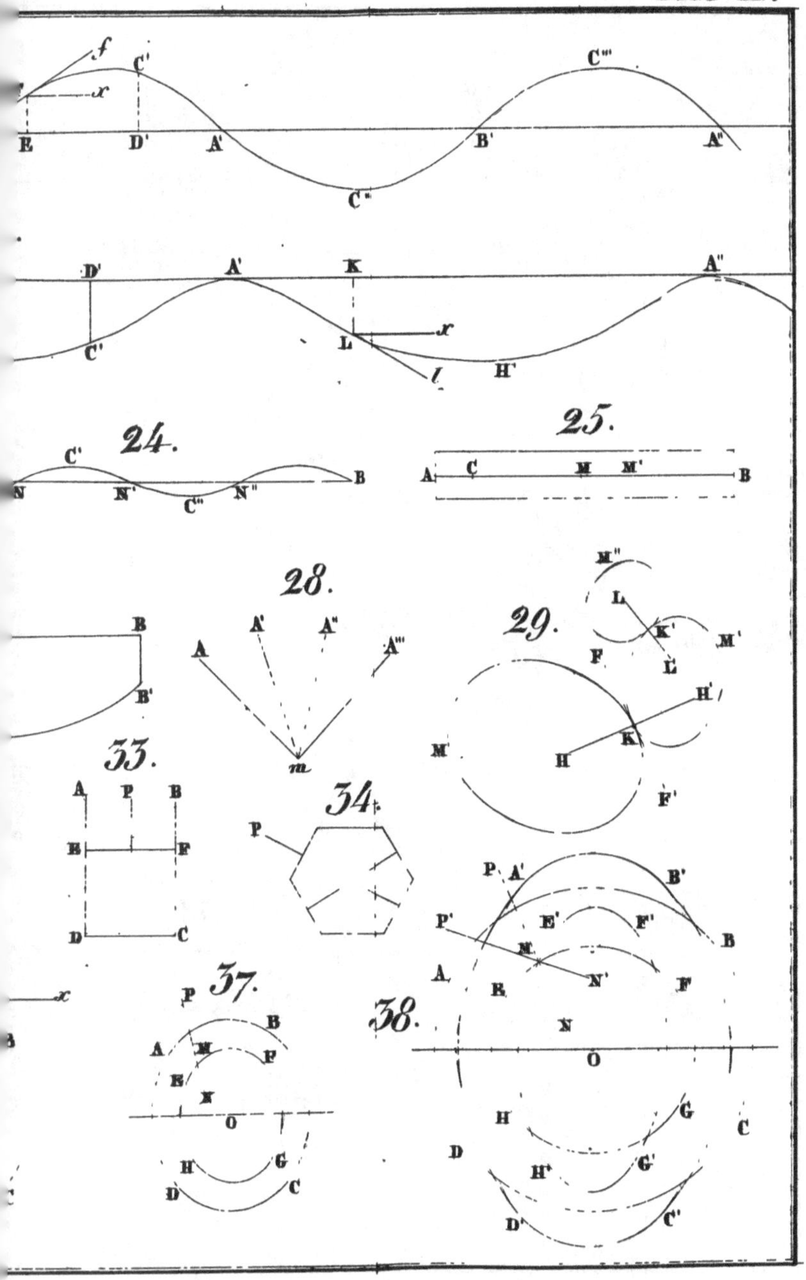

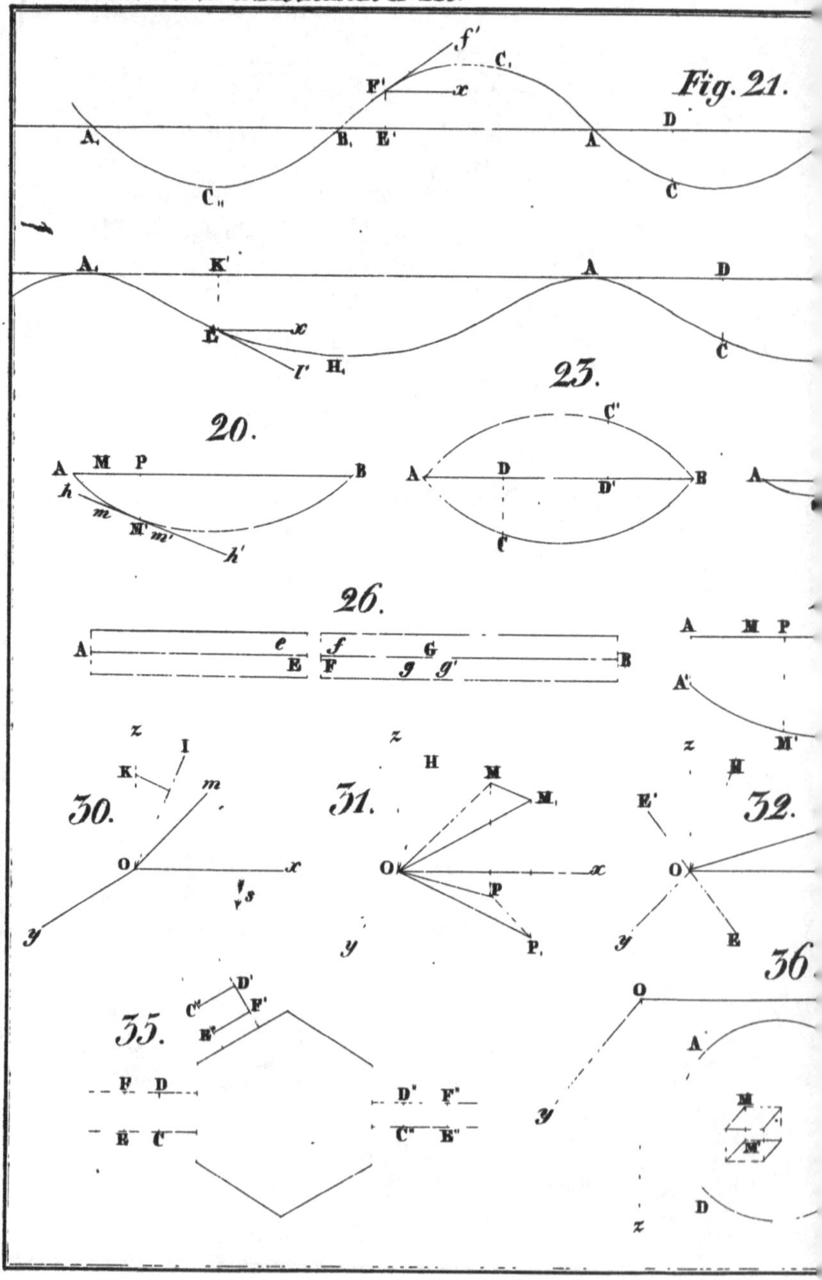

Fig. 21.
20.
23.
26.
30.
31.
32.
35.
36.

TAF. I.

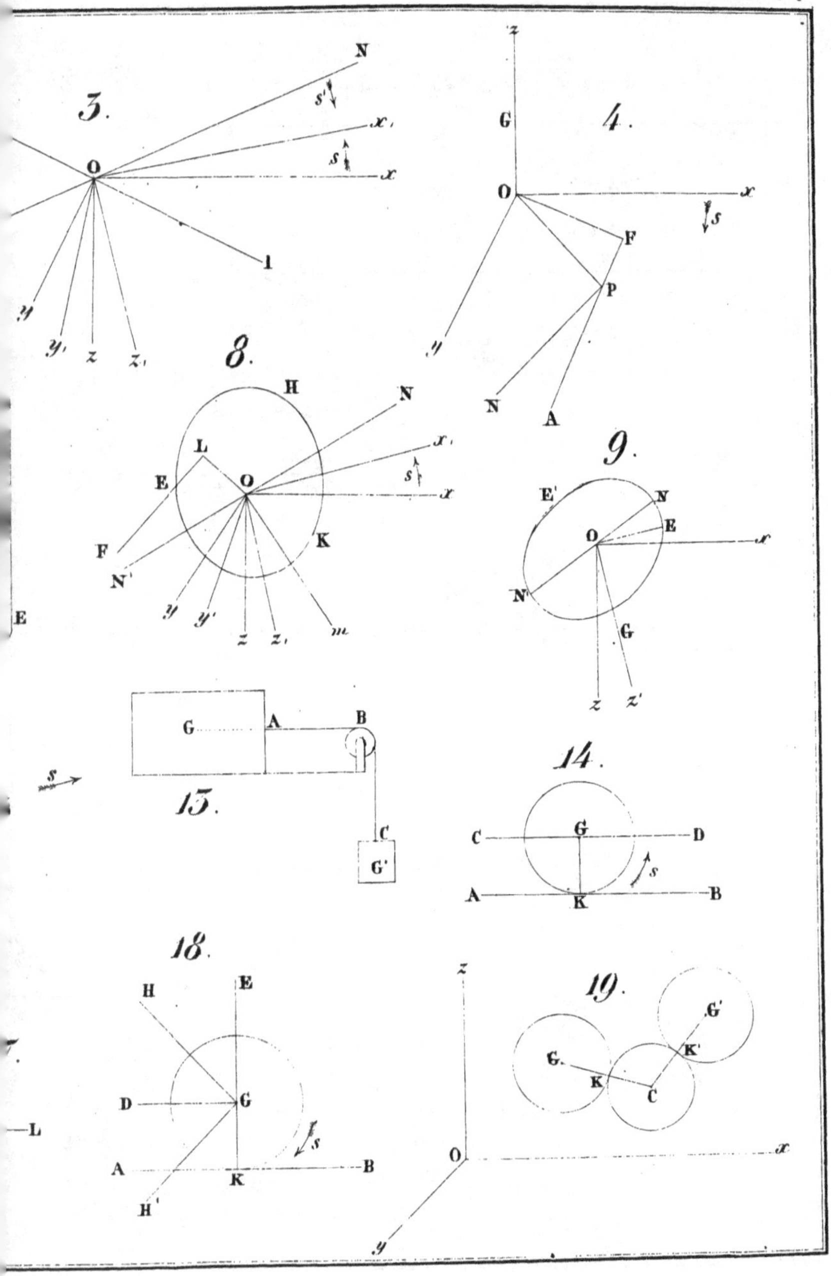

Poisson's Lehrbuch d. Mechanik II.ᵗ Th:

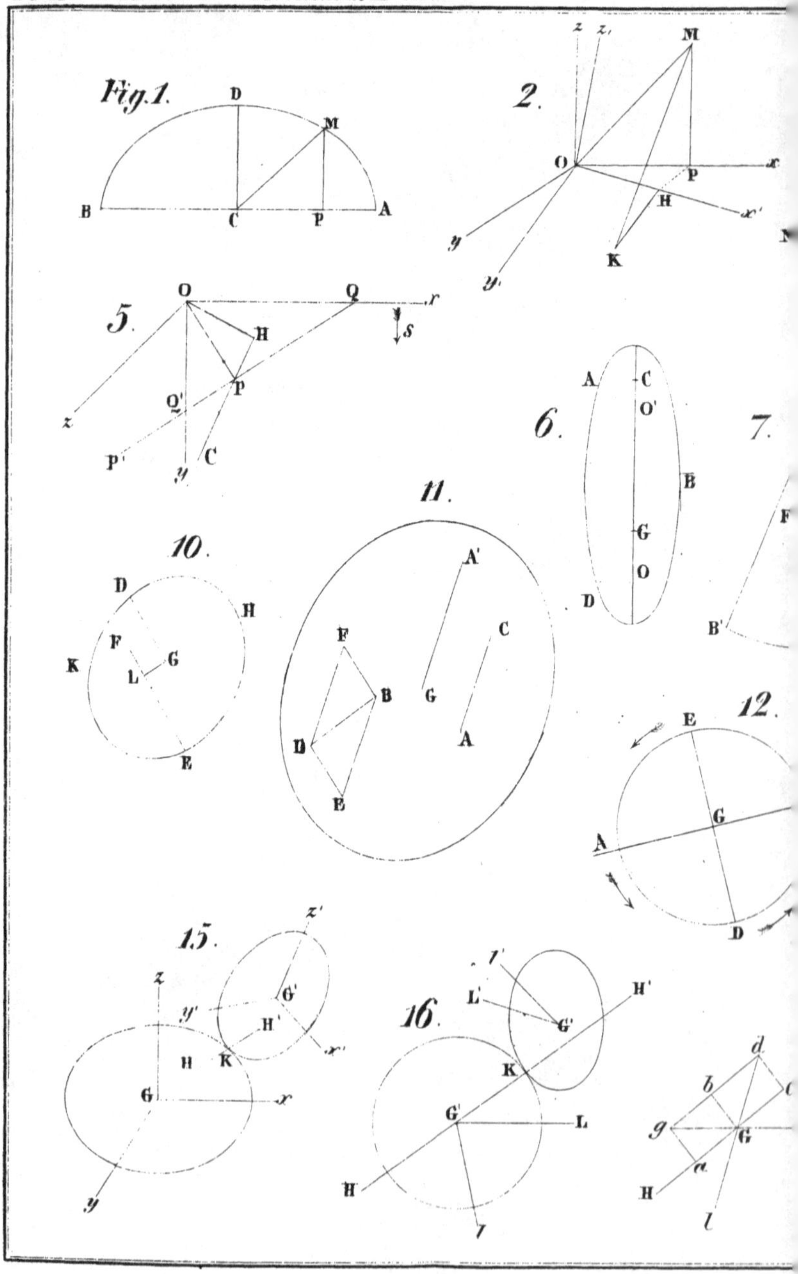